MANUEL

DE

BACTERIOLOGIE

MANUEL

DE

BACTÉRIOLOGIE

PAR LES PROFESSEURS

K.-B. LEHMANN   ET   **R.-O. NEUMANN**
Directeur de l'Institut d'hygiène   S.-Directeur de l'Institut d'hygiène
de Wurzbourg   de Hambourg

ÉDITION FRANÇAISE

PAR

Le Dr André PHILIBERT

ANCIEN INTERNE
MÉDAILLE D'OR DES HÔPITAUX DE PARIS
LICENCIÉ ÈS SCIENCES NATURELLES

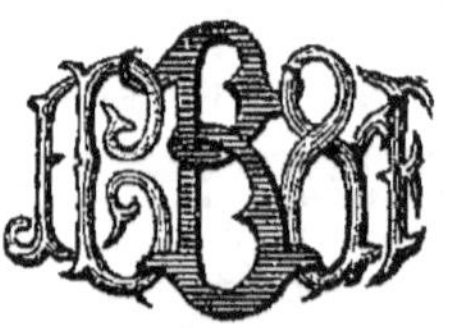

PARIS

LIBRAIRIE J.-B. BAILLIÈRE ET FILS
19, RUE HAUTEFEUILLE, 19

1913

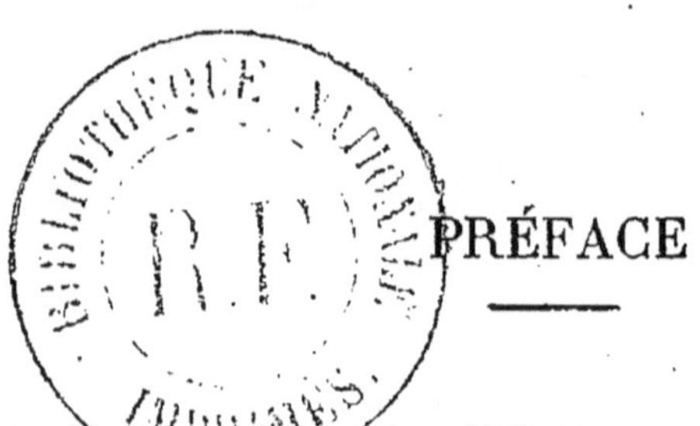

PRÉFACE

Il devient de plus en plus difficile pour le bactériologiste de se reconnaître dans la multitude des microbes décrits dans les revues spéciales, les sociétés médicales ou vétérinaires. La difficulté s'accroît encore de ce fait que des espèces probablement identiques sont décrites sous des noms différents en France et à l'étranger.

Le *Manuel de Bactériologie*, de MM. Lehmann et Neumann, présente les bactéries suivant une classification naturelle. Comme, d'autre part, la bibliographie consultée est considérable, il en résulte que les auteurs ont dû s'efforcer de préciser les moindres caractères des microbes, puis les rapprocher, et d'homologuer les espèces décrites sous des noms différents.

Cette coordination, fruit d'un gros travail, présente un grand avantage et rendra un réel service à tous les bactériologistes désireux de déterminer une espèce bactérienne incidemment rencontrée.

La Bactériologie s'oriente actuellement dans une nouvelle direction. On commence à concevoir qu'à part trois ou quatre espèces qui agissent par une toxine réelle, la plupart des microbes pathogènes doivent à quelque autre chose qu'à une toxine leur pouvoir nocif : ainsi, la gravité du choléra est attribuée par Emmerich à l'intoxication par les nitrites surproduits par le vibrion ; dans la septicémie du lapin, la méthylguanidine formée par le microbe joue, selon Hoffa, un rôle prépondérant ; dans le rouget du porc, dans l'œdème malin, c'est l'hydrogène sulfuré dégagé qui, transformant l'hémoglobine en métémoglobine sulfurée, devient un facteur d'aggravation. Aussi la biologie générale des microbes prend-elle de jour en jour une importance plus grande. Cette partie de la microbiologie générale, si suggestive pour l'avenir, est négligée ou écourtée dans la plupart des manuels classiques. Dans le présent traité, au contraire, elle occupe, bien que condensée, une place relativement importante. Elle met en relief, par une accumulation de documents précis et intéressants — que le temps permettra de coordonner — la biologie des bactéries, pénètre le mécanisme intime de leur vie, de leur action pathogène ou fermentative, en précise les conditions ; envisage leur transformation, leur adaptation et permet de mieux comprendre leur rôle général.

Dans la partie spéciale, la place la plus importante est réservée aux microbes pathogènes de l'homme, mais les agents pathogènes des épizooties sont aussi soigneusement décrits. L'étude des maladies spontanées des animaux n'intéresse pas seulement le vétérinaire : ni le médecin ni l'hygiéniste ne sauraient s'en désintéresser. L'identité probable des agents de certaines septicémies animales et du paratyphus en est une preuve.

La pathologie comparée, trop longtemps dédaignée, éclaire de plus en plus la pathologie humaine.

**

***

L'édition française ne modifie que dans ses détails l'œuvre originale. Elle contient, comme elle, outre la description technique de toutes les espèces microbiennes, des renseignements complets pour celles qui sont pathogènes : les espèces saprophytes, symbiotiques ou pathogènes des plantes, les agents des diverses fermentations, etc., sont même succinctement décrites. Une série d'appendices ébauche l'histoire des protozoaires pathogènes, des microbes invisibles et expose toute la technique bactériologique moderne.

La traduction serre d'aussi près que possible le texte allemand. Nous avons cependant fait quelques modifications accessoires. Nous avons supprimé les indications bibliographiques très nombreuses, mais presque exclusivement allemandes. Nous avons conservé cependant les noms d'auteurs, à côté des faits et des hypothèses rapportés et nous avons encore cité les auteurs des travaux français les plus importants qui avaient pu être omis. Nous avons dû écourter certains passages mais, en revanche, nous avons fait quelques additions. La plupart d'entre elles sont ajoutées sous forme de notes, en particulier quand nous voulons émettre une opinion qui s'écarte de celle exprimée par les auteurs allemands.

Enfin, pour que l'étudiant et le savant aient entre les mains un livre complet, nous avons cru devoir ajouter un court résumé sur les champignons pathogènes de l'homme, en particulier sur la sporotrichose de de Beurmann, dont l'importance clinique est chaque jour grandissante.

Ce livre trouvera sa place dans la bibliothèque de l'étudiant ; mais il s'adresse aussi au médecin, au vétérinaire, et à tous ceux qui, désirant se spécialiser dans une branche de la Bactériologie, ont besoin d'acquérir d'abord des notions limitées, mais cependant complètes dans tout son domaine.

A. PHILIBERT.

MANUEL

DE

BACTÉRIOLOGIE

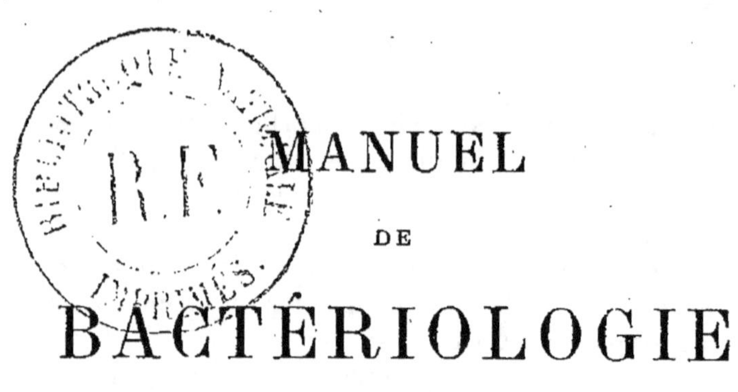

PREMIÈRE PARTIE

BACTÉRIOLOGIE GÉNÉRALE

A. — CONSIDÉRATIONS SUR LA MORPHOLOGIE DES CHAMPIGNONS FISSIPARES

Par bactéries (champignons fissipares, schizomycètes Naegeli), nous comprenons un très grand groupe d'organismes végétaux les plus inférieurs, morphologiquement très simples, mais bactériologiquement extraordinairement différenciés, qui sont reliés par des formes intermédiaires avec les algues (1) les plus inférieures et avec les champignons les plus simples (2), de telle sorte qu'il est difficile d'établir une délimitation stricte par une définition. Arthur Meyer, regardant comme asques les cellules formatrices de spores, insiste sur les affinités des genres où se forment des spores avec les Ascomycètes. D'autre part, différentes

(1) On a montré récemment que les algues vertes inférieures possèdent des formes parallèles dépourvues de pigment, qui en dérivent par la culture (Beijerinck).

(2) Le passage aux myxomycètes est réalisé par les myxobactéries.

bactéries ont une grande ressemblance avec les Flagellates les plus simples, qui sont rattachés au règne animal.

La définition suivante peut suffire aux besoins pratiques de la bactériologie appliquée :

Les bactéries sont de petites cellules, presque (1) toujours dépourvues de chlorophylle, non ramifiées, dont l'épaisseur ne dépasse pas 2 μ et atteint très rarement 3 à 6 μ (2), enveloppées d'une solide membrane; en forme de sphère, de bâtonnet, de filament ou de vis, sans autre organe de motilité que des cils; se reproduisant par division transversale, très rarement par division longitudinale. Dans certaines espèces, des spores rondes, spores durables, se forment par voie endogène; chez d'autres, on observe des sortes de conidies (arthrospores). On ne connaît pas encore actuellement d'autre mode de reproduction.

Les schizomycètes se présentent sous les formes suivantes, qui ont été désignées d'abord par A. Buchner. L... et N... insistent sur la nécessité de donner les noms usuels allemands et non latins.

Formes simples

FORME SPHÉRIQUE et non COCCUS.

FORME OVALE, le diamètre longitudinal tout au plus le double du diamètre transversal.

BATONNET COURT. Longueur = 2 à 4 fois la largeur.

BATONNET LONG. Longueur = 4 à 8 fois la largeur.

FORME DE FILAMENT.

DEMI-VIS = Virgule, un très court segment de vis, ayant tout au plus un demi-tour de spire.

VIS COURTE, un tour de spire, court.

VIS LONGUE = forme spiralée. Toutes ces formes en spirale peuvent être soit à tours espacés soit à tours serrés.

FORME EN FUSEAU.

BATONNET OVALAIRE, se distingue de la forme en fuseau par l'effilement moindre de ses extrémités et de la forme ovale par sa longueur plus grande, qui égale 2 à 4 fois la largeur.

FORME EN MASSUE.

(1) En pratique, on ne connaît pas jusqu'à présent de bactéries importantes avec de la chlorophylle. Il y a des exemples pour quelques bactéries accessoires (B. vert des têtards de Frenzel, B. de Dangeard, etc.).

(2) Chez Beggiatoa gigantea, certains individus atteignent jusqu'à 55 μ de largeur (Hinzel). — 1 micron = μ = 1/1000 de millimètre.

Formes composées (de multiplication).

SPHÈRE DOUBLE avec fusion polaire des deux éléments : forme de pain (Semmelform) (1) = FORME EN BISCUIT.

CHAINE DE SPHÈRES jusqu'à 8 sphères avec fusion polaire des éléments : forme torula.

FILAMENT DE SPHÈRES : quand il est incurvé : forme de couronne de roses ; avec fusion polaire des éléments : filament torulé.

FORME DE GRAPPE. DOUBLE BATONNET. FILAMENT DE BATONNETS.

FORME DE TÉTRADE, assemblage de 4, 8, 16, etc., cellules adhérentes entre elles par une surface plane.

FORME CUBIQUE, assemblage de 8, 32, etc., cellules intimement accolées entre elles.

Ramification (2). — Le bourgeonnement d'un prolongement latéral fut longtemps inconnu chez les champignons fissipares et d'ailleurs est rare.

Depuis notre première édition (1896) nous avons englobé dans un groupe proche, quoique différent, des champignons fissipares toute une série de genres voisins de l'Actinomyces bovis, dans lesquels le bourgeonnement latéral est fréquent et facile à observer, comme chez le bacille tuberculeux et le bacille diphtérique, et nous avons créé pour lui, en 1899, le nom d'actinomycètes accepté par Lachner Sandoval (3).

Depuis, de nombreux auteurs ont démontré l'existence, dans beaucoup de types de bactéries vraies, de formes ramifiées et autres anomalies (formes d'involution, formes tératologiques, formes ataviques). Maassen, notamment, a obtenu et figuré beaucoup de ces formes sur des milieux de culture renfermant du chlorure de lithine (1, 5 à 2, 2 p. 100) dans beaucoup d'espèces, particulièrement les spirilles et les bacilles sporulés. Aussi croyons-

(1) Semmel, petit pain formé par deux portions sphériques réunies par l'une de leurs extrémités (note du traducteur).

(2) Divers auteurs désignent cette ramification sous de nom de Dichotomie. Dichotomie désigne seulement en botanique le phénomène par lequel un rameau en accroissement se bifurque en deux bourgeons égaux ; cette bifurcation dichotomique n'est pas jusqu'à présent démontrée avec certitude chez les Bactéries.

(3) L'intéressant « Bacillus Berestnewi » Lepeschkin n'est pas, selon L. et N., une Bactérie; il est intermédiaire aux Actinomycètes et aux Oïdium.

nous que ces faits ne diminuent pas l'individualité du groupe actinomyces.

La pseudo-Dichotomie, souvent confondue avec la ramification et la dichtonomie, n'est pas rare chez les bactéries, d'après Babès. Elle consiste en ce que le segment inférieur d'un filament s'accroît à son extrémité supérieure et se dévie latéralement, ou bien en ce que, dans une chaîne de cocci, la division d'un cocus suivant une direction parallèle à celle de la chaînette crée tout à coup l'origine d'une deuxième chaînette. Stolz et Lehman et Neumann ont souvent observé ce fait pour le Streptocoque.

La membrane cellulaire des Bactéries ne peut être vue ni avec ni sans coloration; c'est seulement chez les gros bacilles (charbon) que l'on peut reconnaître l'indice d'une fine membrane (en goutte suspendue). Par action plasmolytique sur le contenu cellulaire on peut mettre nettement en évidence la membrane (Fuhrmann, Eisenberg).

Quelques microbes (les **Bactéries encapsulées** des anciens auteurs) ont la propriété de présenter une enveloppe muqueuse large, que l'on regarde communément comme un épaississement de la membrane. Cette « capsule » a été observée tout d'abord chez le pneumo-bacille et le pneumo-coque; depuis, on l'a constatée pour la Bactéridie de Davaine. Elle n'est pas limitée extérieurement par une membrane, on peut voir même sur son bord des filaments muqueux, des pseudo-cils.

L'apparition des capsules se produit au contact de substances, encore inconnues, contenues dans le sérum sanguin; ce serait, pour certains, une manière de protection qu'emploieraient les bactéries contre l'attaque des humeurs; les capsules seraient ainsi liées à l'immunité (1). — La formation des capsules débute 1/4 d'heure à 1/2 heure après l'ensemencement. Le sérum sur lequel on a déjà cultivé le charbon ne favorise plus la production de nouvelles capsules, si après filtration, on le réensemence avec du charbon. L'addition de cellules au sérum gêne la production des capsules. De vieilles cultures

(1) Cependant le sérum chauffé à 60-70, qui n'a plus d'action nuisible sur les microbes, permet la formation des capsules.

sur sérum sont beaucoup plus pauvres en capsules que de jeunes cultures. D'ailleurs, dans les jeunes cultures, certains éléments restent toujours vierges de capsules (1) (Bail-Fischoeder). L'injection de bacilles à un animal mort donne de vilaines capsules.

Il est exceptionnel de voir une capsule aux microbes cultivés sur les milieux usuels ; elle apparaît surtout dans les cultures sur les milieux faits de liquides organiques, parfois dans le lait et le mucus bronchique. Récemment Preisz a montré que des races de charbon, atténuées par la chaleur, donnaient fréquemment sur agar d'épaisses capsules, — mais elles ne sont pas capables de faire des capsules chez l'animal.

A l'exception des espèces précédemment citées, la formation des capsules peut s'observer occasionnellement dans beaucoup d'autres genres : Johne et Hlawa — celui-ci en le cultivant sur des liquides très sucrés (18 o/o) — ont observé de belles capsules chez Strept. pyogènes. Pour la coloration, qu'on obtient très belle par le Giemsa (Heim), la capsule se comporte comme la *mucine*. La capsule vidée reste quelquefois dans le sang des animaux infectés, et, par la coloration, on voit, à côté de capsules renfermant encore le microbe, des capsules vides.

On désigne sous le nom de **zooglée** des amas microbiens dans lesquels les éléments sont réunis entre eux par une masse d'une substance muqueuse, résultant du gonflement des capsules (c'est là souvent un phénomène de mort lente).

Bacterium pediculatum, qui est décrit comme un agent rare de la « maladie du frai de grenouille » de la fabrication du sucre, montre des épaississements ou des gonflements unilatéraux de la membrane tout à fait caractéristiques.

(Au sujet des épaississements tout à fait spéciaux de la membrane à l'extrémité des filaments (crosses) chez les actinomycètes, voyez : Actinomyces.)

---

(1) Bezançon et Griffon ont montré pour le pneumocoque que l'apparition des capsules était presque constante quand l'ensemencement était pratiqué dans du sérum d'animal (lapin) jeune. Les capsules sont moins belles et plus rares dans le sérum d'un animal vieux (lapin), mais en revanche le pneumocoque reste plus longtemps vivant.

(Note du traducteur.)

Cils. — La surface extérieure des bactéries est très souvent munie de cils fins (épaisseur o,o2 à o,o3 μ). Les cils sont tantôt répartis sur tout le corps du microbe (péritriche), tantôt ils forment une touffe à un pôle (lophotriche), tantôt enfin il n'existe qu'un unique cil polaire (monotriche). Peu de temps avant leur division les bactéries possédant des cils à disposition unipolaire montrent un cil ou un bouquet de cils à chaque pôle. Divers auteurs estiment que les cils sont des prolongements protoplasmiques qui passent à travers les pores de la membrane. Pour les mettre en évidence, il est nécessaire de traiter les bactéries par des colorants particulièrement puissants, capables de colorer la capsule, qui reste incolore avec les colorations ordinaires ; les microbes paraissent ainsi beaucoup plus gros. Récemment Garnamoto, par l'imprégnation argentique, a pu colorer une granulation (Blépharoplaste) de la base du cil chez le vib. choleræ ; de même Fuhrmann, chez Spir. volutans, décrit un grain chromatinien situé sous la membrane, à la naissance du bouquet de cils.

Malheureusement, beaucoup des procédés de coloration usités entraînent une altération ou une destruction des cils, aussi une préparation de cils impeccable est-elle d'une réussite difficile (voyez Appendice de technique).

Comme nous l'expliquerons avec détails dans l'introduction de la partie systématique, les plus récentes recherches ont montré que présence de cils et mouvement propre sont observés ou peuvent être produits dans beaucoup de genres où jusqu'à présent on ne les avait pas constatés malgré de centuples observations, et par contre que des races, entrenues d'extrême mobilité, perdent avec le temps cils et mouvement, au moins provisoirement.

Dans les cultures de bactéries richement ciliées, il arrive parfois, comme Lœffler l'a le premier observé, que se forment des sortes de perruques aux dépens des cils tombés ou arrachés, entrelacés entre eux (voyez pl. 54). Ce serait également un phénomène vital d'après Fuhrmann.

La structure du corps des Bactéries semble homogène chez les plus petites bactéries — exception faite des granulations. Dans les espèces de grande taille, Migula

et Fischer ont décrit une couche de protoplasma périphérique, et une masse centrale liquide (vacuole remplie de
suc) traversée par des ponts protoplasmiques. Les nouvelles
indications de Hinz sur Leptothérix gigantea s'accordent
avec ces données.

Schaudinn a vu sur son grand Bact. Bütschli une structure alvéolaire du protoplasma, telle que l'a décrite Bütschli
pour les Protozoaires. Le Bacille consiste en une membrane
et un très fin réseau protoplasmique alvéolaire, dont les
mailles sont remplies par le suc cellulaire.

A. Fischer a étudié les changements qui surviennent
dans la cellule bactérienne quand on porte celle-ci d'une
solution saline faible dans une solution fortement salée.
Une plasmolyse se produit, le protoplasma se sépare de
la paroi et se pelotonne en grumeaux (1). Inversement,
A. Fischer, en transportant les bactéries d'une solution saline
forte dans une solution faible, a observé une augmentation
de la pression intra-cellulaire, une absorption d'eau. Chaque espèce se conduit très différemment vis-à-vis des modifications de la teneur en sel du milieu extérieur. A. Fischer croit que l'action des alexines est en rapport, au moins
en partie, avec les troubles osmotiques.

La coloration polaire, caractéristique par exemple du
bacille pesteux, est explicable par l'accumulation plasmolytique du protoplasma aux pôles.

On a extraordinairement travaillé dans ces dernières
années au sujet des **granulations** du protoplasma des bactéries, et sur la présence d'un **noyau**. Les résultats des
divers auteurs, qui ont travaillé avec des méthodes très
différentes, et qui ne cherchent pas du tout à expliquer
les indications contraires des autres investigateurs, sont
en contradiction entre eux. On peut seulement dire ceci
aujourd'hui :

1. Dans un très grand nombre de bactéries, on trouve
dejà dans des cellules tout à fait jeunes des granulations
rares ou abondantes nettement visibles et non colorées.

---

(1) Les bactéries qui prennent le gram ne seraient pas plasmolysables,
d'après Fischer.

Ernst a observé la mobilité de ces granulations à l'intérieur même de la bactérie. Avec différents moyens (des traces de rouge neutre et de bleu de méthylène), on réussit à colorer ces granulations dans les cellules bactériennes vivantes.

2. Les granulations dans les bactéries sont constituées en partie par de la graisse (A. Meyer). On peut mettre ce fait en évidence par la coloration rouge que prennent les granulations avec le Soudan, ou par une coloration jaune avec l'action du diméthylamidoazobenzol, bleue avec celle du bleu de naphtol, suivie d'un lavage dans une solution d'hydrate de chloral (Hydrate de chloral 5 $+$ eau 2). Grimme pense que les GRANULATIONS SPOROGÈNES de BUNGE, qui se colorent comme les spores, sont aussi constituées par de la graisse.

3. Les corpuscules de **volutine** (ainsi nommés parce qu'on les a trouvés en premier lieu chez *Spirillum volutans*) appartiennent à une autre catégorie. Ils sont plus faiblement réfringents. La volutine paraît être un corps albuminoïde renfermant beaucoup d'acide nucléinique ; elle se colore facilement avec le bleu de méthylène — 1 o/o So^4H^2 bleu de méthylène — solution iodo-iodurée — carbonate de soude, fuchsine phéniquée — So^4H^2 10/o. Elle est soluble dans l'eau bouillante, dans l'eau de javelle, l'hydrate de chloral ; l'action durcissante du formol la rend insoluble dans l'eau.

4. Enfin beaucoup d'auteurs ont trouvé dans les cellules bactériennes des grains plus ou moins gros d'hydrate de carbone. Avec des traces d'iode, on obtient une coloration bleue, avec beaucoup d'iode une coloration brun rouge quand, en outre de la granulose (amidon), existe du glycogène, comme cela arrive fréquemment. La démonstration de la présence de glycogène est faite certainement selon Hinze au moyen d'une forte solution iodo-iodurée (eau, 100 gr., KI, 20 gr., Iode, 7 gr.). La quantité d'hydrates de carbone varie suivant le milieu de culture. On ne peut fonder des espèces sur ce caractère.

5. Dans les bactéries sulfureuses, Cramer a décrit des granulations de soufre (gouttelettes de soufre pour Corsini) ; N. Wille les regarde comme des vacuoles de gaz.

6. D'après Marx et Woithe, la teneur en granulations

colorables par le bleu de méthylène et le bleu de Bismark (voyez l'appendice : coloration des granulations de Neisser) chez les bactéries pathogènes asporulées (exception faite de la diphtérie) peut servir de mesure à la virulence de la race. Pourtant d'autres auteurs (Ficker) n'aboutissent pas à des résultats aussi suggestifs.

Parmi ces granulations, certaines ont-elles la valeur d'un noyau ? Ce point n'est pas encore admis sans conteste, et il y a à ce sujet 3 opinions.

1. Les bactéries contiennent des noyaux distincts.

A. Meyer a considéré comme des noyaux des granulations qui se colorent en rouge par une solution de fuchsine formolée, et se laissent mettre en évidence particulièrement à côté des granulations de graisse ; elles sont au nombre de 1 à 5 dans la cellule, et situées vers la paroi. Son élève Grimme appuie la manière de voir de Meyer.

Preisz a fait des constatations analogues, sur le bacille du charbon et les espèces voisines ; il a réussi, dans de jeunes cellules vivantes, à colorer avec la fuchsine diluée de petits « noyaux » isolés ou multiples. Lors de la division cellulaire ce noyau est souvent coupé par la membrane, il prend part à la sporulation. Rayman et Kruis admettent aussi l'existence de 1 à 2 petits noyaux.

Vejdowsky a vu des noyaux manifestes chez une bactérie parasite d'un petit crustacé, le Bact. Gammari (non cultivé) et chez une bactérie filamenteuse ; il a pu les figurer, après les avoir colorés au moyen de l'hématoxyline ferrique. Moins nets sont les résultats de son élève Mencl. Swellengrebel voit 2 noyaux distincts chez B. binucleatum.

La question de noyau serait beaucoup plus simple d'après Schottelius et Nakanishi, qui colorent faiblement par le bleu de méthylène. Schottelius trouve une couche périphérique plus fortement colorable, une couche moyenne plus claire, et un noyau fortement colorable, de forme arrondie ou allongée. Toute cellule renferme une formation analogue qui se divise immédiatement avant la division de la cellule. Grimme a retrouvé ces formations ; il ne les considère pas comme des noyaux, mais bien comme des grains de volutine ou de vacuoles. Ficker n'en fait pas non plus des noyaux, et Preisz pense que ce sont des parties de protoplasma plus colorables.

2. — Les bactéries renferment non un noyau individua-

lisé, mais de fines granulations nucléaires. Schaudinn regarde comme des granulations nucléaires de fines granulations qui occupent en grand nombre les mailles du réseau protoplasmique de son géant bacillus Bütschli, mais il n'a jamais pu découvrir rien qui ressemble au noyau dans les bacilles asporulés. D'après Amata, il y aurait souvent dans les toutes jeunes bactéries un fin noyau, noyau qui se résout plus tard en chromidies. D'après Swellengrebel, dans beaucoup de bactéries, noyau et plasma ne seraient pas distincts : il y aurait un « amphiplasma » dans lequel baigneraient des grains de chromatine. Dans les espèces plus élevées, la chromatine est plus ou moins concentrée au centre, sans qu'on puisse parler d'un noyau morphologiquement distinct.

3. — Les bactéries sont elles-mêmes des noyaux.

Ruzicka, en constatant chez des bactéries bien colorées des granulations, des filaments et des réseaux, pense (opinion ancienne souvent exposée) que la cellule bactérienne est *in toto* l'analogue du noyau, dans lequel la chromatine présente une ordination variée (granulations, filaments, réseaux).

La reproduction des champignons fissipares se fait habituellement par scissiparité ; la cellule bactérienne, peu ou considérablement accrue suivant sa longueur, subit pour cela un étranglement transversal dans son milieu.

Dans la règle les deux parties se séparent l'une de l'autre après la division ; mais il en est autrement dans tous les groupes de microbes, où la forme en chaînette existe, comme par exemple chez les streptocoques et les streptobacilles. Dans des conditions de nourriture spéciales, on peut observer chez les bactériacées (vibrions et espèces supérieures) des filaments plus longs qui restent indivis — mais ils peuvent toujours se diviser ultérieurement. D'après les observations les plus récentes, la division de la cellule marche toujours des couches périphériques du protoplasma vers le centre.

La croissance longitudinale avec division transversale est la règle pour la majorité des bactéries (1) ; cependant, dans certains genres, par exemple le genre Sarcina, il se produit une alternance régulière de la segmentation dans les trois plans principaux ; fortuitement on observe une division dans deux plans perpendiculaires entre eux chez des microbes très différents, par exemple chez les streptocoques où cette bipartition d'une cellule dans 2 plans aboutit à la formation d'une chaînette bifurquée.

Il faut distinguer la **sporogénèse** de cet accroissement végétatif ordinaire (reproduction scissipare). On connaît aujourd'hui : 1° **les endospores**, qui sont des formations arrondies ou ovales, fortement réfringentes, prenant naissance dans l'intérieur de la cellule, et présentant dans la règle une force de résistance très considérable contre les agents de destruction (chaleur, dessiccation, substances chimiques) et 2° **les arthrospores** (De Bary, Hüppe), qui sont des sortes de bourgeons nés par étranglement d'une extrémité de la cellule. Une résistance considérable doit être le propre de ces arthrospores ; pourtant, les auteurs modernes n'ont jamais réussi d'une façon irréfutable à démontrer l'existence de ces formes caractéristiques dans les cultures extraordinairement résistantes de certaines bactéries sans spores endogènes. (Voy. Vib. chrolérique et Strept. pyogènes). Sous le nom de **spores**, nous désignerons toujours dans cet ouvrage les formes durables d'origine **endogène**.

La genèse des **endospores** se fait, dans les divers genres, d'une façon sinon égale, du moins semblable. Pour étudier la formation des spores chez une espèce donnée, on se sert habituellement de cultures en stries, sur pomme de terre ou sur agar, que l'on tient à une température s'approchant de l'optimum de l'espèce étudiée. Après 12, 18, 24, 30, 36 heures, on examine des colonies de la culture d'abord dans l'eau sans coloration, avec peu de lumière, et lorsqu'on croit avoir trouvé des spores arrondies ou ovalaires fortement

---

(1) La division longitudinale des bactéries en forme de bâtonnet est rarement, mais indubitablement observée ; Metschnikoff a vu la segmentation étoilée autour d'un centre chez un organisme porteur de spores nommé « Pasteuria » ; mais celui-ci n'appartient presque plus aux Bactéries, au sens strict.

réfringentes, on les colore par les méthodes de Neisser ou de Hauser (Voy. Technique).

Pour suivre de près la formation des spores, le mieux est de prendre de rares bacilles dans une goutte suspendue et d'observer, de dessiner les individus aux divers stades de leur évolution. — Naturellement il faut être dans une chambre chaude, ou réaliser sur la préparation la chaleur convenable.

Les microbes mobiles, aérobies, mais non les microbes anaérobies, restent au repos avant la période de sporulation, sans toutefois perdre leurs cils ; dans beaucoup de genres, les bactéries croissent en longueur et forment des filaments non segmentés. A ces derniers appartient le charbon, dont la sporulation peut servir ici de paradigme (pl. 43).

Il se forme d'abord dans le protoplasma jusque-là homogène un trouble léger poussiéreux, puis, d'après Bunge, apparaissent au lieu des grains de poussière un plus petit nombre de granulations quelque peu grossières, qui se fusionnent entre elles, et aboutissent à des petites spores arrondies régulièrement disposées qui mûrissent peu à peu en devenant ovales et fortement réfringentes.

D'après Grimme, élève de A. Meyer, les choses se passent autrement. Par une coloration délicate avec la fuchsine aqueuse, on voit dans le bâtonnet une formation polaire d'abord hémisphérique, plus tard arrondie, qui s'incorpore les granulations graisseuses (granulations de Bunge), s'entoure d'une membrane à double contour et devient incolorable par la fuchsine froide : c'est là l'ébauche d'une spore. A certains stades, on peut encore reconnaître le noyau dans la spore.

Preisz donne une description analogue. Le plasma périphérique s'accumule à une extrémité du bâtonnet ; cette petite boule de protoplasma s'accroît par son extrémité libre en forme d'iris, jusque vers l'extrémité du bâtonnet à travers la membrane. Cette ébauche de spore renferme un noyau, elle augmente notamment suivant le grand axe du bâtonnet, puis s'éloigne du pôle de la cellule : c'est une formation ovalaire, à contour bien limité (préspore), dans laquelle le noyau disparaît. Le centre de cette préspore se transforme en spore, la périphérie en membrane de la spore. Les granulations acido-résistantes de la cellule bactérienne disparaissent en grande partie ou complètement, la spore devient au contraire acido-résistante ; la substance acido-résistante (graisse) n'est pas sous forme de granulations, mais dissoute dans la spore. — Preisz indique aussi toute la bibliographie de la question au point de vue critique.

Schaudinn décrit chez Bacillus Bütschli une sporulation compliquée. Les grands bâtonnets allongés se divisent d'abord en leur milieu par une cloison transversale en deux moitiés ; maïs la cloison transversale disparaît de nouveau et les « granulations nucléaires » (page 16) des deux cellules-filles se mettent à présenter de vifs mouvements ; il en résulte un mélange du contenu des deux cellules (copulation rudimentaire). Peu à peu, la masse nucléaire s'ordonne en un filament central sinueux. Les extrémités de ce filament deviennent de plus en plus épaisses, se contractent en des masses de chromatine, perdent leur colorabilité à froid par les colorants d'aniline, s'entourent d'une membrane à double contour, et acquièrent ainsi la valeur de spores.

Quand la sporulation est terminée, il existe une légère cloison de séparation entre deux spores dans le filament bactérien (36, IV). Tous les segments qui ont ébauché les premiers stades de la formation des spores ne terminent pas la maturation ; dans certaines conditions de culture un peu prolongées, diverses races perdent la propriété de former des spores mûres ; elles n'en esquissent que les premiers stades sans valeur physiologique (Roux, K.-B. Lehmann).

La spore complètement formée se présente de la façon suivante dans les principaux genres : elle est à l'intérieur d'une cellule bactérienne courte et non gonflée ou à l'extrémité de la bactérie où elle fait saillie (spore capitale) (en épingle), ou à l'intérieur de la cellule bactérienne renflée en son milieu et devenue fusiforme, ou enfin en ligne dans un filament de courtes cellules dont chacune renferme une spore. On ne voit que d'une façon exceptionnelle deux spores dans une même cellule : il en est ainsi chez Bacillus Bütschli. Chez B. sporonema, les spores présentent à chaque pôle un appendice filiforme.

Jusqu'ici on admet que jamais les spores ne germent dans le milieu de culture sur lequel elles ont pris naissance. Avant la germination, les spores deviennent libres (spirillum endoparagogicum fait exception à cette règle), montrent souvent un bord mat, perdent toujours leur éclat et deviennent un peu plus épaisses ; quelquefois aussi, mais plus rarement, plus longues. D'après Fischöder, la grande capacité de résistance des spores est perdue en 10 minutes sur un bon milieu nutritif. Après 1, 2-3 heures leur membrane d'enveloppe éclate (Burchardt et A. Meyer ont très souvent vu la membrane des spores double ; peut-être est-elle toujours doublée) ; le jeune bâtonnet s'échappe par la brèche de la membrane tantôt rapidement, tantôt lentement. Dans quelques genres, la spore semble se transformer directement en un jeune bacille, par suite de l'occlusion de la membrane par l'humidité. Mais, dans la règle, l'enveloppe de la spore se brise après quelques heures et le jeune bâtonnet se glisse dehors.

En général, le mode par lequel la spore abandonne sa membrane est un caractère important et assez constant d'un genre donné. Le plus fréquemment, la germination de la spore est polaire ou équatoriale. Dans le charbon, par exemple, elle est polaire, c'est-à-dire que le jeune bâtonnet quitte l'enveloppe de la spore par une ouverture située au pôle ou dans le voisinage du pôle de celle-ci, tandis que chez B. subtilis la germination de la spore est équatoriale. Burchard a encore décrit un mode bipolaire et oblique d'émergence du jeune bacille.

D'après les recherches faites avec Caspari, il y a toujours, dans les espèces présentant une germination bipolaire, beaucoup d'individus offrant une germination unipolaire ; le mode de germination « polaire oblique » établit un passage entre le type polaire et le type équatorial. Dans beaucoup de spores d'un même genre, la genèse varie très souvent d'une façon considérable, allant par exemple du type polaire jusqu'au type équatorial, principalement quand le microbe est cultivé depuis très longtemps sur un milieu nutritif artificiel.

Le milieu de culture peut influencer aussi le mode de développement des spores. Enfin les différences caractéristiques de la germination manquent complètement dans beaucoup de genres. Pour toutes ces raisons, le mode de genèse des spores a une valeur considérable, mais non décisive, et ne peut suffire pour caractériser une espèce. Tel est aussi l'avis de Gottheil.

Pour observer la sporogenèse, on laisse sécher des spores en couche mince sur une lame de verre, on ajoute une goutte d'agar ou de bouillon, et l'on examine la germination de spores isolées en goutte pendante sur la platine chauffante. Pour avoir un matériel convenable, Burchard emploie particulièrement de vieilles cultures.

Dans les très vieilles cultures de bactéries, on trouve presque toujours des éléments en mort lente, dont l'aspect s'éloigne de l'espèce observée : ce sont des **formes de dégénérescence ou d'involution**, dont la fig. V pl. 43 et la pl. 58 donnent une idée. Ces éléments sont gonflés, arqués parfois complètement méconnaissables, et se colorent mal avec les moyens de coloration ordinaires. Le débutant prendrait volontiers ces formes d'involution pour des impuretés — le repiquage montre s'il existe une ou plusieurs espèces microbiennes,

Dans les cultures sur milieux pauvres (par exemple dans l'eau salée), ou tuées par le chloroforme, les microbes meurent et souvent sont dissous par auto-digestion.

Les bactéries vivantes sont très résistantes vis-à-vis des ferments comme la pepsine et la trypsine; si elles sont préalablement tuées par la chaleur, celles qui prennent le Gram résistent, celles qui le refusent se désagrègent plus ou moins bien. La lessive de potasse à 1 o/o altère également beaucoup moins les espèces qui prennent le gram, mais la lessive de potasse à 10 o/o ou l'antiformine (eau de javelle à 10 o/o et lessive de potasse 5 ou 10 o/o ; parties égales) dissolvent toutes les bactéries, même les espèces acido-résistantes (Kruse).

B. — COMPOSITION CHIMIQUE DES BACTÉRIES

Le poids spécifique des Bactéries est environ de 1, 13-1,25. (Strigell). Considérés au point de vue qualitatif, les microbes sont composés d'eau, de sels, et d'albuminoïdes. — E. Büchner a enseigné à obtenir le contenu cellulaire (bactérioplasmine), par le broyage et la presse hydraulique (3 à 500 atmosph.). La plus grande partie du suc obtenu consiste en nucléo-albumine, ce qui cadre avec l'hypothèse, chez les bactéries, d'un noyau et d'un plasma fusionnés. Iwanoff a trouvé des **nucléo-protéides**, dont les bases nucléiniques trouvées sont la **xanthine**, la **guanine**, l'**adénine** (extraits par l'alcool). Parmi les corps solubles dans l'éther on trouve : la **trioléine**, la **tripalmitine**, la **tristéarine**, la **lécithine**, la **cholestérine**.

Dans l'extrait éthéré du bacille tuberculeux (25 o/o du résidu sec), Aronson a trouvé à côté **d'acides gras libres** une grande proportion de **cire**. E. Craemer n'a pu trouver de **glucose** dans aucune espèce. Quelques espèces (B. butyricus, leptothrix) renferment des substances voisines de l'**amidon** (coloration bleue par l'iode) ou du **glycogène** (col. rouge brun par l'iode) (Heinzel). Dreyfus a trouvé de la cellulose pure dans B. subtilis et dans une variété de B. coli. Le Bact. xylinum produit de telle quantité de cellulose qu'on en ferait des cartes de visite ! D'autres auteurs (Nishimura) ont isolé une substance (hydrate de carbone $C^6 H^{10} O^5$), soluble dans les acides dilués, qui serait de « l'hémicellulose » (B. de Koch, espèce voisine de Friedlaender) ; Iwanoff pense qu'il peut exister dans les bactéries de la chitine ($C_{14} H_{26} N_2 O_{10}$) substance azotée, cependant voisine des hydrates de carbone, et qui existe, comme on sait, dans la carapace des insectes.

Il n'est pas impossible que la composition de bactéries soit fonction du milieu ; d'autre part, la détermination chimique exacte de ces substances non cristallisables est difficile ; van Wisselingh et Garbowski n'ont pu déceler de chitine dans les Bactéries ni dans leurs spores. — Le mucus de St. mesentérioïdes est regardé par Scheibler comme un hydrate de carbone, la **Dextrane** ($C_6H_{10}O_5$). Crammer a trouvé un corps analogue dans l'enveloppe de Bac. viscosus sacchiri. Certaines bactéries renferment du soufre, provenant de H^2S (Beggiattoa, Thirothrix), d'autres de l'oxyde de fer dans leurs membranes, extrait de l'eau ferrugineuse (Cladothrix, Crenothrix).

Au point de vue quantitatif, les travaux de E. Cramer ont apporté quelques indications sur B. prodigiosum, B. pneumoniæ, et quelques autres bacilles voisins et plus récemment sur une série de races de vibrions cholériques.

La teneur en eau d'une culture adulte sur milieu solide est, comme la teneur en cendres, en grande partie dépendante de la composition du milieu de culture.

Par ex. Bact. prodigiosum renferme :
Cultivé sur pomme de terre 21,49 0/0 de résidu sec, 2,70 0/0 de cendres dans la culture fraîche ;
Cultivé sur carotte 12,58 0/0 de résidu sec, 1,31 0/0 de cendres dans la culture fraîche.
En dehors de la concentration du milieu de culture, une température élevée, et le jeune âge de la culture sont des causes d'augmentation du résidu sec et des cendres.

Le résidu sec des bactériacées varie aussi dans sa composition chez un même genre, sous l'influence du milieu de culture.

Ainsi, par exemple, le Bact. pneumoniæ Fried. donnait sur milieu bouillon-agar-peptone :

	Avec 1 0/0 de peptone	Avec 1 0/0 de peptone $+$ 5 0/0 de glucose
Albumine	71,7 0/0	63,65 0/0
Extraits éthéré et alcoolique	10,3 0/0	22,71 0/0
Cendres	13,94 0/0	7,88 0/0

L'élévation de taux de la peptone dans le milieu de culture produit une augmentation des albuminoïdes des bactéries, tandis que l'addition du glucose appauvrit la teneur en albumine des corps bactériens et accroît celle des extraits alcoolique et éthéré.

Les différences sont encore bien plus grandes pour le résidu sec des vibrions cholériques si on cultive ceux-ci d'une part sur du bouillon sodique riche en albumine, et d'autre part sur le liquide de Uschinsky, qui est dépourvu d'albumine. Cramer trouve comme chiffres moyens entre les analyses de 5 échantillons de choléra :

	Albuminoïdes	Cendres
Vibrions cholériques sur bouillon sodique.......	65 o/o	31 o/o
Vibrions cholériques sur liquide de Uschinsky..	45 o/o	11 o/o

Par conséquent, dans le dernier cas, il y a manifestement encore des corps non azotés en très grande quantité, que l'on peut supposer en partie être des hydrates de carbone ou des graisses.

De Schweinitz et Marion Dorset n'ont trouvé presque que des phosphates dans la cendre des bacilles tuberculeux.

Le fait suivant établi par Cramer est, pour la systématique, très important surtout au point de vue critique et négatif : des genres très voisins l'un de l'autre qui présentent une composition chimique peu dissemblable lorsqu'ils sont cultivés sur un milieu de culture analogue, diffèrent brusquement entre eux comme composition s'ils sont transportés sur un nouveau milieu. Du plus haut intérêt est à ce point de vue ce qui se passe chez 5 variétés de choléra : sur bouillon sodique, les vibrions sont presque strictement égaux en composition ; sur liquide de Uschinsky, ils présentent une composition très différente.

	BOUILLON SODIQUE			LIQUIDE DE USCHINSKY		
	ALBUMINE	CENDRES	TOTAL	ALBUMINE	CENDRES	TOTAL
Vieux choléra...	65,12	31,55	96,67	48,13	7,14	55,27
Choléra Hambourg I........	69,25	25,87	95,12	35,75	13,70	49,45
Choléra Paris....	62,25	32,80	95,05	65,63	9,37	70,00
Choléra Shanghai.	64,25	33,87	98,12	47,50	11,64	59,14
Choléra Hambourg II.......	63,94	29,81	93,75	34,37	14,74	49,11

Ce résultat montre une fois de plus combien il est dangereux d'établir entre deux genres une séparation fondée sur une seule réaction chimique ou biologique. Pour expliquer de telles différences, il faut penser que quelques-unes de ces races se distinguent par le pouvoir de former des membranes cellulaires épaisses dans le liquide d'Uschinsky. Mais on pourrait être tenté, d'après ces chiffres, de tenir le choléra de Paris pour une espèce particulière, puisqu'il renferme sur le milieu d'Uschinsky une quantité d'albumine élevée, presque double des autres, par exemple du choléra de Hambourg.

Les Spores des Bactériacées n'ont pas encore été étudiées, à notre connaissance, mais il est presque sûr qu'elles ne renferment qu'une quantité d'eau très minime, comme les spores des autres champignons.

C. — VITESSE DE CROISSANCE ET DURÉE DE VIE DES BACTÉRIACÉES

Dans des conditions favorables, les microbes s'accroissent très rapidement. D'après Buchner, dans les meilleurs cas, le nombre des germes se double chez le vibrion cholérique en 20 minutes ; un germe en donne deux en 3o minutes, 1000 en 5 heures, un million en 10 (Ficker). D'après Nægeli, les microbes de 2 μ de diamètre pèsent un milligramme au nombre de 25o millions, ceux de 0,2 μ, au nombre de 10 milliards.

La durée de la vie des Bactériacées est théoriquement illimitée, puisque, par division, chaque cellule en donne de nouvelles, capables elles-mêmes de divisions illimitées. Mais pratiquement dans nos cultures la chose en va tout autrement. Comme Gottschlich et Weigand l'ont montré, le nombre des germes capables de vivre dans une culture sur agar en piqûre à 37° s'abaisse déjà après 24 heures, pour descendre après 48 heures, à un faible pourcentage ; vraisemblablement les microbes sont altérés par leurs propres produits d'excrétion et par le manque de nourriture.

D. — LES CONDITIONS DE VIE DES BACTÉRIACÉES [1].

1. — Milieu nutritif.

Un certain nombre de microbes n'ont été trouvés jusqu'à présent que dans l'organisme humain ou animal et ils nous semblent pour cela être des **parasites obligatoires** (par exemple : Spirochaeti Obermeieri) ; la plupart des autres genres parasites peuvent être cultivés sur des milieux de culture artificiels, les uns facilement (par exemple le bacille typhique), les autres plus difficilement, par exemple le gonocoque. La plupart des microbes vivant en dehors de l'organisme et les *saprophytes* sont faciles à cultiver sur les milieux de culture artificiels ; certains, comme par exemple les bactéries de la salive et quelques bactéries de l'eau, offrent pour la culture des difficultés très grandes, parfois insurmontables.

Tous les milieux de culture doivent être riches en eau ; la présence de sels, d'un principe carboné et d'un principe azoté est dispensable.

La plupart des microbes bien connus et tous les germes pathogènes aiment les milieux riches en albuminoïdes et faiblement alcalins.

Les bactéries en culture pure ont des **affinités** très différentes pour les milieux de culture, suivant leur composition.

Dans l'eau (même stérilisée plusieurs fois, et presque dépourvue de substances nutritives), un certain nombre de germes, notamment les bactéries de l'eau, subsistent encore bien et donnent au repiquage des cultures luxuriantes sur l'agar ou la gélatine. Il y a tout un groupe de microbes qui se développent surtout dans les liquides très pauvres en substances organiques (azotées et carbonées) (Winogradsky et Beijerinck). Les bactéries oligonitrophiles (Beijerinck) sont gênées dans leur développement par une quantité trop grande d'azote organique ; une partie d'entre elles, les productrices de nitrites et de nitrates, ne demandent

___

[1] Pour les conditions de vie des spores, voyez page 6.

qu'un peu d'ammoniaque ou de nitrites avec de l'acide carbonique pour leur milieu de culture; les autres paraissent même assimiler directement l'azote de l'air (en particulier les bactéries des tubercules).Ce premier groupe se comporte donc comme les plantes à chlorophylle.

Les Bactéries **oligocarbophiles**,elles,sont gênées par la présence d'une trop grande quantité de carbone organique.

Beijerinck doute que l'acide carbonique de l'air puisse servir comme source de carbone aux germes nitrifiants. Il a décrit, avec van Delden, un bacille (Bac. oligocarbophilus) dépourvu de spores,mal caractérisé morphologiquement, qui assimile les faibles quantités de composés carbonés organiques de l'air, mais ne peut fixer le CO_2 libre. Le méthane, qui existe à l'état de traces dans l'air, peut justement être utilisé par certaines bactéries.

Récemment d'ailleurs, Beijerinck a trouvé des champignons qui utilisent les carbonates ; certains fabriquent par oxydation de l'H_2S, du thiosulfate et du tétrasulfate de soude, et réduisent l'acide carbonique.

Certaines bactéries sont capables de donner de l'acide carbonique aux dépens du charbon de bois et du noir de fumée (Potter).

Des azotés calciques (par exemple CN_2Ca-Calciumcyanamide) sont transformés par les bactéries en urée,puis en ammoniaque. Comme on peut avoir le CN_2 Ca aux dépens de l'azote de l'air, c'est là un moyen de fumure important par lequel les bactéries jouent un rôle utile pour les végétaux supérieurs.

Jusqu'à présent le nombre des bactéries oligonitrophiles et oligocarbophiles n'est pas très grand. Les autres microbes ont besoin d'un milieu renfermant de l'albumine en petite quantité, beaucoup se contentent de matériaux organiques plus simples, par exemple du milieu indiqué par Uschinsky.

Eau.	1000	Sulfate de magnésie	0,2-04
Glycérine	30-40	Phosphate de potasse	3-2,5
Chlorure de calcium	5-7	Lactate d'ammoniaque	6-7
Chlorure de calcium	0,1	Asparaginate de soude	3-4

On peut encore choisir des solutions plus simples, par

exemple, suivant la recommandation de Voges et C. Fraen-kel, le mélange pour 1 litre :

Sel de cuisine	5 gr.
Phosphate de soude neutre du commerce.	2 gr.
Lactate d'ammoniaque.	6 gr.
Asparagine.	4 gr.

Sur ce milieu (bien qu'il ne renferme pas de soufre) poussent :

Très bien	Faiblement	Pas du tout
Bac. subtilis et mycoï-des.	Mic. pyogenes.	Bac. tetani.
Bact.syncyaneum, pyo-cyaneum, coli, acidi-lactici, pneumoniae, mallei, vulgare.	Streptoc. pyogènes. Bact. typhi. Bac. anthracis.	Bact. murisepticum. Bact. erysipelatos suum.
Tous les vibrions.		Bact. cuniculicida.

L'addition de substances convenables au liquide d'Uschin-sky ne permet pas aux autres genres (dipthérie (1), tétanos) de pousser abondamment; pourtant avec 3 à 4 o/o de gly-cérine le milieu devient très bien utilisable pour beaucoup de genres, même pour le bacille tuberculeux.

Proskauer et Beck ont fait une étude méthodique des milieux de culture simples. (Voyez aussi Appendice de technique.) D'après Cache, les sels de magnésium seraient très importants pour obtenir une culture riche. Bact. coli ne pourrait faire fermenter le sucre sans magnésium.

Les cultures sur ces milieux très simples ont un très grand intérêt théorique, cependant elles sont très peu em-ployées dans un but diagnostique.

On utilise beaucoup plus fréquemment (pour leur prépara-tion, voy. Appendice de technique) les mélanges suivants : bouillon de viande peptoné gélatiné, bouillon de viande pep-toné gélosé, bouillon simple ou additionné de glucose ou de lactose, gélose glycérinée, lait, disques de pommes de terre.

(1) Récemment, Uschinsky assure avoir observé sur son milieu dé-pourvu d'albumine une bonne culture avec production de toxine pour une certaine race de diphtérie.

Il faut toujours avoir ces milieux en provision, puisque aucun diagnostic différentiel n'est possible, et aucun genre ne peut être décrit avec une certaine valeur, si l'on n'étudie pas la façon dont il se comporte vis-à-vis de tous ces milieux de culture (exception faite pour l'agar glycérinée).

Plus rarement, on emploie les milieux suivants : macération de pomme de terre, bouillon de viande de veau, petit lait tournesolé, le sérum sanguin liquide ou coagulé « sérum de Löffler », sérum agar, gélose-ascite, agar ensanglantée, « Heyden-agar », urine, urine-agar, nutrose-agar, gélose de Drigalsky, viande, morceaux de pain, bouillie de pommes de terre, bouillie de riz, moût de bière, œufs crus ou cuits, etc. (Voyez Append. de technique.)

Si la culture d'un organisme ne réussit pas sur ces milieux usuels, on essaye des milieux composés avec le substratum naturel du microbe étudié, par exemple une décoction de feuilles de vigne avec un peu de gélatine pour cultiver les organismes vivants sur les feuilles de vigne, une décoction de bois pour les parasites du bois, etc.

Les organes des animaux stérilisés sont, pour la plupart, des bactéries de plus mauvais milieux quand ils sont crus que quand ils sont cuits (Liwingood).

On a beaucoup étudié les milieux avec des extraits de foie, de rein, de thymus, de capsules surrénales, etc., sans qu'on ait pu obtenir jusqu'à présent un résultat pratique important.

2. — Réaction des milieux de culture.

La majorité des bactéries, — et surtout les bactéries pathogènes —, préfère les milieux neutres ou faiblement alcalinisés, et l'on donnait toujours le conseil, autrefois, de neutraliser les milieux par la soude, avec l'emploi du papier de tournesol sensible comme indicateur, c'est-à-dire d'ajouter de l'alcali jusqu'à ce que le papier de tournesol rouge devienne légèrement bleu.

Tous les chimistes savent qu'il n'y a pas de réaction nette pour le titrage des milieux contenant des phosphates avec le tournesol, que, de plus, le résultat varie avec chaque exemplaire de papier tournesolé, et enfin que le titrage est impossible à la lumière du gaz. A cause de cela, W.-K. Schultz, en 1891, a déjà proposé la phénolphtaléïne comme indicateur pour le titrage de l'agar ; il recommande d'ajouter 8 à 10 cmc. au moins de lessive de soude normale par litre de milieux de culture, comme cela est nécessaire pour la neutralisation complète avec cet indicateur.

On obtient ainsi un milieu dont la réaction convient à beaucoup de microbes ; cependant il y aurait aussi d'autres bactéries qui exigent une neutralisation complète.

Lehmann et Neumann, depuis 1874, préconisent l'addition au milieu d'autant de lessive de soude qu'il est nécessaire pour faire virer légèrement au rouge la phénol-phtaléine. Tous les tableaux de l'atlas ont été établis avec des cultures faites sur de tels milieux.Ils ont fait examiner systématiquement par le Dr Winkler (Dissert Wurzburg, 1896) le plus grand nombre des bactéries décrites dans l'atlas, au point de vue de la facilité de leur culture, sur les milieux suivants :

1) Sur agar « neutre », qui était neutralisée par la soude normale sous le contrôle de la phénol-phtaléïne ;

2 et 3) Sur deux sortes d'agar acide, c'est-à-dire sur agar neutre, additionnée de 10 et 20 cmc. d'acide sulfurique normal par litre ;

4) Sur agar alcaline, c'est-à-dire sur agar neutre, additionnée de 10 cmc. d'alcali par litre.

Presque tous les microbes poussent bien sur ces 4 milieux.

L'emploi de la phénol-phtaléine pour le titrage, à l'encontre des autres procédés, a l'**avantage** de s'appliquer à une substance très facile à régénérer (voyez App. de technique) et de représenter un point bien fixe, à savoir que tous les acides libres et tous les sels acides sont transformés en sels neutres (phosphate monosodique en phosphate disodique).

Depuis ces dernières années, L. et N. ajoutent environ 5 cmc. de lessive de soude par litre, pour obtenir un faible virage au rouge de la phénolphtaléine, et pensent obtenir ainsi un meilleur développement de la substance colorante des microbes.

Si l'on veut employer des milieux **acides**, le mieux est, comme L. et N. le font, de partir d'un milieu neutralisé en présence de la phénolphtaléine, auquel on ajoute par litre 10, 20 ou 30 cmc. d'acide normal (1). — D'après Winckler le premier degré d'acidité est bien supporté par presque tous les microbes ; et d'après des travaux de Schlüter, confirmés par de nouvelles publications, beaucoup de genres supportent une acidité encore beaucoup plus élevée, jusqu'à 100 cmc d'acide par litre, dans des expériences faites à l'Institut de Wurzbourg.

Les milieux sucrés permettent souvent la formation d'acide, qui augmente parfois si rapidement que les micro-organismes sont tués.

Les milieux acides, outre leur emploi constant pour les **levures** et les **moisissures,** sont encore à utiliser quand il s'agit d'isoler un microbe poussant sur milieu acide.

Pour la **numération** des germes de l'air, de la terre, de l'eau, du lait, etc., il faut toujours employer les milieux **neutres.** Sur les milieux à l'albumose, et la substance nutritive de Heyden, on obtient dans les recherches sur l'eau spécialement, des nombres plus élevés qu'avec la gélatine ordinaire ; mais comme les organismes pathogènes ne sont pas particulièrement favorisés, et que, par conséquent, les saprophytes se multiplient plus abondamment qu'à l'ordinaire, ce milieu n'est pas jusqu'à présent entré en pratique. (Voir Appendice de technique.)

3. — Altération des microbes par les substances chimiques.

Nous venons de voir que la présence en trop grande quantité d'acide ou d'alcali (2) peut entraver le développe-

---

(1) Les acides acétique et lactique sont préférables à l'acide sulfurique.
(2) Fermi a publié un grand tableau sur la sensibilité des différents micro-organismes vis-à-vis des acides, des alcalis et de divers poisons — il compte le nombre de gouttes d'une solution à un pourcentage élevé qui empêche la culture des bactéries dans 5 cmc. d'agar.

ment des microbes et exercer même une action plus énergique en les tuant ; différentes substances chimiques à une certaine concentration agissent d'une façon analogue. On appelle antiseptiques ou désinfectants les plus puissantes.

On distingue avec Hüppe les degrés suivants dans l'action qu'ils exercent :

1) La croissance n'est pas troublée, mais les fonctions zymogène et pathogène sont affaiblies : ATTÉNUATION, AFFAIBLISSEMENT ;

2) Les organismes ne peuvent plus se développer, mais ils ne sont pas tués : ASEPSIE, KOLYSEPSIE ;

3) Les formes végétatives des micro-organismes sont anéanties, mais non pas les formes durables (spores) : ANTISEPSIE ;

4) Les formes végétatives et les spores sont tuées : STÉRILISATION OU DÉSINFECTION.

Puisque la recherche de la force de résistance contre les substances chimiques ne joue qu'un rôle effacé pour le but diagnostique, — les espérances dans cette direction étant restées vaines, — nous serons très brefs sur ce chapitre.

Si l'on veut fixer le degré de concentration minima d'un poison chimique pour obtenir l'asepsie, c'est-à-dire l'absence de développement des germes, on procède de la façon suivante.

On fait par exemple une solution à 1 p. 100 du désinfectant et l'on ajoute 1, 0,5, 0,3, 0,1, etc., cmc. à 10 cmc. de gélatine liquéfiée.

Les milieux renferment alors 1 p. 100, 0,5 p. 100, 0,3 p. 100, 0,1 p. 100 du désinfectant ; on les ensemence en strie, en piqûre, et en plaque. On peut aussi ensemencer avec une culture contenant seulement des spores (culture qui a été débarrassée de tous les bacilles par le chauffage à 70° pendant une demi-heure), et voir si ces spores donnent naissance à des colonies.

Behring a rendu pratique cet examen par le moyen suivant : on prélève, avant l'addition de l'antiseptique au milieu liquide (par exemple sérum) ensemencé à examiner, une goutte que l'on dépose maintenue pendante au moyen d'un peu de vaseline, à la face inférieure d'une lamelle retournée sur une lame à cellule. Ensuite, on ajoute peu à peu des quantités connues du désinfectant au tube de sérum, et l'on répète après chaque addition l'épreuve de la goutte de culture, le tube ayant été bien agité. Après 24 ou 48 heures de séjour dans l'étuve, on peut voir au microscope si les microbes se sont développés dans chaque goutte isolée.

S'il s'agit d'une concentration nécessaire pour l'**antisepsie**, on cultive le microbe dans du bouillon, et l'on mêle 10 cmc. du bouillon encore dépourvu de spores, filtré sur amiante pour séparer les trop gros amas de bactéries, avec des quantités chaque fois différentes de la solution du désinfectant à une dilution connue.

De chacun des tubes, on prélève après 1 min., 5 min., 10 min., 15 min., 30 min., 1 heure, etc., une ôse de culture, que l'on porte sur 10 cmc. de gélatine liquéfiée et l'on coule en plaques. On obtient ainsi des résultats comme les suivants : x p. 100 du désinfectant tue en 20 minutes; y p. 100 en une minute, etc. Si l'on suppose que les traces du désinfectant apportées par l'anse du fil ont rendu la gélatine aseptique, et impropre à la culture, on fait comme contrôle une culture du microbe frais sur gélatine additionnée de la même trace du désinfectant étudié.

L'antiseptique que l'on étudie doit être toujours en solution dans l'eau. Lorsque, par suite du faible degré de solubilité dans l'eau, on a dû employer l'alcool pour établir la solution-mère, il faut faire une expérience de contrôle, pour s'assurer que la petite quantité d'alcool n'a pas exercé d'action par elle-même.

On arrive à des valeurs beaucoup **plus faibles** du degré de concentration du désinfectant, aussi bien pour l'asepsie que pour l'antisepsie, quand on emploie, au lieu de milieux riches en albumine, des milieux pauvres en albumine (1). Ainsi la créoline (Pearson) produit déjà l'asepsie au taux de 1/15000 ou 1/5000 dans le bouillon et seulement à 1/150 (Behring) dans le sérum de bœuf.

Les vibrions cholériques sont tués dans du bouillon non peptoné ou peptoné à 1 o/o avec 0,1 o/o d'Hcl, en 1/2 heure,

---

(1) Exception faite pour le phénol.

et dans du bouillon peptoné à 2 o/o seulement avec o,4 o/o dans le même temps. — Pour le diagnostic, il faut pratiquer les expériences avec une solution de peptone à 1 o/o, si l'on ne veut pas utiliser l'un des milieux dépourvus d'albumine cités plus haut; en tout cas, on traitera les échantillons à comparer d'une façon strictement identique, et l'on devra indiquer,dans la publication, toutes les conditions de l'expérience.

On connaît peu de chose sur les différences de résistance d'après la race et le milieu chez les microbes dépourvus de spores (voyez spores) ; — cependant, on possède quelques indications à ce sujet sur les staphylocoques qui semblent se rapprocher des formes de résistance (de durée) encore trop peu connues.Lehmann a pu se persuader lui-même des énormes variations de résistance du staphylocoque aux sels de mercure, bien qu'il ait sans cesse employé des cultures en bouillon d'une seule origine. Pour cette raison, on fera bien, quand on étudiera la désinfection avec un nouveau moyen, de faire une expérience de contrôle avec du sublimé et les mêmes microorganismes provenant du même bouillon de culture.

Par la combinaison de plusieurs agents de désinfection, l'effet est augmenté ; l'addition d'acide notamment (acide chlorhydrique ou acide acétique) renforce le pouvoir du sublimé, et des solutions de phénol et de crésol; en outre, l'effet est beaucoup plus certain sur un petit nombre de germes que sur un grand nombre, et plus grand à haute température qu'à basse température, ou l'adaptation peut se produire vis-à-vis des antiseptiques.

4. — Manque de nourriture et manque d'eau.

Dans les cultures qui vieillissent, les microbes meurent peu à peu. L'épuisement du milieu joue dans ce fait un rôle moins important que l'accumulation des produits d'excrétion. Parmi ceux-ci,outre les bases et les acides, des substances spécifiques sont à citer (exemple : pyocyanase). Quelques bactéries, inversement, par exemple le V. cholérique et le B. tuberculeux trouveraient une meilleure croissance sur un milieu stérilisé sur lequel le même genre a déjà fourni une culture (1). Lorsque les microbes qui ont besoin pour se développer d'un substratum riche en matériaux nutritifs (la plupart des pathogènes) sont transportés dans l'eau distillée pure, ils meurent le plus souvent rapidement, c'est-à-dire en 1 heure. Comme Ficker l'a montré, il suffit de peu de chose pour retarder la mort ; ainsi des traces de matériaux nutritifs, un assez long séjour dans les vases de verre et particulièrement la cuisson dans des vases de verre suffisent pour diminuer l'action microbicide de l'eau distillée. Le verre de Jensen est particulièrement recommandable pour des expériences rigoureuses, car il n'abandonne presque rien à l'eau distillée. Les races virulentes sont lentement anéanties, l'âge des individus est indifférent. Dans l'eau de **source**, quand elle est stérilisée, la durée de la vie ne dépasse pas 8 à 14 jours ; la multiplication est rare. L'eau de Leipzig, qui est restée longtemps dans les tuyaux de conduite, est fortement microbicide ; par la cuisson, elle perd une partie de cette action (Ficker-Lœffler).

Les fortes concentrations salines troublent en général la croissance des Bactéries. Pourtant Lewandowsky a observé deux espèces proches l'une de Mic. pyogènes, l'autre de Bact. mesentericus, qui peuvent végéter dans une concentration de 25 o/o en NaCl. Eisler a étudié l'action des différents sels de métaux mono et bivalents ; certains sels paraissent moins empêchants que leurs composants seuls.

Le **manque d'eau** exerce une action nocive sur la croissance des Bactéries. Léo Wolf et plus récemment Jorus et Schlitzer ont trouvé que sur différents milieux (agar, gélatine, poudre de viande, cakes) avec 70 o/o et plus d'eau, la culture est vigoureuse ; avec 60, souvent moins belle ; avec 50, faible, et avec 40 o/o, nulle le plus souvent, du moins à l'œil nu (2). Au contraire la **durée de la vie** sur des **milieux de cul-**

(1) Il ne semble pas que ce fait doive être érigé en principe, il nous a paru que le milieu sur lequel a déjà végété le B. de Thimothée ne permet qu'une culture médiocre ou nulle, à un second ensemencement.
                              (Note du Trad.).

(1) König, Spieckermann et Brémer trouvent qu'au-dessous de 30 o/o d'eau on n'observe que la culture des moisissures, qui cesse à 14 o/o.
Bremer indique comme limite pour les microbes 30 o/o.

ture lentement desséchés (agar, gélatine, pomme de terre),
est souvent très longue, sans qu'on puisse d'ailleurs invoquer pour expliquer le fait la formation d'endospores. Parfois on peut observer qu'un reste de culture desséchée, rata-
tinée, ayant l'apparence de la corne, donne au bout d'un an
de belles cultures en bouillon.

Au sujet de la **durée de la vie** des **microbes desséchés**
sur le verre, la littérature renferme toute une série d'indications contradictoires, desquelles ressort la nécessité d'indiquer les conditions spéciales où survient le desséchement.
Ficker a découvert quelques lois spécialement pour le vibrion
cholérique.

D'après lui :

1° De très minces colonies sont plus rapidement altérées que
des cultures en épais grumeaux ; de petites variations dans l'épaisseur de la culture sont sans signification ;

2° Des cultures minces sont tuées plus rapidement dans un
dessiccateur, des cultures épaisses plus rapidement à l'air de la
chambre ;

3° Le desséchement est mieux supporté quand la température
est plus basse ;

4° Les cultures virulentes sont plus résistantes que les cultures
non virulentes ;

5° Des alternatives d'humidité et de sécheresse (dessiccateur et
chambre humide) causent une mort particulièrement rapide (démontré aussi pour la peste et le bacille typhique) ;

6° De vieilles cultures sont un peu plus résistantes dans le
dessiccateur.

Récemment, Heim a observé une durée de vie de plusieurs mois (jusqu'à 16 mois) pour des bactéries desséchées
sur des fils de soie et conservées au-dessus de chlorure de
calcium, surtout lorsque ces bactéries viennent du sang,
du pus ou d'autres sucs organiques. Il recommande vivement cette méthode pour conserver virulents des micro-
organismes sensibles comme les streptocoques ou pour
envoyer des microbes.

Ficker a obtenu également des résultats intéressants sur la
durée de la vie dans la chambre humide. Dans ce cas, les vibrions
cholériques âgés sont beaucoup plus résistants que les jeunes ;
par exemple des cultures en couche mince âgées de 7 à 21 jours

vivent dans la chambre humide de 30 à 50 jours environ, les vibr. âgés de 3 jours vivent 14 jours, âgés de 2 jours vivent 7 jours, et âgés de 1 jour, seulement 1 à 2 jours. Les vieilles cultures ne contiennent pas cependant de spores, et sont, vis-à-vis de la chaleur et des agents chimiques, aussi sensibles ou plus sensibles que les jeunes. (Voyez vibr. cholérique, partie spéciale).

5. — Action de l'oxygène et de quelques autres gaz.

On a coutume de diviser les microbes en 3 classes (Flügge et Liborius), d'après leur façon de se comporter vis-à-vis de l'oxygène :

I. **Aérobies stricts.** — La culture ne se développe qu'au contact de l'air ; toute diminution de la quantité d'air trouble la croissance. La formation des spores notamment exige de l'oxygène libre. Pourtant, une pression de 3 à 4 atmosphères d'oxygène pur arrête la végétation des microbes aérobies d'après Chudiakow ; la limite inférieure serait une pression de 5 à 10 mm. de Hg. ; pourtant, d'après Roger, une pression de 5 à 600 athm. d'*air* ne tue pas les microbes. A. Meyer a établi comme pression d'oxygène sur les microbes un minimum de 3-9 mm. de Hg., un optimum 172 (environ) et un maximum 1000 à 5,687.

II. **Anaérobies stricts.** — La végétation et la genèse des spores n'ont lieu que dans un milieu complètement privé d'oxygène (1). Les jeunes cultures sont surtout sensibles. Parmi les anaérobies stricts, citons Bacillus œdematis maligni, Bac. Tetani, Bac. Chauveaui (Charbon symptomatique) et un grand nombre de microbes habitant la terre et les détritus. Exposées à l'air libre, les formes végétatives de ces bactéries meurent en 1 ou plusieurs heures, — leurs spores sont au contraire très résistantes contre l'oxygène. Comme la source d'énergie dont bénéficient les microbes aérobies

(1) Chudiakow trouve que les anaérobies les plus stricts croissent encore sous une pression de 5 mm. d'air : les 3 anaérobies les plus connus végètent même avec 20 et 40 mm. au baromètre. Beijerinck pense que les anaérobies stricts ne sont pas aérophobes, mais bien microaérophiles. H. Pringsheim a montré que Clostridium americanum est gêné dans son développement par l'oxygène, mais qu'il ne transforme énergiquement le sucre en CO_2 qu'à l'abri de l'oxygène.

(oxydation des matériaux nutritifs résorbés au moyen de l'oxygène libre) manque aux anaérobies, ceux-ci exigent des éléments nutritifs qui, comme par exemple le glucose, mettent en liberté de l'énergie (chaleur) par leur division en 2 molécules (par exemple : alcool et acide carbonique, ou acide acétique ou lactique). Aussi cultive-t-on volontiers les anaérobies sur de l'agar ou de la gélatine contenant 1 à 2 o/o de glucose. La virulence, la sporogénèse, etc., en souffrent, aussi tout récemment a-t-on recommandé d'ajouter au milieu du sulfate de soude ou du formiate de soude.

III. Genres aérobies et anaérobies facultatifs (1). — La plupart des microbes cultivés habituellement en aérobie — et parmi eux presque tous les pathogènes — peuvent supporter une moindre oxygénation sans être altérés et même le plus souvent sans pousser plus mal. Cela s'accorde avec les conditions de vie des microbes dans l'organisme, par exemple dans l'intestin où l'oxygène est peu abondant, voire absent. La présence d'hydrates de carbone, d'alcools supérieurs ou d'acides organiques est nécessaire dans ce cas d'après G. Richter. Le pigment ne se forme plus en milieu non oxygéné, tandis que, au contraire, les produits toxiques sont parfois très abondants.

Il est très important de savoir, comme des investigations récentes l'ont montré, qu'il existe des races aérobies des genres anaérobies — mais leur origine n'est pas encore exactement connue (Voyez partie spéciale, Bact. Tetani, Bact. Chauveaui, putrificus).

On a assez souvent observé que des espèces, qui montrent une croissance plus ou moins anaérobie après leur isolement (les colonies apparaissant dans la profondeur de la piqûre sur agar), se comportent avec le temps comme des aérobies purs, c'est-à-dire donnent de belles colonies à la surface du milieu et poussent misérablement dans le canal de la piqûre : on peut ainsi parler d'adaptation à

(1) Intéressant aussi est le fait indiqué par Pfeffer, que certains microbes aérobies peuvent fixer d'une façon lâche des quantités considérables d'oxygène, qu'ils dégagent ensuite peu à peu dans un espace privé d'oxygène.

un mélange gazeux riche ou pauvre en oxygène, ce qui n'explique pas grand'chose.

Ces observations démontrent que, dans une classification, on ne peut pas distinguer deux genres l'un de l'autre, simplement parce que l'un est aérobie et l'autre anaérobie.

On a constaté récemment, à maintes reprises, que des microbes essentiellement anaérobies poussent bien, sans privation d'oxygène, quand ils sont associés à certains germes aérobies, cela explique l'existence des anaérobies dans la nature où ils sont associés aux aérobies qui absorbent l'oxygène (Tétanos favorisé par Mic. pyogenes). Pour obtenir des cultures aérobies de genres anaérobies, il suffit d'ensemencer préalablement le milieu de culture avec un microbe aérobie, que l'on tue par le chloroforme avant d'ensemencer le germe anaérobie (Kedrowski, Scholz). V. Œttingen n'a pas pu pourtant constater ce fait. L'espèce aérobie agit ici en partie parce qu'elle absorbe l'oxygène, en partie par ce qu'elle forme les matériaux spécialement utiles au commensal anaérobie. Trenkmann a montré que le sulfate de soude joue un rôle analogue : 2 gouttes de solution de sulfate de soude à 1 pour 10 rendent un tube de bouillon propre à la germination aérobie d'un microbe anaérobie.

Les anaérobies facultatifs poussent bien dans l'azote et dans l'hydrogène. Dans le CO_2, ils se comportent de façons très diverses. Les uns (par ex. B. anthracis, subtilis) ne poussent pour ainsi dire plus, tant que l'oxygène ne leur est pas rendu ; il est même démontré pour le charbon et pour le choléra que Co_2 tue la plupart des germes, à l'exception de quelques unités très résistantes, ce qui, dans ce cas, rendrait illusoire la stérilisation par CO_2. — Les autres, surtout cultivés à l'étuve, ne fournissent que des cultures misérables (staphylocoque, streptocoque). — Le 3e groupe, par exemple B. prodigiosum, B. acidi lactici, B. typhi, poussent aussi bien dans CO_2 qu'à l'air ; y liquéfient aussi bien la gélatine, mais cependant ne fabriquent pas de pigment, par suite de l'absence d'O. — Un mélange de 25 o/o d'air et de 75 o/o de CO_2 n'exerce d'ailleurs aucune action nuisible même sur ceux des champignons qui ne se développent pas dans le CO_2 pur.

Le H^2S semble très bien supporté par les anaérobies ; pourtant certains genres (Bact. Pflügeri) sont très sensibles vis-à-vis de grosses doses d'H^2S.

6. — Influence de la température sur la vie des microbes.

Chaque espèce microbienne exige certaines conditions fixes de température du milieu de culture ; la vie végétative des microbes est possible de 0° jusqu'à environ 70°, mais il y a encore des microbes qui poussent les uns au-dessous de la limite inférieure, les autres au-dessus de la limite supérieure de cet intervalle. Pour chaque genre, en particulier, il y a un minimum et un maximum de température distants l'un de l'autre d'environ 30 degrés et nous pouvons établir, d'après les conditions de température, la classification suivante :

Microbes psychrophiles : minimum environ 0°, optimum 15° à 20°, maximum environ 30°. Ici se rangent les microbes de l'eau, ainsi, par exemple, beaucoup de microbes phosphorescents de la mer.

Microbes mésophiles : minimum 10 à 15°, optimum 37°, maximum 45° environ. A ce groupe appartiennent tous les germes pathogènes de l'homme, puisque la condition de l'action pathogène réside en l'acclimatation à la température du corps. Le chauffage à 53° pendant 25 minutes d'une culture de B. coli tue beaucoup plus de germes lorsqu'il est pratiqué dans les premières heures du développement que plus tard vers la 10e heure (Schulz et Ritz). Les jeunes individus sont donc plus thermolabiles que les vieux.

Une température de 65-70° tue en 25 minutes tous les microbes mésophiles, c'est-à-dire tous les germes pathogènes, y compris le Bacille tuberculeux (Forster). Eisenberg cite des exceptions pour des individus isolés non sporulés de germes sporulés (charbon, qui supporterait 15 minutes 90-98 degrés) (1).

(1) Bac. vulgatus forme l'intermédiaire avec le groupe suivant; il pousse de 15 à 50 °, et même une espèce de Globig de 15 à 68 °, mais de tels intervalles de température, si étendus, doivent être une grande

Microbes thermophiles. — Minimum 40° à 49°. Optimum 50° à 55°. Maximum 60° à 70°. Ici l'on range beaucoup de microbes du sol, presque tous les bacilles sporulés de la famille de B. mesentericus (Globig).

Lydia Rabinowitsch a décrit depuis 8 genres anaérobies facultatifs thermophiles, qui sont tous des bâtonnets immobiles sporulés, dont l'optimum est de 60 à 70° ; mais ils se développent encore, quoique lentement, à 34 ou 44°, et cela surtout en culture anaérobie sur agar. Ces genres sont très répandus, notamment dans les fèces ; L. Rabinowitsch ne les a pas comparés aux genres établis précédemment par les autres auteurs. Oprescu signale aussi des thermophiles. Quelques espèces isolées par Schillinger semblent plutôt thermotolérants anormalement que thermophiles, car s'ils poussent bien encore à 66° ils se développent mieux à 37°.

Dieudonné a réussi, en élevant et en abaissant prudemment la température, à augmenter aussi bien dans un sens que dans l'autre l'intervalle de température dans les limites duquel le bacille du charbon peut se développer. La bactéridie se laisse adapter lentement à la température de 42°. Les pigeons, qui, d'après l'opinion de la plupart des auteurs, jouissent à cause de la température élevée de leur corps, 42°, d'une immunité relative vis-à-vis du charbon ordinaire, meurent très fréquemment quand ils sont inoculés avec un tel charbon adapté à de hautes températures. Inversement, Dieudonné acclimata peu à peu des bactéridies à la température de 12° et put, avec cette race, tuer des grenouilles maintenues à 12°.

Des températures un peu inférieures au minimum convenant à un genre donné gênent le développement, mais ne l'enrayent pas complètement. Petruschky a recommandé pour conserver les espèces qui meurent facilement de les maintenir dans une glacière (4 à 6°) après les avoir laissées se développer pendant 2 jours à 20° pour obtenir, par le repiquage, des cultures non seulement vivantes, mais virulentes.

Les températures au-dessous de 0° ne tuent que lentement les microbes (1) ; la durée de résistance est très diffé-

rareté. Globig trouve des écarts de température particulièrement faibles permettant le développement de beaucoup de genres thermophiles ; l'un deux, par exemple, ne pousse qu'entre 54 et 65°.

(1) Erwin Smith et Swingle ont vu quelques germes demeurer vivants dans une culture à — 18°.

rente, suivant les genres. D'après tous les auteurs, les microbes peuvent résister plusieurs heures à l'action de l'air liquide (—190°), ou plutôt des individus isolés; Macfadyan n'a pu obtenir de stérilisation après 6 mois d'action de cette température. Les spores sont particulièrement résistantes, à cause de leur faible teneur en eau. On trouvera dans la partie spéciale quelques indications chez les genres pathogènes les plus importants.

Si on laisse agir sur une culture une **température dépassant de 5 ou 10 degrés son optimum**, les microbes sont altérés dans différentes directions : ainsi prennent naissance des races d'intensité moindre de croissance; la virulence, le pouvoir fermentescible s'affaiblissent; la sporogenèse se perd peu à peu. Tantôt l'altération s'accentue dans un sens, tantôt dans un autre.

Si la température maxima est dépassée, la culture meurt, et cela arrive pour les espèces psychrophiles, environ à 37°, qui est pour elles une température assez rapidement mortelle; pour les genres mésophiles (1) environ à 60°, pour les thermophiles à 75°. Aucun microbe asporulé ne résiste plus de quelques minutes à la température de 100°.

7. — Influences mécaniques et électriques.

Une très forte compression (jusqu'à 500 atm.) est sans action sur les bactéries (Krause) — et même 3.000 atmosph. (Chlopin et Tammann). D'après Meltzer, l'agitation courte et faible agirait favorablement sur le développement des cultures en milieu liquide, tandis que l'agitation violente et longue, et l'agitation faible, mais longtemps prolongée, agiraient défavorablement.

Otto Appel, qui a repris la question à l'instigation de Lehmann et Neuman, conclut à de tout autres résultats. Aucun mouvement de courte ou de longue durée n'entrave le développement des microbes quand il ne s'agit pas d'une agitation très violente avec des perles de verre qui produisent une lésion mécanique des bactéries ; — en particulier, les faibles trépidations que les cultures éprouvent quand on les dépose sur le pied d'une machine à vapeur en marche se montrent sans action.

La plus grande partie des effets du courant électrique observés jusqu'ici s'expliquent probablement par une influence calorifique

____

(1) D'après Sternberg, Streptococcus pyogenes, Bac. anthracis, Bac. Mallei et Vibrio cholerac meurent déjà à 56°.

ou électrolytique. Thiele et Wolf, par des expériences rigoureuses, ont démontré que ni le passage d'un courant continu ou alternatif dans une culture microbienne, quand on évite l'électrolyse, ni l'électrisation d'une culture placée à l'intérieur d'un serpentin traversé par un courant ne troublent le développement des microbes. Lehmann et Zierler ont montré que l'action de l'anode était liée à la concentration du liquide par accumulation de HCl et de chlore, et l'action de la cathode à celle de la soude ; aussi l'action du courant n'est pas nettement séparable de l'action physique ou chimique qu'il produit.

<h3 style="text-align:center">8. — Influence de la lumière des rayons
de Röntgen, etc.</h3>

Tous les microbes sont altérés dans leur développement en culture par la **lumière directe du soleil** ; une longue exposition au soleil entrave aussi la faculté de pousser avec intensité ultérieurement dans l'ombre ; on obtient une génération de microbes affaiblis, par exemple incomplètement liquéfiants, formant un pigment imparfait, peu pathogènes, etc. Ces microbes récupèrent leur ancien pouvoir de végétabilité seulement après quelques repiquages sur des milieux frais à l'ombre. Avec une plus longue exposition au soleil, tous les microbes meurent.

Bact. putidum et Bact. prodigiosum sont altérés déjà par la lumière directe du soleil en juillet et août en 1/2 heure, en novembre en 1 h. 1/2 : ils perdent le pouvoir de fabriquer de la triméthylamine et du pigment ; ils poussent lentement ; prodigiosum liquéfie mal la gélatine. La mort arrive en 1 h. 1/2 (juillet) ou 2 h. 1/2 (novembre).

Dieudonné avait trouvé que les rayons ultra-violets, violets et bleus altèrent profondément les microbes, les rayons verts, faiblement, les rayons rouges et jaunes sont sans action.

Dieudonné indique les chiffres suivants : à la lumière diffuse du jour, on observe en 3h. 1/2 au printemps et en été, en 4 h. 1/2 en hiver, un arrêt de développement, en 5 à 6 heures la mort. La lumière de l'arc voltaïque (900 bougies) arrête le développement en 6 heures, tue en 8 heures ; la lumière à incandescence arrête la culture en 7 à 8 h., la tue en 11 heures. Ainsi se comportent Bact. coli, typhi et B. anthracis. Naturellement les résultats positifs de

Dieudonné ne sont pas démentis par les expériences négatives de Beck et Schultz sur le même sujet.

Voici comment on peut faire pour **expérimenter la sensibilité à la lumière** d'après Büchner. On expose à la lumière diffuse ou au soleil des plaques de gélatine ou de gélose largement ensemencées, en collant sur le côté éclairé une croix de papier noir. Pour empêcher l'action de la chaleur (1), on peut faire traverser à la lumière une couche d'eau de quelques centimètres d'épaisseur.

On transporte les plaques après 1/2 heure, 1 h., 1 h. 1/2, 2 h., etc., d'exposition à la lumière dans un endroit sombre, et l'on examine si des colonies se développent exclusivement sur la zone correspondant à la croix. Lorsque toutes les colonies éclairées ont été tuées, on obtient une croix nettement limitée de cultures sur un fond clair.

L'action de la lumière semble s'exercer par le concours de l'oxygène de l'air ; les anaérobies stricts (le tétanos) et les anaérobies facultatifs supportent très bien la lumière du soleil dans un milieu privé complètement d'oxygène, par exemple B. coli résiste à 4 heures de lumière solaire directe et intensive.

Richardson et Dieudonné ont donné une explication intéressante de l'action de la lumière : ils ont découvert que, dans les plaques d'agar exposées à la lumière du soleil, on trouve déjà au bout de 10 minutes d'exposition, de l'eau oxygénée H^2O^2 (2) et cela justement dans la zone des rayons bleus jusqu'aux rayons ultra-violets. Pour le démontrer on expose à la lumière une plaque d'agar couverte par moitié d'un papier noir ; on coule ensuite à sa surface une colle contenant de l'iodure de potassium, et par-dessus on met une solution de sulfate de fer : le côté qui a été exposé à la lumière devient noir bleu. Dans les gaz dépourvus d'oxygène, la formation d'eau oxygénée fait défaut et en même temps l'action empêchante de la lumière ne se produit pas.

Ainsi s'explique aussi la faible végétabilité des microbes

(1) L'effet de la chaleur n'est pas du tout en jeu.
(2) Sur gélatine, il se passe plusieurs heures avant que l'on puisse démontrer la présence d'eau oxygénée.

cultivés sur des plaques de gélose préalablement exposées au soleil (1). Des microbes déjà exposés à la lumière se développent notamment très mal sur des milieux ayant subi l'action de la lumière, plus mal que sur de bons milieux.

Tappeiner a montré qu'on peut augmenter considérablement l'action de la lumière sur les organismes inférieurs (les plus sensibles sont les infusoires, les bactéries beaucoup moins) lorsqu'on ajoute à la culture une trace d'une matière colorante fluorescente. Mittler a démontré que l'érythosine ou l'éosine ajoutées au milieu de culture renforcent l'action des rayons solaires sur les bactéries, — sans doute par transformation de radiations peu actives en radiations actives. Pour Reitz, l'éosine agit plus intensément que la fluorescéine. D'après Straub l'altération par la lumière sous l'influence de l'éosine cesse dans le vide ; elle serait fonction de la présence d'oxygène dans les cellules.

La lumière **ultra-violette** de la lampe à mercure agit assez énergiquement : on peut réaliser la stérilisation de l'eau de boisson par ce procédé.

D'après Rieder, les rayons de Rœntgen intenses exercent une action nocive analogue à celle des rayons lumineux sur le développement des microbes. D'autres auteurs ont eu des résultats négatifs, — à cause sans doute d'une action insuffisamment intense. Les radiations du radium altèrent les microbes et les tuent lorsqu'elles agissent longtemps.

9. — Influence des autres champignons sur la croissance des microbes.

Malgré la tendance à établir des cultures pures pour chaque genre microbien, nous ne devons jamais oublier que, dans la nature, les **microbes** se montrent le plus souvent **associés**. Quand nous étudions l'eau, le lait, le contenu intestinal de l'homme sain ou malade, etc., nous trouvons toujours en même temps plusieurs espèces microbiennes.

____

(1) D'autres altérations chimiques du milieu de culture par l'action de la lumière solaire peuvent aussi entraver le développement de la culture, par exemple la production d'acide formique aux dépens d'acide acétique (Duclaux).

Ces associations nous semblent dues au hasard. Il y a en réalité des associations **synergiques** (les deux espèces se favorisant réciproquement ou l'une au moins favorisant l'autre) et des associations **antagonistes** (deux espèces se nuisant réciproquement, ou l'une au moins nuisant à l'autre). — Nencki désigne les mêmes faits par **symbiose** et par **énantobiose**.

Garré a démontré expérimentalement l'antagonisme en ensemençant simultanément en stries sur plaques de gélatine différentes espèces en lignes parallèles ou croisées; dans ces conditions, certains genres ne poussent pas, ou avec peine, dans le voisinage d'une autre espèce. L'antagonisme existe très souvent pour l'une seule de deux espèces. Ainsi par exemple, le Bact. putidum pousse très bien quand il est ensemencé entre deux stries rapprochées et bien développées de microbes pyogènes : par contre, mic. pyogènes ne se développe pas si on l'ensemence entre deux stries d'une culture luxuriante de Bact. putidum ; il pousse très misérablement, si on ensemence simultanément les deux espèces.

On peut aussi couler des plaques de gélatine ou d'agar (pour les espèces qui liquéfient), que l'on a ensemencées à l'état liquide avec un égal nombre d'individus de deux espèces bactériennes différentes : souvent un seule genre réussira à se développer.

Une troisième façon de réaliser l'expérience est d'ensemencer en même temps le même milieu liquide avec deux espèces, et d'examiner ensuite microscopiquement ou macroscopiquement sur de minces plaques quelle est l'espèce qui reste victorieuse. — A ceci se rapporte l'expérience si souvent faite de la victoire des agents de fermentation richement ensemencés en milieux appropriés sur des microbes contaminés — ces derniers disparaissent parfois complètement, intoxiqués par les produits de fermentation.

Lode a fait d'intéressantes expériences sur l'antagonisme des bactéries, avec un gros micrococque qui trouble particulièrement la culture de sarcina tetragena. Il laisse se produire les corps antagonistes dans les cultures en bouillon, et les sépare par filtration ; ils sont bactéricides, dialysables et sensibles à un long chauffage.

Il résulte en pratique de ces expériences que, pour la numération des colonies, les plaques très épaisses ne peuvent pas être considérées comme donnant la juste mesure, mais pour l'isolement d'un genre donné de minces plaques sont nécessaires — par exemple, quand on veut isoler le Bact. Pflügeri du Bact. putidum : dans une circonférence

de plusieurs millimètres autour de chaque colonie de putidum aucune colonie de Pflügeri ne pousse.

Enfin, dans l'**organisme** des **animaux**, des microbes
peuvent se comporter en **antagonistes**. Comme Emmerich
l'a montré, des animaux qui ont été infectés avec du charbon peuvent être sauvés par une injection postérieure de
streptococcus pyogènes.

La **Symbiose** des bactéries semble être encore plus importante au point de vue pratique, ainsi que l'indiquent les
exemples suivants :

1. Une série de bactéries poussent beaucoup mieux avec
d'autres que seules. Beaucoup d'espèces anaérobies croissent bien à l'oxygène, si des aérobies leur sont associés.

2. Certaines réactions chimiques, par exemple la décomposition des nitrates en azote gazeux, ne réussissent pas sous
l'action de maintes bactéries, tandis qu'elle se produisent avec
deux espèces microbiennes agissant conjointement. Kohl-
brugge a étudié deux bactéries, qui, associées, peptonisent
la gélatine ; chacune d'elles isolée n'a aucune action. Cette
expérience est à prendre en considération, quand il s'agit
de rechercher l'agent de décompositions chimiques données ;
toujours quand les microbes isolés n'agissent pas, ou incomplètement, il y a lieu d'essayer leur association.

3. Certaines bactéries du sol, inoculées isolément à l'animal, ne se montrent pas pathogènes ; associées, elles le
deviennent. Ce fait montre l'écueil à éviter quand on cherche l'agent d'une maladie nouvelle et enigmatique.

4. Des espèces faiblement pathogènes (par ex. des bacilles tétaniques affaiblis) regagnent leur virulence quand on
les cultive avec d'autres microbes, par ex. Bact. vulgare.

E. — LES CONDITIONS DE LA SPOROGENÈSE
ET DE LA GERMINATION DES SPORES

La sporogenèse est encore inconnue pour la plupart des
bactéries. En dehors d'un groupe de genres voisins du
B. anthracis et du B. tetani, on n'observe guère des spores
endogènes indubitables que chez quelques sarcines et chez
spirillum endoparagogicum. Comme H. Büchner l'a montré,

la sporulation se produit chez les microbes qui possèdent cette faculté, lorsque le milieu nutritif commence à s'épuiser ; par conséquent, elle débute le plus rapidement sur des **milieux très pauvres en substances nutritives.**

Un **bon milieu**, cependant, favorise aussi d'une façon médiate la production des spores, car les bacilles bien développés produisent des spores **en abondance**. La récolte en est incomparablement plus grande. La qualité des spores (résistance) germées sur différents milieux n'est pas toujours semblable, selon Stephanidis.

La sporulation exige parfois (toujours?) une **température plus élevée** que celle nécessaire à la vie végétative des microbes. Le Bacille du charbon pousse encore par exemple à 13-14°, tandis que ses spores ne se forment pas au-dessous de 18°.

Tous les microbes aérobies exigent spécialement la **présence de l'oxygène** pour la sporulation. La sporulation des anaérobies stricts ou facultatifs est accélerée par la présence de l'oxygène.

Les spores qui se sont formées sur un milieu épuisé, ou défavorablement modifié par des produits d'excrétion, n'arrivent jamais à germer dans ce milieu (1). Mais, en les repiquant sur un milieu neuf, la germination a lieu en une ou plusieurs heures.

Les spores sont beaucoup **plus résistantes** que les formes végétatives contre toutes les causes nocives. Sans nourriture, sans eau, elles restent capables de germer pendant des années et souvent pendant des dizaines d'années (2), elles sont, vis-à-vis des gaz, beaucoup plus indifférentes que les bactéries ; les spores des anaérobies notamment supportent très bien l'oxygène libre (3).

Pour isoler des spores, on prélève des cultures sur agar,

(1) Récemment le contraire a été affirmé, pour le charbon notamment (Preisz).

(2) D'après les observations de beaucoup d'auteurs, la virulence et la résistance disparaissent avant la force germinative pour les spores de charbon conservées depuis longtemps.

(3) De la terre desséchée renfermant des spores du B. de l'œdème malin conserva parfaitement ces dernières pendant 4 ans. Dans un cas, des spores tétaniques desséchées ne résistèrent pas plus de 3 jours.

au moment de la sporulation, et l'on en fait une émulsion dans un peu d'eau que l'on chauffe à 70° pendant 5 minutes. La résistance des spores contre la chaleur sèche ou humide est très manifeste. La chaleur sèche est particulièrement supportée; de nombreuses spores, par exemple, résistent pendant longtemps à la température de 100°. La chaleur humide tue le bacille du charbon en 1 minute à 70°, tandis que ses spores supportent cette température plusieurs heures; dans l'eau bouillante ou dans la vapeur d'eau à 100°, ces spores meurent seulement en 2 à 5 minutes, parfois même seulement au bout de 7 à 12 minutes. Les différences de résistance entre les différentes spores charbonneuses paraissent être en partie fonction d'un caractère de race; d'après Otsuki la température à laquelle se forment les spores n'exerce aucune influence sur leur résistance, tandis que, d'après Percy Frankland, des spores nées à 20° sont plus résistantes envers la lumière que d'autres produites à la température de l'étuve. Kokubo trouve que les spores résistent au maximum quand les cultures sont faites sur agar desséchée à l'air à la température de la chambre, et conservées à l'ombre.

On peut artificiellement, par un chauffage prolongé à 100°, abaisser la très grande résistance des spores du B. mesentericus. De 1 à plusieurs heures, la résistance peut à volonté descendre à 5 ou 10 minutes.

Pour mesurer la résistance, on dispose dans l'autoclave allumé des petits sacs de tulle contenant des petits morceaux de verre ou des grenats de Bohême sur lesquels on a laissé dessécher des spores de charbon. De minute en minute, on enlève un petit sac et on ensemence les éclats de verre sur une plaque de gélose, que l'on porte à l'étuve à 37°. Il nous semble plus rigoureux de procéder de la façon suivante : on met 1 cmc. d'émulsion de spores dans 20 cmc. d'eau, on agite avec soin, puis on prend 5 verres à expérience et l'on met 2 cmc. du mélange dans chacun d'eux ; un 4ᵉ tube reçoit 2 cmc. d'eau et un thermomètre. On plonge les 6 tubes dans un bain-marie bouillant : en deux minutes la température indique 99-100° au thermomètre placé dans le tube de contrôle. Deux minutes après on enlève un premier tube,

4 minutes plus tard un second, et ainsi de suite ; on refroidit rapidement chacun d'eux dans l'eau froide et l'on ensemence 1 cmc. 1/2 environ sur plaque d'agar.

La différente résistance de spores de charbon apparemment semblables est d'une grosse importance pratique : 1° pour les essais de désinfection que l'on ne doit établir qu'avec des spores de résistance connue, — 2° pour le diagnostic différentiel, — car l'expérience montre que l'on doit se garder de distinguer deux espèces d'après les légères différences de résistance de leurs spores.

La résistance de certains genres venant du foin ou de la terre est extraordinaire. Christen trouve, par exemple, que, dans la vapeur sous pression, les spores de la terre exigent pour être tuées :

à 100°.....................	plus de	16 h.
à 105°-110°................	—	2 à 4 h.
à 115°....................	— 30 à	60 min.
à 125-130°.................	—	5 min. et plus.
à 135°....................	— 1 à	5 min.
à 140°....................	—	1 min.

Dannappel a décrit des spores relativement peu résistantes qui ne supportent 99-100° que 1/2 minute.

Les spores sont également très résistantes contre les agents chimiques ; certaines spores de charbon supportent l'acide phénique en solution à 5 pour 100 au moins pendant deux jours, et, dans quelques cas même, jusqu'à 46 jours. Des variétés de spores charbonneuses très résistantes supportent jusqu'à 3 jours une solution aqueuse à 1 o/o de sublimé, mais leur virulence disparaît en 20 heures. Les expériences de ce genre doivent être faites en ensemençant discrètement des spores dans l'eau à laquelle on ajoute le désinfectant, comme d'ailleurs on le fait pour les bactéries adultes (voir plus haut).

Pour étudier la **résistance** des **spores** vis-à-vis des **gaz**, on les laisse se dessécher avec de petits morceaux de verre, que l'on expose à l'action du gaz à étudier, d'une part dans un espace sec, d'autre part dans un espace saturé de vapeur d'eau.

Les spores sont aussi moins altérées par la **lumière** que les bactéries adultes ; comme chez ces dernières, la présence de l'oxygène est nécessaire pour permettre une altération dans ce cas. Dieudonné a trouvé que les spores de charbon sur plaques d'agar sont tuées en 3 h. 1/2 (les bacilles charbonneux en 1 h. 1/2) par la lumière directe du soleil ; dans un espace dépourvu d'oxygène, une exposition de 9 heures à la lumière n'altérera en rien ces spores.

F.— LES PROPRIÉTÉS DES BACTÉRIES ENVISAGÉES SPÉCIALEMENT AU POINT DE VUE DE LEUR DIAGNOSTIC

Les réations des Bactéries *in vitro* peuvent se classer en : 1º mécaniques ; 2º optiques ; 3º thermiques ; 4º chimiques. Nous les étudierons dans cet ordre ; un 5e groupement montrera comment les bactéries sont capables, par leurs réactions, de produire les maladies (**action pathogène**).

Toutes les réactions d'un genre bactérien sont essentiellement dépendantes : 1º de l'état actuel des bactéries ; 2º du milieu de culture ; 3º de la présence de l'air ; 4º de la température ; 5º de la lumière.

1. —, Réactions mécaniques.

Observés au microscope, beaucoup de microbes se montrent animés d'un mouvement propre très manifeste dû, le plus souvent, à la présence de cils (1). Le mouvement affecte différents caractères : par ex. : rampant (B. Megatherium), balançant (B. subtilis), gyratoire ou tournoyant, serpentant (vibrions) ; il est tantôt très lent, tantôt si rapide que l'on peut à peine en observer les détails (V. choléra).

Reichert a étudié le mouvement des cils sur le champ noir : vu d'arrière, le cil se porte à droite, et le corps bac-

---

(1) On n'a pas pu démontrer jusqu'à présent l'existence de cils chez les Beggiatoa, qui rampent lentement.

térien à gauche. Pendant le mouvement les cils se dirigent en arrière.

Lehmann et Fried ont étudié la vitesse du mouvement des bactéries :

A la température de la chambre, en une seconde (en millimètres), les bactéries suivantes parcourent :

	Valeur moyenne	Moyenne des 3 plus hautes valeurs	Moyenne des 3 valeurs les plus basses
Vibrion cholérique......	0,030	0,047	0,013
Bacille typhique.........	0,018	0,030	0,006
Bac. vulgare...........	0,013	0,022	0,007
Bac. tétanique..........	0,012	0,014	0,008
Bac. subtilis............	0,010	0,015	0,006
Bac. Megatherium......	0,008	0,010	0.004

La vitesse des vibrions cholériques est pour certaines unités encore plus grande. Le chauffage accélère d'abord le mouvement, puis l'arrête. Des organismes ainsi immobilisés par la chaleur ne récupèrent pas leur mobilité par le refroidissement, bien qu'ils soient encore capables de se multiplier. Il en est de même après l'action des antiseptiques. L'action engourdissante du froid est détruite au contraire facilement par la chaleur. Les aérobies stricts sont encore immobilisés par la privation d'oxygène.

Il est parfois difficile d'établir une différence entre un mouvement propre très actif et le mouvement moléculaire brownien, auquel les microbes et aussi les particules non organisées très finement divisées participent. Il faut alors faire une coloration élective pour les cils et souvent examiner le microbe dans une goutte de solution phéniquée à 5 o/o ou de sublimé à 1 o/o. Si le mouvement persiste, c'est qu'on a affaire au mouvement moléculaire brownien. — Certains genres paraissent immobiles quand on les examine pendant un temps très court ; mais à un plus long examen, on voit quelques individus isolés se mouvoir manifestement. La mobilité, comme la présence de cils, sont des propriétés assez fixes dans une espèce donnée. Certains genres mobiles cependant perdent leur mobilité sur certains milieux. D'après A. Fischer, le mobilité peut faire défaut, quoi qu'il y ait des cils bien formés, par ex., chez Bac. subtilis, quand on le met sur un milieu additionné de 3 à 4 o/o de sel ammoniac. L... et N... n'ont jamais pu voir ni cils ni mouvement chez deux échantillons tirés de bonne source de Microc. agilis Ali-Cohen, même sur les meilleurs milieux, et pensent qu'un même genre peut se présenter tantôt sans cils tantôt avec cils.

Th. Schmidt décrit une forme immobile du Hogcholera. Des races mobiles de peste, de bacille de la septicémie hémorragique ont été rencontrés singulièrement.(Voyez aussi dans la partie spéciale ce que l'on dit à propos de Bac. implexus.)

Récemment, A.Meyer et D. Ellis ont avancé que beaucoup de sarcines, de streptocoques et de microcoques seraient mobiles et posséderaient des cils dans certaines phases de leur développement, de telle sorte que, peut-être, toutes les coccacées, et peut-être même toutes les Bactéries seraient mobiles.
Ces travaux n'ont pas été confirmés.

Certaines substances chimiques aspirent les bactéries (chimiotactisme positif),d'autres les repoussent (chimiotactisme négatif) (Pfeffer). Ainsi agit l'oxygène, attirant les aérobies, repoussant les anaérobies.

On peut, d'après Beijerinck, obtenir de la façon suivante de belles figures chimiotactiques, c'est-à-dire aérotactiques. On met dans un verre à expérience, rempli aux 3/4 d'eau stérilisée, un haricot ou un pois non stérilisé. Le haricot donne par diffusion des matériaux nutritifs qui se répandent lentement vers le haut. Dans cette faible solution nutritive se développent certains germes apportés avec le haricot sur un niveau nettement horizontal, qui montent lentement vers le haut.

Schenk a observé un **thermo-tropisme positif.** — Si l'on réchauffe une goutte pendante contenant des bactéries à un endroit avec un fil chaud (différence de température de 8-10), les bactéries se réunissent vers ce point.
Jacobsen, sous le nom d'**Elastico-tropisme,** explique la propriété de la culture du Bact. Zopfii dans la gélatine.

2. — Réactions optiques.

Il existe des microbes assez largement répartis dans la nature , surtout dans les milieux salés (Eau de mer, Elbe, saumure, etc.), qui sont lumineux ; parmi eux, un bon nombre, bactéries et vibrions, ont été assez bien étudiés. La phosphorescence est un **phénomène vital** et ne dépend pas, comme on pourrait le penser, de l'oxydation d'une substance photogène sécrétée par les bactéries. Toutes les causes qui troublent la vie des microbes font disparaitre la phosphorescence. Le froid, la chaleur, les acides, le chloroforme, etc., l'abolissent momentanément ; une culture filtrée n'est jamais lumineuse. Mais, si les bactéries ne peuvent pas être lumineuses sans vivre, elles peuvent, par contre, très bien vivre sans produire de lumière, par exemple dans une atmosphère d'acide carbonique.

L'intensité de la lumière peut être si considérable que l'on peut impressionner une plaque photographique avec les rayons bleus de certaines bactéries très phosphorescentes, et que l'on pourrait songer à l'emploi pour l'éclairage de lieux où le feu est dangereux : mais l'intensité absolue de cette lumière, d'après Lode, est petite, — il faudrait en effet une surface de bactéries lumineuses de 2.000 mètres carrés pour donner la valeur d'une bougie normale.

D'après Beijerinck, qui réunit dans un même genre physiologique **Photobactérium**, tous les microbes phosphorescents, ces bactéries exigent, pour produire de la lumière, de la peptone et de l'oxygène : ces deux substances suffisent pour deux sur six des genres décrits par Beijerinck ; aux quatre autres il faut en outre une substance carbonée, qui doit en tout cas être associée à de l'azote. Comme tels peuvent être employés les sucres, dextrose, lévulose, galactose, maltose, ainsi que la glycérine et l'asparagine. mais une trop grande proportion de sucre supprime la phosphorescence sous l'influence de la fermentation et de la formation d'acide. L'addition de 3 à 4 0/0 de NaCl (ou mieux : sel marin), ou de $MgCl_2$ favorise la phosphorescence.

Pour obtenir la phosphorescence, il faut prendre un milieu à la gélatine, que l'on obtient en faisant une décoction de poisson dans l'eau de mer (eau de mer artificielle avec

3 o/o de sel marin) : on y ajoute 1 o/o de peptone, 1 o/o de glycérine et 1/2 o/o d'asparagine, mais, même sur ce milieu, la phosphorescence se perd rapidement, si l'on ne repique pas fréquemment la culture. On peut parfois la régénérer par de multiples et rapides repiquages sur des milieux appropriés. Nous recommandons, dans ce but, de cuire 2 harengs salés dans un litre d'eau et d'ajouter au filtrat sans neutraliser 10 o/o de gélatine.

3. — Réactions thermiques.

Le développement de chaleur produit par les bactéries nous échappe dans nos cultures ordinaires, à cause de sa minime intensité. Lehmann n'a trouvé qu'une augmentation de 1/10e de degré (comparativement à un bouillon vierge servant de témoin) dans une culture de coli-bacille dans 250 cmc. de bouillon sucré contenu dans des flacons à double paroi. Rübner étudie le phénomène d'une façon compliquée : on fixe la teneur en calories d'un bouillon avant l'ensemencement, puis la teneur en calories du bouillon ensemencé et des bactéries développées. Par différence, on a la chaleur dégagée, qui est d'ailleurs très petite. Il est possible par contre que la haute température où montent les matières organiques humides susceptibles de se décomposer (tabac, fumier, meules de foin) soit due, au moins en partie, à l'activité des Bactéries.

La question de l'embrasement spontané des meules a été très étudiée ; Bock et Otto de Vries pensent qu'il ne s'agit pas d'une fermentation bactériologique ni biologique, mais d'un phénomène purement chimique, qui nécessite la présence de l'oxygène, et dans lequel le fer joue le rôle de catalyseur. En analysant du foin humide porté pendant 20 jours à la température de 95°, ils [ont trouvé les mêmes modifications que dans l'embrasement spontané (dégagement de CO^2, d'acide formique, disparition des pentosanes, coloration noire, odeur). — Or le foin, préalablement porté à 120° à l'autoclave, et par conséquent privé de germes, donne les mêmes modifications. — Ainsi se trouve bien démontrée la possibilité pour le foin de subir une oxydation sans intervention microbienne, — mais cela ne veut pas dire que le processus soit analogue dans l'embrasement spontané. Miehes (die selbsterhitzung des Heues. Iéna, 1907) attribue le phénomène à la collaboration de Bact. coli, de Bacill. calefactor et d'un oïdium — mais il n'est pas certain qu'il ait pu stériliser le foin employé. Lehmann et Schutze ont pu, sur du foin absolument stérile, obtenir une très haute élévation de température avec les bacilles du seul groupe du mesentericus. D'autres ferments agissent peut-être encore.

4. — Réactions chimiques.

Les réactions chimiques produites par les Bactéries sont seulement connues dans leurs grandes lignes, malgré la grande quantité de travaux publiés depuis ces 30 dernières années. Nous ne connaissons guère que les produits principaux sans rien savoir de leur origine ni des produits intermédiaires, ni même des produits accessoires formés en minime quantité.

Nous pouvons, parmi les réactions chimiques, distinguer les trois genres principaux suivants : .

1. Les bactéries fabriquent leur **propre substance** corporelle. Sur ce sujet nous avons déjà dit les points essentiels.

2. Les bactéries secrètent des **ferments (Ectoenzymes)** destinés à modifier le milieu nutritif dans leur entourage de façon à le rendre assimilable. Les produits qui prennent ainsi naissance autour des bactéries peuvent être désignés sous le nom de **produits d'échange**.

3. Les bactéries assimilent des matériaux et en secrètent d'autres, produits de **transformation, d'excrétion**. Jusqu'à quel point la transformation complète s'effectue-t-elle à l'intérieur de la cellule par des ferments (**Endoenzymes**) non déversés au dehors de celle-ci, on ne le sait pas encore exactement aujourd'hui. Pour obtenir les endoenzymes, on extrait par la presse hydraulique un suc des microorganismes isolés de leur culture massive et broyés avec du sable (E. Buchner, Hahn).

Séparer les **produits de fermentation** des **produits**

d'**excrétion**, ainsi qu'on l'a parfois essayé, est une opération illusoire, puisque les matériaux ne fermentent que lorsqu'ils ont pénétré auparavant dans le corps cellulaire : les produits de, **fermentation** (voyez page 65) ne sont autres d'ailleurs que des produits d'excrétion nés sous l'influence d'un milieu nutritif spécial.

Sous le nom de **ferments** — au sens le plus étroit, **enzymes** — on comprend des corps chimiques, qui, en même quantité et sans être usés, sont capables de décomposer de grandes quantités d'une molécule organique donnée de structure compliquée, d'une façon spécifique, et le plus souvent de la dédoubler en des corps plus simples, plus diffusibles, solubles, etc.

On peut être certain qu'il ne s'agit que de ferments chimiques dans les trois conditions suivantes :

1° Quand, avec la présence d'une substance sûrement bactéricide, — mais n'altérant pas les ferments — par exemple : le phénol à 3 o/o, le thymol à 1 o/o, le chloroforme, l'éther, l'action fermentative se produit ;

2° Quand le liquide filtré sur porcelaine d'une culture bactérienne ou l'extrait par la presse de corps bactériens possèdent la propriété fermentative ;

3° Ou quand la fermentation se produit avec un ferment préparé en poudre et stérile.

I. — LES ECTOENZYMES DES BACTÉRIES ET LEUR INFLUENCE SUR LE MILIEU DE CULTURE

Tous les ferments dialysent aussi peu à travers le bon papier parchemin que les corps albuminoïdes ordinaires (Fermi).

Les **enzymes protéolytiques dissolvant l'albumine** sont l'apanage de beaucoup d'espèces. La liquéfaction de la gélatine (corps voisin chimiquement de l'albumine) est un signe certain de la présence d'un ferment protéolytique (gélatinase). La liquéfaction de la gélatine se produisant toujours en milieu alcalin, on peut déduire qu'il n'y a pas de pepsine dans les cultures bactériennes (puisque la pepsine n'est active qu'en milieu acide), mais bien une trypsine. Les diverses trypsines bactériennes sont très différentes entre elles quant à leur résistance contre la chaleur (elles supportent en chaleur humide 55 à 70° pendant une heure),leur sensibilité contre les divers acides,etc. Quelques-unes agissent aussi encore en présence d'acide, mais jamais aussi bien qu'en milieu alcalin. Les produits de la digestion trypsique sont des protalbumoses, des deuteroalbumoses et de la peptone.

L'action sur la fibrine (1) est beaucoup plus faible que l'action sur la gélatine. Fermi a justement à ce point de vue recommandé la méthode suivante comme la plus commode et la plus certaine pour démontrer la présence même de traces de ferments protéolytiques.

On prépare une solution non neutralisée de gélatine à 7 0/0 dans une solution aqueuse à 1 0/0 d'acide phénique, que l'on répartit dans de petits tubes de même diamètre jusqu'à la même hauteur. On dépose une légère couche de la solution où l'on suppose l'existence d'un ferment protéolytique additionné de 2 0/0 d'acide phénique sur la gélatine solidifiée, et l'on examine à la température de la chambre, avec une échelle graduée en millimètres, de combien progresse par jour ou par semaine la liquéfaction de la gélatine. Pour des déterminations quantitatives, on emploie une culture sur gélatine déjà liquéfiée et stérilisée par l'acide phénique dont on met simplement une couche de 1 centimètre de haut (2). Ce dispositif suffit aussi quand on veut rechercher l'influence du milieu de culture sur la formation du ferment. On peut encore, avec cette méthode, comparer l'action de différentes concentrations de différentes trypsines bactériennes pures. On obtient d'autant plus sûrement des résultats sur l'action de traces de ferment que la teneur en gélatine est plus faible et la température plus proche de celle de l'étuve (à gélatine). Dans ce dernier cas, sujet à critique, on poursuit l'expérience pendant 15 jours et l'on contrôle ensuite si les tubes additionnés de ferment restent liquides dans la glacière,tandis que les tubes témoins s'y solidifient.

Eijkmann a démontré que toutes les bactéries liquéfiantes sur lait maigre-agar formaient des champs clairs par dissolution de la caséine, ce qui tient à la couleur blanche du

(1) Fermi a trouvé seulement quelques trypsines bactériennes actives sur la fibrine, et aucune sur l'albumine.
(2) On doit toujours naturellement faire une expérience de contrôle avec une solution d'acide phénique à 2 o/o pure, c'est-à-dire dépourvue de ferments.

lait ; au contraire, la propriété de dissoudre les hématies (hémolyse) n'est pas cachée par la liquéfaction de la gélatine. L'action tryptique se manifeste sur la caséine par une zone claire qui n'est pas troublée par la présence d'acide. Il est à remarquer que les bactéries productrices d'acide même sans production de ferments protéolytiques peuvent provoquer la formation d'une zone claire sur l'agar au lait (monolactate de caséine soluble); si l'acidité augmente, il se produit un dilactate de caséine (insoluble) qui donne un anneau blanc trouble autour de la culture, tandis qu'autour de la zone trouble une zone claire persiste.

La formation des ferments protéolytiques varie chez beaucoup d'espèces — peut-être chez toutes — dans une très grande étendue comme on peut le supposer d'après les descriptions classiques. Beijerinck a observé deux vibrions phosphorescents dont l'un liquéfiait d'abord très lentement la gélatine, puis après un temps de culture plus long la liquéfiait de plus en plus rapidement, tandis que l'autre échantillon se comportait d'une façon directement opposée. Max Gruber et Fritsch ont observé chez vibrio proteus des variétés faiblement liquéfiantes. Des faits analogues ont été signalés aussi chez le vibrion cholérique, chez Bact. vulgare, micrococcus pyogènes. Certains observateurs ont même eu un streptocoque pyogène liquéfiant.

Nous avons constaté aussi chez beaucoup d'espèces que des mêmes colonies bien isolées sur plaques minces montraient un pouvoir liquéfiant très inégal, à tel point qu'un débutant eût tenu pour impossible qu'elle n'appartinssent pas à des genres différents.

Il est très regrettable de songer, après ces observations, que l'un des moyens les plus commodes de diagnostic bactériologique — **la liquéfaction de la gélatine** — ait **perdu presque toute sa valeur.**

Les causes qui régissent la rapidité de la liquéfaction dans de vieilles cultures sont imputables sans doute à l'influence de nos milieux de culture artificiels sur la formation du ferment.

Au sujet de l'influence des milieux de culture sur la formation de la trypsine, c'est-à-dire sur la liquéfaction de la gélatine, on sait que :

1. La plupart des circonstances qui troublent la croissance d'un genre microbien sur un milieu de culture entrave également la liquéfaction, par exemple l'addition de phénol, une trop grande teneur en glycérine. Wood a vu persister pendant plusieurs générations sur un bon milieu de culture une diminution du pouvoir liquéfiant de la gélatine, obtenue primitivement par le phénol.

2. Les anaérobies facultatifs liquéfiants ne liquéfient plus la gélatine quand ils sont cultivés dans l'hydrogène ou l'azote (1) ; ils liquéfient au contraire dans l'acide carbonique quand ils peuvent se développer dans ce milieu (2). Puisque, d'après Fermi, les gaz sont sans influence sur l'**action** des ferments, ils doivent agir sur leur genèse. Les anaérobies stricts provoquent au contraire toujours la liquéfaction de la gélatine.

3. L'addition de sucre ne trouble pas la croissance chez beaucoup de microbes, mais elle entrave la liquéfaction de la gélatine, par ex. chez Bact. vulgare.

Auerbach a montré que le sucre influence très différemment la liquéfaction de la gélatine par les différentes bactéries. L'arrêt de la liquéfaction tient à ce que, dans les cas observés, il ne se forme pas de ferment protéolytique sur milieu sucré et non pas à ce que le sucre ou les acides formés aux dépens de celui-ci troublent l'action du ferment. Il a été, depuis, souvent constaté que les microbes produisent leurs ferments seulement sur des milieux dans lesquels la présence de ce ferment est nécessaire ou utile pour eux. Dans le cas de Auerbach, le sucre produit l'énergie, la peptone et l'extrait de viande, l'azote : la gélatine, de ce fait, reste inattaquée. De même très peu seulement de bactéries, comme B. prodigiosum et B. pyocyaneum, produisent du ferment protéolytique sur des milieux liquides dépourvus d'albumine et de sucre, mais contenant de la glycérine. Sur les milieux contenant de l'albumine des produits de saveur amère prennent naissance sous l'influence des bactéries liquéfiantes ; de même sur le lait dans beaucoup d'espèces. La production du ferment semble aussi plus faible sur bouillon peptoné que sur bouillon peptoné gélatiné (Fermi).

Il est inutile d'énumérer les espèces qui produisent de la trypsine, puisque ce sont justement ces genres qui liquéfient la gélatine : ils sont ainsi caractérisés comme formateurs de trypsine. Les autres ferments des microbes sont moins bien étudiés.

----

(1) Exception unique faite pour B. prodigiosum, qui d'ailleurs ne liquéfie pas si l'on ajoute du glucose au milieu.

(2) Y a-t-il eu toujours dans ces expériences absence rigoureuse d'oxygène ?

Eijkmann a trouvé des **ferments** solubilisant **l'élastine** chez Bact. pyocyanum et quelques autres bacilles liquéfiant la gélatine. La réalité de ce ferment est encore à prouver.

La **Nucléase** liquéfie une masse gélifiée de nucléinate de soude en le dédoublant en acide phosphorique et en bases xantiques. Les nucléases sont sécrétées par divers microbes même par certains qui ne liquéfient point la gélatine.

L'hémolysine, c'est-à-dire des substances possédant les caractères des enzymes et liquéfiant les globules rouges, a été rencontrée dans le filtrat de beaucoup de cultures microbiennes ; staphylolysine, tétanolysine, etc. La démonstration de leur présence se fait de la façon suivante :

Une goutte de sang défibriné (le meilleur est de centrifuger, puis de laver les globules dans une solution de NaCl à 0,85 0/0) est déposée dans 2cm³ de solution de NaCl à 0, 85 0/0 qui renferme une quantité variable de la substance hémolysante. Le mélange reste 2 heures à 27°, puis 20 heures à la glacière. On trouve alors les hématies non attaquées au fond du tube; et le liquide surnageant est d'autant plus rouge qu'il y a plus de lysine.

Une seconde méthode, beaucoup plus employée, est la suivante :

On répartit dans un tube d'agar encore tiède une goutte de sang, et l'on coule en plaque. On fait un ensemencement en strie avec le microorganisme hémolysant : une zone claire se produit autour de la strie d'inoculation (Eijkmann). Mais la présence de cette zone claire, si elle prouve la destruction des globules rouges, est surtout une preuve de la destruction de l'hémoglobine. Lehmann et Jorns ont constaté la présence de méthémoglobine comme produit intermédiaire avec la méthode Kobert, au cyanure de potassium. D'autres l'ont retrouvée par le spectroscope. On ne sait s'il s'agit d'un ferment labile ou d'une destruction des globules par des bases on des acides. Burkhardt a montré que l'hémolysine du B. putridum est un dérivé soufré diméthylé de l'acide oléique.

Le ferment lab., c'est-à-dire un ferment qui, en réaction neutre ou amphotère, indépendamment de toute production d'acide, provoque la coagulation du lait, existe chez les bactéries. Le seul exemple bien connu est celui des vieilles cultures de Bact. prodigiosum, qui, stérilisées à 55-6o, coagulent le lait en quelques jours. C'est là le seul fait établi, mais on peut supposer la présence de lab chez toutes les espèces qui, sans acide produit aux dépens du lactose, coagulent le lait.

Les lipases, c'est-à-dire les ferments qui dédoublent les graisses en glycérine et acides gras libres (triglycérides, monobytyrines) existent chez les champignons. Jusqu'ici on ne connaît parmi les microbes que le bacille tuberculeux qui renferme une lipase. Carrière a pu en extraire d'une vieille culture de ce microbe.

Eijkmann a trouvé, chez beaucoup de Bactéries, des ferments qui attaquent les graisses. On coule de la graisse de bœuf dans une boîte de Pétri, puis on la vide de nouveau ; on coule de l'agar aussi froide que possible et l'on ensemence. Les Bact. prodigiosum, fluorescens, pyocyaneum, mic. pyogènes, troublent le milieu par saponification de la graisse. Avec l'ammoniaque et le carbonate d'ammonium, la saponification ne se produit pas.

Les ferments diastasiques transforment l'amidon en dextrine et en maltose (1). Peut-être y a-t-il pour cela deux ferments, l'un qui dissout l'amidon, et l'autre qui le transforme. On démontre la présence de ces ferments en mélangeant une solution diluée d'amidon additionnée de 1 o/o environ de thymol avec la culture, également additionnée de 1 à 2 o/o de thymol, et l'on met à l'étuve pendant 6 à 8 heures. On ajoute alors un peu de liqueur de Fehling, on chauffe et l'on observe la réduction cuprique (précipité jaune orangé) par le sucre (2).

On peut aussi rechercher directement le sucre sur des cultures faites sur bouillie de pommes de terre, en faisant cuire la culture avec de l'alcool et laissant évaporer le résidu jusqu'à consistance de sirop. Dissous dans l'eau, ce résidu donne la réaction caractéristique. Eijkmann recommande un procédé analogue à celui de la recherche des hémolysines (halo clair autour des colonies sur agar-amidon).

D'après Fermi, un tiers environ des espèces connues possèdent

(1) La maltose est intervertie en glucose, par un ferment spécial, la maltase chez maints champignons et bactéries.

(2) Schardinger a trouvé que B. macerans transforme l'amidon en un polysaccharide cristallin qui ne réduit pas la liqueur de Fehling.

le pouvoir de former du ferment diastasique, mais seulement sur
milieux contenant de l'albumine : les bacilles du groupe Subtilis (charbon, megatherium, Fitzianus, etc.), les vibrions voisins
du vibrion cholérique et, en outre, Micrococcus tetragenes, micrococcus mastitidis, Bact. janthinum, Bact. mallei. Bact. pyogenes fœtidum, Bact. phosphorescens, Bact. pneumoniæ, Bact.
synxanthum, Bact. aceticum. Les autres genres n'ont pas cette
propriété, ou tout au moins elle est douteuse. Par contre, tous
les actinomyces (inclusiv. le B. de Koch) la possèdent. La plupart des espèces transforment ultérieurement le sucre en acides,
d'autres non, par ex. B. subtilis.

Les ferments inversifs, c'est-à-dire ceux qui transforment le saccharose en glucose, sont rares, d'après Fermi et
Montesano. On en démontre facilement la présence, en
mélangeant pendant quelques heures une solution de 1 à
2 o/o de sucre de canne additionnée de 1 o/o d'acide phénique avec la culture à essayer, additionnée de 1 o/o d'acide
phénique. On cherche ensuite si le mélange réduit la liqueur
de Fehling, ce que le sucre de canne ne fait pas, comme on
sait. Cependant une expérience de contrôle est nécessaire
avec le saccharose seul.

L'invertine des microbes supporte (toujours ?) 100° pendant une heure ; elle apparaît aussi sur des milieux dépourvus d'albumine, quand il y a de la glycérine. Fermi et
Montesano indiquent seulement comme producteurs d'invertine les genres suivants ; Bac. megatherium, B. Kiliense,
B. fluorescens liquefaciens, B. vulgare et Vib. choleræ et
Metschnikowii. On n'a pas trouvé, chez les Bactéries, d'enzymes attaquant la **cellulose** (Eijkmann), mais il en existe
chez l'Aspergillus (Fischer). Les Bact. du groupe Coli-
Typhique attaquent les **glucosides** (27 fois sur 49), mais
on n'a pas isolé le ferment correspondant (Twort).

Les **pectases** dissolvent la pectine (mucus végétal non
azoté). De tels ferments ont été trouvés chez des bacilles qui
détruisent rapidement différentes espèces de carottes, betteraves, etc. Le ferment est isolable, il dissout la *lamelle
moyenne* riche en pectine des cellules radiculaires ; les
membranes cellulaires se gonflent seulement. Le processus
du rouissage du lin et du chanvre relève de ferments de
cet ordre (Jones).

Gran appelle **Gélase** un ferment qui dissout l'agar et produit du sucre. Il est très rare, mais existe chez un microbe, le B. gelaticus, qui vit dans l'eau de mer.

Les **oxydases**, c'est-à-dire des ferments qui fixent l'oxygène sur des corps facilement oxydables (tyrosine, etc.), ont été isolées chez certains champignons; on a même différencié quelques-unes en laccase, tyrosinase, etc. (Bertrand)(1). Les oxydases pures ne renferment ni fer, ni manganèse, mais ces métaux jouent un rôle important dans l'oxydation. Gessard et Lehmann, Sano ont obtenu l'oxydation de la tyrosine (coloration brun noir très intense) par plusieurs bactériacées, notamment par Act. chromogènes, sans pouvoir isoler cependant jusqu'à présent une tyrosinase.

Des **Peroxydases** ou **Catalases**, c'est-à dire des ferments dédoublant l'eau oxygénée en eau et oxygène, se rencontrent dans toute culture. De petites quantités de culture bactérienne vivante produisent une forte catalyse (dégagement tumultueux de bulles de gaz) dans des solutions d'eau oxygénée. Le corps n'est pas isolé.

Le Dr Jorns a montré que l'on peut obtenir sous forme soluble par filtration, par précipitation par l'alcool, puis par dessiccation dans le vide, des quantités de catalase minimes pour les jeunes cultures, mais abondantes pour les cultures vieilles. Les solutions s'altèrent à la température de 60° et même à la température ordinaire en quelques jours.

2. — RÉACTIONS CHIMIQUES DES PRODUITS D'EXCRÉTION
(INCLUS LES RÉACTIONS DES ENDOENZYMES)

De même que la production des ferments, la plupart des autres **réactions chimiques** des Bactéries dépendent en grande partie du milieu de culture. Le fait est très manifeste pour beaucoup d'espèces microbiennes quand on cultive celles-ci d'une part sur des milieux albumineux dépourvus de sucre, et d'autre part sur les mêmes milieux, mais sucrés. Tandis que, dans le premier cas, il ne se forme,

(1) Emmerling et Abderhalden décrivent un micrococcus chinicus qui oxyde l'acide quinique en donnant de l'acide proto-catechique de coloration sombre et de consistance visqueuse. Le ferment n'est pas isolé. Le coccus est l'hôte habituel de la viande pourrie.

outre les matières colorantes et parfois un peu de substances odorantes, que des traces à peine sensibles de produits de transformation, au contraire, dans le second cas, il se produit des transformations caractérisées d'une manière frappante par le développement de gaz et la production active d'acide. Le microbe provoque la « fermentation » sur le milieu sucré, et non sur l'autre.

A cause de l'importance pratique et diagnostique du pouvoir fermentatif, nous devons donner ici avant tout une définition précise de ce phénomène.

L'expression **Fermentation** est usitée dans la littérature sous différentes significations :

1. Beaucoup d'auteurs dénomment fermentation toute décomposition chimique typique causée par les microbes et parlent par exemple de la fermentation putride des corps albuminoïdes.

2. D'autres limitent le mot « fermentation » aux processus qui s'accompagnent d'un dégagement de petites bulles gazeuses visibles ; d'après cette définition, la transformation du salpêtre en azote serait aussi bien une fermentation que la transformation de la lactose par Bact. acid. lactici.

3. D'autres encore parlent de « fermentation » seulement quand il s'agit de la décomposition des hydrates de carbone avec ou sans formation de gaz.

L'expression **Fermentation** nous semble devoir seulement s'appliquer au cas où un microbe en plus ou à la place de ses produits de déchet habituels engendre un ou plusieurs produits de transformations particuliers en grande quantité — produits qui presque toujours, dérivent du dédoublement seulement superficiel d'un des matériaux nutritifs facilement décomposables (fermentation dédoublante). Plus rare est la fermentation oxydante. (Voyez ci-dessous.)

La **condition** pour qu'il y ait **fermentation** est toujours la **présence** d'une substance nutritive donnée telle que le champignon l'attaque facilement et sans peine, souvent au détriment de matériaux plus difficiles à aborder, qu'il décompose cependant d'ordinaire en l'absence de la substance fermentescible.

Toute fermentation a pour but de procurer à l'organisme qui la produit une **provision d'énergie**, ce qui est réalisé par la fermentation dédoublante, en réduisant à l'intérieur de la cellule microbienne la molécule plus compliquée susceptible de fermentation en des molécules plus petites ; ainsi est libérée l'**Energie**. Nous montrerons combien la chose est simple pour un exemple d'ordre banal, la fermentation du sucre.

$$C_6\,H_{12}\,O_6 = 2\,C_2\,H_6\,O + 2\,CO_2$$

1 de sucre de raisin $=$ 2 d'alcool $+$ 2 d'acide carbonique ou :

$$C_6\,H_{12}\,O_6 = 2\,C_3\,H_6\,O_3$$

1 de sucre de raisin $=$ 2 d'acide lactique ou :

$$C_6\,H_{12}\,O_6 = 3\,C_2\,H_4\,O_2$$

1 de sucre de raisin $=$ 3 d'acide acétique.

Un micro-organisme a particulièrement besoin d'une source d'énergie de cette nature quand il végète à l'abri de l'oxygène, et qu'il a épuisé l'autre source d'énergie dont les genres aérobies disposent, à savoir la fixation de l'oxygène par l'oxydation des substances résorbées. C'est pourquoi toutes les espèces anaérobies sont douées d'un pouvoir intense de fermentation pour le sucre, et que beaucoup d'anaérobies facultatifs ne produisent la fermentation des milieux sucrés qu'à l'abri de l'oxygène.

Dans ces derniers temps, on a trouvé une seconde explication importante de la fermentation : les **produits de fermentation** sont des poisons relativement très violents pour tous les organismes autres que ceux qui les ont produits. Ainsi l'alcool, les acides, l'ammoniaque, etc., en forte concentration, agissent tous indubitablement dans le même sens, c'est-à-dire d'assurer la vie sans concurrence dans le milieu de culture pour le microbe qui a produit cette fermentation.

Nous pouvons maintenant considérer les **Endoenzymes** (1) comme un groupe de ferments, produisant ces transformations superficielles typiques. Ed. Büchner a d'abord réussi à démontrer la présence, longtemps cherchée,

(1) Delbruck distingue des enzymes de force et des enzymes de défense (Kraft et Kampfenzyme).

de l'alcool-enzyme (la zymase) dans les champignons; et plus récemment avec Meisenheimer, il a trouvé les enzymes des fermentations lactique et acétique dans le suc exprimé des genres bactériens correspondants, et il est permis d'espérer que l'on pourra de plus en plus attacher les transformations produites par les microbes à des phénomènes fermentatifs (1).

Par opposition à la fermentation dédoublante, se place la **fermentation oxydante**, beaucoup plus rare, dont la formation de l'acide acétique aux dépens de l'alcool est le plus bel exemple. Là, de même, le pouvoir de transformation du champignon acétique se manifeste exclusivement : il se crée une réserve d'énergie, non par dédoublement, mais par oxydation de l'alcool résorbé. Cette acquisition de force arrive ici simplement par l'unique exagération des phénomènes ordinaires de l'assimilation des champignons. On a trouvé aussi dans ce cas des endo-ferments.

D'après ce que nous venons de dire, les produits de fermentation sont des produits de transformation comme tous les autres produits de la cellule bactérienne, et il n'y a pas lieu d'établir une séparation de principe pour les fermentations.

Par contre, il sera bon de ranger les produits de transformation d'après leur origine sur milieux sucrés ou non sucrés, et d'y rattacher les réactions des microbes décomposant qui, les sels d'acides gras, qui les alcools, etc. L'histoire de la production du pigment doit être exposée d'abord, parce que cette fonction est provisoirement isolée.

I. — FORMATION DU PIGMENT

Les pigments sont, chimiquement, encore très peu étudiés.

Les pigments rouges et jaunes les mieux connus sont presque tous insolubles dans l'eau, mais solubles dans l'alcool, l'éther, le sulfure de carbone, la benzine et le chloro-

(1) D'après Stoklasa, toutes les cellules végétales produisent en respiration anaérobie de l'alcool aux dépens du sucre par l'alcoolase, de l'acide lactique par la lactolase, de l'acide acétique par l'acétolase.

forme. On peut les classer provisoirement en deux groupes :

a) Pigments du groupe de la **carotine**. Couleur jaune, orangé, rose. Ils deviennent bleu vert par l'acide sulfurique, orangé, jusqu'au rouge par la soude. Ces pigments se conduisent d'ailleurs très différemment dans chaque cas ; chacun d'eux est certainement un mélange de plusieurs matières colorantes. Ils sont voisins des pigments si répandus chez les animaux et les plantes (matière colorante de la graisse, du jaune d'œuf, etc.), et en particulier de la carotine de la carotte.

b) Pigments du groupe de la **prodigiosine**. — Sous le nom de Prodigiosine, nous désignons la couleur magnifique du Bact. prodigiosum et des espèces parentes ; ce pigment est soluble dans l'éther qu'il colore en jaune brun, et dans l'alcool qu'il teinte en rouge grenat. L'alcali le fait virer au jaune, les acides au violet rouge, l'acide sulfurique concentré au rouge brun. Le chlorure de zinc et l'acide chlorhydrique le décolorent complètement ; sa réaction spectrale est très caractéristique.

Pigments violets. — Chez Bactérium violaceum se trouve un pigment violet (**Janthine**), insoluble dans l'eau, facilement soluble dans l'alcool, mais insoluble au contraire dans l'éther, la benzine et le chloroforme. Desséché, il passe au jaune sous l'action de l'acide sulfurique concentré, au vert-émeraude sous celle de la lessive de soude ; en solution alcoolique, il vire au vert ou bleu vert par tous les acides forts et par l'ammoniaque. Il est décoloré par l'acide sulfurique et par le chlorure de zinc.

Le beau pigment bleu des cultures bleu indigo de Bact. indigonaceum, étudié par Claessen et Schneider, est insoluble dans les dissolvants usuels ; avec l'acide chlorhydrique, il donne une solution d'abord bleue, qui vire ensuite au jaune brun. D'autres acides le dissolvent aussi, mais en le décomposant. La lessive de soude le colore en bleu verdâtre.

Remer Müller appelle **Amylocyanine** un pigment bleuciel, qui est soluble seulement dans l'eau et l'alcool faible, il n'est pas cristallisé, n'est pas altéré par le chauffage prolongé à 60°, mais est décoloré par l'ébullition, et par l'eau oxygénée. Les acides le colorent en rouge, les bases en vert.

C'est le pigment des Actinomyces et de Bact. cœlicolor. Lehmann l'a retrouvé chez Bact. anthocyaneum (de l'eau du Main).

Bact. syncyaneum (lait bleu), à côté et indépendamment de la bactério-fluorescéine (voyez plus bas), fabrique un pigment bleu différent des précédents. C'est la **syncyanine** de Lehmann. Ce pigment, selon Thumm, serait très peu stable ; les acides le colorent en bleu d'acier, les acides faibles en bleu noir ; en milieu neutre, il devient noir, en milieu alcalin, brun noir. (Voir la partie spéciale.)

La **Pyocyanine** ($C_{14}H_{14}Az_2O$) belle matière colorante cristallisée, est mieux connue ; on l'extrait facilement des cultures de Bact. pyocyaneum par le chloroforme, et elle se laisse facilement séparer de la bactério-fluorescéine qui l'accompagne. Thumm l'a bien étudiée.

Les pigments **fluorescents** qui se trouvent dans de très nombreuses cultures microbiennes sont toutes identiques, d'après les recherches de Thumm. Ces pigments, que Lehmann propose de réunir sous le nom de **Bactério-fluorescéine**, se présentent, desséchés, sous la forme d'une matière amorphe, de couleur jaune citron, qui est soluble dans l'eau et dans l'alcool dilué, insoluble dans l'alcool fort, l'éther et le sulfure de carbone. La solution aqueuse concentrée est orange ; diluée, jaune clair ; en réaction acide, elle n'est pas fluorescente ; elle a une fluorescence bleue en réaction neutre, une fluorescence verte en réaction alcaline. La fluorescence des cultures est d'abord bleue ; plus tard, lorsque l'ammoniaque formée par les bactéries augmente, verte. Le pigment n'est pas sensible aux agents oxydants ; on ne connaît pas de leurs co-dérivés.

Il est probable que le phosphore, le soufre, et le magnésium sont nécessaires pour la formation de la Bactério-fluorescéine.

Les pigments variant du **brun au noir**, que l'on voit diffuser de maintes cultures dans le milieu qui les porte, sont des corps voisins ou identiques des produits d'oxydations de la tyrosine. A ce groupe appartient le pigment d'Actinomyces chromogènes, et de diverses races de Bact. pyocyaneum. Sur les milieux qui renferment de la tyrosine, ces pigments prennent naissance avec beaucoup plus d'intensité.

Le pigment des genres bactériens à culture **noire** est encore peu étudié. D'après Marpmann, il s'agit chez eux de l'excrétion de granules de sulfure de fer. Cela explique facilement que la production du pigment n'a pas lieu quand on ensemence ces microbes sur des milieux dépourvus de fer. Cependant, ce n'est sûrement pas du sulfure de fer qui colore les colonies de Bact. cæruleum (Lehmann).

Différents auteurs ont tenté de fonder la production du pigment sur la composition du milieu de culture. Ainsi Korsowicz pense que le pigment se produit sur des milieux sucrés, et renfermant des sels minéraux (1).

Beaucoup de recherches ont été faites sur les **variations de la fonction chromogène.** Toutes les influences possibles qui gênent le développement des microbes amoindrissent aussi la formation du pigment, et cette diminution peut rester définitive pour les générations ultérieures, si l'on fait des cultures en série sur des milieux ou à une température défavorables. Ainsi, par exemple, il existe des races de Bact. syncyaneum, qui, sur agar ou lait, ne fabriquent plus du tout de pigment; sur pomme de terre, la périphérie de la culture est encore colorée. La formation du pigment semble ici avoir disparu uniquement sous l'influence de la rareté des repiquages des cultures sur agar.

Bact. prodigiosum ne forme pas de pigment à 37°; si on le cultive pendant longtemps par des repiquages successifs à cette température, la puissance chromogène est perdue pour un certain nombre de générations même cultivées dans des conditions favorables (Schottelius).

On connaît des exemples de variétés chromogènes

(1) Nous pensons, avec le Dr Fernand Bezançon, que le pigment peut parfaitement dependre du milieu de culture. Ainsi le bacille tuberculeux, d'ordinaire jaune, prend, s'il est ensemencé sur le sang gélosé, une belle teinte brun chocolat qu'il n'acquiert que sur ce milieu. — Il est probable qu'il s'agit d'un pigment ferrugineux, mais le Bacille, cultivé sur des milieux additionnés de fer pulvérisé, n'est pas coloré en noir. Par contre cultivé sur du bouillon additionné de cadmium, il prend une belle teinte jaune de cadmium et sur le bouillon additionné de cuivre, une légère teinte verdâtre (vert de gris).

(Note du Traducteur.)

de genres d'ordinaire non pigmentés, par exemple :
(Fawitzky), colonies jaunes ou de couleur rouille de streptococcus lanceolatus ; races pigmentées de streptococcus pyogenes (Kruse et Pasquale), Kutscher a publié une observation remarquable sur un pseudo-bacille morveux cultivé
directement de l'animal : ce bacille, dans les premières cultures sur sérum, prit une vive coloration rouge-orangé qui
disparut complètement après très peu de repiquages, et les
cultures devinrent blanches. Il est peut-être encore plus
intéressant d'observer, ce qui est facile, dans une même
culture sur plaque, des colonies d'une seule espèce dont les
unes sont chromogènes et les autres non colorées sous l'influence de **causes internes** (par exemple Bact. Kiliense).
R. O. Neumann a pu cultiver des races, blanche, jaune et
rougeâtre, isolées d'un même Micr. pyogenes α aureus.

F. Hildebrand a publié des faits analogues dans les végétaux
élevés. Sur un pied d'iris florentina qui toute l'année avait porté
des fleurs bleu pâle, il vit tout à coup apparaître deux floraisons
qui étaient partiellement violet foncé. Hugo de Vries a observé des faits analogues (certaines espèces du genre de œno-
thera). Des formes florales, apparues brusquement, conservent
une constance remarquable dans la descendance.

II. — TRANSFORMATION DE L'AZOTE

ET DES COMPOSÉS AZOTÉS, EN PARTICULIER DE L'ALBUMINE

1. — Production de l'ammoniaque et fermentation de l'urée.

D'après V. Sommaruga, les aérobies cultivés sur des
milieux dépourvus de sucre donnent toujours de l'alcali
aux dépens des corps albuminoïdes cultivés. Tout en confir-
mant le fait, Rolly, a montré que la culture des agents de
la putréfaction peut avoir une réaction acide. Dans ce cas,
AzH^3 semble se transformer en acide azotique.

En milieu sucré, la plupart des espèces donnent, outre
de l'alcali, des acides aux dépens du sucre ; ainsi s'explique
que beaucoup de cultures bactériennes ont d'abord une
réaction alcaline qui devient bientôt neutre ou même faible-

ment acide, à cause de la légère teneur du bouillon en sucre (provenant de la viande). Lorsque le sucre est complètement employé, la formation d'alcali redevient prépondérante.

Les corps alcalins formés sont, autant que nous sachions, de l'ammoniaque (souvent très abondante), de l'amine et des bases ammoniacales. Pour déterminer la quantité d'alcali formée, on titre simplement des tubes qui contiennent 10 centim.^{3} de bouillon peptoné avant et après l'ensemencement (1 à 15 jours) avec une solution acide décinormale en présence de la phénolphtaléine comme indicateur. La différence obtenue entre les 2 titres indique l'augmentation de l'alcalinité.

Comme exemple de la formation d'alcali par les bactéries qui fabriquent de l'acide par la présence du sucre (100 cm³ correspondant à 5-7 d'acide normal), nous pouvons citer le suivant : 100 cm. d'un milieu de culture primitivement neutre à la phénolphtaléine, contenant seulement des traces de sucre de viande, nécessitent :

Ensemencés avec B. coli

après 5 jours	après 10 jours	après 15 jours
0,1 d'acide normal	0,1 de soude normale	0,25 d'acide normal.

La transformation de l'**urée** en carbonate d'ammoniaque est une variété de fermentation alcaline.

$$CO\,(Az\,H^2)_2 + 2H_2O = CO_3\,(AzH^2H^4)^2.$$

Lehmann, sur 60 espèces examinées, n'en a trouvé que trois : Bact. vulgare, Bact. prodigiosum et Kiliense, capables de transformer l'urée. Brodmeier et le Dr Mann ont étudié la fermentation quantitative de l'urée, l'un chez Bact. vulgare, le second chez Micr. pyogènes α aureus et γ albus, chez deux coliformes et quelques sarcines. Mann, avec la même race de Prodigiosum, qui lui avait donné une énergique fermentation de l'urée, n'a, dans la suite, obtenu aucune action — cette propriété est donc très variable, ce qui s'accorde bien avec les résultats bien contradictoires des auteurs pour Bact. coli et Micr. pyogènes.

Les genres décrits dans la littérature sous les noms de

micrococcus uræ Leube, Bacillus uræ Leube, Bacillus uræ
liquefaciens Flugge, pourraient bien être identiques à Micr.
pyogenes albus et à Bact. coli : la description de ces
genres ne permet pas de leur considérer une individualité
propre. — La fonction de fermentation de l'urée paraît se
manifester occasionnellement chez beaucoup d'espèces. Wa-
rington, Burri, Herfeldt et Stutzer en ont étudié beaucoup.
Miquel également, mais ses importants travaux perdent en
valeur, à cause de la nomenclature toute particulière qu'il
a créée, sans établir d'homologie avec les espèces usuelles.
Miquel a trouvé des espèces qui peuvent transformer jusqu'à
60 gr. d'urée par litre. Beijerinck a donné d'intéressantes
indications sur Urobacillus Leubei, Urococcus Miqueli,
Planosarcina ureæ et Urobacillus Pasteuri : ce dernier, qui
possède des cils et des spores sphériques, est un agent
très énergique de la fermentation ammoniacale. On isole
facilement ce B. Pasteuri, en ensemençant avec de la
terre pasteurisée du bouillon additionné de 10 o/o d'urée.
Burchard a entrepris des expériences exactes sur les réactions de Mic. uræ liquefaciens. 1 gramme de corps microbiens humides transforme par heure 180 à 1200 grammes
d'urée. Il est intéressant de remarquer que les matériaux
qui favorisent la culture (gypse) ne favorisent pas la fermentation de l'urée ; il semble qu'il y ait d'autant moins
d'urée formée que le développement marche plus rapidement.

Pour isoler les espèces dédoublant l'urée, on recommande l'emploi de bouillon alcalin renfermant 2 o/o d'u-
rée, et pour avoir des cultures pures l'emploi de peptone
gélatinée avec 2 o/o d'urée. Les colonies de microbes dédoublant l'urée s'entourent d'un champ clair de carbonate
et de phosphate de chaux, et sont ainsi facilement reconnaissables. La plupart des espèces préfèrent la température
de 30°.

L'Uréase, l'enzyme de la fermentation de l'urée, n'a
pas encore été isolée. D'après Leube, et surtout d'après Beijerinck, elle paraît être un endoenzyme qui ne quitte pas la
cellule : P. Miquel décrit pourtant l'uréase comme un ferment isolable par filtration des Bactéries, ferment qui aug-

mente dans les vieilles cultures et est précipitable par l'alcool.

Löhnis a trouvé des ferments uréiques chez Bact. erythrogenus, Bacillus Freudenreichii (entre B. pumilus et liodermos), et Urob. Miqueli proche de Bact. Zopfii et vulgare. Dans le même article, Beijerinck parle aussi d'un enzyme transformant l'indican, qu'on ne peut séparer des Bactéries.

2. — Production des corps basiques plus compliqués.

A côté de l'ammoniaque, il existe un grand nombre de corps azotés, basiques, cristallins produits par les Bactéries ; ils sont connus surtout d'après les recherches de Brieger (1). On nomme ces corps ordinairement **Ptomaïnes** ($\pi\tau\tilde{\omega}\mu\alpha$, pourriture) ou **alcaloïdes de la putréfaction**. Ils appartiennent, du moins autant qu'ils sont étudiés jusqu'à présent, aux groupes suivants :

1. *Amine.*

Méthylamine   di   ou triméthylamine.

$$N\begin{cases} CH_3 \\ H \\ H \end{cases} \qquad N\begin{cases} CH_3 \\ CH_3 \\ H \end{cases} \qquad N\begin{cases} CH_3 \\ CH_3 \\ CH_3 \end{cases}$$

de même : Ethylamine, — di, ou triéthylamine. La phényléthylamine fut d'abord regardée par Nencki comme un dérivé pyridique.

Ethylendiamine.

$$\begin{matrix} C \begin{cases} NH_2 \\ H \end{cases} \\ \| \\ C \begin{cases} H \\ NH_2 \end{cases} \end{matrix}$$

Et ses homologues : la tétraméthylène-diamine qui est la **Putrescine**, la pentaméthylène diamine, qu'on appelle **Cadavérine**, etc. Le plus toxique est l'éthylène diamine.

2. *Bases ammoniées.*

La plus connue est

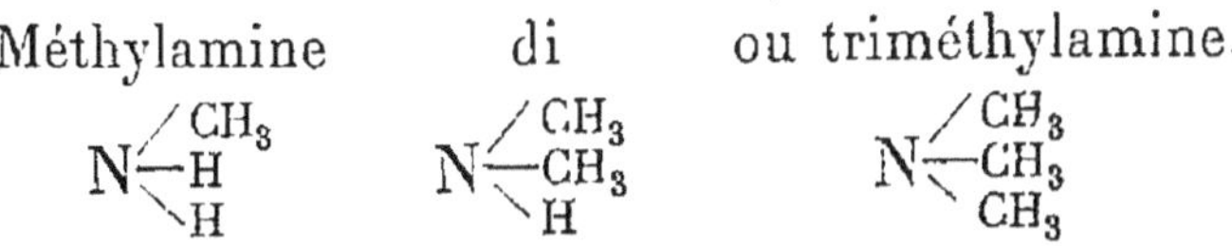

$$\text{la } \textbf{Choline} = \textbf{Bilineurine} = N\begin{cases} CH_3 \\ CH_3 \\ CH_3 \\ OC_2H_5 \\ OH \end{cases}$$

(1) Il est intéressant de constater que la teneur en solanine augmente dans la pomme de terre sur laquelle colonisent des bactéries.

auprès de laquelle se rangent la **muscarine** $(C_5H_{15}NO_3)$, la
neurine (Vinylcholine) $(C_5H_{13}NO)$, la Neuridine $(C_5H_{14}N_2)$,
et d'autres

3. **Indol** $(C_8H_7N_2)$ et **Scatol** $(C_9H_9N_2)$.

Il existe en outre des **acides aminés** (Leucine, Tyrosine,
etc.), proches de la **Guanidine** $\left(C(N_2H)(N_2H_2)_2\right)$ et encore
de nombreux corps insuffisamment ou mal caractérisés,
dont l'énumération serait ici sans utilité, puisque ceux
d'entre eux qui sont toxiques ne sont plus considérés,
pendant quelques années, comme les poisons essentiels des
maladies.

Tous ces corps dérivent de l'albumine et des amimo-acides gras.
L'isolement de ces corps ne peut être qu'indiqué ici. D'après
la méthode de Brieger, qui est le plus souvent employée, on fait
bouillir un instant la culture « ou le liquide putrifié » avec une
faible quantité d'acide chlorhydrique, on réduit le filtrat à consistance de sirop, on le reprend par l'alcool à 96°, on en sépare les
impuretés (particulièrement les traces d'albumine) par une solution alcoolique d'acétate de plomb, on filtre, on concentre le filtrat,
et on précipite dans celui-ci, par une solution alcoolique de sublimé,
la ptomaïne à l'état de combinaison avec le mercure. On sépare
l'alcool par la chaleur, le mercure par l'hydrogène sulfuré, et on
l'isole sous forme de combinaison double avec l'or ou le platine, dont la faculté de cristalliser permet la purification du corps;
on peut encore chercher à obtenir le chlorhydrate cristallisable
directement, puis on sépare les bases solubles par la lessive de
soude.

Beaucoup de ptomaïnes comme beaucoup d'alcaloïdes de
plantes peuvent être isolées dans les solutions aqueuses en
les agitant avec de l'éther, sitôt après leur mise en liberté
par la lessive de potasse. La méthode de Brieger est cependant préférable, parce que beaucoup de ces corps ne sont
pas solubles dans l'éther.

4. Des faits intéressants sont à rapprocher de l'action des
toxines. Ainsi Petri et Maassen ont pu démontrer la présence de
méthémoglobine sulfurée dans le sang et la sérosité œdémateuse
des porcs succombant au rouget ; preuve que H_2S a au moins
participé à la mort de l'animal.

Même constatation pour l'œdème malin. Hoffa a proposé d'interpréter la septicémie des lapins comme un empoisonnement par la

méthylguanidine. Emmerich et Tsuboï ont longtemps considéré la gravité du choléra comme due à l'empoisonnement par les nitrites. Emmerich rapproche la présence de méthémoglobine dans le sang de la présence de nitrite dans l'urine (70 mg pour 1 litre). Il a édifié toute une théorie ingénieuse (légumes, lait, eau renfermant des nitrites) comme cause de rachitisme dont sont exempts les enfants nourris au lait maternel dépourvu de nitrites. (Emmerich. *M. med. Woch.*, 1911, p. 948.)

3. — Production des poisons, « albuminoïdes » compliquées.

Parmi les produits de transformation plus ou moins toxiques facilement formés par les microbes, se placent les **toxines microbiennes ordinaires**.

On peut diviser celles-ci, dans l'état actuel de nos connaissances, en trois classes :

1. **Toxine (Ectotoxine).** — On peut précipiter dans les cultures bactériennes en bouillon, par les agents précipitant les albuminoïdes, une substance toxique amorphe, qui, semblable à la culture vivante, agit comme un poison le plus souvent spécifique (Christmas, Roux et Yersin, Hankin). C. Frankel et Brieger appelèrent cette substance toxalbumine, et la rapprochèrent des albuminoïdes toxiques (alcaloïdes) extraits de diverses plantes. (La Ricine, de *Ricinus communis* ; l'Abrine, de *Obrus precatorius*, etc.)

Il est établi aujourd'hui que l'ectotoxine (sepsine) (Faust) pas plus que le venin des serpents (ophiotoxine) (Faust) ni la ricine (Jacobs) ne sont des albuminoïdes. Les toxines se comportent tout à fait comme les ectoenzymes des microbes, que nous avons caractérisés par leurs actions chimiques. Ils partagent avec ces substances une grande sensibilité envers la chaleur, la lumière, les réactifs, et la faculté de provoquer la formation des anticorps.

Pour extraire la toxine, on se sert de cultures en ballons à demi pleins, d'une contenance de 1/2 à 1 litre ; après un séjour plus ou moins prolongé dans l'étuve, on filtre sur porcelaine ne laissant pas passer les germes ; on réduit dans le vide à 45° et on précipite la toxine par l'alcool ou le sulfate d'ammoniaque. Dans ce dernier cas, on sépare le sulfate de la toxine brute (1) par la dialyse en eau courante dans un étui de parchemin, puis on réduit de nouveau dans le vide et on précipite par l'alcool absolu. On peut aussi précipiter la toxine par le chlorure de zinc et séparer la toxine en précipitant le zinc par le bicarbonate d'ammoniaque et le phosphate d'ammoniaque. Dans le liquide filtré, la toxine est elle-même précipitée au moyen du sulfate d'ammoniaque.

Brieger et Cohn ont réussi, pour le poison tétanique, à extraire une toxine pure du poison brut avec l'acétate de plomb et l'ammoniaque : cette toxine donne avec le sulfate de cuivre et la lessive de soude une faible coloration violette, mais aucune des réactions des albuminoïdes ; elle ne renferme pas de phosphore et est presque dépourvue de soufre ; ainsi se trouve démontré que la **toxine tétanique n'est pas un corps albuminoïde**. De même aujourd'hui Brieger et ses élèves ont reconnu que le poison de la **Diphtérie** ne renferme pas d'albumine, du moins au sens courant du mot.

A propos des propriétés habituelles de ces toxines, nous allons, en choisissant le poison tétanique comme exemple, donner quelques indications plus exactes. Le toxine ne diffuse pas à travers les membranes, ce qui permet de la purifier par la dialyse. Les solutions aqueuses ne sont pas coagulées par la chaleur, mais elles perdent leur toxicité déjà à 50°. L'addition de petites quantités d'acide ou d'alcali à la solution, une longue agitation à l'air altèrent beaucoup les propriétés toxiques. Absolument desséché, le poison supporte 100° pendant longtemps ; la dessiccation lui permet de résister à la lumière, à l'air, à l'humidité ; il se transforme seulement lentement en un corps inactif. Les enzymes purs se comportent d'une façon semblable.

Les toxines sont inactives dans le canal gastro-intesti-

---

(1) Zinno a obtenu pour le bacille tétanique et le bacille diphtérique, en cultivant plusieurs jours sur des milieux à base de substance nerveuse, des extraits beaucoup plus riches en toxine que sur tous les autres milieux. La réussite d'une bonne récolte en toxine exige des tâtonnements et de l'expérience, car la chaleur et le temps favorisent non seulement la production de la toxine, mais aussi sa destruction.

nal, cependant on ne les retrouve pas dans les fèces ni dans les urines. Nencki et ses élèves on démontré *in vitro* et sur des chiens fistulisés que ce fait trouve son explication par une action antitoxique du suc gastrique, de la trypsine et de la bile ;

Des ectotoxines spécifiques n'ont été trouvées jusqu'à présent en grande quantité que chez le bacille tétanique, Bac. botulinus, Corynebacterium Diphteriæ et le bacille du charbon symptomatique.

La toxicité du poison tétanique est **presque incroyable** : une souris de 15 grammes est tuée déjà avec 0,00005 mg., un homme de 70 kg. de même receptivité mourrait avec 0,23 mgr., tandis qu'il faut 30 à 100 mgr. de strychnine pour tuer un homme.

2. **Endotoxine.** — Les vraies ectotoxines sont limitées à quelques microbes. Les autres bactéries ont bien vraisemblablement des poisons, mais mal connus.

Dans ces espèces, le liquide filtré de jeunes cultures est presque dépourvu de toxicité ; les cultures plus âgées donnent un filtrat de faible ou de moyenne toxicité ; mais, par contre, l'injection des corps microbiens adultes restés sur les filtres, tués par le chloroforme ou par broyage, se montre encore toxique pour les animaux. Ce sont là les **endotoxines**, qui peuvent, dans les vieilles cultures, passer en petite quantité dans le liquide, par suite de la mort spontanées des microbes.

On peut extraire ces endotoxines de microbes pathogènes et même non pathogènes : citons celles du V. cholérique, B. typhique, du coli, des cocci de pus et du Bac. de Koch : la nouvelle tuberculine (B. E.) rentre, en effet, dans ce groupe (1).

3. **Protéines microbiennes.** — On comprend sous ce nom les substances albuminoïdes non spécifiques, thermostabiles produisant une fièvre élevée (pyrogènes), et excitant l'inflammation et la suppuration (phlogogènes) ; on

(1) Les procédés de vaccination utilisés actuellement contre la peste, le choléra, la fièvre typhoïde dérivent des endotoxines, et plus largement même toutes les vaccinations par le procédé de Wright.

(Note du traducteur.)

peut les obtenir en faisant bouillir pendant plusieurs heures le râclage des cultures sur pommes de terre avec 1/2 o/o de lessive potasse (environ 5o volumes de lessive de potasse pour 1 volume de corps microbiens). Le liquide clair filtré sur papier laisse précipiter les protéines, en ajoutant un peu d'acide. On lave le précipité et on le dissout dans une solution faible de soude pour l'utiliser. La protéine la plus connue est **l'ancienne tuberculine** (A. T.) de Koch; la **Malléine** en est une également. Il est possible que ces protéines dérivent du dédoublement de la molécule endotoxine (Kruse).

Toutes les endotoxines, y compris la **bactério-plasmine** de Büchner (extraite par la presse), et les protéines ont les propriétés suivantes : l'inoculation sous-cutanée d'une petite dose produit une inflammation locale, un afflux leucocytaire, la suppuration, l'hyperleucocytose sanguine, la fièvre, la splénomégalie. Une grosse dose provoque un œdème local hémorragique, et la mort de l'animal.

En ce qui concerne les accidents anaphylactiques, lors d'une deuxième injection, les endotoxines se comportent là comme tous les corps albuminoïdes.

L'interprétation de la symptomatologie clinique des infections est encore malaisée par la seule connaissance des toxines et endotoxines ; et d'autres facteurs entrent encore en jeu.

Le mode d'action du bacille du charbon a déjoué longtemps toute tentative d'explication. Conradi a encore montré dans un travail très détaillé que l'on ne pouvait isoler ni ecto, ni endotoxine de ses cultures ou des corps des animaux infectés et gravement malades. Plus récemment, Lévy et Pfersdorff, puis Conradi, ont extrait, les uns du B. charbonneux, le 3e des B. typhique et dysentérique, des produits toxiques par **autolyse**, c'est-à-dire en conservant dans l'étuve des cultures tuées avec le toluène ; Neisser et Shiga ont communiqué des résultats analogues avec ces deux derniers bacilles ; — il reste à savoir si ce procédé conduit au but ou s'il permet seulement d'obtenir des toxines modifiés.

Agressines. — Bail, reprenant une ancienne idée de Kruse, a enseigné que beaucoup de Bactéries doivent leur pouvoir pathogène à des poisons spéciaux pour les leucocytes ou plus spécialement à des substances qui exercent une action chimiotaxique négative sur les leucocytes, et troublent, par conséquent, l'activité défensive de ceux-ci. On trouve de telles **agressines** surtout dans l'œdème de la pustule maligne. Cet œdème, séparé des corps bactériens, est fortement toxique et protège l'action des bactéries injectées.

Petterson pense que la généralisation de ces faits est fausse en particulier pour le B. typhique et le choléra : elle n'aurait de valeur que dans les septicémies (charbon, choléra des poules).

4. — Hydrogène sulfuré.

L'**hydrogène sulfuré** est un produit bactérien très répandu. On on démontre facilement la présence en mettant une bande de papier imprégné d'acétate de plomb avec le bouchon d'ouate des tubes de culture, que l'on ferme avec un capuchon (gomme noire *dépourvue de soufre*). Il est nécessaire d'examiner fréquemment cet index qui, d'abord brunâtre, ensuite noir, peut présenter parfois seulement une très faible coloration, car celle-ci disparaît de nouveau souvent par oxydation. Il ne faut donc pas se hâter de conclure négativement. Ernst recommande comme la plus belle méthode pour démontrer la présence de H^2S, la gélatine colorée en jaune madère par une solution de tartrate d'oxyde de fer sodique (solution de tartrate d'oxyde de fer 0,5, dans 50 d'eau à laquelle on ajoute Na^2, CO^3 jusqu'à réaction alcaline). La gélatine se colore en noir quand il y a H^2S.

L'hydrogène sulfuré peut être formé :

1° Aux dépens des **corps albuminoïdes** (déjà Kochen a séparé H_2S de l'albumine de l'œuf). Il en est ainsi, d'après Petri et Maassen, pour tous les microbes qu'ils ont étudiés, sur des milieux liquides, dépourvus de sucre mais riches en peptone (5 à 10 0/0), dans le bouillon non peptoné, très peu d'espèces forment de l'H^2S (par ex. Bact. vulgare) ; avec 1 0/0 de peptone, 50 0/0 des espèces en fournissent (Stagnitta-Balistreri). Lehmann a trouvé, sur 60 espèces examinées, un bouillon peptoné à 2 o/o, 28, c'est-à-dire 47 o/o donnant de l'hydrogène sulfuré.

2° Aux dépens du **soufre pulvérisé.** — Tous les microbes produisent sur des milieux additionnés de soufre pulvérisé des quantités incomparablement plus considérables d'hydrogène sulfuré que dans cette adjonction. Petri et Maassen regardent la genèse d'hydrogène sulfuré comme une fonction de l'hydrogène naissant, que produisent les bactéries ; inversement ils comprennent cette formation de l'hydrogène sulfuré comme la démonstration de la genèse de l'hydrogène naissant.

3° Aux dépens des **thio-sulfates et sulfites.** — Particulièrement étudié chez les levures, mais démontré aussi (par Petri et Maassen) chez quelques bactéries.

Rubuer a montré que, chez Bact. vulgare, l'addition de soufre organique suffit toujours pour faire naître de l'hydrogène sulfuré (1).

4° Aux dépens des **sulfates.** — D'après Beijerinck le Spirillum desulfuricans, morphologiquement peu caractérisé, possède aussi bien que les organismes du groupe Coli la faculté de réduire les sulfates en H_2S. Saltet, qui travaillait avec les mêmes matériaux (l'eau des canaux d'Amsterdam), a trouvé qu'une espèce voisine du Bact. coli (Bact. desulfuricans Saltet) était capable de réduire seulement le sulfate en sulfite, la réduction de ce dernier en H_2S nécessitant d'autres organismes, encore inconnus.

Le H_2S produit dans les cultures est facilement décomposé par l'oxygène de l'air en soufre et eau, mais le soufre ainsi libéré peut de nouveau être transformé en H_2S par les bactéries. Certaines bactéries oxydent H_2S et donne l'acide sulfurique. Au contact des composés ferriques, l'H_2S excrété produit du sulfure de fer (par exemple dans le purin).

(1) Naturellement, d'autres substances malodorantes contribuent encore à la production de la fétidité. On aura une vue d'ensemble sur les espèces fétides du corps de l'homme dans les travaux de Rist.

5. — Processus de réduction.

Réduction des matières colorantes des nitrates, etc.

Des processus de réduction se produisent, dans toutes les cultures microbiennes et sont très faciles à démontrer. On oublie parfois à ce sujet que, de pair avec les processus d'oxydation si simples à expliquer, les bactéries, en séparant de la molécule d'eau (ou d'une autre combinaison organique) de l'oxygène pour les besoins des oxydations (par exemple formation de CO^2), libèrent du même corps l'hydrogène naissant qui réduit.

L'action réductrice se laisse fréquemment séparer des bactéries vivantes. Ainsi les sucs extraits à la presse, comme ceux obtenus par broyage avec le sable et l'eau, des corps bactériens préalablement désséchés dans le vide et traités par l'acétone agissent comme réducteurs ; des produits analogues paraissent pouvoir être extraits de toutes les cellules végétales et de beaucoup de cellules animales. Les substances réductrices extraites du foie supportent même la chaleur de l'ébullition, celles extraites des bactéries ne la supportent pas, et cependant leur caractère de ferment n'est pas sûrement établi (l'acide cyanhydrique n'entrave que partiellement leur action). L'action du ferment « Réductase » peut se définir : un corps activant l'hydrogène moléculaire.

Les méthodes le plus fréquemment employées pour démontrer les phénomènes de réduction sont les suivantes :

1º Le soufre en poudre est transformé en hydrogène sulfuré (voir plus haut);

2º RÉDUCTION de la *téinture* de *tournesol bleue*, du *bleu* de *méthylène* et de *l'indigo* en des produits incolores. La réduction se produit dans les couches profondes des liquides, mais souvent elle fait défaut dans les couches superficielles en contact avec l'air. La couleur reparaît d'ailleurs si l'on agite le liquide avec de l'air, mais dans le cas où il y a eu en même temps acidification du milieu, le tournesol est régénéré en rouge. La nature des expériences indique d'elle-même qu'il faut ici employer le bouillon comme milieu. — D'après Cahen, tous les microbes liquéfiants

réduisent la teinture de tournesol (par ex. chez Bact. fluorescens). Mais des espèces non liquéfiantes, comme Bact.
coli, ont néanmoins la même propriété. Le bleu de méthylène paraît être réduit par beaucoup d'espèces (1). Il convient de faire toujours des expériences de contrôle avec des
tubes non ensemencés, car le milieu de culture peut être
lui-même capable de réaliser des phénomènes de réduction.

3° RÉDUCTION des **nitrates** en *nitrites* et en *ammoniaque*. La transformation des nitrates en nitrites par les microbes est très fréquente. Maassen a, sur 109, trouvé 85
espèces microbiennes capables de transformer des nitrates
en nitrites (2). Des races différentes d'une même espèce se
comportent souvent très différemment. La présence de l'air
influence à peine la formation des [nitrites, l'addition de
sucre la favorise beaucoup.

La réduction des nitrites en ammoniaque ne se produit
pas chez toutes les espèces qui réduisent les nitrates en
nitrites (50 sur 109 espèces examinées) ; mais il y a aussi
des espèces qui, réduisant des nitrites en ammoniaque,
ne peuvent transformer les nitrates en nitrites. — Dans les
milieux de culture dépourvus d'azote, le salpêtre peut servir comme source d'azote (Maassen).

La présence de nitrites se démontre de la façon suivante. On additionne le bouillon nitraté (on a réservé deux
tubes de contrôle non ensemencés), après que les tubes
ont séjourné quelques jours dans l'étuve, d'un peu de solution d'iodure de potassium amidonné (colle d'amidon très
claire avec 1/2 o/o de KI), puis de quelques gouttes d'acide
sulfurique dilué. Les tubes témoins restent incolores, ils

---

(1) Le bleu de méthylène est réduit non par soustraction d'oxygène,
mais par fixation de deux atomes d'hydrogène. Cette réduction indirecte
peut servir cependant comme mesure pour la consommation de l'oxygène par les bactéries, car tandis qu'elles rendent libre l'hydrogène, elles
absorbent l'oxygène correspondant.

(2) Par addition de substances riches en carbone, par exemple de glycérine, beaucoup de ces espèces, outre la réduction de nitrates en nitrites,
forment aussi un peu d'azote et d'oxyde d'azote. Cela s'explique simplement par ce fait qu'aux dépens des corps carbonés, des acides
gras prennent naissance, qui mettent en liberté l'acide nitrique. Les dérivés ammoniacaux séparent de l'acide nitrique en réaction acide de
l'azote libre. Dans la dénitrification vraie, la formation de l'azote s'explique d'une autre façon. (Voy. p. 89.)

bleuissent ensuite peu à peu jusqu'au noir ; s'il y a des nitrites, une coloration bleu foncé qui vire jusqu'au brun rouge sombre (avec une grande quantité de nitrites) prend naissance. De très petites quantités de nitrites peuvent être décelées par un mélange d'acide sulfanilique et de naphthylamine (coloration rouge).

La **présence** de l'**ammoniaque** se démontre par l'addition du réactif de Nessler, mais seulement sur des milieux de culture anorganiques et dépourvus de sucre. Dans le bouillon la réduction du réactif de Nessler se produit presque aussitôt en oxydule mercurique noir. Il faut donc suspendre au-dessus des cultures en bouillon une bande de papier imprégné du réactif, ou bien les distiller avec de la magnésie (MgO) et traiter les vapeurs distillées par le réactif de Nessler. L'ammoniaque donne une coloration jaune ou rouge brun. Il est indispensable de faire des expériences de contrôle avec des tubes non ensemencés.

4. Le **séléniate** et le **tellurate de soude** sont réduits par beaucoup de genres en sélénium rouge et en tellure noir. Les bactéries vivantes, seules, produisent cette réduction.

5. La formation d'hydrogène phosphoré (PH^3) aux dépens des matières organiques ou inorganiques par les bactéries n'est pas encore sûrement démontrée.

6. L'**oxyhémoglobine** est réduite par tous les microbes.

6. — Produits aromatiques.

Sous l'influence des phénomènes vitaux de beaucoup d'espèces microbiennes, il se forme, aux dépens de l'albumine, des corps aromatiques parmi lesquels l'**indol**, la **tryptophane** (protéinochrome), le **scatol**, le **phénol**, la **tyrosine** sont les plus connus.

Pour démontrer la présence de l'**indol**, on ajoute à une culture non sucrée, âgée de 16 heures à 3 semaines (optimum) — environ la moitié de son volume d'acide sulfurique à 10 o/o. En chauffant à 80o directement, il se développe une teinte rose ou bleu rouge, ce qui démontre simultanément la présence de nitrites et d'indol, puisque la réaction ne réussit qu'en présence de ces deux corps.

On trouve la réaction positive pour le choléra et les autres vibrions voisins et parfois pour le B. dipthérique. C'est la **réaction rouge du choléra**.

Le milieu le meilleur est le bouillon avec 10 o/o de peptone, o, 5 o/o phosphate de soude et o, 1 o/o de sulfate de magnésie (Selter).

Mais l'addition **unique** d'acide sulfurique ne **suffit pas** toujours ; il faut alors ajouter un peu de nitrite, ce que l'on doit toujours faire si l'on n'a obtenu qu'une réaction nulle ou douteuse par le chauffage sans nitrite. On ajoute donc de o, 5 à 2 cmc. de nitrite de soude à 1 / 2 o/o, jusqu'à ce que la réaction ait atteint son maximum d'intensité. Une trop forte proportion de nitrite donnerait une coloration jaune brun et masquerait la réaction de l'indol. On peut agiter la culture avec un peu d'alcool amylique qui dissout et collecte l'indol, soit avant, soit après la réaction.

Morelli conseille l'emploi de bandes de papier-filtre imprégné d'une solution saturée à chaud d'acide oxalique, qui se colore en rose au contact des vapeurs d'indol. C'est une méthode sensible qui n'altère pas la culture et qui peut être pratiquée précocement.

Ehrlich a proposé l'emploi de deux solutions qui se conservent bien (à prendre chez Grübler).

```
1) Paradiméthylamidobenzaldéhyde....................   4
Alcool à 96°..........................................  380
HCl. concentré.......................................   80
2) Solution saturée de persulfate de potasse.
```

A 10 cmc. de culture on ajoute 5 cmc. des deux solutions : en 5 minutes apparaît la coloration rouge. Cette méthode d'Ehrlich et Salkowsky ne donnerait pas des résultats constants pour Burri et Andrejew. — Buard a conseillé une méthode à la vanilline.

Pour démontrer la présence du **phénol**, on additionne la culture en bouillon (non sucré) de 1/5 de son volume d'acide chlorydrique et l'on distille. Les vapeurs distillées traitées par l'eau bromée donnent un précipité ; ou, neutralisées avec le carbonate de chaux et traitées par le chlorhydrate de fer dilué, donnent une coloration violette.

Sur 6o espèces, Lehmann en trouve 23 donnant la réaction de l'indol. Parmi les espèces présentant la réaction de l'indol, citons notamment : la plupart des bacilles du groupe coli, la morve, la diphtérie, le proteus et la plupart des vibrions. La recherche négative de l'indol est très importante pour le diagnostic des B. typhique et dysentérique. A l'exception des vibrions, tous les microbes formant de l'indol produisent aussi, selon Levandowsky, du phénol. L... et N... n'ont trouvé de phénol que dans des cultures de Bact. coli et Bact. vulgare et seulement des traces après 5 jours de culture.

On nomme **Tryptophane** ou **Protéinochrome** un corps qui se colore en rouge violet par l'eau de chlore ou l'eau de brome, et qui prend naissance aux dépens de l'albumine par la digestion sous l'action de beaucoup de bactéries. Beaucoup de bactéries produisent du protéinochrome dans le bouillon peptoné à 5 o/o. Pour le mettre en évidence, on ajoute un peu d'acide acétique et, par gouttes, de l'eau de chlore fraîche. La réaction est positive avec Bact. typhi, paratyphi, vibrio choleræ, Micr. pyogenes, streptococcus pyogenes et la plupart des autres germes expérimentés ; elle est négative avec Bact. coli, Bact. pneumoniæ, acidi lactici, sept. haemorragicæ (Erdmann et Winternitz).

7. — La putréfaction.

Par putréfaction on désigne vulgairement toute décomposition survenant sous l'influence des microbes, et s'accompagnant de production de substances malodorantes.

Au point de vue scientifique, on sait que les corps albuminoïdes et leurs analogues (gélatine, etc.) sont le substratum de la putréfaction ; ils sont d'abord fréquemment peptonisés, puis ensuite dédoublés.

La putréfaction typique se produit seulement en l'absence totale ou presque totale de l'oxygène ; l'aération intensive de culture de bactéries de la putréfaction, — phénomène qui ne se produit jamais dans la putréfaction naturelle, — modifie le processus de putréfaction en ce qu'elle a de plus vivant,

de biologique, puisque les bactéries anaérobies de la putréfaction sont tuées ou du moins empêchées ; elle la modifie en
outre par l'action de l'oxygène sur les produits définitifs ou
intermédiaires des microbes aérobies ou anaérobies facultatifs. Enfin, il est probable que les mêmes bactéries fournissent des produits de putréfaction différents, selon qu'elles
vivent en aérobiose ou en anaérobiose.

Comme produits de la putréfaction, nous trouvons les
corps décrits dans les précédents chapitres : albumoses,
ammoniaque et amine, leucine, tyrosine et autres corps
amidés, acides gras oxydés, indol, scatol, phénol, enfin hydrogène sulfuré, mercaptan, acide carbonique, hydrogène,
et gaz des marais, éventuellement.

Or, puisque, dans les décompositions des différents milieux de culture par les différents microbes, les produits
que nous venons d'énumérer sont trouvés dans la règle
seulement en partie et en combinaisons très instables, on
peut en conclure que la putréfaction ne peut guère être
définie avec les réactions chimiques plus exactement
qu'il est possible de le faire avec le bon sens. Aussi, le
mieux est-il d'employer l'expression putréfaction seulement
dans son sens vulgaire le plus général, c'est-à-dire pour toute
décomposition fétide des corps albuminoïdes.

Doit-on, par exemple, désigner par putréfaction la transformation de la gélatine par Bact. fluorescens en albumoses, ammoniaque, méthylamine, choline, sans que l'hydrogène sulfuré, l'indol, etc., prennent naissance ? Cela est discutable.

8. — Nitrification.

D'après Heraeus, la propriété de former, au moins en
traces, des nitrites aux dépens de l'ammoniaque est très
répandue chez les genres microbiens poussant sur nos milieux de culture (1).

Cependant Winogradsky a montré que l'oxydation de
l'ammoniaque pour fabriquer des nitrites ne peut être réalisée pratiquement que par un bâtonnet difficile à cultiver

(1) Rullmann remarque que la teneur en nitrite de l'air du laboratoire
peut causer facilement des erreurs.

qu'il nomme nitrosomonas. Un second organisme, « Nitrobacter », transforme ensuite le nitrite obtenu en nitrate
(voy. partie spéciale), aussitôt que l'ammoniaque a disparu
et que le nitrite est abondant. Les deux organismes partagent la faculté de ne pousser que dans les solutions
salines anorganiques pauvres en substances nutritives ou
sur des mélanges d'agar et de sels sans peptone ni sucre.
Ils sont oligocarbophiles et oligonitrophiles. Si cependant
le fait est vrai pour les milieux liquides, il semble qu'en
milieu solide des substances organiques soient nécessaires.

Ces deux microbes sont très répandus dans le sol ; dans
les prairies, il y a souvent seulement les microbes nitrifiants ; dans les champs labourés, les deux variétés pul-
lulent ; dans les champs en friche, la teneur en nitrates
s'élève beaucoup. Ces deux microbes offrent le plus gros
intérêt théorique, parce qu'ils sont capables de fabriquer
leur propre substance, c'est-à-dire de l'albumine, aux dépens de l'azote inorganique et de l'anhydride carbonique
(la présence d'anhydride carbonique, de Na^2Co^2 ou un bicarbonate est nécessaire). Ils n'ont pas besoin, pour cela, de
chlorophylle, comme les végétaux supérieurs.

P.-F. Richter a observé souvent la réaction des nitrites dans
l'urine retirée par cathétérisme. Il a isolé d'une urine un coccus
de grosseur moyenne, qui fait apparaître une réaction intensive
des nitrites en 20 minutes dans une urine fraîche. Il réduisait
en outre les nitrates en nitrites.

9. — Transformation des nitrites et des nitrates en azote libre (Dénitrification).

Toute une série de microbes, très répandus dans le
fumier, la paille, la terre arable, les eaux croupies, transforment les nitrites en azote gazeux. Certains même peuvent
aussi transformer les nitrates en nitrites et par conséquent
dégager directement l'azote gazeux des nitrates (par ex.
Bact. Stutzeri, B. pyocyaneum). D'autres, au contraire, ne
peuvent agir que lorsque des bactéries synergétiques ont
transformé les nitrates en nitrites.

Pour démontrer l'action dénitrifiante, on ajoute au bouillon ordinaire et par litre 2 gr. 5 de nitrate de soude ou mieux — parce que de cette façon on peut déceler toutes les espèces dénitrifiantes — de nitrite de soude.

Weissenberg a démontré que la réduction des nitrites en azote est un phénomène qui (au moins pour beaucoup de microbes) exige expressément la suppression de l'oxygène, et s'atténue ou disparaît complètement en présence de l'oxygène. Ces organismes décomposent donc les nitrates pour se procurer de l'oxygène. Cela s'accorde bien avec le fait démontré par Maassen que le pouvoir dénitrifiant ne se manifeste pour beaucoup d'espèces qu'en présence d'hydrate de carbone et que la dénitrification est entravée par les chlorates riches en oxygène. (L'opinion de K. Wolff est un peu différente.) Ainsi se forment de grandes quantités de Na^2CO^3 et le liquide devient très fortement alcalin.

$$2\,NO_3\,K + 2\,C = N_2O + CO_3K_2 + CO_2$$
$$2\,NO_2\,K + C = N_2O + CO_3\,K_2$$
$$2\,NO_2 + C = 2N_2 + CO^2 \text{ (Beijerinck)}$$

Le gaz formé n'est pas absorbable par la lessive de potasse (ce n'est pas CO^2), ni par l'acide pyrogallique (ce n'est pas de l'oxygène); il ne brûle pas, ce n'est pas de l'hydrogène ni un carbure d'hydrogène, c'est donc de l'azote ou de l'oxyde d'azote. On mélange un volume du gaz dégagé avec un volume d'H, $N_2O + H_2 = H_2O + N_2$. Un volume de gaz disparaît. Le rapport $N_2O = N_2 = CO^2$ est pour le pyocyanique de 68 : 20 : 12. Il varie suivant les espèces.

D'après Stoklasa, l'action dénitrifiante des bactéries offre son maximum d'intensité sur les milieux qui, comme l'humus, la paille, le fumier, sont riches en pentosane-xylane ($C^5H^{10}O^5$)

On obtient des espèces denitrifiantes très riches en ensemençant l'eau des villes, ou du limon, de la vase, etc., dans des bouteilles fermées remplies d'eau avec 2 % de tartrate de chaux, 2 % de salpêtre, 0, 05 % de phosphate de chaux acide. On repique, quand la fermentation commence, sur un deuxième, puis sur un troisième ballon.

La plupart des espèces dénitrifiantes ne liquéfient pas la gélatine et peuvent aussi décomposer les nitrates sans microbes synergétiques. La valeur pratique des organismes dénitrifiants a été reconnue dès longtemps comme très importante, car ce n'est pas seulement au fumier, mais aux sols fumés, que ces microbes dérobent les nitrites et les nitrates, si importants dans la nutrition des plantes. Aussi les tient-on pour d'importants ennemis de l'agriculture. Pourtant certains prétendent que, pratiquement, ces organismes ne sont pas dans la terre en de bonnes conditions pour exercer une action bien énergique : une fois les nitrates employés par certains micro-organismes comme constitution de leur albumine et ainsi fixés, l'acide nitrique est réduit en ammoniaque et protégé ainsi de la dénitrification. Alfred Koch et Petit ont (sécheresse du sol) entravé la dénitrification par aérobiose.

On admet aussi que le faible nombre des animaux dans les mers du sud est dû à ce que, dans ces régions, il y a de nombreuses espèces dénitrifiantes, qui détruisent rapidement les nitrates, et par conséquent entravent la croissance des plantes : d'où diminution du nombre des animaux se nourrissant de végétaux.

10. — Assimilation de l'azote élémentaire.

Il est loin d'être établi qu'un animal ou un végétal supérieur puisse assimiler directement l'azote de l'air ; mais cette faculté appartient à une foule d'organismes inférieurs. Le fait, encore incertain pour les algues vertes ou bleues, est connu pour les champignons incolores. On l'a compris parce que, sur une aire donnée, la récolte en fourrage, légumineuses, bois, etc., renfermait une quantité d'azote dépassant de beaucoup la réserve azotée du sol : les plantes empruntaient donc, à l'air ou à la pluie, l'azote mué en ammoniaque, nitrates ou nitrites. Une investigation plus précise montre que, dans ces cas, on trouve dans la terre des agents accumulateurs d'azote, vivant tantôt libres, tantôt en symbiose avec des plantes plus élevées.

Les plus importants (1) parmi les fixateurs d'azote vivant
librement sont l'anaérobie **Bacillus Pasteurianus** Winogradsky (2) et l'aérobie **Azotobacter chroococcum**
Beijerinck, très répandu, mais encore mal classé dans le
systématique (3). Tous les deux sont oligonitrophiles. Le
chimisme de la fixation de l'azote est encore très obscur.
(Fixation en ammoniaque, en cyanure ou en nitrite? Les
deux micro-organismes ont besoin d'une grande quantité d'hydrates de carbone, sucre, amidon, cellulose, agar,
humus.) Pour assimiler l'azote, B. Pasteurianus fixe dans
ses cultures, pour 1 gramme de dextrose détruite, seulement environ 2 milligr. d'azote. Azoto-bacter, au contraire,
en fixe beaucoup plus : pour 1 gr. de sucre, 9 milligr.
d'azote (4), qu'il emploie à ce qu'il semble complètement
ou presque complètement pour la structure de son protoplasme corporel. Le repiquage sur un sol stérile régénère
le pouvoir azoto-fixateur perdu (Brodemann).

L'accumulation d'azote dans le sol par ces microbes paraît pouvoir être considérablement augmentée par le développement simultané d'algues qui fournissent aux champignons les hydrates de carbone. Il est intéressant de voir
que c'est surtout dans les sols lourds que se fait l'accumulation d'azote. Dans les sols légers, les microbes fixateurs
d'azote ne manquent pas, mais l'azote fixé est ensuite de
nouveau libéré. Le phénomène de la fixation d'azote est certain aussi pour une série de champignons filamenteux.

Azotobacter chroococcum Beijerink. Microscopiquement :
sphères épaisses (2 à 5 μ), et formes ovales plus ou moins longues
jusqu'à 6 μ de longueur, avec une membrane manifeste. A l'inté-

---

(1) Bac. Ellenbachensis paraît avoir été considéré à tort (Stoklasa)
comme fixateur d'azote : c'est l'« alinite » du commerce (engrais producteur d'azote). Bac. pneumoniæ, B. lactis viscosum, Bac. turcosum,
seraient, d'après Löhnis, des fixateurs d'azote. Torula Wiesneri également (Zicker).

(2) Très proche, comme fixateur d'azote, citons encore Clostridium
americanum H. Pringsheim et Bacillus amylobacter.

(3) La description de l'azotobacter, considéré par Lehmann et Neumann comme une algue incolore (cyanophycée) trouve donc sa place ici.

(4) Jusqu'à 12 à 15 milligr. en présence d'une terre ferrugineuse ou
argileuse.

rieur on voit plusieurs grains réfringents. Bien colorable par les couleurs d'aniline et par le Gram ; au microscope, on peut observer la reproduction par division, certaines cellules présentent indubitablement des mouvements propres dus à des cils. On voit aussi des colonies sarciniformes. A 37º formes filamenteuses jusqu'à 14 µ. de longueur.

Cultures sur gélatine : sur plaques, colonies petites, granuleuses, croissant lentement. En strie, colonie gris blanc, poussant lentement. L'agar à la mannite (20 de mannite, 0,5 de phosphate de potasse, 0,5 de NaCl, et 10 d'agar, 1000 d'eau) est un bon milieu. Colonies blanches, rondes, avec un centre sombre, plus tard avec un anneau sombre, et des stries radiées, consistance de colle. Les colonies superficielles sont larges de 5 à 6 mm. et brunâtres. Sur agar ordinaire, culture pauvre, grise ou brunâtre. Bouillon ordinaire, pas de culture. D'après Gerlach et Vogel, ce caractère est un contrôle important pour la pureté de la culture. Bouillon sucré et principalement eau mannitée : culture bonne. Milieux au gypse avec de l'eau mannitée : culture luxuriante à 30º, brun foncé. Heinze a obtenu des cultures blanches, rouge brun, vert olive, jaunes, selon la composition du milieu. Heinze a aussi observé des formes bactéroïdes, et incline à attribuer l'assimilation de l'azote à celle-ci. On voit aussi des sporanges renfermant du glycogène. On ne sait rien au sujet des spores. Conditions de température : optimum 3oº. Limites entre 20 et 37º. Habitat : Très répandu dans le sol. Isolement : par ensemencement de terre de jardin dans des ballons avec un liquide nutritif exempt d'azote (eau 100, mannite 2, phosphate de potasse 0,02). Le bacillus Pastorianus de la fermentation butyrique se développe concurremment dans la pellicule, et l'on isole l'azotobacter en repiquant celui-ci sur des milieux appropriés. L'emploi de mannite au lieu de dextrose a pour but de diminuer la production d'acide butyrique par le Clostridium Pasteurianum ; cependant, certains auteurs ont eu de bons résultats avec de la dextrose. L'azotobacter fixe l'azote sans symbiose avec d'autres microorganismes quand il a de la mannite, de la saccharose, etc., et de l'acide phosphorique et de la chaux à sa disposition.

On le trouve partout quand on le cherche, dans les couches superficielles du sol jusqu'à 80 centim. de profondeur ; il existe aussi dans la mer.

Est-il possible de produire une forte azotification de terrain par l'ensemencement de ceux-ci avec des agents fixateurs d'azote ? C'est discutable, puique ces microorganismes existent déjà partout. Il paraît plus efficace d'aérer très vivement la terre dans laquelle se trouvent ces microorganismes. Il est intéressant de constater que l'on a souvent réussi à augmenter les moissons par l'usage de désinfectant (éther, sulfure de carbone), par trouble de la flore bactérienne du sol, ou par action excitante directe.

On connaît depuis plus longtemps que l'azotobacter des associations symbiotiques fixatrices d'azote, parmi lesquelles la plus connue est le **Bactérium radicicola** (Beijerinck) L. et N. On a remarqué que les légumineuses poussent sur un sol stérile et fournissent une abondante récolte, lorsque des tubercules se développent sur leurs racines. Quand les légumineuses ne veulent pas bien pousser, il n'y a pas de tubercules sur leurs racines.

Dans les tubercules, dont la grosseur varie de celle d'un grain de millet à celle d'un noyau de cerise, se trouvent des bactéries qui ont la tendance de pousser en forme de fourche ou d'étoile (bactéroïdes) et peuvent être cultivées sur des milieux artificiels (0,2 gr. d'extrait sec de racines de légumineuses + 7 o/o de gélatine + 0,25 o/o d'asparagine + 0,5 o/o de sucre de canne). C'est Beijerinck qui a, le premier, isolé ce microbe. D'après Hiltner, il faut une certaine virulence à ce germe pour qu'il puisse pénétrer les racines des légumineuses ; les bactéries avirulentes ne les pénètrent pas. Des races très virulentes provoquent une infection violente, contre laquelle des plantes réagissent par la formation de tubercules. Dans ces tubercules, les bactéries se transforment en Bactéroïdes ; les tubercules sont très riches en azote. Dans les Bactéroïdes, on peut déceler du glycogène et des corps solubles dans le chloroforme ; mais sans doute elles excrètent des corps albuminoïdes (amides) que la plante utilise. Ce sont, d'après Hiltner, les Bactéroïdes vivantes, qui, seules, jouent un rôle important. Ce phénomène ne peut être considéré autrement que comme une symbiose. Lorsque la virulence du microbe est encore plus élevée, les plantes sont directement atteintes, et les bactéroïdes ne fournissent plus d'albumine à la plante.

Plus les plantes reçoivent d'azote, plus elles facilitent le développement des Bactéries. Il semble que les sols pauvres soient plus favorables à cette symbiose que les sols riches. Les légumineuses tuberculeuses sont utiles aux autres plantes qui croissent à côté d'elles. Si on laboure un sol sablonneux, en y enfouissant des légumineuses adultes, ce sol s'enrichit peu à peu en azote, et des plantes peuvent ensuite croître, ce qui témoigne de la présence de réserve d'azote.

On ne sait pas encore si Bac. radicicola en culture ou dans le sol, sans être en symbiose avec les racines des légumineuses, peut fixer l'azote, comme l'affirme Mazé.

Pour ajouter ces Bactéries à des champs dont les légumineuses ne sont pas tuberculeuses, on mélange la terre de champs renfermant des racines de légumineuses tuberculeuses ou bien des cultures pures (« nitragine »).

Le mieux, d'après Hiltner et Stömer est de mouiller avec du lait auquel on a ajouté les cultures pures actives, la semence que l'on mélange avec de la terre et que l'on porte dans le sol.

L'aulne (alnus), l'argousier (elaeagnus) portent aussi des tubercules qui renferment un champignon voisin des bactéries, fixant l'azote. Des champignons exogènes ou endogènes (Mycorrhiza endotrophe ou ectotrophe) s'adjoignent aussi aux racines de bien de phanérogames (par ex. les arbres forestiers, les orchidées, les érycacées, etc.). Les mycorrhizes endotrophes fixent l'azote, les ectotrophes semblent avoir une signification multiple (transformation de l'humus, etc.). D'après Peklo, les mycorrhyzes appartiennent au groupe du Penicillum.

III. — TRANSFORMATION DES HYDRATES DE CARBONE
ALCOOLS, ACIDES GRAS ET GRAISSES

1. Formation d'acide et d'alcool aux dépens des hydrates de carbone. — La formation d'acide libre n'est possible que sur des **milieux sucrés**, l'acidification du bouillon ordinaire ne se produit que grâce à la présence de traces de glucose (venant de la viande [1]).

D'après Théobald Smith, tous les anaérobies stricts ou facultatifs fabriquent de l'acide aux dépens du sucre, les aérobies stricts n'en fabriquent pas, ou du moins si lentement que l'acidification est masquée par l'alcalinisa-

---

[1] D'après Th. Smith, 75 o/o de la viande du commerce contient des traces de sucre jusqu'à 0,3 o/o. (Pour la séparation de ce sucre dans la préparation du milieu de culture, voy. Appendice de technique.)

tion évoluant parallèlement. Lehmann et Neumann, indépendamment de Th. Smith, ont observé le même fait.
La naissance de l'acide se fait tantôt avec, tantôt sans
production de gaz. Une formation intensive d'acide peut
entraîner la mort des cultures (par ex. Bact. coli, Bact. vulgare, etc.). Hellström a montré récemment que le sucre —
tout en accélérant énergiquement la croissance, notamment
sur le bouillon (non peptoné) pauvre en matériaux nutritifs
— peut abréger considérablement la durée de la vie des
cultures. L'addition de o, 1 o/o de sucre pour le vibrion
cholérique, de o, 2 o/o pour le Bact. typhi, de o, 3 pour
toutes les autres bactéries, suffit pour tuer en quelques jours
les cultures de ces microbes sur bouillon non peptoné. Dans
une solution richement peptonée, l'addition de sucre offre
moins de danger.

Comme, dans beaucoup d'espèces, l'acidification, c.-à-d. la
décomposition du sucre, est rapide et intensive, on désigne
cette décomposition se produisant aux dépens du sucre
ajouté au milieu par dédoublement sous le nom de **fermentation**.

Beaucoup de Bactéries, qui attaquent fortement la saccharose, attaquent à peine le lactose, par ex. Bact. enteritidis,
ce qui est important pour le diagnostic. Si, le sucre ayant
été complètement consommé, la quantité d'acide produite
n'est pas suffisante pour tuer la culture, les réactions ordinaires sur milieux non sucrés vont pouvoir se produire ;
l'acide va être peu à peu neutralisé, et finalement le milieu
devient alcalin.

Parmi les acides ainsi engendrés (outre l'acide carbonique, à ranger dans la production des gaz) le plus important
et le plus commun est **l'acide lactique** ; fréquemment on
trouve, au moins à l'état de traces, l'acide **formique**, l'acide
acétique, l'acide **propionique**, l'acide **butyrique**, — et
souvent aussi un peu d'acide **succinique**, d'alcool éthylique, d'aldéhyde ou d'acétone. Plus rarement l'acide lactique manque, tandis que les autres acides seuls sont présents. Chez maintes bactéries, l'acide butyrique prédomine,
et l'on trouve en outre des alcools supérieurs.

Pour réaliser la **séparation** des acides, on agit de la

façon suivante : On ajoute à un ballon de bouillon peptoné de 1 litre 1/2, 2 à 5 o/o de glucose ou de lactose, et environ 10 gr. de carbonate de chaux. L'acide formé se combine avec le carbonate de chaux, pour former un sel de calcium soluble, et l'acide carbonique se dégage ; la réaction de la solution reste neutre, et c'est le point principal ; une forte réaction acide en compromettrait la croissance du microbe ultérieurement. Lorsque la croissance est terminée (après 8 à 15 jours), on filtre pour séparer le carbonate insoluble, et l'on distille en réaction neutre pour séparer **l'alcool, l'aldéhyde, l'acétone** ; la solution-mère devient très concentrée. On démontre la présence de ces trois substances par la réaction de l'iodoforme de Lieben. On ajoute à la solution très faiblement chauffée 5 à 6 gouttes d'une solution pure aqueuse de lessive de potasse à 10 o/o, puis goutte à goutte une solution iodo-iodurée faible jusqu'à coloration brune ; on ajoute enfin encore une goutte de potasse, et la coloration disparaît. L'odeur caractéristique de l'iodoforme, aussi bien que la constatation au microscope de petits cristaux hexagonaux d'iodoforme permettent de reconnaître ce corps. (Pour séparer l'alcool, l'aldéhyde et l'acétone, voyez : Vortmann, Analyses de substances organiques, 1891.) Ensuite, on acidifie fortement le résidu avec l'acide phosphorique et on distille, à l'aide de la trompe à eau, les **acides volatils**. La distillation est longue, et la séparation complète des acides volatils, difficile. L'acide lactique (et, s'il y en a, l'acide succinique), non volatil, reste dans le résidu de cette distillation. On l'isole en agitant fortement le liquide avec de l'éther, et on distille ensuite l'éther.

L'acide lactique obtenu est toujours l'acide lactique éthylique $CH^3 — CHOH — COOH$, qui se présente sous deux formes stéréo-isomètres : 1° un acide lactique dextrogyre, avec un sel de zinc lévogyre ; 2° un acide lévogyre avec un sel de zinc dextrogyre. Il arrive très souvent qu'il y a simultanément de l'acide droit et de l'acide gauche combinés molécule à molécule, de sorte que le mélange est sans action sur la lumière polarisée, et constitue ce que l'on a appelé l'acide lactique de fermentation : nous pensons que souvent les deux acides prennent naissance aux dépens du sucre, mais que certaines bactéries consomment exclusivement tout ou partie de l'un de l'autre acide, de telle sorte que tantôt il y a mélange des deux acides, et tantôt l'un d'eux reste seul ou prédomine.

Depuis que Schardinger a découvert l'acide lactique gauche, jusqu'alors inconnu, produit par un court bâtonnet de l'eau, ses élèves Nencki et Rubner ont fait beaucoup de recherches sur les différentes espèces de la fermentation lactique, dans l'espoir d'utiliser les résultats comme signe diagnostique différentiel. Pour la méthode de détermination de la variété de l'acide lactique on peut employer celle de Nencki ou de Gosio : elles reposent sur la stéréoscopie, et la teneur en eau des sels de zinc. Le résultat le plus important de ces recherches est que les espèces parentes entre elles forment, soi disant, des acides lactiques différents ; cependant, on peut douter de la constance de ce fait, d'après ce que nous savons du vibrion cholérique et du Bact. coli : là, en effet, la variété de l'acide formé ne dépend pas seulement du microorganisme, mais aussi du milieu de culture.

Diverses bactéries, insuffisamment étudiées au point de vue morphologique ou au point de vue biologique, peuvent fabriquer aux dépens des hydrates de carbone, semble-t-il, d'abord de l'acide lactique, puis de **l'acide butyrique**, de **l'alcool butylique**, où tous les deux à la fois. (Voy. partie spéciale Bac. Butyricus Hüppe et notamment les bacilles butyriques anaérobies.) L'acétylméthylcarbinol est encore un autre dérivé du sucre sous l'influence de bacilles voisins du B. Mesentericus.

En terminant, citons la décomposition de la **cellulose** par divers microbes, en particulier les bacilles sporulés ; elle se produit spécialement dans le contenu stomacal et intestinal des herbivores, et dans les marais ; elle produit, entre autres, de l'hydrogène, Co^2, et du **gaz des marais**. Les espèces dénitrifiantes détruisent la cellulose en présence de nitrates et en anaérobie en produisant de l'azote et de l'acide carbonique ; le B. ferrugineum détruit aussi la cellulose en aérobiose, ainsi que d'autres champignons. (Van Iterson.)

La dissolution de la lamelle moyenne des végétaux (pectinate de chaux) paraît être effectuée par certains bacilles sporulés, par exemple Bac. asterosporus.

A. PHILIBERT. — Manuel de bactériologie.   7

2. *Production de gaz aux dépens des hydrates de carbone et autres corps fermentescibles de la série grasse.* — Le **seul** gaz formé, en quantité appréciable, sur les milieux dépourvus de sucre est l'azote (voy. page 89). Lorsque le **sucre** est attaqué par les microbes, l'acide lactique ou acétique prenant naissance, la formation du gaz peut ne pas se produire (par exemple bacille typhique aux dépens du glucose). Mais très souvent un abondant dégagement de gaz a lieu, surtout en anaérobie. Un tiers environ des espèces fortement productrices d'acide dégage en abondance de l'**acide carbonique,** mélangé toujours, selon Smith, à de l'hydrogène. La glycérine fermente en donnant de l'acide propionique (G. Troili Péterssen) sous l'action de Bact. glycerini ; de même que l'acide l'actique, sous l'action de Bact. acidi propionici. — Le gaz des marais paraît être souvent aussi produit, même en dehors de la fermentation cellulosique.

Pour démontrer la **production de gaz** on peut recommander la culture profonde sur agar sucrée à 1 o/o(1). Après 24 heures (quelquefois même après 6 à 12 heures, si la température de l'étuve est convenable) l'agar est remplie de vésicules de gaz, ou même complètement désintégrée.

Si l'on veut analyser ou étudier le gaz, on le fait dégager dans un ballon à fermentation. On remplit le tube, qui doit avoir une forme d'U avec du bouillon peptoné et glucosé à 1 0/0 en faisant attention qu'il ne reste pas d'air, et on stérilise à l'autoclave.

On observe alors, après culture faite :

1. Si le bouillon n'est devenu trouble que dans la boule ouverte de l'appareil, il s'agit d'une espèce aérobie ; si le trouble ne s'est produit que dans la branche fermée, la boule restant claire, il s'agit d'un genre anaérobie.

2. On note la quantité de gaz formée chaque jour par un trait d'encre ; si l'on a calibré le tube vertical, on peut connaître le pourcentage du gaz produit chaque jour et la quantité totale.

3. On fait une **analyse** brute des **gaz formés.** Dans ce but on remplit après avoir indiqué par une marque la quantité de gaz produit, la boule ouverte de lessive de soude à 40 0/0 ; on ferme l'ouverture avec le pouce. et on agite un instant. Au bout de deux

(1) Avec la lactose et les autres genres de sucre, certains microbes ne produisent pas de gaz, tandis qu'ils en donnent avec du glucose. D'après Th. Smith, le lait renferme environ 1 o/o d'une substance qui fermente comme le glucose.

minutes, on fait remonter en inclinant et tournant l'appareil tous les gaz dans le tube vertical, puis on enlève le pouce, et on lit le nouveau volume. La quantité disparue est l'acide carbonique, ce qui reste, l'azote, l'hydrogène et le gaz des marais. — Pour ces derniers on emploie la pipette à gaz de Hempel. — Le principe de la méthode repose sur le fait qu'un mélange d'hydrogène et d'oxygène est transformé en eau, en passant sur un tampon d'amiante et de palladium rougi ; par conséquent, il disparaît ; que le carbure d'hydrogène est, au contact du platine rougi, brûlé et transformé en anhydride carbonique, que l'on peut doser ; le gaz restant est de l'azote. D'autres méthodes sont plus précises ; celles de Bures et Doggeli, de Seiffert.

3. Production de mucine et de gomme. — De nombreux microbes très différents peuvent produire, surtout sur les milieux sucrés, des quantités considérables de mucine. Ce mucus a été souvent étudié, principalement par Schardinger. Il est formé en partie par un hydrate de carbone (galactane $C_6 H_{10} O_5$). Il semble vraisemblable (Schardinger) que les produits mucilagineux ne proviennent pas directement du sucre du milieu de culture, mais bien des membranes cellulaires des microbes, détruites et gonflées. Seiler a fourni récemment une bonne analyse du mucus des bactéries : ce sont en partie des anhydrides des hexoses, en partie des anhydrides des pentoses (arabinose).

Tout récemment Greig Smith, à Sydney, a essayé de démontrer que la résine (arabinose) soluble fournie par les acacias était engendrée par le Bactérium acaciæ, la métarabinose insoluble des acacias par Bact. metarabicum, et la pararabine de *sterculia* par B. pararabicum. La gomme des autres plantes (prunes, raisins, pêches) ressortit aussi à la présence de telles bactéries, la matière première doit en être le sucre, surtout la lévulose, moins souvent la maltose.

4. Formation d'acides aux dépens de l'alcool et d'autres acides organiques. — Depuis longtemps, on connaît la transformation des solutions faibles d'alcool éthylique, avec une absorption considérable d'oxygène, en acide acétique par le Bact. aceti, et les espèces voisines. Comme produit accessoire, il se produit souvent un peu d'acide oxalique.

Les alcools plus élevés : glycérine, mannite, dulcite,

sont aussi transformés en acides ; la glycérine en général comme le sucre.

Enfin, on connaît de nombreux faits sur la transformation des acides de la série grasse, ou de leurs sels en d'autres acides gras, par des microbes. Malheureusement, ces résultats n'ont pas été obtenus avec des cultures pures, correspondant aux exigences modernes. Comme **matériel d'expérience**, on a employé les **lactates**, les **malates**, **tartates**, **citrates** et **glycérates** de chaux, et presque toujours on a obtenu sous l'influence des bactéries des mélanges d'acides parmi lesquels l'**acide butyrique**, l'acide **propionique**, l'acide **valérianique**, l'acide **acétique**, jouent le principal rôle; on trouve aussi fréquemment de l'acide **succinique**, de l'**alcool éthylique**, et plus rarement de l'acide **formique**. Parmi les gaz, citons l'**anhydride carbonique** et l'**hydrogène**.

Ces expériences ont été faites autrefois par Fitz et reprises plus largement ces temps derniers par P. Frankland, avec des cultures pures ; elles ont donné d'intéressants résultats.

Nous ne pouvons citer que quelques exemples. Pasteur a déjà trouvé que les microbes anaérobies transforment le lactate de chaux en butyrate :

D'après P. Frankland, le Bacillus aethaceticus Fitz fabrique aux dépens du glycérate de chaux $(CH_2OH—CHoH—COO)_2 Ca$, l'alcool éthylique, de l'acide acétique, de l'anhydride carbonique et de l'hydrogène.

L'acide formique peut aussi fermenter (Co_2) (Franzen et Grève), avec B. prodigiosum.

Enfin indiquons la formation par certains microbes d'éthers d'acide gras d'odeur aromatique. Maassen a décrit quatre espèces de cette sorte, parmi lesquelles l'une notamment (Bacillus præpollens Maassen) peut fabriquer, sur des milieux très différents, même dépourvus de sucre, une grande quantité d'éther.

5. *Décomposition des graisses.* — Le beurre pur fondu n'est pas un milieu de culture pour les microbes. Le fait de rancir provient pour le beurre : 1° d'une décomposition chimique pure du beurre par l'oxygène de l'air sous l'influence de la lumière solaire (Duclaux, Ritsert) et 2° de la

fermentation lactique ou butyrique de la lactose demeurée dans le beurre. — Enfin la graisse peut aussi être attaquée par les microbes avec formation d'acide, quand elle est mélangée à la gélatine comme milieu de culture.

Bact. fluorescens est un des agents les plus actifs du dédoublement des graisses. Les acides gras inférieurs sont notamment oxydés, l'acide oléique est le moins altéré. Les microbes n'ont pas d'action en anaérobie. Des microbes du sol, mélangés avec de la graisse, la dédoublent et la consomment en quantité considérable.

5. — Les réactions pathogènes des Bactéries sur les animaux.

(Pouvoir pathogène, Prédisposition, Résistance, Immunité.)

I. — COMMENT S'EXERCE LE POUVOIR PATHOGÈNE DES MICROBES

Lorsque un micro-organisme pénètre dans les tissus ou le sang d'un animal, il se développe une infection, si en même temps :

1º Le micro-organisme reste en vie et peut se multiplier dans l'animal choisi ;

2º S'il donne naissance à des substances qui sont nuisibles pour ce même animal.

Si la multiplication des germes ne se produit pas, ceux-ci peuvent cependant être nocifs par des poisons adhérents, ou qui sont mis en liberté par la destruction des microbes ; ainsi prend naissance une intoxication bactérienne, c'est-à-dire une intoxication par poisons bactériens.

Si le microbe se multiplie sans nuire à son hôte, ou même en lui étant utile, il s'agit de parabiose ou même de symbiose.

La plupart des auteurs nomment **virulent** tout micro-organisme qui, par quelque voie que ce soit, peut causer des désordres dans l'organisme des animaux ; si en même temps il se multiplie, il est dit **infectieux**, ou, selon l'expression proposée par Bail actuellement, agressif.

Bail suppose qu'un microbe est d'autant plus *agressif*

(infectieux) qu'il est moins toxique ; le passage répété par l'animal augmente l'agressivité, non la toxicité.

Théoriquement, il n'y a pas de germes dans le sang et les organes des animaux sains, cependant il faut admettre que fréquemment des streptocoques, des bacilles tuberculeux, etc., se trouvent à l'état isolé dans le corps des animaux sains, circulent dans le courant sanguin ou lymphatique, et s'arrêtent dans un *locus minoris resistentiæ* pour se développer ultérieurement. Tous les observateurs récents ont obtenu des résultats concordant avec cette dernière hypothèse. Pérez, dans des recherches systématiques chez les animaux sains, ne trouve des microbes que dans les ganglions lymphatiques, mais une flore très riche.

Le canal intestinal des animaux adultes ne laisse pas passer de germes, en particulier chez le chat et le chien ; très peu chez le lapin ; les germes passent au contraire à travers l'intestin des jeunes animaux qui tètent (Ficker) ; chez les animaux adultes, des vers parasites (ascarides) peuvent créer une porte d'entrée. Le jeûne peut aussi favoriser la pénétration.

Chez les animaux morts on trouve, après 16-20 h., à la température de la chambre, après 5 à 6 heures à l'étuve, des microbes dans le sang et les organes où ils sont essaimés en grande partie de l'intestin. Dans le mode d'infection artificielle, le plus fréquemment employée, l'injection sous-cutanée, les microbes sont absorbés par le courant lymphatique, et arrêtés en grande partie par les ganglions lymphatiques, où leur virulence s'atténue ou disparaît ; mais si les micro-organismes sont fortement « pathogènes », ils échappent à la destruction totale, et commencent quelques heures après l'injection à se multiplier.

Partout où nous pouvons pénétrer l'essence même de l'action pathogène des microbes, nous voyons qu'ils agissent par les substances chimiques qu'ils produisent ou qui se produisent sous leur influence à l'intérieur du corps des animaux. Mais nous n'avons qu'une approximation incomplète pour l'action des bactéries, dont les cultures fournissent des poisons, des protéines, des ecto ou des endo-toxines qui, inoculées, reproduisent la maladie caractéristique d'une façon beaucoup moins exacte. Nous ne savons même pas quel rôle peuvent jouer des embolies microbiennes capillaires (par exemple, Charbon).

Les voies d'entrée ordinaires des bactéries sont très différentes pour chacune des espèces. Beaucoup d'entre elles ont la propriété de pouvoir traverser la peau saine et les différentes muqueuses, les particularités seront indiquées à propos de chaque espèce. Souvent la présence des bactéries virulentes survit à la durée de la maladie; des convalescents, des individus guéris (porteurs de germes) peuvent propager la diphtérie, la fièvre typhoïde, etc. L'expulsion des microbes hors de l'organisme se fait par les matières fécales, par l'expectoration, par le processus de la suppuration, par la bile, l'urine, le lait, la sueur et le sperme. Dans l'état actuel de nos connaissances, on doit admettre toujours l'existence de petites lésions vasculaires du foie, du rein et de la mamelle — quand il n'y a pas une maladie plus grave, — qui permettent l'expulsion des germes de la maladie. La question, d'ailleurs, surtout pour le rein, est très discutée.

2. — LES VARIATIONS DE LA VIRULENCE DES MICROBES

La **virulence** des microbes est éminemment **variable**, comme toutes les autres fonctions; elle se conserve assez constante, par l'inoculation en série du microbe d'un animal réceptif à un autre. Par des réensemencements très fréquents (environ tous les mois) d'un milieu de culture artificiel sur un autre, on peut aussi conserver assez bien la virulence de beaucoup d'espèces, mais il est bon d'intercaler de temps à autre un passage par l'animal. Au contraire, la virulence s'atténue quand on laisse les cultures longtemps en contact avec leurs secrétions, par de rares réensemencements.

L'atténuation de la virulence est facile à réaliser:

a) Par la culture à une température un peu trop élevée. Le charbon, par exemple, devient complètement avirulent en 4 à 5 semaines à la température de 42°5, en quelques heures à 47°, en quelques minutes à 50-53°. En mesurant l'atténuation, on peut arriver à obtenir un B. anthracis qui tue encore seulement la souris, ou seulement la souris et le cobaye, ou enfin la souris, le cobaye et le lapin. On peut aussi atténuer les spores par la chaleur sèche ou un court passage à l'autoclave.

b). Par la culture, sur un milieu non approprié. L'addition de phénol (1/600), de bichromate de potasse (0,4 à 0,2 0/0) aux milieux permet l'atténuation de la bactéridie charbonneuse, l'addition de l'iode trichloré, celle du bacille diphtérique. La culture, sur des milieux sucrés, atténue aussi, avec le temps, la virulence des germes.

c) Par l'action de la lumière solaire, de l'oxygène comprimé, etc.

d) Par des passages multiples sur des animaux non approriés. Les bacilles du rouget du porc, par plusieurs passages par le lapin, deviennent beaucoup moins virulents ; il en est de même de l'agent causal de la variole, après son passage par la vache.

Il est beaucoup plus **difficile** de **renforcer** la virulence des **microbes atténués**. On peut dire, en général, que la virulence est récupérée d'elle-même d'autant plus vite que l'atténuation avait été plus rapide.

On peut souvent, mais non toujours et toujours avec difficulté, exalter la virulence de microbes qui ont perdu celle-ci lentement d'eux-mêmes, c'est-à-dire par l'action de leurs propres sécrétions par l'un des moyens suivants :

1. Culture en bouillon, additionné de liquide d'ascite (streptocoque, diphtérie), culture sur des œufs crus (Hüppe).

2. Hamburger a pu récemment récupérer la virulence de races atténuées de choléra, en les cultivant dans du sérum de cobaye additionné de 1/150 de son volume de sérum immunisant contre le choléra. Wechsberg a de même amené des bacilles diphtériques à sécréter très activement de la toxine, en les cultivant dans du bouillon additionné de sérum (de cheval) antidiphtérique.

3. On infecte d'abord un animal sensible — de préférence de tout jeunes animaux de l'espèce la plus sensible, par exemple de tout jeunes cobayes, — et quand l'animal succombe à l'infection, on transporte l'agent microbien (directement avec le sang de l'animal expérimenté) sur des exemplaires de la même espèce très sensible, mais toujours plus âgés, et partant plus résistants, puis ensuite sur une espèce animale plus résistante. Chaque passage par l'animal augmente la virulence, jusqu'à ce qu'enfin un certain maximum soit atteint.

4. On infecte d'abord un animal sensible avec une très grande quantité de culture fraîche en bouillon de l'espèce microbienne donnée ; les produits de sécrétion contenus dans la culture, injec-

tés en même temps contribuent à augmenter la sensibilité de l'organisation infectée,

5. On injecte (particulièrement pour le staphylocoque et le streptocoque) avec le microbe à étudier une très grande quantité de produits de sécrétion de Bact. vulgare; l'explication du mode d'action est la même que pour 4°.

6. On injecte simultanément avec le microbe atténué, par exemple le Bacille de l'œdème malin ou le Charbon, un autre microbe presque complètement inoffensif, par exemple Bact. prodigiosum,

7. On injecte la culture mélangée à une substance nuisible, d'origine non microbienne, par exemple de l'acide lactique. Pour le Bac. de l'œdème malin, on a observé ainsi une action pathogène, très renforcée de l'activité bactéricide, par l'altération locale de l'animal au point d'inoculation.

Pour certains auteurs, la virulence des bactéries résiderait dans la faculté qu'elles ont d'échapper à l'action des agents de défense de l'organisme (leucocytes, opsonines, leucines, etc.), par la production de membranes ou de capsules (charbon) ou d'autres anticorps (antiopsonine ou agressine, antileucine (1).

D'après Preiss, les colonies virulentes de charbon seraient rudes et sillonnées, les avirulentes homogènes. Bail dit que les bacilles d'Eberth, dans le corps de l'animal, sont moins facilement agglutinables que les bacilles des cultures.

3. — DISPOSITION ; IMMUNITÉ ABSOLUE ET RELATIVE

La Réceptivité (Disposition) des diverses espèces animales et des individus mêmes est différente selon les différentes maladies infectieuses, et cela depuis la naissance.

Il y a des espèces animales qui sont **absolument immunisées** (2) naturellement, contre des infections déterminées ; par exemple, l'homme contre la peste bovine, le bœuf contre la morve, tous les animaux expérimentés contre la

(1) Rien de tout cela n'est démontré.
(Note du traducteur.)
(2) Très remarquable est la différence extraordinaire qui existe entre la réceptivité d'espèces très voisines ; ainsi, par exemple, le bacille de la morve est pathogène pour la souris des champs ; il l'est, au contraire, très peu pour la souris domestique ; le charbon tue la souris domestique facilement, et n'est presque pas pathogène pour le rat, etc.

malaria, la blennorragie. Pendant longtemps on a considéré le lapin comme réfractaire à la syphilis, et pourtant aujourd'hui on peut la lui conférer.

D'autres infections n'atteignent que rarement et difficilement une espèce animale donnée, par exemple le Charbon pour certaines races de pigeons, de rats, et de moutons : cela constitue une immunité **relative**. Cette immunité relative est d'autant plus développée que l'animal est plus vigoureux et plus développé. Les causes de dépression de tout ordre : le jeûne, le refroidissement, le surmenage, l'injection de certains poisons amoindrissent au contraire l'immunité, augmentent considérablement la prédisposition.

C'est pourquoi, pour **toute nouvelle espèce microbienne isolée** dont on veut démontrer l'action pathogène, il est nécessaire d'expérimenter sur les **animaux les plus différents,** si les essais faits d'abord sur les animaux de choix échouent. Nos animaux de laboratoire sont : la souris blanche, le rat blanc, le cobaye, le lapin, le poulet, le pigeon, et, dans un but spécial, le singe. Plus rarement, on utilise la souris et le rat gris, la souris des champs (mulot), le spermophile, le chien, le chat, le bœuf, le mouton, le porc et le cheval. L'animal le plus commode, quoique demandant beaucoup de soin, est le cobaye, à cause de sa petite taille, sa douceur, et du peu de nourriture qu'il exige. Les épizooties sont beaucoup plus faciles à étudier et à expliquer que les infections humaines, parce que l'on a à sa disposition les animaux d'expérience sensibles. Dans les cas difficiles, on a parfois fait sur l'homme des essais d'infection expérimentale.

4. — L'IMMUNITÉ CONGÉNITALE (*résistance*).

Hans Büchner a cherché à séparer nettement l'immunité congénitale de l'immunité acquise; aujourd'hui, pour Ehrlich et Neisser, les mêmes facteurs paraissent devoir concourir à la production de l'immunité naturelle et de l'immunité acquise; seulement, dans ce dernier cas, ils sont souvent modifiés, et augmentés d'une certaine façon. Les bactéries combattent avec leurs toxines et avec leurs agressines agissant spécifiquement sur les leucocytes.

Nous savons ce qui suit sur les moyens de défense contre les bactéries et leurs toxines dans l'immunité naturelle.

a) contre les Bactéries agissent :

1. Les **leucocytes** qui sont en état *d'englober les bactéries* et de les digérer par leurs endo-ferments.

2. **L'Immunkörper, ambocepteur** (Ehrlich), **Sensibilisatrice** (1) des auteurs français, qui résiste à la temp. de 58⁰ et qui n'existe que de façon exceptionnelle, en dehors de l'infection spécifique, chez les animaux naturellement immuns (2).

3. Le **Complément** (3), **Zwischenkörper** (Ehrlich), — c'est l'**alexine** de Büchner, — c'est une substance thermolabile (56⁰) qui provoque la bactériolyse des bactéries préalablement sensibilisées.

4. L'**Opsonine** (Wright). — Bactériotropine de Neufeld et Rimpau, antiagressine, etc. — Ce seraient des substances qui « prépareraient » les Bactéries à être phagocytées par les leucocytes.

5. La **Leukine** (Schneider). — Sécrétion des leucocytes en face de certaines excitations.

6. Le **Plakine** (4) (Gruber). — Substance bactéricide fournie par les hématoblastes.

b) Contre les poisons bactériens.

1) Les **antitoxines**, qui se combinent chimiquement avec les poisons bactériens et les rendent inoffensives.

Tous ces moyens, ou la plupart d'entre eux, peuvent être congénitalement, naturellement, présents d'une façon suffisante pour produire une immunité absolue contre une maladie déterminée.

Le rôle le plus important est joué d'après les recherches de Metschnikoff dans beaucoup de cas d'immunité naturelle,

---

(1) Il ne s'agit pas, pour toutes ces substances, de corps définis ni isolés, mais de noms exprimant hypothétiquement des faits en réalité très complexes.

(Note du traducteur.)

(2) Il nous semble, dans ce cas, tout à fait hypothétique d'en supposer même l'existence.   (Note du traducteur.)

(3) Büchner attribue l'action bactéricide à la substance thermolabile qu'il appelle *alexine*.

(4) Tous ces corps, nous le répétons sont purement hypothétiques.

(Note du traducteur.)

par les leucocytes et en particulier par les polynucléaires (microphages) (1). Il est hors de doute que les Bactéries préalablement tuées par les réactions leucocytaires sont phagocytées ; mais pour les bactéries vivantes, le fait est moins certain. Dans d'autres cas, d'ailleurs, les leucocytes tuent bien les bactéries par leur sécrétion, mais sans les phagocyter (Gruber et Futaki; Weil et Nakayama). L'inoculation de leucocytes à un animal augmenterait sa résistance (Petterson).

Lorsqu'on inocule des microbes sous la peau d'un animal naturellement immun, les leucocytes affluent vers le foyer microbien (par chimiotaxie), englobent les Bactéries : c'est vulgairement un abcès. On observe des phénomènes de phagocytose analogues par l'inoculation sanguine ou péritonéale.

Lehmann et Neumann admettent, dans le sérum normal, que : 1° pour *tuer* les microbes, la **sensibilisatrice** et le **complément** agissent ensemble ; les bactéries absorbent d'abord la sensibilisatrice, et subissent ensuite l'action du complément. L'ambocepteur est fixé aussi à 0° —, le complément seulement à une température plus élevée. Un sérum qui a été préalablement chauffé à 58° et qui contient encore l'ambocepteur (mais a perdu son complément) est dit *inactivé ;* on peut le *réactiver* en l'additionnant d'un peu de sérum frais, qui renferme naturellement du complément. La sensibilisatrice, dans le sérum d'un animal non immunisé, est toujours en très faible quantité. Certains auteurs admettent et la pluralité des sensibilisatrices, et même la pluralité des compléments (Ehrlich, Morgenroth, Bail) (2).

D'après Ferrata, Brand, Hecker, on peut, par la dialyse, dédoubler le complément en deux composants inactifs isolément ; dans le précipité de globuline se trouve le « Mittel stück » (corps moyen) et dans la solution restante, le

---

(1) D'après Schneider, les macrophages sont aussi capables de phagocyter les bactéries.

(2) C'est la même opinion qu'a exprimée depuis longtemps Nicolle en parlant d'une réserve d'anti-corps indifférents, dans l'organisme sain.
(Note du traducteur.)

« Endstück » (corps terminal). En mélangeant ces deux composants (après dissolution du précipité dans l'eau salée) (1), on régénère de nouveau l'action du complément. Le « corps moyen » se fixe sur l'ambocepteur (même à 0°); le « corps terminal » ne peut se fixer qu'au corps moyen, et seulement à une température plus élevée. — La précipitation du sérum par un acide produit, comme la dialyse, le dédoublement du complément (Sachs et Altmann).

La nature exacte de l'ambocepteur et du complément n'est point connue.

On avait supposé, sans vérification, que l'ambocepteur était un lipoïde soluble dans l'alcool et l'éther ; que le complément était un ferment.

2° Certains sérums agissent, non pas en tuant les Bactéries, mais en augmentant le pouvoir de phagocytose des leucocytes. On attribuait ce fait autrefois à des **stimulines** (Metschnikoff) qu'on appelle maintenant **opsonines** (Wright) ou **Bactériotropines** (Neufeld), suivant qu'elles ne sont pas spécifiques ou sont spécifiques (L... et N...). L'origine de ces substances aux dépens des leucocytes est discutée par Lambotte et Stiénon, admise par Metschnikoff.

Schneider et Werbtzki ont extrait des leucocytes (par destruction) une substance (?), la leucine, bactéricide, mais non opsoninante, insoluble dans l'éther et qui existerait *in vitro* et *in vivo*.

3° Enfin, la **Plakine** a été trouvée chez le lapin, le cheval et le rat, mais non chez l'homme. Très fortement bactéricide, elle dériverait des hématoblastes (2).

La prépondérance du rôle des leucocytes ou du plasma sanguin dans l'immunité naturelle a ouvert depuis longtemps une discussion qui n'est pas encore close à l'heure actuelle.

(1) On ne prête peut-être pas assez d'attention à ce fait indiqué comme accessoire : la dialyse (phénomène physique) suffit à annhiler l'action du « complément » ; le mélange, avec addition de sel (ce qui de nouveau modifie les conditions osmotiques) le régénère. C'est donc l'interprétation hypothétique seule qui est exprimée : le fait n'est point rapporté dans ses détails.

(Note du traducteur.)

(2) Elle n'aurait cependant aucune valeur dans l'immunité contre le charbon. (Barreau.)

En Allemagne, avec Fodor, Nutall, Behring, H. Buchner et ses élèves on tend à attribuer le rôle de défense exclusivement au sérum sanguin. Metschnikoff (qui est le protagoniste du rôle de la phagocytose) soutient que les substances dissoutes dans le sérum, capables d'agir sur les Bactéries, n'existent pas dans le sang circulant, et ne prennent naissance, lors de la saignée, que par destruction de leucocytes. A leur tour, Lambotte, Ascher, Gruber et Futaki, Bail, Eisenberg, Preiss, Schneider, Buchner soutiennent la préexistence, indépendamment des leucocytes, des substances bactéricides dans le sérum.

Lubarsch, pourtant, fait valoir contre cette dernière théorie, dans l'immunité naturelle, le fait (d'ailleurs bien connu) que le sérum du chien, qui est naturellement réfractaire au charbon, est à peine bactéricide, tandis que le sérum du lapin, très sensible à la Bactéridie, tue très bien celle-ci *in vitro*.

Pour Bail et Petterson, le sérum de lapin, mis en contact avec de la pulpe de viscères (foie) du même animal, perd son action bactéricide, les extraits d'organes suppriment par conséquent celle-ci (1). D'après Bail et Weil, le cobaye, sensible au charbon, possède un sérum bactéricide pour la bactéridie et sa sensibilité s'expliquerait parce que le pouvoir bactéricide est annihilé par les agressines (2). Quant au chien, son sérum renfermerait bien des ambocepteurs, mais le complément lui ferait défaut. En ajoutant un peu de sérum de lapin au sérum du chien, le dernier (en l'espèce c'est le mélange) devient bactériolysant par des bactéridies préalablement sensibilisées. L'addition de leucocytes de chien à son sérum donne le même résultat.

Dans ces derniers temps, Bail a, comme Metschnikoff, émis des doutes sur l'existence des substances bactéricides *in vitro* dans l'immunité naturelle. Les arguments sont les mêmes que ceux qui ont été formulés contre la signification de la bactériolyse dans l'immunité artificielle.

Il est impossible, d'ailleurs, de donner des détails généraux ; chaque espèce bactérienne, chaque espèce animale ont des moyens particulier, qui ne peuvent être étudiés que pour chacune

(1) Les propriétés hémolysantes des sérums normaux sont empêchées par l'addition d'extraits d'organes du même animal (Hoke). Les organes fixeraient le complément et non l'ambocepteur. Pour Kindborg, la fibrine fixerait l'ambocepteur.

(2) Cette explication n'est plus du tout plausible pour le chien.

(Note du traducteur.)

d'elles (1). C'est ainsi que le sérum frais favorise la phagocytose
du Bacille d'Eberth, et, chauffé, ne le favorise pas ; par contre,
sérum chauffé ou non est sans action sur le charbon. De plus les
interprétations différent suivant les auteurs : la capsule (de la
bactéridie) regardée par les uns comme un moyen de défense, est
tenue par les autres pour une maladie de peau du microbe (2) !

On a essayé et obtenu **l'augmentation** de la **résistance
naturelle** contre diverses maladies infectieuses par différentes voies : l'extrait de thymus, la spermine, l'abrine
(corps albuminoïde toxique, extrait du pois Paternoster),
la papayotine (ferment albuminoïde soluble, extrait du
papayer), l'acide cinnamique, l'iode trichloré, et le carbonate de sodium ont été injectés à des animaux par différents auteurs, qui obtinrent une action préservatrice
tantôt contre une seule maladie infectieuse, tantôt contre
plusieurs ! On a ainsi une hyperleucocytose qui agit suivant
Metschnikoff, par phagocytose, et suivant les auteurs allemands par production de substances solubles.

Le fait de guérir d'une maladie infectieuse doit aussi
souvent augmenter la résistance vis-à-vis d'autres maladies
infectieuses, par production d'alexine renforcée.

Rapportons encore brièvement les expériences d'immunisation
de Emmerich et Löw, très intéressantes théoriquement, qui s'é-
cartent des autres immunisations en leurs points principaux :

Emmerich et Löw ont trouvé dans de vieilles cultures (expériences faites surtout avec Bact. pyocyaneum) des ferments particuliers, extraordinairement résistants à la chaleur (ils supportent 100 degrés pendant longtemps), qui ont le pouvoir de dissoudre complètement les microbes de la même espèce (et même des
microbes d'une espèce différente), après les avoir préalablement
gonflés et agglutinés. Si l'on soumet des animaux à des injections d'enzymes du Pyocyanique (pyocyanase), ils deviennent
capables de résister à des doses plusieurs fois mortelles de Bact.
pyocyaneum, de Bac. anthracis, et d'autres. L'immunisation est
produite par la combinaison de cet enzyme dans le corps avec un
corps albuminoïde de l'animal, formant une protéidine immuni-

_____

(1) Il y a des faits qui cadrent mal avec toutes ces hypothèses : par
exemple le sérum de lapin normal renferme des anticorps énergiques
contre le poison des échinodermes.

(2) D'après Fodor, l'apport d'un alcali au sang augmente sa résistance
contre beaucoup de bactéries ; mais d'après Fodor et V. Rigler toute injection de toxine est suivie d'une diminution de l'alcalinité, toute injection d'antitoxine est suivie d'une augmentation de l'alcalinité.

sante. Cette protéidine possède, pour une même action anti-microbienne, anti-toxique, ou bactériolytique, une force beaucoup plus grande dans le corps que l'enzyme lui-même. On peut aussi d'ailleurs extraire du sang ou du suc splénique d'un animal fraîchement tué (par digestion avec un peu de potasse) la protéidine immunisante, qui, injectée, donne des résultats encore meilleurs que ceux de l'enzyme.

Il semble qu'il s'agit, dans ce cas, non pas d'une immunité spécifique, mais d'une augmentation de la résistance.

5. — L'IMMUNITÉ ACQUISE, SPÉCIFIQUE ET SES CAUSES

Nous arrivons maintenant à l'immunité acquise spécifique, contre une maladie déterminée (1). Nous désignons ainsi l'impossibilité acquise par un organisme de gagner une seconde fois une maladie à laquelle il est sensible.

La sensibilité vis-à-vis des autres maladies n'est pas modifiée pour cela, ou du moins pas d'une manière spécifique.

Une immunité spécifique peut être acquise, contre une maladie déterminée, soit **activement** soit **passivement**.

L'immunisation active se produit, soit : 1° quand un organisme a acquis et surmonté d'une façon naturelle une forme légère ou grave d'une maladie infectieuse donnée ;

2° Soit quand il a été inoculé avec l'agent causal, vivant, virulent ou atténué de cette maladie ;

3° Soit quand il a été inoculé (vacciné) avec certaines toxines ou les corps des microbes morts de l'infection considérée.

L'immunité active ne se développe chez le sujet que si celui-ci présente les symptômes atténués et parfois sévères de la maladie. Elle ne s'installe qu'après un certain temps (jours); mais elle est aussi de plus longue durée (mois, années) et se transmet en partie aux descendants par hérédité.

L'immunisation passive se développe quand on injecte à un animal le sérum sanguin ou éventuellement le suc des organes d'un autre animal ayant acquis l'immunité active.

L'acquisition de l'immunité passive n'occasionne à celui à qui on la confère aucune maladie, elle est rapide —

---

(1) Toutes les maladies infectieuses ne laissent pas d'immunité : l'influenza, la blennorragie, la pneumonie, le typhus récurrent, la diphtérie, l'érysipèle augmentent même la prédisposition pour une deuxième atteinte.

l'immunité **existe aussitôt** après l'injection —, mais elle ne dure pas longtemps (semaines) ; elle est d'intensité modérée et à peine héréditaire.

Nous distinguons aujourd'hui principalement **deux causes toutes différentes** de l'immunité dans les maladies infectieuses :

1. **Résistance** aux **toxines**, c'est-à-dire immunité contre les poisons microbiens spécifiques, par la formation d'antitoxine. Ici, pas de substances qui altèrent les microbes vivants.

2. **Immunité microbienne**, c'est-à-dire défense contre les bactéries vivantes : mort des Bactéries par différents mécanismes (augmentation des anti-corps naturels pour L. et N.) (pour les Français, par création d'anticorps spécifiques). Ici, peu ou pas d'antitoxine.

A.— RÉSISTANCE AUX TOXINES (IMMUNITÉ ANTITOXIQUE). — Lorsqu'un animal guérit d'une maladie infectieuse dont l'agent causal produit dans ses cultures un poison soluble facile à mettre en évidence (ectotoxine), avant tout le tétanos, la diphtérie, le Botulisme et charbon symptomatique, il se développe dans son organisme une forme spéciale d'immunité.

On peut artificiellement faire naître et renforcer jusqu'à un degré très élevé cette immunité par des injections répétées de doses progressivement croissantes du poison isolé. Les premières injections doivent être faites parfois avec un mélange de toxine atténuée et de Lugol, car certains animaux sont très sensibles.

L'immunité étant atteinte, on constate que le sang, particulièrement le sérum, et à un certain degré les autres sucs de l'organisme aussi, sont capables de neutraliser *in vitro* la toxine spécifique.

Si l'on injecte à un animal neuf un mélange de toxine et de sérum spécifique, il reste complètement sain ; une injection préalable du même sérum préserve contre une injection ultérieure de toxine (immunisation passive) ; enfin, dans certaines limites, l'injection ultérieure de sérum peut amener la guérison d'un empoisonnement par la toxine (Behring, Kitasato).

On appelle **antitoxine** cette substance protectrice, neutralisant le poison dans le sérum spécifique.

Depuis longtemps on fait des antitoxines diphtérique et tétanique par injection des toxines correspondantes chez le cheval. Leuchs a vu le fait suivant : ayant étudié deux races classique sde B. botulinus, qui n'offraient aucune différence morphologique ou biologique et agissaient de façon identique sur l'animal, il obtint cependant du cheval un sérum qui neutralisait bien le poison homologue, mais était sans aucune action sur le poison hétérologue.

La découverte de formation de l'antitoxine dans le corps contre la toxine microbienne conduisit à rechercher si d'autres substances inoculées dans l'organisme n'étaient pas susceptibles de provoquer la formation d'anticorps.

Les expériences dans ce sens ont donné des résultats très inégaux; mais on peut dire maintenant que l'organisme forme des anticorps de spécificité douteuse contre toutes les substances compliquées, albuminoïdes ou de l'ordre des ferments, issues du règne animal ou du règne végétal, tandis qu'il n'y a jusqu'à présent pas du tout ou seulement des traces d'anticorps contre les poisons organiques ou anorganiques de constitution simple. Nous ne pouvons rapporter que quelques exemples : l'injection de venin de crotale (serpent à sonnettes) excite la production d'un anti-venin, de lab-ferment, d'un antilab, d'alexine d'une antialexine, d'hémolysine d'une antihémolysine ; le lait de vache, injecté au lapin, fait apparaître dans le sérum de celui-ci un anticorps qui produit un précipité dans le lait de vache. On a aussi fait naître des antiambocepteurs, des anticompléments.

On ne sait encore que peu de choses sur les **anti-toxines**. Elles sont beaucoup plus résistantes que les alexines vis-à-vis des influences nocives. Aussi l'antitoxine tétanique supporte bien une température de 60°, et même, quoique moins longtemps, de 70-80° ; elle supporte aussi l'action de la lumière solaire (les rayons jaunes mieux que les bleus) et la putréfaction, sans se décomposer. Brieger et Ehrlich ont extrait l'antitoxine diphtérique du lait de chèvres immunisées contre la diphtérie, sous une forme solide — mais est-elle un corps albuminoïde, ou bien est-elle simplement pour ainsi dire collée à la globuline? on ne le sait pas encore. On peut séparer l'antitoxine par le chlorure de zinc, mais jusqu'à présent le précipité n'a pu être débarrassé des dernières traces de zinc.

Au sujet des réactions de la toxine et de l'antitoxine l'une sur l'autre, il y a quelques points solidement établis. Comme Behring et Kitasato l'ont d'abord montré, et comme plus tard Knorr l'a définitivement confirmé, une solution de toxine est *in vitro* complètement rendue inactive par l'addition d'une quantité suffisante d'antitoxine, parce que toxine et antitoxine se combinent chimiquement.

Arrhénius et de Madsen ont établi que la toxine et l'antitoxine se combinent avec un dégagement considérable de chaleur (6.000 calories grammes pour la combinaison d'un gramme-molécule), ce qui est environ la moitié de la quantité de chaleur dégagée par la combinaison des acides forts et des bases. Arrhénius et Madsen pensent cependant que l'union de l'antitoxine et de la toxine suit plutôt les lois qui président à la combinaison des bases faibles (par exemple l'ammoniaque) avec les acides faibles (par exemple l'acide borique).

A l'encontre de cette hypothèse, il faut cependant remarquer que toxine et antitoxine ne se fixent pas immédiatement, mais au bout d'une heure de contact. En filtrant sur bougie imbibée de gélatine un mélange toxine-antitoxine, après 2 heures de mélange, on peut séparer la toxine seule, qui filtre facilement (Martin et Cherry). Si l'on porte à 80° un mélange (en réaction acide) de venin de serpent et de sérum antivenimeux, on récupère la toxicité du mélange (Morgenroth). Par contre, pour d'autres toxines, le chauffage libère de l'antitoxine, parce que la toxine thermolabile est détruite, si elle est en surplus dans le mélange; si c'est l'antitoxine qui est en surplus, le chauffage ne modifie rien. La dilution d'un mélange toxine-antitoxine neutralisé fait apparaître la toxicité.

Une petite quantité d'antitoxine suffit pour abaisser fortement la toxicité d'une toxine soluble, mais il en faut une très grande quantité pour faire disparaître complètement

la toxicité. Ce fait pourrait encore s'expliquer par l'hypothèse d'Arrhénius, mais le « phénomène de Danysz » s'explique moins aisément. Il consiste en ceci : Si l'on ajoute à
une quantité d'antitoxine une quantité donnée de toxine,
en deux moitiés, le mélange reste beaucoup plus toxique,
que si la même quantité de toxine est mélangée en une
seule fois. Arrhénius, dans ce cas, parle de renforcement
secondaire. L'antitoxine, dans sa partie restée libre, per-
drait sous l'influence de la première dose de toxine, une
partie de son pouvoir neutralisant.

Ehrlich suppose que la toxine n'est pas une, mais
qu'elle contient diverses toxines : prototoxine, deutéro-
toxine, tritoxine, toxone, toxoïde ; les 3 premiers corps
sont également toxiques, mais inégalement avides d'antitoxine ; la toxone fixe bien l'antitoxine, mais ne peut produire comme symptôme toxique, que les paralysies tardives ; enfin la toxoïde fixe l'antitoxine, mais n'a pas d'action
toxique par elle-même. Erlich explique, d'après cette conception, le phénomène de Danysz, en supposant que, dans
le second cas, toute les toxines fixent un peu d'antitoxine, tandis que dans le premier ce sont surtout les plus
avides d'antitoxine (c'est-à-dire la proto, deutero, et tritoxine) qui fixent la toxine, tandis que la toxone et la
toxoïde en fixent moins (1).

Cette dernière observation et toute une série d'observations semblables ont conduit Ehrlich à admettre que les
différentes modifications du poison diphtérique ont en
commun un groupe haptophore, c'est-à-dire un groupe
avec lequel elles se fixent sur la cellule sensible au poison
ou sur l'antitoxine. En outre les unes (les toxines diphtériques toxiques) possèdent dans leur molécule un deuxième
groupe en rapport avec la toxicité, groupe toxophore, qui
fait défaut aux autres (aux toxoïdes non toxiques).

L'origine des antitoxines et des anticorps en général
est encore mal connue.

La première théorie en date (été 1903), acceptée par les

(1) Grassberger et Schattenfroh ont essayé d'appliquer à la combinaison de la toxine et de l'antitoxine la loi des proportions multiples ; Bordet, celle de l'union des colloïdes.

meilleurs bactériologistes et les cliniciens, est la **théorie des chaînes latérales** d'Ehrlich appliquée de la chimie à la biologie.

Pour Ehrlich, chaque molécule de toxine possède deux groupes réceptifs que l'on désigne sous les noms de **haptophore** et de **toxophore**.

Une cellule ne peut en général être altérée par la toxine que si elle est capable de fixer chimiquement cette toxine. La cellule effectue cette fixation avec de l'aide de ses groupes haptophores (**Récepteurs**), qui ont une affinité spécifique pour les groupes haptophores de la toxine. Le premier stade de l'action de la toxine consiste par conséquent en une juxtaposition des groupes haptophores de la toxine au groupes haptophores de la cellule ; la toxine est désormais fixée, elle a disparu des liquides de l'organisme, elle n'y est plus décelable — mais elle n'agit pas encore (latence de l'action toxique). Son action entre seulement en scène quand peu à peu les goupes toxophores de la toxine exercent leur action sur la combinaison ainsi formée.

Si la cellule possède un groupe haptophore sans présenters de sensibilité à la toxine, celle-ci peut aussi se fixer sans agir.

Si le groupe haptophore de la cellule est ainsi saturé, sans que cependant celle-ci soit trop lésée par le groupe toxophore de la toxine, — la cellule remplace ce récepteur par un nouveau ; ainsi se produit un accroissement des récepteurs de la cellule.

Ehrlich tente d'appuyer cette hypothèse par une comparaison avec la cicatrisation et les phénomènes régénératifs semblables où il se produit aussi une super-production des éléments destinés à reformer les parties détruites.

Si maintenant l'intoxication, c'est-à-dire l'injection de toxine, se répète, le rejet des récepteurs, et la régénération exagérée de ceux-ci se répètent un temps suffisamment long, la molécule sensible au poison est chargée enfin d'un nombre tellement grand de récepteurs que ceux-ci sont rejetés sans pouvoir être saturés ; ils tombent dans le sang et représentent ainsi l'antitoxine circulant dans ce liquide.

Après ce qui vient d'être dit il est facile à comprendre

que la condition primordiale de la naissance de l'antitoxine est la présence d'un groupe haptophore dans les organes de l'animal. Les toxoïdes, bien qu'elles n'aient point d'action toxique, peuvent aussi faire naître de l'antitoxine puisqu'elles peuvent saturer le groupe haptophore et causer ainsi une surproduction de ceux-ci. La quantité d'antitoxine formée est relativement indépendante de la quantité de toxine injectée, quand la cellule est habituée une fois à la production active d'antitoxine une petite quantité de toxine agit déjà pour faire naître très énergiquement l'antitoxine.

L'antitoxine est chimiquement complètement différente de la toxine ; elle ne dérive pas, comme on l'a admis autrefois (par ex. Buchner), de la transformation de cette dernière (1).

Cette indépendance de la structure chimique de l'antitoxine et de la toxine est compréhensible, si l'on considère que l'action de l'antitoxine n'est pas rigoureusement spécifique ; par exemple l'antitoxine tétanique et l'antitoxine rabique protègent contre le venin du cobra (Calmette A. P. IX), d'après Tizzoni, des cultures de pneumocoque en sérum de lapin, non toxiques, stérilisées, protègent contre le poison tétanique. Il suffit d'admettre que les groupes haptophores de ces poisons sont semblables entre eux et sont fixés par les récepteurs équivalents de la cellule sensible.

La théorie d'Erlich s'accorde particulièrement bien avec la biologie du B. tétanique, et l'immunité vis-à-vis du tétanos. Si l'on injecte à un animal sensible au tétanos (cobaye) du poison tétanique, celui-ci disparaît du sang quelque temps après ; il a été rendu insoluble par fixation sur les récepteurs des ganglions de la moelle, et c'est pourquoi on ne peut même plus l'extraire de la moelle. Was-

<hr>

(1) La propriété admirable de l'organisme animal de pouvoir former des anticorps spécifiques contre les corps étrangers à cet organisme est expliquée ainsi par Ehrlich. Les cellules du corps possèdent pour assimiler les substances nutritives des groupes haptophores hautement différenciés ; les substances étrangères injectées deviennent, autant qu'elles ont des récepteurs semblables aux substances nutritives fixées par les cellules sur les récepteurs de celles-ci, comme s'il s'agissait réellement de matériaux nutritifs. Dès que cette substance étrangère est fixée, l'explication de la formation des anti-corps devient simple, d'après le schéma d'Ehrlich.

sermann a pu directement montrer que la moelle (et l'encéphale) peut fixer le poison tétanique, en démontrant qu'un mélange de toxine tétanique et d'émulsion de substance nerveuse (moelle) est dépourvu de toxicité. Bien plus, il est intéressant de constater que la moelle des seuls animaux sensibles au tétanos a la propriété de fixer le poison ; celle des poulets non réceptifs vis-à-vis du tétanos ne la possède presque pas. Les récepteurs fixateurs de poison manquent dans ce cas et les gallinacés sont insensibles au tétanos pour la même raison que leur moëlle est sans action sur la toxine tétanique ; au contraire la moëlle d'un lapin mort de tétanos renferme encore assez d'antitoxine pour protéger d'autres animaux contre le tétanos. Il n'y a pas de contradiction dans ce fait, car l'animal est mort quand une certaine partie de ses cellules nerveuses furent intoxiquées par la fixation du poison, et longtemps avant que toutes les affinités de sa substance nerveuse pour le poison soient saturées. C'est seulement par une injection maxima de poison tétanique que l'on peut déceler celui-ci dans la substance nerveuse. Knorr a essayé encore de démontrer l'identité de l'antitoxine et de la substance médullaire fixatrice de poison par ce fait que toutes deux offrent une sensibilité égale vis-à-vis des causes d'altération.

L'hypothèse d'Ehrlich — si elle n'est pas exacte — fut géniale en ses conséquences. Elle a rencontré des contradicteurs irréductibles, par exemple Gruber, qui soutient en particulier que les anticorps dérivent des organes hématopoiétiques, élève surtout contre la théorie d'Ehrlich les deux faits suivants : Un animal, très fortement immunisé, peut succomber sous l'influence d'une injection de toxine, et son sang renfermerait cependant de quoi neutraliser cette toxine. — D'autre part, un animal immunisé est plus sensible à l'injection d'un mélange toxine-antitoxine (diphtérique) qu'un animal sain (phénomène de Théobald Smith) (1). Ce sont là des phénomènes d'anaphylaxie. (Voir plus loin.)

Valeur des sérums antitoxiques. — Behring prend pour unité de toxicité la plus petite quantité de poison qui suffit juste

(1) Addition du traducteur.

pour tuer en moins de 4 jours 100 exemplaires de cobayes pesant 250 gr. Comme unité d'immunisation (IE), il prend la plus petite quantité d'antitoxine qui fixe (neutralise) justement cette quantité de poison.

Mais on a reconnu qu'il est utile de choisir comme base de détermination de la valeur antitoxique une antitoxine desséchée de valeur immunisante élevée de bonne et constante qualité (Ehrlich), antitoxine dont on a fixé une fois pour toute la teneur en unités d'immunité. A l'Institut de l'Etat pour les examens de sérum de Franckfort (Ehrlich) on procède de la façon suivante pour examiner un nouveau sérum : on dissout dans un peu d'eau glycérinée le sérum étalon (antitoxique) conservé soigneusement à l'abri de l'air et de la lumière et l'on ajoute à cette solution une solution de toxine type ; on prépare un grand nombre de portions de sérum antitoxique étalon, qui renferment chacune une IE (unité antitoxique) et l'on ajoute à chacune d'elles des quantités croissantes de la solution de toxine. On inocule ces différents mélanges à des cobayes de 250 grammes. Les animaux inoculés avec de trop grandes quantités de solution toxique meurent rapidement ; ceux inoculés avec de trop petites quantités restent sains. — Un animal cependant meurt-il, au 4e jour, cet animal a reçu justement le mélange qui contient une petite quantité de poison, en plus de la quantité nécessaire pour saturer l'unité d'immunité (1). Nous connaissons maintenant la force de la toxine et nous pouvons éprouver avec celle-ci un nouveau sérum. Cette méthode ne donne des résultats exacts qu'entre des mains expérimentées.

B. — Immunité bactérienne. — Les Bactéries qui n'ont pas d'ectotoxine, — et qui ne peuvent pas susciter d'antitoxine — sont cependant susceptibles de développer l'immunité — par exemple : charbon, choléra, fièvre typhoïde, peste, etc. (2). Elle peut être obtenue artificiellement par l'inoculation de corps microbiens vivants ou morts. Cette immunité doit dériver du pouvoir opsonisant et du pouvoir bactériotoxique de l'organisme. On distingue une *immunité bactérienne* leucocytaire, et une *immunité* bactérienne lytique — mais c'est là une division très schématique, les leucocytes phagocytant les bactéries de toute façon soit

(1) Ehrlich appelle ce mode de titrage de la toxine « Titrage par L.+» (c'est-à-dire par la mort limite). — Cette méthode doit être préférée à celle en apparence plus approchée fondée sur LO, c'est-à-dire sur la non-activité limite ou la tuméfaction sous-cutanée minima au point d'inoculation. C'est justement la mort en 4 jours qui donne un signe précis — une réaction terminale plus tranchée pour le titrage.

(2) La possibilité d'endotoxine, et d'anti-endotoxine, a été soutenue. En fait, on possède un sérum actif dans la dysenterie.

qu'ils les tuent eux-mêmes, soit que ceux-ci succombent sous l'action de substances d'autre origine.

a) IMMUNITÉ BACTÉRIENNE LEUCOCYTAIRE. — Dans un groupe de maladies infectieuses : charbon, choléra des poules, streptococcie, etc., l'essence de l'immunité paraît résider en une exagération de la production des opsonines, peut-être sécrétées par les leucocytes. Lors d'une seconde infection, les bactéries seront altérées par les substances et plus vite phagocytées.

Si, avec Metschnikoff, Kruse, Bail, Neufeld, on considère les agressines (stimulines, Bactériotropines) comme le principal moyen de combat des bactéries contre les leucocytes, on peut concevoir l'opsonine comme une anti-agressine. Pour Bail cette immunité anti-agressique serait très comparable à l'immunité anti-toxique.

En tout cas, l'augmentation de l'intensité de la phagocytose, que l'hyperleucocytose fait déjà soupçonner, est facile à observer. Wright a insisté beaucoup sur la recherche du pouvoir opsonique, et indiqué des méthodes pour la rechercher. Elles ont été peu étudiées en Allemagne. (L... et N...)

b) IMMUNITÉ BACTÉRIENNE LYTIQUE. — Dans certaines infections (typhus, choléra) après guérison de la maladie, le sérum sanguin possède des propriétés bactéricides *in vitro* beaucoup plus intenses que le sérum normal (1).

Ces phénomènes ont la plus grande analogie avec ce qui se passe dans l'immunité naturelle. Le sérum n'agit que lorsqu'il est frais ; il devient inactif par le vieillissement et par la chaleur à 60° : le complément est détruit et les ambocepteurs seuls persistent ; si l'on ajoute à ce sérum inactivé un peu de sérum normal frais, il est « réactivé », ou bien si l'on injecte le sérum chauffé dans la cavité péritonéale d'un cobaye, qui fournit de l'alexine.

Dans ce dernier cas, il s'agit du phénomène de Pfeiffer.

(1) De même que le corps produit de la bactériolysine après inoculation de bactéries, de même forme-t-il, après l'injection, d'autres cellules d'un organisme étranger toute une série de **cytotoxines** : ainsi, par exemple, un lapin produit après injection de sperme de chien de la spermotoxine, c'est-à-dire une substance qui, injectée à un chien mâle, altère gravement le tissu testiculaire de celui-ci. De même on a obtenu des cytotoxines spécifiques contre les leucocytes, les cellules ciliées, les cellules hépatiques.

Phénomène de Pfeiffer (mise en évidence de Bactériolysine). — Choisissons pour exemple le choléra. On mélange
une émulsion de une ose de culture de cholera virulent dans
un cent. cube de bouillon avec 1 centim. cube d'immun-
sérum cholérique (choléra sérum) dilué à 1/100 ou à 1/300,
et l'on injecte le mélange dans la cavité abdominale d'un
cobaye sain : il se produit successivement la paralysie, le gonflement, la mort, la désintégration granuleuse, et finalement
la dissolution des germes microbiens injectés. Il faut choisir dans ce cas une culture virulente, car les microbes non
virulents sont tués et dissous dans la cavité abdominale du
cobaye, même sans addition de choléra-sérum. Pour étudier
le phénomène, on prélève à travers une petite ouverture de
la paroi abdominale la lymphe péritonéale avec une pipette
capillaire, et l'on suit sous le microscope toutes les 10
minutes, pendant environ 1/2 heure à 1 heure, les différentes phases des transformations des germes.

Lorsque ce laps de temps est écoulé, — si la réaction
est positive — on ne voit plus rien des vibrions que des granulations isolées qui ne sont pas même toujours faciles à
trouver, et le liquide péritonéal est devenu mucoïde, filant,
visqueux. Si le résultat est négatif, l'exsudat péritonéal contient encore au bout d'une heure une grande quantité de
vibrions vivants très mobiles. Il est bon de faire sur un
second animal une expérience de contrôle avec les mêmes
microbes et un sérum normal. Le sérum normal à la dilution
de 1/100e produit une réaction très faiblement positive, c'est-
à-dire que une petite partie des vibrions a subi la désintégration granuleuse.

De ces observations découle le fait, indiscuté aujour-
d'hui, que l'action bactéricide de l'immun-sérum, c'est-
à-dire la bactériolysine, dépend de deux composantes qui
ont reçu des auteurs des noms très différents.

1) Une substance (immun-substance) relativement résistante à la chaleur (**substance sensibilisatrice, corps
intermédiaire, ambocepteur, préparateur**).

2) **Fixateur**, substance très labile présente seulement dans
le sérum très frais (**alexine, complément, addiment**).

La substance immunisante (immun-substance) agit seulement sur les bactéries en les « préparant » ou les « sensibilisant » (c'est pourquoi Gruber l'appelle préparateur et Bordet substance sensibilisatrice), et l'alexine seule agit en les détruisant, en les dissolvant. Il est facile de montrer que la substance sensibilisatrice est réellement fixée par les bactéries spécifiques, et que c'est l'alexine ajoutée seulement plus tard qui les tue. D'après l'opinion d'Ehrlich, l'alexine se fixe justement aussi à la substance sensibilisatrice. D'après Ehrlich, par conséquent, le corps immunisant est « un corps intermédiaire », « un ambocepteur » qui se fixe par l'un de ses groupes haptophores au groupe haptophore de la cellule microbienne et par l'autre à l'alexine, qui, à cause de cela, a reçu le nom de « complément » (autrefois addiment).

La plupart des expériences qui ont été faites dans cet ordre d'idées a surtout porté sur les sérums hémolytiques. On peut ainsi facilement étudier l'action préparante de la sensibilisatrice, son absorption, même à froid (0°) par l'antigène, l'action lytique de complément s'exerçant seulement de 20 à 30°, enfin toutes les propriétés établies par Ehrlich.

L'immunisation n'augmente pas chez l'immunisé la proportion de complément.

Le lieu de formation des lysines est, d'après R. Pfeiffer et Marx, la rate, puis la moelle osseuse, et les ganglions lymphatiques, dont les extraits ont une action bactéricide beaucoup plus précoce que le sang.

Cependant, il y aurait, pour Wassermann et Citron, production de lysines au lieu même de l'inoculation bactérienne, et même ce lieu de production est-il le plus important (1).

Les lysines, pour Pfeiffer, sont spécifiques ; pour Ehrlich ce sont des récepteurs détachés des cellules sensibles au microbe. — Elles résistent à 60° et plus ; leur nature chimique est inconnue.

R. Pfeiffer a affirmé la spécificité absolue de l'action bactéricide ; d'autres auteurs, comme Dunbar, Sobernheim, Lœffler et Abel, aboutissent à des résultats qui parlent dans

----

(1) On peut même envisager la possibilité d'immunités locales, par exemple l'intestin dans le choléra et la fièvre typhoïde.

le sens de la spécificité (voyez Choléra, Bac. typhique, etc.). Petterson est moins affirmatif.

Neisser et Wechsberg ont montré que, pour obtenir une bonne bactériolyse, ambocepteur et complément doivent se trouver dans des rapports fixes.

Si l'on ajoute trop peu de complément, il reste encore une partie de la sensibilisatrice fixée sur les bactéries, qui ne peut être complétée, et la bactériolyse est incomplète.

On utilise souvent au point de vue diagnostic le principe précédent en se servant de deux antigènes différents : c'est la *déviation du complément* (1).

On prépare d'abord un lapin, auquel on inocule à différentes reprises des hématies de bœuf (2), lavées dans l'eau salée, isotonique ; le sérum de lapin doit théoriquement contenir des ambocepteurs par les hématies de bœuf. Par chauffage à 58° pendant 1/2 heure, on inactive ce sérum (par destruction de complément thermolabile). Ce sérum ; chauffé ne sera donc hémolytique pour les hématies de bœuf qu'autant qu'on lui ajoutera du complément frais (en l'espèce, sérum de cobaye non chauffé).

En faisant le mélange : hématies de bœuf + sérum lapin anti-bœuf chauffé + sérum frais de cobaye, on obtiendrait l'hémolyse (le seul mélange hématies de bœuf sérum lapin anti-bœuf chauffé s'appelle le couple hémolytique ; on peut le préparer à la glacière : les hématies fixent la sensibilisatrice sans se dissoudre).

On peut préparer de même un système : émulsion de bactéries + sérum lapin anti-bactérien chauffé + sérum frais de cobaye. (La Bactériolyse se produira si l'espèce bactérienne est de la même espèce que celle qui a servi à préparer le lapin.) Inversement, elle se produira si le sérum chauffé (d'homme, par exemple) renferme de la sensibilisatrice spécifique pour le microbe employé. On peut donc ainsi faire soit le diagnostic d'un microbe, soit le diagnostic d'une infection.

Mais, pour mettre en évidence le phénomène, on em-

(1) Rappelons que cette méthode a été donnée par Bordet et Gengou. (Note du traducteur.)
(2) On peut aussi employer les hématies de mouton.

ploie le procédé de la déviation de complément. Au couple bactéries + sérum anti chauffé, on ajoute le sérum de cobaye ; puis on ajoute le couple hémolytique. Le complément du sérum de cobaye a-t-il déjà été employé, l'hémolyse ne se produit pas, la réaction est dite positive, le complément est dévié. — Le complément, par suite de l'absence de spécificité entre le sérum anti et les bactéries est-il resté disponible, l'hémolyse se produit, la réaction est dite négative.

Au point de vue bactériologique, on a pu avoir quelques renseignements par cette méthode. Ainsi Bact. pneumoniæ (de Friedländer) et Bact. rhino-scléromatis se montrent équivalents. Dans le groupe choléra, Eberth (1), Coli, Dysenterie, on peut déceler des sensibilisatrices ; au contraire, il n'y a pas de résultat pour le bacille diphtérique et le bacille du tuberculeux (2). On sait quel parti Wassermann a tiré de la réaction de Bordet-Gengou pour le diagnostic de la syphilis (il emploie du foie de fœtus syphilitique comme antigène) (3).

Nous n'entrerons pas dans la discussion d'interprétation qui s'est élevée entre R. Pfeiffer, et Bail Metschnikoff à propos du phénomène de Pfeiffer.

On utilise le phénomène de la bactériolyse (ou de l'agglutination) pour diagnostiquer une infection ou spécifier un germe microbien :

Prenons la fièvre typhoïde pour exemple : a) On fait agir le sérum d'un malade soupçonné atteint de fièvre typhoïde (entre le 8ᵉ et le 14ᵉ jour de sa maladie) sur une culture de bacille d'Eberth, bien spécifié ; l'apparition de la bactériolyse ou de l'agglutination, quand certaines conditions accessoires sont remplies, prouve que le sérum vient d'un individu qui a eu ou a la fièvre typhoïde ; l'absence de la réaction démontre le contraire.

b) Si inversement on fait agir sur des bacilles supposés typhiques, le sérum d'un animal qui a été préalablement immunisé contre la bacille d'Eberth vrai, l'apparition de la réaction bactériolysante prouve — si certaines conditions accessoires sont rem-

(1) Les recherches pour le bacille d'Eberth sont dues à MM. Widal et Le Sourd.

(2) Certains auteurs comme MM. Fernand et Bezançon de Serbonnes ont cependant obtenu des résultats positifs. (Note du traducteur.)

(3) Beaucoup de méthodes récentes ont été proposées depuis (Noguchi, Hecht).

plies — qu'il s'agit bien de bactéries typhiques l'absence de réaction démontrant le contraire.

L'immunité passive obtenue par l'inoculation de sérums bactériolytiques n'a qu'une valeur limitée. Elle est de faible intensité et transitoire. On peut augmenter les amboœcepteurs, mais non les compléments. L'injection d'un sérum riche en complément n'a d'ailleurs pas beaucoup d'action non plus. Une sensibilisatrice ne paraît pas pouvoir se compléter avec tous les compléments. Aussi le sérum d'agneau peut bien compléter le sérum anti-charbonneux d'agneau, mais non le sérum anti-charbonneux de lapin (Sobernheim).

On traite bien les porcs avec du sérum de cheval, qui a reçu à plusieurs reprises en injection le rouget de porc, mais on n'obtient une immunité durable contre le Rouget que si l'on inocule aux porcs, après le sérum curateur, une culture de Rouget — c'est, en somme, provoquer une immunité active. — Cette double méthode d'immunité passive, puis d'immunité active, a été conseillée pour la fièvre aphteuse par Lœffler, et pour la peste bovine par Kolle.

PHÉNOMÈNES ACCESSOIRES DE L'IMMUNISATION
(AGGLUTININE, PRÉCIPITINE).

En outre des substances bactériolytiques et antitoxiques, l'injection de microorganismes faite naître encore d'autres corps : **l'agglutinine** et la **précipitine**. Le sérum des animaux immunisés acquiert la propriété d'immobiliser, puis d'agglutiner en amas des bactéries homologues vivantes ou mortes ; ce phénomène est sans signification pour l'immunité (le pouvoir agglutinant n'existe pas *in vivo*) ; les microbes agglutinés ne sont pas tués. — Par contre, pour le diagnostic la réaction agglutinante a une très grande valeur.

Le sérum normal a fréquemment un assez grand pouvoir agglutinant, aussi une agglutination n'a de valeur diagnostique que si elle est réalisée avec un sérum dilué de telle façon que la même dilution d'un sérum normal n'ait plus d'action (ce qui correspond à une dilution de 1/50).

Expérimentalement, le sérum agglutinant se prépare par inoculation à l'animal de bacilles vivants ou morts. On fait des injections tous les 8 à 15 jours — d'abord de 1/5 à 1/20 de culture de 48 h. sur agar pour un cobaye, de 1/2 à 2 cultures pour un lapin, un chien. Après une période de latence, le pouvoir agglutinatif s'installe et augmente ; il peut présenter des variations dans son intensité. Il survit parfois très longtemps aux injections (des années), peut passer de la mère au fœtus, et existe non seulement dans le sang, mais dans les autres sécrétions.

La **dilution du sérum** exige une mesure soigneuse avec une pipette divisée en 1/100 de centimètre cube ; on ajoute au sérum pur 24, 49, 99, 199, etc., fois la même quantité d'une solution à 0,8 o/o de sel marin. Si l'on a une grande quantité de sérum à sa disposition, la dilution ne présente aucune difficulté ; si, au contraire, on n'a qu'une faible quantité de sérum dans un tube capillaire, on sépare par un trait de lime le portion du tube qui contient le sérum et l'on souffle celui-ci dans un verre de montre, d'où il est facile de le reprendre pour le mesurer dans la pipette. On utilise toujours (1) les bactéries en délayant dans 1/2 cmc. d'eau salée à 0, 8 o/o une ose (2 milligr.) d'une culture en strie sur agar à 37° âgée de 24 heures. En mélangeant à volume égal le sérum dilué au 25e et l'émulsion des microbes, on a des microbes dans du sérum dilué à 1 pour 50.

On a coutume d'étudier la réaction agglutinante tout d'abord (au moins pour la fièvre typhoïde) au taux de 1 pour 50, et cela suivant deux méthodes.

1. Méthode macroscopique. — On mélange 1/2 cent. cube du sérum dilué à 1/25 avec 1/2 cent. cube d'émulsion microbienne dans un tube de verre étroit, puis on observe s'il se produit un précipité grumeleux des bactéries avec clarification du liquide. Si, après 10 ou 15 minutes, ou au plus tard 1 heure à l'étuve, la réaction ne s'est pas produite, c'est que le sérum n'est pas actif à la dilution de 1/50 sur

---

(1) Si l'on prend une plus grande dose de corps microbiens, l'action du sérum est beaucoup plus faible. Pour obtenir des cultures faciles à triturer, on fait la culture sur de l'agar que l'on a laissée un peu dessécher à l'étuve, 24 heures auparavant.

l'espèce microbienne étudiée, et il faut répéter l'expérience avec des concentrations plus élevées.

Inversement, on répéterait l'expérience avec des dilutions plus faibles, si le premier essai était positif.

2. Méthode microscopique. —On mélange une petite quantité d'émulsion de bactéries bien vivaces avec une quantité égale de sérum dilué et l'on regarde à l'immersion en goutte pendante si l'agglutination se produit. Celle-ci apparaît en quelques instants si la réaction est forte, én 10 minutes à 1 heure si elle est plus faible. On voit les microorganismes perdre leur mobilité, quelquefois se gonfler et se coller, s'agglomérer en petits amas, en grumeaux irréguliers. Des bâtonnets isolés restent souvent plus longtemps mobiles. Si la réaction n'est pas promptement positive, on porte la préparation à l'étuve et on regarde de nouveau au bout d'une heure ou 1 heure 1/2. Pourtant, au bout de deux heures, un résultat positif n'a plus de valeur. Les débutants doivent toujours faire une préparation de contrôle sans sérum avec l'émulsion de microbes seule, pour ne pas confondre l'agglutination avec une simple sédimentation (faux amas).

Si la dilution au 1/50 s'est montrée active, la réaction est déclarée positive, et l'on peut alors chercher si elle est positive à 1/100, à 1/200, à 1/500, à 1/1000, à 1/5000, on prépare alors les dilutions nécessaires en diluant secondairement le premier mélange. Si le sérum ne donne pas d'agglutination à 1/50, c'est que le diagnostic est vraisemblablement négatif. On a l'habitude, en général, de n'accorder aucune valeur à des réactions faites avec des concentrations plus fortes que 1/50 ou 1/40 (pour plus de détails, voyez Bact. typhi et Vibrio cholerae).

A l'Institut hygiénique de Würzbourg, Lang emploie du sérum dilué et des cultures de B. typhi et paratyphi conservées depuis des années par le formol. La réaction se produit tout aussi bien qu'avec les produits frais.

Comme la Bactériolyse, la réaction agglutinante sert à deux fins : diagnostic bactériologique d'une espèce microbienne et diagnostic clinique d'une infection indéterminée.

Les sérums naturellement agglutinants ont soulevé les

mêmes hypothèses que les sérums naturellement bactério-lytiques.

L'agglutination s'observe surtout pour les Bactéries mobiles : les microbes, pour Kühneman, s'enchevêtreraient par leurs cils. Pourtant les microbes immobiles sont susceptibles d'agglutination qui se traduit par la sédimentation de la culture (1).

L'agglutination n'est pas un processus biologique, mais un phénomène physico-chimique, car les microbes tués (par le chloroforme, le formol, la chaleur) sont agglutinables.

La réaction est relativement spécifique, mais pas à un degré absolu. L'action d'un sérum agglutinant s'exerce au maximum sur l'espèce qui a produit l'infection ; elle s'exerce encore d'une façon analogue, mais moins intense, sur les espèces voisines ; elle est nulle sur les espèces différentes. Ainsi, par exemple, le sérum d'un animal qui a été immunisé contre le bacille d'Eberth agglutine ce bacille à la dilution de 1/300, tandis qu'il n'agglutine le coli qu'à la dilution de 1/40.

Le diagnostic de la fièvre typhoïde, de la dysenterie, de la peste et du choléra a gagné en précision par la découverte de la séro-réaction.

Cependant le procédé n'est pas infaillible, ainsi que le prouvent les données suivantes :

1° Les agglutinines produites par des espèces animales différentes, par injections de la même race de Bactéries, ne sont par rigoureusement identiques ;

2° Certains microbes, comme par exemple le Bact. pneumoniae (Pneumobacille), peuvent n'engendrer que très peu d'agglutinine ;

3° Pour quelques espèces (notamment le coli-babille), des variétés différentes, que l'on ne peut morphologiquement ni bactériologiquement différencier entre elles, produisent

(1) Fernand Bezançon et Vincent Griffon ont décrit l'agglutination du pneumocoque, au cours de la pneumonie. Pour la mettre en évidence, il faut ensemencer le pneumocoque dans le sérum du malade. Macroscopiquement les pneumocoques poussent et forment d'emblée un amas au fond du tube. Au microscope, le pneumocoque se présente en chaînettes de diplocoques. Le pouvoir agglutinant n'apparaît souvent dans le sérum qu'au moment de la crise. (Note du Traducteur.)

des agglutinines d'action très différentes tandis que d'autres variétés nettement différentes biologiquement fournissent des agglutinines identiques (Durham) ;

4° Stern, Ballner, etc., Sagasser ont obtenu par inoculation de B. tétanique, un sérum beaucoup plus actif sur le B. d'Eberth que sur le B. tétanique lui-même et par inoculation de spores de champignons, un sérum qui agglutinai fortement le bacille typhique, plus faiblement le B. dysentérique et pas du tout les spores de champignon ;

5° Si l'on cultive des bactéries dans un sérum agglutinant, on obtient une race qui est peu sensible à l'agglutination et qui, inoculée, fait naître peu d'agglutinine dans le sérum. (Ce serait non pas parce que les « récepteurs » son occupés, mais parce que la race serait pauvre en récepteurs (Th. Muller.)

Le bacille d'Eberth isolé fraîchement de l'homme ou de l'animal est moins facilement agglutinable, mais il récupère cette faculté par les repiquages sur les milieux artificiels.

En ajoutant des bacilles en quantité suffisante à une certaine quantité de sérum agglutinant, on peut fixer toute l'agglutinine. Le liquide centrifugé est dépourvu de toute action agglutinante (1).

Si l'on fait naître deux agglutinines chez un même animal par exemple par injection simultanée d'Eberth et de choléra, le sérum de l'animal agglutine à la fois et le bacille d'Eberth et le vibrion. Si l'on n'ajoute qu'un seul des 2 microbes au sérum, l'agglutinine de l'autre microbe reste inemployée.

Les agglutinines ne prennent naissance que dans les organismes vivants, peut-être avec la collaboration des leucocytes.

D'après Ehrlich, l'agglutinine représenterait l'ensemble des récepteurs rejetés par les éléments sensibles à l'agglu-

---

(1) C'est la saturation de l'agglutination. Ce procédé peut être employé pour déceler les infections mixtes. Ainsi, par exemple, on s'assure que l'agglutination est saturée par le B. d'Eberth. On ajoute alors du B paratyphique. Y a-t-il agglutination : il s'agit d'une infection mixte puisqu'il y a encore des agglutinines libres seulement pour le paratyphique.

tinogène des Bactéries. Si l'on admet alors qu'une espèce peut avoir plusieurs agglutinogènes, le fait de l' « agglutination de groupe », c'est-à-dire l'agglutination du microbe principal, et des microbes voisins de ce dernier, s'explique (agglutinine principale et agglutinine accessoire). Mais le fait observé par Stern, Ballner et Sagasser ne cadre guère avec cette hypothèse (voir plus haut), surtout dans le cas où il n'y a pas d'agglutinine homologue produite et seulement une agglutinine hétérologue.

Les **agglutinogènes** (on en distingue deux par précipitation alcoolique pour le B. d'Eberth) ne donnent pas les réactions des albuminoïdes. Chauffé à 65°, l'agglutinogène garde ses propriétés et de fixer de l'agglutinine et de la produire, mais il ne donne plus de précipité.

Les agglutinines semblent être des albuminoïdes (globulines), elles ne dialysent pas, supportent la putréfaction, et la chaleur de 55-58°, moins bien celle de 60-62° (une partie est détruite). L'agglutinine née sous l'influence d'un antigène chauffé présente quelques particularités ; elle est détruite à 70°, et ne peut être réactivée.

L'essence du phénomène de l'agglutination, pour Paltauf, consisterait en une liaison de l'agglutinine et de l'agglutinogène en un précipité à la surface des Bactéries. La présence de sels paraît être indispensable pour le phénomène (Bordet et Joos). Pour d'autres auteurs il s'agirait d'un phénomène physico-chimique (propriété des colloïdes).

La combinaison de l'agglutinine et de l'agglutinogène semble être dépendante des quantités mises en présence, et non relever de la loi d'Arrhénius des proportions fixes. Aussi le rapport donné par Eisenberg et Volk,

$$\frac{\text{agglutinine fixée}^3}{\text{agglutinine libre}^2} = K$$

est-elle discutée (Neisser). Bordet et Gay ont désigné sous le nom de conglutinine une substance contenue dans le sérum de bœuf ; chauffé à 56° pendant 1/2 heure, il perd de ce fait son pouvoir agglutinant mais récupère celui-ci par l'addition d'un sérum frais (cobaye) non agglutinant.

Les **précipitines** peuvent aussi trouver leur place ici :

par l'injection d'une culture microbienne, on obtient fréquemment dans le sérum des substances qui produisent un précipité spécifique dans les cultures liquides filtrées et claires de l'agent microbien spécifique. On n'a guère employé la réaction des précipitines jusqu'à présent, pour le diagnostic bactériologique (tuberculose). Certains auteurs considèrent la précipitine comme analogue à l'agglutinine.

Les précipitines spécifiques qui prennent naissance après injection d'albuminoïdes de végétaux ou d'animaux d'espèce étrangère ont une signification pratique beaucoup plus grande. Le sérum d'un lapin que l'on a inoculé avec du lait de vache précipite le lait de vache, mais ne précipite pas du tout ou du moins à de très fortes concentrations le lait des autres animaux.

6. — Anaphylaxie.

L'injection répétée de corps bactériens peut faire apparaître des phénomènes que l'on désigne actuellement sous le nom d'anaphylaxie. Si l'on injecte à un cobaye une très petite quantité d'une albumine quelconque (par exemple, sérum sanguin, albumine végétale, globules rouges, corps bactériens) (2), et que *cinq* jours plus tard on injecte de nouveau, de préférence par la voie intra-veineuse, une petite quantité de la *même* substance, l'animal meurt souvent en quelques minutes ou tout au moins il présente des symptômes morbides graves. Cependant les quantités des deux injections (l'injection préparante, et l'injection mortelle) additionnées sont bien plus petites que la quantité de la même substance albuminoïde que supporterait sans présenter aucun trouble un animal injecté en *une seule fois*. C'est ainsi qu'un cobaye peut être sensibilisé par o, ooooŏ mgr. d'albumine d'œuf cristallisée, et tué par o, 1 à o, 5 mgr. de la même substance. Les symptômes principaux de la mort anaphylactique sont, chez tous les ani-

(1) L'honneur de la découverte de l'anaphylaxie appartient au P.-Ch. Richet, qui en a fait une étude complète.

(Note du traducteur.)

(2) Les produits de digestion des albuminoïdes ne seraient point capables de produire de l'anaphylaxie vraie.

maux, des crampes, des paralysies et des troubles de la respiration. Chez le cobaye, un spasme bronchial violent, de l'emphysème aigu, causés de la dyspnée, seraient pathognomomiques pour Kraus ; chez le chien, ce seraient l'abaissement de la pression sanguine, par vaso-dilatation capillaire, les vomissements et de la diarrhée, comme dans le cas d'injection de beaucoup d'endotoxines, de sepsine, et d'extrait d'ascarides.

On sait déjà qu'un animal devenu hypersensible, anaphylactisé par une première injection spécifique, a produit des anticorps relativement thermostabiles qui, lors de la deuxième injection, précipitent l'antigène : c'est par conséquent une précipitine. Dorr et Russ ont vu un parallélisme direct entre la quantité de précipitine et l'intensité du choc anaphylactique (1).

L'anaphylaxie paraît donc analogue — mais en négatif — à l'immunité antitoxique. Immunité et anaphylaxie sont réunies par von Pirquet sous le vocable d'*Allergie* (réaction différente) (2).

Le lapin, puis le cobaye sont les animaux qui se prêtent le mieux aux phénomènes d'anaphylaxie.

Lors de la 2e injection, dans le choc anaphylactique, on constate un fort abaissement du complément. Friedberger a avancé que le complément en agissant sur le précipité (du poison par la précipitine) le rendrait toxique pour l'animal. Il a tenté d'isoler l' « anaphylatoxine » en faisant agir *in vitro* du complément sur le mélange antigène et sérum anaphylactique.

Kraus, cependant, isole l'anaphylatoxine de Friedberger, en précipitant le sérum de l'animal anaphylactisé, non plus par l'antigène, mais par du kaolin, — toujours avec addition de complément. Aussi pense-t-il que l'anaphylatoxine dérive directement des ambocepteurs.

Lorsque l'animal a survécu, quoique ayant été très

(1) Dans l'anaphylaxie des globules rouges, les anticorps anaphylactiques seraient les homologues des hémolysines.

(2) Nicolle, qui a exposé le même fait d'une façon claire, suppose que l'antigène fait naître des coagulines et des lysines ; à la prédominance d'action des coagulines correspond l'état d'immunité, à celle des lysines, l'état anaphylactique. (Note du Traducteur.)

malade, au choc anaphylactique de la 2e injection, on dit qu'il a atteint le stade d'anti-anaphylaxie. Il supporte sans dommage toute nouvelle injection.

Une très petite quantité de sang d'un animal anaphylactisé (24 h. après l'injection) peut conférer l'état d'anaphylaxie (hypersensibilité) à un autre animal. Cette anaphylaxie passive est déjà développée en 4 heures (quelquefois en quelques minutes). Elle persiste plusieurs heures chez le lapin, plusieurs semaines chez le cobaye.

La réaction est très strictement spécifique ; elle ne se produit qu'avec la même substance qui a servi à la première inoculation (exemple : sérum d'une même espèce animale) Cette spécificité se retrouve, si l'on veut spécifier *in vitro*, la nature de l'albumine employée (réaction de précipitation par le sérum correspondant).

Cependant, malgré cette spécificité, les symptômes du choc anaphylactique sont toujours les mêmes pour toutes les variétés d'albuminoïdes : certains en concluent (L... et N...) que seule l'anaphylatoxine est dangereuse pour l'animal.

L'injection de peptone de Witte (Biedl et Kraus), d'ophiotoxine, de sepsine, de pepsine (dans le sang) donne, en première inoculation à un animal non préparé, un complexus symptomatique très voisin du tableau du choc anaphylactique.

Au point de vue bactériologique, l'anaphylaxie présente l'intérêt suivant :

1º Les inoculations répétées de même albumine bactérienne tuent par choc anaphylactique, d'où un grand danger dans l'immunisation active ;

2º L'inoculation, la friction, l'instillation dans l'œil de tuberculine donne lors d'une deuxième épreuve une réaction beaucoup plus considérable. Aussi la réaction à la tuberculine chez les tuberculeux semble-t-elle un phénomène anaphylactique typique ;

3º Dans l'immunisation passive, le danger (anaphylaxie sérique) éclate, quand la deuxième injection est faite plus tard que 5 jours après la première, surtout quand l'injection est intra-veineuse.

DEUXIÈME PARTIE

BACTÉRIOLOGIE SPÉCIALE

A. — INTRODUCTION A LA CLASSIFICATION DES BACTÉRIES

I. — Les principes de la systématique botanique appliqués aux bactéries.

Tous les individus végétaux qui à un examen approfondi sont semblables entre eux et transmettent constamment leurs caractères à leurs descendants sont désignés comme les représentants d'une **espèce** (species) botanique. Un certain nombre de ces espèces ont certains caractères communs, ce qui démontre une certaine parenté entre elles : — on réunit ces espèces en un **genre** (genus); comme caractères de genre, on doit en général seulement choisir les plus essentiels et surtout ceux concernant la structure des organes de la reproduction. Il y a des genres qui renferment seulement une espèce, d'autres en contiendront cent. Un certain nombre de genres constitue une **famille**.

Une classification rigoureuse paraît chez les bactéries, beaucoup plus difficile que chez n'importe quel autre groupe du règne végétal, pour les raisons suivantes :

1. Les bactéries n'offrent, à cause de leur petitesse et de la simplicité de leur structure, que très peu de caractères morphologiques applicables à la systématique.

2. La description des espèces bactériennes isolées par les auteurs a été, le plus souvent absolument, insuffisante, et même encore actuellement beaucoup de publications ne sont pas exemptes de ce reproche.

3. Il existe un très grand nombre d'espèces microbiennes décrites occasionnellement, dont on n'a pas la culture et pour lesquelles manque la possibilité de les comparer avec une des espèces paraissant nouvelles.

4. Toute une série d'auteurs ont décrit de « nouvelles » espèces, sans prendre la peine de rechercher les observations de leurs prédécesseurs.

Des difficultés encore beaucoup plus considérables pour la définition correcte d'une espèce chez les bactéries résident dans la variabilité extraordinairement grande de celles-ci.

Naegeli donna d'abord à l'espèce un sens très étendu ; Cohn et Koch purent lui démontrer facilement que ses résultats découlaient de méthodes insuffisantes. Mais l'hypothèse de la fixité des espèces de Cohn, combattue pendant longtemps par Koch et ses élèves, devient de jour en jour plus problématique. Car les investigations récentes démontrent jusqu'à l'évidence que presque tous les caractères d'une espèce bien limitée sont très variables. Nous avons appris, par exemple, que les formes microscopiques varient dans une très grande étendue sur des milieux de culture différents, que des formes ramifiées apparaissent, que la liquéfaction de la gélatine, la formation du pigment, le trouble du bouillon, la formation d'un voile ou d'un dépôt, le pouvoir fermentatif, et le pouvoir pathogène ont une intensité extrêmement variable qui peut aller d'un maximum à l'absence complète ; même la faculté de fabriquer des spores et de posséder des cils, est une propriété qui peut s'atténuer, les bactéries sont donc aussi variables que certaines plantes connues, en particulier beaucoup de plantes cultivées. Grassberger et Schattenfroh ont en particulier montré une variabilité très intense de tous les caractères pour les bacilles anaérobies.

Pour un certain nombre de ces variations, on peut invoquer comme cause l'influence du milieu de culture, et les comprendre comme des variations de **causes externes** résultant de l'adaptation à des conditions autres de vie ; d'autres observations (éclosion d'organismes diversement liquéfiants, diversement pigmentés par l'ensemencement d'une culture qui, depuis de longues générations, semblait invariable) peuvent être regardées très bien comme relevant de **causes internes.**

De chaque espèce bactérienne qui est étudiée de près se rapprochent des formes parentes plus ou moins éloignées, qui assez souvent représentent les termes d'un passage ininterrompu à d'autres espèces.

Lehmann a cherché à appliquer aux bactéries les principes qui sont appliqués aux phanérogames polymorphes dont il s'est occupé pendant de longues années. A côté des espèces principales qui sont explicitement décrites, les espèces accessoires, sont citées ensuite dans cet ouvrage, sans les dégrader cependant au rang de variétés. Les caractères qui d'ailleurs séparent les espèces principales sont, comme dans la classification de végétaux supérieurs, à peine suffisants pour caractériser une variété. Il est, la plupart du temps, impossible d'indiquer exactement le degré de parenté des espèces voisines et ce sera très souvent une affaire de sentiment; on dit : « L'espèce suivante paraît être identique avec l'espèce précédente », ou bien « à rapprocher de cette espèce se trouve, etc.». Lehmann et Neumann pensent que l'avenir réussira à démontrer la transformation des espèces microbiennes l'une dans l'autre, d'une façon que nous ne pouvons encore prévoir aujourd'hui. Les formes du micrococcus pyogènes sont transformables l'une en l'autre ; Bact. pyocyaneum et Bact. fluorescens doivent être presque certainement regardés comme transformables entre eux : de même pour le bacille d'Eberth et le coli, le bacille diphtérique, etc. : on doit encore être sceptique, mais la possibilité de vraisemblance même de cette hypothèse ne peut plus à peine être discutée, puisque des formes intermédiaires viennent à chaque instant combler les lacunes qui séparent les espèces entre elles.

Malgré toutes les difficultés qu'offrent aujourd'hui plus que jamais une délimitation rationnelle et une classification des Bactéries, nous partons de ce principe qu'il est tout à fait nécessaire de tendre vers elle, et que même pour les médecins la division des Bactéries en pathogènes et non pathogènes, etc., comme elle est encore adoptée dans des manuels·sérieux, est absolument défectueuse (1). Nous ne comprenons et ne connaissons les espèces pathogènes que lorsque nous étudions en même temps les espèces non pathogènes, desquelles les premières sont dérivées (2). (Voyez Peste.) — La notion de l'invariabilité absolue des Bactéries qui, il y a 15 ans seulement, était encore presque un dogme, ne peut plus à l'heure actuelle être sérieusement soutenue.

II. — De la Nomenclature des Bactéries.

La nomenclature employée actuellement dans la plupart des travaux bactériologiques écrits par les médecins témoigne d'un arbitraire et d'une inconséquence sans bornes. Comme ces auteurs n'ont pas le plus souvent conscience de leur arbitraire et qu'ils méconnaissent manifestement les simples règles de la nomenclature scientifique, qu'ils ignorent souvent, qu'il nous soit permis de rappeler ici aussi brièvement que possible les règles scientifiques applicables à la Bactériologie, règles qui ont été établies par le congrès international de tous les peuples civilisés.

Toute plante, — resp. tout microbe — appartient à une espèce (species) déterminée ; toute espèce, à un genre (genus), tout genre à une famille.

2. D'après la méthode de Linné, tout organisme animal ou végétal — par conséquent toute espèce bactérienne également — doit avoir deux noms latins ; le premier désigne le genre auquel l'organisme considéré appartient — ce nom est un substantif. Le second désigne l'espèce et est un adjectif (non pas deux) ou le génitif d'un substantif, très rarement un substantif au nominatif. Ainsi, par exemple, dans le genre Bacillus, nous avons l'espèce B. subtilis (bacille du foin) et à côté l'espèce B. anthracis (Bacille du charbon) et B. mégathérium.

3. Les genres doivent être établis seulement sur des

(1) Opinion personnelle de MM. Lehmann et Neumann. (Note du traducteur.)

(2) Le pathologiste pourrait peut-être dire que seules ces bactéries pathogènes l'intéressent, — mais entendre cette phrase dans la bouche d'un hygiéniste — et on l'entend souvent, — cela est inconcevable.

caractères morphologiques importants. Des genres dits bio-logiques comme Photobactérium, pour toutes les bactéries phosphorescentes, Pyobactérium, pour tous les bâtonnets produisant la suppuration, ne sont propres qu'à créer la confusion.

4. Certains auteurs, pour désigner une espèce, ont choisi, au lieu d'un adjectif ou substantif, plusieurs adjectifs, dans le but d'indiquer en même temps que le nom le dia-gnostic : ex. Bacillus rosettaceus métalloïdes, Staphylococ-cus pyogenes aureus, Bacillus pyogènes fœtidus, Bacillus mesentericus panis viscosi I et II. Cette tendance est com-préhensible, mais nullement pratique. Le nom de l'espèce doit uniquement désigner sans équivoque l'espèce ; à la diagnose est réservé le rôle de la caractériser. Il importe peu que deux ou plusieurs organismes portent des noms qui ont une même signification, pourvu que les termes soient dif-férents. A côté du Micrococcus albus, nous avons encore place pour Mic. niveus, albissimus, candicans, purus. Le diagnostic aura à indiquer plus exactement quelles sont les différences qui existent entre ces cocci blancs.

5. Les noms mal construits — c'est-à-dire construits à l'encontre de la règle binominale — doivent être rempla-cés et le sont dans ce traité (Nomenclature de Lehmann et Neumann). Cependant les noms d'un usage courant, ceux des espèces accessoires, ont été conservés.

6. Les noms convenablement formés (binominaux) et régulièrement publiés ne doivent plus être changés ni par leur auteur ni encore moins par un autre, même si ulté-rieurement un autre nom semblait mieux approprié. Les changements de désignation sont nécessaires seulement lorsque un nom donné a déjà antérieurement été employé avec une autre signification.

7. Il arrive qu'un auteur est d'un autre avis que ses pré-décesseurs sur la limite d'un genre donné ou qu'il veuille ranger une espèce d'un genre dans un autre genre déjà existant, ou même créer un genre nouveau pour elle. Cela se peut — mais cependant la désignation de l'*espèce* ne doit pas être changée. On a le droit, en démembrant, comme Hüppe l'a fait, le genre *bacillus* en deux genres,

Bacillus et *Bactérium*, de débaptiser un certain nombre de genres, par exemple, Bac. pyocyaneus en Bactérium pyocyaneum ; mais on ne peut pas dénommer celui-ci Bacterium cærulus-viride ou Bacterium Gessardi, ou autrement encore.

8. L'auteur qui donne un nom à un genre doit mettre son propre nom derrière. Par exemple Bacillus Cohn, cela veut dire le genre Bacillus que Cohn a établi ; Vibrio Ehrenberg. *emend* (revu par) Löffler, cela veut dire le genre Vibrion établi par Ehrenberg, délimité plus exactement par Lœffler postérieurement.

9. Celui qui découvre une nouvelle espèce, ou qui nomme une espèce commune, mais non encore dénommée, doit lui donner un nom de genre, puis un nom d'espèce, et ajouter ensuite son propre nom. Flügge, qui a donné un nom à un grand nombre de Bactéries, a donné par exemple au microorganisme, déjà connu depuis longtemps, qui produit le pus bleu, le nom de Bacillus pyocyaneus Flügge.

10. Si un auteur transporte une espèce dans un genre nouveau ou différent, il doit ajouter son propre nom à la désignation nouvelle, par exemple : Bactérium pyocyaneum Lehmann et Neumann ; il doit même ajouter entre parenthèses le nom de l'auteur qui a donné d'abord le nom de l'espèce. C'est pourquoi nous écrivons toujours, en dehors du style courant, Bactérium pyocyaneum (Flügge) Lehm et Neum.

Tout en demandant que tous les noms qui expriment la place d'une espèce microbienne dans la classification soient conformes aux règles générales de la nomenclature, nous sommes cependant d'avis que l'on peut maintenir dans la littérature bactériologique les noms qui ont acquis droit de cité, comme gonocoque, pneumocoque, staphylocoque, bacille tuberculeux, bacille diphtérique, — mais simplement comme noms vulgaires.

III. — Délimitation des familles et des genres des Bactéries.

Les familles des Bactéries sont indiquées d'une façon

assez concordante par les auteurs récents — puisqu'une division meilleure ne paraît pas actuellement possible ; pour les genres, au contraire, les divisions les plus différentes sont proposées. La plus simple et la plus naturelle est celle de Flügge (conservée par Kruse dans Flügge, 3e édition) qui distingue les genres micrococcus (streptococcus), Sarcina, Bacillus, Spirillus, mais sans rejeter des genres comme le G. staphylococcus, et sans séparer les microbes de la diphtérie et de la tuberculose. Huppe fait un meilleur choix des genres ; Migula encore davantage, et A. Fischer mieux encore.

Nous adoptons à peu près, après mûr examen, les classifications de Hüppe pour les Coccacées et les Bactériacées, nous suivrons au contraire les travaux de Lœffler pour les Spirillacées.

I. — **Famille des Coccacées (Coccacae) Zopf. rev. par Migula. Bactéries sphériques.** — Cellules le plus souvent sphériques à l'état libre (1). Division suivant un, deux ou trois plans de l'espace, chaque cellule sphérique se divisant en deux demi-sphères, en quatre quadrants, etc., qui se transforment chacun en une sphère complète. Endospores et cils très rares. Avant la division, les cellules peuvent devenir 1 fois 1/2 plus longues que larges ; une faible coloration permet de voir dans ce cas une ligne de division incolore.

1° Cellules se divisant (presque) seulement suivant un plan de l'espace perpendiculairement à la direction de l'accroissement, de telle sorte que lorsque les cellules filles restent réunies (notamment dans le bouillon), elles forment des chaînettes plus ou moins longues, en couronnes de roses ; très souvent, dans la chaînette, les cocci sont disposés par paires (diplocoques). Dans certaines conditions, au lieu de chaînettes, il n'y a que des diplocoques, ou tout au moins ceux-ci prédominent.

Streptococcus. Billroth (2).

(1) Cela n'est que très approximatif pour Streptoc. lanceolatus, Micrococcus gonorrheæ.

(2) On peut rapprocher de ce groupe **Leuconostoc** Cienc., qui n'est qu'un streptocoque entouré d'une capsule gélatineuse énorme. (Voyez plus bas.) — Une partie des « diplocoques » trouvent aussi leur place ici.

2º Cellules se divisant, au moins sur des milieux de culture appropriés (décoction de foin), régulièrement suivant les trois plans de l'espace (1), et restant réunies en des colonies de familles cubiques plus ou moins grosses.

Sarcina Goodsir.

3º Cellules se divisant irrégulièrement dans différentes directions, de telle sorte que on peut observer simultanément des cocci isolés, des groupes de 2 à 4 éléments, et enfin des amas compacts irréguliers. A ce groupe se rattachent toutes les formes qui ne rentrent pas indubitablement dans celui des Streptocoques ou des Sarcines.

Micrococcus Cohn.

La délimitation de ces trois genres de cocci est très artificielle, il existe beaucoup de formes de transition. (Voyez partie spéciale.) Le genre **Staphylococcus** Ogston n'a pas de signification botanique, car la faculté de former des amas en « grappe de raisin » appartient dans certaines circonstances à toutes les espèces désignées aujourd'hui sous le nom de Micrococcus. Le nom de staphylocoque ne veut pas désigner primitivement un nouveau genre. Ogston a vu dans le pus au miscroscope, et sans les cultiver, deux sortes de formes de microcoques, des cocci en amas et des cocci en chaînettes, et il les a désignés sous les noms, bien choisis, de staphylocoque et de streptocoque (Billroth) ; Rosenbach plus tard a cultivé les espèces vues par Ogston, et il a conservé aux cocci en amas le nom de staphylocoque qui aujourd'hui encore peut servir comme nom vulgaire pour désigner l'espèce de microcoque qui produit la suppuration, et que nous emploierons nous-mêmes; mais ce nom doit être rejeté de la classification botanique.

II. — **Famille des Bactériacées (Bacteriaceæ) Zopf** rev. p. Migula (Bacillaceæ A. Fischer). **Bactéries** en

---

(1) Les espèces qui par division suivant deux plans de l'espace perpendiculaires entre eux produisent des groupements contenus dans un plan, et qui sont décrites par les auteurs sous les noms de **Pedicoccus, Merista, Merismopedia,** sont classées ici dans le genre Micrococcus, car (voyez ci-dessous) même le genre Sarcina est difficile à bien délimiter. Les genres Planococcus et Planosarcina de Migula ne doivent plus être conservés, depuis que l'on a observé, pour beaucoup de cocci, la présence accidentelle des cils.

forme de bâtonnets. — Cellules au moins 1 fois 1/2, le plus souvent 2 à 6 fois plus longues que larges, droites ou un peu incurvées dans un seul plan jamais en forme de vis (1), formant parfois de longs filaments réels ou apparents. Division (presque) toujours transversalement au grand axe après allongement du bâtonnet. Avec ou sans cils, avec ou sans endospores.

1. Sans spores endogènes, probablement le plus souvent avec des arthrospores. Bâtonnets de 0, 8 à 1 μ d'épaisseur.

Bactèrium (2) Cohn rev. Migula.

2. Avec spores endogènes. Bâtonnets souvent de plus de 1 μ d'épaisseur.

Bacillus Cohn. rev. Huppe.

Cohn, dans sa classification, accorde plus de valeur à la propriété de former de longs filaments (qui serait pour lui la caractéristique du genre Bacillus) qu'à la formation des spores ; il fait cependant ressortir que la plupart des Bacilles forment des spores endogènes.

Le fait que dans de certaines conditions défavorables la sporogénèse peut être une fois perdue, n'est pas une sérieuse objection contre notre classification, puisque, dans le plus grand nombre des cas, les bacilles typiques sont reconnaissables ou soupçonnables même sans spores. Il est plus fâcheux qu'il semble y avoir des espèces, comme Bacillus erythrosporus, qui offrent une parenté étroite avec des espèces toujours dépourvues de spores. En tout cas, il nous semble qu'on peut faire moins d'objections au mode de classification adopté par nous qu'aux autres.

On ne signale pas (ou à peine) la découverte de spores chez des bactéries qui jusqu'à présent étaient considérées comme n'en produisant pas. Migula, après avoir décrit des spores chez beaucoup d'espèces, a reconnu lui-même son erreur, en s'accusant d'avoir employé du mucilage de coings qui renfermait des spores. La phrase de A. Fischer : « que les espèces regardées jusqu'ici comme dépourvues de spores, en

---

(1) On doit, hélas ! remarquer que ceci n'est pas essentiellement vrai car, par exemple, le Charbon, Bac. Zopfii et d'autres peuvent former des vrilles en forme de natte ce qui n'est pas possible dans un seul plan.

(2) A rapprocher du genre Bactérium le genre Proteus Hauser.

développent aussi, cela ne fait aucun doute, mais elle paraissait exiger pour cela des conditions particulières qui jusqu'ici n'ont pu être atteintes dans les cultures » n'est pas du tout encore démontrée. Quoi qu'il en soit, les bâtonnets qui produisent des spores ont entre eux une parenté très nette.

REMARQUES CRITIQUES SUR LES AUTRES CLASSIFICATIONS DES BACTÉRIACÉES

Peu avantageuse nous semble la division suivante du genre Bacillus :

Spore au milieu de la cellule sans gonflement de celle-ci à ce niveau.

Bacillus *sensu strictiore*

Spore au milieu de la cellule avec gonflement de celle-ci à ce niveau.

Clostridium Prazmowski.

Spore terminale sans gonflement du reste de la cellule.

Pataplectum. A Fischer.

Il y a des termes de transition dans la même espèce ; ainsi par ex. Bac. œdematis maligni, et presque tous les anaérobies, d'après des recherches récentes, prennent tantôt la forme clostridium, tantôt la forme paraplectum.

L'idée de baser la distinction des genres sur les cils a conduit Migula (1) au système suivant peu naturel, dont l'introduction dans son grand ouvrage nous semble regrettable :

1. Cellules sans organes de translation, souvent avec des endospores

Bactérium Cohn rev. Migula.

2. Cellules avec organes de translation disposés sur tout le corps, souvent avec endospores.

Bacillus Cohn rev. Migula.

3. Cellules avec organes de translation polaires ; spores endogènes plus rares.

Pseudomonas Migula.

De cette façon Bac. anthracis, Bact, cuniculicida et streptococcus lanceolatus sont réunis ensemble dans un même genre (1) Bact. typhi et Bac. subtilis ensemble dans un autre — ce qui va à l'encontre de toute parenté naturelle. D'ailleurs, d'après les recherches de A. Meyer et de Ellis, le mouvement propre et l'exis-

---

(1) D'ailleurs, si Migula voulait diviser les Bactériacées suivant leur mobilité, il aurait dû conserver les anciens noms de Davaine.

Bactérium, pour les espèces mobiles.

Bactéridium, pour les espèces immobiles.

tence de cils semblent beaucoup plus répandus dans des espèces considérées jusqu'ici comme immobiles.

On ne peut plus rejeter sans examen les indications sur la mobilité du Bac. diphtérique, du bacille tuberculeux, du bacille pesteux, et de Bact. septic. hœmorrag., depuis que Ellis a vu sur différents milieux de culture la présence de cils chez quelques sarcines, des micrococci et mêmes des streptocoques.

Sans préjuger de ce que peuvent nous apprendre des études ultérieures sur les Bactériacées et les Bacillacées, il semble vraisemblable qu'on ne pourra pas maintenir les termes de Bacillus et de Bactérium, au sens de Migula. Pour les bacilles anaérobies, la signification des cils est déjà presque nulle pour le diagnostic des espèces.

La classification de A. Fischer est claire et logique. Il divise les Bactériacées en 4 genres dépourvus de spores, et douze genres porteurs de spores et il distingue ces genres d'après le nombre et la disposition des cils, et d'après la forme de la cellule portant la spore. Mais, devant la grande variabilité de ces caractères, sa classification trop schématique a rencontré peu de sympathie, car beaucoup d'espèces pourraient aussi bien se ranger dans un genre que dans un autre : nous renonçons à discuter cette division.

III.—Famille des Spirillacées (Spirillaceæ Migula).

Bactéries en forme de vis. — Corps cellulaire incurvé ou tordu en arc ou en spirale, plus ou moins allongé ; division toujours perpendiculaire à l'axe longitudinal ; cellules souvent réunies en chaînettes de quelques segments, très souvent par paires ; mobile, mouvements très vifs, produits par des cils polaires. Endospores connues seulement dans deux espèces (1).

1. Cellules courtes, faiblement arquées, rigides, incurvées en virgule, parfois réunies l'une à l'autre suivant une spire ; toujours un (exceptionnellement 2) cil polaire. Arthrospores, selon Hüppe.

Vibrio (2) O. F. Müller rev. Lœffler.

(1) Mentionnons aussi ici **Spirillum endoparagogicum** Sor., décrit par Sorokin, qui l'a trouvé une fois dans un arbre creux. Cet organisme en forme de spirille forme des endospores typiques, qui germent encore à l'intérieur du spirille et offrent un aspect caractéristique. Il semble relier les spirillacées avec les bacilles. — **Vibrio Rugula** possède, d'après Prazmowski, une spore terminale en forme de tête ; on n'a pas décrit de sporulation chez les autres vibrions, nous ne savons rien au sujet des cils de ce vibrio Rugula, l'organisme rappelle le Bac. œdématis maligni. Zettnow conteste d'ailleurs formellement la sporogénèse pour vibro Rugula.

(2) Migula appelle **Microspira** avec Schröter le genre appelé géné-

2. Cellule longue, incurvée en spirale, élastique, rigide, avec un bouquet de cils polaires, les uns, cils principaux longs, les autres, cils accessoires, courts. Ce bouquet de cils est chez Spir. sputigenum Miller non pas terminal, mais latéral.

Spirillum Ehrenberg, rev. par Lœffler.

Les agents de la morve, de la diphtérie, de la lèpre, de l'actinomycose n'entrent pas dans le cadre des microbes (champignons fissipares) au sens strict du mot, et il est généralement admis aujourd'hui que l'on doit les regarder soit comme des microbes intermédiaires aux champignons plus élevés (Hyphomycètes), soit plus exactement comme des Hyphomycètes (1) inférieurs. Krüse a réuni dans une famille d'Hyphomycètes, les « Streptotricheæ », l'Actinomyces et les espèces voisines ; cependant il parle encore de « Bacillus tuberculosis ».Récemment Lachner-Sandowal a choisi le nom de Actinomycètes pour le groupe des « Hyphomycètes voisins des champignons fissipares ». Ce nom de Actinomycètes correspond très bien aux exigences pratiques actuelles.

Appendice I. — Actinomycètes (Lachner Sandowal).

Organismes filamenteux fins, dépourvus de chlorophylle, présentant des ramifications, parfois même un mycélium richement ramifié ; quelquefois formation de conidies. Les cultures jeunes n'offrent fréquemment que des bâtonnets

ralement maintenant vibrio ; cette désignation est superflue si nous acceptons la définition donnée par Löffler pour vibrio. D'ailleurs la définition de Schöter pour Spirillum et Microspira ne correspond pas aux caractères connus actuellement de ces espèces. Migula a introduit le nom de **Spirosoma** pour les nombreux vibrions rigides immobiles (dépourvue de cils).

(1) Par **Hyphomycètes** on entend, comme on sait, depuis longtemps en Botanique un groupe de champignons filamenteux, dont on ne connait rien de plus que des filaments et des spores (conidies) non sexuées disposés sur les filaments ou sur des organes spéciaux. Ce groupe diminue de plus en plus, beaucoup d'anciens « Hypho mycètes » étant reconnus n'être que des stades de développement. D'autres groupes de champignons bien caractérisés (Ascomycètes, Zygomycètes, Basidiomycètes). Les Actinomycètes paraissent former un groupe naturel des « Hyphomycètes ».

non ramifiés, qui ne se différencient en aucune façon des bactéries ordinaires. Dans beaucoup d'espèces, on note une tendance à la formation de massues et de renflements à l'extrémité des filaments.

1. Bâtonnets déliés, souvent un peu incurvés, souvent avec des renflements en massue des extrémités ; ramifications rares dans les jeunes cultures, difficiles à trouver dans les vieilles, où elles se brisent facilement. Toujours immobile, d'après la plupart des auteurs. Jusqu'à présent aucune sorte de forme de spore n'est connue.

α. Bâtonnets se colorant d'une façon inégale avec les colorants faibles (striation transversale) de telle sorte que le micro-organisme semble formé par la juxtaposition de petits grains diversement colorables ; non colorables par la méthode de coloration du bacille tuberculeux. Les bâtonnets sont fréquemment cunéiformes ou renflés en massue à leurs extrémités.

Corynébactérium L. et N.

β. Bâtonnets ne se colorant pas ou très difficilement par les colorants ordinaires. Colorables par la méthode de coloration du bacille tuberculeux, c'est-à-dire acido-résistants.

Renflements en massue des extrémités très rares dans les cultures, un peu plus fréquentes dans l'organisme.

Mycobactérium L. et N. (1).

---

(1) Depuis la première édition, Metschnikoff (Virchow's Archiv. 113. p. 7.) qui le premier a compris la séparation profonde du Bac. tub. vis-à-vis des autres microbes connus alors, s'est exprimé de la façon suivante, dans un travail « sur le rôle phagocytaire des cellules géantes des tubercules » : « Si l'on considère les stades perfectionnés, et si l'on songe que les bacilles tuberculeux sont capables de s'allonger en des filaments, quoique assez courts, et en outre de se distinguer des autres formes analogues (excepté du bacille lépreux, par une enveloppe très résistante, on pourrait peut-être accepter le nom de **Sclerothrix** pour le genre, et celui de **Sclerothrix Kochii** pour l'espèce du bacille tuberculeux. » Nous eussions accepté ce nom, si nous l'avions connu, mais nous croyons que maintenant notre nom doit rester, d'après les règles de la nomenclature botanique, puisque Metschnikoff fit seulement une proposition conditionnelle sans définir exactement son nouveau genre, et sans faire jamais lui-même usage du nouveau nom. Les particularités indiquées dans la partie spéciale nous montreront que la distinction des deux genres Mycobactérium et Corynebactérium ne sera bientôt plus possible, car, de plus en plus, la propriété acido-résistante apparaît comme une propriété essentiellement variable (L. et N.).

2. Filaments mycéliens, longs, minces, droits ou incurvés, sans cloisons de séparation, ramification vraie. Formation de spores par fragmentation discontinue du filament, et par division transversale de petites portions du filament. Certaines espèces présentent un mycélium aérien, floconneux. N'est pas colorable par la méthode de coloration du bacille tuberculeux. Mobilité propre manque parfois ; parfois elle est présente. Presque toutes les espèces répandent une odeur de putréfaction.

Actinomyces Harz.

Nous nous sommes décidés à suivre l'exemple de Gasparini, et à désigner ce genre sous le nom de Actinomyces. **Streptothrix** est un nom inutile donné par Corda à un organisme du genre des moisissures représenté dans sa flore des moisissures (Prague, 1839); Cohn l'a introduit une seconde fois dans la littérature. **Cladothrix**, ainsi que certains auteurs encore récemment ont appelé ces espèces, est le nom d'une plante pseudodichotome toute différente, (*Voyez* Appendice II.) Dans la première édition allemande, Lehmann et Neumann avaient, avec Sauvageau et Radais, accepté la vieille désignation de Wallroth, **Oospora**; mais Lachner-Sandowal a montré que les vraies espèces oospora sont des organismes beaucoup plus gros, quoique construits d'une façon analogue. Nous nous en tenons, avec cet auteur, au nom de **Actinomyces** (Harz.)

Nous avons reporté à l'Appendice II quelques espèces pratiquement|assez importantes, parentes des bactéries mais qui se rapprochent très fortement des algues vraies (Oscillaires).

[On y trouvera aussi les champignons plus élevés parasites de l'homme : les Sporotrichum, l'Aspergillus et les teignes] (Addition du Traducteur.)

Si nous jetons un coup d'œil sur cette classification, nous ne pouvons pas disconvenir que les familles et les genres sont bien souvent reliés par des espèces de passage. Ainsi, par exemple : la limite entre les Coccacées et les Bactériacées est estompée par des cocci ovalaires ou en forme de lancette et par des espèces qui donnent tantôt des cocci, tantôt des bâtonnets (Voyez dans Partie spéciale. Micr. melitensis et Bactérium Fraenkelii) ; entre Streptococcus et Micrococcus, Micrococcus et Sarcina, il est souvent impossible de décider. Dans le cycle évolutif de différents bâtonnets, des formes incurvées peuvent se présenter ; des cils et des endospores se rencontrent dans des formes d'espèces si différentes qu'il serait absolument anti-naturel d'établir une classification exclusivement d'après les cils et les endospores.

Entre Corynebacterium et Mycobacterium, différentes espèces seulement relativement acido-résistantes forment la transition ; la délimitation de Mycobacterium et de Actino-myces est rendue plus ardue par la constatation récente de la propriété acido-résistante relative à certains Actinomy-cètes. Mais des formes moyennes et des formes intermé-diaires sont aussi connues dans les autres parties de la clas-sification animale ou végétale. Bref, s'il y a de ce fait des difficultés pour dénommer les espèces, c'est parce que la nomenclature de Linné repose sur des hypothèses qui régnaient en maîtresses 100 ans avant Darwin.

B. — DESCRIPTION SYSTÉMATIQUE DES ESPÈCES MICROBIENNES IMPORTANTES

REMARQUES PRÉALABLES SUR LA PARTIE SYSTÉMATIQUE, ABRÉVIATIONS, ETC.

1. On trouvera environ 100 espèces décrites aussi complètement que possible, plus brièvement quelques centaines, et mentionnées rapidement les espèces nombreuses moins connues, à l'endroit où elles semblaient se placer le mieux.

2. Les colonies à un faible grossissement sont décrites et dessi-nées sous le diaphragme fermé, et représentées de telle sorte que les parties périphériques soient exactement visibles.

3. Des plaques de Petri d'épaisseur moyenne de 60 à 100 ger-mes sont toujours employées pour le dessin et la description. On choisit la plus petite des colonies.

4. A moins d'indications contraires les cultures sur gélatine sont toujours supposées faite à 22º, celles sur agar à 37º

5. Lorsque rien de particulier n'est indiqué pour la description de la culture sur agar en strie ou en piqûre (partie supérieure) au sujet de la couleur ou de la consistance, c'est que les carac-tères sont les mêmes qui sur agar en plaque.

6. Nous n'avons donné d'indications au sujet de la formation des **pigments**, des **matières odorantes**, des **matières sapides**, et autres **produits de transformation**, que lorsque il y a quelque chose de spécial.

7. Nous avons dû renoncer à notre projet primitif de traiter en détail la force de **résistance** de toutes les espèces importantes, vis-à-vis des agents nocifs. Cela nous eût entraînés trop loin. D'ailleurs les résultats des auteurs s'écartent souvent très fortement les uns des autres. Nous nous sommes donc bornés à donner des indications complètes pour quelques espèces seulement, notamment pour : Mic. pyogènes, Streptoc. pyogènes, Strept. lanceolatus, Bac. anthracis, Bact. typhi, Corynebact. diphtériae, Mycobact. tuberculosis, Vibri, cholerae.

8. La **citation des figures de l'atlas** est toujours faite de la façon suivante : le tableau avec des chiffres arabes, les figures avec des chiffres romains. Ainsi 5. VIII signifie Fig. VIII du tableau 5.

(Consulter plus loin les remarques avant les chapitres spéciaux : Coccaceae, Bactériaceae, Spirillaceæ.)

Explication des termes employés dans la description des cultures microbiennes

I. —CULTURE EN PIQÛRE.

A. *Non liquéfiante :*
  1. Canal de la piqûre.
    a) Filiforme = culture régulière sans signe particulier nulle part.
      α) lisse : β) raboteux.
    b) nodulaire = le canal de la piqûre est muni de bosselures, de points ou de dents plus ou moins grandes.
    c) chevelu = le canal de la piqûre est occupé par des prolongements indivis courts ou longs et minces qui sont :
      α) parallèles, β) ondulés, γ) en feutrage.
    d) ramifié = le canal est muni de prolongements divisés.
    e) perlé = le canal est formé de petites colonies rondes ou arrondies, séparées.
    f) rubané = culture affectant la forme d'un mince ruban, résultant de la forme du canal creusé avec l'*anse* du fil de platine.
  2. Partie supérieure superficielle de la culture, mêmes termes que pour les colonies non liquéfiantes, superficielles sur plaque.
B. *Liquéfiante :*
    a) uniformément liquéfiante, si la zone de liquéfaction consécutive à la piqûre s'agrandit, mais sans prendre d'autre forme essentielle qu'au commencement.

1. utriforme : lentement, faiblement
2. en forme de bas. sacciforme : rapide, intense, parfois formant des diverticules vers les parois.
3. vésiculée ; formant, dans la profondeur des vésicules fermées.
   b) inégalement liquéfiante :
   I. Stade de début :
1. en forme de godet, cupuliforme ;.
2. en forme d'entonnoir, infundibuliforme ;
3. en forme d'entonnoir allongé.
   II. Stade plus avancé :
1. cylindrique = La liquéfaction se produit plus en largeur et atteint rapidement la paroi du tube ; elle progresse ensuite vers le fond, suivant une surface de séparation horizontale.
2. infundibuliforme : La liquéfaction progresse de tous les côtés. La forme en entonnoir reste conservée dans les stades plus avancés. Souvent plus tard la deuxième forme est remplacée par la première.

II. — CULTURE EN STRIE

A. Surface du milieu. Les termes employés sont les mêmes que pour les cultures superficielles en plaque.
B. eau de condensation.
   a) claire, avec ou sans dépôt
   b) trouble, = avec dépôt lâche
   c) portant une pellicule.

III. — CULTURES EN BOUILLON.

A. *Liquide :*
   a) clair
   b) trouble
   c) sirupeux, gélatineux
B. *Dépôt :*
   a) nuageux
   b) filant = quand, par l'agitation, ce dépôt s'élève en une colonne contournée, et devient homogène.
   c) sablonneux = quand le dépôt est cohérent, et que par l'agitation il se répartit dans le liquide en petites granulations.

IV. — CULTURES SUR POMME DE TERRE.

Les termes employés sont les mêmes que pour la culture en stries et en plaques.

V. — CULTURES EN PLAQUES.

A. *Sans liquéfaction :*
   a) **Forme**
      1. punctiforme = si les dimensions sont extrêmement petites.

2. = ronde = arrondie en cercle
3. arrondie = forme circulaire non absolue
4. ovale.
5. en forme de pierre à fusil = en pointe aux deux pôles.
6. annelée, spiralée.

b) **Hauteur, surélévation :**

1. En voile.
2. Plat.
3. En forme de vague.
4. Réticulé.
5. En plateau.

6. Elevé.
7. En tête de clou.
8. En forme de goutte.
9. En forme de corne.

c) **Caractères optiques :**

1. Brillant éclatant.
2. Brillant gras.
3. Brillant mat.
4. Mat.
5. Farineux, poussiéreux.

6. Translucide, transparent.
7. Irisé, nacré.
8. Opaque.
9. Crayeux, crétacé.

d) **Consistance :**

1. De voile.
2. De peau.
3. De cuir.
4. Visqueuse.

5. Mucilagineuse.
6. Cartilagineuse.
7. Vaseuse.
8. Butyreuse, grasse.

e) **Caractères du bord de la colonie** spécialement à un faible grossissement microscopique.

1. Régulier.
2. Irrégulier.
3. Lisse.
4. Dentelé.
5. Lobulé, déchiré.
6. Découpé en anses.

7. Déchiqueté.
8. Avec un court chevelu.
9. Avec un long chevelu.
10. Avec des touffes filamenteuses.
11. Avec un feutrage.

f) **Dessin intérieur de la colonie :**

1. Homogène = (sans dessin).
2. Zonulé.
3. Avec bandes radiées.
4. Avec sillons radiés.
5. Finement ponctué.
6. Grossièrement ponctué.
7. Granulé.
8. Grossièrement granulé.

9. Finement lobulé = muriforme.
10. Grossièrement lobulé = écailleux.
11. Irrégulièrement tacheté.
12. Moiré.
13. Annelé.
14. Grumeleux.
15. En feutrage.

B. *Avec liquéfaction.*

    a) **Forme.**
      1. Cupuliforme.
      2. En trou.

    b) **Aspect.**
      1. Contenu de la cupule clair
        α) Avec colonie primitive compacte.
        β) Avec colonie primitive désagrégée.
      2. Contenu trouble.

I. FAMILLE DES COCCACÉES. — BACTÉRIES SPHÉRIQUES

Caractères de famille et de genre. (Voyez page 141.)

Remarques préliminaires spéciales pour les Coccacées.

1. Toutes les espèces décrites, à l'exception de M. Gonorrhoeæ et de ses parents, se colorent avec les couleurs d'aniline ordinaires et prennent le Gram. Nous ne ferons donc de remarque particulière que si la coloration par le Gram n'est pas possible.

2. Quand il n'est pas fait mention de cils et de spores, c'est qu'ils font défaut par les moyens actuels de cultures et de coloration. Les spores en particulier ont été très rarement observées (chez 2 sarcines et, paraît-il, un micrococcus). Au contraire, Ellis a montré que l'on peut observer la formation de cils longs, et partant d'une véritable mobilité propre chez les représentants de tous les divers groupes des Coccacées en les repiquant fréquemment sur agar; et il semble possible que toutes les Coccacées puissent réellement posséder des cils, nous indiquerons seulement la présence ou l'absence des cils pour les espèces importantes.

3. Au sujet de la colorabilité — très intensive chez tous les cocci — par les solutions aqueuses des couleurs d'aniline, nous ne ferons pas de remarque spéciale, puisque il faudrait répéter sans cesse les mêmes. Il est bon de recommander de colorer les cocci toujours avec des solutions colorantes très diluées, ou bien de faire suivre l'emploi d'une solution concentrée de l'action de l'acide acétique dilué comme moyen de décoloration, ou bien d'employer la méthode de Gram, si l'on ne veut pas colorer cette sorte de ciment qui unit les cellules bactériennes (enveloppes). Cette précaution est obligatoire chez les sarcines et les diplocoques pour rendre visible la ligne de séparation des cocci qui se divisent, etc. (Le gonocoque et les espèces voisines font seuls exception.)

4. Toutes les espèces du genre micrococcus se présentent fréquemment en diplocoques, tétrades ou courtes chaînettes; nous n'avons fait sur la disposition des éléments des mentions spéciales que lorsqu'il y avait quelque chose de particulier à mentionner.

I. — *Streptococcus* (Billroth).

Les cellules se divisent suivant une seule direction de l'espace, verticale à la direction d'accroissement, de telle sorte que, lorsque les cellules divisées restent réunies entre elles, elles forment des chaînettes plus ou moins longues, en couronne de roses ; très souvent la chaînette est constituée par des cocci disposés par paires. Ces chaînettes prennent naissance le plus sûrement dans le bouillon. Quelquefois aussi une chaînette entière se divise dans le sens de la longueur, ce qui montre la tendance de ces races à se diviser en une seconde direction, tendance qui n'aboutit pas. Sur gélatine et sur agar, comme dans les organes des animaux, il n'y a très souvent pas de chaînettes. Il est donc nécessaire, avant de fixer le diagnostic, de faire une culture en bouillon quand on se trouve en face d'une espèce que l'on soupçonne être du streptocoque. Il n'est pas rare de rencontrer dans les chaînettes de streptocoque des individus isolés de plus grosses dimensions qui se comportent d'ailleurs pour le reste comme autres éléments de la chaînette. Il n'est pas certain, au moins jusqu'à présent, que ces éléments représentent des arthrospores, comme le veulent certains auteurs. On a démontré la présence des cils chez St. pyogènes pallidus et tyrogenus.

La réaction acide du milieu de culture a été introduite en bactériologie par Saito. Sur bouillon glucosé et lactosé, St. pyogenes (7 races isolées de pus) donne le moins d'acide, St. lanceolatus (5 races isolées de crachats pneumoniques, en fournit davantage, Str. acidi lactici (six isolés de lait de vache et 4 de lait de femme) en donne beaucoup plus.

Lorsque Salomon eut publié ses recherches montrant que sur milieu solide le Strept. pyog. forme beaucoup d'acide, tandis que le St. lanceolatus n'en produit point, L...et N....ont répété son expérience sur bouillon sucré avec des races isolées depuis 14 mois et ont confirmé les résultats de Saito, même en opérant comme Salomon avec de l'agar-ascite sucrée.

Cependant, depuis, Salomon dit avoir obtenu, avec 2 échantillons de pneumocoque, une quantité d'acide considérable, moitié de ce que produisent ses races de St. pyogènes les plus acidifiants. Saito a obtenu en outre une

(1) Note.

forte acidité avec la mannite avec 2 Str. acidi lactici, et un échantillon de pneumocoque; les autres échantillons ne donnaient qu'une réaction faible. Pour l'inuline, jamais d'acidité forte.

Clé pour la détermination des Streptocoques.

I. — Cocci en chaînettes, avec une capsule gélatineuse très épaisse, seulement sur milieux glucosés ou saccharosés. — Capsule ayant jusqu'à 10 μ de large. Des observations précises sur différents milieux manquent. Important microbe dans les eaux de la fabrication du sucre, où il forme de grosses masses gélatineuses.

Str. mesentéricides Migula, p. 182.

II. — Sans capsule particulière sur les milieux glucosés ou saccharosés mais parfois avec une capsule mince sur les milieux usuels.

1. Liquéfaction infundibuliforme énergique de la gélatine en piqûre. D'après Escherich, saprophyte constant des matières fécales (régime carnivore). Non pathogène pour le cobaye. Strept. coli gracilis Esch.

Str. gracilis (Esch) L... et N...

2. Gélatine non liquéfiée, très rarement liquéfaction lente. Cocci arrondis ou hémisphériques, rarement ovales. Acidité avec tous les sucres ordinairement faible... Dépôt de la culture en bouillon insoluble par addition d'un égal volume de taurochlorate de soude (5 0/0).

Str. pyogénes Rosenbach, p. 157.

La division en deux sous-genres (Schottmüller) est assez rationnelle puisque pouvoir hémolysant et pouvoir pathogène marchent de pair.

a) Sur agar au sang, champs larges clairs d'hémolyse. Longues chaînettes, très pathogène (St. de l'érysipèle, de la scarlatine).

Str. longus v. Lingelsheim.

b) Sur agar au sang, pas de champs d'hémolyse, ou insignifiants. Culture verdâtre ou noir brunâtre; mais le plus souvent sans coloration caractéristique. Peu pathogène. (St. saprophyte de la bouche.)

Str. mitior (1) (Schottm.)

3. Gélatine peu ou pas liquéfiée. Cocci rarement ronds, le plus souvent en lancette ou en court bâtonnet. Dépôt de la culture soluble dans le taurocholate de soude à 5 0/0. Acidité marquée sur milieux lactosés tournesolés, production de gaz. Inuline très souvent acidifiée.

---

(1) L... et N... supriment le « seu viridans » de Schottmüller, parce que la coloration verte est très rare.

a) Forte acidité avec le lactose ; pas de gaz, non pathogène. Culture en bouillon, trouble diffus ; champs hémolytiques souvent larges mais sans complète décoloration.
Str. acidi lactici Grotenfeld, p. 168.

b) Forte acidification du lactose, avec production de gaz.
Str. mastitidis Guillebeau, p. 171.

c) Très faible production d'acide. Cocci encapsulés chez l'animal ; mais non dans tous les milieux de culture. Colonies transparentes sur tous les milieux. Sur agar au sang, le plus souvent champs clairs délicats. Dépôt dans le bouillon de culture ; plus ou moins pathogène.
Str. lanceolatus Gamaleia, p. 172.

d) Faible production d'acide. Capsules muqueuses manifestes sur tous les milieux, colonies blanches, muqueuses, élevées en gouttelettes, se desséchant en 2 ou 3 jours. Doit être comprise comme la forme muqueuse du st. lanceolatus.
Str. mucosus Howard et Perkins, p. 179.

Une division plus précise que ce schéma serait sans valeur. Telle qu'elle est, elle ignore déjà une foule de forme intermédiaires.

Tous les caractères donnés pour spécifier les variétés de St. pathogènes pour l'homme sont illusoires : seule l'inoculation à l'homme aurait de la valeur. Chaque groupe St. pyog. comme de St. acidi lactici a des représentants nombreux chez l'homme sain : bouche, nez, intestin, vagin, etc.

Certains auteurs admettent la pluralité des streptocoques en se fondant sur la forme des individus et des chaînettes, la liquéfaction de la gélatine, la fermentation des sucres, l'hémolyse, le pouvoir pathogène, l'agglutination.

D'autres attribuent les variations observées à la lenteur et la nature de la culture (Lüdke et Polano). Les auteurs modernes ne veulent considérer que les races fraîchement isolées pour éviter les modifications de dégénérescence.

Devant l'impossibilité notoire de différencier nettement même St. pyogenes de St. lanceolatus, il est curieux de voir encore d'innombrables auteurs classer le premier dans le genre Streptococcus, le second dans le genre Diplococcus ou Pneumococcus (1), sans donner un critérium botanique certain à cette manière de voir.

Streptococcus pyogenes (Rosenbach).

(Tab. 5 et 6.)

Synonymie. — St. erysipelatos Fehleisen, St. puerperali.

(1) La question nous semble avoir été embrouillée par l'abondance des travaux, dont quelques-uns américains. Pour nous personnellement, comme en général en France, la distinction absolue ne fait pas de doute entre le streptocoque et le pneumocoque. [Note du traducteur.]

Arloing, St. articulorum Flügge, St. pyogenes malignus Flügge. St. septicus Nic. St. scarlatinosus Klein.

Nom vulgaire. — Streptocoque, coccus en rang de perles.

Aspect microscopique. — L'aspect caractéristique en chaînettes se montre principalement dans les cultures ou milieux liquides (Bouillon). Sur milieux solides comme dans le corps des animaux les chaînettes sont souvent très courtes et leur ordination est très irrégulière (5. IX, XII). Les streptocoques englobés par les phagocytes dans le pus sont à l'état de cocci. De même les chaînettes sont rares dans les coupes (5-X). D'après Vincent, les chaînettes seraient plus courtes dans du bouillon alcalin, plus longues dans du bouillon acide. Il faut compter avec les changements de la réaction par la culture.

Les éléments isolés de la chaînette considérés en particulier présentent des formes variées, depuis la forme d'une sphère, d'un ovale allongé, d'une demi-sphère aplatie, jusqu'au disque ou au court bâtonnet disposé transversalement. Le plus souvent, les éléments de la chaînette consistent en deux demi-sphères, qui sont reliées entre elles et avec les éléments voisins par une masse incolore. Plus rarement, on distingue une enveloppe gélatineuse (capsule) manifeste autour de la chaînette. Tavel et Krumbein ont même cultivé d'un abcès du doigt une race semblable à St. mesenterioïdes avec des capsules utricées même sur agar et pomme de terre.

Les cils vus par Ellis dans des cultures jeunes sur agar sont extraordinairement longs (longs comme une chaînette de 10 à 30 éléments). Ils sont situés seulement sur les cellules terminales de la chaînette. La confirmation de ce fait serait nécessaire.

Colorabilité. — Comme d'ordinaire et bien par le Gram. Les cocci colorés par le Gram paraissent plus gros.

Besoin d'oxygène. — Anaérobie facultative, tantôt mieux en aérobie, tantôt mieux en anaérobie.

Conditions de température et de milieu nutritif. — Pousse assez lentement, le mieux à 37°. Au-dessus de 47° ne pousse plus. (Arloing.) L'addition de sucre favorise souvent beaucoup la croissance. L'addition de craie doit être utilisée pour saturer les acides formés éventuellement. Une légère acidité, d'après Turro, est bien supportée, mais elle paraît altérer beaucoup la virulence.

Gélatine en plaque. — *a*) Grandeur naturelle : Colonies très petites, blanchâtres, arrondies, planes, plus rarement faiblement surélevées, qui ne grossissent pas beaucoup dans la suite. (Différence avec les microcoques.)

b) Grossissement de 5o diam : colonies superficielles : arrondies avec un bord lisse [5, III. e], mais qui peut être aussi découpé, crénelé, déchiqueté [5. V. e]. Leur couleur va du gris au jaunâtre, elles sont finement ponctuées ou granuleuses ; le plus souvent transparentes [5. IV.] ; colonies profondes : arrondies ou ovales, à bord lisse ou irrégulier, un peu plus grossièrement ponctuées que les colonies superficielles [5. III i, V i].

Gélatine en piqûre. — Piqûre : au début filiforme ; au bout de peu de temps apparition de petits nodules dans la piqûre. Surface : comme sur gélatine en plaque (1).

Gélatine en strie. — Traînée délicate, élégante, mince le long de la strie, avec des dentelures sur les bords : légèrement irisée.

Agar en plaque. — *a*) Grandeur naturelle : comme sur gélatine en plaque.

b) Grossissement de 5o diam. : colonies superficielles : rondes avec un bord délicatement ponctué, transparentes, gris jaunâtre, tout d'abord très délicatement ponctuées, plus tard (15 jours) granuleuses parfois, assez souvent même muriformes manifestement [5, V. VIII e]. Colonies profondes : plus petites et un peu plus sombres [5 VIII].

Agar ascite glycérinée ou Agar glycérinée. — Colonies luxuriantes. De la périphérie des colonies superficielles se détachent souvent de nombreuses chaînes, courtes ou longues, contournées en spirale de sorte que la colo-

---

(1) La liquéfaction de la gélatine est très rare d'après les auteurs allemands. Paul a vu la liquéfaction survenir régulièrement à des températures au-dessus de 24° avec un Strept. pyogènes d'un abcès humain, sur une gélatine qu'il établissait par des procédés tels qu'elle fondait seulement à 3o°. L... et N... ont observé quelques cas de liquéfaction lente.

nie ressemble à une toute jeune colonie de charbon. Cet aspect se rencontre sur les plaques fraîches avec eau de condensation [5, VII]. L'état granuleux à l'intérieur de la colonie est aussi un peu plus marqué que sur agar.

Agar en piqûre et en strie comme sur gélatine.

Culture en bouillon. — Très variable suivant chaque forme . Trouble diffus jusqu'à un dépôt compact dans un liquide très clair. Très souvent aussi, clair avec un dépôt sablonneux et grumeleux.

Culture sur lait . — Coagulé le plus souvent en 4 jours.

Culture sur pomme de terre. — Culture inappréciable, qui manque parfois tout à fait ; rarement luxuriante. **Milieux dépourvus d'albumine.** Pousse faiblement.

Durée de vie. — Dans les cultures, seulement quelques semaines. Dans une glacière les cultures sur gélatine mises pendant 48 heures à 22° restent d'après Pétruschky repiquables et virulentes durant des mois. St. pyogènes appartient aux espèces les moins vivaces. Les cultures en bouillon vivent au contact de l'oxygène seulement quelques semaines, dans l'hydrogène pendant des mois. Vit plus longtemps sur gélatine que sur agar ou glycérine-agar (L... et N...)

Résistance à la dessiccation. — La vie et la virulence sont conservées plusieurs mois, particulièrement quand il s'agit de pus desséché venant de péritonite ; des St. se sont maintenus en vie 1 an et 4 mois desséchés sur des fils de soie.

Taurocholate de soude (solution aqueuse fraîche de 5 ou 10 o/o additionnée par partie égale à une culture de streptocoques de 24 heures) : le bouillon ne s'éclaircit pas, le St. ne se dissout pas immédiatement ou en quelques minutes, au contraire des St. lancéolatus et mucosus. Il est bon de contrôler au microscope.

Réactions chimiques. — *a)* Production de pigment : presque toujours pas de pigment ; en Italie, Kruse et Pasquale ont pu cultiver des races possédant un pigment allant du brun jaune au rouge sang. Il s'agissait de formes provenant de tuberculeux, formant de courtes chaînettes, et extrêmement virulentes.

Sartirana et Paccanaro, Supfle ont décrit un St. brun.

b) Pas d'indol ; un peu d'hydrogène sulfuré.

c) Formation d'acide aux dépens des hydrates de carbone très minime, pas de gaz.

D'après Sieber-Schoumoff certaines races fabriquent de l'acide lactique lévogyre (Strept. erysipelatos et Strept. scarlatinae), d'autres de l'acide lactique inactif (Strept. pyogènes) aux dépens du glucose et du lactose. Toutes les races produisent de plus des traces d'acides gras instables, et d'albumoses toxiques. Le seul gaz produit est l'acide carbonique ; le Streptocoque trouvé dans la scarlatine peut aussi former de l'hydrogène (voyez. Strept. agalactiae, p. 171).

Les recherches d'Emmerling sur la décomposition de la fibrine par le Streptocoque dans des conditions d'anaérobiose ont apporté la preuve remarquable d'une dissolution de la fibrine. Il a trouvé ces acides succinique, acétique, propionique, butyrique normal, caprique, de· la méthylamine, de la triméthylamine, de la collidine. Pas de poisons.

d) *Hémolyse.* — Les variétés virulentes donnent sur gélose agar, un large halo clair autour des colonies, les avirulentes n'en donnent pas. Il y a cependant de nombreuses exceptions. D'après Kerner, sur 16 races de provenances diverses, 11 étaient hémolytiques, parmi lesquelles 3 sont pathogènes. Isolé fraîchement de l'animal, le Streptocoque donne souvent une forte hémolyse.

e) *Toxines.* — Sur des milieux sans albumine, le Str. produit de petites quantités de poisons solubles, précipitables par l'alcool. L'action la plus intense est obtenue par l'injection de cultures tuées au moyen du chloroforme; elle produit la suppuration et la fièvre, et même la mort ; dans ce cas pourtant, il semble que ce soit l'action d'une protéine qui soit prépondérante. D'après Marmoreck, on obtient des poisons filtrables abondants dans 250 grammes de bouillon peptoné additionné de 10 cm³ d'une solution à 0,28 o/o de de leucine en bouillon et d'une solution à 0,5 o/o de glycocolle, toutes deux filtrées sur porcelaine. Le Streptocoque pousse très bien sur ce milieu. L'addition de sérum antistreptococcique augmente souvent la faculté de produire de la toxine.

Habitat. — *a*) En dehors de l'organisme : dans le sol, l'eau des canaux, une fois dans une source (Landmann). Dans l'air des salles d'opérations, dans le sang putréfié (Gelbrich), dans le lait, avec Str. acidi lactici.

b) Dans l'organisme sain : Presque constamment sur les amygdales, fréquemment dans la cavité buccale, plus rarement dans les fosses nasales, le vagin, le col utérin, etc. Cependant Schenk et Scheib ont trouvé dans les lochies 10 fois sur 16 le streptocoque, 6 fois il était virulent. Malgré la virulence pour la souris, il ne semble pas être virulent pour les porteurs, même quand il est dans l'utérus. Krönig et Menge, en contradiction avec beaucoup d'autres gynécologistes, n'ont jamais trouvé dans le vagin de femmes saines, aussi bien dans le cours qu'en dehors de la grossesse de Strept. pyogenes — non plus qu'aucune autre espèce microbienne aérobie. Au contraire, ils ont trouvé fréquemment des streptocoques anaérobies stricts, en partie pathogènes. L'une de ces races causait une décomposition malodorante du milieu de culture.

c) Chez l'homme malade : le St. pyogenes peut produire un très grand nombre de maladies, notamment l'inflammation et la suppuration dans toutes les parties du corps. Parmi les maladies les plus importantes, citons : l'érysipèle (1), le phlegmon, l'abcès (2), la lymphangite, la pulpite, l'angine folliculaire, la bronchite, l'impétigo contagieux, la broncho-pneumomie (Finkler), la pyémie, la septicémie, l'infection puerpérale; plus rarement, la pleurésie, la péricardite, la méningite, l'entérite et quelques cas d'ostéomyélite, l'éléphantiasis nostras (Sabouraud). Dans certains cas, il est difficile de décider si les Streptocoques que l'on trouve en abondance sont les véritables agents du processus, par exemple dans le coryza, la bron-

---

(1) Le Streptocoque ne se trouve pas dans les squames de l'érysipèle, d'après P. Krause.

(2) Dans le phlegmon et l'abcès on rencontre plus fréquemment le staphylococoque (mic. pyogenes) ou bien l'association des deux microbes.

chite. On le rencontre souvent à côté des organismes de l'influenza, si l'on considère surtout les cultures.

Parmi les symptômes de la maladie générale, et même en dehors de celle-ci, on note assez fréquemment la présence du streptocoque dans le sang et dans les urines.

De plus une partie des cas de néphrite, de rhumatisme articulaire, d'arthrite (1), de myélite, de polymyosite sont imputables certainement à l'infection streptococcique. Mannaberg a rencontré le streptocoque dans 14 cas de mal de Brigth. Est-ce comme cause primaire?

Le St. pyogenes joue un rôle important dans la diphtérie, la rougeole, la scarlatine, la phtisie : il accompagne l'agent causal essentiel de la maladie, et influence la figure de l'affection, en particulier le cours de la fièvre (fièvre hectique = fièvre streptococcique) (Pétruschky). (Voyez aussi scarlatine.)

d) Chez les animaux. Agent des mêmes maladies. (Voyez par exemple St. equi, p. 167.) Kütte a décrit une épizootie du cheval, qui est une angine à streptocoques. Le microbe se retrouve dans le jetage et dans les ganglions du cou. — Thoms le trouve dans la vaginite des vaches. On a signalé des infections streptococciques chez les poules, chez les souris blanches.

Dans le vaccin des meilleurs établissements de vaccine animale on le rencontre souvent (il est peu virulent).

Pouvoir pathogène. — *a)* Avec des cultures vivantes : la virulence varie extrêmement. Déjà le St. fraîchement isolé peut n'être que faiblement virulent, la virulence pour les animaux de laboratoire ne démontre pas la virulence pour l'homme; par la culture sur les milieux ordinaires, la virulence disparaît rapidement presque jusqu'à devenir nulle. Par des passages en série de doses mortelles, sur l'animal une virulence déjà élevée au début peut encore s'accroître fortement. Marmoreck a obtenu des cultures d'une virulence telle que, en injection sous-cutanée $1/1000$ de cm³

---

(1) Cole, par injection intra-veineuse de St., a pu provoquer des arthrites et de l'endocardite. [En France, Widal et Bezançon ont déterminé expérimentalement des arthrites chez le lapin avec le St.]
(Add. du Traducteur.)

tuait presque toutes les souris, et 1/10000 de cm^3 en tuait encore quelques-unes, c'est-à-dire des quantités qui contenaient seulement assez peu de germes. On peut même avoir des races qui tuent le lapin rapidement à la dose de 1/100.000. de cm. ^{3}.

D'après Marmoreck, on réussit très bien à conserver la virulence même pendant un séjour de 2 mois dans l'étuve sans repiquage sur des milieux frais, en cultivant sur l'un des mélanges suivants : 1° 2 parties de sérum humain ou de sérum de cheval + 1 partie de bouillon ; 2° 1 partie de liquide d'ascite ou de pleurésie + 2 parties de bouillon.

Parmi les animaux en général les plus sensibles au Strept., citons : la souris et le lapin, beaucoup moins le chien et le rat, le chat et le cobaye (Pansini). Le mouton et la chèvre supportent encore mieux le streptocoque, et mieux encore le cheval et l'âne. Les oiseaux sont sensibles.

Knorr nous a fait connaître les points importants suivants au sujet de la virulence ; par des passages en série sur les souris on obtient un streptocoque qui est très pathogène pour cet animal, mais qui, en même temps, a perdu peu à peu sa virulence pour le lapin, ce qui montre bien que l'on ne peut fonder une espèce sur la spécificité de la virulence. Une race de streptocoque est d'autant plus virulente pour une espèce animale qu'elle amène la mort sans suppuration, celle-ci étant plus sûrement obtenue par des formes de faible virulence.

Presque toutes les maladies citées ci-dessus peuvent être produites expérimentalement chez l'animal ; le résultat obtenu dépend de la virulence du germe, de la quantité de microbes injectés, et de l'animal à qui on les injecte : on peut ainsi avoir une septicémie ou un processus local. Chez le lapin on a soit une septicémie mortelle, soit un érysipèle qui guérit.

La souris réagit par une infection générale dont elle meurt.

On a aussi injecté des streptocoques à l'homme pour produire intentionnellement une lésion (érysipèle, phlegmon), dans le but de guérir les tumeurs malignes.

Immunité et Immunisation. — Le meilleur procédé est l'immunisation « active », avec un St. peu virulent, mais qui doit cependant déterminer une maladie. On peut employer une race virulente que l'on tue ou qu'on atténue par le chauffage. Lorsque l'animal est rétabli, il peut supporter une dose 10 à 5o fois mortelle. On réussit par ce moyen à immuniser le lapin, la chèvre et le cheval. Neufeld a réussi pour le lapin avec de très petites doses de culture tuée. L'inoculation intraveineuse, à cause de la mort rapide possible, est dangereuse. L'immunisation passive n'a pas encore réussi jusqu'à présent en toute certitude.

Les opsonines semblent jouer un rôle prépondérant dans l'immunité (Wrigt, Neufeld et Rimpau) Aronson a étudié des précipitines et des bactériolysines anti-streptococciques.

Les essais de sérothérapie préventive ou curative (streptococcie, scarlatine, etc.) n'ont pas donné de résultat pratique notable, même avec les sérums polyvalents. Ces essais dus à Marmoreck, Aronson, Moser ont surtout un intérêt théorique. Il n'est pas démontré qu'un sérum anti-streptococcique très actif pour l'animal le soit pour l'homme.

Agglutination. — L'agglutination des streptocoques n'est pas toujours facile à réaliser. Si l'on a affaire à des streptocoques déjà conglomérés, il faut les broyer dans un mortier d'agathe avec de la lessive de soude diluée à 1/5o, ou bien les agiter avec des grenats de Bohême ou les agiter seuls, mais souvent. L'agglutination est très lente. V. Lingelsheim laisse les cultures à l'étuve de 4 à 6 heures, ou mieux encore toute la nuit.

L'agglutination présente selon les races une grande variabilité. Aronson a trouvé que des streptocoques qui avaient été isolés de septicémie, de scarlatine, des ganglions, tantôt étaient agglutinés, tantôt ne l'étaient pas. Meyer a observé que le sérum antistreptococcocique d'Aronson n'agglutine que la race qui l'a produit, et les autres races seulement après passage par la souris. D'autres sérums n'agglutinent pas toutes, mais seulement un certain nombre de races expérimentées. D'après Jogichess, le sérum des scarlatineux agglutine différents streptocoques à 1 p. 5 ou 6oo. Detot ne trouve qu'une agglutination minime ou nulle, excepté pour les streptocoques isolés des scarlatineux. Moser et V. Pirquet ont observé aussi cette dernière réaction spécifique. Les streptocoques de la scarlatine sont influencés aussi bien par des sérums polyvalents que par des sérums monovalents. Pour constater l'agglutination, von Lingelsheim recommande la méthode macroscopique employée par Moser et V. Pirquet.

Il semble certain que les streptocoques non pathogènes sont agglutinables seulement par le sérum obtenu avec des streptocoques non pathogènes, mais un tel sérum est sans action sur les streptocoques pathogènes. Cependant la différenciation des pathogènes et des non pathogènes paraît avoir aussi ses difficultés, car Walthard et Reber n'ont pu différencier par l'agglutination le streptocoque vaginal des femmes saines du streptocoque des processus septiques.

Méthodes spéciales de Diagnostic. — Forme au microscope; colorabilité par le Gram. (Culture préalable éventuelle sur du bouillon sucré.) Agar glycérinée en plaque; culture en bouillon pour obtenir des chaînettes. Inoculation à la *souris*. Diagnostic différentiel des colonies : St. lanceolatus, Microc. pyogènes (quelquefois minces) et pseudo-diphtérie (Tab. 6. 3. VI, XIII, VII). On peut rechercher l'acidité pour les milieux sucrés. L'agglutination a peu de valeur, la déviation du complément aucune.

FORMES ET SOUS-ESPÈCES DU ST. PYOGENES

La plupart des auteurs (Pasquale, Widal et Bezançon, Petruschky) concluent à l'impossibilité de la division du Streptocoque en sous-espèces, tellement il y a de formes de passage et de variabilité. Cependant, en invoquant la réaction hémolytique sur la gélose au sang, Schottmuller a de nouveau rétabli la division en St. pathogène (**St. longus**) et non pathogène. (**St. mitior**). Cette division n'a cependant pas plus de valeur que celle antérieure de Behring qui, avec son élève von Lingelsheim, avait établi la division suivante, parfois utilisable (1).

A. Dans le bouillon : formation de courtes chaînettes faiblement

(1) Mais beaucoup d'auteurs ont trouvé un « St. brevis » qui ne liquéfie pas la gélatine, et un « St. longus » qui liquéfie faiblement. De même on rencontre du St. longus qui pousse sur pomme de terre, et du St. brevis qui n'y pousse pas. Marignac et d'Espine ont trouvé du St. brevis qui produisait un dépôt dans le bouillon sans se troubler. Marbaix a constaté une complète indépendance entre la longueur des chaînettes et la valeur pathogène.

contournées, bouillon trouble. Gélatine liquéfiée dans une très faible étendue, culture manifeste sur pomme de terre. Pousse déjà à 10 ou 12°. Virulence manque le plus souvent : **Streptococcus brevis** de Lingelsheim.

B. En bouillon les streptocoques forment de longues chaînettes très contournées (40 éléments et plus), qui font un dépôt floconneux ou mucilagineux, le bouillon restant clair. La gélatine n'est jamais liquéfiée. La virulence est grande le plus souvent. Ne pousse pas au-dessous de 14-16° : **Streptoccocus longus** de Lingelsheim.

La sous-division du St. longus en variétés (Behring) 1. **Turbidus** avec culture en bouillon trouble, 2 **Viscosus**, avec culture en bouillon claire, et dépôt lâche (mou), 3. **Conglomeratus**, avec bouillon clair et dépôt granuleux, n'a qu'un intérêt historique, car, d'après Knorr, élève de Behring, les caractères de ces sous-espèces se laissent modifier par des cultures successives, et on peut ainsi parvenir à démontrer l'identité de ces sous-variétés. Kruse et Pasquale concluent de la même façon. — L'essai de classification des streptocoques de Pasquale, quoique insuffisant, est intéressant : nous y renvoyons le lecteur (C B. XV, 761). Babes n'est pas parvenu à une division bien tranchée ; pour lui, comme pour L...et N..., toutes les formes (inclusivement le St. lanceolatus) se relient par des formes de passage.

Nommons, en outre, comme formes très proches : **Str. Radiatus** Klein ; **Str. longissimus** Spengler, **Str. Septo-pyaemicus** Biondi, **Str. pseudopyogenes** et les suivants qui liquéfient la gélatine : **Str. du Mal de Bright** Mannaberg, **Str. pyogenes ureæ** Rovsing, qui produit une fermentation ammoniacale intense de l'urine. Tous sont pathogènes pour l'homme ou l'animal, mais insuffisamment décrits. Matzuschita a décrit des espèces non pathogènes pigmentées.

Retenons encore : **Streptococcus bombycis** Sartirana et Peccanaro, qui est pathogène pour les chenilles (maladie du sommeil des chenilles) et serait la cause unique de la destruction des vers à soie. Il est caractérisé par ses colonies brunes sur agar, l'absence d'indol, ses belles colonies sur agar sucré. Inoculé dans l'intestin, il provoque une entérite chronique. Citons encore **Str. pastorianus** Krassilschtschik, pathogène pour les chenilles. Maassen a décrit un **St. apis** Maassen, parasite des abeilles.

On décrit encore des St. intermédiaires entre le pyogène et le lanceolatus comme agents de plusieurs maladies des chevaux—les symptômes cliniques sont différents suivant les épidémies, les indications concernant les microbes ne sont nullement concordantes ; les expériences manquent.

1. **Streptococcus equi** Kitt. Druses-streptococcus Schütz. — La gourme (en allemand Drüse) du cheval est une inflammation des voies aériennes supérieures avec inflammation des ganglions

voisins, qui souvent s'abcèdent. La distinction avec la Morve
est facile par l'examen microscopique des cultures et l'inoculation à la souris. L'agent causal paraît être un St. pyogène long
typique. Un sérum anti-gourmeux, de Piorkowsky et Jess,
donnerait de bons résultats. Reimer dit n'en avoir vu aucun.

2. Dans la fièvre typhoïde des chevaux (allemand : Pferdestaupe)
ou pneumonie infectieuse, on trouve un St. qui ne paraît pas
être la St. equi. Cependant Lignières pense que le véritable agent
causal de la maladie est un microbe appartenant au groupe du
B. septic. hemorragiæ. Citons aussi le St. peritonitidis equi
Hamburger, qui est pathogène pour le cheval.

3. **Strept. mélanogènes** Schlegel. — Ne prend pas le
Gram (!) : colonies d'aspect analogue à celles du St. ordinaire
sur agar au sang, champs clairs entouré d'un halo d'hémoglobine
teintée en rouge noir ; vit dans l'intestin du cheval sain, et paraît
pouvoir provoquer une myélite infectieuse épidémique, avec
paralysies, ostéomyélite et septicémie.

Lamar, en Amérique, a isolé de 3 singes un St. ne prenant
pas le Gram, un peu analogue au précédent.

4. **Strept. de la pneumonie du cheval** (allemand : Brust seuche). La pleuropneumonie épidémique ou sporadique du cheval
reconnaît comme agent pathogène selon Schütz (1887) un diplocoque ne prenant pas le Gram, qui pousse sur agar et gélatine.
Georg Mayer a retrouvé le microbe de Schütz 7 fois sur 17 dans
le sang de chevaux malades, — mais il poussait seulement sur
sérum ascite-agar, et milieux de Kutscher (surtout sur le bouillon).

Absolument réfractaire au Gram, sans capsule, forme de lancette typique. Les cobayes peuvent être infectés (en adjoignant
une autre bactérie . Le sérum des chevaux malades agglutine
fortement ce microbe. Ce Strept., que certains regardent comme
un microc. catarralis, n'est pas encore définitivement admis comme
agent spécifique de la pleuro-pneumonie du cheval. Kitt, sceptique sur l'interprétation de Schütz et de Mayer, regarde plutôt le
microbe comme une pasteurellose, à qui s'appliquerait bien la
réaction de Gram négative.

Streptococcus acidi lactici Grotenfeld

Synonymie. — Il a reçu beaucoup de noms, d'abord
celui de Grotenfeld, qui l'a décrit. Puis Kruse l'a rapproché
des streptocoques. Auparavant il était classé dans le groupe
des bactériacés : Günther et Thierfelder le regardaient
comme un bâtonnet, que Leichmann avait distingué de
Bact. acidi lactici, sous le nom de Bact. lactis acidi, nom
déjà donné par Marpmann à un autre micro-organisme,

et Leichmann lui-même avait, à une autre espèce, donné le nom de Bacillus lactis acidi, ce qui donne une confusion pour les gens qui ne font pas de différence entre Bacterium et Bacillus. L... et N... l'avaient appelé Bact. Güntheri. Kruse l'a encore appelé Bacillus lacticis, Kozai, Bacillus acidi paralacticis. Actuellement, Löhnis propose Strept. lactis (Lister).

Malgré la facilité avec laquelle ce microbe prend la forme de bâtonnet, L... et N... pensent avec Kruse qu'il se rapproche des streptocoques.

Aspect microscopique. — Courts bâtonnets qui en imposent pour de gros cocci ovalaires de 1 μ de long sur 0,5 à 0,6 μ d'épaisseur, groupés par 2 ou en petites chaînettes, effilés en pointe ou arrondis aux pôles, très bien colorables par le Gram., non mobiles, aérobie facultatif. — **Cultures** : **Sur plaque de gélatine** : Colonies punctiformes, ne dépassant pas 0,5 mm. sur les milieux non sucrés, un peu grosses sur les milieux sucrés, toujours très délicates ; pas de liquéfaction (1). En **piqûre**, colonies seulement dans la profondeur — **Sur plaque d'agar** : dépôt transparent en fines gouttelettes de rosée, colonies plus épaisses sur agar sucré. Sur les milieux sucrés transparents, les colonies sont entourées d'un halo trouble. **Bouillon** non sucré, léger trouble ; sucré, trouble manifeste surtout s'il y a du lait ; pas de pellicule. **Lait** coagulé, réaction fortement acide, coagulum solide. Aux dépens de la lactose et du glucose il se forme de l'acide lactique droit : pas d'autre acide ni de gaz. La maltose, la saccharose, l'arabinose, la mannite, et la glycérine fermentent aussi plus ou moins, selon les races. **Sur pomme de terre.** Culture maigre. Selon Schweitzer, il y a 0,37 à 0,47 o/o d'acide formé. — **Pouvoir pathogène** manque. Heinemann, par des passages répétés, obtiendrait une augmentation de la virulence.

Habitat. — Dans tout lait spontanément coagulable, d'après Leichmann, Günther, Thierfelder et Kozai, L... et N... l'obtenaient sans cesse en culture pure sur plaque d'agar lactosée, en parlant de lait spontanément aigri au

____

(1) Dans une maladie des abeilles (Sauerbrut), Burri a trouvé une variété peptonisante de ce microbe.

froid. Il paraît être l'un des agents les plus fréquents de la fermentation lactique.

Pourtant Bact. acidi lactici paraît être encore plus abondant surtout quand le lait aigrit à la température de l'étuve : de même que microc. acidi paralactici liquefaciens halensis (micr. pyogenes albus?) de Kozai, qui produit de l'acide lactique droit. Sur les milieux ordinaires, on obtient des colonies de Strept. acidi lactici a peine visibles; c'est pourquoi il passe souvent inaperçu. Mais pour le déceler il est commode d'employer les milieux additionnés de lactose et de craie; il se forme ainsi des champs clairs autour des colonies productrices d'acide. Burri a trouvé dans un lait devenu visqueux, filant, à 37-40° et dans du fromage d'Emmenthal frais des micro-organismes qu'il n'a pu différencier de Bact. Gunther, c'est-à-dire de Strept. acidi lactici. L'aspect muqueux, filant du milieu de culture était la seule différence. Pour lui, le St. trouvé par Schmidt-Mülheim dans le lait visqueux est analogue. De même le **St. hollandicus** de Scholl, et le **Bacterium** lactis longi de Troïli-Petersson du lait visqueux suédois, ne paraissent être que des variétés du St. acidi lactici; — très proches aussi ou identiques (Lôhnis) au St. mucosus.

La fermentation de la choucroute est produite, au moins dans la règle, par un microbe, le **B. (Strept.) Brassicae** Wehmer, très proche du Strept. acidi lactici. Les recherches de Butjagin à l'Institut d'hygiène de Wurzbourg ont confirmé ce fait et établissent que les races isolées de la choucroute se distinguent de celles isolées du lait par une très légère faculté à coaguler le lait et à faire fermenter la lactose; la saccharose et la glucose fermentent bien. La production de gaz, dans la fermentation de la choucroute, est sous la dépendance de moisissures, et non sous celle de St. acidi lact., la pellicule de moisissures détruit l'acide (1).

---

(1) Conrad, à l'Intit. d'hyg. de Wurzburg, qui le premier s'est occupé de la fermentation de la choucroute, a décrit un bacille : Bact. Brassicae acidae voisin du B. coli, comme agent de cette fermentation. Il transforme le chou blanc en une choucroute aromatique, avec production de gaz, mais qui n'est pas la choucroute ordinaire ; peut-être est-ce un commensal de cette fermentation normale. Henneberg a décrit aussi un germe voisin du col. : B. Brassicae fermentatae. Henneberg.

La fermentation des cornichons serait due pour Ader-hold à un B. coli associé à un Str. acidi lactici, dont la race isolée produit de l'acide lactique inactif. Ankermith a cons-taté la présence très fréquente du « Bact. Güntheri », c'est-à-dire St. acidi lactici dans la panse du bœuf ; il pense qu'il y joue un rôle dans la digestion du fourrage.

Streptococcus mastiditis Guillebeau.— Synonymie. St. mast. sporadicæ Guill. Str. mast. epidemicæ Guill. Str. agalactiæ Ada-metz ; St. agal. contagiosae Kitt. St. de l'induration infectieuse du pis Nocard et Malleran. Micr. Sornthalii Adametz « Galt-coccus ».

Morphologiquement, c'est un Streptocoque pyogenes, tantôt en courtes tantôt en longues chaînettes, dont il n'est qu'une race biologique. C'est l'agent de la « Gelbengalt » mammite épidémi-que ou sporadique des vaches et des chèvres. Le lait devient très rare, jaunàtre, parsemé de coagulum floconneux et souvent de bulles de gaz. La forme en longues chaînettes semble plus viru-lente que celle en courtes chaînettes. Certains échantillons décom-posent énergiquement la glucose et la lactose avec dégagement de gaz, parmi lesquels, d'après Nencki, il y a surtout de l'acide paralactique droit et de l'acide carbonique (pas d'hydrogène), des traces d'acides gras volatils et de l'alcool. Cette décomposition du sucre occasionne une caséification défectueuse (lait caillé avec des gaz). La virulence et le pouvoir fermentatif de ces organismes sont très variables.

On a trouvé également des streptocoques dans l'écoulement vaginal des bovidés. La « fièvre de veau » des vaches est causée comme la fièvre puerpérale humaine tantôt par des streptocoques, tantôt par des microcoques, tantôt par des coli-bacilles.

Les espèces extraites par Henrici du fromage sont mal carac-térisées ; leur action vis-à-vis des sucres, du lait, de la pomme de terre et des animaux n'ayant pas été recherchée. **Strept. tyroge-nus albidus, magnus, granulatus, pallens, pallidus** Henrici et **Strept. cinereus** Zimmermam (ce dernier St. de l'eau courante) se distinguent par des signes dont la constance serait à prouver (aspect granuleux plus ou moins marqué sur les cultures en plaques, nature du trouble du bouillon, adaptation un peu diffé-rente à la vie aérobie et anaérobie). **Strept. stramineus** Henrici, qui pousse en couche brillante jaune-paille paraît être plus diffé-rent.

En général, il n'est pas possible de démontrer que les Str. isolés du lait soient pathogènes pour l'homme. Quand bien même il serait possible de reconnaître la virulence comme le co-rollaire de la faible action fermentative et de l'hémolyse, les expériences sur l'animal ne démontrent que la virulence pour l'animal. La présence de leucocytes par centrifugation du lait

(Trommsdorf) a une certaine valeur pour reconnaître la mas-tite. Il y aurait des pis atteints de mastite, dont le lait ne ren-drait pas malades les veaux qui les tètent (Trommsdorf). Leh-nis appelle **St. lactis inconnus** une variété qui ne donne ni acide lactique, ni gaz.

Streptococcus lanceolatus (1) GAMALEIA

(A P, 1888, p. 440.)

(Tab. 7)

Synonymie. — Diplococcus pneumoniæ A. Frankel et Weichselbaum, Dipl. de la scepticémie des crachats A. Frankel, Meningococcus lanceolatus capsulatus Foa et Bordoni-Uffreduzzi, Bact. pneumoniæ Migula, Micrococcus pyogènes tenuis Rosenbach.

Noms vulgaires. — Coccus encapsulé de la pneumonie, pneumocoque, coccus de la pneumonie de Frankel.

Aspect microscopique. — Cocci disposés par deux ou en courtes chaînettes de 4 à 6 éléments, arrondis ou — ce qui est particulièrement caractéristique,—en forme de *lancette* [7. VIII.]Le diplocoque possède une capsule manifeste, quand il vient du corps de l'animal où s'il est cultivé sur crachat stérilisé, sur mucus trachéal ou ensemencé dans du sérum de lapin liquide [7. VII]. Parfois certains éléments isolés possèdent de grandes dimensions et prennent la forme d'une massue, c'est-à-dire celle d'une grosse sphère suppor-tée par un col fin et délicat. Il ne s'agit d'ailleurs pas là de formes de durée.

D'après Kruse et Pansini, Lehmann et Neumann, on observe toutes les transitions avec le Streptocoque pyogènes, en ce qui concerne la forme des individus et la disposition des chaînettes.

Besoin d'oxygène. — Anaérobie facultatif.

Intensité de culture. — Pousse assez vite à 37° sans être luxuriant. A 22° très lentement, souvent pas du tout.

---

(1) Comme le nom Streptococcus pneumoniae a été appliqué par Wei-chselbaum à un Strept. pyogenes de la pneumonie, remplacer simple-ment le nom de Dipl.pneumoniae par celui de Streptococcus pneumoniae conduirait à la confusion d'après les règles de la nomenclature botani-que stricte. Le nom de Streptoc. lanceolatus est, au contraire, à la fois très vieux (1888), caractéristique et suggestif.

Gélatine en plaque. — *a*) Grandeur naturelle. Surface : Colonies arrondies, peu visibles, grisâtres, transparentes, qui atteignent un diamètre de 1 à 2 mm. en 4 jours. En profondeur : colonies très petites, arrondies, gris blanchâtre.

b) Grossissement de 70 Diam. : Surface : colonies rondes ou arrondies avec un bord presque lisse, incolores, très légèrement granulées. Quelquefois si délicates que, malgré l'éclairage le meilleur, on peut à peine distinguer le bord de la colonie de l'entourage [7 VI. e]. En profondeur : colonies rondes à bord lisse, un peu plus fortement granulées [7 VI. i].

Gélatine en piqûre. — Piqûre d'abord filiforme, plus tard moniliforme; croissance faible. Partie supérieure de la piqûre : minima, presque nulle [7 I]. Pas de liquéfaction (1).

Agar en plaque :

a) Grandeur naturelle ; comme sur gélatine en plaque.

b) Grossissement de 70 Diam. Surface : colonies arrondies, à bord lisse, parfois un peu frangé, délicatement ponctuées, un peu plus grossièrement que sur gélatine, incolores, transparentes [7 III]. En profondeur : colonies arrondies ou ovalaires (en pierre à fusil), à bord lisse, non transparentes, grises jusqu'à noir gris, plus grossièrement ponctuées que les colonies superficielles.

Agar en strie. — Traînée extrêmement délicate, transparente, gris-blanchâtre, brillant mat, souvent mal délimitée de l'agar. — Eau de condensation claire, avec dépôt blanchâtre très discret [7 II].

Culture sur sérum. — Traînée presque transparente, muciforme.

Agar ascite glycérinée. — Culture la plus luxuriante. Les colonies ont un bord lisse, parfois un peu surélevé en bourrelet ; elles sont, particulièrement chez les plus vieilles, grossièrement ponctuées, et même mûriformes. Elles ont dans ce cas une certaine ressemblance avec les vieilles

---

(1) Mac Callum et Hastings ont décrit sous le nom de **Microc. Zymogènes** une forme liquéfiante, faisant fermenter la lactose (analogie avec de certaines variétés rares de Str. pyogènes).

cultures de Microc. gonorrhoeæ, et même parfois avec les toutes jeunes cultures de Coli sur agar. — La culture sur gélose au sang est aussi à recommander. L... et N... confirment l'intensité de culture sur ce milieu. On doit s'habituer à l'aspect luxuriant des colonies. Celles-ci sont petites, gris verdâtre, plus tard vert intense, et atteignent la dimension d'une lentille, comme le St. mitior de Schottmüller. Ni l'un ni l'autre n'occasionnent d'hémolyse, ou fort légère (Supfle). Il semble que, sur sang gélosé, la forme lancéolée des cocci soit plus nette.

Culture en bouillon. — Courtes chaînettes droites, dépôt lâche non cohérent (Kurth), faible coloration. Pousse mieux sur bouillon sucré (1).

Culture sur lait. — Lait coagulé, ce caractère manquerait rarement d'après Kruse et Pansini. Dans le lait une petite quantité d'acide prend naissance.

Culture sur pomme de terre. — Ne pousse pas.

Vitalité dans les cultures. — Durée de vie très courte (souvent seulement quelques jours) disparition encore plus rapide de la virulence. Culture luxuriante dans le bouillon, mais vitalité bien plus éphémère (2).

Résistance à la Dessiccation. — Résiste dans le sang desséché pendant 45 jours et dans les crachats desséchés jusqu'à 120 à 140 jours à la lumière diffuse, mais à la lumière directe du soleil, seulement 9 à 12 heures. Germano dit que, desséché sur des fils, le pneumocoque reste vivant pendant 1 an et 4 mois et virulent pendant 1 an.

Le taurocholate de soude — en solution fraîche aqueuse à 5 ou 10 o/o mélangé en parties égales à une culture en bouillon âgée de 24 heures dissout le St. lanceolatus immédiatement ou en quelques minutes, éclaircit le bouillon trouble, — comme avec le St. mucosus — tandis que St. pyogenes n'est pas dissous.

Réactions chimiques. — Fawitzky a isolé trois fois

(1) Les milieux solides sucrés ne fournissent pas de meilleure culture.
(2) Fernand Bezançon et Vincent Griffon ont montré que le Pn. ensemencé dans le sérum du lapin vieux peut rester vivant pendant deux mois et plus. Il en est de même, si on l'ensemence sur sang gélosé. (Note du traducteur.)

des races qui produisaient surtout sur bouillon un pigment rouge brique (1). (Voyez Strept. pyogènes.) Des cultures filtrées ou tuées et non filtrées contiennent une toxine mais relativement en petite quantité. Pour le reste, il est en tout semblable à Strept. pyogènes. Aux dépens du sucre, il forme de l'acide. Hiss indique comme moyen de différenciation la formation d'acide sur sérum de bœuf alcalinisé avec ou sans addition d'inuline par le St. lanceolatus et le St. mucosus, mais non par le St. pyogenes.

Richard Lévy confirme l'absence de coagulation du lait pour St. pyogenes, mais il ne l'a pas trouvé non plus constamment pour St. lanceolatus et St. mucosus. Sur agar inulinée (Inuline et teinture de tournesol), St. lanceolatus doit donner des colonies rouges, St. pyogènes, Micr. pyogènes, Micr. catarrhalis, Micr. tetragenus, le Pseudodiphtérique ne doivent rien donner comme coloration (Ruediger). Sur agar nutrosée lactosée St. lanceolatus et mucosus doivent être roses, St. pyogènes incolore, selon E. Fraenkel. Lévy discute cette opinion.

Habitat. — *a*) En dehors de l'organisme : on ne l'a pas trouvé.

b) Dans l'organisme sain : dans la salive fréquemment; dans le poumon d'après Dürck (ceci est discuté par d'autres auteurs);

c) Chez l'homme malade, c'est l'une des espèces pathogènes les plus importantes. On la trouve dans les différents processus inflammatoires particulièrement dans ceux qui frappent les muqueuses ou les séreuses; il peut produire aussi la suppuration. Il cause principalement : la pneumonie croupale et catarrhale, la pleurésie (même la pleurésie séreuse non suppurée (Michaelis) la péricardite, l'endocardite, la péritonite, l'otite, la méningite, la conjonctivite, l'ulcère serpigineux de la cornée ; plus rarement la néphrite, la périnéphrite, la métrite, le pyosalpinx, la thyroïdite (strumite), la parotidite, l'amygdalite, les arthrites (2), l'os-

____

(1) Süpfe a isolé d'un cas d'otite moyenne un St. qui donne un pigment brun.

(2) D'après Dungern et Schneider, il serait l'agent du rhumatisme chronique déformant (M. m. W., 1898, n· 43.)

téomyélite, la périostite et les abcès, et la septicémie généralisée. Il pourrait causer aussi l'érysipèle (Schürmeyer, CB. XII, 183). Dans beaucoup de ces cas morbides, on trouve le St. lanceolatus dans le sang (Frænkel, Festschrift für Leyden, Bd. III, 105). Schottmüller le trouve dans le sang dans 28 o/o des cas de pneumonie. Très fréquemment St. lanceolatus (toujours plus difficile à cultiver) est accompagné ou renforcé par d'autres agents inflammatoires : St. mucosus, pyogènes, Staphylocoques, etc. Schottmüller le trouve associé au St. mucosus dans 5 cas sur 100 de pneumonie; la présence du pneumocoque dans le sang ne semble pas être en rapport avec la gravité de la maladie. Le St. lanceolatus passe très fréquemment dans le lait et l'urine des malades.

Sur le rôle de St. lanceolatus dans la méningite cérébrospinale, voy. Micr. intra-cellularis.

Recherches expérimentales sur le pouvoir pathogène (1). — *a*) Chez les animaux : parmi ceux-ci, le lapin et la souris sont particulièrement sensibles, le rat et le cobaye (2) beaucoup moins, le mouton (3), le chien et le chat très peu, et les oiseaux (4) pas du tout.

La souris succombe en 12 à 24 heures par septicémie après inoculation sous-cutanée : tuméfaction de la rate, yeux troubles; dans le sang : de nombreux diplocoques. On peut aussi produire la pneumomie chez les souris par inhalation; chez le lapin l'inoculation sous-cutané et plus rapidement encore l'inoculation intraveineuse de culture très virulente produit de même une scepticémie avec fièvre et splénomégalie; la mort survient en 48, 24, 12 et même 5 heures. Des cultures atténuées produisent, selon le lieu d'inoculation, de la pneumonie avec pleurésie, de la péritonite, etc. Honl recommande comme moyen de diagnostic et de démonstration l'inoculation des crachats sous la peau de l'oreille

(1) La virulence est très variable et disparaît très rapidement dans les cultures. Pour conserver la virulence de St. lanceolatus pendant 2 mois environ, Bordoni Uffreduzzi recommande de dessécher de sang des lapins infectés par ce microbe. Foâ conseille de mettre le même sang pendant 24 heures à l'étuve, puis de conserver au frais.

(2) Stefansky a décrit une épizootie à St. lanceolatus chez le cobaye (C. B, XXX, 20). La mort spontanée des cobayes est souvent causée par le pneumocoque.

(3) Gaertner a signalé une épidémie du mouton avec St. lanceolatus.

(4) Pour causer une maladie des poules.

du lapin. La mort survient en 2 à 3 jours ; on trouve l'agent de l'infection, très abondant et avec sa capsule typique, dans la sérosité œdémateuse que l'on obtient en ponctionnant l'infiltration au-dessous de la mâchoire inférieure. Neufeld a obtenu sur l'oreille du lapin de beaux érysipèles en inoculant des cultures pures.

b) Chez l'homme : l'injection sous-cutanée de 0,1 à 0,2 cm. de culture virulente sur 7 hommes n'a pas eu d'action bien manifeste. On n'a observé, en dehors des symptômes locaux, qu'un peu de fièvre et de céphalalgie.

Toxine, Immunité et Immunisation. — Les indications contradictoires des auteurs démontrent qu'il se forme dans les cultures de l'ectotoxine et de l'endotoxine, cette dernière semblant être plus importante au point de vue de l'immunité. L'Immunisation peut être obtenue chez le cobaye, le lapin, le cheval. Neufeld a produit une forte immunité contre des races les plus virulentes chez le lapin par une seule injection.

Les méthodes d'immunisation employées ont été très différentes. On a cherché à réaliser l'immunité avec les crachats de pneumoniques, avec du pus stérile, les cultures sur agar, l'extrait glycériné filtré, des cultures en bouillon non filtré, de l'extrait glycériné de cultures chauffées, du sérum de chien, du tissu pulmonaire humain hépatisé, de l'extrait glycériné de l'intestin de lapin mort de pneumococcie, des cultures chauffées en présence d'iode, etc.

Le résultat des tentatives de traitement par du sérum sont discordants chez les animaux, mais on a noté de très bons résultats (Foa, Carbone, Emmerich, Fawitzky, etc.). Pane a réussi à protéger le lapin avec 3 cm³ de sérum spécifique d'âne, contre 20.000 fois la dose toxique. Chez l'homme les résultats sont contradictoires. Foa et Carbone s'en sont occupés les premiers. Klemperer expérimente le sérum sur lui-même, puis plus tard sur des malades avec bons résultats. Beaucoup d'auteurs font des réserves. On a employé 10 à 20 jusqu'à 150 ou 200 cmc de sérum. Neisser employait 50 à 130 cm³ de sérum de convalescent.

Les recherches de Römer sur le traitement sérothérapique de l'ulcus serpens sont particulièrement intéressantes.

Le sérum fut appliqué en injection soit sous-cutanée, soit sous-conjonctivale, ou instillé dans l'œil. L'immunisation active et passive semble donner de bons résultats (Römer). Nedden n'attribue à cette méthode qu'une valeur prophylactique.

Agglutination. — On a observé l'agglutination de cultures de pneumocoques par le sérum d'animaux immunisés ou de gens ayant (au moins depuis 3 ou 4 jours) une pneumonie ou l'ayant eue. L'agglutination telle qu'elle a lieu pour les autres streptocoques ne réussit pas ici. Heyrovsky a montré qu'elle était plus nette avec des formes dégénérées qu'avec des formes vivantes. Il emploie pour cela des cultures en bouillon glucosé séjournant d'abord 12 à 20 heures à l'étuve à 37°, puis ensuite quelques heures à la température de la chambre. Collin veut diviser les différentes races de pneumocoques d'après la réaction agglutinante. Les différences ne doivent pas être bien typiques. La recherche de la déviation du complément est sans valeur (Isubolinsky). Fernand Bezançon et Vincent Griffon ont depuis 1895 montré que l'agglutination du pneumocoque est possible par le sérum des pneumoniques. Le séro-diagnostic est donc possible, mais le pouvoir agglutinant n'apparaît parfois qu'au moment de la crise. Le procédé à employer est le suivant. On recueille aseptiquement un peu de sang dans la veine du pli du coude, et on laisse exsuder le sérum qu'on porte aseptiquement dans un tube stérile. On y ensemence le pneumocoque, qui, au lieu de troubler le sérum, comme il arrive quand il s'agit d'un individu sain, forme un dépôt au fond du tube, le reste du sérum demeurant clair. Au microscope le Pn. muni de belles capsules est disposé en chaînettes de 4 à 6 éléments. Cette réaction présente des degrés. Elle est au maximum quand on l'a pratiquée avec le pneumocoque isolé de la bouche même du malade. Ces belles recherches parlent en faveur de la spontanéité de la pneumonie : en d'autres termes, on fait une pneumonie avec son pneumocoque saprophyte. (Add. du traducteur.)

Méthodes diagnostiques de culture. — On isole le St. lanceolatus en inoculant le crachat rouillé de la pneumonie à une souris ou à un lapin, puis en ensemençant le sang du cœur de l'animal sur des plaques d'ascite agar ou d'agar glycérinée. On peut aussi l'isoler par ensemencement direct de l'ulcus serpens de la cornée. Il cultive aussi sur gélose ordinaire. Mais le meilleur milieu est la gélose au sang. On peut aussi pratiquer la réaction du taurocholate de soude.

[Pour F. Bezançon et V. Griffon, le meilleur moyen de diagnostic est l'ensemencement du Pn. isolé par le passage à la souris, dans le sérum de lapin *jeune*, où il présente des capsules typiques] (Add. du Traducteur.)

Formes et sous-espèces de St. lanceolatus

Comme pour le St. pyogènes, il existe ici beaucoup de variétés qui ne diffèrent entre elles que par des signes morphologiques ou biologiques très minimes. Kindborg, frappé de cette variabilité, pense que le « Pneumocoque » n'est pas une unité, mais une pluralité de variétés très voisines. Il est même parfois impossible de différencier d'une façon absolue, dans certains cas, St. lanceolatus, St. pyogenes et St. mucosus, à cause des formes intermédiaires. Norris et Pappenheimer pensent même que les caractères invoqués, la fermentation par exemple, sont insuffisants. Des formes intermédiaires entre St. mucosus et lancoelatus ont été signalées par Richardson et Longcope, Hiss, Park et William, etc.

Streptococcus mucosus (Howard et Perkins)
Tab. 6. IV et 7 IX-XI

Synonymie. — Streptococcus mucosus Schothmüller, Streptococcus mucosus capsulatus Buerger, Strept. lanceolatus var. mucosus Park et Williams.

Nom vulgaire. — Streptocoque encapsulé, Streptocoque muqueux.

Aspect microscopique et cultures. — Gros cocci arrondis groupés par 2 ou 4, rarement plus, entourés par une capsule commune épaisse, chaînettes très rares : on en voit pourtant de 10 à 14 éléments sur les frottis, et 30 éléments, dans les cultures ; les cocci sont ronds, parfois ovalaires, et rappellent alors le pneumocoque. Variable d'ailleurs suivant les races [tab. 7. VI]. Dans les cultures on trouve le plus souvent des chaînettes courtes, droites, dont les éléments semblent aplatis par pression (division) [tab. 7. X].

La capsule se présente d'une façon caractéristique avec une solution de fuchsine. Elle reste incolore ou colorée faiblement en rosé, comme celle du pneumocoque. Il n'est pas nécessaire d'employer d'autres colorants pour le mettre en évidence. Cependant on obtient de très beaux aspects en colorant avec le violet de gentiane et en différenciant faiblement avec l'acide acétique à 1 0/0. Le Strept. mucosus se colore par le Gram, mais certaines de ses variétés ne le prennent pas (R. O. Neumann).

Le signe caractéristique par lequel le St. mucosus se laisse reconnaître immédiatement sur les plaques est l'aspect vitreux en goutte d'eau des colonies élevées, transparentes ou légèrement troubles, qui atteignent jusqu'à 2 m. de grandeur. Lorsque beaucoup de colonies siègent les unes à côté des autres elles deviennent facilement confluentes et comme réunies par une masse muqueuse, comme si l'on avait éternué sur le milieu de culture.

A un faible grossissement, à 30 Diam., les colonies sont transparentes à bord lisse, incolores, grossièrement granuleuses au centre; elles ressemblent à de jeunes colonies de Friedlaender [7. IX]. Elles poussent sur gélatine, sur agar, sur gélose glycérinée, sur sérum, sur sérum de Lœffler, sur gélose ascite. Le mucus humide se dessèche en quelques jours, de telle sorte qu'il reste seulement une pellicule à peine visible. Aspect variable suivant les races dans le bouillon. Tantôt il se trouble rapidement, tantôt non, tantôt, il y a un dépôt nuageux, tantôt un dépôt granuleux et sablonneux sur les parois du tube. Le lait est le plus souvent coagulé en quelques jours. Une peptonisation secondaire du coagulum a rarement lieu. Selon Arzt, dextrose, lévulose, lactose et saccharose fermentent, l'inuline et l'inosite très peu ; sur agar lactosée tournesolée, peu ou pas de culture, pas de réaction acide. Cependant Salomon observe une réaction acide sur ascite agar lactosée. Pas de gaz, pas d'hydrogène sulfuré, pas d'indol. La gélatine n'est pas liquéfiée.

Vitalité dans les cultures. — Dès que l'enveloppe muqueuse est desséchée sur les plaques ou les tubes inclinés (2 à 3 jours), la culture n'est plus repiquable. On a l'impression que les cultures ont une vitalité plus longue en anaérobie. Aussi en piqûre sur gélatine ou agar, elles restent vivantes une semaine. Même par des repiquages réguliers, on ne peut guère conserver une culture plus de 2 mois. Desséché sur des fils, le St. mucosus peut rester 5 mois vivant selon Heim.

Habitat.—Rencontré seulement jusqu'ici chez l'homme et chez l'animal. Dans la pneumonie fibrineuse franche, dont il paraît parfois être l'agent (Fraenkel, Schottmüller.) Dans le mucus nasal et le mucus pharyngé (R. O. Neumann, Schumacher; dans l'otite (Supfle, Heine, Schottmüller); Dans la méningite otitique (Schottmüller, Schumacher); dans la coqueluche (B. Fischer) d'une façon générale dans les processus mucopurulents qui offrent des conditions d'anaérobiose.

Pouvoir pathogène. — Très pathogène pour la souris, mais le rat et le cobaye et le lapin sont aussi très sensibles, par la voie intrapéritonéale ou sous-cutanée. La mort survient en 24 heures le plus souvent, parfois en 2 ou 4 jours. Des fractions de milligramme suffisent pour causer la mort; habituellement, à l'autopsie, on trouve que l'inoculation ait été sous cutané ou intrapéritonéale, une péritonite très intense. Les organes sont couverts par de la fibrine coagulée, l'exsudat filant trouble est rempli de streptocoques encapsulés. Au lieu d'inoculation, il y a de l'œdème gélatineux.

La virulence peut se conserver pendant des mois, malgré beaucoup de repiquages. Les animaux qui par hasard ont survécu à une injection sous-cutanée meurent pourtant d'une injection intra-péritonéale. (Burger).

Parenté avec le St. lanceolatus. —Rich. Lévy, comme Park et Williams, tiennent le St. mucosus pour une forme mucogène du St. lanceolatus, dont il partage les caractères biologiques et pathologiques. Il est comme lui dissous par le taurocholate de soude.

SOUS-ESPÈCES FORMES VOISINES DU STR. MUCOSUS

Il y a aussi bien pour St. mucosus que pour le St. pyogènes et le lanceolatus des formes voisines qui ne s'en distinguent que par des différences culturelles ou biologiques. Ces races qu'ont observées Howard et Perkins, Bürger, Schottmüller, B. Fischer, Schumacher, R. O. Neumann, Heim, Süffle, sont probablement identiques. Malheureusement toute une série d'autres streptocoques analogues sont insuffisamment décrits pour pouvoir les reconnaître avec certitude, pourtant ils appartiennent au groupe de St. mucosus, par exemple comme le streptocoque décrit par Bonome dans l'exsudat de la méningite cérébro-spinale ; et le « St. pyogènes de Besser », le **St. capsulatus** de Binaghi, dont les colonies sont transparentes, le **St. aggregatus**, isolé de la bouche par Seltz, dont les colonies sont humides, muqueuses, en grain de sagou, et le **Strept. involutus** trouvé par Kurth comme commensal dans la fièvre aphteuse des bovidés. Ce dernier se développe en sérum liquide ou en sérum-bouillon, dans la partie supérieure du tube comme une couche crémeuse jaune clair, qui tout d'abord ressemble à tout autre chose qu'à un microbe ; mais à un examen plus attentif, on reconnaît que les masses cireuses, brillantes, sont constituées par des zooglées de streptocoques qui sont entourés par des capsules énormes considérablement gonflées. Le meilleur milieu est le sérum de veau ; pourtant on a de belles capsules aussi dans le sérum de mouton. Sur des plaques d'agar (10 cm³ fondue à 40°) et de sérum (2 cm³) à 40° (non stérilisé par le chloroforme), il se forme autour de chacune des petites colonies un champ de granulations, fortement réfringentes, qui sont constituées vraisemblablement de la même masse et représentent aussi la capsule de cellules isolées, Kurth ne sait comment ces boules prennent naissance, ni en quoi elles consistent. Kurth a trouvé des aspects analogues avec des races qui n'ont rien à faire avec la fièvre aphteuse des bovidés.

San Félice a retrouvé ce même streptocoque dans la fièvre aphteuse et Behla dans les secreta de la bouche des enfants.

Richardson et Longcope ont isolé l'un d'un abcès de la paroi thoracique, au cours de la pneumonie, l'autre d'une ostéite purulente, des streptocoques qui semblent représenter une forme de transition entre St. mucosus et St. capsulatus.

Streptococcus mesentérioides Cienkowski (Migula).

Synonymie : Leuconostoc mésentérioides Cienkowski.

Nom vulgaire : Champignon du frai de grenouille de la fabrication du sucre.

Ce micro-organisme végète comme le Strept. pyogenes (1) microcospiquement et macroscopiquement sur les milieux dépourvus de sucre ; au contraire, en piqûre sur gélatine

---

(1) Liesenberg et Zopf appellent cette forme **Strept. Mesenterioides var. nuda.**

sucrée (glucose ou saccharose), il pousse à la surface en
une couche luxuriante constituée par des masses gélatineuses
épaisses et blanchâtres, qui brillent comme du verre à leur
sommet » et sur le trajet de la piqûre comme une stalactite volumineuse. Les colonies sont d'abord d'une dureté
cartilagineuse, elles deviennent ensuite humides, et enfin
molles comme de la bouillie. Cultivé en plaques sur un
milieu glucosé, les colonies superficielles sont opulentes,
verruqueuses, et s'étendent en une pellicule plissée, les
colonies profondes sont d'abord lisses, plus tard verruqueuses et semblables à des grains de sagou.

Microscopiquement la forme cultivée sur milieu sucré
présente une enveloppe (capsule) gélatineuse épaisse et
compacte.

Les capsules gélatineuses résistent 15 minutes à une
température de 75°; toutes les variétés de sucre usitées
ordinairement fermentent en produisant des gaz et de l'a-
cide; le lait est coagulé. Le microbe cause fréquemment
dans les fabriques de sucre une décomposition des solutions sucrées (maladie du frai de grenouille) très nuisible
pour l'industrie. (Voyez Schone C. B. 66.) Un micro-organisme producteur de dextrane, **Strept. hormensis** Bockhout, qui a été trouvé par Bockhout en Hollande dans le
lait devenu sucré, paraît être voisin ou identique.

Leuconostoc Lagerheimii Ludw est constitué par des petits
(0,6 à 0, 8 *μ*.) cocci dans une épaisse capsule gélatineuse; il
cause la fermentation alcoolique de l'écoulement glaireux des
chênes. Cet organisme se présente aussi sans capsules, comme
un court bâtonnet cilié.

Sous le nom de **Leuconostoc hominis**, Hlava a décrit un streptocoque trouvé 20 fois dans la scarlatine, l'angine, le coryza, la
diphtérie, et la bouche saine; sur les cultures il montre de grosses capsules épaisses, surtout sur milieux sucrés. Il fut pathogène une seule fois. Il s'agit d'une forme du type mucosus.

2 *Sarcina* (GOODSIR).

Les cellules se divisent (au moins sur des milieux appropriés : décoction de foin, bouillon) régulièrement et suc-

cessivement suivant les 3 plans de l'espace, et restent réunies en plus ou moins grosses familles cubiques (1).

Les limites de ce genre ne sont pas absolues, bien que les véritables sarcines soient tenues par certains auteurs (Naegeli) pour un genre particulièrement naturel. Beaucoup d'espèces n'affectent la disposition caractéristique des individus en cubes que sur des milieux de culture déterminés ; d'ailleurs cette faculté semble pouvoir être perdue et acquise (Sarc. rosea). Chez les espèces, dont la disposition en cubes n'est pas absolue, on peut toujours douter s'il s'agit d'une sarcina ou d'un micrococcus. Nous sommes persuadés que le genre sarcina est relié au genre micrococcus par une chaîne ininterrompue de formes de transition, que l'on peut classer selon son gré d'un côté ou de l'autre. Nous en donnerons des exemples (2).

Avant de donner le tableau de détermination et de diagnostic des espèces, nous ferons quelques remarques préalables. Toutes les sarcines que nous avons étudiées poussent — mais parfois d'une façon assez maigre — en anaérobie et produisent dans ce cas de l'hydrogène sulfuré en quantité minime ou importante. En aérobie, H^2S prend naissance sur bouillon peptoné à 2 o/o, non pas dans tous les cas ; nous indiquerons spécialement quand il s'en forme des quantités notables. Il y a toujours production d'un peu d'indol. Sur bouillon additionné de glucose, il se forme, à de très légères exceptions près, en 6 jours, une petite quantité d'acide (acide lactique, environ 0,8 cmc d'acide normal pour 100 de bouillon. Certaines espèces transforment l'urée en carbonate d'ammoniaque.

Il est indubitable que les sarcines peuvent causer l'acidification et du trouble dans la bière (Lindner). Schönfeld a isolé du fumier de cheval des sarcines analogues à celles

(1) Nous appelons un groupe de 8 cocci ordonnés en cube un *paquet*, une réunion cubique de paquets, une *balle de paquets*, une réunion irrégulière de paquets, un *amas de paquets*.

(2) Une forme intermédiaire entre Sarcina et Bactérium est représentée par une espèce intéressante parasite des algues marines, **Sarcinastrum Urosporae** V. Lagerheim (C. B. L. VII, 24), 8 bâtonnets à division longitudinale se désagrègent ultérieurement en un amas compliqué sarciniforme.

de la bière. D'après Claussen, on peut isoler sur milieux acides deux espèces de la bière : **Pediococcus** (1) **damnosus** et **perniciosus**, qui ne poussent pas du tout sur les milieux alcalins.

Toutes les sarcines se colorent bien par le Gram (2); la coloration par une solution de fuchsine et décoloration par l'acide acétique fournit aussi de belles images. Mais il est important de faire toujours l'examen d'une préparation fraîche en goutte pendante. — Il faut bien se garder de confondre des tétrades ou un cube de 8 cellules avec des cellules isolées de grande taille, ce qui se produirait assez facilement, si l'on colorait d'une façon trop brutale.

Nous ne donnons pas d'indications sur les dimensions des cellules chez les sarcines, parce que nous avons trouvé des résultats particulièrement inconstants. On a l'impression comme si les cellules grossissaient souvent très fortement, et se divisaient ensuite très rapidement en 8 segments.

L... et N... n'ont jamais trouvé d'endospores, excepté chez Sarc. pulmonum Hauser. Ellis en a trouvé aussi, et les a très exactement étudiées chez Sarc. Ureae Beijerinck. Dans ces deux espèces, les spores sont sphériques; à maturité, elles sont encore pendant longtemps entourées de la membrane de la cellule maternelle.

L... et N... n'ont pas pu observer de mouvement propre indubitable chez aucune des sarcines étudiées par eux, à l'exception de Sarc. pulmonum ; mais on constate, au contraire, un mouvement moléculaire très intense qui persiste dans une solution de sublimé. La Sarc. mobilis Maurea décrite par Kral paraît être immobile et dépourvue de cils. A. Meyer et Ellis ont démontré que toutes les espèces de sarcines exactement observées montrent, après environ 40 à 50 heures, un mouvement qui est produit par des cils. Chaque cellule possède de 1 à 4 cils toujours longs et on-

(1) Certains auteurs appellent Pédiococcus des formes en cocci qui sont réunies par des surfaces demi-planes.
(2) Nagano (C.B.O. XXXII, 341) a décrit une sarcine intéressante poussant sur les milieux ordinaires, qui a peut-être des rapports avec le gonocoque, et qui se décolore le plus souvent par le gram.

dulés, colorables par la méthode de Lœffler, ainsi que nous l'avons figuré pour Sarc. pulmonum [T. 11, fig. X].

La culture sur milieux liquides (décoction de foie et bouillon) favorise pour beaucoup d'espèces la formation des tétrades et des paquets, alors que ces formes n'apparaissent d'ordinaire que difficilement ou pas du tout. Si aucune tétrade, aucun paquet ne se produisent sur ces milieux, on cultivera en vain sur milieu solide. L'aspect macroscopique des cultures en bouillon ne peut guère servir à déterminer l'espèce ; dans la plupart des cas, en effet, il se produit dans le bouillon resté clair un dépôt plus ou moins visqueux ou grumeleux, et l'aspect de ce précipité varie dans une même espèce : tantôt, il se forme au fond du tube, ou bien à la fois au fond et sur les parois, sans que le bouillon se trouble ; tantôt, le bouillon se trouble, et le précipité apparaît plus ou moins tardivement. — Le bouillon acquiert avec certaines espèces (S. Alba), mais non toujours, une consistance gommeuse, filante, caractéristique.

La description suivante est établie d'après les propres recherches de L... et N... et du Dr Strubenrath (Monographie : Le genre Sarcina, Münich, 1897), où l'on trouvera toutes les indications bibliographiques.

Il nous est impossible d'entrer dans le détail des très nombreuses espèces décrites par Henrici (1) et par Gruber (2) : Stubenrath a démontré que ces auteurs nous ont dotés de beaucoup de noms, mais sans faire avancer beaucoup nos connaissances.

Clef pour la détermination des Sarcines.

I. — Sans formation de pigment sur agar et gélatine.

a) Culture sur pomme de terre : délicate, d'emblée brun jaune. Culture sur gélatine et agar : délicate, crénelée et plissée. Formation de spores.

S. pulmonum Virchow, p. 188.

b) Culture sur pomme de terre reste toujours blanche, blanc grisâtre.

(1) Henrici : Beitrag zur Bakterienflora des Käses (A. K. Bd. I, 1).
(2) Gruber : Die Arten dern Gattung Sarcina (A. K. Bd. I, p. 241).

α. Culture sur gélatine en plaque, à $\dfrac{60}{1}$, granuleuse, à grains moyens. Gélatine non liquéfiée ; culture blanche luxuriante sur gélatine et particulièrement sur agar. Des balles de paquets seulement sur décoction de foin ; sur milieux solides, seulement des tétrades. Pathogène pour les animaux.

S. tetragena (Gaffky et Koch) Migula, p. 190.

β) Culture sur gélatine en plaque, à $\dfrac{60}{1}$, très finement granuleuse. Liquéfaction faible. Ne forme pas de grosses balles de paquets régulières.

S. alba Zimmermann, p. 196.

γ) Culture sur gélatine en plaque, à $\dfrac{60}{1}$, granuleuse, à grains moyens. Liquéfaction rapide. Forme de belles balles de paquets régulières.

S. canescens Stub. p. 195.

II. — Sur agar et gélatine, gris jaune, jaune verdâtre jusqu'à jaune de chrome.

a) Culture sur gélatine en plaque, à $\dfrac{60}{1}$, très finement granuleuse. Culture sur pomme de terre chromogène et brillante, ne forme pas de grandes balles de paquets régulières.

S. flava de Bary rev, Lehm. et Stub., p. 195.

b) Culture sur gélatine en plaque, à $\dfrac{60}{1}$, granuleuse à grains moyens. Forme de belles balles de paquets régulières. Ce groupe renferme tous les intermédiaires entre flava et lutea, et entre les formes jaunes et les formes blanches.

α) Culture sur pomme de terre : d'abord gris sombre, puis plus tard brun-jaune.

S. livido lutescens Stub., p. 195.

β) Culture sur pomme de terre dès le début jaune grisâtre, d'ordinaire très semblable à la précédente.

S. equi Stub. p. 195.

γ) Comme S. equi, mais (voyez p. 196) mobile, au moyen de longs cils ; parfois un peu fluorescente.

S. mobilis Maurea, p. 196.

c) Culture sur gélatine en plaque, à $\dfrac{60}{1}$, grossièrement granuleuse. Forme des balles de paquets régulières, grosses, particulièrement belles. Culture sur pomme de terre dès le début d'un beau jaune-citron.

S. lutea Flugge rev. Lehm. et Stub., p. 193.

III. — Sur agar et gélatine : Jaune orangé.

S. aurantiaca Flügge, p. 196.

IV. —Sur agar et gélatine : brunâtre jusqu'à brun jaune.

a) Culture en strie sur agar, humide large, brun fauve.

S. cervina Stubenrath, p. 198.

b) Culture en strie mince, finement crénelée et plissée, brun jaune, transparente.

S. fulva Stubenrath, p. 190.

V. —Sur agar et gélatine : rose ou rouge vif.

a) Sur gélatine et agar en strie : rose ; forme sarcine observée seulement sur décoction de foin.

S. rosea Schröter rev. Zimm., p. 198.

b) Sur gélatine et agar, rouge vif. Forme sarcine observée seulement une fois (L... et N...) sur décoction de foin.

S. erythromyxa Král., p. 198.

Si l'on ne tient pas compte du pigment, au sujet de la variabilité duquel nous pourrons donner deux exemples frappants (S. variabilis et S. mobilis), il semble qu'on puisse établir la parenté naturelle suivante :

1. Sarcina flava dont la forme blanche est S. alba.
2. Sarcina equi, dont la forme blanche est S. canescens.

Entre equi et canescens, S. livido-lutescens et S. variabilis établissent une transition.

Les espèces Sarcina flava equi, lutea, forment une série dans laquelle l'aspect granuleux des cultures et la grosseur des balles de paquets progressent; la série Sarcina alba, variabilis, canescens offre une marche toute parallèle des mêmes caractères (1).

Sarcina pulmonum Virchow, Hauser
[11, VI-IX.]

Aspect microscopique. — Sur les différents milieux, se dispose en balles de paquets assez irrégulières, et seulement très petites.

Mobilité propre. — Les jeunes cultures présentent un mouvement propre de tournoiement (Hauser) produit par des cils serpentiformes, longs, peu nombreux. Les vieilles

---

(1) Nous n'avons pas décrit une **Sarcina ventriculi** Goodsir, parce que la description donnée par Falkenhain (Arch. exp. Path. XIX), copiée par Grüber, ne se différencie pas nettement de nos formes, et, comme Oppler l'a montré, parce que l'estomac contient toute une série de sarcines. Pour plus de détails, voyez Stubenrath.

cultures, et d'ailleurs aussi très souvent les jeunes, ne présentent aucun mouvement.

Conditions de culture. — Très lente, même à la température de l'étuve.

Gélatine en plaque. — *a*) Grandeur naturelle : Colonies extrêmement petites, arrondies, gris blanc jaunâtre, ponctiformes. — *b*) Grossissement de 5o diam. Colonies superficielles : au début arrondies, à bord lisse, grises, presque opaques, semblables aux colonies de la profondeur. Au bout de 2 ou 3 semaines, les parties périphériques de la colonie se désagrègent, par suite de l'enfoncement de celle-ci, puis la colonie apparaît déchiquetée, transparente particulièrement sur les bords, et grumeleuse. On ne peut distinguer de paquets. Coloration grise. — Colonies de la profondeur : arrondies, grises, opaques, homogènes. [11, VIII.]

Gélatine en piqûre. — Tout d'abord filiforme, très longtemps après grumeleuse, grise ou gris-jaunâtre. Partie supérieure : large de 2 à 3 mm.; au bout de 20 jours, transparente, grise, arrondie dentelée, brillant mat. Plus tard, elle commence à s'enfoncer. [11, V.]

Agar en strie. — Limitée à la strie. Assez maigre. Blanc grisâtre. Transparente, plissée et découpée, constituée habituellement par des fines granulations isolées. Eau de condensation claire cave très faible dépôt. [11, VII, et 10, II.]

Culture en bouillon. — Clair, dépôt léger, grumeleux.

Culture sur lait. — Lait très lentement clarifié sans coagulation préalable.

Culture sur pomme de terre. — Culture très pauvre. Dépôt de 3 à 4 mm. de large au bout de 3 ou 4 semaines. gris jaune ou brunâtre, brillant, se distinguant mal de la pomme de terre. [11, IX.]

Spores. — Spores rondes typiques, observées d'abord par Hauser, faciles à mettre en évidence par la coloration spéciale des spores.

Habitat. — Seulement jusqu'à présent dans les voies aériennes de l'homme, par exemple chez les phtisiques, où elle semble un saprophyte inoffensif non pathogène pour les animaux, d'après Hauser.

Sarcina fulva (STUBENRATH).

Très semblable à la précédente, mais ne possède pas de spores.

Mêmes caractères que la précédente, comme aspect microscopique, et comme consistance, liquéfaction, etc., sur tous les milieux; elle est cependant jaune brunâtre ou brun rougeâtre et transparente sur agar et gélatine, tandis que, sur pomme de terre, on ne peut la distinguer de S. pulmonum. Le bouillon est trouble, avec dépôt visqueux, puis granuleux. Il donne naissance en anaérobie à H² S, sur bouillon sucré et lait à une quantité assez riche d'acide. Forme sur tous les milieux des amas et des balles de paquets, mais de grosseur modérée.

On a cultivé à Wurzbourg plusieurs fois du contenu stomacal, et une fois du smegma préputial, une espèce poussant très lentement.

Sarcina tetragena (KOCH et GAFFKY) MIGULA.
[Tab. 12].

Synonymie. — Micrococcus tetragenus Koch et Gaffky. M. tetragenus septicus Boutron, M. tetragenus albus Boutron.

Aspect microscopique. — Cocci arrondis ou un peu ovales, le plus souvent réunis par 2 ou 4 éléments [12 X]. Différents auteurs, Migula, L... et N. ., ont obtenu la forme en sarcine type, par culture sur décoction de foin. Le microbe est une forme de passage entre les sarcines et les microcoques. Très variable en grosseur. Très souvent on ne voit pas la disposition typique des cellules sur les préparations microscopiques faites avec des cultures. Venant de l'animal ou de l'homme, le microbe affecte sa forme régulière en tétrade, et la tétrade est entourée d'une capsule gélatineuse assez épaisse, incolore. Les capsules se colorent par l'éosine sur les préparations au Gram [12, VII, VIII, IX).

Besoin d'oxygène. — Pousse bien en aérobie, mal en anaérobie.

Conditions de température et de milieu nutritif. — Optimum de croissance à 37°, mais pousse aussi à la température de la chambre sur tous les milieux usuels.

Gélatine en plaque. — *a)* Grandeur naturelle : Colonies superficielles, petites, irrégulières à bord lisse, blanchâtres, faiblement surélevées, brillantes, humides. Colonies profondes : non caractéristiques. Pas de liquéfaction. — *b)* Grossissement de 5o D. Colonies superficielles arrondies avec un bord au début presque lisse, ensuite découpé et désagrégé, typique de l'espèce sarcine, dans une bonne culture, on peut reconnaître, dans la partie périphérique grise et transparente de la colonie, la forme des tétrades ; en s'approchant du centre, la colonie devient opaque et ombrée de gris. Colonies profondes : irrégulières, à bord lisse, opaques, légèrement ou grossièrement, granuleuses. [12. VI.]

Gélatine en piqûre. — Piqûre : d'abord filiforme, plus tard fortement granuleuse dans la partie supérieure, et moniliforme dans la partie inférieure ; blanche. Partie superficielle : 3 à 4 mm. de large au bout de 10 jours, irrégulièrement arrondie en partie lobée, surélevée fortement au centre, en forme de tête de clou (1) humide. Blanc pur, ou un peu jaunâtre, et brillante [12, II]. Pas de liquéfaction.

Agar en plaque. — Comme sur gélatine, mais beaucoup plus luxuriante.

Agar en piqûre. — Piqûre : colonies confluentes, fortement granuleuses, d'un blanc pur. Dans de vieilles cultures il se forme souvent dans le trajet de la piqûre des boules énormes, difformes. Partie supérieure : irrégulièrement arrondie, découpée en anses, ou ondulée. Très surélevée, souvent même avec un aspect en terrasse ; d'un blanc pur, brillante, grasse, parfois un peu jaunâtre.

Strie sur agar. — Mêmes caractères. Eau de condensation claire avec un dépôt blanc (12, I).

Culture en bouillon : Clair, dépôt abondant, qui se répartit par l'agitation d'abord en flocons, puis le liquide devient homogène.

Culture sur lait. — Après 4 jours, le lait est complètement coagulé ; quelquefois la coagulation fait défaut.

Culture sur pomme de terre. — Limitée à la strie

____

(1) L'aspect en tête de clou n'est pas toujours aussi typique qu'il est classique de le dire.

d'inoculation, nettement distincte du milieu; n'est pas surélevée. Les bords de la colonie sont découpés, dentelés profondément. Celle-ci est d'un blanc pur, non brillante, parfois mate. Très visqueuse, glaireuse, d'après Gaffky [12, V].

Réactions chimiques. — Il se forme, sur bouillon sucré, un peu d'acide; sur plaque d'agar une forte odeur de colle se dégage. La liquéfaction de la gélatine, la production d'$H^2 S$., d'indol font défaut :

Habitat. — *a*) En dehors de l'organisme : jamais rencontré ;

b) Dans l'organisme sain : dans la cavité buccale; trouvé par Boutron dans le lait de femme, et par L... et N... dans le mucus du col utérin ;

c) Chez l'homme malade : dans les cavernes pulmonaires des phtisiques (Gaffky), dans les abcès, dans les angines (Lartignan), dans la méningite (Pende) ;

d) Chez les animaux : trouvé quelquefois comme pyogène (Karlinski).

Pouvoir pathogène : *a*) Chez les animaux : produit une septicémie à marche rapide chez les souris blanche et grise (Lode). Le cobaye, le rat blanc sont également sensibles; chez le lapin, il se produit seulement une lésion locale (péritonite, abcès, etc.). — *b*) Chez l'homme : D'après certaines expériences, il est démontré que ce microbe peut produire la suppuration, à lui seul.

Méthodes spéciales de diagnostic. — Plaques d'agar; aspect microscopique, inoculation à la souris; bouillon et décoction de foin pour mettre en évidence les paquets de sarcines.

ESPÈCES PARENTES

Micr. tetragenus albus Boutron est identique morphologiquement, mais n'est pas pathogène; **Micr. tetragenus aureus** Boutron, espèce liquéfiante, non pathogène, trouvé par Boschi et Briosi, dans le lait de femme; il devient incolore dans les cultures ultérieures. Très voisin aussi le M. tetragenus tardissimus Altana, agent d'une maladie du cobaye.

Besser a rencontré dans le mucus nasal une espèce, **Micr.**

tetragenus **subflavus**, ne poussant presque pas sur gélatine, mais donnant une culture jaunâtre sur agar.

Nous ne pouvons différencier **Actinobacter polymorphus** Duclaux, d'après une culture de Kral.

Sarcina Lœwenbergi Macé, est un peu différente ; elle donne des paquets de sarcines typiques sur les milieux ordinaires, pousse abondamment à 37°, moins bien à la température de la chambre.

Les Sarcines possèdent une capsule gélatineuse, qui se résout sur les bords en filaments et produit des cils. Elles ne sont cependant pas mobiles. Pathogène pour le cobaye, le rat, la souris. — Trouvé 2 fois dans l'ozène, une fois dans le pemphigus du nez et de la bouche. — Très proche aussi est S mucosa Sauerbuck (crachats) : Ce sont deux formes très productrices de mucus de S. tetragena.

[Il faut aussi sans doute rapprocher de S. tetragena le paratétragène décrit par Roger, et le paratétrogène zoogléique décrit par Bezançon et S. I. de Jong]. (Addition du traducteur.)

L. et N. n'ont pu étudier **Tetradiplococcus filiformans** (Bartoszewicz et Schwarz-Wasser) qui dans les milieux liquides forme des filaments ascendants.

Au point de vue théorique, **Micr. tetragenus mobilis ventriculi** Mendoza est très intéressant. D'après la description, on ne peut le différencier dans les cultures du Micr. tetragenus Gaffky et Koch, mais cependant il produit un peu de scatol. — De plus, il présente une mobilité propre très intense et semble correspondre à une forme mobile, ciliée de Sarc. tetragena (Voyez micrococcus roseus). Il faut encore citer **Sarcina nivea** Henrici, avec de gros paquets de cocci, et **Sarcina vermicularis** Gruber, donnant une culture blanche. Ni l'un ni l'autre nè liquéfient la gélatine.

Sarcina lutea (1) (Flugge rev. Lehmann et Stubenrath).

Aspect microscopique Belles balles de paquets typiques sur tous les milieux.

Gélatine en plaque :

a) Grandeur naturelle : colonies arrondies, punctiformes, jaune soufre s'enfonçant au bout de 10 à 12 jours.

b) Grossissement de 50 D : Colonies superficielles arrondies, à bord lisse ou presque lisse, jaune clair, avec une structure d'abord finement granuleuse, à grains plus gros ultérieurement (8-10 j.). Au bout d'un certain temps, les parties périphériques de la colonie s'écartent un peu les unes des autres, et l'on recon-

---

(1) Le tableau 11, fig. I-V, qui représente le Microc. luteus Cohn, sert en même temps, absolument pour Sarcina lutea, à l'exception de la fig. III, où les balles de paquets manquent. De même le tabl. 8, abstraction faite de la structure finement granuleuse des cultures sur plaque de gélatine (8, VII). Forme jaune un peu plus claire (10, IV).

naît à un fort grossissement des tétrades isolées (8. VI). Colonies profondes, arrondies, jaune foncé, à bord lisse, finement granuleuses.

Gélatine en piqûre. —Piqûre : filiforme, faiblement granuleuse. Partie supérieure : irrégulièrement arrondie, brillante, humide, assez surélevée, jaune soufre, jaune citron, ou jaune foncé. Au bout de 10 à 12 jours, s'enfonce. La liquéfaction est d'abord infundibuliforme, puis devient cylindrique : L... et N... ont aussi cultivé des espèces qui ne liquéfiaient presque pas [8, II].

Agar en plaque.

a) Grandeur naturelle : colonies superficielles : rondes ou arrondies, à bord net, assez surélevé; jaune soufre, brillantes, humides. Colonies profondes : arrondies ou fusiformes.

b) Grossissement de 50 D. Colonies superficielles arrondies, à bord presque net, finement pontuées à la périphérie, qui est transparente, jaune clair, tandis que le centre est plus foncé, finement ou grossièrement granuleux [8, VII]; colonies profondes comme sur gélatine, granulations plus grosses.

Agar en piqûre. — Piqûre filiforme avec des grains plus ou moins fins; parfois, au bout d'un certain temps avec des ramifications rayonnantes ; jaune. Partie supérieure : arrondie, à bord net assez surélevée, humide, offrant la consistance du beurre. Jaune soufre ou jaune de chrome [8, III] **Agar en strie.** —Semblable [8, I].

Culture en bouillon. — Claire. Dépôt abondant.

Lait. — Coagulé en 48 heures.

Culture sur pomme de terre. — Dépôt ondoyant, souvent très épais, brillant, qui avec le temps devient bosselé puis raboteux, humide et brillant d'abord ; plus tard mat, jaune soufre, jaune de chrome, plus rarement jaune grisâtre, limité à la strie, ne dépasse un peu celle-ci qu'au bout de très longtemps [8, VIII].

Réactions chimiques. — Sur bouillon peptoné produit un peu de H_2S et des traces d'indol. Le pigment jaune est un lipochrome. Sur bouillon sucré, il se forme un peu d'acide.

Habitat.— Espèce très commune dans le voisinage de l'homme, notamment dans l'air. A Wurzbourg, on l'obtient toujours par la culture de l'air.

Remarques. — Nous groupons les nombreuses formes voisines isolées par le Dr Stubenrath parmi les variétés suivantes :

α) **Typica** Lehm et Stub. — Sur plaque de gélatine, la culture présente un bord fendillé sans que la liquéfaction progressive de la gélatine altère beaucoup sa forme ronde.

β) **Compacta** Lehm et Stub. —La culture sur plaque de gélatine est arrondie et si compacte que l'on ne peut discerner de détails de dessin sur son bord. Comme cette forme ne liquéfie presque pas la gélatine, la colonie reste, à peine enfoncée, à la surface du milieu comme une pellicule dure.

γ) **Diffluens.** Lehm et Stub. — Cette forme offre sur tous les milieux un développement très extensif. Sur plaque de gélatine, qui est assez vite liquéfiée, la colonie s'élargit, se fendille et se désagrège en petits particules.

Sarcina equi Stubenrath

Semblable sous tous les rapports à Sarc. lutea, mais s'en différencie :

1º par un état granuleux plus fin, moins grossier, sur plaque de gélatine ;

2º par une moindre élégance des balles de paquets ;

3º par une coloration jaune plus grisâtre sur tous les milieux, et un pouvoir liquéfiant très minime.

Trouvée maintes fois par Stubenrath dans l'urine de plusieurs chevaux à Wurzbourg. Pendant toute une année, les cultures gardèrent des caractères constants ; le pouvoir liquéfiant cependant au début très intense s'amoindrit considérablement.

On peut en rapprocher les 3 sous-espèces ou variétés suivantes :

Sarcina livido lutescens Stubenrath. — Semblable à Sarc. equi, mais les cultures jeunes sur pomme de terre sont, jusqu'au dixième jour au moins, colorées en gris ou gris rougeâtre ; au bout de 20 jours, elles prennent au centre d'abord, après quelques mois sur toute la culture, une coloration jaune brun.

La constance de ce caractère fut observée pendant toute une année. Cultivée des matières fécales dans un cas d'entérite par Stubenrath.

Sarcina canescens Stubenrath. — Elle ne se différencie de S. equi que par sa coloration grise constante et par ses granulations un peu plus grosses (balles de paquets plus grosses) sur tous es milieux (Tab. 10, VIII).

Sarcina variabilis Stubenrath. — Cette forme isolée du contenu stomacal nous paraît très intéressante. Elle ne se différencie guère du type de Sarc. equi que par une liquéfaction de la gélatine un peu plus intense, et la propriété de donner sur les différents milieux une culture tantôt d'un gris jaune, tantôt d'un gris pur ; sur les plaques, on obtient souvent des colonies grises et des colonies jaunâtres les unes à côté des autres, mais ces colonies, repiquées, donnent respectivement naissance à des colonies grises et à des colonies jaunes.

Sarcina flava de Bary, rev. Lehm et Stub.
(Tab. 8)

Habituellement très semblable sur tous les milieux à Sarc. lutea, jaune ou jaune vert. La différence principale se trouve surtout dans la finesse des granulations observées à 60 diam. sur culture sur plaque de gélatine ; ces fines granulations correspondent à un grossissement de 100 à des amas et à des balles de paquets également très petits (1). L... et N.. ont observé une forme croissant abondamment, et manifestement liquéfiante et une forme délicate, poussant mal sur tous les milieux, et laissant solide la gélatine après plusieurs semaines. Isolée plusieurs fois du contenu stomacal. Ici se placeraient les espèces non liquéfiantes de Grüber : **Sarc. luteola, gasoformans, stricta, intermedia, sulfurea** et les espèces liquéfiantes **bicolor, gigantea, olens.**

Sarcina alba ZIMMERMANN

Si l'on pense aux formes à peine liquéfiantes de Sarcina flava on a, coloration en moins, justement S. alba, à liquéfaction variable. Les cultures sur les différents milieux sont blanches ou blanc grisâtre, toujours très minces. Microscopiquement on ne peut distinguer cette espèce de S. flava, de telle façon qu'elle semble n'être qu'une variété surtout si l'on trouve des termes de transition. Ici se placent. **S. albida, alutacea, incana,** liquéfiant la gélatine.

Sarcina mobilis MAUREA

Le repiquage d'une culture originelle envoyée par Kral à l'Institut de Wurzburg ressemble extraordinairement par la couleur (jaune grisâtre) sur tous les milieux et par la liquéfaction lente, mais toujours très marquée, à notre Sarc. equi ; cependant l'état granuleux des cultures sur gélatine en plaque vues à 60 est encore plus fin, à peu près comme chez Sarc. flava, entre laquelle et Sarc. qui elle tient le milieu. — Elle présente une fluorescence jaune vert sur agar et gélatine, ce que nous n'avons observé chez aucune autre sarcine. Malgré la finesse des granulations, on observe de beaux paquets sur tous les milieux de culture.

Jamais nous n'avons pu voir les mouvements décrits par Mauréa, jamais nous n'avons pu colorer de cils. Ellis et A. Meyer ont réussi cependant. R. O. Neumann a cultivé une race blanche et une race jaune. Sames a décrit et photographié une sarcine grise, fortement mobile, munie de nombreux cils très longs, trouvée dans le purin du fumier. On peut l'appeler **S. fimentaria** L. et N.

Sarcina aurantiaca FLÜGGE. LINDNER

(Tab. 9)

Aspect microscopique. — Beaux amas ou balles de paquets sur tous les milieux. L. et N. ont vu un **Micr. aurantiacus** très analogue, sans doute une forme de passage.

(1) Une **Sarc. flava**, ou très voisine, donnée par Kral, produisait, entre les mains de Stubenrath sur tous les milieux de culture liquides et solides, le plus souvent des amas de cocci, de très rares tétrades, et pas du tout de balles de paquets types.

Gélatine en plaque :

a) grandeur naturelle : Colonies jaune orangé, petites, rondes, ponctiformes, qui s'enfoncent rapidement dans la gélatine. Au bout de 5 à 6 jours les parties latérales de la colonie se séparent et des particules isolées nagent dans la zone cupuliforme de gélatine, liquéfiée. La colonie paraît aussi orangé-blanchâtre [9. IV].

b) Grossissement de 50 diamètres : colonies de la surface : tout d'abord rondes, à bord presque lisse, jaune clair ou sombres, sans dessin intérieur, ou finement granulées. La paroi de l'entonnoir de liquéfaction paraît grise, plus tard le bord de la colonie devient dentelé, frangé, découpé et montre à un grossissement de 100 D. des tétrades isolées ou réunies en amas. A ce stade la zone périphérique paraît complètement transparente [9 V]. Colonies de la profondeur : comme les jeunes colonies superficielles.

Gélatine en piqûre. — La colonie commence à s'enfoncer déjà au bout de 36 heures, tandis que la gélatine se rétracte en formant une vésicule, le canal de piqûre est infundibuliforme, et liquéfié. Sur sa paroi se déposent des colonies finement émiettées : au fond de l'entonnoir existe un dépôt orangé [9, I]. Il y a des races liquéfiant plus ou moins vite.

Agar en plaque. — *a)* Grandeur naturelle. Colonies superficielles : rondes ou arrondies, à bord net, un peu surélevé, orangées, humides, brillantes. Colonies profondes : arrondies, ou fusiformes, de coloration semblable.

b) Grossissement de 50 Diam. : Irrégulièrement arrondies. Zone moyenne opaque, vert brunâtre ; vers le bord, la colonie est plus claire et plus jaune, grossièrement granuleuse, à un plus fort grossissement on peut reconnaître des tétrades isolées [9, VI].

Agar en piqûre. — Piqûre : filiforme, fortement granuleuse. Partie superficielle, irrégulièrement arrondie, découpée, un peu en saillie, jaune orangé ou rouge orangé offrant la consistance du beurre, humide, brillante.

Agar en strie. — Comme sur agar en piqûre. Eau de condensation claire, dépôt jaunâtre [9. II].

Culture en bouillon. — Troublé irrégulièrement tenant en suspension de nombreux flocons isolés, dépôt abondant.

Culture sur lait. — Le lait est coagulé et le coagulum se redissout ultérieurement.

Culture sur pomme de terre. — Colonies luxuriantes, avec un bord ondulé, inégal très surélevé si la culture est restée longtemps à l'étuve ; coloration rouge orangé, surtout pour les vieilles cultures ; colonies ordinairement assez mates ; granuleuses à grains très fins (aspect de fraise). Dans son stade jeune, la culture est jaune orangé et parfois assez brillante. Ressemble beaucoup à Micr. pyogenes aureus [9, VII].

Réactions chimiques. — Le pigment jaune orangé est un lipochrome. Sur bouillon sucré, légère production d'acide ; sur milieux non sucrés en aérobie pas d'$H^2 S$, mais des traces d'indol.

Habitat. — En dehors de l'organisme : très banal dans l'air, à Wurzbourg on l'a obtenu presque sur chaque plaque pour l'analyse de l'air.

Espèces parentes. — Toutes les sarcines jaune orangé que L. et N. ont cultivées se sont classées naturellement comme S. aurantiaca ; aussi ne peuvent-ils point différencier d'après les indications de Gruber. **S. aurea** Macé, **S. aurescens, fusca** et **fuscescens** Gruber.

Sarcina cervina Stubenrath.
(Tab. 10, I)

Cultures sur plaques de gélatine macroscopiquement au début blanchâtres, puis brun clair du 4e au 5e jour, assez humides, entourées pendant longtemps par une zone de liquéfaction. A 60 Diam., colonies grossièrement granuleuses, dentelées, se désagrégeant peu à peu vers le bord en masses granuleuses, nuageuses. Gélatine en piqûre : partie supérieure petite, brun clair, s'enfonçant très lentement, piqûre claire, filiforme, finement granulée. Agar en plaque, semblable à la culture sur gélatine. Agar en strie : culture étalée, humide, élevée, brun fauve [10,I.] Culture sur pomme de terre blanc brunâtre. A 1000/1. on voit des balles de paquets assez irrégulières, présentant une faible coloration brunâtre. Cette espèce spéciale a été isolée une fois du contenu stomacal chez un carcinomateux.

Sarcina erythromyxa Kral.
(Tab. 10, III).

A 1000/1 se présente sous l'aspect de cocci, de diplocoques et de tétrades ; nous avons obtenu seulement une fois la production de belles balles régulières de paquets, sur décoction de foin.

Les plaques de gélatine montrent des colonies humides, d'abord grisâtres, puis ensuite d'un beau rouge carmin ou rouge-minium ; à 60/1, pas de granulations ; les colonies rouges limitrophes ont le plus souvent un bord transparent, finement dentelé. Pas de liquéfaction. Culture sur gélatine en piqûre, sur agar en piqûre et en strie, sur pomme de terre se présente comme une couche assez délicate, d'un rouge intense, brillante. Sur le lait, voile rouge ; le lait s'éclaircit peu à peu, sans coagulation préalable. Le bouillon se trouble, avec un dépôt grumeleux, et parfois une pellicule à la surface. Production d'acide seulement sur milieu sucré.

Sarcina rosea J. Schroeter rev. Menge et Zimmermann
(Tab. 10, VI).

Serait la forme sarcine du Micr. roseus (mêmes caractères de culture). Voir page 253.

La **Sarcina rubra** de Menge n'est pas différente de sarcina rosea.

3. — *Micrococcus* Cohn.

Les cellules se divisent irrégulièrement suivant différentes directions et se disposent tantôt en éléments isolés, tantôt en groupes de 2 ou 4, tantôt enfin et le plus souvent en amas irréguliers. Nous réunissons dans ce groupe tous les cocci qui ne sont pas indubitablement des streptocoques ou des sarcines. Dans quelques rares espèces, la mobilité propre est démontrée par la présence de longs cils ; il serait possible, d'après les recherches de Ellis, que la présence des cils soit plus générale encore.

Clé pour la détermination des microcoques (1).

I. — Sur les milieux ordinaires (agar et gélatine), culture très pauvre ou nulle. Culture meilleure sur sérum. Se décolorant par le Gram (2).

a. A côté des cocci se trouvent fréquemment des formes de bâtonnets, qui sont jusqu'à 4 fois aussi longs que larges.

Micr. Melitensis Bruce, p. 217.

b. Forme sphérique ou hémisphérique typique. Jamais de bâtonnets. Espèces difficiles à différencier entre elles.

1. Pousse plus facilement et plus abondamment sur les milieux ordinaires que les 2 espèces suivantes. Se trouve dans les excrétions nasales et bronchiques des malades, et même des gens bien portants. Rarement ailleurs. Dextrose, lévulose et maltose ne fermentent point.

Micr. catarrhalis Pfeiffer, p. 216.

2. Culture très maigre sur les milieux usuels, mais bonne sur sang gélosé, gélose-ascite : la dextrose fermente (acide), mais non la lévulose ni la maltose. Parasite des voies génitales, de la conjonctive. Dans le pus, se présente sous l'aspect de deux cocci réniformes séparés par une large fente lenticulaire.

Micr. gonorrhoeae Neisser, p. 201.

3. Certaines variétés poussent bien sur différents milieux, d'au-

(1) Nous ajoutons à la fin de ce chapitre des microcoques l'Entérocoque de Tiercelin, qui paraît intermédiaire aux coccis et aux bâtonnets (Note du traducteur).

(2) Quelques races de Micr. intracellularis se colorent par le Gram.

très mal. Aspect très variable des cultures. Dextrose et maltose sont acidifiées ; lévulose, non. Habitat : liquide céphalo-rachidien, bouche, nez, oreilles, cerveau. Au microscope, ressemblant le plus souvent au gonocoque, plus rarement au streptocoque ou même aux sarcines : souvent on a l'impression du mélange des 3 espèces.

Micr. intracellularis (Weichselbaum) L. et N. (p. 209).

II.—Sur les milieux ordinaires (agar et gélatine) : culture riche. — Prenant le Gram. Toujours forme sphérique (1).

a. Culture blanche, blanc gris ou blanc jaunâtre sur agar et gélatine.

α. Gélatine non liquéfiée. Pas de ramifications partant de la piqûre.

1. Individus assez gros.

                Micr. candicans Flügge (p. 219).

2. Individus très petits.

                Micr. aquatilis Mead. Bolton (p. 221).

β. comme pour *a*) mais couleur gris jaunâtre.

                Micr. rosettaceus Zimmermann (p. 221).

γ Culture sur gélatine formant un dépôt mince, irisé.

                Micr. concentricus Zimmermann (p. 221).

b) Gélatine non liquéfiée. De longs filaments blancs et déliés irradient des colonies profondes et de la piqûre dans les cultures sur gélatine (en plaque ou en piqûre).

                Micr. viticulosus Katz (p. 221).

c) Gélatine liquéfiée ; culture en plaque ou en piqûre sans filaments irradiés.

        Micr. pyogènes γ **albus** (Rosenb) L... et N... (2) (p. 237).

d) Gélatine liquéfiée. Cultures en plaque avec des épines ou des filaments.

α) Gélatine en piqûre sans chevelu irradié. L'entonnoir de liquéfaction des cultures sur gélatine en plaque s'entoure au bout de quelques jours d'une couronne de dents et de pointes déchiquetées blanc jaunâtre (comp. aussi Micr. corallioides Zimmermann).

                Micr. coronatus Flugge (p. 222).

β) Gélatine en piqûre, pas de chevelu irradié. Les cultures sur plaques de gélatine présentent une couronne de prolongements rayonnés élégants.

                Micr. radiatus Flugge (p. 223).

B. Sur gélatine et agar produisant un pigment jaune citron, jaune soufre (3).

---

(1) Pour le **Micr. tetragenus** Gaffky, formant des tétrades dans l'organisme des animaux, voir. **Sarc. tetragena** Migula.

(2) A comparer le Micr. Freudenreichii Guillebeau (p. 239) et Micr. acidi lactis Krüger (p. 238). dont l'étude serait à approfondir.

(3) A rapprocher ici le **Micrococcus ascoformans** Johne (p. 226), pathogène, le **Micr pyogènes** β **citreus** Passet (p. 239) et le **Micr. ochroleucus** Prowe, qui possède des spores.

1. Culture sur gélatine grossièrement granuleuse. Liquéfaction énergique.

Micr. luteus Cohn rev. L... et N... (p. 223).

2. Culture sur gélatine finement granuleuse. Liquéfaction énergique.

Micr. flavus (Flügge.) L... et N... (p. 225).

3. Culture sur gélatine finement granuleuse. Ne liquéfie pas.

Micr. sulfureus Zimmermann (p. 225).

C. Sur gélatine et agar produisant un pigment jaune brunâtre.

Micr. badius L... et N... (p. 226).

D. Sur gélatine et agar jaune orangé ou gris orangé.

a) Strie sur agar d'un jaune-orangé uniforme.

α) Gélatine liquéfiée; pathogène.

| **Micr. pyogenes** α **aureus** (Ros.) L... et N...(p.227).

β) Gélatine non liquéfiée ; hôte de l'air.

Micr. aurantiacus Cohn (p. 240).

b) Strie sur agar tachetée de gris et d'orangé.

Micr. bicolor Zimmermann (p.239).

E. Sur gélatine et agar rose ou rouge vif.

a) Rose ou rouge cerise, culture discrète sur pomme de terre.

Micr. roseus (Bumm) L... et N... (p. 240).

b) Rose ou rouge cerise, culture large, sèche sur pomme de terre.

Micr. cerasinus (List.) L... et N... (p. 243).

c) Rouge « Scarlach ».

Micr. erythromyxa Overbeck (3) (p. 198).

F. Sur gélatine et agar, bleu de cobalt.

Micr. cyaneus (Schroeter) Cohn (p. 243).

Micrococcus gonorrhoeæ (Neisser) Flügge
(Tabl. 15.)

Synonymie : Gonococcus (Neisser). Diplococcus gonorrhoeæ Bumm, Micrococcus gonococcus Schroeter.

Nom vulgaire : gonocoque, coccus de la gonorrhée.

Aspect microscopique. — Il se présente presque toujours accouplé en deux cocci, réniformes (2), réunis par une

---

(1) Identique à **Sarcina erythromyxa** (p. 198), mais sans forme de sarcine.

(2) Cet aspect n'est en réalité que le stade de division dans un plan du microbe. Le gonocoque a la tendance de s'attarder à ce stade de division, puis les cocci s'arrondissent très rapidement, et aussitôt se divisent. On voit parfois les cocci arrondis encore non divisés, mais plus souvent encore on observe des stades de division rapides, qui réalisent la forme de tétrades et de sarcines (15, VIII). Aussi la **Sarcina pseudogonorrhoae** isolée par Nagano est bien voisine du gonocoque.

masse de ciment en forme de lentille. Chaque paire mesure
0,8 à 1,6 μ de long sur 0,6 à 0,8 μ de large (15, X). Dans
le pus blennorrhagique, les gonocoques se présentent très
souvent en amas carastéristiques à l'intérieur des polynucléaires. D'après Lanz, les amas seraient plus volontiers
extra-cellulaires dans le pus obtenu en pressant l'urètre;
au contraire, ils seraient intra-cellulaires dans le pus issu
spontanément du canal. La disposition intra-cellulaire est
d'ailleurs d'autant plus manifeste (phagocytose?) à mesure
que la maladie progresse.

Coloration. — Se colore par les méthodes ordinaires —
ou mieux par le bleu de méthylène de Lœffler. A l'inverse
de presque tous les cocci, il se décolore par le Gram, ce
qui est très important. Dans ces derniers temps, quelques
auteurs ont avancé que le gonocoque restait parfois coloré
par le Gram. Weinrich (C B XXIV, 258), qui rapporte ces
indications, assure avoir lui-même obtenu sans cesse une
prompte décoloration, en traitant directement, sans les
rincer à l'eau, les préparations colorées avec la solution
anilinée ou phéniquée de violet de gentiane, par la solution
de Lugol, puis l'alcool rigoureusement absolu.

On doit rester dans le doute pour décider si les diplocoques
vus sont des gonocoques, quand on a fait tout d'abord une préparation par le Gram, sur laquelle les gonocoques doivent régulièrement ne pas être visibles. On recolore la préparation avec la
solution de fuchsine phéniquée diluée au dixième, ou par l'éosine,
et les gonocoques apparaissent colorés en rouge, les autres microcoques étant bleu noir.
Pour les autres méthodes : voir l'appendice technique.

Besoin d'oxygène. — Anaérobie facultatif. Mais culture
meilleure en aérobie ; c'est ainsi que, dans le bouillon ascite,
les couches supérieures se troublent d'abord. Meurt en 1 h.
dans le vide (Vannod).

Conditions de température et de milieu nutritif. —
Pousse seulement à la température de l'étuve, l'optimum
est de 36° : les températures extrêmes sont 25° et 39°.
Culture très faible sur tous les milieux, repiquages très fréquents nécessaires pour la conservation. C'est l'une des

espèces les plus difficiles à conserver en culture durable. Les cultures meurent déjà au bout de 48 heures, quand on les laisse à la température de la chambre. L'ensemencement du pus se fait ordinairement par strie superficielle sur des milieux solidifiés inclinés en tube de verre; on emploie plus rarement le coulage en plaque de Petri.

Les milieux suivants sont spécialement recommandables pour le gonocoque :

1. On verse à la surface d'un tube d'agar ordinaire quelques gouttes de **sang humain** (obtenu par piqûre de la pulpe du doigt stérilisée, de l'observateur) (Abel). C'est la méthode la plus simple à recommander en première ligne.

2. Du sang placentaire défibriné ou total mélangé avec de l'agar et ensuite coulé ou plaques.

3. **Sérum de sang humain** (obtenu du cordon placentaire ou d'une artère). — Le sérum des animaux est presque inutilisable, en tout cas la culture y est très pauvre (Bumm).

4. L. et N. ont avec Kiefer et Menge obtenu de très bons résultats avec un milieu préparé immédiatement avant son emploi en mélangeant 2 parties d'agar à 2 0/0 avec 1 0/0 de peptone et 5 0/0 de glycérine refroidie à 50°, avec une partie de **liquide d'ascite** ou de liquide de kyste ovarien. (Voyez app. de technique.) — On obtient également de bons milieux en mélangeant d'une façon analogue 2 parties de bouillon peptoné avec 1 partie de liquide d'ascite.

Le milieu est d'autant meilleur que sa teneur en albumine est plus grande. Le mieux doit être de coaguler l'albumine de l'ascite par la chaleur, mais sans qu'elle soit solidifiée. L... et N... préfèrent ce milieu à tous les autres, parce qu'il donne presque toujours de bons résultats.

5. Nous n'avons pas eu de bon résultat avec la simple gélose glycérinée, ni avec l'urine-agar glycérinée.

6. Wassermann recommande comme le meilleur pour le gonocoque le milieu suivant :

On met dans un flacon d'Erlenmeyer 15 cm³ de sérum de porc exempt autant que possible d'hémoglobine; on dilue avec 30-35 cm³ d'eau, on ajoute 2-3 cm³ de glycérine et enfin 0,8-0,9 gr., c'est-à-dire 2 0/0 de nutrose (phosphate de caséine sodique). On agite alors le flacon pour obtenir un mélange intime, tout en chauffant jusqu'à cuisson au-dessus d'une flamme.

La solution, qui était trouble, se clarifie par le chauffage, et on peut si l'on veut la stériliser à l'autoclave, car l'addition de nutrose a rendu le sérum incoagulable. Pour faire des cultures, on ajoute une quantité égale d'agar à 2 0/0 refroidie à 50°, et l'on coule le tout dans une boîte de Pétri. Dès qu'il est solidifié, le milieu est prêt à être utilisé. La culture est d'autant plus riche qu'il s'agit d'une blennorragie plus récente et plus légère. La présence de l'air favorise la croissance.

7. Lippschütz recommande pour culture du gonocoque une solution à 2 0/0 de blanc d'œuf de poule. On ajoute pour 1 litre 20 cmc. de lessive de soude normale à 1/10. On mélange une partie de la solution et 2 parties d'agar. Vannod en a obtenu de bons résultats.

8. Dans ces derniers temps, on a confirmé de plusieurs côtés les anciennes indications de Wertheim, à savoir : que le gonocoque (toutes les races ?) poussent sur les milieux gélosés ordinaires.

Thalmann recommande un bouillon gélosé, neutralisé avec 2/3 de lessive de soude sous le contrôle de la phénolphtaléine. (Appendice technique.) Sur ce milieu on fait une strie avec une ose de pus s'il s'agit d'une gonorrhée récente, de plusieurs oses s'il s'agit d'une vieille blennorragie. — Pour les repiquages, Thalmann conseille un mélange en parties égales de bouillon peptoné neutralisé à 2/3 ou 3/4 et de sérum (de porc mieux que de cheval). Les gonocoques poussent aussi seuls dans ce bouillon.

Les expériences faites par le Dr Meyer à l'Institut d'hygiène de Wurzbourg ont donné de très bons résultats dans les cas de blennorragie récente de l'homme. — Il n'a pas expérimenté sur des cas anciens. Le repiquage de la culture, sur un deuxième tube de Thalmann, échoue le plus souvent. Bärmann, dans des recherches méthodiques a trouvé que l'agar de Thalmann n'offrait aucun avantage sur l'agar ordinaire et que c'est le pus, ensemencé, qui offre une valeur nutritive particulière. Au contraire Ströhmberg et Brongersma et Van der Velde ont obtenu de beaux résultats. Rothmann est d'avis que l'agar de Thalman n'est pas particulièrement favorable. Il préfère les milieux à l'ascite ou au sérum Vannod recommande comme Thalmann l'agar ordinaire, légèrement alcalinisé. Wynn a réussi, dans trois cas mortels de septicémie à gonocoque, à cultiver celui-ci sur agar ordinaire avec 1 cmc. de sang. Après la mort, il obtint le même résultat en partant du sang du cœur et du sang de la rate.

Culture en plaque. — *a*) Grandeur naturelle. Comme pour la culture en strie [15 I]. — *b*) Grossissement de 50 Diam. La grande délicatesse des colonies est la caractéristique des cultures de gonocoque. Sur agar de Thalmann, sur gélose, sang, sur sérum-agar comme sur agar-ascite glycérinée, les colonies jeunes sont transparentes, grises, avec un reflet un peu jaunâtre, extraordinairement délicates, fines, à peine granuleuses ou seulement sur le bord, très finement, très peu surélevées; leur bord souvent ne peut être distingué de la surface du milieu de culture [15, III, V, II]. A ce stade, elles sont très semblables aux colonies de St. lanceolatus. Sur les colonies plus âgées, la partie périphérique d'ordinaire unie et lisse devient en partie ondulée, lobulée, le centre un peu granuleux [15, III] et même mûriforme [15, IV], elles sont cependant toujours plus délicates que chez les streptocoques. Quand on en ensemence sur agar ensanglantée, les colonies se développent en prenant un aspect nébuleux à la périphérie de la strie d'ensemencement, où elles repoussent par leur énorme développement le sang à leur limite [15. II].Le même phénomène se produit si l'on ensemence du pus blennorragique sur agar-ascite glycérinée : des cloisons se forment aux dépens du pus apporté, entre lesquelles les colonies prolifèrent. C'est là un aspect très caractéristique [15. VI]. On ne peut guère distinguer macroscopiquement sur ascite agar le gonocoque du méningocoque. Il ressemble aussi à du Coli peu développé.

Culture en strie. — Dépôt gris, transparent, peut être quelque peu jaune sale, un peu surélevé en rempart particulièrement au bord. Etat plutôt graisseux qu'humide [15. I].

Fermentation des sucres. Pouvoir acidifiant. — Lingelsheim (Klin. Jahrb. 1906, XV, p. 410) a recommandé une méthode de diagnostic différentiel des Micr. gonorrheæ, intracellularis, catarrhalis, et des cocci voisins, fondée sur la fermentation acide avec les hydrates de carbone.

Le milieu de Lingelsheim est le suivant :

On dissout 10 gr. du sucre à étudier (Dextrose, Levulose Maltose), dans 100 cm³ de solution de tournesol, on fait bouillir 2 minutes, et l'on ajoute après refroidissement 5 ccm. de solution normale de soude.

D'autre part, on prépare un mélange de 3 parties d'agar à 3 o/o et 1 partie de liquide ascite. On mélange 1,5 cm. de la 1re solution à 13,5 de la seconde, et l'on coule en plaques. Ensemencement par strie. La coloration rouge du milieu, au bout de 24 heures, indique un résultat positif.

	Dextrose	Lévulose	Maltose
Micr. gonorrhoeæ......	+	—	—
— intracellularis... ..	+	—	+
— catarrhalis.......	—	—	—
— cinereus.........	—	—	—
Diploc. crassus et flavus..	+	+	+
— flavus pharyngis III, v. Lingelsheim.	traces	—	traces

Rothe, puis Kutscher (celui-ci sur 25 cas de gonnorrhées) ont confirmé ce schéma. Mais Stövesandt, Arkwright, Ghon, Mayer ne l'ont pas vu toujours aussi typique.

Il y a toujours des races indubitables (de gonocoque) qui n'ont pas de pouvoir fermentatif.

Solubilité dans le taurocholate de soude.. — Fait défaut bien que le microbe soit altéré (Löhlein).

Toxine. — Sur bouillon sérum nutrosé, Wassermann a obtenu des cultures abondantes, qui exerçaient encore une action toxique après avoir été tuées. La gono-toxine (endotoxine) extraite des cadavres de gonocoques est très résistante contre la chaleur et l'alcool ; elle tue la souris, produit chez le lapin et les souris une infiltration molle, qui souvent passe à la nécrose ; avec de grosses doses, des phénomènes généraux apparaissent. Sur la muqueuse uréthrale saine la gonotoxine provoque une inflammation passagère ; injectée sous la peau, elle est sans action contre la blennorragie chronique de l'homme. Les réactions violentes qui suivent l'injection ne s'atténuent pas par la répétition de celle-ci.

La gonotoxine produit la sécrétion blennorragique. Aussi certains points de l'histoire de la blennorragie chronique deviennent maintenant plus compréhensibles. De rares gonocoques isolés se multipliant très lentement puis se détruisant entretiennent pendant longtemps une suppuration due à la gonotoxine et dans laquelle on ne trouve pas de gonocoques ; puis par suite de quelque excitation des tissus, les gonocoques peuvent se multiplier et il se produit un réveil du processus aigu avec riche production de toxine et présence de gonocoques nombreux dans le pus.

Le filtrat des cultures de gonocoque sur bouillon-ascite est susceptible aussi, d'après Schaeffer, de causer la suppuration de muqueuse urétrale. Cantani a obtenu des filtrats inactifs. De Christmas pense que la toxine est dissoute dans le liquide de culture. On ne sait rien de certain sur l'immunisation chez les animaux. Vannod a isolé une nucléo-protéide, qui, injectée à l'animal, donne au sérum de celui-ci des propriétés légèrement favorables contre l'inoculation de nucléo-protéide à un autre animal, et de plus des propriétés agglutinantes, qui s'exercent même vis-à-vis du méningocoque. —La déviation du complément peut peut-être être utilisée pour différencier le gonocoque du méningocoque.

Dans l'arthrite blennorragique, Rogers, Herbst auraient eu de bons résultats avec un sérum anti-méningocoque. La bactériothérapie (injection de gonocoques tués) donnerait aussi des résultats (Ballenger) dans la blennoragie aiguë et chronique. Cette méthode est usitée surtout en Amérique.

Habitat. *a*) En dehors de l'organisme : jamais excepté sur les objets de toilette, les gants, etc., des malades.

b) Dans l'organisme sain : jamais ; *c*) dans l'organisme malade : au cours de la blennorragie dans l'urèthre, la prostate de l'homme ; dans l'urèthre, les glandes de Bartholin, le col utérin de la femme ; il produit la vaginite et l'uréthrite des petites filles.

Il est l'agent de nombreux cas de : endométrites, métrites, salpingites, ovarites, péritonites, proctites, cystites, et vraisemblablement aussi d'épididymites (la recherche positive des gonocoques est très rare dans ce cas).

Il est la cause de l'ophtalmie blennorragique des nouveau-nés, cependant, on ne trouve pas le gonocoque dans tous les cas. Zabel n'a pu le rencontrer que dans 14 cas sur 33. Le gonocoque produit aussi chez l'adulte des conjonctivites graves, rarement des rhinites, de l'otite et de la pneumonie. Dans un cas de « pneumonie gonorrhéique ». Bressel aurait isolé le gonocoque des crachats le 7e jour et du sang le 4e jour (1). Il provoque encore l'arthrite, la pleurésie, et l'endocardite maligne, l'abcès, la parotidite, la périostite et l'hygroma, quoique plus rarement (et ceci n'est pas absolument admis sans conteste).

Jesionek décrit un cas dans lequel le gonocoque, ayant pénétré l'épithélium pavimenteux, causa une folliculite gonococcique.

La septicémie gonococcique est connue par 3 cas de Wynn ; Proschaska, dans un cas de méningite, a trouvé le gonocoque dans sang, dans le cerveau et dans la moelle.

Le parasite pénètre peu à peu à travers l'épithélium dans le tissu conjonctif, et produit là aussi l'inflammation

(1) Etait-ce le gonocoque ou un Micr. catarralis ? [Note du trad.]

qui aboutit à la sclérose (rétrécissement de l'urèthre). Une infection gonococcique guérie ne confère pas l'immunité, il semble, au contraire, qu'il y ait une prédisposition.

Pathologie expérimentale. — Sur les animaux : Résultat toujours négatif de l'inoculation. De grandes quantités de culture produisent sans multiplication des cocci eux-mêmes, des inflammations toxiniennes comme la toxine seule. Heller a pu reproduire la conjonctivite purulente chez les lapins nouveau-nés. Mais Nicolaysen n'a pu observer de multiplication des cocci dans ce cas sur l'homme : on réussit facilement à reproduire par l'inoculation de cultures pures la gonorrhée et la conjonctivite.

Méthodes spéciales de diagnostic. — Il faut mettre en évidence : des diplocoques réniformes séparés par un espace lenticulaire, disposés en groupes autour du noyau à l'intérieur des leucocytes, se colorant par la bleu de méthylène, se décolorant par le Gram. Cultures délicates par strie sur agar-sang, agar-sérum agar de Thalmann. Recherche de la fermentation de la dextrose et de la non-fermentation de la lévulose et de la maltose.

Tant que les globules du pus sont encore bien conservés et que la situation des gonocoques est encore typique, le diagnostic n'offre aucune difficulté, mais si les cellules sont désagrégées et les cocci extracellulaires, le diagnostic offre les plus grandes difficultés surtout lorsqu'il se trouve en même temps dans l'urèthre, le vagin ou le col une flore microbienne saprophyte de cocci et de bâtonnets. La réaction de Gram peut aussi laisser des doutes parce que il y a certainement parmi les saprophytes des cocci ne prenant pas le Gram. Comme l'expérimentation sur l'animal ne donne pas de résultats, il faut recourir à des examens multiples pour trouver des cocci intra-cellulaires, principalement s'il s'agit d'une gonorrhée ancienne ou chronique.

ESPÈCES PARENTES DU MICR. GONORRHŒÆ

Bumm a étudié toute une série d'espèces (que L... et N...n'ont pas étudiées) qui peuvent, à cause de leur forme microscopique, être confondues avec le Micr. gonorrhœæ. (Voyez aussi Micr. catarrhalis.)

Micrococcus albicans amplus. — Culture blanc grisâtre sur gélatine, plus grosse que celle de Micr. gonorrhœæ. A comparer au **Diplococcus magnus** A. G. Rosenthal, qui ne se colore pas par le Gram.

Diplococcus albicans tardissimus. — Morphologiquement et microscopiquement semblable à Micr. gonorrhœæ, mais il pousse, quoique très lentement, sur gélatine.

Sarcina pseudo gonorrhœae Nagano Matzuschita.

Micrococcus intracellularis Weichselbaum (L. et N.).
Tab. 6. (V-X).

Syn.—Diplococcus intracellularis meningitidis Weichselbaum ; Strept. intracellularis L. et N. Micrococcus meningitidis cerebrospinalis Albrecht et Ghon ; Meningococcus (Jaeger).

On peut maintenant considérer comme définitivement admis que le ménincocoque décrit par Weischselbaum es. dans la plupart des cas l'agent de la méningite épidémique, et aussi l'agent de la méningite cérébro-spinale sporadique. D'autre part, le microbe très voisin décrit par Jaeger est sans doute aussi agent causal possible de cette maladie.

Les deux types se distinguent essentiellement par la colorabilité par le Gram, et aussi par la culture et l'agglutination, pourtant ce n'est pas une raison suffisante pour refuser un pouvoir pathogène à la race de Jaeger, puisque même certaines variétés de races de Weichselbaum — comme le prouve le travail de Kob — tantôt prennent le Gram et tantôt ne le prenne pas. Nous avons là l'agent d'une maladie dont les deux types extrêmes sont très différents ; mais il y a des cas où l'on est fort embarrassé d'homologuer un échantillon à tel ou tel des 2 types. De plus, dans le mucus nasal et pharyngé, d'où l'on isole l'agent pathogène, il existe encore un autre microorganisme, ne prenant pas le Gram, le Micrococcus catarrhalis Pfeiffer.

Une partie des cas de méningite sporadique, et par ci par là des cas de méningite épidémique, sont aussi causés par d'autres agents pathogènes. Ainsi on a trouvé le Strept. lanceolatus, le Bact. typhi, le Strept. pyog., le Micr. pyog. aureus, le « pseudo-bacille » de l'Influenza, le Bact. pneumoniæ, le Strept mucosus (Bonome et Taniensky), le Bact. influenzæ.

Mais dans la plupart des cas, on trouve le microorganisme de Weichselbaum. Ainsi Godwin et Stolly l'ont cultivé dans 50 0/0 des cas, Schottmüller 43 fois sur 49, Weichselbaum et Ghon dans 18 sur 19, Jacobitz 62 fois sur 190, v. Lingelsheim, lors de la grande épidémie de Silésie, dans 193 cas sur 359 du liquide céphalo-rachidien, et dans 197 cas sur 907 du mucus nasal et pharyngé.

Aspect microscopique. — En frottis de pus de méningite, de mucus, de sédiment de liquide de ponction lombaire, il se présente comme dans la gonorrhée en cocci ou diplocoques inclus dans les leucocytes. Impossible à distinguer du gonocoque [6, X].

En culture pure, le méningocoque offre un aspect variable. Tantôt on trouve des cocci isolés, tantôt des diplocoques, tantôt des aspects ressemblant aux sarcines, tantôt de très courts streptocoques, très fréquemment un mélange de toutes ces formes avec des exemplaires plus ou moins renflés (formes d'involution [6, IX].

Colorabilité. — Le type de Weichselbaum n'est pas colorable par le Gram ; le type de Jaeger-Heubner retient le Gram. D'après Weil et Heubner, les méningocoques présentent aussi bien dans le liquide de ponction que dans les cultures, une colorabilité différente par le Gram. Les observations de Kob sont particulièrement intéressantes. Chez un enfant, les cocci contenus dans le liquide des 3 premières ponctions lombaires ne prenaient pas le Gram ; les cultures faites sur ascite-agar et agar ordinaire avec le liquide de la 5e ponction donnèrent des colonies qui sur ce dernier milieu ne prenaient pas le Gram, tandis que la culture sur ascite-agar prenait le Gram. Au bout de 5 semaines, les cocci, qui primitivement ne gardaient pas le Gram, prenaient une teinte bleu foncé. L... N... ont vu des faits analogues.

Les cocci qui ne prennent pas le Gram peuvent être rendus visibles par une surcoloration préalable au moyen de l'éosine ou de la fuchsine. Au reste, si l'on pratique le Gram, après passage de la solution iodo-iodurée, en employant comme décolorant d'abord un mélange de deux parties d'huile d'aniline et d'une partie de xylol, puis ensuite le xylol pur pour laver, tous les méningocoques gardent la coloration tandis que dans ces conditions, par exemple, le B. typhi se décolore complètement (Heubner, Jaeger).

Conditions de température et de milieu de culture. — Les cultures que l'on obtient sur les milieux artificiels ne présentent point d'unité. Il y a des races qui végètent abondamment et d'autres qui croissent pauvrement. Jaeger put ainsi obtenir, en partant d'une culture originelle de type Weichselbaum pur, tantôt des échantillons maigres, discrets, en aspect de voile, tantôt des échantillons épais, blancs, luxuriants, en aspect de laque.

D'après Albrecht et Ghon, élèves de Weichselbaum, on trouve, mais seulement à des températures assez hautes sur les plaques d'agar, des colonies luxuriantes, bien découpées, d'un gris brillant à la lumière réfléchie, d'un gris blanc par transparence.

Dans les cultures en piqûre, point de colonies dans la piqûre; sur le bouillon un voile ressemblant à une moisissure. Ces auteurs nient les autres variabilités d'aspect, et les formes qui s'écartent beaucoup de ce type ne seraient que des impuretés.

Cependant, on peut affirmer qu'il y a des races qui au début donnent des cultures discrètes, et qui par le repiquage deviennent plus riches. Les colonies à un grossissement de 60 sont arrondies avec le bord granuleux, non transparentes excepté au bord; l'aspect granuleux est plus grossier que pour Micr. pyogenes aureus, plus fortement marqué aussi que pour les colonies de gonocoque. Les colonies profondes sont sombres, arrondies ou lancéolées [6, VIII.] La culture sur **agar** en **strie** paraît gris sale, brillante, pas spécialement luxuriante, assez semblable à une jeune culture de coli [6, VI]. Dans les cultures en piqûre, il n'y a de culture presque qu'à la surface libre; il y a seulement quelques rares colonies quand on a ensemencé largement le canal de piqûre [6. V]. Si l'on cultive les méningocoques sur agar au sang, on voit fréquemment, —mais non dans tous les cas, — un dépôt gris, gras, exubérant, sans hémolyse [6. VII]. Les cultures en **bouillon** sont faiblement troubles, sans voile. Albrecht et Ghon décrivent au contraire un voile.

D'après notre (L... et N...) expérience, les cultures fraîchement isolées ne poussent pas sur gélatine, cependant des races longuement repiquées peuvent y pousser. La gélatine n'est pas liquéfiée. Cette observation concorde avec les recherches de Jaeger.

Le méningocoque exige une température de 37°, car à la température de la chambre il ne donne qu'une culture très pauvre. Cependant, après acclimatement, certaines races peuvent pousser. Les races semblent, surtout lorsqu'elles ont été repiquées plusieurs fois, devenir plus résistantes. Kamen a pu obtenir une culture pauvre et lente à 18°. Il faut repiquer les races fraîchement isolées tous les jours. Au bout de 15 jours, il suffit de la repiquer tous les huit jours sur agar glycérinée. La culture, réussit sur agar ordinaire, agar glycérinée, ascite agar, gélose au sang, sérum, et sérum de Loeffler. L... et N... préfèrent l'ascite agar et le sérum de Loeffler.

On peut aussi recommander de déposer dans l'étuve à 37° pendant une nuit une partie du liquide de ponction lombaire, où il se fait en enrichissement. On pratique ensuite l'ensemencement sur plaques.

Sur la **pomme de terre**, la culture est presque nulle. Les méningocoques sont très fragiles et meurent rapidement. Les cultures fraîchement isolées que l'on ne repique pas meurent ordinairement en 3-4 jours. D'après Dieudonné, les méningocoques meurent en 24 heures à 22° s'ils sont desséchés sur une lamelle. Cependant des races repiquées restent vivantes pendant 3 à 5 jours, desséchées sur des fils de soie.

Habitat. — Les recherches faites jusqu'ici ont montré que le méningocoque se trouve non seulement chez les malades, mais aussi chez les individus sains. Chez les malades ils peuvent être isolés du nez, du pharynx, de l'encéphale, de la moelle et du liquide céphalo-rachidien. Schottmüller l'a trouvé dans le sang et le pus de la péricardite.

Chez les individus sains en contact avec les malades, on l'a trouvé très souvent dans le mucus nasal et pharyngien :

Goodwin et Stolly 10 o/o des cas, v. Lingelsheim 32 fois sur 374, Jacobitz 2 fois sur 30, etc. ; Fraenkel l'a isolé d'un cas de conjonctivite diphtéroïde. Dans tous ces cas, il faut tenir compte du Micr. catarrhalis, ce qui n'a pas toujours été fait.

Au sujet de la méningite cérébro-spinale des animaux domestiques, on possède quelques indications prouvant qu'elle peut être provoquée par des micro-organismes très voisins (1). Johne, dans une épizootie portant sur des chevaux, a trouvé un micro-organisme que Jäger a considéré comme identique au St. intracellularis, ce microbe était pathogène pour le cobaye, les chevaux et les chèvres. Streit, par contre a isolé, dans la méningite des chevaux, le « bacille nécrosant » (2).

En général, on admet que le méningocoque du mucus nasal passe directement du nez dans le cerveau, plus rarement par l'oreille. Rademann pense qu'il emprunte la voie sanguine pour parvenir à l'encéphale. Hasslauer se refuse à considérer le mucus nasal comme le repaire principal des méningocoques.

Isolement et Diagnostic. — Dès qu'on soupçonne la maladie, il faut aussitôt pratiquer un examen du mucus nasal, par introduction d'une sonde par le nez jusque dans le pharynx. Préparation de frottis. Réaction de Gram. Un Gram négatif rend le diagnostic du méningocoque vraisemblable. Situation intra-cellulaire des cocci, comme pour le gonocoque. Ensemencement en strie sur ascite-agar et sérum de Lœffler. La maladie déclarée, ponction lombaire. Le liquide de ponction est centrifugé, ou bien déposé à l'étuve à 37° pendant une nuit, en vue de l'enrichissement. Ensuite, préparations et ensemencements comme ci-dessus. Au début de la maladie on ne trouve pas ou fort peu de cocci.

---

(1) Weinberg (Bull. Soc. path. exotique, 1909) a isolé d'un cas de méningite céréb. spin. spontanée chez un chimpanzé, un diplocoque qui paraît identique au Méningocoque de Weichselbaum. [Note du traducteur.]

(2) Voyez Coryn. necrophorum, page...

Grawitz (1) (1905) recommande d'étudier l'histologie de l'épanchement. Dans la méningite tuberculeuse les lymphocytes doivent prédominer, dans la méningite à streptocoques et à diplocoques on trouve des leucocytes polynucléaires (2).

On peut aussi recommander de faire une prise de sang: le sérum des malades agglutine les cultures pures de méningocoques. Les méningocoques isolés en culture pure doivent, d'autre part, être éprouvés à l'aide d'un immunsérum : agglutination à 1: 100. Pour l'agglutination, les cultures en bouillon ne conviennent pas. Il faut toujours employer des cultures sur agar ou sur sérum-agar, que l'on dilue dans une solution de NaCl. Le taux de l'agglutination peut aller selon V. Lingelsheim jusqu'à 1 : 400, selon Jakobitz jusqu'à 1 : 1000. Le sérum sanguin normal n'agglutine pas les méningocoques ; par contre, on peut agglutiner avec un sérum méningococcique, non seulement la race homologue, mais aussi les races de méningocoques isolés d'autres malades. Jäger a montré qu'il existe une agglutination spécifique pour toutes ses races, et Sorgente pense qu'on ne peut séparer par l'agglutination le type Jäger du type Weichselbaum. Tous deux ne doivent donc être que des variétés d'une seule espèce bactériologique. Davis confirme cette manière de voir.

Par l'injection de cultures tuées à 65°, on obtient chez le lapin un sérum spécifique qui agglutine les méningocoques jusqu'à 1 : 1500. Ruppel put chez les chevaux produire un sérum qui agglutinait à 1 : 2000. Les recherches des précipitines, de la déviation du complément ont été aussi employées.

Toxine. Immunisation. Pouvoir pathogène. — Avec des cultures ordinaires de méningite, on peut tuer la souris et le cobaye par injection intra-péritonéale (symptômes

______

(1) Déjà, bien avant 1905, F. Widal avait décrit le cyto-diagnostic des méningites. [Note du traducteur.]

(2) Widal et Philibert ont décrit des états méningés bénins ou le liquide céphalo-rachidien, trouble, renferme des polynucléaires, et pourtant l'on ne peut déceler de microbes par aucun moyen. Dans ce cas les polynucléaires sont dans un état d'intégrité parfaite, tandis que, dans la méningite, ils sont souvent dégénérés. [Note du traducteur.]

généraux septiques). Weichselbaum a réussi à produire une méningite par injection cérébrale; Heubner a obtenu aussi la méningite chez la chèvre. Bettencourt et França ont échoué. Von Lingelsheim a produit chez des singes des symptômes méningés par inoculation intra-spinale.

Ruppel a réussi à exalter la virulence des méningocoques par la culture sur milieux liquides de composition constante. Il suffisait d'un cmc. d'une dilution de la culture à 1.200.000.000 pour tuer un lapin en inoculation intra-péritonéale en 12 à 18 heures. Il pouvait de nouveau isoler les cocci de l'exsudat pleurétique, du sang et du liquide cérébro-spinal de l'animal.

La toxine a été isolée par Lepierre tant de cultures que d'organes d'animaux. Cette toxine s'affaiblit à la température de 75-80°. Elle tue les animaux, surtout par voie intra-veineuse, et détermine des lésions rénales.

On a tenté de créer des sérums anti-méningococciques par injection de toxines, et surtout de corps microbiens morts puis vivants, au cheval. Ruppel, en immunisant les chevaux avec des races de méningocoques de virulence élevée constante, obtient un sérum à la fois protecteur et curateur, qui à la dose de 1/250 de cmc. protège la souris blanche contre 100 fois, et le lapin contre 1000 fois la dose mortelle de méningocoque.

Les résultats de la sérothéraphie chez l'homme ne sont pas encore nettement établis (1). Il faut en tout cas employer un sérum frais et énergique.

Ruppel a fait encore une observation très intéressante parlant en faveur de la parenté du Micr. gonorrhoeæ et du Micr. meningitidis. De même qu'on peut immuniser avec des races de méningocoque avirulentes contre des races de méningocoques virulentes, de même on réussit l'immunisation contre des méningocoques virulents avec des gonocoques.

Friese et Müller ont isolé de pharynx de soldats des

(1) [Flexner, d'une part, Dopter, d'autre part, préparent aussi, par l'injection exclusive d'abord de méningocoque tué, puis ensuite de méningocoque vivant, à dose croissante, des serums antiméningococciques utilisés en Amérique et en France contre la méningite cérébro-spinale.] [Note du traducteur.]

méningocoques peu pathogènes (à action normale sur les
sucres), qui n'étaient pas agglutinables ; Lieberknecht a,
sur 150 élèves d'école, trouvé 8 o/o de pseudo-méningo-
coques.

En outre des formes voisines du type de Weichselbaum décrites par V. Lingelsheim : Micr. pharyngis-cinereus, Diplococcus flavus, I, II, III. Diplococcus phar. siccus, citons la méningocoque de Still (Journ. of pathol.,1898), agent spécifique (?), de
la « méningite basale postérieure » de Lee et Barlow, et le « pa-
raméningocoque » de Dopter (Soc. de Biol., 1909, qui ne se différencient du type pur de Weichselbaum que par l'absence d'agglutination par le sérum anti-Weichselbaum. Le premier de ces
deux types est d'ailleurs regardé en France comme identique au
Weichselbaum). [Addition du Traducteur.]

Micrococcus catarrhalis R. Pfeiffer.

Aspect microscopique. — Microcoques groupés ordinairement par deux ou par quatre éléments, jamais en
chaînettes. Ils sont inclus dans les leucocytes et impossibles
à différencier du méningocoque et du gonocoque. Coli.

Coloration. — Par les méthodes ordinaires. Ne prend
pas le Gram.

Conditions de température et de milieu nutritif. —
L'optimum de croissance est à 37°. Le microbe pousse aussi
à des températures un peu plus basses. La vitalité est
variable. Le coccus est assez résistant contre la dessiccation.

Il pousse sur l'agar ordinaire en colonies superficielles,
arrondies, gris-blanchâtre, de la grosseur de celles du
streptocoque. Le bord de la colonie est irrégulier, comme
rongé. La culture est luxuriante sur les milieux contenant
du sucre ou du sérum. La culture sur gélatine est maigre,
et le milieu n'est pas liquéfié. Sur pomme de terre, il se
forme un très léger dépôt transparent. Le bouillon devient
trouble et se couvre habituellement d'une pellicule. Le
lait n'est pas coagulé. Pas d'indol ni d'hydrogène sulfuré
dans les cultures, pas de gaz. *Aucun sucre ne fermente.*

Toutes les cultures sont plus luxuriantes que celles du
méningocoque. D'après Dieudonné il serait agglutiné à
1/100 par le sérum méningococcique de Merck.

Habitat. — Dans l'organisme sain : Dans les sécrétions des voies aériennes ; trouvé 81 fois dans 132 cas.

Dans l'organisme malade (1) : Au cours des maladies des voies respiratoires, bronchite et pneumonie, tantôt comme agent causal, tantôt comme associé.

Fernand Bezançon a trouvé au cours d'une épidémie dite de grippe presque toujours le M. catharralis sur 25 cas. Klieneberger sur 25 coquelucheux et Dunn et Gordon dans une épidémie d'influenza ont isolé sans cesse le M. catarralis, jamais le bacille de l'Influenza.

Pathologie expérimentale. — Peu pathogène pour la souris blanche, le lapin et le cobaye. L'inoculation intrapéritonéale de grosses doses est seule mortelle.

En raison des épidémies rapportées dans lesquelles du M. catarrhalis fut isolé en culture pure, le pouvoir pathogène pour l'homme paraît établi.

Signification théorique. — Ce microbe paraît avoir une signification théorique très importante. On peut voir en lui la forme originelle non pathogène du Micr. gonorrhoeæ et de Micr. intra-cellularis. Fernand Bezançon est aussi d'avis que les saprophytes inoffensifs (Micr. catarrhalis) peuvent acquérir une virulence passagère.

A rapprocher du M. catarrhalis sont **Micr. endocarditidis rugatus** Weichselbaum et **Staphyl. minimus** Gioelli, qui est anaérobie.

Micrococcus mélitensis Bruce (2).

(Tab. 17.)

Nom vulgaire : Coccus de la fièvre de Malte, fièvre

(1) Les ophthalmologistes s'occupent aujourd'hui beaucoup du gonocoque et des espèces voisines, et discutent l'importante question (voyez aussi diphtérie) de savoir si les microbes semblables au gonocoque mais non pathogènes, trouvés dans les yeux sains ou malades ont quelque chose à faire avec le vrai gonocoque, — s'ils sont des descendants atténués de gonocoques virulents, ou s'ils représentent un proche parent non pathogène du gonocoque, et correspondent alors à peu près au Micr. catarrhalis Krukenberg a isolé 5 espèces non pathogènes, se décolorant par le Gram, d'yeux sains.

(2) Ce microbe est maintenant souvent désigné comme un « Bactérium » et appelé : **B. méditerraneum.**

méditerranéenne, fièvre ondulante, fièvre de Gibraltar, fièvre typhoïde intermittente, fièvre ondulante.

Aspect microscopique. — Petit coccus, se disposant souvent en chaînette dans les milieux liquides, surtout à la température de l'étuve. Les cultures faites à la température de la chambre montrent des bâtonnets (1) souvent en quantité prépondérante, deux à quatre fois plus longs que larges. Repiqués à 37°, ces bâtonnets donnent de nouveau des cultures de cocci. — Pas de mobilité propre. Se décolore par le Gram. [17-VI]. Galli-Valerio dit que sur agar et bouillon il se présente sous forme de cocci, et sur carottes, lait et pomme de terre sous forme de bâtonnet. Gordon dit avoir vu des cils par la méthode de l'argent.

Les cultures poussent lentement à 37° sur tous les milieux, en colonies peu surélevées, humides, grisâtres [17, III] ; sur gélatine, culture à peine appréciable.

La culture sur agar en strie rappelle une jeune colonie de coli d'un gris sale [17 I]. La culture sur gélatine en piqûre est peu caractéristique, toute semblable à celle sur agar [17 II]. Les colonies sur agar glycérinée, sur agar et gélatine paraissent granuleuses à un grossissement de 60 et rappellent beaucoup les colonies de pseudo-diphtérie. Au centre elles sont colorées en gris jaunâtre [17, IV] Ni gaz, ni acide aux dépens du sucre. Le bouillon se trouble un peu ; dépôt léger, pas de pellicule. Sur pomme de terre, exsudat, faible, jaune miel, humide, peu surélevé. [17, V]. Les températures au-dessous de 22° sont très défavorables à la croissance.

Dans le lait, le microbe se conserve 3 semaines, dans l'eau ordinaire et dans l'eau de mer, 30 jours, dans le sol 43 à 70 jours.

Habitat. — Les foyers de la maladie les plus connus sont Malte et Gibraltar, Naples, la Crète, les îles du Levant,

---

(1) Ce micro-organisme sert par conséquent d'intermédiaire entre la famille des Coccacées et celle des Bactériacées. On peut aussi en rapprocher Bacterium Fraenkelii Hashimoto. Ce dernier microbe forme sur milieux solides de courts bâtonnets ciliés à leur extrémité, et sur les milieux liquides, au contraire, des chaînettes de cocci assez longues, immobiles, et même parfois des groupements en sarcines.

Alger, Tunis ; on a publié des cas venant de la mer Rouge, les Indes, les Philippines, la Chine, Porto Rico, le Soudan, l'Afrique anglaise, et allemande.

Les cocci sont présents dans le sang *pendant* l'accès de fièvre. La ponction de la rate donne toujours un résultat positif. D'après les C. R. de la Commission anglaise sur la fièvre de Malte, on trouve aussi le melitensis dans l'urine des malades.

Il est établi que les chèvres peuvent prendre la maladie et que les cocci se retrouvent notamment dans leur lait.

Le **diagnostic** se fait en ensemençant 1 à 3 cmc. de sang recueilli d'une façon stérile dans 50 cm. de bouillon : 24 heures à l'étuve à 37. Ensuite repiquage sur plaques (agar + 20 o/o d'ascite, ou agar glycérinée). Basset-Smith préconisent aussi la séro-réaction pour le diagnostic. Elle est positive avec la salive, l'urine, la sérosité du vésicatoire des malades et des convalescents (Pollaci et Cerarolo) (1).

Kourich ne tient pas ce procédé pour absolument certain, parce qu'on peut avoir des agglutinations jusqu'à 1/500 avec du sérum humain normal. On a essayé le sérothérapie (Fitzgerald et Ewart).

Pouvoir pathogène. — La souris, le cobaye et le lapin peuvent être tués avec de grosses doses ; de petites doses ne causent aucun trouble. Chez les singes on peut reproduire une maladie analogue à la fièvre de Malte. Après une maladie de plusieurs mois, les animaux guérissent (Hughes).

Micrococcus candicans Flügge

(Tab. 14, IV. — VIII).

Aspect microscopique. — Cocci arrondies de 1,2 μ. dé Diam., isolés ou en amas. Beaucoup plus gros que le Staphyl. blanc, et ne formant pas comme lui des formes d'involution en 24 heures.

(1) C'est surtout dans l'intervalle des accès de fièvre que le pouvoir agglutinant du sérum se manifeste ou s'élève — ; il semble en raison inverse de la présence du parasite dans le sang (Zammit). [Note du traducteur.]

Besoin d'oxygène. — Pousse bien en aérobie, peu dans les cultures agitées.

Conditions de température et de milieu nutritif. — Pousse à la température de la chambre comme à la celle de l'étuve sur tous les milieux usuels.

Gélatine en plaque : *a)* grandeur naturelle : colonies rondes ou arrondies, atteignant 2-3 mm. de diamètre à la température ordinaire en 8 jours, brillantes, humides, d'un blanc porcelaine, peu surélevées. Sur les vieilles plaques, on trouve toujours à côté de colonies larges et plates, des colonies granuleuses, sablonneuses, ou saillantes, coniques [14, V]. Pas de liquéfaction ; *b)* grossissement de 50 Diam. : Colonies superficielles rondes ou arrondies, à bord régulier, lisse, très délicatement ponctuées, presque transparentes à la périphérie, opaques au centre. gris jaunâtre ou presque noires ; Colonies profondes : arrondies ou ovales, opaques, à bord lisse, uni, sombres [14, VI].

Gélatine en piqûre. — Filiforme, granulée blanche. Partie supérieure : colonie, à bord ondulé, assez saillante, brillante, porcelainée, puis plus tard plus mate, blanche, de consistance du beurre. [14, IV]. — **Agar en plaque :** A l'œil nu, et à un grossissement de 60 diam., comme sur gélatine en plaque ; les colonies sont souvent cependant un peu plus en saillie, et toujours opaques. — **Agar en strie** : Traînée blanche, brillante, peu élargie, ondulée à bord lisse ou peu saillante. Eau de condensation claire ; dépôt blanc. [14, I]. — **Culture en bouillon :** Trouble assez léger avec dépôt discret ; certains échantillons laissent le bouillon clair et forment une pellicule et un sédiment très cohérent. — **Culture sur lait :** Pas de coagulation en 15 jours ; le lait devient très faiblement acide. — **Culture sur pomme de terre :** Traînée épaisse blanche porcelainée, brillante comme de la graisse, très saillante, à bord ondulé. Avec le temps la périphérie de la colonie prend une teinte grise [14, VII]. Les mêmes races donnent sur vieilles pommes de terre (mars) des colonies beaucoup plus sèches, beaucoup plus granuleuses.

Réactions chimiques. — Ne liquéfie pas la gélatine, ne forme pas de gaz sur les milieux sucrés, pas d'indol, pas d'H_2S.

Habitat. — *a)* En dehors de l'organisme, très fréquent dans l'air, l'eau, le lait ; partout en Allemagne, là où l'on veut le rechercher.

b) Dans l'organisme, comme saprophyte, par exemple dans le smegma préputial, dans les cheveux, dans le pus des otites, le mucus vaginal, l'expectoration.

Formes. — L... et N... ont isolé un Micr. candicans qui se distinguait de l'espèce-souche seulement par un faible pouvoir liquéfiant pour la gélatine.

Espèces parentes. — De cette espèce nous pouvons rapprocher **Staphylococcus cereus albus** Passet, qui s'en distingue seulement par la taille un peu plus petite des individus (0.5 à 0,8 μ), mais lui ressemble par tous ses autres caractères. (Peut-être s'agit-il seulement de la même forme dégénérée par une longue culture). Hashimoto compare 17 espèces qu'il nomme les microcoques du lait, qui produisent des acides et ne liquéfient pas la gélatine. D'après la description de Leube **Micr. ureae** est morphologiquement tout à fait identique à Micr. candicans (0, 8 μ). La culture sur gélatine en plaque présente parfois des colonies fendillées en secteurs; les vieilles cultures dégagent une odeur-fade de colle. Pas d'indications pour la culture sur pomme de terre. Pour la fermentation de l'urine voy. page 73. Pour Micr. ureae liquefaciens, voyez Micr. pyogènes γ albus.

Micrococcus aquatilis Mead Bolton. — Nous est inconnu. Trouvé fréquemment dans l'eau à Göttingen. Les colonies sur gélatine présentent des stries radiaires et des lignes circulaires, qui dessinent des champs losangiques. Peut pousser dans l'eau distillée. — Le **coccus-porcelaine** d'Escherich isolé de l'intestin paraît aussi être identique; il mesure seulement 0,3 μ.

Micrococcus Rosettaceus Zimmermann ne diffère de M. Candicans que par une coloration blanc grisâtre sur gélatine, gris jaunâtre sur pomme de terre, grosseur de 0,8 à 1 μ. Il est intermédiaire à candicans et à M. Bicolor.

Micrococcus concentricus Zimmermann.

Sur tous les milieux, il donne une culture discrète mince, à reflets irisés, un peu comme le bac. typhique; sur plaque de gélatine, le bord des colonies est irrégulier, on y voit presque toujours des zones concentriques. Pas de liquéfaction. Sur pomme de terre, culture grasse, mince, gris jaune. Diamètre 0,9 μ. Trouvé par Zimmermann dans l'eau de distribution de Chemnitz, par Reuss dans le Main.

Micrococcus viticulosus Katz.

Isolé une fois seulement à notre connaissance, par Katz dans le laboratoire de Flügge à Göttingen, ce microbe forme un chevelu délicat blanc, autour des colonies profondes sur gélatine en plaque ou autour de la piqûre sur gélatine en tube, n'est connu que par la description de Katz d'après laquelle il offre une grande similitude dans ses cultures avec Bact. Zopfii, qui est représenté dans les tableaux 37 et 38. — La gélatine n'est pas liquéfiée. Les cocci sont toujours ovalaires, de 1,2 μ de long sur 1 μ de large.

Ici se placeraient **Micr. polypus** Migula dont les colonies sont munies de prolongements épais polypoïdes, et le **Micr. nubilus** Fontin, qui présente des branches irradiées du canal de piqûre, comme dans le microbe de la septicémie des souris; le **Micr.**

vesicae Heim, dont les colonies présentent des prolongements filiformes.

Micrococcus agilis albus Catterina.

Capsules, dans les préparations microscopiques. Très mobile, deux cils. La gélatine n'est pas liquéfiée. Dans le canal de piqûre, et aussi dans les colonies de surface des plaques de gélatine, chevelu ou courts filaments irradiés. Bouillon, clair, pomme de terre, colonies blanches, lait non coagulé. Pas d'indol, Gram, négatif. Pathogène pour le lapin, la souris, le cobaye. Les cultures filtrées confèrent l'immunité. Trouvé dans un cas de septicémie du lapin.

Micrococcus coronatus Flügge.

Cocci ronds de 0,8 à 1,6 μ. Gélatine en plaque : au début petites colonies discoïdes, blanches, qui produisent, comme elles se développent à la surface, une large zone de liquéfaction. A 60/1, à ce stade, chaque disque paraît gris et à gros grains; la partie périphérique est déchiquetée ; plus tard il se désagrège en grumeaux et en miettes. L'aspect se modifie beaucoup ultérieurement : tandis que dans la zone infundibuliforme aplatie de liquéfaction se trouve un grumeau blanc jaunâtre, irrégulier, la zone claire liquéfiée s'entoure à sa périphérie d'une zone plus rare irrégulière, de prolongements et de pointes, qui donnent une image très spéciale. La piqûre sur gélatine correspond comme aspect à la plaque.

Agar en plaque : Les colonies profondes sont arrondies blanches, presque opaques, les superficielles sont d'abord rondes, puis découpées, déchiquetées, dentelées, toujours très bien développées. Strie sur agar : culture un peu sèche, gris blanc, large, à bord dentelé; culture sur pomme de terre, mêmes caractères. Bouillon : trouble léger avec dépôt, traces d'H^2S ; lait en 10 jours devient gélatineux, en 15 jours, il est coagulé en grumeaux, avec réaction acide légère.

Trouvé par Flügge plusieurs fois dans l'air, rencontré une fois dans le smegma par L. et N.

Micrococcus corallioïdes Zimmermann.

Semblable au précédent d'après la description de Zimmermann, il en est pourtant bien différent. La culture sur gélatine en plaque se présente comme une masse un peu irrégulière, blanche, qui au bout de 80 heures pousse tout autour d'elle des prolongements de telle sorte qu'en définitive elle forme un noyau avec des prolongements rayonnés et ramifiés dans toutes les directions, dans la gélatine à demi-liquéfiée. A 100/1 le colonie

paraît granuleuse; piqûre sur gélatine : le colonie d'un blanc laiteux pousse aussi des prolongements ; sur agar le microbe donne
une culture large, blanc-laiteux; sur pomme de terre, il pousse à
peine. Le Bouillon est troublé uniformément. — Trouvé par
Zimmermann dans l'eau, par Reuss, dans le Main.

Micrococcus Radiatus Flügge.

Micrococque de moins de 1 μ. Les colonies sont d'abord granuleuses, à contours très tranchés ; puis celles qui sont à la surface de la plaque de gélatine s'enfoncent un peu et s'entourent
ensuite d'une couronne de prolongements radiés élégants qui
s'écartent un peu les uns des autres à leur périphérie, de telle
sorte que la colonie paraît alors irrégulièrement délimitée ; plus
tard une deuxième, puis une troisième couronne de rayons peuvent se développer. Sur gélatine en piqûre, il se produit une zone
de liquéfaction en entonnoir pointu ; des parties les plus profondes de la piqûre rayonnent des prolongements horizontaux, de
telle façon que la piqûre paraît comme pennée. Description
d'après Flügge. Sa coloration, selon Flügge, qui en parle seulement dans un passage, serait blanche avec des reflets jaune verdâtres.

Micrococcus luteus Lehm et Neum.
(Tab. ii, I-V.)

Synonymie. — Le micrococcus luteus Cohn, insuffisamment
défini, désigné par Schœter sous le nom de Bacteridium luteum,
ne peut être identifié avec une espèce déterminée. Nous désignons
ainsi l'espèce que nous allons décrire, pour rappeler ses rapports
avec Sarcina lutea.

Aspect microscopique. — Cocci arrondis de grosseur moyenne
(0,4 à 1,2 μ.) assez souvent groupés par 4, mais fréquemment
aussi seulement par deux.

Besoin d'oxygène. — Electivement et strictement aérobie.

Conditions de température et de milieu nutritif. — Pousse
rapidement et abondamment à la température de la chambre et
à celle de l'étuve sur tous les milieux.

Gélatine en plaque : *a)* Grandeur naturelle. Colonies irrégulièrement arrondies jaunâtres ou blanc jaunâtre, de 1 1/2 à 2 mm
de large au bout de 3 jours ; elles se creusent très rapidement en
forme d'assiette, sans que la colonie se brise ; c'est seulement
plus tard que survient la désagrégation de celle-ci en lambeaux
et en miettes.

b) Grossissement de 50 diam. Colonies superficielles irrégulièrement arrondies, gris jaunâtre jusqu'à gris brunâtre avec un
bord ondulé, déchiqueté à la périphérie duquel on peut voir parfois très nettement des tétrades isolées. Le bord est plus transpa-

rent que le centre, qui est ombré régulièrement de gris. Colonies profondes : arrondies ou ovales, à bord régulier, finement granuleuses, de même couleur que les colonies superficielles [14,II].

Gélatine en piqûre.—La piqûre est granuleuse, aussi longtemps que la liquéfaction ne s'est pas produite. Celle-ci débute au bout de 2 jours sous forme d'une dépression en assiette, qui progresse plus tard d'une façon cylindrique : le contenu de l'entonnoir liquéfié est trouble, verdâtre, gris jaunâtre [11, I].

Plaque d'agar : A 1/1 et à 50/1, même aspect que sur gélatine, mais le granité est plus fin. Parfois on trouve, dans l'intérieur, des colonies transparentes, jaune clair, minces, de 2 mm. de large qui sont à gros grains, et même mûriformes [11, IV].

Agar en piqûre. — Piqûre : granuleuse, jaune. Partie superficielle : jaune citron, brillante, arrondie, à bord ondulé, un peu saillante.

Agar en strie. — Analogue à la piqûre, eau de condensation claire avec dépôt jaunâtre.

Culture en bouillon. — Le bouillon reste clair. Le dépôt jaunâtre est très solidement déposé, il se dissocie seulement par une agitation énergique, et se répartit alors d'une façon homogène.

Culture sur lait : coagulé à demi au bout de 20 jours. Réaction acide.

Culture sur pomme de terre. — Couche jaune citron ou jaune verdâtre, mince, avec un bord ondulé et dentelé, ne faisant presque pas saillie ; brillant mat, nettement limitée du milieu avoisinant. Colonies humides ou sèches, suivant la provenance de la pomme de terre [11, V].

Cette espèce est complètement identique avec Sarcina lutea (L. et N.). Cependant elle ne prend jamais la forme sarcine, ni sur milieu solide, ni sur bouillon, ni sur foin. Sarcina lutea serait sa « forme sarcinienne.

ESPÈCES PARENTES

Kral a isolé un **Streptococcus liquefaciens** et de la même source un **Pédiococcus flavus** (1), que nous avons étudié de près et qui semblent identiques à Micr. luteus, mais Strept. liquefaciens produit un trouble diffus dans le bouillon et l'entonnoir de liquéfaction de la gélatine et montre une nuance jaune brunâtre sur les vieilles cultures sur .agar. Ces variations sont courantes chez Microc. pyogènes α aureus. D'après la description, **Microc. galbanus** Zimmermann est aussi identique. D'ailleurs, Zimmermann l'identifie avec Strept. liquefaciens Kral. On pourrait

____

(1) Récemment, de vieilles cultures sur foin de Pedioc. flavus nous ont fourni les plus beaux paquets sarciniens ; le fait n'était pas si net chez Strept. liquefaciens.

donner la préférence pour Micr. luteus au nom ambigu de Zimmermann, mais nous désirons faire ressortir son analogie avec Suc. lutea. (L. et N.).

Micrococcus flavus (FLÜGGE), LEHM ET NEUM.

Complètement identique au précédent, mais la culture sur gélatine est plus finement granulée, et la tendance au groupement en tétrades est plus faible. Nous regardons cette forme comme identique à Sarcina flava ci-dessus décrite ; elle y ressemble jusque dans la faculté de former des paquets sarciniens.

Nous avons eu deux exemplaires de cet organisme, l'un venant de C. Frankel sous le nom de **Staphylococcus citreus**, l'autre de Prague, envoyé comme Sarcina flava — mais ce dernier échantillon n'offrait pas de groupements sarciniens. Quant à **Micrococcus citreus agilis** Menge — organisme non cilié immobile, très légèrement liquéfiant — nous ne pouvons pas le distinguer malgré une étude précise.

Il semble qu'il y ait entre Micrococcus flavus et Micr. luteus des termes de transition.

Micrococcus sulfureus. ZIMM. REV. L. ET N.

Sous ce nom, nous groupons provisoirement tous les cocci jaune-citron, verts ou jaune grisâtre qui ne liquéfient pas la gélatine et dont la plupart se rencontrent dans l'air et dans l'eau. Tous, sur gélatine en plaque, donnent des colonies finement granuleuses : nous les regardons comme des formes non liquéfiantes des Micr. flavus L. et N. Ici encore se placerait. **Micr.** sordidus Schrœter.

Micrococcus sulfureus β. tardigradus. FLÜGGE
LEHM. ET NEUM.

Micrococcus flavus tardigradus (Flügge). Se distingue de l'espèce précédente par sa croissance très lente; trouvé par Zimmermann dans l'eau. C'est une simple variété de la précédente. Une fois, nous avons aussi trouvé dans l'air un Micr. sulfureus dont les colonies superficielles produisaient les unes une liquéfaction très légère, les autres une liquéfaction très intense, et les troisièmes ne liquéfiaient pas du tout : c'est par conséquent une espèce de transition avec Micr. flavus.

Micrococcus badius. Lehmann et Neumann

Cocci arrondis de grosseur moyenne, souvent réunis en tétrades mais sans véritable groupement sarcinien sur aucun milieu. Sur plaque de gélatine, il forme des gouttelettes transparentes, peu saillantes, de coloration brun foncé, qui à 60/1 apparaissent complètement homogènes, mais formées de quelques zones concentriques. Sur plaque d'agar, aspect semblable. Sur gélatine en piqûre, la partie supérieure superficielle est brune, brillante, peu fournie ; la piqûre montre un filament délicat, granulé. En piqûre sur agar, culture humide, transparente, brun foncé. La gélatine est très lentement et très peu liquéfiée, le bouillon présente un trouble homogène. Sur pomme de terre, culture jaune brun, sombre, d'aspect gélatineux. Croissance toujours faible, presque nulle sur lait.

Kral regarde cette espèce comme étant Sarcina lutea ; nous ne l'avons pas trouvée souvent ; elle rappelle Sarcina fulva Stubenrath.

Micrococcus ascoformans (1) John.

Synonymie. — Discomyces equi Rivolta, Micr. botryogenes Rabe. Botryomyces Bollinger. Botryococcus ascoformans Kitt.

Se trouve dans les tissus et le pus des néoformations pathologiques, aggloméré en grumeaux granuleux, sablonneux, entourés d'une capsule gélatineuse brillante, à double contour. Dans la culture, il ne produit pas de capsules, mais sur sérum, il donne naissance à des productions cornoïdes ressemblant à la corne de cerf.

D'après la description de Johne, ses cultures sont très semblables à celles de Micr. luteus et flavus ; cocci groupés le plus souvent par deux ou par quatre ; plaques de gélatine macroscopiquement comme saupoudrées de pollen, gris jau-

---

(1) Micr. ascoformans rappelle d'une façon incroyable un organisme que Cohn a décrit sous le nom de **Ascococcus illrothii.** Ce dernier produit sur les milieux artificiels des colonies sphériques ou lobulées qui possèdent une enveloppe épaisse gélatino-cartilagineuse. Hankin a décrit sous le nom **Ascococcus Cantabridgensis** un micro-organisme isolé de la bouche d'un étudiant de Cambridge. Ce coccus recouvre rapidement l'agar d'une couche transparente très visqueuse, mucilagineuse, de coloration blanc jaunâtre ; pousse assez lentement sur bouillon et sur gélatine. Il se différencie de Asc. Billrothii par la configuration plus allongée des groupes d'éléments et par la capsule qui est moins nettement visible.

nâtre, développant une odeur de fruit (1); à 60/1 colonies rondes nettement délimitées sans caractères particuliers. La piqûre sur gélatine donne un filament blanc, la liquéfaction survient lentement, en forme de coupe. Sur pomme de terre, enduit jaunâtre ressemblant à du givre, d'odeur de fruits. Sur agar, culture à peine appréciable. Kitt soutient même que le microbe n'est qu'une forme spéciale du Micrococcus pyogenes, ce qui peut maintenant sembler d'autant plus certain que l'on a isolé assez souvent de Botryomycose typique des microorganismes qui ne se distinguent pour ainsi dire pas de Micr. pyogènes (Voyez Galli-Valerio, CBO, XXXI, 5o8). Parascandolo le regarde comme morphologiquement identique, mais biologiquement différent; de même Poncet et Dor. Frédéric a cultivé dans 3 cas de Botryomycose les Mic. pyog. aureus et albus, peu pathogènes pour la souris et le cobaye. Unterhosel décrit aussi un Micr. pyog. aur. dans un cas de Botryomycose de la mamelle de la jument.

Ce microbe, pathogène pour le cobaye, le mouton, la chèvre, le bœuf, le cochon, et tout particulièrement pour le cheval, se trouve dans les tumeurs épaisses sphériques ou moniliformes, le plus souvent ramollies en leur centre, du tissu conjonctif du perymysium, de l'hypoderme, dans le cordon spermatique (après la castration) et dans le tissu cellulaire rétro-péritonéal du bassin chez le cheval. D'ordinaire, il existe aussi dans les poumons, les mamelles, les ganglions lymphatiques, la conque de l'oreille, la muqueuse pituitaire, les os, etc. Récemment, on a décrit aussi des cas, dans lesquels la Botryomycose se produisit chez l'homme. (V. Schneidemühl et Galli-Valerio, *l. c.*)

Micrococcus pyogènes (Rosenbach) Lehm et Neum.
(Tab. 13 et 14, I-III.)

α. Aureus (Rosenbach) Lehm et Neum.
β. Citreus (Passet)   —   —
γ. Albus (Rosenbach)   —   —

(1) Micrococcus luteus dégage aussi un parfum doux, tantôt très agréable, tantôt très désagréable.

Synonymie. — Staphylococcus pyogènes aureus Rosenbach; Staph. pyogènes albus Ros.; Staphylococcus pyogènes citreus Passet.

Très vraisemblablement aussi : Micrococcus liquefaciens conjunctivae Gombert. Micrococcus Flavus Gombert. Staphylococcus salivarius pyogènes Biondi. Micrococcus de la mammite gangréneuse du mouton. Nocard (A. P. I, 417). Staphylococcus hemorrhagicus E. Klein (C. B., XXII, 80). Staphylococcus bovis de Jong. Staphylococcus ureae liquefaciens Burchard.

Nom vulgaire. — Cocci en grappe de raisin, cocci du pus « Staphylocoque ».

Remarque. — Il manquait encore une preuve certaine pour comprendre les trois formes ci-dessus comme des variétés d'une même espèce. R.O. Neumann (A. H. XXX 1) l'a donnée, en observant que parfois dans les cultures de couleur orangée existaient des secteurs plus clairs, blancs ou jaunes (comme pour Micr. bicolor); par le repiquage de ces secteurs, il a pu obtenir des races qui présentaient l'aspect des régions claires, une fois développées. Aussi, par des repiquages multiples successifs, a-t-il pu cultiver une race-souche de coloration orangée, des races blanche et jaune; il a même isolé une race rose. Ces nouvelles races sont restées les unes constantes, les autres sont retournées à la forme primitive. Dans le travail de Neumann, on trouvera aussi des indications sur ce que l'on connaît de la variabilité de cette espèce. Le Dr Armand a (été 1903) répété avec un résultat analogue, les expériences à l'institut de Wurzbourg. Personne depuis n'a contredit ces recherches, de telle sorte que l'on peut rejeter l'ancienne conception de la pluralité.

La description que nous donnons ici se rapporte seulement à **Micr. pyogènes α aureus**; pour β citreus et γ albus voyez pages 239 et 237.

Aspect microscopique. — Cocci arrondis, plus ou moins gros, en moyenne de 0,8 μ. Isolés ou groupés par deux, le plus souvent réunis en amas, « en grappe de raisin ». On voit souvent une fente de division très délicate [13, IX et XI]. Les cocci du pus appartiennent aux formes les plus petites, ceux de l'air, aux plus grosses.

Croissance, bonne en aérobie, très minime en anaérobie.

Conditions de température et de milieu nutritif. —

Optimum à 37°; il pousse aussi à la température de la chambre, et sur tous les milieux; le pigment se forme le mieux sur agar et sur pomme de terre.

Gélatine en plaque. — *a*) Grandeur naturelle : colonies petites, irrégulièrement arrondies, d'une coloration blanc jaunâtre ou jaune. Les plus vieilles colonies ne sont beaucoup plus grosses; en 6 jours elles atteignent 1 1/2 mm. Les colonies s'enfoncent lentement et s'entourent d'une zone de liquéfaction, en forme d'assiette peu profonde sans que la colonie se désagrège.

b) Grossissement de 70 diamètres : colonies superficielles, arrondies, faiblement jaunâtres ou brunâtres, avec une légère zone périphérique transparente. Structure moyennement granuleuse, le centre plus foncé [13, VI e]. Colonies profondes, arrondies ou ovales, jaune foncé ou brunes, finement granuleuses, à bord presque uni [13, VI i].

Gélatine en piqûre. — Liquéfaction tout le long du canal de piqûre à partir du 2e au 3e jour. La portion liquéfiée est d'abord conique, puis sacciforme, puis dans les stades plus tardifs cylindrique. Le contenu de l'entonnoir est trouble, nuageux blanc grisâtre, au fond se déposent des grumeaux blanchâtres ou de coloration jaune orangé. L'intensité de la liquéfaction varie dans des limites très larges [13, I. II].

Agar en plaque. — *a*) grandeur naturelle : Les colonies superficielles sont rondes ou arrondies, jaune-orangé humides, brillantes, formant une saillie plane de 4 mm. de diamètre. Colonies profondes arrondies ou ovalaires, de même coloration ou un peu plus foncées; elles ne deviennent jamais aussi grosses que les colonies superficielles [13, V].

b) Grossissement de 60 diamètres : colonies superficielles rondes, à bord presque ou tout à fait régulier et uni, avec une zone périphérique délicatement ponctuée et transparente; coloration jaune orangé; vers le centre coloration grise homogène, parfois entourée d'un anneau plus sombre [13, VII]. Colonies profondes, les unes arrondies, les autres ovalaires, jaune gris foncé, opaques, souvent un peu granuleuses sur le bord. Souvent on trouve réparties dans l'agar des colonies transparentes, rondes, de coloration jaune clair, très fortement granuleuses. Celles-ci siègent au fond, entre l'agar et le verre.

Agar en piqûre. — Dans le canal de la piqûre, culture inappréciable, filiforme, plus tard un peu granulée. La partie supérieure superficielle est arrondie, régulièrement saillante, avec un bord régulier un peu découpé; brillante, grasse, jaune orangé [13, IV].

Agar en strie. — Ressemble à la partie supérieure de la piqûre. Eau de condensation trouble. Dépôt orangé blanchâtre [13, III].

Culture en bouillon. — Trouble très intense et uniforme dans le bouillon. A la surface se forme une pellicule délicate. Dépôt abondant, qui par l'agitation se répartit en flocons très ténus dans le liquide; mêmes caractères sur le bouillon sucré.

Culture sur lait. — D'après Passet, et d'après nos propres observations, coagulation gélatineuse puis compacte en 1 à 8 jours. D'après Tavel, aspect floconneux.

Culture sur pomme de terre. — Limitée à la strie d'ensemencement, d'abord blanchâtre, puis plus tard jaune orangé, mate; un peu saillante, grumeleuse, brillante; les vieilles cultures s'étalent, se déssèchent et deviennent orangé foncé [13, VIII].

Vitalité et résistance. — *a*) Dans le corps : Plusieurs cas, dans lesquels on a trouvé le M. pyogènes vivant au bout de très longs espaces de temps (10-35 ans) dans l'organisme au niveau de foyers inflammatoires (ostéomyélites) où il s'était encapsulé durant cette période, semblent démontrer sa très longue vitalité.

b) Dans les cultures, très vivace. Il est encore toujours vivant au bout de plusieurs mois, cependant on ne lui a pas décrit de forme morphologique de résistance.

Résistance contre. — *a*) La dessiccation : d'après Hegler, il est vivant dans du pus desséché au bout de 56 à 100 jours. D'après Kirstein, 3 à 6 mois desséché sur des fils de soie ; d'après Neisser vivant et transmissible dans la poussière.

b) Chaleur sèche. D'après Lübbert, il est tué en 1 h. à 80°, et, rapidement, seulement à 110 ou 120°.

c) Chaleur humide : 70° suffisent pour le tuer très rapidement. Pour Lingelsheim, certaines races résistent pendant 10 minutes à 80°.

d) Froid. Garde sa vitalité dans la glace pendant 66 jours (Prudden).

e) Agents désinfectants : agissent assez lentement. Le sublimé à 1 o/oo ne tue pas encore les cultures en bouillon au bout de 5 minutes.

Des échantillons différents de culture en milieu liquide d'une même race présentent souvent une résistance très différente vis-à-vis des antiseptiques. L'alcool absolu est complètement inactif, l'alcool à 5o le tue en 10 minutes ; l'acide phénique à 1 ou 5 o/o en 35 minutes ; la formaline à 1 o/o en 55 minutes ; le violet de méthyle à 1 : 5oooo en 1 heure.

Réactions chimiques. — *a*) Production de pigment : Fabrique un pigment jaune orangé du groupe de la carotine (v. p. 68), mais seulement en présence de l'oxygène. D'après Lübbert et F. Gartner, la fabrication du pigment est d'autant plus intense que la teneur de l'air en oxygène est plus forte. On voit souvent les colonies fraîchement isolées pousser d'abord blanches, puis devenir peu à peu orangées. Le pigment, d'après Schneider, est soluble dans l'alcool, l'éther, le sulfure de carbone, le benzol, le chloroforme, insoluble dans l'eau.

b) Substances odorantes et sapides : les cultures sur agar dégagent une odeur de colle ou de levain aigres (Becker, Passet).

Ferments : sont produits : un ferment tryptique collolytique : agissant sur la colle-forte il donne des albumoses et de la peptone ; un ferment diastasique (Fermi), un ferment saponifiant (Eijkmann).

c) Production de gaz et d'acide aux dépens des hydrates de carbone.

Une acidité assez forte se produit aux dépens du glucose et de la lactose, mais pas de gaz. Aux dépens de la lactose naissent :

de l'acide lactique et des acides gras volatils ; aux dépens de la
dextrose : de l'acide lactique, de l'acide acétique et de l'acide valérianique ; aux dépens de la glycérine, de l'acide lactique, de l'aci-
de iso-butyrique, de l'acide valérianique et de l'acide propionique
(Terni).

d) Hydrogène sulfuré : rapidement et abondamment.

e) Indol : peu.

f) Le pus staphylococcique donne avec le réactif de Mil-
lon une coloration rouge, le pus tuberculeux non (Müller).

g) Décompose parfois l'urée (Barlow, Mann). D'autres
races sont presque inactives.

h) Poisons : voyez Pouvoir pathogène.

Habitat. — *a*) En dehors de l'organisme, très répandu.
Dans le lait, les eaux souillées (peu dans l'eau pure et le
sol) et dans l'air : 10 o/o des microorganismes de l'air des
salles d'opérations chirurgicales sont des Micr. pyogènes
(V. Ullmann). Cependant, avec les méthodes actuelles de
détermination du staphylocoque, beaucoup de cocci orangés, isolés autrefois comme tels, ne seraient plus admis
aujourd'hui.

b) Dans l'organisme sain : sur la peau (1), particulièrement la peau de la tête, la cavité buccale, le vagin ; assez
fréquent dans le col utérin ; dans le lait des jeunes accou-
chées bien portantes, sur la conjonctive, dans l'eau des
bains.

c) Chez l'homme malade : le staphylocoque peut être la
cause de tous les processus inflammatoires (2), avec ou sans
suppuration de toutes les régions du corps, et cela très souvent seul. Dans d'autres cas, il s'associe au Strept. pyogènes, St. lanceolatus, Bact. coli, Bact. typhi, mais il ne
faut pas oublier que ces derniers germes (et quelques

(1) Gordon a isolé sur la peau un Staphyl. epidermidis albus Velon, qui
fait fermenter les sucres, la glycérine, la mannite. [Sabouraud décrit
un coccus gris qui paraît aussi être du staphylocoque.]
(2) La dégénérescence amyloïde survient à la longue dans les organes
des animaux de laboratoire soumis aux inoculations de cultures tuées par
le chloroforme (Schepilewski), de même aussi que par l'injection de différents ferments tels que : le lab, la pancréatine, etc.

autres) peuvent aussi seuls eux-mêmes provoquer la suppuration.

Les affections suivantes sont plus fréquemment causées par les staphylocoques ; acné des glandes sébacées, sycosis des follicules pileux, hydrosadénite des glandes sudoripares (1), pemphigus (2), pemphigus contagiosus de Haen, phlegmon, furoncle, abcès, périostite, ostéomyélite (3), septico-pyohémie, chorée (C. B., XXVI, 573).

Plus rarement, il produit l'érysipèle (Jordan) ; il peut aussi engendrer l'inflammation fibrineuse (Guthmann). Gradénigo et Maggiora ont observé un coryza couenneux dû au Micr. pyog.

Des inflammations comme : la pleurésie et la péricardite, la pneumonie. la méningite, l'hépatite, peuvent être causées aussi par le Micr. pyogènes, mais beaucoup plus rarement que par d'autres espèces telles que St. lanceolatus, Strept. pyogènes, etc. Quant aux staphylocoques trouvés dans l'ophtalmie sympathique, et dans le rhumatisme articulaire aigu, leur rôle est loin d'être éclairci.

On a aussi regardé souvent le staphylocoque comme agent causal de l'eczéma. Scholtz l'a trouvé régulièrement dans 40 cas, aussi bien dans les couches profondes que dans les couches superficielles de la peau. Leur signification causale n'est d'ailleurs pas encore sûrement démontrée par là.

Dans les pustules de variole, on trouve toujours M. pyogènes, c'est-à-dire M. quadrigiminus Klebs.

d) Chez les animaux malades : comme chez l'homme, il produit les infections suppuratives. L'opinion d'après laquelle des animaux auraient un autre agent pyogène que l'homme est erronée. Il cause ｊune ostéomyélite épidémique des oies (Lucet), et la maladie des goujons (Charrin) en France. Burgi décrit chez le lièvre une maladie épidémique, causée par le staphylocoque blanc, caractérisée par des suppurations étendues dans la peau et les muscles, et des abcès dans les organes internes : intestin, os. La propagation

(1) Sollner, qui n'a trouvé qu'une fois sur 20 le staphylocoque dans l'acné, pense qu'il n'en est pas la cause.

(2) D'après Almquist, Strelitz, etc., le St. pyogenes serait plus ou moins adapté, l'agent du pemphigus, dans le « Veld Sore » du Sud-africain. Hannack trouve aussi un staphylocoque.

(3) Hencke, en contradiction avec l'opinion généralement reçue, a soutenu récemment que l'ostéomyélite serait toujours produite par un bâtonnet analogue au coli.

doit se faire par les puces. La mastite des animaux domestiques est au moins en grande proportion attribuable aux staphylocoques blanc ou doré. Pour Steiger les mammites à staphylocoques guérissent; celles à coli, streptocoques, etc., ne guérissent pas. Dans le lait fraîchement trait, les cocci (galactocoques) qui existent dans 90 à 95 o/o des cas, ne seraient que des staphylocoques blanc et doré (Lux).

Voir pour la Botryomycose (Botryomyces) le Micr. ascoformans.

Pathologie expérimentale. — La prédisposition des différents animaux de laboratoire, en apparence égaux, varie tout autant que la virulence du microbe lui-même; cette disposition est plus grande chez les animaux jeunes, anémiques et diabétiques.

La virulence **du** microbe est souvent considérable lorsqu'il est fraîchement isolé de l'homme, mais parfois aussi, dans ce cas, elle est très faible pour les animaux. Par la culture sur nos milieux artificiels, elle s'atténue parfois très rapidement, parfois elle diminue à peine. La virulence augmente pour une espèce donnée par des passages successifs de l'animal à l'animal (Terni), ou par l'inoculation simultanée d'autres bactéries (Ortolani et de Blasi), ou encore par l'inoculation des produits de sécrétion de ceux-ci (par exemple Bact. vulgare). De même la virulence est renforcée par la culture en anaérobie. L'intensité de la liquéfaction de la gélatine marcherait à peu près de pair, d'après certains auteurs, mais non sûrement, avec le pouvoir pathogène.

A son plus haut degré de virulence, le Staph. ne produit pas localement de suppuration mais un œdème gélatineux, associé à des hémorragies rénales, et de l'endocardite mitrale et aortique.

Les animaux réceptifs vis-à-vis du staphylocoque sont, par sensibilité croissante : le cheval, le chien, l'homme, le bœuf, la chèvre, le mouton, le lapin, le cobaye, la souris.

L'*injection intradermique* ne réussit ni chez le lapin ni chez le cobaye ; pour Jordan, elle pourrait donner l'érysipèle de l'oreille.

L'*injection sous-cutanée* produit un abcès, mais lorsque

la culture n'est pas très virulente, il faut, pour le lapin, un assez grand nombre d'unités microbiennes (d'après Herman 50.000.000 d'individus).

Par la *voie intra-péritonéale*, le lapin supporte de grandes quantités de culture (13 cmc. et plus) ; on a obtenu souvent aussi l'infection par la voie pleurale et pulmonaire. De petites doses sont inactives. Dans les muscles, l'inoculation produit un abcès local, ou une péritonite de propagation.

L'*inoculation intra-veineuse* détermine de l'endocardite, surtout après traumatisme préalable d'une valvule du cœur, et le plus souvent de la néphrite. Le rein hyperhémique présente macroscopiquement dans la substance médullaire des champs cunéiformes, jaunâtres, au niveau desquels les tubes urinifères droits (de Bellini) sont en partie remplis de cylindres, et de cocci, et en partie vides et collabés. Dans l'urine il y a des cocci. Thoinot et Masselin ont pu aussi obtenir une myélite. L'injection dans les articulations y provoque la suppuration.

Chez l'homme, on a pu produire par friction de la peau saine l'acné, le furoncle et le phlegmon. Mendoza et Azna n'ont cependant réussi qu'à demi cette expérience, tandis que Garré a obtenu un résultat positif sur lui-même. L'irritation de la peau par la toxine staphylococcique que Benda décrit n'est pas différente pour Neisser de celles que produisent les irritants chimiques.

Toxine. Immunité et Immunisation. — Les cultures en bouillon filtrées renferment des produits toxiques d'action intensive. Leur injection dans la cavité abdominale du chien détermine une péritonite séro-hémorragique, des ecchymoses sur la séreuse et la muqueuse de l'intestin et la mort avec diarrhée sanguinolente. Par des modifications appropriées de la toxicité, de la quantité, etc., des toxines injectées, Kraft a pu reproduire toutes les formes de la péritonite typique. L'injection sous-cutanée de cultures en bouillon filtrées peut produire tous les intermédiaires entre un simple empâtement qui se résorbe sans s'abcéder, jusqu'à la suppuration typique, et même jusqu'à l'inflammation nécrosante fibrino-hémorragique et cela d'après la virulence du germe employé. Par contre, les corps microbiens de staphylocoques tués n'exercent point d'action toxique. Tout au moins en faut-il des doses considérables par voie péritonéale pour tuer le cobaye (V. Lingelsheim).

Les filtrats exerçant une action pathogène renferment de l'**hémolysine** (Neisser et Wechsberg) en quantité très variable. Dans les cultures en bouillon on obtient l'hémolysine au mieux au bout de 8 à 10 jours. On en démontre l'action avec du sang de lapin, que l'on peut laquer avec de très petites quantités de culture en bouillon filtré (1). L'hémolysine est complètement détruite en 20 minutes par une température de 56°. On peut facilement observer l'action hémolysante des staphylocoques vivants, en additionnant l'agar de quelques gouttes de sang, on coule en plaques et l'on ensemence. A la périphérie des colonies le milieu se décolore. Neisser et Wechsberg s'élèvent contre cette affirmation que toutes les races pathogènes donneraient de l'hémolysine ; pour eux, il n'y a aucun rapport entre la production de l'hémolysine et la virulence. Pour Frankel et Baumann, toutes les races de staphylocoques isolées d'états pathologiques auraient des propriétés hémolysantes. Kutscher et Kourich prétendent que l'hémolysine apparaît plus ou moins vite suivant les races, parfois l'apparition en est retardée jusqu'à 20 jours ; pourtant toujours les vrais staphylocoques seraient hémolysants. Les staphylocoques saprophytes seraient privés de ce pouvoir, et l'on a proposé la recherche du pouvoir hémolysant pour séparer les *vrais* staphylocoques des *fausses* espèces de cocci pyogènes.

Pour Van de Velde le staphylocoque produirait aussi un autre poison, la leucotoxine, capable de tuer les globules blancs, (confirmé par Bail, v. Lingelsheim, Neisser et Wechsberg).

En ce qui concerne l'**immunité** staphylococcique, on a

---

(1) On dispose dans de petits tubes de verre de petites quantités de filtrat de bouillon que l'on dilue avec une solution de NaCl jusqu'à 2 cmc. A chaque tube on ajoute une goutte de sang de lapin préalablement lavé ; on porte le tout pendant 2 heures à l'étuve, puis ensuite pendant une nuit à la glacière.

observé que, chez l'homme, qui a survécu à une infection staphylococcique, le sérum sanguin renferme des substances qui sont susceptibles de protéger le lapin contre une dose mortelle de staphylocoques (Petersen). On peut aussi produire chez les animaux une certaine immunité par l'inoculation de cultures virulentes tuées. Cependant, malgré de nombreuses expériences, les résultats ne sont pas satisfaisants. Proscher prétend avoir obtenu un sérum très actif chez les chevaux et les chèvres. Il employait pour cela des staphylocoques vivants. Au point de vue pratique, les essais d'immunisation sont peu probants. Petersen a obtenu l'immunité passive chez la souris avec du sérum de chèvre ; pour l'homme, il n'y a encore actuellement rien à espérer.

Au sujet de l'**agglutination** des staphylocoques, Kolle et Otto ont obtenu de l'agglutinine par inoculation intraveineuse de cultures de staphylocoques au lapin. Le sérum agglutinait des staphylocoques virulents, mais non pas les saprophytes ; d'autre part, on ne peut obtenir, en utilisant des cocci saprophytes des sérums agglutinant les staphylocoques pathogènes (Frànkel et Baumann, Otto, etc.). Kutscher et Kourich trouvent cependant des races saprophytes agglutinables, mais difficilement. D'après Klopstock et Bockenheimer, des races difficilement agglutinables peuvent fournir un sérum qui agglutine fortement elles-mêmes et d'autres staphylocoques pathogènes. En résumé, l'agglutination ni la réaction hémolysante ne peuvent entièrement servir de critérium de la virulence, mais ce sont les deux meilleurs moyens qu'on ait actuellement.

Méthodes spéciales de diagnostic. — Isolement sur plaque d'agar à 37°, la culture sur pomme de terre est la meilleure pour faire apparaître le pigment. Cultures sur gélatine, animaux de laboratoire, agglutination, hémolylysine.

Micrococcus pyogènes γ *Albus* (1) Rosenbach

Semblable en tous points à Micr. pyogènes α aureus. Voyez (14, I et II) pour les figures, et les remarques p. 228.

(1) Les anciens noms **staphylococcus cereus flavus** et **st. cereus albus** Passet ne sont pas très nettement définis et sont superflus. Ces

Micr. ureae liquefaciens. Flügge est aussi identique. Burchard, qui a étudié son pouvoir décomposant pour l'urée, a pu facilement l'isoler d'une urine qu'il avait infectée avec un peu de terre provenant d'une vespasienne. De l'urine additionnée de 10 $\%$ de gélatine colorée avec du tournesol prend une teinte bleue autour des jeunes colonies. Les colonies profondes, d'après Burchard, repoussent vers la surface la gélatine d'une façon très caractéristique; les colonies superficielles, compactes, s'enfoncent dans la gélatine liquéfiée.

Dans une variété **d'alopécie en aires**, sans tendance à l'extension, Vaillard et Vincent ont décrit un microcoque blanc, liquéfiant, de 1 μ. de diam. et qui ressemble tout à fait à Micr. pyog. γ albus.

Ici se placerait **Micrococcus acidi lactis** Krüger. — Cocci ovales, groupés en diplocoques ou en trétrades; diamètre de 1 à 1,5 μ.; anaérobie facultatif. Sur gélatine, colonies rondes, blanches, à bord déchiqueté; pas de liquéfaction; en piqûre, culture granuleuse blanche, la partie supérieure étalée, blanche, s'enfonçant un peu ultérieurement. Produit de l'acide lactique aux dépens de la lactose, coagule le lait en 5 jours entre 15 et 36°; peptonise les albuminoïdes, sous la forme d'un produit de consistance grasse, visqueuse, et d'une odeur fade de colle.

espèces sont rarement isolées du pus, et poussent à la partie supérieure de la piqûre sur gélatine en une saillie d'un mat brillant, ressemblant à une goutte de cire avec un bord un peu épaissi. Ces 2 espèces son très voisines de Micr. β citreus et γ albus. Elles ont la valeur de formes de ceux-ci, et s'en distinguent, d'après la description donnée, par l'absence de liquéfaction et le pouvoir pathogène faible ou nul.

Sans pouvoir rejeter absolument cette conception comme inexacte L... et N... pensent que Micr. cereus albus, abstraction faite de sa moindre taille, est identique à Micr. candidans Flügge. Nous ne connaissons pas Micr. cereus flavus; mais il pourrait bien appartenir aussi à Micr. sulfureus Zimmermann.

Du **Micr. cereus flavus** se rapproche le **Micr. chromidrogenus citreus**, isolé par Trommsdorff dans la chromhydrose des poils de l'aisselle. Il se distingue du staphylocoque, par sa réaction négative vis-à-vis du Gram; il n'a que 0,3 à 0,5 μ. de large; liquéfie la gélatine : les colonies jaune soufre se désagrègent dans la partie liquéfiée en partant de la périphérie : sérum peu à peu liquéfié, lait non coagulé. Ni gaz, ni acide, ni indol. Pigment insoluble dans tous les dissolvants.

Micr. citreus rigensis Bazarewski ne prend pas non plus le Gram. Mais il est plus gros 1,2 à 1,5 μ. du large; jaune soufre, culture maigre, liquéfaction lente, strie sur agar de 3 à 4 mm. de large, le bouillon reste clair, sur pomme de terre jaune foncé terne. Optimum 30 à 37°. Pathogène pour le souris. Pigment soluble dans NaOH à 10 o/o, insoluble dans l'eau, l'alcool, l'éther, le chloroforme, la benzine; SO_4H_2 donne la réaction bleu vert du lipochrome.

Très voisin encore le **Micr. citreus granulatus** Migula.

Micrococcus pyogenes β citreus Passet.

Une culture donnée par C. Frankel fut identifiée par nous au Micr. flavus (p. 225).

Pourtant, il existe aussi des races de Micr. pyogènes de coloration jaune citron (v. p. 227). Une autre culture isolée d'un pus d'otite correspondant à la description de Passet ; il était pyogène.

10 espèces de microcoques producteurs d'acides, liquéfiant la gélatine, isolés du lait, ont été étudiés brièvement au point de vue critique par Hashimoto. (Hyg. Rundschau, 1901, n° 17.)

Micrococcus Frendenreichii Guillebeau.

Gros cocci (diamètre 2 p. et plus) le plus souvent isolés, plus rarement groupés en chaînettes (dans le bouillon). La gélatine-lait se couvre d'abord de colonies finement granuleuses blanches à bord régulier, puis au bout de 2 jours suivant une rapide liquéfaction. La culture sur agar est blanche, la culture sur pomme de terre est jaune, soufre ou brun jaunâtre, tantôt maigre, tantôt riche. Le bouillon est d'abord trouble, ensuite clair avec dépôt floconneux.

Dans le lait stérile se forme de l'acide, et parfois le lait devient visqueux filant (1), et quelques jours après se coagule. Optimum 20°. Limites de germination : entre 11 et 35°. C'est peut-être un streptocoque.

Pour Lœhnis, c'est la forme muqueuse du St. pyogènes.

Ici encore se placerait : **Micr. du lait amer** (Cohn) : le lait coagulé, devient, comme tous les milieux, glaireux, à saveur acide et très amère.

Micrococcus bicolor. Zimmermann.

Cocci ronds de 1, 2 à 1, 6 μ. de diam. Gélatine en plaque : colonies d'abord rondes jaunâtres, saillantes humides, plus tard, jaune orangé brillantes, grasses, s'enfonçant lentement ; à côté de ces colonies, il en est d'autres, exactement semblables, mais de coloration blanche. A 60/1, bord régulier ; état granuleux léger. Gélatine en piqûre : partie supérieure blanc jaunâtre ; piqûre : traînée filiforme, liquéfaction cupuliforme, lente. Agar en plaque : comme sur gélatine, avec également des colonies grises et des colonies jaunes côte à côte. Agar en strie : traînée

(1) **Micr. du lait visqueux** de Weigmann ne liquéfie pas la gélatine
Au sujet des cocci blancs ou jaunes du lait, qui jouent un rôle dans la caséification, voyez Freudenreich et Thoni (C.B., X, 349). Il semble y avoir là toute une série d'organismes voisins.

humide, blanc, gris, jaunâtre, avec des îlots et des bords jaune-
orangé ; la partie supérieure de la culture sur gélose en piqûre
présente toujours, alternant plus ou moins régulièrement, des
secteurs gris et des secteurs orangés, par le repiquage desquels
on obtient isolément des cultures uniquement grises ou uniquement orangées, qui, d'ailleurs, dans les repiquages ultérieurs,
deviennent de nouveau bicolores. Bouillon : trouble diffus avec
dépôt abondant, solide. Le lait, quoique rendu un peu acide,
reste liquide. — Sur bouillon peptoné à 2 0/0, on note des traces d'hydrogène sulfuré et d'indol. — Ce microbe a été isolé par
Zimmermann de l'eau courante ; nous l'avons isolé nous-même
du contenu stomacal. — Très voisin de ce microbe est **Micrococcus cremoïdes** Zimmermann. Nous n'avons pas pu différencier
les cultures envoyées par Zimmermann.

De même, **Micr. aurantiacus** Cohn, que Kral nous a donné,
se distingue seulement par l'absence du pouvoir liquéfiant. D'ailleurs nous avons pu obtenir avec lui des cultures blanches,
orangées et bicolores, qui passent de l'une à l'autre.

Nous ne pouvons, en somme, indiquer, pour distinguer
Micr. bicolor, aurantiacus, et même Micr. candicans de
Micr. pyogènes, aucun autre signe que l'absence du pouvoir pathogène pour les animaux et, pour certains, l'absence du pouvoir liquéfiant. L'agglutinabilité, la production d'hémolysine seraient à rechercher.

Micrococcus roseus (Bumm). Lehm et Neumm.
Tab. 16.

Synonymie. Diplococcus roseus (Bumm), Flügge. Voir la
conclusion du chapitre.

Aspect microscopique. Cocci ronds ou irrégulièrement arrondis [0,6 à 1,0 μ] ; parfois une ligne de division assez large sépare
les cocci [16, VIII], d'autres fois des cocci sphériques indivis
sont groupés par deux, ou en amas.

Mobilité propre. Fait défaut.

Exigences d'oxygène, de milieu et de température. — Pousse
lentement sur tous les milieux, à la température de la chambre
et à 37°. Dans les cultures que l'on a agitées ; les colonies superficielles seules croissent, les profondes très faiblement. Pigment seulement en présence de l'oxygène.

Gélatine en plaque : *a*). grandeur naturelle : Colonies superficielles et profondes irrégulièrement arrondies, petites, rose
rouge. Après un long séjour à l'étuve, les colonies superficielles
deviennent un peu plus grosses, surélevées mais planes, bril-

lantes, les colonies profondes restant très en retard comme développement. Au bout de plusieurs semaines, les colonies superficielles s'enfoncent graduellement dans la gélatine.

b) Grossissement de 50 diam., colonies rondes ou arrondies, à bord presque régulier, ponctuées à grains moyens, rose pâle ou roses.

Les colonies profondes offrent les mêmes caractères, mais sont plus petites [16, VII]

Gélatine en piqûre. Canal de la piqûre : traînée filiforme. Au bout de plusieurs semaines, commence une liquéfaction cylindrique de la gélatine. Au bout de 3 mois la colonie s'est enfoncée d'environ 1 cm. Partie superficielle supérieure, parfois lobulée, rose rouge ; plus tard, se désagrège presque complètement dans la gélatine liquéfiée [16, I].

Agar en plaque *a)* Grandeur naturelle ; comme gélatine.

b) Grossissement de 50 diamètres : colonies superficielles rondes ou arrondies avec un bord uni ou un peu ondulé. Ponctuation délicate, jaunâtre ou rosée [16, VIe] ou granulation à gros grains [16, Ve] ; transparence, coloration plus intense vers le centre. Colonies profondes : arrondies ou ovalaires, à ponctuation fine [16, VIi] ou à gros grains [16, Vi], à bord lisse ou granuleux ; opaques, de coloration plus foncée que les col. superficielles.

Agar en piqûre : Canal de la piqûre : traînée filiforme, granuleuse après un long séjour à l'étuve [16, III]. Partie supérieure superficielle arrondie, saillante mais plane, brillante, rose rouge, de consistance butyreuse [16, IV].

Agar en strie. Traînée peu large, à bord uni, un peu ondulé. Eau de condensation claire, avec dépôt rougeâtre [16, II].

Culture en bouillon : claire (très rarement on voit un trouble plus ou moins marqué). Dépôt rougeâtre, cohérent, abondant.

Culture sur lait — Pas de modification.

Culture sur pomme de terre : Limitée à la strie d'ensemencement, rose mat, brillante, un peu saillante ; souvent entourée par une zone brillante blanchâtre [16, X].

Milieux spéciaux. — Si l'on cultive le Micr. roseus sur la culture d'un échantillon d'un représentant du groupe du Subtilis ou du Charbon, la colonie se développe d'une façon beaucoup plus luxuriante, et sa coloration devient beaucoup plus intense [16, IX] à cause de l'alcalescence de la pomme de terre.

Habitat : *a)* En dehors de l'organisme : très fréquent et abondant dans l'air, il fait rarement défaut sur une plaque de culture de l'air à Würzbourg.

b) Dans l'organisme : non démontré.

Nous avons comparé ce microbe, décrit d'abord par Bumm, à Würzbourg sous le nom de « diplococcus rosé » avec des espèces suivantes :

1. Micrococcus agilis Ali-Cohen, isolé par le prof. Zimmermann à Chemnitz.

2. Micrococcus agilis Ali-Cohen de l'Institut d'hygiène de Berlin.

3. Micrococcus roseus (auteur ?), isolé par le Prof. A. Fischer, à Leipzig.

4. Micrococcus tetragenus ruber, par Kral à Prague.

5. Staphylococcus roseus Tavel, isolé par le prof. Tavel à Berne.

6, 7, 8, 9, avec 4 microcoques de l'air, de Würzbourg, paraissant tout d'abord un peu différents sur les plaques.

Le résultat de cette comparaison fut que ces 10 microorganismes appartiennent tous à l'espèce Micrococcus roseus (1), que nous pouvons diviser en deux variétés (2) assez nettement distinctes :

Micr. roseus.— Lehm et Neum.

α. **typicus.** — Strie sur agar, rose ou carmin, plus rarement rose blanchâtre ; strie sur pomme de terre avec Subtilis (Voyez ci-dessus) rouge carmin vif. Lait non modifié, avec beau dépôt rose rouge. Dans ce type se place le Micr. agilis envoyé de Berlin par Zimmermann et nos 3 cocci de l'air.

β. **rosea-fulvus.** — Strie sur agar jaune rose ou rouge minium ; strie sur une pomme de terre avec Subtilis, rouge orangé. Lait non coagulé, avec un dépôt jaune rouge et un voile jaune rouge. Dans ce type, rentrent, d'après nos recherches, Micr. tétragenus ruber Kral, Micr. roseus A. Fischer, Staphyl. roseus Tavel, et l'un de nos cocci de l'air, peut être aussi Micr. fulvus Cohn, qui est très insuffisamment décrit.

Mais nous devons faire un pas encore plus en avant. La Sarcina **rosea** Schrœter (V. page 198) est très proche des espèces que nous venons d'étudier. La sarcina rosea (qui appartient à la variété rosea fulva) étudiée par Kral, qui forme sur milieux liquides, mais non pas sur milieux solides, de belles balles sarciniennes ne peut pas être habituellement différenciée. En cultivant nos dix cocci rouges pendant 1 mois sur décoction de foin, l'un d'eux (une forme rouge jaune de l'air) produisit des paquets sarciniens typiques, tandis que les autres ne parvinrent qu'au groupement en tétrades.

Par conséquent l'espace Sarcina rosea peut être regardée comme la forme sarcinienne de Micrococcus roseus ; très voisine aussi est Micr. corallioides Catani d'après la description des auteurs ;

____

(1) D'après les descriptions données, micr. **cinnabareus** Flügge, **cinnabarinus** Zimmermann, Micr. **carneus** Zimmermann peuvent rentrer dans les deux variétés que nous avons établies. Le « nouveau micrococcus », décrit récemment par Keferscin dans le lait rouge semble aussi très voisin. — **Micr. lactericius** Freund paraît un peu différent, quoique les données acquises par l'étude du groupe du Bact. prodig. mettent en garde contre la création de nouvelles espèces.

(2) Nous avons observé dans les deux variétés des secteurs blancs, jaune rosé, rosé, rouge, rose, carmin, sur agar. — Les 2 variétés sont réunies par des intermédiaires.

le nom « coralloïdes » (plus exactement corallioides) est d'ailleurs mal choisi (p. 222).

Le **Micr. agilis** Ali-Cohen (C B. VI, 33) représente la forme mobile, comme nous l'avons indiqué avec raison en 1896. Nous n'avons jamais pu, il est vrai, constater de mobilité parmi les races que nous possédions, en répétant récemment les expériences (depuis la publication d'Ellis). Mais d'après les résultats de cet auteur, il n'est pas certain que nous possédions des cocci mobiles munis de longs cils de cette race.

Micrococcus chomidrogenus ruber Trommsdorff.

Cocci de 0,4 à 0,5 μ. de large; non mobile sur plaque de gélatine, colonies de 1 à 2 mm. rouge carminé; sur agar, d'abord rose ensuite carmin. Bouillon sans pellicule, un peu trouble ; sur sérum, couleur saumon ; sur pomme de terre, pas de culture. Lait non coagulé. Ni acide, ni indol. Pigment insoluble dans tous les dissolvants. Avec SO_4H_2 coloration bleu-vert. Ce microbe fut isolé par Trommsdorff dans la chromhydrose de l'aisselle. Il est voisin de **Micr. rubidus** Hefferan et de Micr. roseus carneus, etc.

Heffaran a comparé 49 espèces rouges.

Micr. cerasinus (List.) Lehm et Neum.

Micrococcus cerasinus siccus (List) (Adametz : Bactéries de l'eau potable et de l'eau ménagère).

Coccus très petit de 0,3 μ. Sur gélatine culture, rouge cerise sans liquéfaction ; sur pomme de terre, dépôt sec, très étendu de coloration rouge cerise. Pigment insoluble dans l'alcool et l'éther. — Habite dans l'eau. — Nous ne l'avons pas rencontré.

Micrococcus cyaneus (Schœter) Cohn

Forme une couche bleu de cobalt. Pigment soluble dans l'eau (!) ; rougi par les acides, il redevient bleu par les acalis. Schöter décrit une variété pseudo-cyanea, qui fabrique un pigment d'abord vert (vert de sapin) qui reste de cette couleur ou devient plus tard vert bleu ou bleu. Pas de description plus complète jusqu'ici. Habite dans l'air de Breslau. — Au sujet **Micr. cyanogenes**, voyez Pammel et Combs (CBL. II, 764).

[Nous ajoutons ici, provisoirement, la description de l'Entérocoque de Thiercelin, qui n'est pas mentionné par L... et N... mais est considéré en France, depuis les travaux de Thiercelin, comme un microbe important en pathologie humaine. Nous verrons, après l'avoir décrit, de quels types il se rapproche. Il offre un gros intérêt au point de vue du transformisme microbien.

Enterococcus proteiformis Thiercelin (1899)

Nom vulgaire : Entérocoque.

Morphologie. — Cocci, le plus souvent groupés par deux (diplocoque), arrondis ou ovalaires, parfois ordonnés en courtes chaînettes ou en tétrades, en groupes losangiques, en pile de boulets, ou agminés en amas irréguliers. — Sur les vieilles cultures sur agar, parfois aussi dans l'organisme, on voit des formes cocco-bacillaires, ou des *bâtonnets*, parfois filamenteux (Thiercelin), ou renflés en massue (Thiercelin). Les éléments peuvent être entourés d'une capsule (?) (auréole négative de Thiercelin). — **Spores et cils,** inconnus.

Coloration. — Prend le Gram.

Conditions de végétabilité. — Pousse de 26° à 37° (optimum). Aérobie et anaérobie facultatif.

Culture sur gélatine et agar (Strie). — Colonies arrondies, transparentes, bleutées ; plus rarement opaques ; d'ordinaire blanches, *mais peuvent être jaunes et même orangées.* Il y a parfois sur une même culture des colonies diversement colorées.

Gélatine en piqûre. — Canal moniliforme, pas de liquéfaction.

Bouillon. — Troublé uniformément, puis s'éclaircit avec dépôt au fond.

Sur sérum de bœuf, — sérum humain — ascite, — urine, pousse assez mal — **sur Pomme de terre,** culture à peine visible, incolore.

Lait. — Coagulé rapidement en 24 heures.

Vitalité. — Plusieurs mois dans les cultures (Thiercelin).

Réactions chimiques. — *a*) Pigment jaune ou orangé, parfois — *b*) très forte production d'acide (milieux tournesolés virent au rouge par fermentation de la lactose).

Habitat. — *a*) en dehors de l'organisme ; dans le lait, hôte constant dans le fromage.

b) dans l'organisme sain : saprophyte constant de l'intestin (Thiercelin), de l'estomac (Coyon), de la bouche, du vagin, etc.

c) organisme malade : agent primitif ou secondaire de septicémies, d'arthrites ; signalé dans la grippe (Bezançon et I. de Jong), dans les cavernes tuberculeuses (Chazarain-Wetzel).

Pouvoir pathogène. — Inconstant. N'est pas toujours virulent. La souris est l'animal le plus sensible : 1/4 de cmc. de culture en bouillon la tue en 3 à 6 jours par septicémie et *entérite.* — Le lapin est moins sensible. — Le cobaye très peu.

Place et interprétation de l'entérocoque.

Par son pleiomorphisme (coccus et bâtonnets) il forme, comme Mic. Melitensis, un trait d'union entre les Coccacées et les Bactériacées.

Il se rapproche de St. acidi lactici Grotenfeld par sa tendance à former des bâtonnets et son action coagulante sur le lait. Il s'en éloigne par son pouvoir pathogène et par le groupement de ses cocci. Il paraît intermédiaire aux sarcines (variétés non liquéfiantes) et aux Microcoques (Mic. bicolor), dont il partage la variabilité chromogène.]

[Addition du Traducteur.]

II. — FAMILLE DES BACTÉRIACÉES ZOPF

REVU PAR MIGULA

Diagnose de la famille v. p. 142.

I. Bactérium (1).

Cellules au moins de 1 1/2, mais le plus souvent de 2 à 6 fois aussi longues que larges, droites ou incurvées dans un plan formant parfois des filaments longs réels ou apparents avec ou sans cils. Jamais d'endospores (2), on a décrit des arthrospores dans certaines espèces.

Il est possible que la présence de cils, et la mobilité, qui jouent jusqu'ici un rôle important dans la distinction des espèces, perde toute signification comme signe diagnostic. Personne aujourd'hui ne voudrait plus fonder un système d'après ce caractère, d'après les observations indiquées page 144. Nous même, depuis notre première édition (1896) à l'opposition de A. Fischer et de Migula, avons contesté l'emploi de la présence des cils comme base de classification naturelle. Nous avons indiqué que nous avons observé des formes péritriches et des formes monotriches de Bact. coli. et de Bact. violaceum. Enfin, pour des raisons didactiques, il semble que nous devions rejeter la question de la présence des cils de la détermination des espèces puisque cette question, souvent, est si difficile à trancher.

Nous avons dû choisir pour cette raison l'aspect des cultures sur plaques, et la présence du pigment en outre

(1) Les « Bactéries » de la tuberculose et de la diphtérie et les espèces voisines sont rejetées dans l'appendice I sur l'Actynomycetes. V. p. 146.

(2) En tout cas, ces espèces sont dépourvues de spores sur les milieux ordinaires (Bouillon, gélatine, agar, pomme de terre.)

d'autres caractères biologiques comme point de départ pour le tableau de détermination des Bactéries, bien que nous sachions (et nous le répétons souvent) combien est instable la faculté de produire du pigment chez quelques espèces. Mais nous sommes persuadés qu'une détermination exacte de certaines variétés incolores de Bact. violaceum, syncyaneum, etc., aurait présenté des difficultés insurmontables.

Clé pour la détermination des espèces les plus importantes du genre Bactérium.

. — Formant sur les milieux des colonies arrondies, sans prolongements petits ou longs et rayonnés, sans ramifications sur la gélatine en piqûre.

A. Ne poussant pas du tout sur les milieux ordinaires, poussant au contraire légèrement sur les solutions salines inorganiques, produisant des nitrates aux dépens des nitrites, ou des nitrites, aux dépens de l'ammoniaque.

a) Formant des nitrites aux dépens de l'ammoniaque :
Bact. Nitrosomas (Win) L. et N., p. 252.

b) Formant des nitrates aux dépens des nitrites.
Bact. Nitrobacter (Win) L. et N., p. 254.

B. Poussant a peine sur les milieux ordinaires, bien par contre sur les milieux saccharosés et les décoctions de feuilles de pois renfermant de la gélatine et de l'asparagine. Assimile l'azote de l'air. très répandus dans les tubercules des racines des légumineuses. Voir pour les détails p. 93.
Bact. radicicola (1) (Beijerinck), p. 255.

C. Poussant mal sur les milieux ordinaires *inclus.* sérum et agar-glycérine ; colonies délicates en formes de gouttelettes. Non colorable par le Gram.

(1) Sa forme et ses caractères de culture l'éloignent cependant du genre Bactérium.

I. Bâtonnets petits, minces, immobiles.

   a) Nécessite l'addition d'une petite quantité de sang pour pousser.

      Bact. influenzae (R. Pfeiffer) L. et N., p. 257.

   b) Poussent sans addition de sang.

Bacterium aegyptiacum (Koch. Weeks), L. et N., p. 261.
Bact. tussis convulsivae (Czaplewsky) L. et N., p. 262.

II. Bâtonnets gros, réunis par deux.

      Bact Duplex (Morax) L. et N., p. 263.

III. Bâtonnets finis en chaînettes.

      Bact. ulceris cancrosi (Kruse) L. et N., p. 264.

D. POUSSANT BIEN SUR TOUS LES MILIEUX ORDINAIRES, PARTICULIÈREMENT SUR AGAR ET GÉLATINE.

I. Colonies et milieux restent incolores.

I. Gélatine non liquéfiée, microbes non ciliés, non mobiles, ne prenant pas le Gram.

Pas de production visible de gaz sur milieu sucré.

   1. Coloration polaire quand il vient de l'animal. Formation abondante d'acide sur glucose et lactose. Lait souvent non coagulé. Culture sur pomme de terre pauvre, gris blanc.
Bact. septicaemiae hemorragicae Hüppe (1). p. 265.

   2. Très analogue à 1 ; donnant des lésions tuberculiformes aux animaux.
Bact. pseudo-tuberculosis rodentium L. et N., p. 276.

   3. Très analogue à 1 ; mais à culture encore plus discrète ; tendance à la production des formes d'involution sur agar salée.
      Bact. pestis (Yersin-Kitasato) L. et N., p. 277.

   4. Poussant tout à fait comme le B. typhique.
      Bact. dysenteriae Shiga, p. 328.

   5. Colorable par le Gram. Culture luxuriante sur milieux solides ; pas d'acide aux dépens de la lactose ; le lait devient visqueux.
Bact. lactis viscosi (Adametz) L. et N., p. 300.

(1) Voir les remarques au sujet de la maladie des porcs de Löffler.

b) Production visible de gaz aux dépens du glucose ; espèces voisines, non colorables par le Gram.

1° Production de lumière au contact de l'oxygène.

Bact. phosphorescens B. Fischer, p. 301.

2° Pas de production de lumière au contact de l'oxygène (groupe du Bact. pneumoniae Friedlaender)

α) Lactose décomposée avec formation de gaz. Lait coagulé.

Bact. aerogenes Escherich L. et N.

Bact. acidi lactici Hüppe, p. 289.

β) Lactose décomposée sans formation de gaz, lait non coagulé. Apparition de capsules dans l'organisme animal. Comparer B. ozaenae, et rhinoscléromatis, p. 298.

Bact. pneumoniae Friedl, p. 295.

II. Gélatine non liquéfiée ; bâtonnets longs, grêles, immobiles, colorables par le Gram, un peu thermophiles :

Groupes des longues bactéries lactiques, p. 291.

III. Gélatine non liquéfiée : microbes mobiles, péritriches ou pourvus plus rarement d'un ou de quelques cils polaires.

α) Pas de décomposition du sucre avec production de gaz. Lait non coagulé. Pas de production d'indol.

Bact. typhi (1), (2) Gaffky-Eberth, p. 302.

β) Glucose décomposée avec production de gaz. Lactose non ou faiblement décomposée et sans production de gaz. Lait non coagulé.

Bact. cholerae suum L. et N., p. 338.

Bact. enteritidis Gaertner, p. 336.

Bact. paratyphi Schottmüller, p. 339.

γ) Glucose et lactose décomposées avec formation de gaz. Lait coagulé.

Bact. coli (Escherich) L. et N., p. 348.

IV. Gélatine non liquéfiée. Fabriquent de l'acide acétique aux dépens de l'alcool.

(1) Comparer Bact. typhi murium, p. 344, et Bact. alcaligènes p. 335, et le Bact. dysenteriae immobile, p. 328.

(2) Lœffler propose de grouper les microbes du groupe Coli-Eberth d'après leurs qualités chimiques et biologiques de la façon suivante :

1. Typhacées : B. typhi, dysenteriæ Flexner et Shiga-Kruse ; typhimorphes et pseudo-dysentériques.

2. Iosarcées : B. paratyphi A. et B., Danysz, psittacosis, enteritidis, iosarcinum, sui pestifer.

3. Colées. Bact. coli commune, paracoli.

Il n'y a pas grand avantage pour la systématique ; car des espèces qui n'ont aucune parenté entre elles sont ainsi réunies. Par exemple, le B. d'Eberth, avec sa grande mobilité, est classé avec le dysentérique, qui est immobile.

Pour plus·de détails, v. pp. 365 et 367.
Bactéries de la fermentation acétique, p. 365.

V. Gélatine liquéfiée, ou détruite sans liquéfaction visible Microbes immobiles.

   α) Gélatine liquéfiée en entonnoir. Fermentation du sucre. Culture sur pomme de terre très riche. Optimum environ 25°. Agar colorée en brun rougeâtre, etc.
      Bact. discorformans (Zimm) L. et N., p. 362.
   β) Gélatine détruite en entonnoir sans liquéfaction. Ne pousse pas sur pomme de terre. Optimum 12°. Agar non colorée.
Bact. **salmonicida** (Emmerich et Weib) L. et N., p. 363.

VI. Gélatine liquéfiée. Microbe mobile.

   α) Glucose fermentant. Pas de ramifications dans la gélatine en piqûre.
      Bact. punctatum (1) (Zimm) L. et N., p. 362.
          Bact. astaciperda L. et N., p. 364.
   β) Glucose fermentant. Ramifications pénétrant dans la gélatine solide.
      Bact. vitulinum (Weissenberg) L. et N., p. 361.

II. — Avec production d'un pigment jaune (jaune verdâtre ou jaune orangé) dans les cultures sur agar et gélatine, sans coloration fluorescente du milieu lui-même).

A. Bâtonnets très petits et fins, donnant sur gélatine et agar une couche mince, poussant lentement, de couleur jaune vert intense. Gélatine très lentement liquéfiée. Monotriche.
      Bact. turcosum (Zimm) L. et N., p. 368.
B. Court bâtonnets de la dimension du bact. coli.
   α) Sans mobile propre.
     1. Gélatine non liquéfiée.
       α) Culture gris orangé clair (crème).
         Bact. cremoides L. et N. (2), p. 368.
       β) Culture jaune citron.
         Bact. flavum (Fuhrm.) L. et N., p. 368.
     2. Gélatine lentement liquéfiée.
       α) Couche abondante, jaune citron sur gélatine. Agar et gélatine colorée en rouge.
      Bact. erythrogenes (Grotenfeldt) L. et N., p. 369.

(1) Comp. aussi : Bact. fœtidum liquefaciens, cloacae, agile, p. 361 et p. 358 sur les coliformes du levain.
(2) Pour les espèces voisines et la synonymie, voyez le texte.

β) Couche jaune citron, assez fournie sur gélatine. Agar et gélatine incolores.

Bact. helvolum (Zimm) L. et N., p. 370.

γ) Couche sur gélatine d'abord blanche, puis jaunâtre. Lait visqueux. Saveur de savon.

Bact. lactis saponacei Weigmann, p. 371.

3. Gélatine rapidement liquéfiée. Culture sur gélatine très discrète. Production de pigment minime.

Bact. nubilum (Frankland) L. et N., p. 371.

b) Avec mobilité propre; cils polaires, gélatine liquéfiée, avec dépôt jaune ocre pâle. Sur pomme de terre et agar, culture jaune ocre pâle.

Bact. ochraceum Zimm L. et N., p. 372.

C. Bâtonnets courts ou en longs filaments. Cultures jaune orangé, orangé clair ou rouge brique. Jamais de ramifications de la culture en piqûre :

a) Immobile.

Bact. fulvum (Zimmermann). L. et N., p. 372.

b) Mobile.

Bact. chrysoglea Zopf, p. 373.

III.—*Production d'un pigment rose, rouge ou rouge brun sur agar et gélatine.*

Et particulièrement sur pomme de terre. (Pour les espèces rouge brun et rouge brique, voy. Bact. fuscum et chrysogloea.)

A. Colorable par le Gram. Immobile, gélatine non liquéfiée.

Bact. latericium (Adametz) L. et N., p. 374...

B. Non colorable par le Gram. Mobile, gélatine liquéfiée. Pigment rouge carmin, plus rarement rouge jaune.

Bact. prodigiosum (Ehrenberg) L. et N., pp. 374

IV. — *Production d'un pigment violet ou bleu non diffusible dans les cultures sur agar, gélatine et pomme de terre.*

A. Gélatine plus ou moins rapidement liquéfiée. Pigment violet noir soluble dans l'alcool.

Bact. violaceum (Schrœter), p. 380.

B. Gélatine non liquéfiée. Pigment bleu d'indigo clair ou foncé, insoluble.

Bact. indigonaceum (Claessen) L. et N., p. 382.

C. Gélatine lentement liquéfiée. Pigment bleu vert, insoluble, surtout sur pomme de terre.

Bact. caeruleum (Voges) L. et N., p. 383.

V. — *Les colonies microbiennes sont incolores ou seulement très peu teintées en jaunâtre, bleuâtre ou verdâtre. Au contraire de la culture se diffuse un pigment jaune vert ou bleu vert fluorescent (1).*

Aussi bien sur la gélatine que sur l'agar. Toutes les espèces possèdent un cil ou un bouquet de cils polaires.— Le groupe est constitué par des espèces très voisines les unes des autres; aucune d'elles ne produit de gaz aux dépens du sucre. D'après Zimmermann, toutes les espèces à l'état jeune, fluorescentes, se colorent par le Gram ; cette coloration, d'après nos recherches, n'est pas constante.

A. Gélatine liquéfiée. — Cultures sur plaque, rondes, s'entourant d'un chevelu dès le commencement de la liquéfaction.

α) Pigment abondant, le plus souvent vért bleu, sur tous les milieux et même sur lait et bouillon. Lait coagulé, avec une réaction alcaline, le coagulum se redissout ensuite. Pathogène pour les animaux.

Bact. pyocyaneum (Flügge) L. et N., p. 383.

β) Pigment peu abondant, très faible sur le bouillon; lait non coagulé, s'éclaircissant tardivement, et coloré en jaune verdâtre.

Bact. fluorescens (Flügge) L. et N., p. 389.

B. Gélatine non liquéfiée. Cultures sur plaques à bord uni, un peu festonné, rappelant le coli.

α) Sur agar et gélatine, culture blanche ou jaune. Pas de production de pigment bleu ou brun, à côté du pigment fluorescent.

Bact. putidum (Flügge) L. et N., p. 391.

β) En outre du pigment fluorescent, parfois seulement très peu dévelopé, il y a encore un pigment bleu, bleu noir ou brun noir plus ou moins développé. Le lait glucosé devient bleu ou gris bleu.

Bact. syncyaneum (Ehrenb) L. et N., p. 393.

VI. — *Les cultures microbiennes sont claires (colorées en blanc ou brunâtre), le milieu de culture environnant est par diffusion coloré d'une façon intense en brun.*

1) Gélatine non liquéfiée.

Bact. brunificans L. et N., p. 397.

2) Gélatine liquéfiée.

Bact. ferrugineum (Rullmann) L. et N., p. 397.

(1) Pour les termes de transition entre ces espèces, voir diagnose détaillée.

II. — Colonies arrondies tout d'abord sur les milieux de culture; plus tard s'en détachent des prolongements plus ou moins rayonnés, bifurqués, rubanés ou cylindriques.

Chez Bact. vulgare, où ces prolongements peuvent manquer, on observe, surtout sur milieu gélatiné à 5 ou 6 0/0 une sorte d'essaimage des parties périphériques de la culture sur plaque. Parfois sur gélatine, il y a des ramifications. (Genre : Proteus Hauser).

a). Mobile, cils péritriches.
1) Gélatine non liquéfiée, ramifications très bien développées; produit la putréfaction fétide.

Bact. Zopfii (Kurth) L. et N., p. 397.

2) Gélatine le plus souvent liquéfiée; pas de ramifications; produit la putréfaction putride d'une façon intense.

Bact. vulgare (Hauser) L. et N., p. 400.

b) Immobile; pas de cils, gélatine lentement liquéfiée.
1) Colonie sur gélatine ressemble à un corpuscule osseux (ostéoblaste). Centre délicat entouré d'une série de prolongements irréguliers. En piqûre sur gélatine, nodules hérissés de pointes et de prolongements.

Bact. erysipelatos suum (Löffler, Schütz) Migula, p. 409.

2) Gélatine en plaque semblable au précédent, ou ordinairement avec des colonies très délicates, presque invisibles. Ramifications dans le canal de piqûre, très délicates et régulières.

Bact. murisepticum (Flügge) Migula, p. 407.

Bacterium nitrosomonas (Winogradsky.) Lehm et Neum (1).

Nitrosomonas europaea (Winogradsky).

Cellules ellipsoïdes et fusiformes à extrémités mousses réunies souvent en courtes chaînettes (env. 1 μ de large, 1.1 — à 1, 8 μ de long). Les microbes forment des cultures brunes, compactes, finement granuleuses, à contours nets sur les milieux renfermant de l'acide silicique; au bout de 15 jours environ se détachent des particules mobiles, apparaissant comme des espaces clairs. En milieu liquide, on a d'abord un dépôt léger, puis au bout de 8 jours un trouble diffus dû aux formes mobiles, qui se déposent de nouveau au bout de 1 ou 2 jours au fond du tube.

(1) Nous choisissons ce nom parce qu'il présente beaucoup d'avantages sur celui de Bacter. europeum, dépourvu de signification. On pourrait avec beaucoup de raison désigner ce microorganisme sous le nom de micrococcus. Omélianski a étudié une variété **Nitrosomonas italica.**

Le repiquage doit être de préférence fait à ce stade d'essaimage, parce qu'on obtient alors de bien meilleurs résultats.

Ces microbes poussent seulement sur milieux inorganiques. Leur sensibilité vis-à-vis des matières organiques est encore beaucoup plus grande que celle du Nitrobacter, car l'addition de plus de 0,25 o/o de peptone entrave déjà sa croissance. L'azote organique doit d'abord être transformé en NH_3, avant qu'il puisse être nitrifié (Omélianski). Ce microbe produit des nitrites aux dépens des sels ammoniacaux, mais pas de nitrates « Nitritification ».

Les producteurs de nitrites prennent le Gram, les producteurs de nitrates ne le prennent point. Voir app. de technique pour la coloration d'Omélianski.

La culture pure est difficile à réaliser, et n'a été jusqu'ici que rarement obtenue.

La solution convenable pour Bact. nitrosomonas est, d'après Omélianski (C. B. L. V., 539) :

Sulfate d'ammoniaque........................	2,0
Chlorate de soude...........................	2,0
Phosphate de potasse.......................	1
Sulfate de magnésie........................	0,5
Sulfate de fer...............................	0,4
Eau distillée...............................	1000

On met 50 cmc. dans des ballons coniques à fond plat, et l'on y ajoute environ 0, 5 gr. de carbonate de magnésie. On ensemence alors avec un peu de terre, et l'on repique 3 ou 4 fois, après quelques semaines, sur des ballons neufs, on obtient ainsi un isolement suffisant, pour espérer une culture pure. Le critérium pour la pureté du matériel d'origine est la rapidité avec laquelle la nitrosification se produit. Pour obtenir des cultures pures, on se sert de plaques de silice gélifiée ; nous renvoyons au récent travail de Omelianski (1) pour la préparation exacte de ces plaques. L'acide silicique gélifié est rendu nutritif par l'addition de 4 solutions salines particulièrement stérilisées. Sur les plaques rendues troubles par l'addition terminale de $MgCO^3$. on ensemence une goutte de la culture impure en milieu liquide. Les colonies se développent avec éclaircissement de la plaque, il est bon au bout de quelques jours de pratiquer une entaille de chaque côté de la plaque gélifiée, et de verser quelques gouttes d'une solution de

(1) Et au travail de Boulanger et Massol. et au Handb. de Löhnis.

sulfate d'ammoniaque à 10 0/0. L'addition répétée d'ammoniaque rend les colonies plus belles ; celles-ci sont facilement visibles sur la plaque complètement éclaircie. La meilleure façon de faire le repiquage est d'employer une pipette capillaire, dont on brise la pointe dans la culture liquide elle-même. On favorise justement la culture par l'addition périodique de sulfate d'ammoniaque. Une culture pure ne doit jamais, si on la repique dans du bouillon, donner naissance à un trouble dans ce milieu. On peut conserver les cultures pures sur des tubes de silice gélifiée obliques.

La méthode de Beijerinck, qui remplace par une solution aqueuse pourrie d'agar la silice gélifiée, compliquée à préparer et demandant un tour de main spécial, a donné à Omelianski des résultats appréciables ; cependant cette méthode attend de nouvelles preuves. Omelianski, tout récemment, a recommandé l'emploi de plaques de gypse, arrosées avec les solutions salines adéquates : elles sont faciles à stériliser et d'un maniement plus commode que les plaques de silice gélifiée ; on a aussi de bons résultats avec un feutrage de disques de papier arrosés avec la solution saline.

Habitat. — Dans le sol. Très important pour l'agriculture. (V. p. 83.)

Bacterium nitrobacter (Winogradsky) (L. et N.)

Aspect microscopique. — Cours bâtonnets de 1 μ de long sur 0,3 à 0,4 μ de large. Prennent mal les colorants. Avec la coloration par le violet de gentiane à chaud suivie de la décoloration par une solution de chlorure de sodium à 10 0/0, on fait apparaître une capsule légèrement teintée autour des bâtonnets restés incolores ; la fuchsine phéniquée colore ceux-ci peu à peu, sans que leurs extrémités effilées en pointe prennent la couleur. Le bleu de méthylène alcalin colore d'abord les extrémités, ensuite le segment moyen du microbe.

Conditions de culture. — Ne pousse pas sur les milieux ordinaires, sur les milieux riches en substances organiques (1); pousse bien au contraire sur une solution de :

(1) L'addition de plus de 0,4 0/0 de peptone ou de 0,2 à 0,3 0/0 de sucre entrave la pullulation et la nitrification, mais un pourcentage même plus élevé de peptone ou de sucre n'entraîne pas la mort. Le microbe est particulièrement sensible à l'ammoniaque. Déjà une quantité de 0,0005 0/0 diminue, une quantité de 0,015 0/0 empêche la nitratification. Il faut donc que la bactérie nitrifiante agisse avant que la bactérie nitratifiante puisse agir à son tour.

Nitrite de soude......................	1
Carbonate de soude desséché...........	1
Phosphate de potasse..................	0,05
Chlorate de soude.....................	0,5
Sulfate de fer........................	0,04
Eau distillée.........................	1000

et sur agar nitritée :

Nitrite de soude......................	2
Carbonate de soude desséché...........	1
Phosphate de potasse..................	traces
Agar..................................	,5
Eau ordinaire.........................	1000

Isolement du sol. — On ensemence avec de la terre un ballon de milieu de culture ; au bout de 3 ou 4 semaines, quand les nitrites sont transformées en nitrates, on repique largement le 1er ballon sur un 2e, puis plus tard sur un 3e, puis enfin sur plaques d'agar nitritée.

Aspect des cultures. — Les colonies profondes sont granuleuses, petites, à contours bien limités, très réfringentes ; elles apparaissent seulement au bout de plusieurs semaines ; à la surface, colonies en forme de gouttelettes, à peine granuleuses, très délicates, nuageuses, homogènes. Les cultures sur agar nitritée, en strie, sont un peu mieux développées ; elles sont blanc sale, un peu sèches.

Habitat. — Partout dans le sol. Microbe très important au point de vue pratique.

Bactérium radicicola (Beijerinck) (1).

Pousse mal sur gélatine ordinaire, mieux sur gélatine au bouillon de légumineuses : colonies arrondies, cintrées, presque liquides, très petites ; gélatine non liquéfiée. Sous le microscope, les individus de races différentes se montrent tantôt sous la forme de bâtonnets réguliers, tantôt sous celle de bâtonnets renflés ou bifurqués à une extrémité. Des formes très ramifiées, telles qu'on en observe dans les tubercules des légumineuses, se présentent dans les cultures dont

(1) Buchanan a proposé de nommer le microb. genre **Rhizobium**. Les particularités de cette espèce rendraient légitime la proposition de Buchanan.

les milieux sont riches en hydrate de carbone, et en salpêtre.

D'après Buchanan, Bact. radicicola produit de la gomme dans les solutions sucrées. D'après Gino de Rossi, qui a étudié *Vicia faba* (la vesce), le microbe, dans ses premiers stades, est d'abord un petit bâtonnet, qui prend plus tard la forme classique en *y*, désigné sous le nom de *Bactéroïde*. La vacuolisation de la Bactéroïde, qui apparaît ensuite, ne correspond pas à une forme de dégénérescence, mais bien à un nouveau stade de développement. Ces bâtonnets vacuolaires donnent sur milieux faits d'extraits de légumineuses avec ou sans peptone, des petites colonies de Bactéroïdes. En repiquant ces colonies sur gélatine de vesce, sur agar maltosée ou sur gélatine silicée, on obtient les Bactéries mobiles, qui ne prennent pas le Gram. C'est avec ces cultures, qu'on réussit à reproduire les tubercules sur les légumineuses saines. Rossi pense que son microbe, en culture pure, est bien l'agent de la maladie, tandis qu'il discute cette qualité au microbe de Beijerinck.

Chez les légumineuses, on admet que les tubercules de toutes les variétés : pois, haricot, etc., sont dus à une seule espèce microbienne, c'est-à-dire qu'il n'y a qu'un seul Bact. radicicola ; ce microbe vit dans le sol sous une forme neutre encore non adaptée spécifiquement. Au contraire, une espèce isolée des tubercules d'une légumineuse donnée est adaptée jusqu'à un certain point à cette légumineuse et aux variétés parentes de cette légumineuse.

Tout récemment Hiltner et Stoermer, dans un travail très complet, adoptent un point de vue différent. Ils distinguent deux espèces de Bactéries des tubercules qui se différencient par leurs caractères morphologiques et biologiques, et aussi par leur adaptation aux différents genres de légumineuses. Ce sont :

Rhizobium radicicola (Beij.). Hiltner et Stoermer (dans *Pisum, Vicia, Lathyrus, Phaseolus, Trifolium, Medicago, Anthyllis, Onobrychis, Robinia*). Dans les milieux sucrés, il se forme des bâtonnets larges, munis de bourgeons ; sur milieux gélatinés appropriés, culture luxuriante. En général, chaque variété de cette espèce est adaptée à l'espèce déterminée de légumineuse de laquelle elle a été isolée ; néanmoins, les haricots sont accessibles à l'infection des bactéries de diverses provenances. On a également réussi la transformation de bacilles de haricots en bactéries de pois, et par le passage sur les racines de haricots, on peut augmenter considérablement la virulence des bactéries de pois pour les haricots.

Rhizobium Beijerinckii Hiltner et Stoermer (dans *Lupinus, Ornithopus, Soja*). Dans les milieux sucrés, la forme en bâton-net demeure ; les bourgeons naissent seulement à un pôle ; sur milieux gélatinés, culture assez maigre.

Il est intéressant de constater que les plantes hôtes des deux espèces ne sont pas particulièrement voisines entre elles. D'après Hiltner et Stoermer le passage d'une espèce à une autre, c'est-à-dire la transformation de chacune des deux espèces parasites, ne réussit jamais ; on a critiqué les expériences d'après lesquelles on pourrait juger ce point. Macé (A.P. 1896) a essayé de distin-guer ces bactéries en bactéries des tubercules des légumineuses calciphobes et des légumineuses calciphiles, les premières étant adaptées à des milieux nutritifs acides, les dernières à des milieux alcalins.

Nobbe, Richter et Simon ont résolu la question de savoir si une espèce bactérienne parasite d'une espèce d'un genre donné de légumineuse peut infecter une autre espèce du même genre. Ainsi la Bactérie isolée du pois cultivé peut infecter aussi le pois sauvage; il en est de même entre la vesce cultivée et la vesce sauvage. Cependant, en général, le parasite exige strictement le genre auquel il est adapté.

Récemment, Löhnis et Pillai ont décrit deux bactéries fixant l'azote : Bacillus malabarensis et Bact. tartaricum.

Bactérium influenzae (R. PFEIFFER) LEHM. et NEUM.
(Tab. 17. VIII-X.)

Aspect microscopique. — Bâtonnets très petits, de 0,4 μ de large, de 1,12 μ de long, souvent groupés par deux ; contenus souvent, dans l'expectoration, à l'intérieur des cellules, plus rarement réunis en courts filaments (17, X). Grassberger a observé des races typiques ayant une grande tendance à former de fins et de gros filaments (1), parfois fuselés, parfois ramifiés, qui seraient à réétudier (17, IX).

Mobilité. — Fait défaut. — **Coloration.** — Difficile à

(1) Les pseudo-bacilles de l'influenza décrits par R. Pfeiffer, présen-tant l'aspect de bâtonnets gros et épais, ou de filaments, seraient iden-tiques au bacille de l'influenza pour Grassberger.

colorer avec les couleurs d'aniline aqueuses ordinaires ; se colore mieux avec le bleu de méthylène alcalin, et surtout sous l'action prolongée pendant 5 minutes de la fuchsine phéniquée très diluée. Avec une faible coloration, les pôles du bacille sont un peu plus foncés. Ne prend pas le Gram.

Besoin d'oxygène. — Aérobie strict.

Conditions de milieu nutritif et de température. — Pousse mal sur tous les milieux ; seulement sur l'agar ensanglantée (sang de pigeon) ou additionnée d'hémoglobine, et sur le bouillon ensanglanté. Optimum 37°. Limites : supérieure 43°, inférieure 26-27°.

D'après Grassberger, les mélanges d'agar et de sang défibriné, que l'on maintient pendant 1 heure à 50 ou 60°, sont des milieux particulièrement favorables. — D'après Grassberger, le Bact. inf. pousse avec une intensité très augmentée sur les milieux au sang non chauffés, dans le voisinage des colonies de Micr. pyogènes ; on peut supposer que la chaleur et le développement du Micr. pyogènes apportent dans les milieux au sang des modifications semblables (Z. H. XXV). Ghon et Preyss recommandent la modification suivante du milieu au sang de Grassberger : on fait cuire une assez grosse quantité de sang sans sérum (caillot) avec une quantité suffisante de solution normale de soude ; on mélange la masse sombre ainsi obtenue avec de l'agar ordinaire, et on laisse refroidir le mélange après l'avoir agité. (La proportionnalité n'est pas très importante, semble-t-il.) On abandonne ce sang-agar solidifié pendant 1 à 3 semaines, puis on le filtre ; il a alors une coloration claire. — On peut rendre encore le milieu bien meilleur en déposant à la surface de chaque tube, avant d'en faire usage, 1 cmc. d'une émulsion dans 1 cmc d'eau de 3 ou 4 oses de Micr. pyogènes, fraîchement préparée et stérilisée par la chaleur.

Cantani a pu obtenir aussi la culture par l'addition de sperme et de jaune d'œuf, Fichtner par celle de mucus bronchique, Luersson, par celle de culture bactérienne bouillie. Les bacilles vivants de la Xérose rendent l'agar ordinaire capable de laisser cultiver B. I. (Neisser).

Agar en strie (striée de sang à sa surface) : colonies transparentes comme du verre, petites, peu confluentes, presque sans structure (17, VIII).

Culture sur bouillon ensanglanté. — Il faut répandre le milieu en couche mince ; le Bact. infl. se développe alors en flocons blancs, délicats.

Résistance et vitalité. — Meurt dans l'eau, à l'ombre, en 28 à 30 heures, dans les cultures en bouillon et sur agar au bout de 2 à 3 semaines ; dans l'expectoration fraîche, leur durée de vie est à peu près la même ; la dessiccation rapide les tue déjà en 2 h.; la dessiccation lente en 8 à 24 heures. — Pour la grande sensibilité vis-à-vis des antiseptiques, voir Onorato (CBO, XXXI, 704).

Habitat. — *a*). En dehors des malades atteints d'influenza : Scheller pendant l'épidémie d'influenza de Königsberg, en 1906-07, a trouvé sur 109 personnes saines 25 fois (c'est-à-dire 23 0/0) le B. I. sur l'amygdale. Il l'a trouvé aussi chez les tuberculeux. Avec la disparition de l'épidémie, le bacille disparut aussi chez les individus sains.

b) Chez l'homme atteint d'influenza : très abondant dans l'expectoration caractéristique (jaune vert clair, pelotonnée, visqueuse) ; à l'état de pureté dans la sécrétion des bronches inférieures ; d'abord libre et disposé en amas, plus tard englobé en grande partie à l'intérieur des cellules du pus ; il peut aussi coloniser dans le tissu pulmonaire et produire la pneumonie grippale lobulaire ou pseudo-lobaire. Souvent très abondant dans le mucus nasal des malades atteints d'influenza et surtout à la surface de l'amygdale.

Rarement rencontré et jamais cultivé dans le sang des malades par Pfeiffer. — Ghedini, au contraire, le trouve 18 fois sur 28 dans le sang, et 8 fois sur 14 dans la rate. Il pense d'ailleurs que le B.I. isolé des crachats ne représente peut-être pas toujours l'agent causal réel. Späet l'a aussi isolé d'un cas de pyohémie.

Dans les autres organes, notamment dans le cerveau, rarement rencontré (Nauwerk, Pfuhl). E. Fraenkel rapporte un cas de méningite purulente au Bact. infl. seul.

Pianori décrit un cas de myocardite, Karewski un abcès du foie, Fischer une panophtalmie (1). On a l'impression que les cas de grippe avec recherche positive de B. de Pfeiffer sont de plus en plus rares — comme si peu à peu une immunité se soit développée (Ruhemann).

Expériences sur les animaux. — L'inoculation de l'in-

(1) Franke attribue le rhumatisme post-grippal à une ostéite à bacille de Pfeiffer.

fluenza ne réussit, parmi les nombreux animaux expérimentés. que sur les singes. Des cultures tuées inoculées en grande quantité produisent sur les animaux, notamment sur le lapin, une action hautement toxique (dyspnée, paralysie). Perez a étudié l'action locale du microbe, produisant la suppuration et l'inflammation; il a pu reproduire ainsi l'inflammation de la peau et des muqueuses, la suppuration des os, des articulations et de l'oreille moyenne. Kikuchi a pu élever la virulence du bacille à un point tel qu'une faible dose tuait le cobaye.

Immunité. — Le sérum des animaux traités pendant longtemps avec les toxines du Bact. influenzae n'acquiert aucune propriété antitoxique ou bactéricide; les animaux succombent à l'infection par l'inoculation d'une plus grande quantité de culture (Delius et Kolle).

Méthodes spéciales de culture. — On délaie un peu de mucus bronchique préalablement lavé dans l'eau stérile, avec un peu d'eau stérilisée, et l'on ensemence cette dilution avec le fil de platine sur agar oblique et sur agar oblique ensanglanté. Si le premier tube reste stérile, et que le second se couvre de colonies délicates, transparentes, on peut penser au B. de Pfeiffer. On peut aussi recommander le bouillon et l'agar additionnés de sang stérile de pigeon et les milieux à l'hématine ou à l'hématine-Micr. pyogenes de Ghon et Preyss.

ESPÈCES VOISINES DE BACT. INFLUENZAE ISOLÉES DE L'HOMME
ET DES ANIMAUX (1).

Dans ces dernières années, on a affirmé de tous côtés que le Bact. infl. se trouve aussi fréquemment même chez les gens non atteints d'influenza. Ainsi Elmassian a trouvé chez un certain nombre de malades très différents (coqueluche, tuberculose pulmonaire. pneumonie) des bâtonnets qui ne se distinguent du vrai Bact. infl. que par la propriété de pousser sur agar non ensan-

(1) Mentionnons, uniquement à cause de sa petitesse (1, 2 μ. à de long. 0,25 μ. d'épaisseur) **Bacterium microbutyricum** Hellstein, isolé du beurre, qui pousse sur les milieux usuels sans addition de sang; ne prend pas le Gram. — Jorns, à l'Institut de Wurzbourg, a isolé un très petit bâtonnet morphologiquement très voisin, mais qui pousse sur les milieux dépourvus d'albumine.

glantée. Il n'y aurait pas grande valeur à attribuer à cette différence, car, d'après cet auteur, les Bact. infl. des grippés n'exige-
raient pas tous la présence du sang ; il est surtout extrêmement
téméraire de fonder des distinctions minutieuses sur les petites
différences qui existent dans la nature des matériaux nutritifs
exigés par les microbes ; nous savons, dans cet ordre d'idées, ce
qu'on peut obtenir par l'acclimatation et l'adaptation. A. Wolff,
élève de Pfeiffer, par exemple, dans le travail même (C. BO.
XXXIII, 407) où il affirme l'hémoglobinophilie absolue du microbe
de l'influenza et où il insiste sur le caractère différentiel avec plusieurs espèces non absolument hémoglobinophiles, rapporte qu'un
microbe du rat, voisin du Bact. influenzae, qui était resté plusieurs
mois hémoglobinophile, put pousser tout à coup sur l'agar ordinaire.

Très voisins aussi du B. de Pfeiffer sont les microbes suivants,
isolés de l'homme :

Bacille de la Broncho-pneumonie des enfants de Meunier
(Arch. gén. de Méd., 1897). Très pathogène pour le lapin.

Bacillus catarrhalis Jundell (Hygiea 60, n° 6 et 7), non hémoglobinophile.

Bacterium exiguum Staubli. Agent d'une endocardite septique. Pousse pauvrement, n'exige ni sang ni oxygène. Longueur
0,4 μ. Ne prend pas le Gram. Passe souvent inaperçu.

Bacterium aegyptiacum L...et N.. =**Bacille de Koch-Weeks.**
— Presque identique au B. de Pfeiffer, bâtonnet très petit
(1 à 2 μ), immobile, ne prenant pas le Gram. parfois groupé en
chaînettes ; hémoglobinophile. Pour Rymowitsch, impossible à différencier du B. de Pfeiffer. Luerssen indique comme caractère particulier que le B. aegyptiacum serait émulsionnable dans l'eau
pure sans former de grumeaux, mais non dans l'eau physiologique, et qu'il est agglutinable à un haut degré par tous les sérums
normaux.

Il cause en Europe, surtout en été, une conjonctivite épidémique. La maladie se développe graduellement en 2 ou 3 jours,
atteint son acmé le 3e ou le 4e jour en provoquant une abondante
sécrétion purulente. Elle dure une semaine à l'état aigu, puis
diminue en deux ou trois semaines. Peut être chronique (Ludde,
qui a trouvé dans ce cas le B. aegyptiacum).

Elle est fréquente en Egypte (Koch) ; en Angleterre, à Paris,
à Hambourg, elle a été observée sous forme épidémique. Jamais
à Wurzbourg.

Hanford Mc. Kee décrit un bactérium de 0,5-2 μ de long,
sur 0,3-0,4 de large, ne prenant pas le Gram, isolé d'une épidémie de conjonctivite à Montréal. Il est un peu plus épais que le
B. de Weeks, mais il est hémoglobinophile (pousse mal sur l'a-
gar glycérinée) et pousse bien sur les milieux au Micr. pyogènes.
Pathogène et inoculable à la conjonctive de l'homme.

A peine différenciable aussi, le **Bacillus trachomatis** Muller, que l'on rencontre occasionnellement dans le trachome, mais n'en est pas l'agent causal.

Ici se placent deux espèces voisines, qui pendant un certain temps furent considérées par les auteurs qui les ont décrites comme les agents de la coqueluche, ce que personne ne croit plus. Mais ils pourraient provoquer la broncho-pneumonie au cours de la coqueluche.

Bacillus pertussis Eppendorf de Jochmann et Krause. Ce microbe est, comme les auteurs le reconnaissent eux-mêmes, impossible à distinguer du bacille de Pfeiffer ; il est strictement hémoglobinophile. Le microbe décrit par C. Spengler peu auparavant est identique.

Bacillus minutissimus sputi. Cultivé par Luzzato dans un très grand nombre de cas ; très semblable au micr. de l'influenza, mais il pousse sur les milieux au sérum, sans sang. Le coccobacille de la coqueluche de Vincenzi paraît être identique : Vincenzi l'a identifié au Bac. d'Eppendorf ; il n'est cependant pas strictement hémoglobinophile. **Bacillus tussis convulsivæ** de Czaplewski et Hensel est différent (voir B. septicemiæ hemorragicæ).

Comme agent causal de la **coqueluche**, on admet actuellement le **bacille de Bordet Gengou** (A. P. 20,731 et 21). C'est un bâtonnet, très voisin du B. de Pfeiffer, 1 1/2 à 2 fois plus long que large, immobile, présentant souvent, isolé fraîchement des crachats, une coloration bipolaire ; ne prend pas le Gram. A un premier ensemencement du crachat, on n'obtient sur l'agar ensanglantée que des colonies à peine visibles, mais par repiquage, les colonies deviennent de la grosseur d'une graine de pavot. Bordet et Gengou cultivent sur pomme de terre glycérinée emprisonnée dans la gélose au sang. C. Fraenkel aurait réussi la culture sur agar ordinaire à 2 1/2 0/0. Elle réussit d'ailleurs aussi sur ascite, agar glycérinée, sérum, et même sur gélatine, bouillon, lait, eau peptonée. Température optima : 36 à 38º. Pas d'indol. En inoculation intra-péritonéale, les cultures tuent les petits animaux. L'inoculation donne la coqueluche aux jeunes chats, aux jeunes chiens, aux jeunes singes. D'après Mac. Ewen, on donnerait la coqueluche aux jeunes chats en leur faisant boire du lait additionné de crachats coquelucheux. D'après Churchill, il y aurait chez l'homme lymphocytose dans 85 0/0 des cas, leucocytose en tout cas.

Le Bact. de Bordet-Gengou — fait qui parle en faveur de sa spécificité (L... et N...) — est agglutinable par le sérum des convalescents de la coqueluche, mais non pas par le sérum d'homme sain. Bordet et Gengou ont isolé un endotoxine (en solution), qui peut tuer les petits animaux. Mais l'immunisation n'a pas encore été réussie. Les travaux de Bordet-Gengou ont été confirmés par Klimenko, Arnheim et C. Fraenkel.

Reyher a isolé, dans la coqueluche, un bâtonnet plus gros

0,3 — 0,4 à 0,8 — 1 μ, qui n'est pas strictement hémoglobinophile.

Manicatide a isolé également un bâtonnet étudié par E et Th. Savini. = z **Bacillus**, qu'il regarde comme l'agent de la coqueluche. C'est un bacille pseudo-diphtérique, prenant le Gram, portant des corpuscules bipolaires. Il est douteux qu'il soit réellement l'agent de la coqueluche.

Parmi les espèces, trouvées chez les animaux, qui sont **strictement hémoglobinophiles**, citons :

Bact. hemoglobinophilus Friedberger, trouvé souvent, à Kœnigsberg, dans le smegma préputial des chiens ; ne semble pas pathogène. — Pour les bactéries des rats de Wolff, voir plus haut, p. 261.

Bact. septicaemiae canis Paranhos, isolé du sang d'une chienne crevée.

Pour les espèces voisines de B. de Pfeiffer, mais **anaérobies**, voir Rüss (C. B. O., 39.357), Ghon, Mucha et Muller (C., 40, 392).

A rapprocher aussi du Pfeiffer est le **Bact. septicaemiae anserum exsudativae** (Riemer), qui produit une maladie des oies. Frosch et Bierbaum l'ont isolé du sang du cœur d'une oie, en culture sur agar, mais il ne fut pas repiquable. — Pousse bien sur agar au sang de pigeon ou de cheval (1 cmc. de mélange en parties égales de sang de cheval et d'eau, pour 50 d'agar). En 2 mois les cultures s'acclimatent aux milieux ordinaires. Colonies grises puis brunâtres. Optimum 37-38º. Culture maigre et difficile sur gélatine qui est liquéfiée. Longueur des bâtonnets 0,5 à 1 μ, 5, largeur 0,5 μ. Pour tout le reste, identique au B. de Pfeiffer. Le B. de Frosch et Bierbaum semble identique à celui de Riemer, cependant le B. de Riemer, non strictement hémoglobinophile, est pathogène à la fois pour l'oie et le canard, tandis que le B. de Frosch et Bierbaum n'est pathogène que pour l'oie.

Bactérium duplex (1) L. et N.

Nom vulgaire. — Diplobacille de Morax.

Microscopiquement. — Bâtonnets assez gros, trapus, de 1 μ d'épaisseur, de 2 à 3 μ de long, groupés souvent par deux ou en courtes chaînettes, immobiles, se décolorant par le Gram, sans capsule visible. Le microbe se montre très sensible dans les cultures ; il pousse le mieux sur gélose-ascite, sur sang-gélosé, sous forme de gouttelettes transparentes ; sur agar ordinaire, la culture réussit rarement. Le sérum sanguin pur gélifié est liquéfié lentement à sa surface. Les cultures ont une vitalité éphémère.

(1) Très voisin le B. involutus de Waelsch, du smegma préputial.

Il cause une conjonctivite à début insidieux, à évolution chronique, avec une sécrétion catarrhale abondante et rougeur de la conjonctive, surtout au bord des paupières et dans l'angle interne de l'œil. — Le microbe se trouve en grande quantité dans l'exsudat; l'inoculation de culture pure au sujet sain réussit. — On ne l'a trouvé jusqu'ici qu'assez rarement comme agent épidémique, dans différentes villes; à Wurzbourg, quelquefois. Se rencontre dans 52 o/o des conjonctivites chroniques à Warschau d'après Rymowicz, à Paris dans 40 o/o des cas (Lüdde), à Montréal, 200 fois sur 500 cas (Mc. Kee), à Riga dans 23 o/o des cas (Mende). Fréquent aussi, d'après Erdmann, dans le mucus nasal.

Bacterium ulceris cancrosi (Ducrey-Kruse) L. et N.

Synonymie : Bacille de Ducrey-Krefting. Strepto-bacille du chancre mou de Ducrey. Bacillus ulceris cancrosi Kruse.

Aspect microscopique. — Sur les frottis du pus du chancre mou, on voit en quantité variable des bactéries longues de 1, 5 à 2 μ sur 0,5 à 1,0 μ d'épaisseur, mêlées à des chaînettes caractéristiques de bâtonnets très nettement délimités: ces chaînettes atteignent parfois, dans les fentes lymphatiques du tissu enflammé, une longueur considérable. — Dans les cultures sur sang gélosé, les bactéries isolées se trouvent sur les colonies de la surface du milieu, les chaînettes prédominent dans l'eau de condensation.

Pas de mobilité propre, décoloration par le Gram; sur les coupes colorées au bleu de méthylène, il est habituel même de constater la facile décoloration par l'alcool.

Les cultures réussissent (mais pas toujours) sur un mélange de 2 à 4 parties d'agar liquéfiée refroidie à 45° avec 1 partie de sang (à la surface et dans l'eau de condensation) — ou bien par l'addition à la gélose de poudre de peau humaine (ou de peptone dérivée de la peau (Lenglet). D'après Bezançon, Griffon et Le Sourd (Ann. de Dermat., 1901) le chancre qui sert pour l'isolement du microbe doit être d'abord soigneusement désinfecté avec des antiseptiques, puis recouvert d'une couche de collodion iodoformé. Au-dessous de la pellicule de collodion se collecte un peu de pus, qui peut servir à l'ensemencement des tubes de culture. [Le milieu qu'ils recommandent est le sang de lapin gélosé (1/3 de sang pour 2/3 de gélose).] Stein recommande aussi le sang de lapin. Le milieu doit être très humide. Tomaszewski excise l'ulcère préputial et le lave en l'agitant 6 à 8 fois de suite dans une solution de NaCl chauffée à 37°. Les fragments ainsi purifiés peuvent servir à l'ensemencement. Stein pour l'isolement conseille de choisir les petits abcès folliculaires de la vulve avant leur ouverture.

Les colonies qui se développent au bout de 48 heures sont rondes, un peu saillantes, cintrées, grises, plus tard, plus claires et plus aplaties : on peut, — ce qui est caractéristique — les faire glisser en entier sur la surface du milieu ; elles sont d'ailleurs difficiles à dissocier. Le repiquage est possible seulement pendant quelques jours.

L'inoculation à l'homme réussit facilement avec des cultures pures et donne lieu au développement d'un chancre mou typique, avec infiltration et suppuration des ganglions inguinaux souvent constatées comme complication. On peut aussi réussir l'inoculation sur les singes (Tomaszewski).

Habitat. — Jusqu'ici seulement dans le chancre mou, dont il est le seul agent causal trouvé ; découvert par Ducrey en 1889. Sa spécificité est actuellement acceptée. — Pfeiffer a isolé des voies urinaires de l'homme sain un streptobacillus urethrae, très voisin du Ducrey.

Ici se placerait aussi un saprophyte isolé du vagin normal par Vatnik, qui hémolyse les milieux au sang, mais il prend le Gram.

Bacterium septicaemiae hemorragicae (Hüppe).
(Tab. 18).

Nom vulgaire. — Choléra des poules, maladie des porcs des Allemands, Pasteurellose des Français.

Synonymie : Hüppe a rapporté en 1887 (Tageblatt der naturforscherversammlung zu Wiesbaden, p. 119) toute une série de septicémies des animaux très voisines les uns des autres à un seul microbe, en faisant ressortir leur similitude tant au point de vue bactériologique qu'au point de vue pathologique. Les noms de chacune de ces maladies se trouvent pages 269 et suivantes. Les Français (notamment Lignières, qui a beaucoup étudié les infections septicémiques de France et des autres pays) emploient pour désigner B. sept. hem. le nom de genre **Pasteurella** de Trevisan comme nom vulgaire, et désignent toutes les maladies qu'il cause sous le nom de **Pasteurelloses**, — ce qui est commode.

Aspect microscopique. — Bâtonnet court, de longueur rarement double de la largeur, quand il vient de l'animal; très petit (o,3-1 μ de long); très fréquemment (toujours pour qu'il soit typique) ne se colore qu'à ses pôles. qui sont un peu amincis (Plasmolyse) [18, IX-XII] de telle sorte qu'il donne l'image d'un diplocoque. Heim a observé une fois des capsules typiques [18,IX]. Dans les cultures, le plus souvent en bâtonnets courts, plus rarement en courts filaments, la coloration polaire y est moins caractéristique. D'après Broll beaucoup de Pasteurelloses (bœuf, porc, poule) donnent des formes filamenteuses sur les milieux fortement alcalins (5 à 8 o/o de soude normale).

Mobilité propre et cils font défaut. On a cependant décrit des formes mobiles à cils polaires.

Colorabilité. — Ne prend pas le Gram

Conditions de température et de milieu nutritif. — A peu près comme Bact. coli. Anaérobie facultatif. Beaucoup d'auteurs affirment que les premiers ensemencements venant de l'animal tout au moins poussent assez mal sur les milieux artificiels, de telle sorte que le microbe n'est pas toujours très facile à isoler de l'animal. Les premières cultures sont grêles, grisâtres, les cultures de repiquage sont plus épaisses.

Culture sur agar et gélatine. — Comme le tableau 18 le montre, elle est parfois très peu différente de celle du Bact. coli, mais un peu plus délicate. Gélatine non liquéfiée excepté pour Bact. anthroposepticum (voir plus bas).

Culture sur lait. — Variable. Le Choléra des poules présente les caractères types : il rend le lait alcalin et le laisse liquide ; de même une culture de septicémie des porcs, de Lœffler, venant de Berlin ; au contraire, une race envoyée par C. Fraenkel coagule le lait avec production d'acide.

Pomme de terre. — Ne pousse pas, le plus souvent, surtout s'il vient directement de l'animal ; en tous cas, culture très pauvre. De vieilles cultures du Laboratoire ont poussé faiblement avec une coloration blanc jaunâtre, plus activement après alcalinisation de la pomme de terre.

Production de gaz et d'acides aux dépens des hydrates de carbone. — Très forte production d'acides, aussi bien aux dépens de la lactose que de la glucose, mais pas de gaz (1).

Indol et Hydrogène sulfuré. — Tous deux produits en abondance (d'après Karlinski et d'après Lignières, pas d'indol dans le choléra des poules, tandis que la septicémie des bovidés et la septicémie des animaux sauvages en donneraient).

Toxine. — D'après Hoffa, le microbe renfermant comme principe toxique de la méthylguanidine. L'isolement de la toxine n'est encore qu'ébauché ; dans le filtrat de grandes quantités de cultures, il existe un poison à action stupéfiante (Stang). Camalida a isolé une hémolysine.

L'agressine (du choléra des poules), signalée par Weil, posséderait à un haut degré le pouvoir de faciliter l'infection, de telle sorte qu'on peut réaliser l'infection expérimentale avec une dose de bactéries bien inférieure à la dose mortelle. Wassermann et J. Citron ont obtenu une substance qui avait la même action, simplement par l'agitation de cultures. L' « agressine » ne représente pas en tout cas un poison nettement défini.

Résistance. — Faible contre le dessèchement ; le chauffage à 45 ou 46° détruit la virulence en 1/2 heure. Dans les conditions ordinaires, les cultures restent pendant des mois vivantes et virulentes ; l'action du froid, celle des bactéries de la putréfaction n'altèrent pas non plus la virulence.

Habitat. — *a*) En dehors de l'organisme trouvé dans

---

(1) D'après Karlinski, tantôt il se produirait un léger dégagement de gaz aux dépens de la glucose, tantôt il ne s'en produirait pas.

l'eau de la Panke d'après Gaffky. L'inoculation de cette eau au lapin lui a donné une infection mortelle. Trouvé également dans l'eau et le sol.; vraisemblablement très répandu.

b) Dans l'organisme. Jamais chez l'homme ; une race faiblement virulente est constante dans les fèces normales du pigeon (Gamaleia), et dans le mucus nasal du porc (Karlinski). Dans des races animales différentes, il cause une série de maladies graves, désignées sous des noms particuliers.

Immunité. — Depuis Pasteur (1880) jusqu'à ces derniers temps, on n'avait pu réussir à obtenir une immunité durable dans le choléra des poules et les maladies à bâtonnets polaires analogues ; Kitt, en 1888, malgré des résultats positifs indiscutables, conclut que l'immunisation n'a pas de valeur pratique. Ni l'emploi de microbes chauffés (Jess), ni l'injection de cultures filtrées (Salmon), ni celles de microbes tués (Katz), ne donnent de bons résultats. Lignières, par l'inoculation de plusieurs races, tente d'obtenir une immunité polyvalente, mais celle-ci est très peu stable. L'insertion de cultures en sacs de collodion dans la cavité peritonéale essayée par Bisanti est sans résultat. Cependant, en 1908, Grosso a réussi à immuniser le cobaye par l'injection de cultures de Bact. du chol. des poules, de septic. des porcs, de septic. des bœufs, de septic. des animaux sauvages, chauffées à 55° : trois mois plus tard, les animaux résistaient à l'inoculation de cultures très virulentes.

Grosso pensait démontrer ainsi du même coup l'identité de ces diverses bactéries. Il a aussi cherché à conférer l'immunité passive avec le sérum contre le choléra des poules. Kitt, Scheiber, Landsberg, Jess, Braun et Klett ont aussi essayé, mais l'immunité acquise ne dure pas plus de 3 semaines. Le plus intéressant à retenir, c'est que l'une quelconque des bactéries de ce groupe (choléra des poules, septic. des porcs, etc.) peut provoquer une certaine immunité contre une autre bactérie du même groupe.

Récemment Weil, avec son agressine de choléra des poules, pense pouvoir réaliser l'immunité. Cette variété

d'immunisation réussit aussi avec les extraits de Wassermann et Citron (voir plus haut : toxines).

Bien que Huntemiller et Tietze aient confirmé les observations de Weil, il faut encore savoir ce que l'on peut
espérer du procédé dans la pratique.

Les formes décrites jusqu'à présent sont :

1. **Bacterium suicida** Migula (Bacillus suisepticus
Kruse), agent de la septicémie des porcs de Loeffler (deuts-
chen Schweinseuche), voir Loeffler et Schütz (A. G. A.
1. 51 et 376). Maladie des porcs très répandue, dangereuse,
qui les tue le plus souvent en 1/2 à 2 jours. La lésion consiste en une pneumonie nécrotique, lobulaire multiple.
Certaines forment évoluent comme la pneumonie croupale ;
d'autres formes, par des agents de moindre virulence,
donnent lieu, dans le cours de l'évolution chronique, à la
formation de foyers caséeux, qui sont souvent confondus
avec des foyers tuberculeux.

Il existe aussi des gastro-entérites, — s'il ne s'agit pas
dans ce cas de complication ou de confusion dues au Bact.
cholerae suum.

Les porcs sont très sensibles ; parmi les petits animaux,
les cobayes sont particulièrement réceptifs, les oiseaux
très peu. (Voir Bact. hyopyogènes et ses rapports avec la
septicémie porcine.) Dans la gueule et les organes respiratoires des porcs sains, il y a des bactéries analogues à B.
suicida, qui même peuvent être pathogènes pour les petits
animaux. Haushalter en a trouvé sur l'amygdale des porcs
sains, Klein, dans les fosses nasales, mais, dans ce cas,
la race, avirulente, n'était pas pathogène pour le porc.

Pour le diagnostic différentiel avec Bact. cholerea suum
(Migula) L. et N., voir page 339.

L'immunisation n'est pas encore réussie. Citons ici le
Bacillus pyogènes suis Grips (R. 41, 644) qui est tenu,
par certains, pour le véritable agent de la « Schweine-
seuche ». (Voir Hutyra et Marek. Pathol. des Hausthiere).

2. **Bacterium multocidum** (1). (Kitt) L. et N. (Bact.

---

(1) Très voisine est la « nouvelle maladie infectieuse du bétail de Bosso
(CB., XXII, 537) ; bâtonnet colorable par le Gram, immobile, fait fermenter la glucose. D'après Gmelin, beaucoup de cas d'inflammation du

bipolare multocidum Kitt. ; Bacill. bovisepticus Kruse).
Agent de la septicémie des Bovidés et des animaux sauvages (Bollinger, Kitt), qui bien que peu fréquente s'abat sur les troupeaux de cerfs, de chevreuils et de bœufs,qu'elle décime rapidement. (Voir Rudovsky C B R. XXXI, 142.) Le porc, le sanglier, le chevreuil, la chèvre et le mouton sont plus rarement atteints.L'homme paraît réfractaire.

Lésion : Entérite hémorragique, associée soit à une pleuro-pneumonie avec péricardite, soit à un œdème suraigu de la tête et du cou avec hémorragies des muqueuses. Les bactéries se trouvent en quantité dans le sang, l'œdème, les organes.

3. **Bacterium du barbone des Buffles** (scepticémie des Buffles en Italie et en Hongrie).

Les buffles succombent en 12 à 24 heures, avec un œdème considérable, hémorragique du tissu cellulaire sous-cutané, notamment autour du larynx et de la trachée, l'intestin grêle est rouge,hémorragique — Pathogène pour le cobaye. — Etudié en Asie Orientale chez les bœufs et les buffles, par Blin et Carougeau. Il existe une forme aiguë et une forme chronique ; la virulence.est très variable.

4. **Bacterium de la maladie des agneaux.** — Au Cap (Bloodlung, imapunga, veldsickness, gallsickness, heart water). Atteint le plus fréquemment les vaches pleines et les vaches laitières, moins souvent les veaux et les bœufs. Epizooties en automne et en hiver, cas sporadiques toute l'année. Il y a 3 formes : œdémateuse, thoracique et paralytique. Les 2 premiers correspondent aux formes œdémateuse et pleuro-pneumonique de la « Rinder seuche » (Bact. multocidum). Les cas aigus sont mortels en 1 à 3 jours. Morphologiquement identique au Bact. septic. hémorr. : lait non coagulé,pas d'indol,pas d'acide.A grosses doses (intraveineuses ou sous-cutanées), les cultures tuent le bœuf, la chèvre, le mouton, le cobaye, le lapin.

5. **Bacterium vitulisepticum** (Schirop). L. et N., Agent de la pneumonie septique des veaux. Correspond

cordon dépendent de ce microbe (CB., XXIII, 295). Nocard l'a trouvé en Irlande dans une épizootie des veaux, chez lesquels se manifestaient tantôt des symptômes pulmonaires, tantôt des symptômes abdominaux.

morphol. et biolog. aux Bact. sept. hemorragic. et Bact.
suicida. (Voir pour les affect. respir. des veaux : Schirop,
C. B. O. 47, 307).

6. **Bacterium avicidum**, Kitt. == **Bact. avisepticus**,
Kitt, **cuniculicida** (Gaffky) Flügge (Bacillus cholerae gallinarum Kruse). Agent d'une épizootie des gallinacés (choléra des poules (1). Perconcito, Pasteur) ; isolé par Gaffky,
de l'eau, décrit par lui comme agent de la septicémie des
lapins (septicémie de Davaine). Il se distingue du n° 1 et du
n° 3, par le fait qu'il donne sur pomme de terre une culture
abondante (2), et qu'il coagule le lait dès que l'acidité se
produit. Lignières conteste la coagulation du lait pour le
choléra des poules. J. Wunscheim l'a retrouvée.

Sont atteints de choléra des poules : les poules, les dindons. les canards, les oies, les pigeons, toutes espèces d'oiseaux de luxe, les moineaux, les pinsons ; parmi les mammifères, surtout le lapin, puis la souris, le cobaye est très
peu sensible. Les grands animaux domestiques ne sont pas
atteints par l'ingestion du microbe, et présentent seulement une réaction locale avec l'inoculation sous-cutanée.
Par voie sanguine, on obtient le tableau de la septicémie
hémorragique. Tous les modes d'inoculation (avec des
doses très faibles) et même l'ingestion entraînent la mort
chez les oiseaux en 12 à 48 heures, plus rarement en 7 à
12 jours. L'inoculation superficielle avec la lancette dans
les muscles du thorax est la meilleure manière de les
infecter.

Résultats nécroscopiques : chez les pigeons, on trouve,
au point d'inoculation dans le muscle, une tuméfaction
nodulaire épaisse, blanc jaunâtre, le muscle est décoloré ;
chez le poulet, une infiltration plus diffuse, trouble —
phénomène qui a une valeur diagnostique. Les animaux
qui ont succombé à l'infection présentent des ecchymoses
importantes dans les séreuses, particulièrement dans le

---

(1) Ne pas confondre avec la peste des poules (Hühnerpest), dont l'a-
gent est filtrable et invisible.

(2) **Bact. cuniculi pneumonicum** Beck ne pousse pas sur pomme de
terre, **Bacterium cavisepticum** Schwer donne sur ce milieu une culture riche, vert jaune. Voir pages 273 et 289.

péricarde ; il y a en outre péricardite séreuse ou fibrineuse, de l'entérite hémorragique, et une pneumonie lobulaire séreuse (Kitt). (Les chiens et les chats peuvent manger impunément les oiseaux morts.) Durant la vie, les oiseaux présentent brusquement des symptômes cholériformes avec perte de l'appétit, prostration, des vertiges. de la soif ; le plumage est hérissé. Les lapins et les souris meurent soit doucement sans phénomènes locaux, soit avec un abcès au point d'inoculation, qui renferme pendant encore plusieurs semaines les bactéries caractéristiques.

Méthodes spéciales de diagnostic.— Inoculation à un pigeon par des coupures superficielles de 2 à 3 cm. de long sur la peau du thorax ; apparition du microbe caractéristique (coloration bipolaire) en grande quantité dans le sang de l'animal inoculé. Lésions au lieu d'infection (nécrose). Pour la déviation du complément, voir Matsuda (Z.H., 66,3 Heft).

Comme variétés citons : **Bacillus gallinarum** E. Klein (C. B. V, VI et XVIII) et **Bact. phasianicida** E. Klein (C. B. O. XXXI 76).

Très voisine aussi est : la **maladie des tourterelles** de Leclaincle (A. P. 1884, n° 7) et le **choléra des canards** de Cornil et Toupet ; les poules sont réfractaires à ces deux infections ; voisins encore sont : le B. du **choléra des perroquets** (1) (Nocard), le B. de la **septicémie des cygnes** (Fiorentini, et toute une série d'affections analogues observées une seule fois chez les animaux (2).

(1) Voir au B. enteritidis pour la **Psittacose.** (Note du traducteur.)

(2) D'après Guérin la **diphtérie des oiseaux** serait causée, au moins en France, par une Pasteurella qu'il faudrait décrire ici (Ann. Inst. Past. XV, 1901, 941) ; d'après Lœffler, le **Bacillus diphteriae colombarum** provoquerait la dipthérie des pigeons (et non pas des poules). (Voir B. enteritidis.) D'après Uhlenhut, diphtérie des oiseaux et épithélioma contagiosum seraient causés par un seul et même microbe *invisible et passant* au *filtre*. Cornwath aurait réussi, par l'inoculation d'une membrane de diphtérie aviaire à la crête du coq à reproduire l'épithélioma contagiosum.

[Actuellement en France on admet que la « diphtérie des oiseaux » représente en réalité, comme chez l'homme, beaucoup d'angines à fausses membranes dues les unes (les plus fréquentes) à des microbes spécifiques (B. de Guérin, B. de Lœffler (Dipht. colomb.), B. de Loir et Duclou, etc.,) les autres, à des saprophytes banaux diversement associés, les autres (ceux-ci les plus rares) au véritable B. de la diphtérie de Klebs-Lœffler. — La possibilité des M. invisibles n'est pas niée, mais l'identité avec l'épithél. contag. n'est pas admise. (Note du traducteur.)]

7. Il faut mentionner ici un microbe intéressant, parce que c'est le seul du groupe de la sept. hémorragique qui soit pathogène pour l'homme. Il a été isolé du sang et de la moelle osseuse d'un homme qui s'était piqué avec une arête de poisson, ce qui avait déterminé une infection mortelle. Morphologiquement et biologiquement, il correspond à Bact. sept. hémorr., mais il est mobile et liquéfie la gélatine. Pathogène pour le moineau ; chez le lapin, il détermine des abcès métastatiques caractéristiques dans tous les organes. Dans le testicule et les vésicules séminales, suppuration et hémorragie. C'est le **Bact. anthroposepticum.**

Ici se placeraient quelques agents des **pneumonies du lapin,** agents qui présentent entre eux beaucoup de similitudes malgré quelques différences, et dont la signification n'est pas encore nette, et qui se groupent au moins en 2 espèces. Les maladies sont désignées le plus souvent par le nom d'influenza. Un caractère commun à tous ces microbes est le haut pouvoir pathogène pour le lapin, et l'aspect des cultures sur les milieux ordinaires, qui ne diffère pas de celui de Bact. sept. hemorragicae ; pourtant ils sont plus grêles, plus petits, et l'on peut les comparer au Bact. influenzae.

Bact. cuniculi pneumonicum (Beck) L... et N... Au point de vue microscopique, comme un bâtonnet de l'influenza, mais un peu plus grand, ne pousse pas sur pomme de terre. Immobile. (Z. H., XV).

Très différent est :

Bacterium rodentiperda L. et N. Agent de « **l'influenza des lapins** ». Rudolf Kraus (Z. H. XXIV). Microscopiquement, c'est un bâtonnet très court, à peu près comme le B. du choléra des poules. Mobile, ne prend pas le Gram. Culture brunâtre assez belle sur pomme de terre. Tartakowsky et Südmersen ont décrit une bactérie analogue, mais immobile, chez le lapin. Un autre microbe décrit par Südmersen correspond à Bact. cloacae.

L'agent d'une épizootie des lapins de Volk (C. B. O. XXXI, 177) est très voisin de celui de Beck. Roger et Weil et Jacobitz ont observé des microbes analogues, et ont essayé en vain d'immuniser artificiellement le lapin. Selter décrit un microbe également voisin : le sérum des porcs infectés de Pasteurellose exerce une action curatrice sur les lapins inoculés avec le microbe de Selter.

Bacterium pneumoniae félis (Gartner), trouvé en 1908 à Greifswald, dans une épizotie de chats. Analogue à Bact. septic. hemorragic. Lait non coagulé. Indol. Ne pousse sur la pomme de terre que si du sang ou de la pulpe de rate est ensemencée en même temps. L'inoculation intra-péritonéale tue le chat. L'inhalation détermine soit une pneumonie, soit une pleurésie. Les animaux âgés sont plus résistants.

Tout à fait analogue paraît le **Bacterium pneumoniae tigris** (Marx) L. et N., isolé par Marx du poumon d'un tigre du jardin zoologique de Franckfort. L'auteur en fait une Pasteurellose, mais, d'après la description, il semble aussi voisin du Bact. de Pfeiffer ; il est, en effet, extrêmement petit, les colonies sont maigres et petites. D'abord strictement hemoglobinophile, il peut pousser seulement à la 4ᵉ génération sur l'agar ordinaire.

Bacterium canicida (V. Wunschheim) L. et N., décrit par Lignières dans l'Amérique du Sud, a été retrouvé par V. Wunschheim à Innsbrück et nettement considéré comme l'agent du typhus des chiens. Cultures sur gélatine délicates, tardivement plus grasses ; meilleures sur agar ; difficiles sur pomme de terre, où elles sont brunâtres. Le bouillon se trouble, il y a souvent un voile. Optimum 37°. Haut-pouvoir fermentescible sur le sucre, le lait n'est pas coagulé.

On le cutive facilement dans le sang, les organes, le mucus nasal et surtout les foyers pneumoniques des chiens malades. Il est pathogène pour le cobaye, le lapin, la souris, le rat, la poule, le pigeon, le chat, le chien. Le chien est sensible de toutes les manières notamment par la voie nasale. Les filtrats de culture sont aussi toxiques.

D'après Lignières, le microbe se trouve aussi dans le nez des chiens sains ; le microbe de Lignières se distingue de celui de V. W., parce qu'il ne croît pas sur pomme de terre.

D'après ces données, il semble que la « fièvre typhoïde » des chiens soit causée par un microbe du groupe des Pasteurelloses. Galli-Valerio et Jess ont décrit des microbes un peu différents, qu'ils considèrent comme les agents d'une autre variété de fièvre typhoïde du chien. Ces microbes, d'après Galli-Valerio, sont des bâtonnets courts, petits, ciliés à leurs pôles ; quelquefois filamenteux et sporulés ; prenant le Gram. La gélatine n'est pas liquéfiée. Epais dépôt sur pomme de terre. C'est le **B. caniculae** de L... et N...

Bacillus tussis convulsivae. Czaplewski et Hensel est très voisin. Il pousse aussi sur sérum sanguin, sérum de Loeffler, agar glycérinée, mal sur agar. Les bâtonnets présentent la coloration polaire par l'emploi des solutions colorantes faibles. Il est épais. — Le bâtonnet décrit par Reyher dans la coqueluche se placerait aussi ici (C. B. R. XXXVII, 552).

Les **Bacterium phasianidarum mobile**. Enders (C. B. R. XXXIV 384) serait aussi, d'après la description, un Pasteurella, avec une grande mobilité, un faible pouvoir fermentescible sur les sucres, un aspect en palmier de la culture sur gélatine en piqûre, une culture blanche sur pomme de terre, un pouvoir pathogène pour tous les gallinacés. A citer encore l'agent de la **maladie des serins** de Pfaff, et de la maladie des **oiseaux chanteurs** de Wasiliewski et Hoffmann.

D'après les recherches. très complètes de Lignières, on connaît encore d'autres Pasteurelloses (C. B., XXIX).

La septicémie des Bovidés de la République Argentine : diarrhée ou *Entéque*.

Le septicémie des moutons de la République Argentine. Lombez. Paraît aussi se manifester en Europe.

La septicémie hémorragique du cheval (fièvre typhoïde) (Pferdestaupe). Le typhus des chiens.

Bacterium hémorragiçum (Kolb) Lehm et Neum

(Tab. 28 VII, VIII.)

Microbe très voisin du Bact. septic. hemorrhagicæ, mais différent au point de vue biologique, décrit par Babès, Tizzoni et Giovannini, surtout par Kolb. Il produit chez l'homme et les animaux de laboratoire du purpura (Morbus maculosus Werlhofii), qui se termine le plus souvent par la mort (Extravasations sanguines dans la peau, les séreuses, les poumons, les reins, etc., albuminurie).

Aspect microscopique : Bactéries courtes, ovalaires de 0,8 à 1,5 μ. de long sur 0,4 à 0,8 μ. de large, le plus souvent groupées par deux [28, VII] avec capsule délicate dans l'organisme animal; dans les cultures, courts bâtonnets et filaments. Immobile. Prend mal ou pas du tout le Gram. — Anaérobie facultatif.

Culture sur gélatine : croissance assez lente ; colonies délicates, minces, blanchâtres, peu étendues. Pas de liquéfaction. Culture sur agar : peu caractéristique, blanche ou blanc jaunâtre, assez étendue, plate. Sur pomme de terre, couche blanchâtre, brillante, humide, peu étendue, non visqueuse. — Quant à l'action sur le sucre, on ne connaît rien ; Kolb ne parle pas de production de bulles de gaz dans ses cultures anaérobies, qui sont additionnées de sucre ; il semble bien qu'il n'en produit pas. Les trois espèces isolées par les auteurs nommés plus haut étaient différentes dans leur pouvoir pathogène vis-à-vis des animaux de laboratoire. Kolb a obtenu ses meilleurs résultats chez la souris, de plus faibles chez le cobaye et le chien ; le microbe de Tizzoni et Giovannini, inversement, n'était pas pathogène pour la souris, mais très actif pour le chien et le cobaye. Les animaux présentent des hémorragies souvent très intenses, avec les mêmes localisations que chez l'homme.

Le microbe isolé par Rosenblath dans un cas analogue paraît assez différent.

Bactérium pseudotuberculosis rodentium (Preiss) L. et N.

Synonymie. Bacillus pseudo-tuberculosis A. Pfeiffer.

Microscopiquement. Bâtonnet court, trapu, immobile ou peut-être un peu mobile. Pas de cils. Groupement en chaînettes courtes fréquent dans les cultures. Se colore bien surtout par le bleu de méthylène alcalin ; ne prend pas le Gram. E. Klein dit avoir coloré des cils. Sur agar salée, éléments filamenteux, avec ramification et formes d'involution.

Cultures, à peu près comme Bact coli. Pousse facilement et abondamment sur la plupart des milieux ; sur pomme de terre, culture médiocre, blanc jaunâtre ou de teinte saumon, ou brun jaune. Bouillon d'abord troublé uniformément, puis dépose un sédiment épais. Pas de pellicule. Abondante formation de cristaux dans les cultures par la production d'alcalins (Phosphate basique).

Le sucre n'est pas décomposé avec production de gaz, le lait n'est pas coagulé (d'après Galli-Valerio, il serait coagulé). Pas d'indol.

Habitat : Très fréquemment trouvé comme agent de tumeurs granuleuses, caséeuses, analogues à la tuberculose (notamment dans l'abdomen) chez les rongeurs (lapin, cobaye). Paraît très répandu, et peut provoquer des épidémies.

Epreuves diagnostiques. — Des frottis colorés des tumeurs caséeuses, plus rarement des préparations de sang, montrent très facilement le microbe. Culture facile, ce qui distingue aisément les lésions de celle de la véritable tuberculose.

Le diagnostic, avec la peste est plus difficile ; il est important quand il s'agit de rats malades.

Bacterium opale agliaceum (Vicenzi) L. et N. — Microbe décrit par Vicenzi sous le nom de **Bacillo opale agliaceo**, produisant aussi une pseudo-tuberculose chez les cobayes et les lapins, et même chez les animaux à sang-froid. Il se différencie du pseudo-t. de Pfeiffer par sa culture sur gélatine, qui est transparente et bleuâtre et dégage une odeur d'ail. Les colonies sont minces, humides, tandis que celle de p.-t. de Pfeiffer sont épaisses et sèches. Il est aussi plus virulent.

A rapprocher aussi le B. décrit par Cagnetto, qui coagule le lait, et ne donne pas de productions cristallines sur agar ou gélatine. Pathogène pour le pigeon, non pour le lapin.

Bactérium equi (Klein) L. et N. voisin du rodentium, trouvé par Klein chez le cheval (Lancet, 1906, n° 4.303). Même morphologie que le rodentium ; ne prend pas le Gram ; ne modifie pas le rouge neutre, acidifie la saccharose, mais pas la maltose. (C'est l'inverse pour Ps-T.) Ne produit pas de granulations dans la rate. Pathogène pour le cobaye, non pour la souris.

Bacterium pestis (Kitasato, Yersin) L. et N.
(Tab. 19).

Aspect microscopique. — Bâtonnets courts à extrémités arrondies, deux ou trois fois plus longs que larges, de temps en temps réunis par deux [19. Xa]. Sur les frottis d'un exsudat pesteux ou d'un organe prélevé à l'autopsie, le microbe prend avec les colorants d'aniline une coloration polaire, comme le Bact. sept. hemorrhag [19, IX]. Dans la culture en bouillon, on obtient des chaînettes streptococciformes [19, X b].

Les Bactéries sont munies d'une capsule que l'on voit bien surtout sur les éléments provenant d'un exsudat péritonéal (fixation par l'alcool). Nous l'avons rarement constatée sur les bactéries venant de cultures pures ; on réussit pourtant parfois à la mettre en évidence par l'emploi de solutions colorantes très diluées. En anaérobie, Westenrijk a observé de longs bâtonnets, comme on en voit sur les milieux acides ; dans l'acide carbonique, les bactéries pesteuses sont plus épaisses et présentent une forte plasmolyse ; dans l'oxygène pur, elles deviennent cocciformes avec une bonne coloration polaire. — Vay a vu des grains qui ne sont pas des noyaux, mais seulement dans les cultures.

Mobilité propre. — Immobile, mais souvent mouvement moléculaire. On doit remarquer que Kitasato a vu des mouvements très lents, et Kasanski une réelle mobilité des bactéries. Gordon a coloré, par la méthode de Van Ermengem, des cils qui le plus souvent sont unipolaires ou plus rarement bipolaires. D'après les indications de la commission allemande de la Peste, la prétendue mobilité ne serait que le mouvement Brownien, et les cils observés pourraient bien n'être que des précipités du colorant.

Colorabilité. — Avec toutes les couleurs d'aniline ; ne prend pas le Gram. Dans les préparations faites avec des cultures pures, la coloration polaire réussit le mieux de la façon suivante : on fixe la préparation sèche pendant 25 min. dans l'alcool absolu ; on la laisse sécher, et l'on colore 2 à 3 min. avec du bleu de méthylène alcalin ou avec de la fuchsine phéniquée diluée. La coloration polaire (bacilles en navette) se rencontre encore, en outre du Bact. se...ic. hemorrag., qui la présente d'une façon particulièrement belle, chez d'autres espèces. Elle n'est donc pas absolument caractéristique. On obtient aussi une bonne coloration polaire en fixant les préparations à la flamme, et en colorant avec les solutions alcooliques de couleurs d'aniline (Hornicker). Les bactéries venant directement de l'organisme animal prennent très bien la coloration. Pour Westenrijk, la coloration polaire serait un signe de virulence (?).

Besoin d'oxygène. — En anaérobie, la culture est souvent troublée, cependant on a décrit des races facultativement anaérobies.

Condition de température. — Maximum $43°5$, optimum $37°$, mais encore très bien parfois, même mieux à $22°$, pousse encore lentement à $4°5$.

Intensité de croissance. — Pousse assez vite sur tous les milieux. Au bout de 2 ou 3 jours on peut voir des colonies bien développées. Dans le bouillon dilué de 3 volumes d'eau, la culture est considérablement ralentie, la dilution à $1 : 10$, elle cesse presque complètement (Rapport de la commission allemande de la Peste). Durée de vie dans les cultures en bouillon : jusqu'à 4 années (N.K. Schultz).

Liquéfaction. — Fait défaut.

Spores. — Il ne s'en forme pas. Les cellules végétatives meurent complètement à 55 ou $60°$.

Formes d'involution. — Ces formes se produisent de façon très caractéristique et remarquable pour çette espèce, et ne se présentent ainsi, dit-on, chez aucune autre espèce. Les corps cellulaires deviennent renflés, ventrus, prennent la forme d'un coin, d'un fuseau, d'un biscuit, d'un anneau, ou d'une vésicule. Très souvent ces formes sont incomparablement plus grandes que les cellules normales. La colorabilité diminue un peu chez elles [19, VIII]. Sur agar chlorurée à 3 o/o de Hankin, ces formes d'involution prennent naissance presque exclusivement. Matzuschita, chez d'autres bactéries, a constaté qu'une dose plus élevée de sel et une culture plus lente pouvaient faire apparaître des formes d'involution. Rosenfeld conseille de n'accorder de valeur qu'à la présence très abondante des formes d'involution. On en trouve encore aussi beaucoup dans les cadavres de pestiférés (1). Pour Hata, on a de belles formes d'involution en 2 jours avec 4 o/o de $MgCl^2$.

Gélatine en plaque (2). — *a*) Grandeur naturelle : colonies petites, granuleuses, grises, transparentes, qui sont légèrement en saillie à la surface du milieu. Même au bout d'assez longtemps, elles ne s'élargissent pas beaucoup plus [19, Vb].

b) Grossissement de 60 diamètres : A la saillie considérable au-dessus de la surface correspond un pouvoir réfléchissant très fort. Les colonies sont arrondies, à bord uni ou lobulé, bien délimité, jaunâtres ou vertes, brillantes et plus ou moins granuleuses. Très souvent la colonie superficielle est entourée d'une zone très mince, transparente, lobulée, qui se produit sous un aspect très peu différent aussi sur les autres milieux ; à un fort grossissement cette zone se montre constituée souvent très manifestement par des files arquées de bactéries. Il y a des colonies, ainsi que Kossel et Overbeck l'ont vu, qui sont composées tout entières de ces files bactériennes ; des décalques colorés de ces colonies sont particulièrement instructifs (image d'un faisceau de fils). De telles images doivent manquer dans les espèces voisines. Les colonies profondes ont le même aspect, mais jamais autour d'elles on ne trouve cette zone transparente [19, IV].

Gélatine en piqûre. — Culture filiforme, faible, égale blanchâtre, dans le canal de piqûre. A la surface, même aspect que sur plaque.

Agar en plaque. — (On ne doit employer que de l'agar très fraîche.) Il y a deux types de colonies (3), des petites

---

(1) On décrit aussi des formes ramifiées et des formes filamenteuses de la peste, surtout sur agar glycérinée et sur agar salée. Skschivan démontre ainsi que par ce caractère Bact. pestis se rapproche du bacille de la morve. Kadama a vu constamment sur 10 échantillons de peste des ramifications sur blanc d'œuf coagulé.

(2) Sata a comparé consciencieusement 4 races de peste de sources différentes, et n'a pas trouvé de grandes différences.

(3) Les deux types de colonies ne correspondent pas à deux variétés de la Bactérie.

et des grandes ; les petites colonies sont beaucoup plus nombreuses ; le développement des deux types dure environ 16
à 48 heures. Klein prétend ainsi distinguer un type humain et un type murin.

a) Petites colonies. Macroscopiquement : Au bout de 24
à 3o heures, colonies petites en gouttelettes, au bout de 48
heures, gris blanchâtre ; la plupart ont un centre plus sombre
et plus épais, cintré, et un bord délicat et lobulé [19,
VI ; 19, II] avec un grossissement de 6o diamètres, la colonie est granuleuse. Certaines cultures de bacille de Pfeiffer
ont un aspect analogue.

b) Grandes colonies. Macroscopiquement : Au bout de
48 heures colonies peu saillantes, à bord ondulé qu'on ne
peut distinguer des colonies de coli. A un grossissement de
6o diam., colonies arrondies, à périphérie transparente, à
centre jaunâtre ou gris jaunâtre. Très granuleuses, elles
rappellent parfois une culture de diphtérie très granuleuse
ou une colonie de sarcine très délicate [19,VII a]. Meilleur
est le milieu, plus abondante est la culture. Les colonies
sur agar glycérinée [19, VII b) et sur ascite-agar [19, VII,
c] sont beaucoup moins transparentes et de coloration bien
plus foncée.

Agar en strie. — Couche légère, rarement épaisse, de
coloration gris blanchâtre ou gris jaunâtre, un peu visqueuse, filante [19. II].

Culture sur bouillon. — D'abord trouble léger ou
transparence avec faible dépôt ; plus tard, il se produit une
pellicule d'abord légère, puis plus épaisse. Si l'on met
dans un ballon de bouillon, maintenu immobile, une substance indifférente, qui peut flotter à la surface (huile ou
graisse), on voit se développer de ce point d'appui *une
culture en forme de dent, de stalactite,* d'une très grande
fragilité. Les très vieilles cultures sont souvent claires, avec
un dépôt abondant, grumeleux. Dans le bouillon sucré, le
dépôt est plus fourni et la pellicule plus épaisse.

Culture sur lait. — Culture discrète, sans coagulation.

Culture sur pomme de terre. — Culture lente, couche
blanchâtre ou blanc jaunâtre, brillante, un peu saillante,
grumeleuse. Tranche nettement sur la pomme de terre.

Milieux particuliers. — Sur riz cuit à 3o ou 37°, culture riche sous forme d'un gazon gris. (Conclusion de la
commission allemande de la Peste.) Sur le mélange au
sérum de Lœffler, la virulence se conserve bonne.

Réactions chimiques. — *a*) Formation de pigment, substances aromatiques, gaz, H^2S, liquéfaction : font défaut.

b) Réaction de l'indol. Se produit au bout de longtemps,
sans addition de nitrite : faible. Au bout d'un temps plus
long avec addition de nitrite : forte.

c) Poisons. Les cultures en milieu liquide tuées par la
chaleur ne renferment jamais un poison soluble. Par le les-
sivage de cultures âgées de 8 à 12 semaines tuées par la
formaline, on peut extraire un liquide riche en poisons, duquel on peut précipiter un poison solide, par le sulfate d'ammoniaque ou l'alcool ; ce poison tue une souris à la dose de
$\dfrac{1}{72.000}$ du poids du corps de l'animal. Cependant dans
le sérum des animaux que l'on traite par de grosses doses
de ce poison, l'antitoxine fait totalement défaut (Wernicke).
Markl a obtenu les mêmes résultats ; il a eu de plus grosses
quantités de toxine en employant des cultures en ballons
plats, et assez rapidement (quelques jours) ; il a obtenu un
sérum de très faible action antitoxique, mais sans aucun
effet contre l'infection avec les bactéries vivantes. Roux,
qui a établi les sérums les plus actifs, a constaté qu'ils sont
très fortement antitoxiques, mais pas du tout bactéricides.

Résistance et vitalité. — Ne sont pas très différentes
pour le bacille de la peste de celles des autres microbes. Le
dessèchement est supporté environ 3 à 7 jours, dans l'eau
il meurt selon la nature de celle-ci en 3 à 8 jours. Dans
les cadavres inhumés, il vit de 8 à 3o jours ; de basses températures favorisent une survie plus longue, Kasansky a
constaté que le B. pestis peut supporter pendant des mois
l'hiver russe. La lumière solaire le tue rapidement, s'il est
en couche mince.

Les cultures perdent leur virulence plus rapidement pour
les rats que pour le cobaye, mais il y a des races plus pathogènes pour le rat que pour le cobaye (Revenstorf).

Habitat. — *a*) En dehors de l'organisme:

Dans l'Inde, Hankin, Yersin ont trouvé souvent et cultivé des espèces très semblables au bacille pesteux, mais sans virulence, dans les alentours des maisons des pestiférés.

En Allemagne, Löhnis a décrit un B. voisin du bacille pesteux, le B. agresta, mais qui est péritriche ; vit dans la terre ; non pathogène, mais, dans le sol, transforme le salpêtre en combinaisons organiques et s'entoure d'une épaisse capsule mucineuse. Mac Conkay fait remarquer que le B. Ps-. ne se distingue du pesteux que parce qu'il fait virer au rouge le petit lait tournesolé.

b) Dans l'organisme sain : jamais.

c) Chez l'homme malade : disséminé dans tout l'organisme, surtout dans les bubons, dans les pustules cutanées primitives et dans les crachats de la pneumonie pesteuse. Plus rare dans le sang et les organes (voir ci-dessous).

d) Chez les animaux : Produit spontanément la peste, chez les rats et chez la marmotte de Sibérie (*Arctomys Bobak.*) Les épidémies de peste des rats sont souvent les prémisses des épidémies de peste humaine. Les rats sont décimés par la peste : ne restent en vie que les rats très résistants, chez lesquels la peste persiste à l'état latent. La nouvelle génération de rats, qui n'est plus immunisée, est atteinte de nouveau par les porteurs murins, et l'épidémie éclate de nouveau.

Signification pathogène pour l'homme. — C'est l'agent de la peste bubonique ou ganglionnaire orientale, ainsi que de la pneumonie pesteuse. Mortalité : 50 à 80 o/o. Les portes d'entrée sont : 1º La peau et les muqueuses (conjonctive, pituitaire, etc.). Les microbes restent localisés et se multiplient tout d'abord dans les ganglions lymphatiques tributaires(peste à bubons), mais souvent apparaît au point d'entrée de la bactérie une pustule pesteuse, qui offre tous les caractères du furoncle ou du charbon. La mort peut survenir sans que le bacille pesteux se soit essaimé de ces foyers primitifs. — Mais dans la plupart des cas la mort est due à la dissémination du microbe dans tout le corps (septicémie pesteuse).

D'ailleurs les Bact. pesteuses sont rarement très abondantes dans les organes internes. Calvert dit que, dans les

24 dernières heures de la vie dans les cas graves la présence des bactéries dans le sang est constante. Parfois, on les trouve dans l'urine. — 2° Le poumon (inhalation) : Pneumonie pesteuse. Les crachats sont bourrés de bactéries de la peste, il y en a dans le sang. Les complications streptococciques sont fréquentes. — 3° Tube digestif, incertain chez l'homme, mais démontré pour l'animal. Trautmann et Lorey ont cependant constaté chez un pestiféré la présence de nombreux B. pesteux, d'ailleurs peu virulents, dans les selles.

Presque partout, on distingue deux types de peste : la peste d'été et la peste d'hiver. Le premier type, secondaire à une épidémie murine, affecte la forme bubonique ; le second, corollaire du contage humain (contact), prend la forme pneumonique.

Pouvoir pathogène expérimental. — Presque tous les animaux sont sensibles, excepté les pigeons et quelques autres oiseaux. Cependant, la poule, le canard et la caille sont réceptifs. Les mammifères les moins sensibles sont le chien et le bœuf (Gosio) ; puis viennent le porc, le cheval, le chat (1), la chauve-souris ; encore plus sensibles sont les singes et le lapin, et au maximum le cobaye, la souris et le rat. Le B. pesteux se laisse aussi acclimater à la grenouille (Devell). Les serpents, la tortue, le crapaud sont immuns. Le ver de terre paraît *absolument* réfractaire. Il peut même servir d'hôte au bacille pesteux virulent pendant 70 jours (Fukuhara).

Fürth n'a réussi ni par ingestion, ni par inoculation intramusculaire, à infecter des poissons (Cyprins) avec un B. pesteux très virulent. Les bacilles restent cependant vivants pendant 5 jours dans l'intestin. Fukuhara au contraire a réussi l'infection chez les cyprins, les carpes, les grenouilles et les tritons.

Le cobaye, par inoculation intra-péritonéale, meurt en 2 jours par septicémie, avec peu de bactéries dans les tissus. Avec de petites doses de Bact., la mort survient seulement en 6 jours : ganglions mésentériques tuméfiés, hémorragies

(1) D'après Kawamura et Murata, les chats ont souvent la peste stomacale et intestinale, presque jamais les formes cutanée, oculaire ou pulmonaire.

dans le foie et le poumon, abcès miliaires avec épaississement nodulaire dans l'épiploon. La rate renferme des files entières de bactéries, qui sont réunies par une masse zooglélique, formée par les capsules gonflées (Honl). Le cobaye s'infecte aussi facilement par le tube digestif, et montre alors une tendance particulière à la forme chronique (nodules dans différents organes, en particulier les poumons) (Bandi et Stagnitta-Balistreri).

On a beaucoup expérimenté aussi avec les rats et les souris, qui sont sensibles aux différents modes d'infection, cependant actuellement le cobaye et le rat sont généralement préférés comme animaux d'expérience. Parmi les espèces murines qui propagent la peste, citons : *Mus decumanus* (Surmulot), *Mus rattus* (rat noir des maisons et des navires), *Mus alexandrinus* (rat d'Egypte).

Les mouches propagent le Bact. pesteux ; les punaises et les puces l'emportent aussi avec le sang des animaux pestiférés, l'hébergent dans leur intestin, et le répandent avec leurs pattes, etc. ; les insectes piquants ne semblent pas le propager par la piqûre.

Il est unanimement admis, d'après les derniers travaux faits sur la propagation de la peste, que, à quelques exceptions près, ce sont seulement les puces qu'il faut incriminer et parmi elles : *Pulex irritans* (puce de l'homme), *Pulex cheopis* (puce du rat noir), commune aux Indes, *Ceratophyllus fasciatus* (puce du surmulot répandue en Europe, rare aux Indes) ; *Pulex felis* et *Pulex serraticeps* (puces des chats) répandues aux Indes. Au Japon, d'après Kitasato, les puces pestifères sont : *Ceratophyllus asinus*, *Paradoxophyllus curvuspinus*, *Locmopsylla cheopis*, et *Ctenopsylla musculi*. Les puces abandonnent les cadavres des rats pesteux et émigrent aussitôt sur les rats sains, — ou sur l'homme. Galli-Vallerio doute de ce dernier fait, mais aux Indes, cependant, il est démontré (Commission anglaise de la Peste) que *Pulex cheopis*, en particulier, va volontiers sur l'homme. (On la trouve aussi sur le cobaye.)

Les résultats négatifs obtenus avec les puces européennes ne sont plus valables pour les pays étrangers : ainsi s'expliquent bien des contradictions.

Dans la lutte contre la peste, l'anéantissement des rats joue un rôle décisif (Indes, Australie, Japon, Russie, Brésil).

La règle la plus naturelle est d'employer les chats dans la destruction des rats.

Immunité et immunisation. — On peut obtenir une immunité passive chez les animaux, et jusqu'à un certain degré chez l'homme par l'inoculation sous-cutanée de sérum de chevaux qui ont été traités par l'injection intraveineuse plusieurs fois répétée de cultures tuées.

Un tel sérum possède aussi des propriétés curatives chez l'homme et les animaux déjà malades, mais seulement à de très grosses doses et encore dans des limites très restreintes.

Les applications pratiques qui ont été faites aux Indes montrent que le sérum antipesteux ne donne qu'une protection de 4 à 6 semaines. Choksy, malgré de nombreux échecs, recommande cependant le sérum de Paris (S. antipesteux de Yersin). Il faut injecter de très grosses doses : le 1er jour 100 à 300 gr. de sérum, et les deux jours suivants encore 20 à 50 cm^3. L'infection est alors moins grave, la durée plus brève, la fièvre tombe rapidement, et les complications sont évitées. Mais si le traitement sérique est appliqué plus tard que 48 heures après le début de la maladie, il est presque inefficace. — Neumann a vu à Odessa d'assez bons résultats avec le sérum antipesteux de Saint-Pétersbourg.

La valeur limitée du sérum antipesteux tient à l'absence — ou presque — de propriétés antitoxiques. Les sérums polyvalents ne présentent aucun avantage.

L'immunisation active a trouvé un emploi plus étendu. Elle confère une résistance plus grande et est aussi meilleur marché. Le vaccin de Haffkine a été appliqué aux Indes à plusieurs centaines de mille de cas. Des cultures en bouillon sont cultivées pendant 6 semaines à l'étuve à 25 ou 30°, puis chauffées pendant 1 heure à 65 degrés. On les injecte à la dose de 2 à 3 cm. 50. Après la réaction, c'est-à-dire au bout de 7 à 10 jours, on répète l'inoculation. Liston a obtenu aussi de bons résultats à Bombay. La commission allemande de la peste employait des cul-

tures sur agar très virulentes, émulsionnées dans l'eau
salée puis chauffées 1 heure à 65°. La dose d'une injection
était un tube de culture sur agar. Les résultats furent
meilleurs qu'avec les cultures en bouillon. Kolle et Strong
ont montré que les Bactéries vivantes, mais atténuées, donnent une immunisation plus solide. Pour cela, ils cultivent
le B. P. pendant 2 ou 3 mois, dans du bouillon additionné
de 0,5 à 5 o/o d'alcool, à la température de 41, puis 43°;
la virulence est ainsi de 100 à 1000 fois moins grande.
Pfeiffer fait des réserves, car le danger de l'éclosion d'une
peste grave n'est pas absolument banni par cette méthode.

D'autres essais d'immunisation ont été faits avec le
bouillon filtré, les agressines, endotoxines et nucléo-protéines, même avec des exsudats d'animaux morts de
peste, avec des résultats variables.

Jatta et Maggiora recommandent une méthode mixte de
sérothérapie et de vaccination.

Terni, enfin, a conseillé d'extirper les bubons.

Méthodes spéciales pour le diagnostic et la culture. — 1. Il faut exciser les bubons ou les tumeurs de
la peau avant la fluctuation, ou encore aspirer un peu de
suc avec une seringue de Pravaz munie d'une aiguille
large : on obtient alors des bactéries abondantes, tandis
que très souvent elles font défaut dans le pus des bubons,
ou sont associées avec des germes accessoires (coli, staphylocoque, etc.).

Les bactéries sont particulièrement abondantes dans l'expectoration de la pneumonie pesteuse, dans le sang de la
septicémie pesteuse ; on peut porter, d'après la coloration
bipolaire, un diagnostic vraisemblable au microscope.

2. Par la culture sur gélatine à 22°, du suc des bubons,
ou moins sûrement du sang : colonies saillantes, entourées
d'une collerette délicate et transparente. Pas de mobilité.
Quand il s'agit de tissus infectés secondairement, on peut
employer la culture sur gélose à 30°.

3. Très importante est la constatation de formes d'involution sur agar salée à 3 o/o, au bout de 24 heures.

4. L'inoculation aux animaux peut faciliter le diagnostic;
on ne la pratique que dans les « laboratoires de peste ».

On a d'abord conseillé l'inoculation sous-cutanée, ou par une boutonnière de la peau, ou, quand il s'agit d'un matériel impur, l'inoculation dans la conjonctive. On préfère maintenant employer le cobaye, plus docile, et moins porté à mordre que le rat. On rase (Albrecht et Ghon) préalablement la peau du ventre, et l'on frictionne la peau avec le produit suspect, que l'on recouvre d'une couche de gomme solide. On obtient aussi en 4 ou 5 jours une infection mortelle, même avec un produit de faible virulence, ou impur, mais, d'après Martini, on a déjà, en constatant la tuméfaction des ganglions inguinaux de l'animal, inoculé un résultat positif en 24 à 48 heures.

L'agent de la septicémie hémorragique ne tue pas le cobaye par cette voie, d'après les recherches de Fritsch. On doit conserver les animaux dans des bocaux très hauts, recouverts d'une solide toile métallique (1). Après la mort, on examine les organes internes par des frottis et par la culture.

5. Le sérum des animaux traités artificiellement par des cultures de peste tuées agglutine les bactéries pesteuses (Markl).

On réalise l'agglutination macroscopiquement dans des tubes de verre maintenus à l'étuve, au bout d'une demi-heure. Au microscope, on voit des amas de bacilles pesteux. Selon Shibayama, les races des bacilles pesteux sont d'autant mieux agglutinables que les cultures sont moins muqueuses, ce qui s'obtient en mettant les cultures à la glacière, ou par l'addition d'une solution salée alcaline (Segawa). Agglutination et virulence semblent indépendantes.

6. Le sérum de l'homme qui a été atteint de peste agglutine encore les bactéries pesteuses à une dilution de 1/5 et de 1/10, en mettant une dose de culture dans 1 cmc. du mélange, et en laissant dans l'étuve pendant 1/2 heure. Un résultat positif est concluant, un résultat négatif ne démontre pas l'absence de la maladie.

(1) Woithe et Uhlenhut ont indiqué un modèle spécial pour les rats (CB. O., 44, 709).

7. Tableau pour le diagnostic différentiel entre la septicémie hémorragique, la pseudo-tuberculose et la peste.

	CARACTÈRES DE CULTURE	CARACTÈRES PATHOLOGIQUES
Bac. septic hémorrag.	Cultures arrondies ou un peu lobulées, peu granuleuses. Faible tendance à la formation de formes d'involution sur agar salée à 3 o/o. Pas de coagulation du lait dans la plupart des cas. Nulle ou presque sur pommes de terre.	La plupart d'entre eux sont très pathogènes pour les poulets. Par friction sur la peau du ventre, non pathogène pour le cobaye
Bact. pseudo-tuberculosis rodentium (1) (Galli-ValerioC.B.O. XXXIII 391).	Cultures rondes, peu granuleuses, faible tendance à la formation de formes d'involution sur agar salée à 3 o/o. Coagulation du lait inconstante. Petit lait tournesolé bleu — sur pommes de terre, pellicule jaune clair.	Pathogène pour les poulets? Très pathogène pour le cobaye, même par friction sur la peau du ventre. D'après Galli-Valerio, non pathogène pour les rats et les souris.
Bact. pestis.	Cultures plus lobulées et granuleuses ; grande tendance à la formation de formes d'involution. Pas de coagulation du lait. Petit lait tournesolé reste rouge — sur pomme de terre, culture maigre.	Peu ou pas pathogène pour les oiseaux. Très pathogène pour le cobaye par friction sur la peau du ventre.

(1) Mac Conkey pense que le B. Pest. ne se distingue du ps-t. rodentium que par la culture plus muqueuse sur agar, et l'absence de coloration bleue du petit lait tournesolé. Zlatogoroff a même réussi à immuniser le cobaye et le rat contre la peste par l'inoculation du ps-. rodentium.

8. Le diagnostic différentiel est bien plus difficile avec les **Bactéries analogues au bacille pesteux** qui ont été trouvées non seulement chez les rats, mais encore chez les autres **Rongeurs**.

Citons : Bact. bristolense de Klein (C. B. O., XXXII,

674), Bact. pneumo-enteritidis murium de Schilling (A. G. A., XVIII, 168) ; un bacille pathogène pour le rat domestique de Toyama (C. B. O., XXXIII, 273), le Bact. septicaemiae murium, *nov. spec.* de Issatschenko (C. B. O., XXIII, 873), le bacille de Danysz (rat) (C. B. O., XXXI, 286), le bacille de R. O. Neumann (rat) (Z. H., XXXXV, 452), le bacille de la Pneumonie des lapins de Beck (Z. H., XV, 363), le B. de l'Influenza des lapins de Kraus (Z. H., XXIV, 816), Bact. cavisepticum de Schwer (C. B. O., XXXIV), le B. de l'épizootie des lapins de Volk (C. B. O., XXXI, 177), le bacille pestiforme des cadavres de rats de Amako (C. B. R., XXXIV, 315), le B. pestiforme du cobaye de Byloff (C. B. O., XXXXI, 707, 789, XXXXII, 250), le bacille pestiforme d'Aujeszky, le B. « pseudo-tuberculeux » de Blasi (R., 44, 86), le microbe d'une septicémie des furets de Kister et Schmidt (C. B. O., 36, 454).

Tous ces bacilles se rapprochent qui du B. pesteux, qui du choléra des poules, qui du paratyphus, qui du coli, qui du Friedlander. Plus ils rappellent le B. pesteux, plus le diagnostic est difficile, surtout quand il s'agit de rats infectés sur les navires.

Les difficultés consistent en ce que certains bacilles pseudo-pesteux sont analogues morphologiquement et par leur culture au bacille pesteux, mais encore parce qu'ils sont pathogènes pour le rat, comme le bacille de la peste. Un moyen de diagnostic est la recherche de l'agglutination. On peut aussi rechercher ce pouvoir pathogène sur le cobaye par inoculation à la peau saine.

Zlatogoroff recommande, dans le cas où les cadavres sont déjà décomposés, l'inoculation intrapéritonéale ou sous-cutanée. Dans les cas très avancés, l'injection nasale. Le diagnostic est rendu plus difficile s'il s'agit de peste peu virulente ou avirulente, ce qui peut arriver si les cadavres ont été portés à une haute température. Pour Zlatogoroff c'est dans les bubons que les bacilles se conservent le mieux (jusqu'à 102 jours). Il faut se rappeler aussi que certains rats présentent une très grande résistance, de sorte qu'un résultat négatif ne conclut pas nécessairement contre le diagnostic de peste.

Bacterium acidi lactici (1) Hüppe.

Tab. 20.

Synonyme. — Bact. lactis aerogenes Escherich.

(1) Voir strept. acidi lactici.

Ce Bact. ne possède pas de cils; il est immobile, hormis cela, on ne peut le différencier de Bact. coli (2). Ne prend pas le Gram ; mais il y a des exceptions (3).

Réactions chimiques. — Fabrique, aux dépens de la glucose et de la lactose, avec dégagement de bulles gazeuses, un mélange d'acide lactique et d'acide acétique; parfois des traces d'alcool. L'acide lactique d'après Kozai est surtout de l'acide lactique lévogyre. Par la culture prolongée sur gélatine ou agar, la propriété de fabriquer de l'acide lactique et de coaguler le lait se perd peu à peu (Hüppe). Sur les milieux non sucrés, il se forme un peu d'indol, mais pas d'hydrogène sulfuré. Hanke a étudié à Rostock les réactions d'un microbe analogue, au point de vue quantitatif.

Action pathogène. — Agit comme le Bacterium coli. Scheffer, en essayant de le séparer du coli par l'immunisation et l'agglutination, n'est arrivé à aucun résultat certain prouvant que ces 2 organismes soient différents.

Habitat. — Trouvé régulièrement par Hüppe à Berlin, dans le lait aigri. L. et N. ont toujours, depuis 1888, trouvé ce microbe à Würzbourg dans le lait aigri spontanément, Butjagin aussi.

Diagnostic différentiel. — Se différencie de Strepto-acidi lactici parce qu'il pousse richement sur les milieux ordinaires, produit un abondant dégagement de gaz, et ne prend pas le Gram.

Harrison a isolé du lait 66 races de Bact. de ce type, les unes mobiles comme le coli, les autres immobiles comme le Bact. de Hüppe, et d'autres formant tous les intermédiaires au point de vue de la mobilité. Certains types dégagent une odeur désagréable caractéristique et communiquent un goût amer à la crème.

ESPÈCES VOISINES DU BACT. ACIDI LACTICI.

Bact. diatrypeticum casei Baumann, qui est très commun dans le fromage, le lait, l'eau, la terre; c'est lui qui produit les

---

(1) Mais on sait que ces deux caractères n'ont qu'une valeur médiocre. **Bact. lactis aerogenes** (Esch.) est identique, la culture épaisse luxuriante sur gélatine, à la manière du Bact. de Friedlaender, n'est pas un signe différentiel suffisant. Escherich a d'ailleurs vu des exceptions. Weigmann pense que le Bact. de Hüppe produit plus d'acide et moins de gaz que le Bact. d'Escherich. — Substances produites : alcool, acide acétique, acide lactique, acide succinique d'après Nencki, CO_2 et H. D'après Smith il y a environ 30 à 40 0/0 de CO_2 et 60 à 70 0/0 de H. Pas d'indol. L'acide malique est transformé en acides succinique, acétique et carbonique (Emmerling). M. Schroter a démontré la présence d'un peu de lab-ferment et de substances toxiques dans les cultures tuées par le chloroforme.

(2) Claus a trouvé dans le lait de Wurzbourg un autre coliforme « Bacille éventail » que Utz rapproche de Bact. acidi laevolactici halensis Kozai et de Bact. acidi laevolactici Schardinger. D'après Utz et Kozai, il prendrait le Gram. Sur gélatine, il donne des cultures présentant un dessin en éventail.

trous du fromage, ou au moins concourt à les produire. Rapport des gaz. : 63 0/0 de CO_2, 37 0/0 de H. Possède une capsule.

Bacterium cavicida Brieger (Berl. Klin. Woch., 1884, no 14).

Bacterium neapolitanum Emmerich, cultivé d'une série de cadavres de cholériques de Naples et une fois du sang d'un malade atteint de choléra. D'après Buchner, présente une mobilité vibratoire qui n'est pas seulement imputable au mouvement moléculaire. On ne lui connaît pas de cils. S'il avait des cils, il deviendrait un Bact. coli.

Bacterium de la septicémie des chats Lehm et Neum. Isolé d'un chat mort spontanément ; il tue les chats avec symptômes typhoïdiques.

Bacterium de la dermatite exfoliatrice épidémique Rüssel (C. R., XV, 324.)

Groupe des *Bactéries* « *longues* » de la fermentation lactique.

En outre du B. de Hüppe et de Strept. de Günther, il existe encore d'autres espèces bactériennes de la fermentation lactique, que l'on trouve dans le lait, le fromage, le Kéfir, le Yoghourt, le Mazun, dans le malt, la bière, l'intestin, etc. Ce sont des bâtonnets d'une longueur considérable, parfois même des filaments, — qui présentent parfois la coloration polaire — et prennent le Gram presque tous. Leur place n'est pas nettement définie dans la classification, malgré les innombrables travaux qu'ils ont suscités. Ils sont réunis ici en un groupe provisoire, bien que certains d'entre eux offrent des ramifications et des caractères de culture qui les rapprochent des champignons. Voir Kuntze (L. 21, 737) et Löhnis (L. 18. 97.).

Citons :

Bacillus acidophilus Finkelstein. Courts ou longs bâtonnets minces, rappelant le B. diphtérique, parfois des filaments. — Pas de spore. Prend le Gram. Immobile. Des corpuscules polaires prennent la coloration caractéristique de Neisser. Pousse mal sur agar et gélatine ordinaire à 37o, pas du tout à 22. Acidité faible. Le lait, pour Kuntze et Mereshkowsky est coagulé ; ne l'est pas pour Cipollina. Pas de gaz. Pas de culture sur pomme de terre. Plus anaérobie qu'aérobie. Ramifications fréquentes dans certaines conditions pour Kuntze.

Fut isolé des selles de nourrissons (au sein et au biberon) — et du lait de vache. Il faut faire une préculture avec 2 0/0 de glucose et 1 0/0 d'acide acétique, avant de repiquer sur d'autres milieux. Aussi les microbes acido-tolérants (acidophiles) se multiplient seuls. Weiss ensemençait les fèces sur du bouillon renfermant 1/2, 1, 2 et 5 0/0 d'acide acétique, et au bout de 2 jours repiquait sur agar sucrée.

Rodella a trouvé chez acidophilus souvent des ramifications actinomycosiques.

Tissier a trouvé dans les selles des nourrissons un B. un peu différent : **Bacill. bifidus**, que Rodella identifie à **Bacill. acidophil.** et au Bac. de **Boas Oppler**. Il pense l'avoir transformé par la culture anaérobie en Bac. bifidus. Celui-ci cependant ne coagule pas le lait, et est anaérobie obligatoire. Mereshkowsky a isolé des selles de 53 espèces de vertébrés un **Bac. acidophil.** et **II**, qui paraît très analogue au type de Moro. Le type I, pour Bjeloussow, est identifiable avec **Bac. bifidus**. Celui-ci est en tout cas le plus important de la flore intestinable du nourrisson.

Par ingestion d'acide lactique, de lactobacilline, etc., la flore du Bifidus prédomine. (Teissier, Sittler, Jacobson.) D'après Rach et v. Reuss, qui l'a cultivé de la vessie et des reins, il peut être pathogène. Il était associé à une variété de coli dans une cystite mortelle. Imgano, dans une occlusion intestinale, a isolé un **Bacillus parvus liquefaciens anaerobicus**, voisin du bifidus. — Kauffmann et Strauss ont isolé de l'estomac cancéreux de l'homme, un long bacille (forte acidité du suc gastrique), le **Bact. gastrophilum L... et N...** La culture peut réussir sur moût de bière ; sur les milieux ordinaires, la culture est pauvre. La culture préalable en bouillon sucré est recommandable. D'après Sandberg, les bactéries poussent bien sur infusion de foin ou de chou. Strauss et Bialacour ont vu des grains polaires comme chez acidophilus. Les colonies sont d'ailleurs très analogues. Il est immobile. La fermentation lactique en favorise beaucoup la culture (Latzel). Sandberg distingue 2 types de culture : une filamenteuse poreuse, analogue au subtilis, et une autre plus compacte de bâtonnets courts. Pas de spores. Le microbe produit beaucoup d'acide lactique, et le supporte jusqu'à 6 0/00 ; HCl jusqu'à 0,5 0/00.

Ce microbe n'a rien à voir avec le cancer. Les espèces longues habitent donc aussi l'estomac, et peuvent se multiplier à la faveur des modifications apportées par le carcinome. Rudinger a trouvé un long bacille dans l'urine d'un carcinomateux analogue au type de Boas et Oppler.

Bacillus Delbrücki Leichmann. Le plus fréquent des microbes acidifiants de la fermentation du malt et de l'orge ; atteint la prééminence d'ordinaire à 50°. Les cellules sont grêles, allongées (2, 8-μ de long, 0,4-7-0,7 de large), souvent en amas ou ordonnées parallèlement. Il y a des filaments de 100 à 1000 μ de longueur. Tendance à la formation de cellules sphériques, annulaires, ou spiralées. Il pousse au mieux sur le malt, le houblon non fermenté, la décoction de levures ; très mal sur les milieux artificiels, pas du tout sur la bière et le lait. Optimum 45° ; minimum 18°, maximum 50°. Glucose et saccharose sont transformés en acide lactique lévogyre, mais non la lactose. Optimum : solution de sucre à 20 0/0.

Le Bacillus lactis acidi Leichmann, très voisin, isolé du lait, est moins thermophile et acidifie la lactose, — à citer aussi **Bac. acidificans longissimus** Lafar.

Bact. casei ε (Freudenreich) L. et N. Isolé de différentes fromageries. Bâtonnet immobile de 3 à 6 μ de long sur 0,6 à 0,9 de large, souvent en chaînettes. Pas de gaz dans l'agar lactosée. Sur gélatine culture du type Eberth-Coli. Sur pomme de terre, pas de culture. Bouillon clair ; lait coagulé en 14 à 30 heures. Très proche de Bact. Mazun (Düggeli et Kuntze). Des races typiques peuvent être transformées en une variété mucigène (Burri et Thöni). Le développement simultané d'une moisissure paraît favorable.

Rodella croit que Bact. acidophilus. bifidus, B. de Boas — Opper, Bact. lactis acidi, Bact. gastrophil et Bact. casei ε sont identiques.

On a encore isolé tout un groupe de Bactéries des laits fermentés : le Kéfir, le Yoghourt bulgare, le Lebenraïb égyptien, le Mazun arménien, et le Gioddu sarde.

A citer d'abord un bâtonnet portant des corpuscules, qui forme un trait d'union avec les bacilles précédemment décrits.

Bacille granuleux de Luerssen et Kühn = (**Bact. granulosum** L. et N.), trouvé dans le Yoghourt. Tendance à la formation de filaments et de chaînettes ; immobilité ; prend le Gram ; corpuscules de Neisser ; colonies peu cohérentes, transparentes, lisses, rappelant le charbon, mais plus fines et plus petites. Pousse bien sur les milieux sucrés, mieux sur le lait. Optimum de T. 37-40. Pas de culture à 22°. Nulle sur P. de terre. Lait coagulé, acidification (acide lactique droit) ; pas de gaz. Kuntze pense que le Bact. granulosum est une simple variété granuleuse des espèces suivantes : **Bact. Bulgaricus, Bac Mazun, Bâtonnet de Duggelli, Bact. sardous.** et peut-être de **Streptobacillus lebenis**.

Piorkowski a isolé un bâtonnet = **Bacille du Yoghourt** qui se rapproche plutôt du B. de Luerssen et Kühn que du Subtilis.

Luerssen et Kühn, en outre du B. granuleux, ont encore isolé du Yoghourt le **Bacillus Bulgaricus** et le « **Diplostreptococcus** ».

Bacillus bulgaricus (Luerssen et Kühn.) — Assez grêle, souvent filamenteux ; immobile. Prend le Gram. Pas de corpuscules bipolaires. Souvent formes d'involution : vésiculaires, renflées ou fléchies. Anaérobie et aérobie, culture sur milieux sucrés à 45 ou 50° ; nulle à 22°. Sur p. de terre, colonies jaunâtres, lait coagulé, acidifié (acide lactique droit). Pas de gaz, pas de peptonisation de la caséine. Les colonies sont humides, jaunâtres, assez transparentes.

Les corpuscules polaires étant très variables, Kuntze pense que peut-être B. bulgaricus n'est que la variété acorpusculaire du B. granuleux. Luerssen et Kühn admettent que c'est avec leur bacille que Metschnikoff, Mazé, Bertrand et Weisweiller, Cohendy ont travaillé dans leurs recherches sur le Yoghourt.

Bacterium Mazun (Düggeli) Hüss (étudié par Weigmann, Gruber, Hüss). Isolé du Mazun. Dans le lait atteint de 2, 7 à 21 μ.

de long, 1 μ. à 1 μ. de large. Immobile. Prend le Gram. Anaérobie et aérobie. Pousse mal à 20°, bien à 37° ; sur gélatine, petit lait gélatiné peptoné ou non, gélatine lactosée ou dextrosée, agar, agar lactosée. Bouillon et pomme de terre, pas de culture. Sur petit lait agar, quelques colonies découpées avec bord abrupt et prolongements fins, capillaires, rappelant la culture du Mesentericus. Colonies profondes comme le Subtilis. Lait solidement coagulé, très acidifié. Dans le petit lait, et lait-peptoné gélosé, on voit des formes d'involution et des formes ramifiées.

Kühn identifie ce Bact. Mazun avec bacille granuleux de la Maya occidentale.

Très semblables au Bact. Mazun sont : **Bact. sardous**. Grixoni l'a isolé du Gioddu sarde : corpuscules bipolaires ; chevelu autour des colonies. **Strepto bacillus lebenis** Rist et Khoury isolé du Lebenraib égyptien ; il y a une variété viscosus et non viscosus (Severin). Löhnis propose comme nom, au lieu de streptobacille, celui de **Bact. lebenis**.

Bacill. caucasicus a été isolé du Kéfir par Beijerinck et désigné par lui sous le nom de **lactobacillus caucasicus**. C'est un bâtonnet immobile, sans spores, qui ne cultive qu'à haute température.

Le B. Beijerinck n'a rien à voir avec **Dispora caucasica** Kern : celui-ci est un B. sporulé proche du Subtilis. Freudenreich a trouvé aussi vraisemblablement le B. de Beijerinck dans le Kéfir, mais il lui décrit une légère mobilité ; il ne poussait qu'à 35°.

Nicolajewa a isolé d'un Kéfir un **Bacterium caucasicum** (Nicolajewa). Il a 0,4 à 0,5 μ. de large ; la longueur est variable ; immobile, sans spores, coagule le lait ; pas de gaz. Culture bonne sur milieux sucrés, meilleure sur petit-lait. Nicolajewa le tient pour différent du B. de Beijerinck ; Kuntze (L. 24, 104) pour analogue, et semblable aussi aux Bactéries non sporulées du Yoghourt.

Le Kéfir, pour Nicolajewa, peut être préparé avec **Bact. caucasicum** et **torula Kéfir** ; pour Essaulow, avec une culture mixte de levure et de Bact. acidi lactici. Kuntz pense n'avoir pas trouvé le Bact. caucasicum, et que d'autres microbes sont susceptibles de donner la fermentation du Kéfir. Il l'a réussie avec **Bac. esterificans** (bacille sporulé à grosses spores), **Streptococus acidi lactici**, une levure de Kéfir, et un **Bacillus Kéfir** (sporulé), du groupe du Butyrique. C'est donc une fermentation « combinée ». D'abord il y a fermentation butyrique, mais qui est entravée, puis une fermentation lactique, qui marche lentement à cause de la concurrence vitale. Enfin dans le vieux Kéfir, la fermentation butyrique recommence. V. Freudenreich obtient le Kéfir en partant du lait stérile, quand il mélange les 4 espèces suivantes : 1° la levure de Kefir ; 2° et 3° deux streptocoques isolés du Kéfir, et 4° Bact. caucasicum, mais les 3 premières espèces seules peuvent donner aussi du Kéfir.

V. Döderlein a isolé du vagin un microbe qui paraît avoir une parenté étroite avec les précédents. Bâtonnet immobile. La cul-

ture ne réussit pas d'emblée, mais après une préculture de 24 h.
sur bouillon sucré à 1 0/0. Ensuite sur agar glycérinée. Colonies
en gouttes de rosée. Peu résistant. Ne pousse pas au-dessous de
27°. Production d'acide lactique sur les milieux sucrés.

Bacterium pneumoniae (FRIEDLANDER) (1)
(Tab. 21)

Synonymie. — Pneumo-bacille de Friedlaender, bacille
encapsulé de la pneumonie.

Aspect microscopique. — Bâtonnet court (o,4 à 3,2 μ
de long de o,5 à o,8 de large), à extrémités arrondies. Présente dans le corps des animaux une capsule gélatineuse,
qui manque sur les éléments venant de culture sur les milieux artificiels, mais apparaît habituellement dans le lait.
Pas de mobilité propre. Sur les milieux sucrés et à la mannite, il se forme, d'après Lôhnis, des Bactéroïdes ramifiés.
[21. IX, X.]

Colorabilité. — Facile par les méthodes ordinaires,
même à froid. Ne prend pas le Gram. On peut, avec une
technique spéciale (appendice de Techn.), colorer la capsule, qui reste incolore avec les colorations ordinaires.

Conditions de milieu et d'oxygénation. — Pousse
abondamment en aérobie et en anaérobie sur tous les milieux usités.

Gélatine en plaque. — *a*) Grandeur naturelle. Colonies
superficielles rondes ou arrondies, humides, blanches, à
bord lisse, très saillantes, rarement planes, brillantes, vis-
queuses ; colonies profondes : arrondies ou ovalaires, blanc
jaunâtre [21, V].

b) Grossissement de 5o D. Colonies superficielles rondes
avec bord lisse, brun jaune ou brun jaunâtre, transparentes
seulement à la périphérie. Du centre rayonnent des prolongements effilés qui se détachent en points sombres sur
le fond clair. [21. VIIe] ; on ne peut guère distinguer d'autre

(1) **Bact. tholoeideum** Gessner s'en distingue seulement par son
pouvoir pathogène pour la souris. Très voisin encore paraît être **Bact.
butyri colloideum** Lafar, constant dans le beurre d'après Lafar. Il est
encore insuffisamment décrit au point de vue biologique.

structure. Colonies profondes arrondies ou ovalaires. à bord lisse, brunes, opaques [21. VIIi].

Gélatine en piqûre. — Piqûre, traînée moniliforme, blanc jaunâtre, très développée. Partie supérieure superficielle, saillie en tête de clou (voir plaque); gélatine parfois un peu colorée en brunâtre tout autour de la piqûre. Pas de liquéfaction [21. II].

Agar en plaque et en piqûre. — Comme sur gélatine, mais les colonies sont plus fournies et plus humides [21, IV].

Parfois L... et N... ont observé sur plaque au lieu des cultures profondes arrondies des cultures profondes étendues, en forme de voile : quelques-unes sont représentées [21. VIII].

Agar en strie. — Culture assez étendue; jaune blanchâtre ou grise, brillante, humide, très saillante surtout dans le milieu. Bord lisse, ondulé, un peu transparent, eau de condensation trouble, avec dépôt glaireux [21. I].

Culture en bouillon. — Trouble intense, avec dépôt glaireux, qui se répartit d'une façon homogène par l'agitation du tube. Le bouillon devient un peu filant.

Culture sur lait. — Pas de coagulation, au bout de 20 jours ; Abel n'a jamais constaté de coagulation du lait avec un Bact. pneumoniae pur, à l'encontre de Löwenberg.

Culture sur pomme de terre. — Enduit épais humide, très brillant, avec un bord lisse mais ondulé, de coloration jaune clair ou gris brunâtre, souvent parsemé de bulles gazeuses. Il se désagrège peu à peu en fragments gonflés, adhérents entre eux, surtout vers les bords [21, XI].

Réactions chimiques. — Forme aux dépens de la glucose et de la lactose de l'acide, en outre de l'acide carbonique et de l'hydrogène (40 o/o de Co^2 et 58 o/o de H. Th. Smith). P. Frankland a trouvé comme produit de fermentation : de l'alcool éthylique, de l'acide acétique, des traces d'acides formique et succinique. — L'acide lactique lévogyre a été trouvé par Grimbert. Indol et hydrogène sulfuré rares, ou manquent.

Habitat. — *a*) en dehors de l'organisme : Isolé par Emmerich du sol d'une prison (1).

b) dans l'organisme sain : parfois dans la salive, le mucus nasal, l'expectoration.

c) chez l'homme malade : agent d'un petit nombre de cas de pneumonie et de bronchite, et occasionnellement, mais à vrai dire assez rarement, des processus inflammatoires ou suppuratifs dans presque tous les organes du corps ; plus rarement encore comme cause de la pyémie et de la septicémie. — Assez souvent dans le sang. Rare dans les cystites (Montt-Saavedro). Dans l'urine (Wolf).

d) chez les animaux (2). Le microbe découvert par Schütz dans la **pneumonie des chevaux** (Brustseuche der Pferde) est morphologiquement presque identique (Arch. Tierheil. XIII). — L'aspect de tête de clou manque dans les cultures et la colonie sur gélatine est plus aplatie. Les microbes sont abondants dans les poumons et les plèvres et les parties nécrosées, mais rare dans le sang. Fiedeler a confirmé ces résultats en tous points.

Immunité et séro-diagnostic. — Une immunisation active est possible, et le sérum des animaux immunisés est agglutinant quoique Bact. pneumoniae soit immobile. (Landsteiner).

Résultats expérimentaux sur les animaux. — Les souris sont infectées par l'inoculation sous-cutanée, mieux encore par l'inoculation intra-pulmonaire et même par inhalation, et meurent rapidement avec des phénomènes septicémiques. Le cobaye et le chien sont sensibles également, mais pas le lapin.

Parmi les nombreuses espèces voisines, nous ne pouvons décrire avec quelque détail que deux microbes, parce qu'ils ont été trouvés dans des maladies infectieuses typiques de l'homme ; ils ne se distinguent des autres formes que par

(1) D'après Lôhnis le **Bact. radiobacter** (Beij.) Lôhnis et le **Bact. radicicola**, le premier, cilié, sont très voisins.

(2) **Bact. hypothermos** Schwarz (CBO. XXXVIII, 11). Capsulé, mobile, cilié, ne prenant pas le Gram, liquéfiant la gélatine, cultures luxuriantes sur agar et pomme de terre comme B. pneumoniae; pathogène pour les animaux à sang froid.

des caractères déjà indiqués dans notre clé de détermination.

Bacterium ozaenae (1) (ABEL) LEHM et NEUM.

Bâtonnet de longueur très variable; capsule, en milieu organique, parfois 2 fois plus large que la bactérie ; souvent même capsule dans les cultures sur lait. Ne prend pas le Gram ; immobile. Les cultures ne diffèrent en rien de celles de Bact. pneumoniae, mais elles sont peut être un peu plus déliquescentes : on n'observe jamais de gaz sur pomme de terre. Le lait n'est pas coagulé ; fermentation du sucre tantôt intense, tantôt faible. Toutes les cultures sont brunâtres, mais sans que le milieu lui-même soit teinté. Elles ne sentent pas mauvais.

Le microbe se rencontre constamment dans l'ozène (punaisie) et aussi dans les rhinites atrophiques pures, qui ne sentent pas mauvais. Aussi son rôle dans la production de l'ozène est très discutable, de même que le rôle des Bactéries pseudo-diphtériques trouvées fréquemment associées. — Jurasz et Hecht contestent la valeur des microbes dans l'ozène et parlent dans ce cas d'une trophonévrose du nez avec sécrétion malodorante. Au contraire, W. Stein regarde Bact. ozaenae comme la cause principale de la punaisie.

La souris meurt en 3 ou 4 jours par l'inoculation sous-cutanée. Les rats, les cobayes sont plus difficiles à infecter, les lapins sont réfractaires.

Bacterium rhinoscleromatis V. FRISCH.

Bibliographie : Babès in Kolle Wassermann, III, 408.
Se comporte dans ses caractères essentiels comme le Bact. pneumoniae, cependant certains auteurs (Dittrich, Zagari) disent qu'il prend le Gram dans certaines circonstances, dans les tissus, ce que d'autres n'ont pas confirmé. Sur gélatine en piqûre, culture en tête de clou saillante, plus transparente, grise, moins blanche que celle de B. pneumoniae.— Des partisans, même convaincus, de la dualité des deux bactéries, ne peuvent trouver d'autres différences entre eux (2). — D'après Paltauf, le lait est coagulé, d'après Abel, il ne l'est pas. Dans tous les cas de Rhinosclérome typique (tumeur dure composée de cellules rondes, siégeant sur le nez en partie sous la peau, en partie dans la sous-muqueuse, plus rarement à la gorge ou au larynx) il a été trouvé, et on le regarde comme l'agent de ce processus. On n'a jamais pu reproduire le Rhinosclérome ni sur l'homme, ni sur les animaux. De

(1) Pansini a trouvé une race mobile dépourvue de cils.
(2) Un microbe un peu différent, qui produit les gaz malodorants dans ses cultures, a été décrit par Perez (A. D. XIII), sous le nom de cocco-bacillus fœtidus ozaenæ.

Simoni doute que microbe soit différent des autres microbes du groupe de Bact. pneumoniae, et surtout qu'il soit la cause de Rhinosclérome. Reckins croit qu'il ne joue qu'un rôle secondaire, le rôle principal étant joué par les Bactéries de type lactis aerogenes.

En tout cas, la présence constante du microbe dans tous les cas de rhinosclérome étudiés bactériologiquement jusqu'à présent reste un fait indiscutable, très significatif. Dittrich a constaté que ce microbe est très peu pathogène ; d'autres ont observé que la souris était sensible vis-à-vis de lui comme au Bact. pneumoniae, le cobaye beaucoup moins (Klemperer et Scheider).

Goldzieher et Neuber auraient réussi à différencier le Friedlaender du Rhinoscleromatis. par la déviation du complément.

À ce groupe appartient aussi **Bacillus mycogènes** (Edwards), isolé 3 fois de plaies infectées. Capsule dans le pus et dans le lait; sur agar, colonies en goutte de rosée, blanc porcelaine. Gélatine non liquéfiée. Lait aigri, coagulé en 1 à 5 jours. Sur pomme de terre, colonies bonnes, sans gaz ; pas d'indol. Pathogène pour le lapin et le cobaye.

Remarques critiques sur Bact. acidi lactici, aerogenes pneumoniae, rhinoscleromatis et ozaenae.

Ainsi qu'il ressort de leur description, ces espèces sont extrêmement voisines, et ne peuvent être distinguées que par des caractères biologiques, dont la variabilité est connue. De plus, Denys et Martin ont amené le Bact. pneumoniae, provenant de 3 sources différentes, à provoquer une coagulation très énergique du lait, par la culture en série sur le lait ; des gaz se développaient aux dépens de la lactose. Inversement, la faculté de décomposer avec production de gaz et la lactose et la glucose, fut perdue, après repiquage pendant 11 mois sur gélatine ; les cultures poussaient très légèrement en couche mince sur la pomme de terre, mais elles coagulaient encore le lait. (Grimbert et Legros.)

Pour nous, toutes les espèces ci-dessus décrites ne sont botaniquement que des formes d'adaptation biologique diverses d'un même microbe, auquel on peut conserver la vieille dénomination de Bacterium pneumoniae Friedlaender. Nous croyons devoir distinguer encore ces « espèces », dans un traité didactique, mais en faisant remarquer leur grande affinité et la possibilité démontrée en partie de passer de l'une à l'autre.

Cette conception est en concordance avec les études de Kruse et Wilde, qui ont étudié dans ce groupe la variabilité de présence des cils ; de tout ceci se dégage une parenté encore plus grande avec le groupe du coli. Avec Kruse, nous n'essayons pas de distinguer un Bact. coli immobile, et cependant les formes peu humides du Bact. acidi lactici (aérogènes) ne peuvent, à notre avis et à celui de Kruse, être distinguées du Bact. coli que par l'absence de mobilité.

Voir aussi le consciencieux travail de M. Sachs. On y trouvera la bibliographie complète, et un aperçu sur les tentatives de classification de ces espèces parentes, ce qui ne laisse pas que d'être un peu forcé, personne ne discutant plus qu'une distinction tranchée dans ce groupe est impossible. (C. B. O., XXX, III).

L'agglutination ne donne pas de résultats satisfaisants, comme pour tous les microbes capsulés où il semble que la capsule protège les germes contre l'agglutinine.

La classification des Bactéries du lait est loin d'être connue, d'une part à cause de la variabilité des espèces, d'autre part à cause des conceptions différentes des auteurs —et aussi parce que le diagnostic bactériologique n'est pas établi sur des bases communes solides. Weigmann propose une division en 4 groupe. 1. Gr. du Bact. lactis acidi Leichmann; 2. Gr. du Bact. acidi lactici Hüppe; 3. G. des Bactéries lactiques lévogyres; 4. Gr. des B. lactiques liquéfiantes. Lôhnis propose la division suivante : 1. Gr. du Bact. pneumoniae Friedl (B. acidi lact. Hüpp.); 2. G. de St. pyogène Rosenbach (St. Guntheri L... et N...) ; 3. G. de Bact. caucasicum (Kern L... et N...) (Bact. casei) 4. Gr. de Micr. pyogène Rosenb. (Micr. lactis acidi), avec 7 sous-divisions. Enfin Wolff divise en 6 groupes : 1° cocci; 2° bact. lactiques (Type Gunther); 3° bâtonnets courts, indépendants du coli ; 4° G. coli aérogènes; 5° B. sporulées ; 6° autres microbes.

Bacterium lactis viscosum (Adametz), Lehm et Neum.

Semblable macroscopiquement et microscopiquement au Bact. pneumoniæ. Sur plaque de gélatine, souvent en gouttelettes saillantes.

Immobile, pourvu d'une capsule, non colorable par le Gram. La culture sur gélatine en piqûre est à sa partie supérieure assez élargie, mais peu fournie ; sur agar et pomme de terre, elle est luxuriante, blanche, visqueuse. Pas de fermentation de la glucose ni de la lactose ; peu d'indol, pas d'H²S. Le lait et le

bouillon deviennent peu à peu filants, mucilagineux, et se laissent étirer en longs fils. Le lait n'est pas coagulé, il est alcalinisé faiblement, le bouillon est fortement troublé. Le mucus est
un hydrate de carbone, qui provient des capsules bactériennes.
Nous n'avons pu observer sur nos cultures envoyées par Kral
la formation de spores, que Zimmermann dit avoir vue. Découvert par Adametz ; c'est un ennemi de l'industrie du beurre ;
la crème notamment devient visqueuse, et le beurre obtenu est
mou et se gâte facilement. Trouvé par Zimmermann et par A.
Ward dans l'eau.

Bacterium Hessii Guillebeau, très mobile, non capsulé, liquéfiant la gélatine, est un peu différent : il rend également le lait
visqueux et, d'après la description précédente, appartient plutôt
aux bacilles, quoiqu'on ne lui décrive pas de spores. Voyez
aussi Micr. Freudenreichii Guil (p. 239). **16 espèces, qui rendent le lait visqueux** ont été groupées, et une « nouvelle »
espèce sarcinienne Micr. lactis viscosi a été décrite par Th. Grüber, un Bact. viscosum pathogène par Passe. Emmerling décrit
un agent de la fermentation muqueuse, qui se placerait ici, mais
qui dégage des gaz ($CO^2 + H$). Rappelle le coli. Bâtonnet mobile de 2 μ. 5 à 3 μ. de long sur 0,7 à 0,9 de large. La gélatine
n'est pas liquéfiée ; fabrique du mucus aux dépens de la mannite. Hohl et Steinegger ont trouvé dans le fromage d'Emmenthal une forme visqueuse du **Bact. lactis acidi,** voisin du B.
isolé par Burri d'un lait fraîchement aigri, mais s'en distingue
parce qu'il forme des filaments dans le lait stérile.

Bacterium phosphorescens (1) Birnh. Fischer.
Ancien B. Pflugeri.

Microscopiquement : Bâtonnets courts, trapus, isolés ou groupés par deux. Il existe aussi des formes sphériques et ovalaires.
Les vieilles cultures présentent particulièrement des formes d'involution remarquables. Ni mobilité, ni cils. Beijerinck dit avoir
observé de la mobilité spontanée dans l'eau de mer. — Anaérobie facultatif, mais n'est pas phosphorescent en anaérobie. Pousse
mieux avec 3 0/0 de sel marin. Optimum à 20⁰ ; maximum environ 39. Minimum à 0⁰. Sur gélatine et agar, culture semblable
à celles du Bact. acidi lactici ; nous avons obtenu une fois sur
gélatine des colonies tout à fait pareilles [26, VII] avec des longs
prolongements. Les vieilles cultures sur agar et sur gélatine offrent une tendance à devenir jaunâtres ou brun jaunâtre. La gélatine n'est pas liquéfiée. Culture sur pommes de terre humide,
jaunâtre, souvent avec des bulles gazeuses. Glucose, lactose et
maltose sont transformées en acides avec fort dégagement de gaz.

(1) Désigné aussi sous les noms de **Microc. phosphoreus** Cohn et
Micr. Pflugeri. Ludwig.

Le lait est coagulé. En aérobie, le microbe dégage une intense lumière blanc verdâtre, à condition que les cultures soient repiquées fréquemment sur milieux salés ; si on abandonne les cultures, le pouvoir phosphorescent se perd rapidement, mais il peut être régénéré pour une longue période de temps encore par le repiquage sur gélatine au hareng salé (voir appendice technique); pourtant il finit par disparaître complètement avec le temps par la culture sur milieux ordinaires, avec rares repiquages. Quelques centimètres cubes de bouillon phosphorescent peuvent donner à un litre d'eau de mer un éclat lactescent. — Cette bactérie n'est pas nuisible, les produits de sécrétion ne le sont pas non plus à petites doses. Il vit dans les mers septentrionales, et cause à l'occasion la phosphorescence de la mer, plus fréquemment encore la phosphorescence des poissons, de la viande, etc. — Molisch (1) a remarqué, à Prague, que la viande devient très facilement phosphorescente, quand on l'abandonne à l'air, surtout après l'avoir saupoudrée d'un peu de sel ; l'agent est le Bact. Phosphoreum.

Le **Bacterium de Giard**, d'après des descriptions insuffisantes, serait analogue ; il est pathogène, pour certains crustacés, et rend phosphorescents les animaux vivants inoculés. — Les mouches phosphorescentes (Mycetophila), très rarement observées en Allemagne, doivent être redevables de cette propriété à des bactéries (Henneberg). Le court bâtonnet trapu, phosphorescent, décrit sous le nom de **Photobacterium javanicum** Eijkmann (C. B. IX, 656) est mobile, de même le **Pseudo-monas italica** Foa et Chiapella.

On trouvera un autre groupe de microorganismes phosphorescents à propos de Vibrio albensis Lehm et Neum.

Bacterium typhi EBERTH, GAFFKY
Tab. 22, 23, 24.

Nom vulgaire. — Bacille typhique, Bacille de la fièvre typhoïde (Bacillus typhosus Kruse-Flugge).

Aspect microscopique. — Dans les organes, le plus souvent bâtonnet court, assez trapu (1, 0 à 3, 2 μ de long sur 0, 6 à 0, 8 de large), beaucoup plus rarement courts filaments.

Dans les cultures toutes les formes, depuis le court bâtonnet jusqu'au long filament, peuvent se présenter ; sur

(1) Molisch et son élève Reinelt admettent 3 espèces immobiles, ne liquéfiant pas la gélatine : le Bact. phosphoreum (Cohn) Molish, le Bact. phosphorescens Fischer et Bact. Pflügeri (Ludwig), qui se distinguent, selon Reinelt, par des signes spéciaux, qui ne nous semblent pas suffisants.

pomme de terre acide notamment les filaments sont bien
développés. Les grains polaires brillants qui se voient aux
extrémités des formes filamenteuses ne sont pas des spores.
Les bâtonnets paraissent plus épais quand ils ont été cultivés longtemps sur sérum (Truda).Les longs filaments se
voient surtout sur milieu salé.

Mobilité et cils. — Mouvements très actifs des courts
bâtonnets ; les filaments sont animés d'un beau mouvement
serpentiforme. Les cils sont longs ; ils s'implantent, au
nombre de 8 à 14, tout autour de la surface de la bactérie
[23, VIII, IX]. Dans les vieilles cultures, la mobilité peut
disparaître, aussi, dans de tels cas, faut-il faire un repiquage
de contrôle sur un milieu liquide. Stephens décrit une
variété non ciliée dans les vieilles cultures.

Colorabilité. — Ne prend pas le Gram ; habituellement
facile à colorer, difficile dans les coupes.

**Conditions de milieux de température et d'oxygé-
nation.** — Pousse le mieux en aérobie, mais toujours
aussi en anaérobie et assez bien dans l'acide carbonique.
Croît bien sur tous les milieux employés, supporte bien
les milieux acides.Optimum à 37° sur un milieu très légèrement alcalinisé. Sur le milieu d'Uschinsky (dépourvu
d'albuminoïdes) et autres mélanges analogues, il pousse
chichement ; d'après Proskauer et Capaldi l'azote sous forme
d'amide ou d'ammonium ne lui suffit pas pour pousser,
au contraire du Bact. coli. D'après Troïli-Petersen, il pousse
sur les infusions de bois et d'herbes, le bois pourri, etc.

Gélatine en plaque. — *a)* Grandeur naturelle.Colonies
superficielles, d'abord rondes ponctiformes, puis, plus tard,
arrondies, irrégulièrement dentelées ou déchiquetées, brillantes ; bord clair, transparent, gris ; le centre de la colonie
est blanchâtre opaque, gris jaunâtre, à peine saillant, irisé
par transparence. Colonies profondes : ponctiformes, puis
arrondies ou plutôt ovalaires, jaunâtres.

b) Grossissement de 50 diam. Colonies superficielles :
pendant les 2 premiers jours la colonie est complètement
incolore, transparente, son bord découpé de dentelures,
régulier, souvent comparé à une feuille de vigne.La partie
superficielle est ondulée, saillante, formée de cordes tres-

sées, ramifiées blanchâtres, réfléchissant la lumière, qui semblent comme segmentées. Plus tard, la colonie devient gris jaunâtre; du centre plus foncé s'échappent des lignes et des bandes arquées, blanches, entre lesquels on peut distinguer une ébauche de lignes disposées concentriquement [22, VI, X]. A un plus fort grossissement (1/150), on peut distinguer des lignes courbes à peu près parallèles au bord. Mais assez souvent, la colonie superficielle devient plus épaisse et, au lieu des tresses, etc., on n'aperçoit plus dans la culture, devenue presque opaque, que des hachures indistinctes, qui rappellent l'aspect des chalazes de l'œuf [Comparez 23, I et II]. Toutes les figures qui représentent (tab. 24, 25 et 26) le paratyphus et le Bact. coli peuvent aussi s'observer chez le B. typhique, ainsi que des volutes isolés, ou des appendices ondulés comme dans la fig. VII, tab. 26. Voir la gélatine-urine de Piorkowski. Colonies profondes, rondes ou arrondies, jaune clair, homogènes, délicates, ombrées de gris, à bord lisse. Voir aussi [25, XIII].

Gélatine en piqûre. — Piqûre : filiforme, faiblement granuleuse, gris blanchâtre [22, II]. Partie supérieure superficielle : mince, blanche, irisée, gris verdâtre, extraordinairement transparente, arrondie, dentelée, brillante, non saillante, s'avançant jusqu'aux parois du tube.

Gélatine en strie. — Couche assez large, blanche, mince comme la partie supérieure de la piqûre [22, I].

Agar en plaque. — *a)* Grandeur naturelle : colonies superficielles, irrégulières, arrondies, gris blanchâtre, brillantes, un peu saillantes; colonies profondes : ponctiformes, grises.

b) Grossissement de 60 diamètres : rondes ou arrondies, à bord lisse jaune clair, plus foncées vers le centre, ponctuées à grains fins ou gros [23, III] transparentes sur les bords; du centre, partent, dans la plupart des cas, des lignes spiralées ou dentelées, jaune foncé; rarement muriformes; colonies profondes : arrondies ou ovalaires, à bord lisse ou muni d'aspérités, jaune brun, opaques, non caractéristiques.

Agar en piqûre. — Piqûre : filiforme, parfois un peu

granuleuse, grise. Partie supérieure : irrégulièrement arrondie, à bord presque lisse, gris blanchâtre, brillante, atteignant très rapidement le bord du tube. Ultérieurement gris jaunâtre [22, IV].

Agar en strie. — Couche assez élargie, ondulée, à bord lisse, gris blanchâtre, parfois trouée en certains endroits, transparente; eau en condensation claire, avec dépôt très minime [22, III].

Culture en bouillon. — Trouble, dépôt médiocre, qui se répartit d'une façon homogène, par l'agitation. Pas de pellicule.

Culture sur lait. — Ne coagule pas le lait, même au bout de plusieurs semaines; il n'y produit, malgré une active multiplication, que très peu d'acide, puisqu'il est sans action sur la lactose. Additionné de tournesol, le lait sert au diagnostic différentiel avec le coli-bacille.

Culture sur pomme de terre. — La pomme de terre se recouvre à partir de la strie d'ensemencement d'une pellicule humide, extrêmement légère, et souvent presque complètement invisible [23, IV], qui, lorsqu'on veut la saisir avec le fil de platine, se laisse étirer en un filament visqueux. Ce dernier caractère, décrit d'abord par Gaffky comme constant et regardé longtemps comme très important, spécifique, fait défaut pour certaines races de bacilles typhiques ; certaines variétés, qui poussent avec leur caractères typiques sur pomme de terre acide, donnent, au moins sur pomme de terre alcaline ou alcalinisée une culture atypique, abondante, grisâtre ou blanche, ou jaune brunâtre, tantôt plus sèche, tantôt plus humide, souvent peu large, qui rappelle celle du coli-bacille. Comparez [26, VIII].

Pas de spores. — Les formations qui apparaissent sur pomme de terre faiblement acides, prises tout d'abord pour des spores, ne sont autre chose que des espaces secondaires à une plasmolyse fortuite.

Résistance. — a) Au desséchement : Bact. typh. supporte pendant des mois la dessiccation; d'après Uffelmam il résiste 1 ou 2 mois dans la terre et sur les linges desséchés. Une dessiccation trop complète, comme celle qui est nécessaire pour faire tomber un corps en poussière, n'est cependant pas supportée;

b) Au froid et à la chaleur : Il supporte bien le froid et la chaleur, comme toutes les bactéries non sporulées. Conradi l'a vu résister 20 jours dans l'eau d'une source en hiver.

c) Dans le lait. Le lait cru ne détruit pas B. T., qui meurt en 2 ou 3 jours quand celui-ci aigrit, de même le beurre fait avec de la crème aigre ne renferme pas le B.T., tandis qu'il existe longtemps dans le beurre frais.

d) Dans les fosses d'aisance et les fèces résiste plus d'une semaine (Gaertner). Lévy et Kayser l'ont trouvé vivant pendant les 5 mois d'hiver dans une fosse, et ensuite pendant 15 jours dans le contenu de la fosse répandu sur le sol; Bruckner, 40 j. dans la fosse, Brummond 30 j. sur la terre.

e) dans l'eau ; quelques heures ou plusieurs jours (1).

f) Dans le sol : Résiste 18 mois pour Sidney-Martin. Clauditz dit qu'il ne pénètre pas dans les plantes. — A la surface du sol, il vit 30 à 40 jours.

g) Dans le vin. Durée différente suivant les vins. En général, 20 minutes à 2 heures ; le degré d'acidité joue un rôle important. Le vieux vin en bouteille est stérile. Dans le champagne le B. T. est tué en 10 minutes.

Réactions chimiques. — Pas de pigment, ni de substances aromatiques ; il réduit les solutions de teinture de tournesol, transforme les nitrates en nitrites, et détruit lentement les nitrites. Produit aux dépens de la glucose (un peu aussi aux dépens de la lactose) de l'acide lactique lévogyre et d'après Sera de l'acide acétique et formique, des traces d'alcool, mais pas de dégagement de gaz pour aucun sucre (Büchner, 1885). Production intense d'hydrogène sulfuré, pas d'indol. Kitasato a eu en main des races qui produisaient de l'indol. La réaction de la tryptophane présente peut-être un intérêt pour la distinction de l'Eberth et du coli. Germonig en constate la présence dans les cultures de typhique en bouillon peptoné à 5 o/o, et pour le coli il en trouve seulement en 2 semaines et encore d'une façon dou-

_____

(1) 2 mois dans l'eau d'un aquarium, et 3 mois de la vase (Hoffmann).

teuse. La réaction réussit aussi dans les selles (acidification avec l'acide acétique et addition d'eau de chlore). Beaucoup de cultures sont riches en toxines ; le bouillon dépourvu de germes par filtration est très actif (Rodet). Les endotoxines sont importantes. La question n'est pas tranchée de savoir si la toxicité très active de B. d'Eberth est due à de l'endotoxine ou à de l'ectotoxine. Kraus et Stenitzer semblent avoir obtenu une toxine soluble de culture en bouillon (1). Les substances obtenues par Bail sont vraisemblablement identiques (agressines). L'hémolysine paraît être produite par le bacille (présent sur 7 races, Kentzler), mais la recherche n'en serait pas applicable au diagnostic (Ditthorn et Luerssen) (2).

Habitat. — a) En dehors de l'organisme : Dans l'eau et le sol, qui ont été en contact avec les déjections des typhiques, dans des cas encore peu nombreux jusqu'ici Kornich l'a trouvé dans une eau de source souillée par des water-closet.

Récemment Lösener l'a trouvé dans 5 cas de recherche sur le sol, le cadavre et les matières fécales, où l'on n'avait aucune raison de soupçonner la présence du B. typhique.

Almquist a trouvé que, dans la terre souillée, le bacille peut rester très longtemps, mais il n'est plus agglutinable, et, ensemencé sur agar, il forme des boules, qu'il appelle conidiés.

D'après Korschun, les Flagellates, et d'après Hörhammer le Crustacés peuvent poursuivre les Bacilles d'Eberth, et contribuer à leur disparition.

b) Chez l'animal malade : Lévy et Jacobsthal ont isolé une fois un microbe identique au vrai bacille d'Eberth dans un abcès du rein chez une vache. Le B. d'Eberth selon Ficker vit 9 jours dans l'intestin de la mouche et 23 jours sur son corps.

---

(1) En France, le Professeur Chantemesse a obtenu une toxine soluble, sur du bouillon de rate après culture en sac de colliodon ; Balthazard a extrait une endotoxine, en faisant gonfler les B. t. dans une solution d'urée. [Note du traducteur.]

(2) Mandelbaum Nector distinguent un **B. métatyphique**, qui ne produit pas d'hémolysine, mais qui est pathogène. La présence de la glycérine est indispensable pour mettre cette réaction en évidence dans les milieux au sang. [Note du traducteur.]

c) Chez l'homme sain, — exceptionnellement dans la bile et dans l'intestin. (Porteurs de bacilles de Drigalski et Conradi.) Une partie de ces porteurs de bacilles ont eu depuis longtemps la fièvre typhoïde, les autres non ; il semble alors qu'il s'agisse d'une colonisation du B. d'Eberth sans symptômes. On a trouvé le bacille dans l'intestin pendant 1 an 3/4 ; dans certains cas même la durée fut plus longue, 2 à 4 o/o des typhiques environ deviennent des porteurs de bacilles, parmi lesquels dominent les femmes ; l'excrétion de ces bacilles est parfois très riche. Non seulement l'intestin mais la vésicule biliaire et les voies biliaires deviennent le réservoir de culture et d'excrétion des bacilles. [Lemierre a bien montré le passage presque constant du bacille dans les voies biliaires, chez le lapin.] Il n'est pas nécessaire d'insister sur l'importance de ces faits pour l'épidémiologie. Kayser les trouve pendant 2 à 3 ans dans les selles, Niepraschek 7 ans dans l'urine, Fornet, 20 ans même. La durée pratique est au moins de 1 an.

d) Chez l'homme malade : chez les malades atteints de fièvre typhoïde, dont il est la cause. On réussit l'isolement par la culture de la rate ; les ponctions de la rate, trop dangereuses, sont aujourd'hui abandonnées (Burdach) et les ganglions mésentériques enflammés, dans lesquels les microbes toujours repartis en petits foyers. On l'isole aussi presque toujours par la culture du sang (sang du cœur, sang de la veine, sang des taches rosées lenticulaires (Neufeld) ; dans les cas foudroyants les bacilles sont nombreux dans le sang ; on peut les isoler du caillot dont le sérum a servi au séro-diagnostic. En général on obtient un résultat positif en ensemençant 10 à 40 gouttes de sang dans environ 50 cmc. de bouillon. Dans le rein, le foie, la bile (Chiari), les crachats, les calculs et particulièrement dans l'urine (H. Neumann) on l'a aussi très fréquemment (25 à 30 o/o) décelé. Sur la présence du Bac. typh. dans l'urine, voir Petruschky (C. B. XXIII 577). L'urine peut sembler normale bien que toujours on doive admettre au moins une légère atteinte des reins. Dans ces derniers temps les observations se sont multipliées de recherches positives du microbe dans les selles des typhiques, notamment au moyen du milieu de Drigalski (80 o/o des cas) ; dans le cadavre, on le trouve mieux dans l'intestin grêle que dans le gros intestin. L'intestin ne paraît pas être un lieu de multiplication du bacille ; Weber l'a trouvé dans l'estomac, qui contenait de la bile ; Manicantide l'a trouvé (70 o/o) dans le pharynx.

Le bacille d'Eberth peut causer les différentes complications de la fièvre typhoïde clinique ; on l'a trouvé comme cause seule, dans des cas d'inflammation séreuse ou purulente de la moelle, de l'encéphale et de leurs enveloppes, dans les complications pulmonaires et rénales, dans l'érysipèle, les phlegmons et les abcès thyphoïdiques (os, peau, testicule, ganglions, parotide, thyroïde, rate, etc.). Une véritable septicémie à bacilles d'Eberth peut aussi se manifester avec un minimum de localisation intestinale (1). Certains auteurs regardent la fièvre typhoïde comme une septicémie. La fonction pyogène du bacille d'Eberth n'est plus discutée aujourd'hui, elle est d'ailleurs démontrée aussi par les expériences sur le lapin.

Pathologie expérimentale sur l'animal. — D'après l'opinion assez généralement admise en Allemagne, la production d'une maladie analogue à la fièvre typhoïde intestinale de l'homme n'a pas été obtenue chez aucun animal, d'une façon satisfaisante, par aucun mode d'inoculation. Habituellement, les bactéries inoculées par voie sous-cutanée meurent rapidement ; elles ne se multiplient pas tout au moins, et les troubles observés se produisent de la même façon avec des cultures filtrées ; ils sont par conséquent le résultat d'une intoxication et non pas d'une infection (Sirotinin). Petruschky a obtenu également des intoxications plutôt que des infections, et toujours une multiplication très modérée des Bactéries. Par l'inoculation intra-péritonéale seulement, on obtient une multiplication, mais non la diffusion. Chantemesse et Widal, Sanarelli ont au contraire réussi à renforcer la virulence par divers moyens artificiels, à tel point qu'ils ont obtenu des races vraies pathogènes pour les animaux. R. Pfeiffer et Kolle ont aussi réussi à

---

(1) Ou même leur absence. Bezançon et Philibert (Les formes extra-intestinales de l'infection eberthienne Journ. de Phys. et de Pathogen. 1904, n° 1 (pp. 79 et 99.) [Note du traducteur.]

tuer les animaux avec de très petites quantités de culture virulente, les bactéries inoculées se multipliant activement. Une endotoxine fut extraite des bactéries dans ce cas. Remlinger et Chantemesse ont pu même rendre malades des lapins et des singes en introduisant dans l'estomac des cultures très virulentes et à les tuer avec les symptômes de la fièvre typhoïde au point de vue clinique et anatomo-pathologique. Le Bact. typhi peut donc être acclimaté au corps des animaux.

Lénard a montré que, dans l'expérience du phénomène de Pfeiffer, les Bacilles d'Eberth sont absorbés en partie par les cellules desquamées de l'épiploon, et en partie par les leucocytes émigrés dans le péritoine du cobaye. Ainsi le sérum antityphique ne serait pas le seul facteur de la disparition des bacilles. Le sérum provoque d'ailleurs une importante leucocytose locale et générale.

Vaccination. — Etudiée de différents côtés, la vaccination antityphique commence à entrer dans le domaine pratique. Pfeiffer et Kolle immunisent au moyen de cultures sur agar tuées. La première dose est de 0,2 mgr. de bactéries émulsionnés dans 1 cmc. de NaCl à 5o o/o ; 8 jours plus tard on double la dose, qui est triplée ou quadruplée 8 jours après. L'inoculation s'accompagne de frissons, de rougeur et de douleur au lieu d'injection. L'immunisation peut persister un an. Des résultats favorables ont été obtenus dans le Sud africain allemand : les non-vaccinés étaient 2 fois plus frappés que les vaccinés. — Wright emploie comme vaccin des cultures en bouillon. Dans l'armée coloniale anglaise plus de 100.000 soldats ont été vaccinés par sa méthode avec bon résultat, semble-t-il. Loeffler dessèche des cultures typhiques jusqu'à poids constant dans l'exsiccateur, et les chauffe ensuite à 120-150°. Une certaine quantité est alors diluée dans l'eau salée, et sert à l'inoculation. Friedberger et Mareschi ont essayé cette méthode, avec de légères modifications. L'expérience en est encore trop récente. D'autres méthodes avec des extraits des corps microbiens ont été faits par Hahn, Macfadyan et Rowland, Neisser, Shiga Wassermann, Brieger et Mayer. Ces derniers extraient la toxine, en agitant les bacilles dans l'eau distillée.

Ce produit a l'avantage de ne provoquer que de très faibles
réactions tant locales que générales. Cet extrait peut être
réduit dans le vide, de telle sorte qu'une dose de 2 cmc.
représente une culture sur agar.

[Chantemesse, d'une part, et Vincent, d'autre part, en
France, ont fabriqué des vaccins antityphiques, qui sont
employés avec succès dans l'armée]. Chantemesse pratique
aussi l'immunisation passive et la sérothérapie des malades
au moyen d'un sérum de cheval immunisé. Besredka sem-
blé avoir obtenu de bons résultats avec son sérum-vaccine,
qui combine un sérum anti et des Bactéries tuées. Le cobaye
est immunisé au bout de 24 heures. L'immunité paraît
durer 5 mois.

Méthodes spéciales de diagnostic du B. typhi, actuellement usitées.

Le nombre des milieux de culture proposés depuis 6 ans est
tellement considérable qu'il est impossible de les exposer tous.

I. — Méthodes directes sans culture préalable

a) *Ensemencement sur le milieu de Drigalski et Conradi (agar-nutrosée et lactosée tournesolée, avec kristall
violet).*

La propriété que possède le bacille d'Eberth, à l'encontre du coli, de ne pas produire ou très peu d'acide, avait
conduit autrefois Pétruschky a composer son milieu de petit
lait tournesolé, et Würtz l'agar lactosée tournesolée : ces
deux milieux sont légèrement bleuis par le bacille d'Eberth
et rougis par le coli-bacille. Von Drigalski et Conradi ont
ajouté à l'agar, qu'ils préparent à 3 o/o (afin de retarder la
diffusion de l'acide formé) de la nutrose, pour augmenter
la valeur nutritive, et du kristall violet pour gêner le développement des microbes étrangers.

Les matières à analyser (les fèces doivent être diluées
dans 10 fois leur volume d'eau salée à 0,8 o/o) sont directement étalées sur la surface du milieu que l'on a préalablement coulé en plaques de 20 cm. de diamètre sur 1/2 d'é-

paisseur. On laisse, après l'ensemencement, les boîtes de Petri ouvertes pendant 1/2 heure, afin qu'elles se sèchent un peu, puis on les retourne et on les met à l'étuve ; on observe au bout de 16 à 24 heures.

Les colonies de bacilles d'Eberth sont petites (1 à 3 mm.), transparentes, bleues ; celles du coli sont rouges, plus fournies, opaques et plus grandes ; les colonies douteuses peuvent être soumises immédiatement à l'épreuve de l'agglutination par un sérum typhique très puissant. Ce milieu constitue indubitablement un progrès pour l'isolement de Bact. typhi, mais comme d'autres bactéries de l'eau ou des selles peuvent aussi donner des colonies soit bleues, soit rouges, on doit faire appel aux autres moyens de différenciation, notamment à l'agglutination.

C'est un milieu excellent, mais d'un prix très élevé. D'autre part à la lumière artificielle les nuances bleue, rouge et violette sont difficiles à distinguer (1).

b) *Ensemencement sur le milieu d'Endo (agar lactosée fuchsinée).*

Le milieu est constitué par de l'agar lactosée, alcaline, additionnée d'une solution alcoolique de fuchsine, que l'on décolore par une solution de sulfite de soude. Des traces d'acide font réapparaître la teinte rouge. On fait des plaques comme dans la méthode de Drigalski-Conradi ; on laisse sécher pendant 1/2 heure, à l'abri de la poussière, une fois l'ensemencement fait.

Par cette méthode, la nature des bactéries se trahit par la façon dont elles se comportent vis-à-vis de la lactose : les bactéries productrices d'acide colorent en rouge le milieu incolore d'Endo, par régénération de la fuchsine rouge ; les colonies de B. typhi restent incolores. L'emploi de ce milieu peut se faire aussi avec la lumière artificielle (ce qui est impossible avec le milieu de Drigalski) ; il est aussi très bon marché, ce qui est un avantage. Comme ce milieu n'empêche que fort peu le développement des espèces coliformes, son emploi est rendu très difficile quand il y a

(1) C'est le milieu de Guth à l'alizarine qui est le plus favorable pour l'emploi de la lumière artificielle (v. plus loin).

beaucoup de coli par suite de la diffusion de la couleur rouge. De plus le milieu se teinte spontanément de rose, puis de rouge, ce qui est gênant quand on ne l'utilise pas immédiatement. Pour l'urine, par suite de la pauvreté de germes associés, il convient parfaitement (L... et N.., Kathe et Blasius).

Pour Herberich, Furntratt et Ruata, la méthode d'Endo est inférieure à celle de Drigalski, pour Klinger, les résultats sont bien meilleurs qu'avec les milieux tournesolés.

Gahtgens a conseillé d'additionner le milieu d'Endo de 0,33 o/o de caféine ; il a obtenu ainsi 68 o/o de recherches positives pour la recherche de l'Eberth. La caféine empêche le développement des coliformes et aussi des espèces incolores sur le milieu d'Endo, à l'exception du bacille d'Eberth. La méthode n'est pas plus compliquée.

c) *Ensemencement sur milieu au vert malachite de Loeffler.* (D. m. W., 1903 n. 36).

Le B. d'Eberth pousse en 24 heures en petites colonies ; 2 à 4 jours après, devenues plus grandes, elles s'entourent d'un halo jaune ; l'aspect est le même pour le paratyphus α et le paratyphus β, mais les colonies de ce dernier sont beaucoup plus épaisses, tandis que le coli ne pousse pas, ou bien pousse mal. Le milieu renferme donc des substances gênantes pour les autres bactéries, et favorise le B. d'Eberth. Le milieu au vert-malachite est donc un milieu d'enrichissement par le B. d'Eberth (Lentz et Tietz).

Le simple milieu au vert malachite n'est plus guère usité pour le B. typhique, mais il reste le premier milieu pour le paratyphus β. Loeffler a tenté d'améliorer le milieu de diverses façons : par l'addition de bile et de nutrose à la place de peptone, afin de le rendre plus favorisant pour le typhique et plus empêchant pour le coli. Sur ces milieux, les deux espèces ne se différencient pas par une différence de coloration, mais parce que les colonies de coli, quand elles poussent, sont beaucoup plus épaisses. Löffler a modifié aussi son milieu en l'additionnant de safranine pure, et de bleu pur (Reinblau « Doppelt-Koncentriert »), les colonies de typhique sont bleues, avec un éclat métallique, les colonies du paratyphus A et B, bleues également, celles de coli sont rouges. L'expérience manque pour ce milieu. Pour les solutions de vert I et II, de Loeffler, voyez l'original (D. m. W., 1907, 1581).

Le choix du vert malachite semble avoir une grosses importance. Kindborg prend le Malachite-Grün Höchster Farbe-Werke Ia; Leüchs et Schindler le Mal. Grün sans dextrine (Kristalle-extra) Hœchst; Lentz et Tietz le « Mal. Grün 120 » et le Mal-Grün I. Doepner, le Mal-grün 120, et le chlorozingate de vert malachite chimiquement pur. — Souvent la valeur d'un vert malachite dépend de l'acidité de milieu (1) (Peabody et Pratt).

Müller enfin additionne le milieu de Loeffler de taurocholate de soude qui favorise le B. typhique à l'exclusion de tous les autres germes.

d) *Ensemencement sur le milieu de Kindborg (agar lactosée au vert Malachite et à la fuchsine acide).*

Méthode fondée sur le contraste de coloration des colonies de typhique et de coli. Au début cependant, la fuchsine est décolorée par le typhus et le coli, mais ensuite, quand l'acidité se manifeste pour le coli, celui-ci fait de nouveau rougir la fuchsine (cette nouvelle coloration serait un autre corps chimique). Au total les colonies d'Eberth sont blanches sur fond rouge, celles de coli sont rouges. Le vert malachite sert ici d'empêchant pour les saprophytes et les Proteus. Les résultats seraient bons d'après Doepner, Kath et Blasius (ceux-ci surtout pour le paratyphus), ils seraient douteux, pour Werbitzke, Wunschheim et Ballner; le milieu est d'ailleurs cher.

e) *Ensemencement sur agar lactosée au vert malachite-bile, et sulfite de soude* (Padlewsky).

Padlewsky combine ici le principe du milieu d'Endo avec celui du milieu de Loeffler et substitue à la nutrose 2 o/o de peptone : le typhique est favorisé, les autres espèces empêchées. Le constraste de coloration est obtenu, les colonies d'Eberth sont blanches, les colonies de coli vertes.

---

(1) L'extrême difficulté d'avoir un bon milieu au vert malachite explique tout ce gros travail en vue d'améliorer un milieu — qu'il serait peut-être plus simple d'abandonner. [Note du traducteur.]

L'addition du sulfite de soude décolore le vert malachite, de telle sorte que le milieu terminé est incolore — la coloration verte est régénérée seulement au contact des espèces acidifiantes. Le milieu n'est pas strictement empêchant, car le B. dysentérique, le choléra, et d'autres bâtonnets mobiles peuvent y pousser — mais non pas le streptocoque et le staphylocoque.

Même lorsqu'il y a beaucoup de coli, donnant une coloration verte diffuse, les colonies d'Eberth tranchent par leur champ clair (L. et N.). C'est un milieu bon marché, et qui donne de bons résultats (Werbitzki, Megele, Kathe et Blasius).

f) *Ensemencement sur agar à l'acide picrique et au vert brillant* (Conradi).

Selon Conradi, le vert brillant à 1/15.000, et l'acide picrique à 1/150.000 semblent favoriser le B. d'Eberth et défavoriser les autres espèces. Le milieu est jaune verdâtre, et les bactéries aussi. Elles ne se différencient pas par les contrastes de coloration, mais par des différences morphologiques. Les colonies d'Eberth sont transparentes, délicates, et finement granuleuses; les colonies de paratyphus sont identiques, mais plus épaisses et faciles à distinguer. Le coli est empêché, mais les microbes de la putréfaction, le Proteus, le faecalis alcaligenes poussent. Les colonies d'Eberth ne sont caractéristiques que entre 18 et 24 heures (Blasius et Kathe), — le milieu est très bon marché.

g) *Ensemencement sur agar au vert de Chine* (*Werbitzki*).

D'après Werbitzki, de tous les verts, c'est le vert de Chine qui est le plus empêchant pour le coli. Le milieu est très simple (1.4 à 1.5 cmc. d'une solution à 0,2 o/o de vert de Chine — par 100 d'agar). D'après Werbitzki, Gaehtgens et Bruckner, les résultats sont supérieurs au milieu de Lenz et Tietz.

h) *Ensemencement sur agar à l'alizarine* (*Guth*).

C'est d'après L...et N...le meilleur de tous les milieux et le *seul* qu'ils recommandent. (Voir appendice de Technique.)

II. — Méthodes indirectes avec culture préalable

Pour isoler du B. d'Eberth contenu en très petite quantité et mêlé à beaucoup d'autres micro-organismes dans un produit, on a tenté depuis longtemps de faciliter le diagnostic, comme pour le choléra, en additionnant le produit d'un milieu liquide, dans lequel le B. typhi se multiplie, mais qui entrave ou ne favorise pas le développement des germes associés. Les anciennes méthodes de culture en bouillon additionné d'acide ou de phénol sont aujourd'hui abandonnées.

Aujourd'hui, on emploie l'une des trois méthodes suivantes :

a) *Pour la recherche du bacille dans le sang des typhiques*, Conradi recommande la *préculture dans la bile*. Kayser procède ainsi : il ensemence 2 cmc. de sang obtenu par piqûre de la peau stérilisée dans 5 cm.^{3} de bile de bœuf stérilisée, et met à l'étuve à 37° pendant 14 à 20 heures, puis il ensemence sur le milieu d'Endo ou de Drigalski.

On obtient un plus grand nombre de colonies par ce procédé, surtout quand il s'agit de B. typhi ou de B. paratyphi. Kayser obtient un résultat positif constamment dans la première semaine de la maladie, et 20 à 70 o/o de cas positifs après le premier septénaire.

L'enrichissement est très considérable dans cette méthode. On trouve chez Merck les « Gallenrœhrschen » tout prêt à acheter. — Fornet ensemence le caillot sanguin, et obtient un bon résultat. Jackson et Mélia additionnent la bile de lactose, et repiquent sur agar de Heyden.

Meyerstein, au lieu de bile, emploie le taurocholate et le glycocholate de soude. En pratique, il suffit d'employer le mélange des sels, obtenu par la cristallisation de la bile. Dissous à 30 ou 40 o/o dans la glycérine et additionnée dans la proportion de 1 à 2 gouttes du sang (1 cmc.) à examiner, on obtient un bon enrichissement. Bohne trouve que la méthode est sûre, simple et rapide, Kayser et Conradi ne la trouve pas supérieure au tube de bile. Dunstemann (voir son milieu à l'appendice de technique) préfère le taurocholate de soude, et additionne le milieu de lactose. Müller, dans le même but ajoute le taurocholate au milieu de Lœffler. Guterbock ajoute la bile de bœuf à la gélatine-urine de Piorkowski.

Enfin, Wiens pense que l'eau peptonée dextrosée est aussi pratique que la bile pour l'enrichissement du bacille.

b) *Culture dans les liquides additionnés de caféine et de kristall-violet, d'après Roth, Ficker et Hoffmann.*

D'après ces auteurs, le B. coli est beaucoup plus gêné dans son développement que le B. typhi par la caféine (Roth). On ajoute à 900 cm. de l'eau suspecte ou bien à une dilution des fèces incriminées 100 cm.^{3} de la solution de Ficker; on met à l'étuve à 37° pendant 12 à 13 heures, et on ensemence ensuite sur plaquées d'Endo ou de Drigalski, ou encore sur agar ou petit lait tournesolé caféiné.

Les résultats de l'enrichissement ne sont pas mauvais (Lubenau, Werbitzki), mais la méthode est lente et compliquée.

c) *Préculture par ensemencement sur agar au vert malachite de Lœffler (Lenz et Tietz).*

On ensemence en strie le matériel suspect dilué dans l'eau, à la surface des plaques d'agar au vert malachite. Le bacille d'Eberth pousse en 24 heures ainsi que les paratyphiques, tandis que le B. coli ne pousse pas sur le plus grand nombre des individus. Au bout de 24 heures, on lave la plaque, en recouvrant légèrement celle ci avec 2 à 5 cm.^{3} de solution de NaCl dans laquelle les germes venant des colonies de typhique et de paratyphique se dissolvent bien mieux que ceux des colonies de coli.

Si l'une de ces dernières se détache en totalité, on incline la boîte de telle façon que la colonie se réapplique à la surface; puis on ensemence quelques oses du liquide de lavage sur le milieu de Drigalski.

La méthode est commode, mais ne donne de résultat qu'en 24 heures, de plus elle semble dépendante de circonstances accessoires; c'est ainsi que notamment le développement du coli n'est pas toujours entravé. Peabody et Grall préfèrent le bouillon malachite.

Reischauer a essayé récemment de procéder de la même façon qu'avec les milieux du vert malachite en employant de l'agar à 3 o/o, additionnée de caféine et de kristall violet, avec de bons résultats.

d) *Préculture par enrichissement dans l'eau distillée ou dans l'eau ordinaire (Gildemeister).*

Ne s'applique qu'au sang ou au caillot, qu'on met dans l'eau au lieu de les mettre dans la bile.

Tous ces milieux ont des avantages, aucun n'est absolument électif, et il faut toujours en employer 2 ou 3, aucune étude absolument complète de comparaison n'a été faite. Leuchs, cependant, a étudié les substances oxydantes réductrices, etc., les sels de fluor, les couleurs d'aniline, les phosphates et les glycéro-phosphates avec ou sans caféine, tout cela sans résultat notable.

En présence des résultats fournis par ces nouveaux milieux, les méthodes recommandées autrefois ne trouvent presque plus d'adeptes, nous nous contenterons de citer : Elsner, avec sa gélatine pomme de terre renfermant de l'iodure de potassium, Piorkowski, urine gélatinée avec très peu de gélatine.

Rappelons pourtant la méthode de M. Chantemesse, qui précipite les B. typhiques par un sérum agglutinant ajouté à l'eau ; ou bien qui conseille de filtrer une très grande quantité d'eau suspecte sur une seule bougie dont on ensemence ensuite la partie retenue.

Citons la méthode de Vallet, qui précipite, par l'addition de nitrate de plomb, et l'hyposulfite de soude, puis centrifuge et ensemence le culot ; l'agglutination n'agit pas toujours d'une façon suffisamment spécifique et élective, de même que la précipitation par le plomb n'a pas tenu ce qu'elle promettait. La précipitation par le fer (O. Müller) par l'oxychlorure de fer n'a pas trouvé beaucoup d'utilisation jusqu'ici.

Le petit lait tournesolé de Petruschky peut rendre encore bien des services.

Indications spéciales des différents milieux de diagnostic suivant les cas

1. Ganglions lymphatiques et suc d'organes analogues, à l'autopsie : ensemencement direct à la surface des plaques.

2. Urine, lait, sang de cadavre, ensemencement dans la bile.

3. Sang, taches rosées lenticulaires, liquide de ponction de la rate, chez les malades. Pour éviter l'action bactériolytique du sang, on dilue immédiatement celui-ci dans 20 à 40 fois son volume de bouillon, et on ensemence au bout de 24 heures sur plaques. Le mieux est encore la préculture dans la bile.

4. Selles.

a) Ensemencement des selles diluées dans 10 fois leur volume d'eau salée physiologique (2 gouttes) sur une grande plaque de Drigalski, Endo, Padlewski, Guth, Conradi ou Kindborg. Les colonies obtenues sont examinées par l'agglutination.

b) Ensemencement direct des selles diluées sur milieu de Lœffler, lavage des colonies par le procédé de Lentz et Tietz, et repiquage sur M. de Drigalski ou d'Endo.

c) Ensemencement direct des selles dans la solution de Ficker (caféine) et l'on repique sur plaques de Drigalski ou sur agar caféiné, tournesolé (Lubenau).

A 100 cm³ de F. solution on ajoute 0,8 gr. de selles liquides, ou 0,8 cm.³ d'une dilution de selles solides dans une solution de 1,2 0/0 de caféine (parties égales); on met à l'étuve à 37º pendant 13 heures, puis on ensemence sur plaques de Drigalski. On doit employer les concentrations suivantes :
Si la préculture est très riche, on fait 7 plaques, la 1ʳᵉ reçoit 0,2 cmc.; la 2ᵉ et la 3ᵉ sont ensemencées avec la spatule qui a servi pour la plaque 1, sans qu'elle soit rechargée ; la plaque 4 est ensemencée avec 0,15 de préculture, la 5ᵉ avec la spatule non rechargée de la plaque 4; la plaque 6, avec 0,1 cmc. de culture, et la plaque 7 avec la spatule non rechargée de la plaque 6.
Si la culture est peu riche, on fait 6 plaques; plaque 1 avec 0,3-0,35 cm. de culture, pl. 3 avec 0,25 ; pl. 5 avec 0,1-0,15, les plaques 2, 4, 6 avec les spatules non rechargées.
(Voir App. technique et méthode de Lubenau.)

5. Eau. Il n'y a pas de bonne méthode; aussi est-ce un heureux hasard de réussir. Busquet (*Ann. d'Hyg.*, 1902), sur 984 examens a eu 6 cas positifs.

On se contente de l'ensemencement sur le milieu de Drigalski, Lœffler, etc., ou de la méthode de Ficker Hoffmann à la caféine. On peut aussi employer la méthode des précipitations de Chantemesse.

Diagnostic différentiel, particulièrement avec le Bact. coli.

Les espèces isolées doivent avant tout être différenciées par l'agglutination. Les propriétés suivantes doivent être toutes constatées :

1. Bâtonnets courts ou formes filamenteuses, mobilité très active, cils abondants, longs, péritriches ; décoloration par le Gram.

2. La gélatine ne doit pas être liquéfiée.
De moindre importance pour le diagnostic sont : *a)* l'aspect microscopique des plaques de gélatine, puisqu'il peut être presque identique à celui du coli ; *b)* la croissance faible sur pommes de terre, puisque il y a des Bactéries typhiques qui poussent aussi abondamment que B. coli sur ce milieu. Lorsqu'on veut utiliser la culture sur pomme de terre pour faire un diagnostic, on doit prendre deux rondelles de la *même pomme de terre*, et ensemencer sur l'une le microbe a déterminer, et sur l'autre un bacille typhique avéré. (Germano et Maurea.) D'après ces auteurs, auxquels se conforme Losener, une anomalie de la culture du B. typhique témoin suffirait pour conclure au diagnostic de B. typhique ; *c)* la culture sur milieux, additionnés d'antiseptiques (Phénol, Formaldéhyde, acides, etc.) ; le Bact. coli supporte des doses toujours plus élevées que le B. typhi.

3. Pas de gaz aux dépens de la glucose ou de la lactose dans les milieux résolidifiés (gélose et gélatine profondes).

4. Trouble uniforme du bouillon dans des tubes à fermentation, sans production de bulles de gaz. Pas d'acidification aux dépens de la lactose ; acidification modérée aux dépens de la glucose.

5. Lait non coagulé.

6. Pas de production d'indol dans l'eau peptonée (certaines races peuvent en produire des traces).

7. De plus la plupart des auteurs attribuent une grande valeur à l'épreuve de la culture à 37° sur le petit lait tournesolé de Pétruschky ; le bacille d'Eberth soupçonné ne doit pas en 48 h. dans 10 cmc. de petit lait, former plus de 3,0 d'acide normal au 1/10, tandis que les colibacilles en

produisent dans ces conditions plus de 8 cmc. (1). Aussi le petit lait tournesolé se colore en violet rougeâtre par le Bact. typhi et demeure clair ; il devient trouble et manifestement rouge avec Bact. coli ; Bact. alcaligènes (très voisin du B. typhique) le colore en bleu.

8. Pour distinguer le typhique, le paratyphique, le dysentérique, le B. de Gaertner et le coli, Buchholz pense que les changements de coloration du milieu d'Oldekop sont suffisants (Rouge neutre, vert malachite, orseille). Il a donné tout un tableau des teintes obtenues (C. B. R. 40, 524). Mandelbaum conseille l'acide rosolique (M.m. W., 1909, 2475).

9. Baustein utilise pour la distinction de l'Eberth et du coli des milieux au sang additionnés de sucre. Sur gélose au sang lactosée, le coli forme une pellicule, l'Eberth n'en forme point ; sur gélose au sang raffinosée le typhique doit présenter des lignes radiées, le coli, point ; sur gélose au sang maltosé, l'Eberth est noirâtre, le coli blanc.

10. Barsikow recommande d'employer comparativement des solutions faiblement alcalines de 1 0/0 de nutrose (caséine sodique) de 1/2 0/0 de sel marin, et 1 0/0 de glucose ou de 1 0/0 lactose, colorées en bleu par la teinture de tournesol. Klopstock en employant ces solutions obtient les résultats, résumés dans le tableau suivant, en 24 heures.

	Solution de nutrose lactosée	Solution de nutrose glycosée
Bact. typhi......	Non modifiée.	Forte acidification, coagulation.
Bact. coli........	Forte acidification, coagulation.	Forte acidification, coagulation.
Bact. dysenteriae.	Non modifiée.	Faible acidification ; pas de coagulation tout d'abord.

(1) Tout le monde est d'accord depuis longtemps sur tous ces points. Mais cet accord vient de ce que l'on *suppose* que tout microbe qui ne présente pas les caractères de la culture du B. d'Eberth typique n'est pas du B. d'Eberth, sous le couvert de cette opinion que le bacille typhique ne varie pas. Cette dernière opinion offre très peu de vraisemblance, quand on sait combien d'espèces de paratyphus ont été décrites.

BACTÉRIOLOGIE SPÉCIALE

11. L'agar sucrée au rouge neutre est fortement décolorée avec une fluorescence verte par le Bact. coli et par le paratyphique ; elle n'est pas modifiée par le B. typhi. D'après Scheffer, on emploie de l'agar avec 0,3 o/o de glucose et 1 cmc. d'une solution aqueuse concentrée de rouge neutre pour 100 d'agar. (On doit toujours faire à côté des tubes de contrôle vierges.)

Oldekop préfère un milieu renfermant 3 o/o d'agar, 1,5 o/o de sucre et 2 o/o de peptone A. Wolf recommande de recouvrir l'agar ensemencée en piqûre d'une couche d'agar ordinaire.

Oldekop expérimente les milieux suivants : 1) Agar au rouge neutre : glucose 0,5 0/0, solution saturée de rouge neutre 1 0/0.

2) Agar au vert malachite : solution aqueuse saturée de vert malachite N° 120 Hoechst, 4 0/0 ; le pouvoir réducteur augmente si l'on met 4 0/0 de peptone au lieu de 1 0/0 ;

3) Agar à l'orcéine : solution saturée d'orcéine dans l'alcool à 50° : 5 0/0. (Il faut faire filtrer l'agar).

Non ensemencé	Après 24 heures à 37°				Après 48 heures à 37°				Après 72 heures à 37°			
	Rouge neutre (Rouge)	Vert malachite (Vert)	Tournesol (Violet)	Orcéine (Rouge)	Rouge neutre (Rouge)	Vert Malachite (Vert)	Tournesol (Violet)	Orcéine (Rouge)	Rouge neutre (Rouge)	Vert malachite (Vert)	Tournesol (Violet)	Orcéine (Rouge)
Bact. typhi.......	−	−	±	±	−	−	+	+	−	+	+	+
Bact. paratyphi B. Bact. paratyphi A.	+	+	+	+	+	+	+	+	+	+	+	+
Bact. typhi mur... Bact. enteritidis....	±	−	−	−	+	−	−	−	+	+	−	−
Bact. coli.........	±	−	−	−	±	−	−	−	+	±	+	−
Bact. dysenteriæ...	−	−	−	−	−	−	−	−	−	−	−	−

Le signe + signifie : pour rouge neutre, décoloration en jaune ; vert malachite, décoloration en blanc ; tournesol, décoloration en bleu rouge, couche superficielle non changée ; orcéine, décoloration en rouge pâle, couche superficielle non changée.

Le signe ± signifie ébauche de décoloration.

4. Agar tournesolée 15 0/0 d'une solution aqueuse à 1 0/0 de tournesol.

On prend 5 cmc. d'agar et l'on ensemence par 3 piqûres, avec des quantités autant que possible égales de germes.

12. La solution normale de Maassens (appendice de tech.) est encore recommandée comme moyen de différenciation. Le coli et les coliformes poussent bien ; le B. typhi ne pousse pour ainsi dire pas.

13. Agglutination forte par un sérum spécifique (voy. plus bas) ; la mort facile des microbes par le sérum dans l'expérience de Pfeiffer.

14. W. Omelianski a montré que le bouillon ordinaire additionné de 0,5 0/0 de formiate de soude (dans un flacon à fermentation) est un bon milieu de diagnostic. Le coli, le paratyphus A et B produisent des gaz (CO_2 et H^2) ; le bacille d'Eberth, le B. dysentérique (de Russie et race Flexner) et B. alcaligènes n'en forment point.

Le diagnostic de B. typhi est à rejeter :

Quand l'une des propriétés suivantes est démontrée :

1. Absence de mobilité, absence de cils ou cils uniquement polaires ; spores typiques. Réaction de Gram positive.

2. Absence de culture à la température du corps.

3. Coagulation du lait. Formation de bulles de gaz dans l'agar glucosée ou dans les ballons à fermentation. Décoloration du rouge neutre.

4. Liquéfaction de la gélatine.

5. Coloration rouge ou bleue, *très intense* du petit lait tournesolé, ou de milieux qui renferment du tournesol.

C'est la différenciation avec le Bact. fæcalis alcaligènes Pétruschky, qui offre le plus de difficultés, car ce microbe ressemble au Bact. typhi jusque dans la réaction alcaline et la séro-réaction.

Séro-diagnostic de la fièvre typhoïde. — Dans les cas douteux, il faut toujours vérifier le diagnostic par l'épreuve de la séro-agglutination. On prend des cultures poussées à 37° sur agar inclinée, âgées de 18 à 24 heures, et l'on dissocie 2 mg. de culture dans 0,5 de bouillon. La majorité des auteurs emploient la réaction microscopique ; les erreurs dues à l'agglutination sont possibles et il ne faut jamais négliger ni la bactériologie ni la clinique. Neufeld exige même la réaction de Pfeiffer, qui, selon lui, n'est pas plus compliquée qu'une épreuve d'agglutination certaine et bien conduite.

	Mobilité	Coagulation du lait	Culture sur pomme de terre	Production de gaz sur agar glucosé	Agar rouge neutre	Petit lait tournesolé (1)	Nutrosé glucosée	Nutrose lactosée	Colonies sur Drigalski	Colonies sur Endo	Indol
Bact. alcaligènes........	+	—	épaisse brune	—	reste rouge	alcalin	non modifié	non modifié	fortem.t bleu	in-colores	—
Bact. dysenteriæ........	—	—	tantôt maigre tantôt brune et épaisse	—	reste rouge	acide plus tard alcalin	un peu acide ; qqf. coagulé	non modifié	bleu	in-colores	variable
Bact. typhi....	+	—	tantôt maigre tantôt nette	—	reste rouge	faiblement acide	acide en 3-21 jours coagulation	non modifié	bleu	in-colores	—
Bact. paratyphi A.........	+	peu acide	maigre	+	décoloré fluorescent	acide	acide en 3-10 jours coagulation	non modifié	bleu	in-colores	—
Bact. paratyphi B..........	+	peu alcalin	épaisse gris brun	+	décoloré fluorescent	d'abord acide ensuite alcalin	acide et rapide coagulation	non modifié	bleu	in-colores	—
Bact. typhi murium.....	+	peu alcalin	épaisse blanche	+	décoloré fluorescent	alcalin	id.	non modifié	bleu	in-colores	—
B. enteritidis..	+	peu alcalin	épaisse brune	+	décoloré fluorescent	d'abord acide puis alcalin	id.	non modifié	bleu	in-colores	—
B. coli........	+	+ fortement	épaisse jaune ou	+	décoloré fluorescent	fortement acide	id.	acide coagulation	rouge	rouge	+

Besserer et Jaffé ont montré cependant que les « porteurs de bacilles » excrètent fréquemment un bacille d'Eberth, qui, examiné au point de vue cultural et agglutinatif, se montre absolument typique, mais qui est extrêmement peu sensible à la réaction de Pfeiffer. Tués, ces bacilles confèrent l'immunité active au cobaye vis-à-vis du vrai bacille d'Eberth et sont inactifs sur des cobayes en immunité active.

1) *Epreuve d'une culture douteuse (soupçonnée éberthienne) par un sérum typhique pur.*

On se procure d'après R. Pfeiffer un sérum actif comme suit : On fait une émulsion de 3 tubes de culture sur agar inclinée (âgée de 24 heures) de B. typhi ; on la maintient au bain-marie à 65° pendant 1 heure, puis on l'injecte sous la peau d'un lapin de 1 kilogr. 1/2 à 2 kilogr. ; dix jours après l'injection, on saigne l'animal, et l'on recueille le sang dans un vase de verre étroit et long ; au bout de 24 heures, ce sang, maintenu dans la glacière, fournit un sérum clair (1), voyez à ce sujet, et au sujet de la dilution du sérum page 127. (Sur la courbe d'agglutination voyez Jörgensen (C.B.O., XXXVIII, 702) : latence 2 à 3 jours, augment 5 à 9 jours, maximum 9e jour environ, ensuite décroissance (2). Un tel sérum agglutine encore à la dilution de 1/50, 1/10000, le bacille d'Eberth vrai ; par une série d'expériences on établit la valeur-limite de l'agglutination (1). Les microbes à diagnostiquer doivent être agglutinés à la même concentration. Si l'action du sérum est beaucoup plus faible que sur la culture étalon, c'est qu'il ne s'agit pas du Bact. typhi (3).

Les microbes du grand groupe de l'Eberth-coli, notamment les paratyphiques, sont influencés par un sérum agglutinant l'Eberth, tantôt plus, tantôt moins — mais presque jamais autant que les Eberth vrais. (Voir Schueltz, C. B. R.

---

(1) Cet immun-sérum additionné de 0,5 o/o de thymol peut se conserver. Mais on peut aussi imbiber du papier buvard avec des quantités déterminées de sérum, et utiliser chaque fois un morceau de ce papier en le mettant dans la culture diluée à examiner. (Richardson, CB., XXI, 445).

(2) Dans ces derniers temps on s'est aperçu qu'il ne fallait point utiliser des sérums, qui n'agissent qu'au dessous de 1/1000.

(3) Dans certains cas très rares, un haut degré de virulence du bacille à déterminer peut troubler l'agglutination.

44, 3o3). D'après Lebram le sérum anti-Gaertner pourrait
agglutiner aussi l'Eberth.

Il faut savoir que, d'après Th. Muller, le B. typhi cultivé dans
le sérum de typhique perd son agglutinabilité et son pouvoir de
fixer l'agglutinine. Aussi les cultures isolées fraîchement des typhiques sont souvent très peu agglutinables, mais elles le deviennent après quelques repiquages sur les milieux artificiels. Stern a
trouvé dans les mêmes malades des races tout à fait identiques,
les unes agglutinables, les autres non agglutinables. Friedberger et
Moreschi ont trouvé une race complètement inagglutinable. L'agglutinabilité est abaissée par la toxine du pyocyanique (Hirschbruch).

2) *Epreuve du sérum des malades chez lesquels on
soupçonne la fièvre typhoïde avec des B. typhiques
avérés* (1).

Il s'agit de démontrer que le sérum (1) agglutine en deux
heures au plus à 37° une culture de B. typhi sur agar âgée
de 24 heures diluée au 1/50, ou, si possible, au 1/100, au
1/500, au 1/1000. On opère comme nous l'avons indiqué
page 127, et l'on fait plusieurs essais avec des dilutions
différentes de sérum, et l'on titre l'action-limite du sérum.
Si le sérum n'agglutine pas au-dessus de 1/50, il n'est pas
possible de se prononcer, car un sérum peut être agglutinant à ce degré sans qu'il s'agisse pour cela d'une fièvre
typhoïde actuelle ou antérieure (25 % des individus sains
donnent un sérum qui agglutine à 1/10).

D'un autre côté l'absence de l'agglutination n'implique
pas l'absence de fièvre typhoïde, surtout au début de la
maladie, car avant le 3e septénaire l'absence de l'agglutination n'est pas particulièrement rare ; mais après le 3e septénaire, elle ne fait défaut que dans 1 o/o des cas (V. Bieberstein). Pour Gaethgens, la réaction est positive pendant
la 1re semaine dans 75 o/o, des cas, dans la 2e dans 90 o/o,
dans la 3e semaine dans 95 o/o, à la 9e ou 10e semaine 60 o/o
des cas. Chez les animaux expérimentalement inoculés, l'agglutination n'apparaît qu'après 48 heures. Le diagnostic
est des plus certains lorsque, dans le cours de la maladie,

(1) Au lieu de culture vivante on peut employer des cultures tuées.

le séro-diagnostic, d'abord négatif, devient positif et augmente d'intensité (V. Leube).

Les coli et les paracoli sont assez souvent encore plus fortement influencés que les B. typhiques par le sérum des typhoïdiques, ce qui s'explique par la pénétration dans l'organisme des colibacilles au niveau des ulcérations intestinales et la réalisation d'une infection mixte (Stern). Aussi le sérum des malades, à l'encontre du sérum des animaux, n'est-il pas utilisable pour le diagnostic bactériologique du B. d'Eberth, à moins que l'on n'ait constaté auparavant qu'il est sans action sur des B. coli avérés. — La propre race de B. d'Eberth isolée du malade n'est pas plus fortement agglutinée que des races étrangères (Zupnick).

Le fait que le sérum des ictériques est fréquemment agglutinant pour le B. d'Eberth s'explique parce que c'est tantôt le bacille d'Eberth, tantôt des bactéries voisines de l'Eberth qui sont la cause de l'ictère (Gilbert et Lippmann).

On a essayé ces temps derniers la méthode de déviation du complément pour le diagnostic précoce de la fièvre typhoïde (Widal et Le Sourd). Pour Zlatogoroff, cette réaction pourrait précéder l'apparition de l'agglutination. Elle n'est que modérément spécifique — c'est une réaction de groupe. Positive, elle affirme la fièvre typhoïde, mais négative, elle ne la nie pas.

Floyd et Barker ont essayé aussi l'ophtalmo-réaction (Autolisat. de 4 jours du B. d'Eberth). Ils ont trouvé 37 résultats positifs sur 39 cas. — Une méthode analogue avec le coli a montré 6 cas positifs sur 7.

On a beaucoup écrit sur les rapports du Bact. coli avec le Bact. typhi. Beaucoup de raisons vraisemblables militent en faveur du fait que le Bact. typhi peut être obtenu du Bact. coli (tout au moins de certaines races de celui-ci) par la disparition de certaines propriétés zymogènes, et l'acquisition de certaines qualités pathogènes — mais la possibilité de cette transformation n'est étayée par aucune recherche expérimentale. Nous pouvons par conséquent croire ce que nous voulons provisoirement, Bact. coli et Bact. typhi sont encore deux microbes différents. On a donné comme preuve que le Bact. coli peut perdre ses propriétés de fabriquer de l'indol et de coaguler le lait ; mais ces faits n'ont rien d'essentiel qui permette de résoudre la question.

De même, Peckham a réussi à obtenir un bacille typhique qui produisait beaucoup d'indol, mais ce fait non plus ne démontre pas sûrement la transformation d'une espèce en l'autre. Par contre, le nombre de formes intermédiaires entre Bact. typhi et Bact. coli devient de plus en plus considérable. Voyez Paratyphus.

Mandelbaum a décrit un métatyphus et un orthotyphus (par l'action sur l'hémoglobine). Nieter nie le bien fondé de cette distinction.

Bacterium dysenteriae (Shiga, Kruse) L. et N.

Remarque. — Avant ces 15 dernières années toutes les diarrhées épidémiques avec selles glaireuses, graisseuses et sanguinolentes, étaient regardées comme une seule entité morbide : la dysenterie. Actuellement, il est certain que, au moins, deux agents bien différents peuvent provoquer ce syndrome morbide (voir Kruse et Pasquale, ZH, XVI) et l'on distingue aujourd'hui :

1. **La dysenterie amibienne** (Kartulis; R. Koch), prédominante dans les régions chaudes du globe (Egypte, sud de l'Amérique du Nord, Chine, îles Sandwich et la Prusse orientale) (Jaeger) causée par une amibe : Amoeba tetragena.

2. **La dysenterie bactérienne**, causée par un microbe du groupe du coli, décrit en premier lieu par Shiga, trouvé en Allemagne et étudié par Kruse. Chantemesse et Widal paraissent avoir cultivé en 1888 le véritable bacille dysenterique.

L'affection que nous appelons dysenterie bactérienne n'est pas produite exclusivement par un seul agent spécifique : on connaît déjà toute une série de microbes qui peuvent produire la dysenterie vraie :

1. Le micr. de Shiga-Kruse;

2. Le micr. de Flexner;

3. Le micr. de Strong;

4. Le micr. de Hiss et Russel (Bact. dys. Y.).

Les 3 derniers diffèrent du type Shiga-Kruse, de même que la maladie qu'ils produisent est un peu différente de la D. vraie, aussi quelques auteurs les appellent-ils B. pseudo ou para-dysentériques (Pseudo et Para-dysenterie). Cette distinction est superflue, car on pourrait aussi, avec Klaus, Doer et Lentz, les appeler variétés paratoxiques, en opposition au B. de Shiga-Kruse, var. toxique.

I. Type Shiga-Kruse.

Aspect microscopique. — Comme B. coli ; mais les formes filamenteuses sont plus rares, les formes d'involution plus fréquentes. — En milieu additionné de 3 à 4 o/o de NaCl on obtient (Hata) des renflements, des fuseaux, etc.

Mobilité propre et cils : Manquent, néanmoins il existe un mouvement moléculaire excessivement actif.

Colorabilité. — Comme Bact. coli. Ne prend pas le Gram.

Aspect des cultures. — Sur gélatine, à peu près comme Bact. typhi — un peu plus délicat que Bact. coli, les colonies superficielles montrent des tourbillons, etc. — Cultures sur agar plates, humides, brillantes, non irisées ; sur pomme de terre, enduit délicat, blanchâtre et à peine visible, ou brunâtre et très manifeste. Trouble homogène dans le bouillon. Exceptionnellement un dépôt (Kruse). Pas d'indol. Légère acidité, pas de gaz sur agar glucosée. L'agar rouge neutre ne change pas de couleur. — Sur petit lait tournesolé, légère acidité, comme B. typhi. La mannite, la maltose et la dextrine ne sont pas attaquées.

Le microbe se comporte donc, dans tous ses caractères essentiels morphologiques et biologiques, comme Bact. typhi, mais il est immobile, et, il provoque l'apparition d'acide aux dépens de la glucose d'une façon plus faible.

La **Résistance** contre les différents agents est moyenne (Lentz, Dombrowsky).

Habitat. — Exclusivement dans le contenu intestinal et dans les ganglions mésentériques des malades atteints de dysenterie, pas en très grande quantité, mais assez pur. Les porteurs de bacilles peuvent éliminer les microbes pendant plusieurs années (Ruster). Il faut exclusivement examiner les selles typiques muco-sanguinolentes, les selles fécaloïdes étant presque toujours dépourvues de bacilles. — Jamais trouvé dans l'urine. Rosenthal l'a trouvé *une fois* dans le sang du cœur et dans la rate, Knox et Schorer, une fois dans le foie. Cependant Amako ne l'a trouvé ni dans la rate, le foie, la bile, ni le sang du cœur. On l'a trouvé comme cause de dysenterie dans les pays suivants : Italie, Afrique, Indes, îles de la Sonde, Cap, Allemagne.

Agglutination. — Le choix du sérum est très important. Le meilleur est celui de lapin, parce qu'il renferme plus d'agglutinines accessoires. Celui de cheval est défavorable. Pour mieux différencier les 4 races, il faut titrer le sérum employé. On obtient des valeurs d'agglutination de 1,500 et plus. Dans la convalescence, le pouvoir agglutinant s'abaisse rapidement. S'il s'agit d'un cas d'infection à type Shiga-Kruse, le Flexner et l'Y sont toujours agglutinés; s'il s'agit d'une dysenterie type Flexner, le Shiga-Kruse est à peine influencé. Dans l'infection par le type Flexner et par l'Y, le sérum des malades agglutine aussi bien les deux types, de telle sorte que le diagnostic est très difficile; il faut faire appel aux caractères morphologiques, car le procédé de la saturation de l'agglutination de Castellani est souvent insuffisant ici.

Toxine. — On a pu extraire (Conradi, Neisser, Shiga) de différentes façons de l'entotoxine aussi bien du Flexner que du Shiga-Kruse. Lüdke a pu tuer des lapins de gros poids avec quelques décigrammes de cette toxine. Rosenthal, puis Kraus ont pu aussi obtenir une réelle toxine de B. Shiga-Kruse, par filtration (bouillon fortement alcalin). Cette toxine filtrée se conserve longtemps, elle supporte 75° pendant 1 heure. Pfeiffer doute du caractère réel de cette toxine. Mais en tout cas l'obtention de sérum antitoxique démontre l'existence réelle d'une toxine.

Expériences sur les animaux. — On n'a jamais pu reproduire de dysenterie incontestable sur les animaux par la voie gastro-intestinale — exception faite pour quelques résultats positifs obtenus par Shiga sur de très jeunes animaux. Par contre, l'inoculation intra-veineuse ou intrapéritonéale de bacilles dysentériques vivants ou tués provoque des symptômes sévères, mais peu caractéristiques: hyperhémie des séreuses, hémorragies et épanchements dans les cavités du corps, entérite.

Immunisation. — La haute toxicité du B. de Shiga-

Kruse rend l'immunisation très difficile, parce que beaucoup d'animaux succombent. Avec le type Flexner, au contraire, l'immunisation est facile, aussi bien avec les cultures vivantes que mortes. Les autolysats de Conradi, Neisser et Shiga sont aussi employés avec bons résultats.

Vaccination. — Chez l'homme, on n'emploie plus même les bacilles morts, à cause des phénomènes généraux graves que provoque leur inoculation. Lucksch a employé avec résultat, dans une épidémie de dysenterie, la méthode de Pfeiffer-Kolle.

Sérothérapie.— Se pratique avec le sérum antitoxique de chevaux immunisés. On injecte 20, 30, 80, 100 cmc. dans les cas graves. Shiga a obtenu un meilleur résultat avec des sérums polyvalents (Shiga et Flexner ; Flexner et « Y »). Yoshida dit avoir eu de bons résultats avec le coli et le dysentérique (1).

II. — Type Flexner.

Dans ses lignes essentielles, analogue au type Shiga-Kruse.

Sur gélatine, colonies plus arrondies, et un peu surélevées en boutons, s'écartant plus de l'Eberth que le Shiga. Sur bouillon, culture non constante. Plus ou moins d'indol. Le type Flexner tolère mieux que le Shiga le Kristall violet. Sur plaques d'Endo, il donne des colonies incolores. *La maltose et la mannite fermentent* avec acidification. La solution nutrosée, mannitée, tournesolée est ¦coagulée — au contraire du Shiga.

Isolé jusqu'à présent : aux Philippines, Amérique du Nord, Japon, Chine, France, Autriche et Allemagne.

III. — Type Strong.

Très proche du type Flexner, mais sur gélatine donne des colonies éberthiformes. La production d'indol semble variable. Lentz et Martini n'en trouvent pas, Shiga en

(1) [Dopter, — dont les nombreux travaux ne sont pas mentionnés, a établi un sérum anti-dysentérique qui est employé en France.(Note du Traducteur.]

signale.Tolère le Krystall violet (colonies bleues).*La mn-
nite et la saccharose fermentent; la maltose ne ferme e
pas.*

Isolé : Amérique du Nord, Japon, Philippines.

IV. — Type Y. de Hiss et Russel.

Très voisin du Flexner. Production incertaine d'indol.
Sur plaque de Drigalski pousse avec ou sans Krystall-violet
(colonies violettes). *La mannite fermente, la saccharose
et la maltose ne fermentent pas.* Sur agar lactosée, tournesolée donne, selon Lentz et Lucksch, des colonies découpées.

Isolé : Amérique du Nord, Allemagne, Japon, Philippines, Sumatra.

En outre de ces 4 variétés, on connaît encore des bactéries très voisines. Kourich isole un B. intermédiaire entre
le Shiga et le Flexner ; Haenisch un « pseudo-dysentéri-
que » ; Shiga dans 70 cas de dysenterie peut séparer 5 variétés de bacilles,d'ailleurs peu fixes en eux-mêmes.Ils diffèrent
par la production d'indol et le pouvoir pathogène. Nakao
Abe, dans 42 cas de dysenterie, a isolé un bacille très
voisin du coli. Il pense que beaucoup de bacilles de ce type
peuvent produire des variétés de dysenterie.

Kuhn et Warthe, en étudiant la dysenterie chronique,ont
trouvé associée au Flexner un véritable coli, qui était agglutiné par du sérum anti-dysentérique à 1/20000, mais
des cocci,isolés conjointement,agglutinaient aussi à 1/3000.
Knopdel a toujours isolé de l'entérite folliculaire des enfants
le B. Flexner.

Hetsch a étudié tous les bacilles dysentériques, qui se distinguent entre eux par des caractères particuliers comme mobilité,
gaz aux dépens de la mannite.
Celli avait, dès 1895, en Italie et en Egypte,trouvé un bâtonnet
cause de la dysenterie, qu'il décrivait sous le nom de **Bact. coli
var. dysentericum**. La nouvelle description de l'élève de Celli,
de Blasi, constate la complète similitude de ce bacille avec B.
dysenteriae tandis que Celli, dans ses publications antérieures,
indiquait des signes spéciaux (culture éberthiforme, faible production de gaz aux dépens de la glucose, coagulation lente du
lait).

Une maladie japonaise, l'**Eriki,** voisine de la dysenterie, serait pour Ito produite par un bâtonnet proche du Bact. enteritidis, mobile, coliforme, producteur d'acide et de gaz aux dépens de la glucose, inactif sur la lactose, ne coagulant pas le lait.

Méthodes spéciales de diagnostic. — Les parties glaireuses des fèces, lavées dans l'eau salée sont ensemencées sur agar lactosée tournesolée (Drigalski sans Krystall-violet) : Shiga-Kruse, Flexner et Strong donnent des colonies bleues. Shiga-Kruse analogue à l'Eberth. « Y » pousse plus dentelé et rouge-violet. *Les bacilles doivent être immobiles*, et ne pas dégager de gaz. Pour la distinction des espèces entre elles on utilise (Lentz) les milieux maltosés, mannités et saccharosés (1). Les colonies sont alors colorées en :

	Shiga-Kruse	Flexner	Strong	Y
Mannite	bleu	rouge	rouge	rouge
Maltose	bleu	rouge	bleu	bleu
Saccharose	bleu	bleu	rouge	bleu

Amibes de la dysenterie.
(Tab 75-I-III).

D'après les nombreuses recherches modernes de Viereck, Werner, Hartmann, il résulte que l'amibe cause de la dysenterie est dans la plupart des cas Entamoeba tetragena, et exceptionnellement (1 cas certain seulement) Entamoeba histolytica. L'Ent. africana isolée par Hartmann, celle isolée par Koidzumi sont identiques à Ent. tetragena. Par contre, Ent. minuta, isolée par Elmassian, est analogue à l'espèce saprophyte Ent. coli.

On ne peut établir de diagnostic sûr d'amibe pathogène, que si l'on a à sa disposition une selle fraîchement émise, parce que dans ce cas seulement les mouvements caractéristiques peuvent être étudiés (2). Mais morts, on ne peut que très difficilement ou pas du tout les différencier des amibes saprophytes. Il faut fixer les préparations au sublimé et colorer à l'hématoxyline ferrique de Heidenhain. (Voir app. techn.)

(1) D'après Doerr et Hetsch on peut utiliser le milieu nutrosé de Barsikow.

(2) Diluer les selles dans l'eau salée et examiner avec la platine chauffante.

Entamoeba tetragena (Viereck, Hartmann).

La taille de l'Ent. *tetraga* est très variable, et oscille entre 20 et 40 μ. Elle devient plus petite au moment de l'enkystement. On ne peut distinguer les espèces par la taille, d'ailleurs. Pour Ent. tetragena, le plus caractéristique est l'ectoplasme fortement réfringent et l'endoplasme grisâtre, dans lequel on voit le noyau, les hématies phagocytées, et des vacuoles digestives (restes alimentaires). De plus, le mode de mouvement est important. Le protoplasme s'évagine en un pseudopode en forme de bosse sacciforme, ce qui jamais ne se présente pour Ent. coli. Le noyau conserve toujours sa forme arrondie, possède un double contour, et renferme beaucoup de chromatine. Autour du caryosome, se trouve un champ clair, ce qui, avec la structure en rayon de miel, est caractéristique pour Ent. tetragena. Mais le plus caractéristique est la sporulation. L'amibe devient sphérique, et le noyau se divise en 4 noyaux secondaires.

Entamoeba histolytica (Schaudinn).

Le signe différentiel pour cette espèce est que le noyau, au contraire de l'Ent. coli, n'a pas une membrane à double contour (1), aussi la forme du noyau est-elle variable ; rarement sphérique, il est toujours excentrique ; il est très pauvre en chromatine, et il y a seulement un petit caryo-

(1) **Entamœba coli** (Loesch) Schaudinn est un innocent saprophyte de l'intestin, chez les individus sains et chez les malades (Typhus, Choléra, Colite, Proctite), qui n'a rien à faire avec la dysenterie. Jaeger et Schaudinn l'ont trouvé dans la Prusse orientale, à Berlin, en Istrie, à Wurzbourg, à Kiel, à Heidelberg, dans les selles des individus normaux.
Il existe chez cette amibe des formes végétatives et des formes durables. Ces dernières sont des kystes munis de 8 noyaux, d'un aspect très caractéristique. Apportées dans un intestin neuf, elles s'y multiplient, mais sans être pathogènes. Les formes végétatives sont des amibes de 7 à 50 μ qui, à l'état de mouvement, présentent un endoplasma et un ectoplasma, invisibles à l'état de repos de l'animal. Le noyau est manifeste et grand, il renferme 8 corps chromatiniens clairs. L'amibe renferme souvent des détritus, des Bactéries, des particules de matières, des globules rouges. Reproduction par division simple, ou par schizogonie.
Il existe aussi un **Entamœba buccalis** Prowazek. (A. G. A., XXI, 42.)

sorne. L'enkystement n'a pas été complètement observé.

Habitat. — Les amibes dysentériques se trouvent, indépendamment de leur présence dans le mucus des fèces, dans la paroi intestinale même, et cela dans les ulcérations qui atteignent la sous-muqueuse, et même la musculeuse, rarement la muqueuse. Elles restent cantonnées dans le gros intestin et se disséminent volontiers dans le cœcum et l'appendice. On les trouve aussi dans l'abcès du foie, et surtout dans la paroi de l'abcès, quelquefois dans les abcès du cerveau (Kartulis). La perforation de l'intestin ou du foie peut disséminer les amibes encore dans d'autres organes. Si les ulcérations se fusionnent, on voit apparaître des dépressions en forme de bouteille (Hoppe Seyler) [75, II].

Pouvoir pathogène. — L'animal le plus approprié à cette étude est le chat, mais le chien et le singe peuvent être aussi utilisés. On peut réussir l'infection par l'intestin avec des formes végétatives et durables ; au contraire, on ne peut provoquer la maladie *per os* que par l'ingestion de formes durables. Les selles sanglantes, riches en amibes, apparaissent au bout de 2 à 4 jours, quelquefois seulement au bout de 3 semaines (Gross). Mais, comme Ruge l'a observé, lorsque les animaux ne meurent pas en 2 à 3 semaines, il se développe une dysenterie chronique.

Distribution. — Très répandue, comme la dysenterie, mais souvent les publications ne précisent pas de quelle variété de dysenterie il s'agit. Cependant, il est démontré que la dysenterie amibienne s'observe dans les contrée où règne la dysenterie bacillaire. Amérique du Nord, Mozambique, Brésil, Chili, Algérie, Sénégambie, Egypte, Congo, Sud-Ouest africain, Est-africain, Zanzibar, Madagascar, Japon, Philippines, Hong-Kong, Tien-Tsin, Indes, Ceylan, Nouvelle-Calédonie, etc.

Bacterium alcaligenes (Petruschky) L. et N.

Bacillus fœcalis alcaligenes Petruschky. Analogue morphologiquement à Bact. typhi, mais pousse abondamment sur pomme de terre, en donnant au milieu une teinte brunâtre. D'après Berghaus, il se distingue de l'Eberth parce qu'il a un cil polaire. Ce signe est-il constant? Petruschky croit que le microbe est péritriche. Paraît voisin du Bact. putidum.

Aucun sucre ne fermente ; le lait devient alcalin et ne coagule pas. Sur petit lait tournesolé, production d'alcali ; sur gélatine lactosée tournesolée, cultures bleues. Pas d'agglutination par le sérum typhique. Quelques races d'*alcaligènes* ont donné à Berghaus un sérum qui n'est actif que sur la race correspondante. Ce microbe correspond à un Bact. coli qui aurait perdu la propriété de faire fermenter le sucre et produirait de l'alcali. Facile à distinguer du typhique. Existe dans l'intestin, dans la bière gâtée.

Altschüler, Doebert ont prétendu avoir transformé le Bact. alcaligènes en B. typhi, Doebert est parti d'une culture originelle qui contenait les 2 races, et Altschuler parle de la possibilité d'une erreur.

Bacterium mariense Klimenko. Ce bâtonnet, très alcaligène, isolé de la rate d'un cobaye sain, est intermédiaire entre le fœcalis alcaligène et le typhique. Il a 0,72 à 1,7 μ de long, sur 0,2 à 0,4 μ de large, très mobile, 8 à 12 cils ; ne prend pas le Gram. Ne donne pas de pigment. Culture analogue à l'Eberth sur gélatine, Drigalski, et au coli sur pomme de terre. Le lait est peptonisé sans coagulation. Pas d'indol, mais de l'H^2S. Pas de gaz avec les sucres. Partout alcalinité très forte. Se différencie du B. alcaligènes par des cils péritriches, n'est pas agglutinable par le sérum du B. alcaligène ; pathogène pour les animaux.

Bacterium enteritidis (Gaertner) L. et N.

Sous le vocable : groupe de l'entéritidis ou de Gaertner, on comprend aujourd'hui un groupe très étendu de bactéries analogues au groupe coli-Eberth (dont le premier chef de file est l'entéritidis de Gaertner) qui est très répandu chez l'homme et l'animal malades ou sains et même en dehors d'eux. Ce groupe comprend en outre les bactéries de l'intoxication par les viandes, le paratyphus et un grand nombre d'agents pathogènes d'épizooties. Leur parenté entre eux est si étroite que l'on ne réussit parfois à les distinguer, ni par leur morphologie, ni par leur biologie, ni par leur pouvoir pathogène, ni même par leur agglutinabilité (Trommsdorf). Néanmoins, pour des raisons didactiques, la division en espèces différentes sera maintenue ici.

Synonymie. — Bact. cholerae suum (Migula). Bacillus suipestifer Kruse, Bact. typhi murium Löffler, Bact. paratyphi Schottmüller, etc. (Voyez encore la synonymie des sous espèces.)

Gaertner (Corresp. des arztl. Ver. für Thüring. 1888,

n° 9) l'a isolé et cultivé, en 1888, dans une intoxication par les viandes à Frankenhausen, — dans la viande saisie d'une vache, et de la rate d'un malade mort de l'intoxication.

Description. — En général, comme le coli. Culture sur gélatine identique. Pas de liquéfaction. Bacille un peu trapu, très mobile, cilié. Non hémolytique. Culture sur p. de t. jaune ou brunâtre. Le lait non coagulé, d'abord acidifié, est peu à peu éclairci, et alcalinisé. La dextrose, lévulose, maltose, dextrine, dulcite, mannite fermentent, mais la lactose ne fermente pas. Le petit lait tournesolé, d'abord rouge, devient ensuite bleu. Pas d'indol, pas de phénol, mais de l'H^2S.

Pouvoir pathogène. — Les animaux les plus sensibles sont la *souris*, puis le rat, le lapin, le cobaye, les oiseaux, et aussi presque tous les gros animaux. — Mais la virulence est très variable. *Per os*, on détermine une entérite grave ; par la voie intra-veineuse ou péritonéale, une septicémie avec hémorragies.

Formes du Bact. enteritidis décrites sous des noms particuliers :

1. **Bact. enteritidis sensu strictiori**, ou var. typica.

(Bibliographie : Van Ermengen in Kolle Wassermann, article. Fleisch-Vergiftung.) Agent le plus important de la septicémie des bœufs.

On ne connaît pas d'épidémies, mais beaucoup de cas isolés, notamment sur les jeunes veaux, les vaches, lors de la mise-bas, ou à l'occasion d'une blessure. Citons : **Bacterium mortificans bovis** (Basenau); **Bact. de la nouvelle septicémie des veaux** de Thomassen.

Très fréquemment survient dans les contrées où l'inspection des viandes est mal faite une entérite septique due à l'ingestion de viandes d'animaux malades (surtout des bœufs). Dans certains cas, il y a une si grande quantité de poisons solubles résistant à la chaleur que la viande bouillie et le bouillon sont nocifs (Gaertner).

Ici se placent les bactéries isolées dans les diverses épidémies d'intoxication par les viandes, qui par l'agglutination sont à rapprocher du **Bact. enteritidis** :

B. Moorseele, van Ermengen ; B. Gent. V. Ermengen ; B. Brügge, de Nobele, B. Rumfleth, Fischer ; B. Haustedt Fischer ; B. Brussel. (V. aussi Paratyphique.)

2. **Bacterium cholerae suum** (Migula) L. et N.

Synonymie. — Bacillus suipestifer Kruse.

Ce microbe était encore décrit il y a peu de temps comme l'agent du Hog-cholera (Salmon),Svinpest (Bang et Selander C.B. III, 36o, XIII, 2o3 ; septicémie danoise des porcs, Swineplague (Billings). Swinefever (Klein, C. B., XVIII, 1o6), et de la maladie appelée récemment en Allemagne la « Schweinepest » ou septicémie américaine des porcs.

On sait aujourd'hui que l'agent de la peste des porcs est un virus filtrant et invisible présent dans le sang des animaux malades (Voir appendice IV) qui, inoculé à l'animal, reproduit le tableau bien connu de la peste des porcs. Le **Bacterium cholerae suum** n'est donc pas l'agent de cette maladie, mais il existe cependant fréquemment chez les porcs atteints de Schweinepest. Uhlenhuth et ses collaborateurs l'y ont trouvé dans 4o o/o des cas. Il est vraisemblable que ce microbe aide secondairement à influencer l'aspect de la maladie. Inoculé à grosse dose dans les veines des animaux sains, il les rend malades ; mais *per os* et en injection sous-cutanée, le B. se montre inactif : cependant les animaux ainsi traités résistent à une faible dose du véritable virus de la Sewinepest.

Ce n'est pas d'ailleurs seulement le B. cholerae suum, mais aussi B. coli, B. enteritidis et d'autres toxines bactériennes, qui peuvent produire une infection analogue à la Sweinepest (Uhlenhuth).

Le bacille du Hog-cholera est d'ailleurs saprophyte dans l'intestin du porc sain (Uhlenhuth l'y trouve 5o fois sur 61 et Andriew le rencontre 12 fois chez 3oo moutons). Aussi Hottinger pense-t-il à la possibilité d'une migration hors de l'intestin, ce que conteste Laurens.

Uhlenhuth a également rencontré des Bactéries du type du Hog-cholera dans les selles d'hommes sains, de veaux, et dans les saucisses. Ce ne sont que des variétés qu'Uhlenhuth désigne sous le nom de paratyphus C. D'ailleurs, d'après Uhlenhuth, il est impossible de distinguer

B. cholerae suum du paratyphique B, du B, de la septicémie des souris, du B. de la psittacose. King et Hottinger
le regardent comme une variété du coli.

Une maladie fréquente chez les porcs : le Schweine-
seuche, Pasteurellose, pneumo-entérite du porc est produite
par une bactérie du groupe des B. de la septicémie hémorragique (à coloration polaire). Nous donnons ici le tableau
qui permet de différencier ces espèces (1).

Bact. cholerae suum (MIGULA) L. et N.	**Bact. suicida** (MIGULA). (Schveine seuche, pneumo-entérite du porc.)
Mobilité très vive, cils péritri-ches.	Pas de mobilité.
Glucose fermente, mais non le lactose.	Glucose ni lactose ne fermentent, mais acidification.
Sur M. de Drigalski, colonies bleues.	
Pas d'indol.	Indol abondant.
Belle culture sur pomme de terre.	Peu ou pas de culture sur pomme de terre.
Lait non coagulé, éclairci et gé-latineux.	Lait tardivement alcalinisé ; pas de coagulation.
	Culture sur agar très lente gazon cohérent et très adhérent.
Petit lait tournesolé bleui.	
Bactéries très rares au point d'inoculation.	Bactéries nombreuses dans l'œ-dème inflammatoire très étendu du point d'inoculation.
Foyers multiples de nécrose de coagulation dans le foie.	Dégénérescence graisseuse du foie fréquente.
Sensibles : souris, très ; pigeon, peu ; cobaye, très peu ; poule, pas du tout.	Sensibles : Souris, très ; pigeon, peu ; cobaye, très sensible.

La coloration polaire s'obtient pour les deux espèces, mais
n'est belle et typique que pour le **B. suicida**.

3. **Bact. paratyphi** Schottmüller.

Sous le nom de paratyphus on désigne (Schottmüller)
une maladie très analogue à la fièvre typhoïde, mais moins
grave, qui peut aussi prendre l'aspect de la grippe, ou
celui d'un empoisonnement aigu fébrile (vomissements et
diarrhée). Presque en même temps, dans de tels cas, Kurth
isolait un bâtonnet analogue, selon lui, au B. enteritidis

(1) Le B. cholerae suum étant déchu de son rôle d'agent spécifique
de la peste de porc, cette différenciation perd bien de son intérêt.
[Note du Traducteur.]

Gaertner, et qu'il appelait **Bact. bremensis febris gas-tricae**; et Schottmüller trouvait un bâtonnet, différant légèrement du B. d'Eberth, et qu'il appelait B. paratyphique.

Des recherches ultérieures ont montré qu'il existe beau--coup de forme de B. paratyphiques dont Kayser distingue au moins deux variétés : **B. paratyphi A et B,** le second étant le plus fréquent, le premier le plus rare.

a) **B. paratyphi B.** — Ressemble dans ses cultures sur plaque à l'Eberth, mais il pousse beaucoup mieux que ce dernier sur le milieu de Loeffer. Biologiquement, il se différencie, en ce qu'il dégage des gaz avec la glucose, réduit le rouge neutre et ne fait pas fermenter la lactose. Geilinger a isolé un paratyphus (dans le pus) qui liquéfiait la gélatine en 3 semaines.

Le tableau suivant résume les rapports de l'Eberth, du coli et du paratyphus :

	MOBILITÉ	Production de gaz aux dépens de la glucose	Réduction du rouge neutre	Culture sur lait	Indol
B. typhi	active	manque	manque	sans coagulation	manque
B. paratyphi.	active	positive	positive	sans coagulation	manque
Bact. coli...	faible	positive	positive	avec coagulation	positive

D'après cela, on voit qu'il est difficile de distinguer le B. paratyphi du B. enterit. de Gaertner (1).

Vis-à-vis du B. d'Eberth, on peut encore citer les caractères différentiels suivants :

Petit lait tournesolé : d'abord légère teinte rouge, avec léger trouble du milieu. Plus tard, coloration bleue, qui

(1) Le Bact. enteritidis de Gaertner présente souvent sur la gélatine des colonies arrondies en opposition avec le paratyphus, qui donne de colonies découpées en feuilles de vigne. Ce signe est inconstant suivant les races.

apparaît de 2 à quelques semaines après l'ensemencement, selon les races.

Lait au début, non modifié, ensuite éclairci sans fermentation ; réaction alcaline.

Rouge neutre = Gaz dégagés, réduction, fluorescence jaune.

Fermentent : glucose, mannose, fructose, galactose, dulcite, invertite, arabinose, maltose.

Ne fermentent pas : lactose, erythérite, raffinose, et inuline.

Agar au vert malachite : avec 1/6000 de vert, la croissance est très active (pourtour des colonies teinté légèrement en jaunâtre) ; le B. d'Eberth est dans ces conditions très retardé.

Solution de vert de Loeffler : au bout de 20 à 24 h., le milieu est éclairci et nuancé de vert jaunâtre (le coli fermente, l'Eberth ne modifie pour ainsi dire pas).

Pour l'isolement du microbe, il faut employer les milieux indiqués pour le B. d'Eberth ; surtout le milieu au vert malachite.

b) **B. paratyphi A.** Ressemble, dans ses cultures, au B. d'Eberth, encore plus que le para. B.

Différences biologiques : Pommes de terre, comme le typhique (la para B donne une culture qui se rapproche de celle du coli).

Lait : comme l'Eberth, sans éclaircissement. Réaction faiblement acide.

Petit lait tournesolé : reste acide (avec le para B., devient alcalin et bleu).

D'après Schern, les paratyphiques B, isolés de l'homme, se laissent diviser en 5 groupes, d'après leur culture sur bouillon arabinosé et xylosé. — Ceux dérivés des animaux ne peuvent se différencier ainsi.

c) **B. paratyphi C.** — Trouvé par Uhlenhuth dans les organes du porc atteint de peste porcine, dans les selles de l'homme, du porc et du veau sains, dans les saucisses.

Il est imposible de le distinguer par la culture de B. cholera suum (B. suipestifer), mais il n'est pas agglutiné par le sérum de B. de Gaertner ou du Hog-choléra, inversement ces 2 derniers microbes ne sont pas agglutinés par son sérum; il est naturellement agglutiné par le sérum homologue.

L'agglutinine de chacun de deux types agit en général beaucoup plus fort sur le type correspondant que sur l'autre. Les races fraîchement isolées peuvent ne pas être agglutinables. Lorsque le sang d'un malade agglutine à un titre très élevé l'une des variétés de paratyphus, il est rare qu'il n'agglutine pas légèrement le bacille d'Eberth et l'autre type de Bact. paratyphi. Il faut donc toujours pratiquer simultanément la séro-réaction, avec le B. d'Eberth et avec les deux échantillons de paratyphique; il est facile de confondre le B. paratyphique A avec le B. d'Eberth. D'après Lentz le taux de l'agglutination de groupe pour un sérum paratyphique ne dépasse pas 1/20 pour l'Eberth. Des taux plus élevés sont très rares. Zupnick, Jurgens, cependant, en ont signalé.

Si un sérum agit simultanément sur Bact. typhi et paratyphi A et B, quand le titre de l'agglutination est aussi élevé pour chacune des 3 espèces, il se peut agir d'une infection mixte. Dans ce cas, on sature une quantité de sérum avec l'une des trois espèces, le B. d'Eberth, par exemple. Puis on centrifuge, et on recueille le sérum. Si celui-ci contient encore de l'agglutinine pour le para A ou B, c'est qu'il s'agit d'une infection mixte. Si, dans ces conditions, le sérum ne renferme plus d'agglutinne pour para A ou B, c'est qu'il s'agit d'une agglutination de groupe.

Marck offre dans le commerce un paratyphus diagnosticum A et B selon la méthode de Ficker.

Le sérum normal de lapin, de cheval ou d'âne n'agglutine pas ordinairement à plus de 1 : 20 à 1 : 50.

Le paratyphus a acquis depuis ces dernières années une grosse importance, parce qu'on lui a imputé beaucoup de cas d'empoisonnement par les viandes. C'est le plus souvent le paratyphus B qui a été isolé dans ces cas, par exemple Friedrichs et Gardiewski, de la viande de porc, Kenig, du jambon; Tiberti des saucisses, Uhlenhuth de la viande de bœuf, Rommeler de poisson (bar), Vagedes, de la semoule.

Les différentes épidémies montrent que tantôt l'infection est produite par la viande malade renfermant des bacilles vivants, tantôt par la viande malade, mais cuite, renfermant alors des toxines, qui causent un véritable empoisonnement.

La 1re éventualité est la plus fréquente, parce que les aliments gâtés, saucisses, jambon, viande hachée, viande de boucherie, sont très souvent consommés crus (ou peu cuits). Il est à remarquer aussi que fréquemment la viande d'oie a déterminé des intoxications.

Tandis que tout d'abord, après les premières communications de Gaertner sur l'intoxication par les viandes, on classait tous les microbes isolés dans le groupe de l'enteritidis, on peut maintenant, avec le secours de l'agglutination, séparer en groupes plus précis les espèces isolées. Ainsi Uhlenhuth a dressé le tableau suivant :

B. des épidémies de Breslau (Flügge-Kaensche), Meirelbeck (de Nobele) Dusseldorf (Trautmann), Sirault (van Ermengen), Aertryck (de Nobele), Neuenkirchen (v. Drigalski), Greifswald (Uhlenhuth).   = **paratyphi B**

B. des épidémies de Moorseele (van Ermengen) Gent (van Ermengen) Brüges (de Nobele) Rumfleth (Fischer), Haustedt (Fischer).   = **enteritidis** Gärtner

D'après Sacquepée, les salmonelloses de Lignières (Hog-choléra), Psittacose, paratyphus B, et les types de B. de Gaertner, Moorselle, Bruxelles, Aertryck, Posen, Dusseldorf et Sirault, se laissent diviser en 2 groupes par la déviation de complément de Bordet-Gengou. 1. Gaertner, Moorseele, Bruxelles, et 2. Aertryck, Posen, Dusseldorf, Sirault, Hog-choléra, psittacose et para B.

L'agglutination permet aussi de séparer ces paratyphi, du Gaertner, alors que les caractères de culture ne le peuvent pas. Mais il faut remarquer que la séparation par la réaction agglutinante échoue, pour des espèces sans doute très proches, mais qui, cliniquement, donnent des maladies très différentes : ainsi le paratyphus B, le B. typhi murium, la Psittacose et le B. du Hog-choléra.

Habitat. — Chez l'homme malade, comme pour le typhique (sang, vésicule biliaire, taches rosées, intestin, abcès, lochies, rate, ganglions mésentériques, amygdale; chez l'animal, une mastite, une périproctite (Buchholz); chez l'homme sain; 13 fois sur 400 personnes dans les selles, 2 fois sur 78 dans le mucus nasal, etc.

D'après Uhlenhuth, il existe aussi dans l'intestin des ani-

maux sains (bœuf, cheval, mouton, porc, chien, rat,
souris, cobaye).

En dehors de l'organisme : dans l'eau (Gaehtgens); dans
la glace, où l'on a conservé des poissons (Rommeler);

Dans le lait (1 : 100) (Uhlenhuth et Hübener), dans la
viande fumée, les saucisses, porc salé, dans les saucisses
de salami, dans les viscères des animaux de boucherie.
Faire ingérer la viande suspecte à des souris, comme l'ont
proposé Mühlens, Dahm et Fürst, est un procédé incertain,
parce que la souris qui héberge les germes de paratyphus
peut présenter une infection spontanée. La présence des
Bac. paratyphiques dans la viande crue hachée est importante à connaître.

Résistance. — Il peut vivre 60 jours dans les œufs
(Poppe). Il est tué par l'eau salée à 10 0/0 ; cependant,
quand la viande est déjà infectée avant le saumurage, le
bacille peut supporter sans mourir une teneur plus élevée,
jusqu'à 19 0/0 : ils n'étaient tués qu'au bout de 75 jours.
Dans le bouillon Mereshkowsky l'a vu vivre 8 ans.

Dans les tubes d'agar, qui n'ont jamais été ouverts,
différents germes restent 3 ans vivants (paratyp., typhus,
Gaertner, dysentérique, etc.).

Ici se placerait le microbe voisin du paratyphique le Bac.
febris exanthematici Mandschurici, isolé par Horiuchi
en Mandchourie de l'urine et des selles d'une maladie analogue au typhus exanthématique.

*4. **Bacterium typhi murium*** (Lœffler). Lehm et Neum. —
Maüse typhus.

D'après Löffler lui-même, il est morphologiquement et biologiquement très analogue au Bact. du Hog-choléra (ou au paratyphus). La culture étudiée par nous (L. et N.) en 1896 produisait,
comme Bact. typhi, beaucoup d'acide aux dépens de la glucose,
mais pas de gaz, ni acide, ni gaz aux dépens de la lactose.

Le lait reste liquide, faiblement acide.

Il pousse abondamment sur pomme de terre. Colonies bleues
sur Drigalski.

Par ingestion, la bactérie est pathogène seulement pour la
souris : souris domestique (*Mus musculus*) et rat des champs,
campagnol (*Arvicola arvalis*), mais non pas pour la souris

rousse (*Mus agrarius*); elle peut être pathogène pour les différents animaux domestiques (cheval, veau, cochon, mouton), et même l'homme (Shibayama).

On l'emploie pour la destruction des mulots (Zupnick, C. B. XXI, 458, Appel, C. B., XXV, 373), car les animaux), après avoir mangé du pain humecté avec la culture de ce microbe, meurent, et leurs cadavres, étant dévorés par leurs congénères, propagent ainsi la maladie. L'ingestion de 200 germes est sûrement mortelle, celle de 20 germes l'est le plus souvent (Appel).

5. Très voisines sont différentes espèces bactériennes d'épidémies murines, qui ont été employées avec plus ou moins de succès pour la destruction des rats.

    a) **Bactérie de Danysz** (A.P., 1900). Analogue au paraty-phus ; d'après l'auteur, il n'est pas pathogène *per os* pour l'homme.

    b) **Virus de Toyama.**

    c) **Virus de Mereshkowsky** (C. B. XVI, 612), bactérie des ziesels (sorte de marmotte) qui, d'après Taoyama, est très voisin du B. typhi murium.

    d) **Bacterium de Issatschenko** (C. B. O., 23 et 31).

    e) **Virus de Liverpool**, bien étudié par Steffanhagen. Non séparable du Gaertner par l'agglutination. On a attribué 12 cas d'infection humaine (à Londres) à ce virus.

    f) **Virus Rattin.** — Fut isolé d'une cystite par Neumann à Aalborg. La « rattine » est vendue dans le commerce, sous forme de pain imbibé de culture. Xylander l'identifie au virus de Danysz et de Dunbar, Lebram à l'enteritidis. La « Ratine II » ne serait pas un virus microbien (Mereshkowsky et Sarin).

    g) **Virus de Dunbar** (Trautmann, Z. H. 54-104).

    h) **Virus de la septicémie des rats apprivoisés.** C'est une para B ou un Gaertner (Schern. A. G. A. 30, H. 3).

    i) **Bact. septicemiæ murium**, Grimm. Bact. Issats-chenko. Culture un peu grise, mais non différente. Les résultats de la lutte contre les rats sont variables suivant la virulence. Wiener a réussi à rendre patho-

gène pour le rat des races de coli isolés de l'homme;
il fut moins heureux avec l'Eberth.

k) **Bact. typhi spermophilorum**, Mereshkowsky
(O.51 I). Très analogue au typhi murium.

6. **Paratyphus B**, comme agent d'une pseudo-tuberculose du cobaye (Dieterlen). Dans la rate se reconnaissent
des nodules, desquels on peut isoler le bacille. L'inoculation
expérimentale permettait de reproduire ces nodules. Lœffler a rencontré aussi une maladie analogue.

7. **Bacterium nodulifaciens bovis** (Langer) L. et N.
Comme le précédent, ce microbe produit des nodules dans
le foie, mais chez le bœuf.

8. **Bacterium psittacosis Nocard**, découvert en 1892,
dans une épidémie de perruches (entérite). L'inoculation
de culture pure permet de reproduire la maladie. Gilbert
et Bonnier trouvent le même microbe chez l'homme qui a
été en contact avec des perroquets, et dans des cas analogues à la fièvre typhoïde. Maintenant le B. de la Psittacose
est bien connu, et il est difficile de le distinguer du paratyphus B, de Bact. chol. suum, de B. typhi murium, même
par l'agglutination.

9. **Dysenterie des veaux**. Cette maladie n'est pas une.
Elle peut être causée, d'après Titze et Weichel, par des
bacilles « coli-dysentériques », des pseudo-coli-bacilles, le
Gaertner, le paracoli et le paratyphus B. Sous le nom de
para coli, Titzer et Weichel entendent les bactéries du
type paratyphique, qui cependant se laissent différencier
du para B. et du Gaertner par l'agglutination. Sur 210 cultures isolées de dysenterie de veaux, il y avait 160 B. coli,
24 B. de Gaertner, 16 pseudo-coli, 14 para-coli, 2 paratyphus, Bact. lactis aerogenes, et Proteus mirabilis. Les
« Gaertner » et les paracoli reproduisaient expérimentalement
la maladie sur les veaux de lait. Il semble qu'il y ait aussi
des « porteurs de germes » de la dysenterie des veaux, car
on a trouvé les microbes chez de vieux veaux, qui avaient
guéri de dysenterie, ou qui étaient complètement sains, et
chez des chevaux, des chiens, des oiseaux sains. Les germes sont disséminés par les matières et l'urine. L'infection puerpérale n'est pas démontrée.

10. **Bacterium caticida** Mori (C. B. O. XXXVIII, 42).
Agent d'une épidémie des chats (entérite), identique au
paratyphus. Tue le chat et le pigeon.

11. **Espèces incomplètement décrites, mobiles et
voisines du Bact. enteritidis et du B. coli.**

Bacillus de la diphtérie intestinale, Ribbert. Morphologiquement, ce microbe péritriche est peu différent du coli, mais
les cultures de notre Institut (cultivées depuis 8 ans sur des milieux non sucrés) font fermenter la glucose et la lactose avec
une production intense d'acide, mais sans donner de gaz.

Bacillus diphteriæ columbarum Loeffler. Une culture donnée par Kral, que nous avons soigneusement étudiée, s'est montrée analogue exactement, morphologiquement et biologiquement à Bact. enteritidis ; bouillon fortement troublé, avec pellicule, lait non modifié, pomme de terre d'abord jaunâtre, puis
jaune gris, enfin brune, presque comme avec la morve.

Bacterium du Murex brandatus (gastéropode marin). Symptômes intéressants dus à un empoisonnement (Bibliographie :
Gœleotti et Zardo. C. B. O., XXXI, 593).

Bacillus caseolyticus, Lochmann (C. B. XXXI, O. 388).

Bacillus pneumo-enteritidis murium, Schilling (A. G. A.,
XVIII) ; son auteur désigne ainsi un microbe analogue, mais
poussant mal sur les milieux dépourvus d'albumine.

Microbe de la maladie des cobayes Strada et Traina (C.
B. O., XXXIII, 148). (Considérations sur les maladies des cobayes.)

Nouveau microbe du choléra des poules, Marzo (XXVI,
181).

Des indications sur la disposition des cils, ou sur la réaction
vis-à-vis des hydrates de carbone font défaut pour : **Bacillus de
la Grouse disease**, Klein (C. B., VI, 36, 592 ; VII, 82). Maladie
des Grouses (*Lagopus scoticus*).

Bacillus loxiacida, Tartakowski. Agent de la maladie des
Bec-croisé. Rappelle plutôt B. typhi par ses cultures ; lait non
coagulé, pas d'indol.

Nouveau bacille aérobie dégageant des gaz, Laser. (C. B.
XIII, 221). Cause d'une épidémie des veaux.

Bactérie d'une maladie des jeunes faisans, Klein (C. B.,
XVI, 839).

Bacterie du Melaena néo-natorum Gaertner (C.B., XV, 865)
— Péritriche, on ne sait pas son action sur la lactose.

Bacillus pyogenes fœtidus, Passet. (Rabe, C. B., XXI, 282,
Bact. coli comme agent des épizooties.)

Bacterium pneumoniæ caviarum, Strada et Traina (C. B.,
XXVIII, 635). Ne semble pas causer la fermentation de la lac-

tose ni de la glucose. Provoque une maladie infectieuse des poumons chez le cobaye.

Bacterium coli (Escherich) L. et N.
(Tab. 25 et 26).

Synonymie. — Bact. coli commune Escherich.

Nom vulgaire. — Bacille du colon, colibacille, coli (Escherich).

Aspect microscopique. — Selon le milieu et l'âge des cultures le B. coli se présente avec une forme ovale iso-diamétrique, ou (et c'est la règle) comme un bâtonnet court de 2 à 4 μ de long sur 0,4 à 0,6 μ de large, plus rarement en forme de filaments plus ou moins longs. Les extrémités sont arrondies. Assez souvent les bâtonnets sont groupés par paires, et même parfois en courtes chaînettes [26, IX, X].

Les bâtonnets jeunes sont toujours animés de mouvements très vifs [26, XI-XIII]. Voir pour les formes immobiles à Bact. aérogène et acidi lactici.

Colorabilité. — Facilement par les méthodes ordinaires, même à froid — jamais par le Gram.

Forme et disposition des cils (1). — La majorité des auteurs et nous-même trouvons les cils semblables, quoique un peu moins nombreux, à ceux du Bact. typhi, c'est-à-dire 4 à 8 cils péritriches, longs, faiblement onduleux. Von Stocklin a trouvé à ce point de vue chez quelques espèces de coli de très grandes anomalies ; quelques-unes concordent avec la description ci-dessus, un grand nombre ne possèdent que 1-3 cils, quelques-uns enfin, un cil unique et terminal. Remy et Sugg trouvent les cils du B. coli un peu plus courts que ceux du B. typhi, et très fins. Dans les 12 formes différentes que L... et N... ont colorées, il y en avait aussi avec de très longs cils. Parfois les cils sortent d'une capsule incolore Peppler n'a trouvé sur 26 cas que 5 fois des cils !

(1) Nous réunissons provisoirement dans la « forme polaire » Lehm et Neum, les formes qui, au lieu de nombreux cils péritriches, ne possèdent que un ou quelques cils polaires. V. p. 358. Voir pour les formes non ciliées à Bact. acidi. lactici, p. 289.

Besoin d'oxygène. — Pousse mieux en aérobie, surtout sur les milieux sucrés ; il pousse plus discrètement en anaérobie ; plus faiblement encore, en anaérobie, sans sucre. Il se développe aussi, quoique moins bien, dans l'acide carbonique.

Conditions de température et de milieu nutritif. — Pousse rapidement, même à la température de la chambre, et très bien à 37°, sur les différents milieux ; il supporte une réaction acide encore forte, mais il fabrique cependant sur les milieux sucrés, assez souvent plus d'acide qu'il n'en peut supporter, de telle sorte qu'il meurt. Il pousse bien sur les milieux dépourvus d'albuminoïdes.

Gélatine en plaque. — *a*) grandeur naturelle : comme le Bact. typhi, mais les formes opaques, humides (s'élevant souvent en gouttelettes épaisses) sont plus nombreuses ; à la lumière réfléchie, irisation des bords.

b) Grossissement de 70 D. Au début ressemble à l'Eberth, mais plus jaunâtre [25, VI, VII, VIII]. Plus tard, les colonies sont plus grasses et nettement jaunâtres [25, IX, X]. Les dessins de l'intérieur des colonies ne sont jamais aussi beaux que pour l'Eberth ; mais il y a des formes anormales [26, I, II]. Souvent, les colonies restent tout à fait rondes [25, XI, XII], comme les colonies sur agar [26, IV, V].

L... et N... ont souvent observé que les colonies profondes, d'ordinaire arrondies ou ovalaires [25, XIII] montraient des formes admirables dentelées, contournées qui rappelaient les zooglées du Bact. vulgare, mais pour l'apparition desquelles il faut soit une température élevée, soit une gélatine ramollie [26, VII, W]. Rosenthal et Klie ont depuis confirmé ces résultats, notamment sur des milieux pauvres en gélatine ou mous.

Gélatine en piqûre et en strie. — Comme l'Eberth, mais plus épaisse, plus opaque et plus rapide dans le développement. Jamais de liquéfaction [25, VI]. Pour les variétés liquéfiantes, voir plus loin.

Agar en plaque, piqûre et strie. — Colonies en tout semblables au Bact. typhi, mais un peu plus épaisses et plus humides [25, I, II, IV, V]. A 70 diam. les colonies profondes semblent parfois un peu inégales et granuleuses [26,

III], les colonies superficielles sont rondes, finement ponctuées, parfois sans structure et opaques, d'autres fois un peu déchiquetées avec un aspect muriforme [26, IV, V].

Culture en bouillon. — Troublé, dépôt modéré, muqueux, s'élevant et se répartissant d'une façon homogène par l'agitation. Parfois formation d'une pellicule manifeste à la surface du bouillon.

Cultures sur lait. — Le lait est rapidement coagulé, rarement avec lenteur. A la température de la chambre en 4 à 10 jours, à celle de l'étuve en 1 à 4 jours. La coagulation ne fait jamais défaut, à cause de la propriété de décomposer la lactose. Pour les formes non coagulantes, voir Bact. enteritidis.

Culture sur pomme de terre. — Culture à bord ondulé, d'abord blanc jaunâtre, ou jaune grisâtre, plus tard jaune, brun, jaune ou gris brun, en partie plate, en partie saillante, le plus souvent brillante, humide, plus rarement sèche et mate. La pomme de terre, ordinairement, est colorée dans le voisinage de la colonie [26, VIII]. Plus rarement on trouve une culture sur pomme de terre, délicate, presque invisible, qui rappelle celle du Bact. typhi.

Résistance. — A peu près comme le B. typhi contre les différents agents : vis-à-vis des acides, de la formaline, et des autres substances chimiques, il est encore plus résistant.

Réactions chimiques. — a) Production du pigment; seulement sur pomme de terre, pigment toujours jaune brun.

b) Substances odorantes et sapides : des substances malodorantes non caractérisées prennent naissance sur les cultures sur gélatine et sur gélose et surtout sur pomme de terre.

c) Production de gaz et d'acide aux dépens des hydrates de carbone : la glucose et la lactose fermentent avec production d'un mélange d'acides acétique, propionique, d'un peu d'acides formique et lactique; d'après Oppenheimer on trouve 70 o/o d'acides volatiles et 60 o/o d'acides non volatils, et un peu d'une substance formant de l'iodoforme (alcool). D'après Segin fermentent parmi les hexoses : mal-

tose, galactose, fructose, non la raffinose ; parmi les pentoses : xylose et arabinose ; parmi les alcools : la mannite, ni la
dulcite, ni l'érythrite. Il y a des différences suivant les races.
En anaérobie, l'acide lactique prédomine, en aérobie l'acide
acétique. La nature de l'acide lactique est sous la dépendance des conditions intimes de l'expérience, d'après Péré
(A.P. 1893 et 1898). Certaines races font aussi fermenter le
sucre de canne. L'amidon paraît pouvoir être attaqué par
différentes variétés (Pfaundler), pas du tout par d'autres.
Les acides organiques supérieurs sont dédoublés. Dans ce
cas il se produit abondamment du CO_2 et H_2, en rapports
variables. Nous avons trouvé 1/4 de CO_2 et le reste en H,
et un peu d'azote — pas de gaz des marais. D'après Péré
(AP. 1893) 3 races différentes de B. coli fabriquaient comme
B. typhi de l'acide lactique lévogyre, sur les milieux glucosés qui contenaient de la peptone comme corps azoté. Mais
quand le corps azoté était de l'ammoniaque le B. typhi seul
et un B. coli isolé de l'homme produisaient de l'acide lactique lévogyre, les deux autres races de coli (du fromage.
et des excréments d'un animal) produisaient de l'acide lactique dextrogyre. Pour Kuhts, le coli *vivant* peut seul
fermenter.

Le sérum sanguin dilué ne paraît pas être attaqué(Pfaundler), mais quand il est dénaturé par le chauffage, surtout à haute température (Dieudonné), Bact. coli y produit
par la culture un précipité intense.

Les milieux liquides sucrés avec 1 o/o de nutrose (caséi-
nate de soude) et 1 o/o de lactose ou de glucose montrent
une forte précipitation de la caséine par acidification (Dieudonné et Segin).

d) Forte production d'H_2S sur peptone, un peu de mercaptan, et surtout beaucoup d'indol. Jamais nous n'avons
constaté l'absence d'indol. On ne sait pas si l'indol peut
prendre naissance aux dépens de l'albumine naissante. Le
phénol est noté par beaucoup d'auteurs, le scatol par Chantemesse.

Karplus a trouvé dans l'urine d'un malade un microbe ressemblant au bacille de la fièvre typhoïde, et qui, aux dépens des

composés sulfurés de l'urine, développait abondamment de l'hydrogène sulfuré et du méthylmercaptan. (C.B. XVI, 701.)

e) Forte réduction des matières colorantes, des nitrates, etc.

f) Décomposition de l'urée par beaucoup de races, mais pas toujours longtemps (Barlow. Mann). V. p. 72. Halié et Dissard et tout récemment Mann ont mis très nettement en évidence le dédoublement de l'urée. Ogata trouve qu'il est tellement constant qu'il considère la production d'ammoniaque sur un milieu lactosé renfermant de l'urée comme un signe distinctif caractéristique entre B.coli et B. typhi; Melchior, qui regarde le coli-bacille comme l'agent le plus commun des cystites, ne lui reconnaît cependant pas la faculté de produire de l'ammoniaque aux dépens de l'urée. Schnitzler et Krogius ont aussi obtenu autrefois des résultats négatifs semblables.

g) Dans les tanneries, un certain bacille voisin du coli B. érodiens agit en mordançant les peaux durcies.

Habitat. — *a*) En dehors de l'organisme : extrêmement répandu. Dans l'eau, notamment. La présence de coli a suffi pour certains à rejeter une eau comme mauvaise pour la boisson. D'après L... et N..., la présence d'une grande quantité de coli doit seule faire tenir l'eau pour suspecte. Mais le « coli » que l'on trouve est-il toujours le coli de l'homme ou un des nombreux paracoli qui existent un peu partout. Sans doute, si l'on regarde le coli comme l'hôte exclusif de l'intestin de l'homme et des animaux, une eau renfermant.ce coli est une eau souillée de matières fécales. Mais il faudrait démontrer que tout [coli trouvé dans l'eau provient bien de l'homme ou de l'animal.

Eijkmann, pour trouver le coli dans l'eau, recommande la culture à 46°, température qui gêne les microbes de l'eau, et permet la croissance du coli. Thomann recommande la culture dans une solution glucosée à 1 o/o ; Fromme, dans le bouillon dextrosé à 1 o/o ; Bulir recommande le milieu suivant : Bouillon, 1 litre; peptone de Witte, 25 gr.; NaCl 15 gr. ; mannite 30 gr. On mélange 1 partie de ce bouillon à 2 parties d'eau à examiner, puis on ajoute 2 o/o

d'une solution de Neutral-Roth à o,1 o/o. Culture à 46° dans
des ballons à fermentation. Pour mettre l'acidité en évidence
on ajoute 1 pour 10 de solution de tournesol. Mc. Conkey
recommande l'enrichissement avec les sels biliaires ; Jackson et Sawin, les milieux à la bile lactosée. Federolf se
sert de la méthode de précipitation au ferri-sulfate et emploie les plaques d'Endo ou de Drigalski, Dold préfère la
méthode de précipitation de Ficker à celle de Mc. Conkey ;
il donne d'ailleurs la préférence aux milieux au sulfate
d'ammoniaque et glycérine, lactate d'ammoniaque et phosphate de soude.

Au sujet de sa présence dans la pâte, (voir p. 358. Gordon
l'a rencontré constamment dans les fruits pourris (C.
B. L. 247), Prescott dans le lait comme agent d'acidification.

b) Dans l'organisme sain : il ne manque jamais dans
l'intestin de l'homme ni de l'animal et s'y trouve déjà avec
la première selle de la première tétée. Bact. coli, grâce à
son pouvoir de fabriquer de l'acide, tient en respect les
« microbes de la putréfaction » qui dédoublent les albuminoïdes. Le lait cru se putréfie difficilement parce que les
agents figurés acidifiants créent pour les organismes de la
putréfaction des conditions défavorables. Dans 32 cadavres de personnes saines, autopsiées de 24 à 36 heures
après la mort, on a trouvé 16 fois B. coli notamment dans
le foie et le rein, émigré sans doute de l'intestin. Würtz et
Hermann (C. B., XII, 389).

On le rencontre également avec une très grande fréquence
dans la bouche, le nez, le vagin, sur les doigts. — Chez
beaucoup d'animaux, il est l'hôte constant de l'intestin ;
même aussi chez les oiseaux. Mordberg a isolé des coli de
l'intestin de grenouilles et de poissons; vivant dans l'eau
pure et impure, ces coli fermentaient peu ou pas. Aussi la
présence d'un coli fermentant dans l'eau indiquerait bien
une provenance humaine.

c) Chez l'homme malade (souvent on n'obtient pas les
formes mobiles et les formes immobiles séparées les unes
des autres), agent des diverses affections, principalement

des organes de l'abdomen : péritonites, cystites (1) (en partie seul, spécialement quand l'urine est acide, en partie associé avec le Bact. vulgare), uréthrites, pyélonéphrites, néphrites suppurées, périnéphrites. Très fréquent dans la strumite suppurée. Toute une série d'affections intestinales semblent dépendre de formes virulentes de coli bacilles, en tous cas, d'après Dreyfuss les formes isolées de l'intestin malade paraissent être beaucoup plus virulentes pour le lapin que celles isolées de l'intestin sain. Pour ses rapports avec la dysenterie, voir p. 332. Certains auteurs lui imputent aussi les cas isolés de choléra nostras (Vaughan et Perkins ont trouvé comme producteur de poison dans les confiseries un représentant du groupe du coli).

La plupart des cas de « typhoses » ou de maladies cholériformes succédant à l'ingestion de viandes malades dépendent du coli bacille. Axel-Host rapporte à une infection par un coliforme les maladies norvégiennes dues au fromage. — Plus rarement le Bact. coli est la cause de la pneumonie (Klein), de la leptoméningite des nourrissons, de l'ictère grave, de la maladie de Winckel (Lubarsch), du melena des nouveau-nés, de la fièvre puerpérale, de la blennorrhagie des nouveau-nés, de la panophthalmie, de l'infection des plaies (diphtérie des plaies). Thoinot et Masselin le regardent comme l'agent de beaucoup de myélites, comme ils ont pu en reproduire expérimentalement chez le lapin.

d) chez les animaux : D'après Piorkowski et Jess, il est la cause d'une maladie mortelle des chevaux dans la Prusse occidentale. On le trouve dans les infections septiques (fièvre puerpérale, infection du cordon ombilical) des bovidés. Provoque aussi très fréquemment des mammites (Streit). Voy. Hog-cholera, p. 337.

e) Laurent a cultivé des races de coli pathogènes pour les plantes. Miehe a isolé un B. coli forma fœnicola du foin qui s'enflammait spontanément.

f) Pour la fermentation, voir p. 358.

(1) Le microbe de la cystite, qui a été décrit sous différents noms par divers auteurs (Rebland, Clado, Hallé, Albarran, etc.), qui ne liquéfie pas la gélatine, semble n'avoir été presque toujours que du coli bacille.

Pathologie expérimentale. — *a*) Sur l'animal : on peut dire que, comme Micr. pyogènes, Bact. coli peut posséder les différents degrés de virulence ; les variations des caractères morphologiques et biologiques ne peuvent pas servir à prévoir la virulence. Le Bact. coli issu d'un intestin malade est d'ordinaire beaucoup plus virulent que s'il vient d'un intestin sain (Lesage et Macaigne). D'après Valagussa, la virulence des coli bacilles de l'intestin d'un animal serait d'autant plus grande que cet animal est dans un plus mauvais état de santé. Le régime végétal entraîne chez le chat une exaltation considérable de la virulence de ses colibacilles, la diète lactée, une forte atténuation. D'après Vallet, la culture dans le fumier de vidange filtré et stérilisé doit exalter considérablement la virulence. L'inoculation sous-cutanée de coli bacille provoque parfois seulement la suppuration, parfois la septicémie. L'injection intra-péritonéale de 1 cmc. (Pfaundler 2 cmc.) de culture en bouillon est toujours mortelle pour le cobaye en 50 heures environ, d'après Gabritschewsky ; 50 races différentes de coli isolées se comportaient toutes à ce point de vue de la même façon ; on trouvait constamment les bactéries dans le sang du cœur. Les symptômes prédominants sont ceux d'une entérite ou du choléra, ils ne sont pas essentiellement différents de ceux que provoquent le B. typhi ou le B. dysenteriae.

Les cultures chauffées sont également nocives. L'inoculation sous-cutanée répétée de petites quantités de ces cultures développe, d'après Sanarelli (A. P., 1894), une immunité contre les cultures virulentes de coli (non contre le B. typhi).

Par ingestion, les cultures chauffées de coli sont moins nuisibles ; le canal gastro-intestinal s'habitue bientôt à de grandes quantités de poison, sans que, pour cela, il y ait une immunité pour l'inoculation sous-cutanée de cultures chauffées ou de cultures vivantes.

b) Chez l'homme. Des expériences pathologiquement étiologiques, qui ont la signification d'expériences de laboratoire, ont été faites chez l'homme avec le B. enteritidis Gaertner, et le B. morbificans bovis Basenau extrêmement voisins du coli ; ces microbes, absorbés avec la viande, ont rendu les hommes malades; Gaffky et Paak, au sujet de la viande (saucisse), Gaffky, au sujet du lait, ont communiqué des expériences semblables.

Immunité et séro-diagnostic. —L'immunisation active par les moyens ordinaires est possible. Le sérum obtenu agglutine les coli bacilles. D'après beaucoup d'auteurs (p. ex. Pfaundler), le pouvoir agglutinant est beaucoup plus grand pour la race de coli qui a servi à l'immunisation que pour les autres races. L'agglutination même ne se produit pas vis-à-vis de beaucoup d'autres races. Pour Geisse, le sérum de l'homme normal agglutine le coli à 1 : 300.

La nouvelle forme de séro-réaction observée par Pfaundler: prolongement de l'agglutination par l'apparition de pelotons de longs filaments en 24 heures, n'a été vue par cet auteur que sous l'action du sérum sur la race qui avait été utilisée pour l'immunisation.

Propriétés hémolytiques. — D'après Schmidt, les différentes races de coli hémolysent de façon plus ou moins intense, quelquefois pas du tout. Le passage par l'animal ne modifie pas du tout le pouvoir hémolytique. La virulence semble être indépendante de ce pouvoir.

Méthodes spéciales de culture et diagnostic. — Lorsque les coli bacilles sont très abondants (matières fécales) les plaques d'agar à 37° se recommandent pour les isoler.

Au bout de 24 heures, les nombreuses colonies sont transportées sur des milieux à l'agar liquéfiée par la chaleur contenant 2 o/o de glucose; on agite cette agar sucrée et on laisse la solidification se produire. Au bout de 16 à 24 heures, toutes les colonies de B. coli montrent un développement puissant de gaz qui va jusqu'à la dislocation du milieu.

Les espèces qui font ainsi fermenter l'agar glucosée sont examinées au microscope (pour voir si elles appartiennent morphologiquement au groupe des courts bâtonnets non sporulés, et si elles sont mobiles, et quand ces deux conditions sont remplies, on les repique sur agar lactosée, lait, pomme de terre, bouillon ordinaire et bouillon glucosé, et sur eau peptonée (pour l'indol). Quand il n'y a que peu de coli bacilles (eau), il est bon d'additionner cette eau de 2 o/o de glucose et de 1 o/o de peptone, puis de la mettre pendant 24 heures à l'étuve, et ensuite de couler en plaques d'agar. L'indol est surtout riche en bouillon peptoné à 5 o/o, ou dans l'eau peptonée à 10 o/o avec 0,5 o/o de phosphate de soude et 0,1 o/o de sulfate de magnésie.

FORMES DU B. COLI DÉCRITES SOUS DES NOMS PARTICULIERS

Dans le groupe du B. coli péritriche, comme nous l'avons décrit et figuré, se rangent beaucoup d'espèces décrites comme des espèces particulières, qui sont en réalité des sous-espèces. Il n'y a pas de limites tranchées entre ces sous-espèces.

Bacille de la maladie des furets (Eberth) Frettchenseuche. Bact. mustelicida Heim. Correspond, d'après nos recherches, dans tous ses détails au Bact. coli. 4 ou 5 cils longs, péritriches.

Bacterium brassicae acidae (Lehmann et Conrad). Trouvé par le Dr Conrad dans la choucroute. Il fait fermenter la lactose, coagule le lait (A H., XXIX. 56). Wehmer explique récemment la fermentation de la choucroute par l'action essentielle du Bact. Güntheri. Le fait a été confirmé par Lehmann et Butjagin.

Dans le saumure (de concombres) Aderhold a trouvé, en outre de Bact. coli, le B. Güntheri, et ce dernier produisait de grandes quantités d'acide.

Bacillus de la septicémie des porcs (de Marseille). Jobert et Rietsch (CB., IV, 270).

Bacilles de la septicémie spontanée du lapin. Eberth et Mandry (Fortsch. der Med VIII, 1890, n° 14). Le lait est coagulé. La disposition de ses cils nous est inconnue.

Bacillus indigogènes (Alvarez). Il se produit dans les macérations et les décoctions de feuilles de l'indigotier (Indigofera), de l'indigo aux dépens d'un glucoside préexistant, sous forme d'une pellicule bleue. La Bactérie présente une mobilité propre, mais au point de vue macroscopique et microscopique, comme au point de vue de ses cultures (capsule, fermentation du sucre), il est très analogue au Bact. pneumoniae Friedländer. Ce dernier peut aussi provoquer le dédoublement de l'indican ; le bacille de l'indigo est aussi pathogène. D'après certains auteurs, l'indigo peut prendre naissance sans la participation des microbes, seulement par l'action combinée d'un ferment diastasique et d'un ferment oxydant.

Bacterium coli mutabile (Massini). — Diffère des autres par ses changements de coloration du blanc au rouge, et la production de nodules, sur milieux lactosés. Ces nodules apparaissent au bout de 2 jours, augmentent de nombre avec le temps ; les colonies sont blanches ou rouges. Si l'on repique les colonies blanches dans les premières 24 heures, on obtient de nouvelles colonies blanches, avec un repiquage plus tardif on obtient des colonies rouges, qui toujours restent rouges par les repiquages ultérieurs. Les nodules sont l'origine des colonies rouges, car le repiquage des nodules donne toujours ces dernières. La pureté de la culture a été assurée par l'agglutination.

Bacterium coli β polaris Lehm et Neum.
[Tab. 26 XIII].

Ne peut être distingué ni morphologiquement ni biologiquement du Bact. coli, en dehors de la présence de cils situés seulement à l'un des deux ou aux deux pôles. Isolé par nous du fromage (Emmenthaler), des organes d'un chevreuil mort, par Stocklin, quelquefois des fèces, et par Gaertner des organes d'un cobaye mort; il est pathogène pour le cobaye. Une forme semblable a été photographiée par Lucksch comme un Bact. coli il nous semble étonnant qu'il vienne à la pensée que Bact. coli ait toujours 1 à 3 cils; nous n'avons, comme Stocklin, parmi beaucoup de coliformes isolés, rencontré que très peu de formes monociliées. Pathogène pour le veau.

Ici se place **Pseudomonas Fragaroidea** (Huss), isolé du beurre. — Odeur de fraise.— Le lait n'est pas coagulé, et **Pseudo-Monas destructus** de Potter (maladie des carottes).

Bact. coli et espèces voisines dans la farine, et les causes de la fermentation de la pâte et du levain.

Si on laisse fermenter la farine avec de l'eau, on y trouve les microbes suivants :

1. **Bact. coli** typique, et des formes qui se rapprochent davantage de Bact. entéritidis. Ces dernières constituent le **Bact. levans** Wolffin et Lehmann (1894). Le nom de Bact. levans a paru superflu depuis quelques années à Lehmann, comme il l'a montré dans un travail de Papasotiriou (C. B., XII). Les gaz nés aux dépens de la glucose contiennent 3 ou 7 parties de H et 1 partie de CO_2. Burri et Hollinger trouvent encore une bactérie jaune productrice de gaz — peut-être analogue au B. du lait amer de Eckles.

Bacterium tartaricum. F. Loehnis. Bâtonnet trapu de 1 μ. de large à 1 μ. 1 μ. 1/2 de long, non mobile. Ne prend pas le Gram. Pas de spores. Pas de liquéfaction. Analogue au Fluorescens sur gélatine en plaques. Gaz produits; lait non modifié, cult. sur pomme de terre brun jaune. Isolé du sol.

Bacterium cerevisiae (Fuhrmann) L. et N. Cultivé sur bière avec 4 0/0 d'alcool. Analogue au coli, mais ne coagule pas le lait; très peu d'indol. Gaz avec la glucose. Lactose non attaquée, le Bact. même y pousse mal. Très mobile (5 à 8 cils). Optimum de culture 30 à 33°. Forme des filaments à température élevée. Taille du coli. N'est pas spécial à la bière, a été trouvé dans l'eau.

2. Races qui se distinguent du Bact. coli par la liquéfaction de la gélatine, retardée d'ailleurs jusqu'à 10 jours ou 3 semaines (Hollinger), mais qui pour le reste sont complètement identiques au B. coli, jusque dans la composition des gaz produits. Ceux-ci renferment 1 à 3 parties de CO_2, et 1 partie de H_2. **Bact. coli var. albidoliquefaciens.** Lehmann et Levy = Bact. levans Hollinger.

3. Races, qui sont pareilles à 2), mais qui liquéfient un peu plus tôt (au bout de 7 à 11 jours); culture jaune sur agar et gélatine, glucose décomposée avec acide et gaz.

Les gaz contiennent CO_2 et H_2 en proportions irrégulières, le plus souvent CO_2 domine. « Gelber Gasbildner » de Hollinger. **Bact. coli var. luteo-liquéfaciens.** Lehmann et Lévy.

4. Races, qui sont pareilles à 3) mais qui liquéfient la gélatine entre le 3e et le 5e jour, fabriquent sur gélatine, agar et bouillon un pigment jaune intense. Un peu d'acide aux dépens de la glucose, mais pas de gaz ni avec la glucose ni avec la lactose — jamais d'acide avec la lactose. Le lait n'est donc pas coagulé. « Gelber Saüre bildner » de Lévy. **Bactéries jaunes acidifiantes.**

Les nos 1, 2 et 3 sont réunis par des liens communs, le no 4 est aussi très proche du no 3, de telle sorte que lui aussi peut être rattaché au groupe des colis; le no 1 et aussi 2 ct 3 agissent dans la levée de la pâte; l'acidité est assurée surtout par d'autres micro-organismes. A Wurzbourg, les microbes des espèces 1 à 3 ne font jamais défaut dans le levain, on peut les obtenir dans plus de la moitié des cas par la culture directe sur gélose alcalinisée : — au contraire, Hollinger, en Suisse, n'a trouvé dans le levain le plus souvent que des levures et pas de Bactéries gazéifiantes. La levée de la pâte par l'emploi du levain est en grande partie (Wolffin, Levy) ou exclusivement (Hollinger) assurée par la levure.

L'acidification de la pâte fermentée est causée en partie par les microbes du groupe du coli; beaucoup plus souvent (Hollinger) par Bact. (Streptococcus) Güntheri, et par des bâtonnets acidifiants, minces, prenant le Gram, correspondant au Bact. acidifians longeus Lafar. ou au Bact. Delbrücki Leichm, — toutes espèces qui assurent cette acidification en première ligne. A Wurzbourg, ces deux dernières catégories ne manquent jamais dans le levain; plus rarement on y trouve des anaérobies butyriques.

Dans le lait on trouve justement, d'après Vanderleck, des espèces liquéfiantes, qui deviennent rares, comme B. lactis aerogènes sur agar à l'esculine. Ici aussi se place sans doute **Pseudomonas levistici** (Osterwalder) qui liquéfie la gélatine, ne prend pas le Gram, forme de l'indol, mais pas d'H_2S, $1,1 — 1,5\ \mu$, de long sur 0,5 à µ. de large; 1 cil. Produit sur les feuilles vertes de *Levisticum officinale* des taches noires, sur les tiges et les pétioles des raies noir bunâtre.

Bactérium Stutzeri Lehm et Neum.

Bacillus denitrificans II, Burri et Stutzer

C'est le premier bâtonnet bien décrit qui est capable de produire la décomposition du salpêtre en azote.

C'est un bâtonnet mobile, non sporulé, un peu aminci à ses extrémités; 2 à 4 µ. de long, 3/4 µ. d'épaisseur; il pousse sur plaque de gélatine sous la forme de petits disques blancs, secs, visqueux, qui sont traversés par des nervures radiaires, qui s'incurvent et se fusionnent sur les bords. La partie supérieure de la gélatine en piqûre est analogue, la piqûre ressemble à un ruban blanchâtre. Pas de liquéfaction. Sur agar, peu caractéristique; sur pomme de terre alcalinisée, enduit épais, saillant avec des nervures de coloration chair ou rouge-pêche. Dans le bouillon, pellicule à la surface; dans le bouillon additionné de 0,3 0/0 de nitrate de potasse, production énergique d'azote. Pousse à la température de la chambre comme à celle de l'étuve aussi bien en anaérobie qu'en aérobie, néanmoins le pouvoir dénitrifiant est plus actif en aérobie. Action sur les hydrates de carbone inconnue. Isolé de la paille. Trouvé par Kunnemann dans la paille et le fumier de cheval.

Bacterium cepaeodorum Lehm et Neum.

Envoyé par Schottelius comme « Bacillus de l'eau avec forte odeur d'oignon ». Les cultures dégagent en effet cette odeur. Bâtonnet assez épais, trapu, à extrémités arrondies; mobilité moyenne. Se décolore par le Gram, pas de spores. La culture superficielle sur gélatine est plissée, épaisse, humide, blanche; les colonies profondes sont unies et lisses. Pas de liquéfaction au bout de 8 jours. Cultures sur agar peu caractéristiques. Sur pomme de terre, culture épaisse, délicate, de coloration jaune gris. — Bouillon troublé en 6 jours, lait coagulé, pas de fermentation du sucre.

Bacterium fragi, Eichholz, est peu dissemblable, mais il possède la propriété de développer peu à peu une odeur de fraises, et parfois de triméthylamine ou d'anis, aux dépens du lait. — Au groupe des bactéries fluorescentes se rattache : **Bacterium fragariae**, Th. Gruber, qui possède 1 à 9 cils polaires et ne liquéfie pas la gélatine. — Voir pour les autres producteurs d'éthers dans Massen (A. G., XV, 1899, p. 800).

ESPÈCES COLIFORMES LIQUÉFIANTES MALODORANTES

Bacterium vitulinum (Weissenberg) L. et N.

Court bâtonnet, non colorable par le Gram, mobile, colimorphe. Anaérobie facultatif. Culture jeune sur gélatine, comme Bact. coli, puis liquéfaction de la région avoisinante et désagrégation en miettes de la culture ; en piqûre sur gélatine, liquéfaction intense, d'abord infundibuliforme, puis cylindrique ; le contenu de l'entonnoir est très trouble, et surmonté d'une légère pellicule. Bouillon : trouble intense, pellicule délicate. Beaucoup de H_2S, très peu d'indol.

Sur agar et pomme de terre, à peu près comme le coli ; la culture sur pomme de terre sent très mauvais ; glucose décomposée avec dégagement de gaz ; lait non coagulé.

Considéré par Weissenberg comme l'agent d'une dysenterie des veaux en Silésie.

Très voisins, peut être identiques avec les espèces liquéfiantes de coli décrites, sont les 4 suivants, que nous ne connaissons que par la description :

Bacterium fœtidum liquefaciens (Tavel) L. et N. à 3 cils courts, s'échappant d'une capsule incolore (Stœcklin, Recherches sur le groupe des coli-bacilles, 1894).

Gélatine en piqûre liquéfiée, dégage une mauvaise odeur qui rappelle celle des latrines. Sucre décomposé avec abondant dégagement de gaz. Lait non coagulé. — Le bouillon se trouble et se recouvre d'une pellicule à sa surface.

Bacterium cloacæ (E.-O. Jordan) L. et N. Culture superficielle sur gélatine mince, un peu irrégulièrement délimitée. Culture sur pomme de terre blanc jaunâtre, abondante, non caractéristique. — Mobilité très active. Produit un abondant et rapide dégagement de gaz aux dépens de la dextrose et de la saccharose, ces gaz remplissent 50 à 95 0/0 de renflement du ballon à fermentation d'environ 1/3 de H et 2/3 de CO_2). Le dégagement de gaz aux dépens de la lactose marche très lentement. Le lait est coagulé en 8 jours.

Bacillus pneumonicus agilis Flügge. Cause la pneumonie de déglutition secondaire à la section du vague (Flügge).

Bacterium stomato-fætidum, T. Fischer. Morphologiquement et biologiquement analogue aux précédents. Très mobile ; on ne sait rien au sujet des cils. Isolé d'une stomatite grave. Très aérobie et pourtant provoque une forte gangrène.

Bacill. piscicidus hæmoliticus H. Marks,liquéfiant,sans odeur.

Bacterium pseudomelanosis (P. Ernst). — A ce groupe se rapporte le microbe très intéressant isolé par Ernst dans un cas de pseudo-mélanose et regardé comme l'agent de cette maladie. Autour des amas de bactéries, il y avait dans les tissus un dépôt noir verdâtre de sulfure de fer. Le microbe fabrique en très grande quantité H_2S, produit des gaz avec le sucre, liquéfie la gélatine, possède de nombreux cils, pas de spores et ne prend pas le Gram.

Bacterium discoformans Zopf.

Synonymie : Bacillus discoformans Zimm, Bacillus azureus Zimm.

Bâtonnet court (0,3 à 1,4 μ de long, 0,3 à 0,5 μ. de large). Immobile, ne prend pas le Gram. Pousse aussi en anaérobie. Sur plaque de gélatine : colonies profondes très jeunes, ponctuées de grains assez gros, arrondies, transparentes, colonies superficielles en partie semblables à des colonies jeunes de bacille d'Eberth (notamment Bacs.azureus), à parties plus épaisses. se rapprochant du type du coli. Les colonies superficielles commencent à liquéfier à partir du deuxième jour ; on peut **voir** souvent à leur périphérie une zone étroite munie de prolongements. La masse qui tombe au fond de la boîte de Pétri est un peu plus épaisse chez B. discoformans que chez B. azureum, chez les deux se produisent des lacunes ; les colonies profondes présentent ultérieurement de petites bosselures, et si elles arrivent à la surface, un bord chevelu, et une zone de liquéfaction. Sur gélatine en piqûre, liquéfaction assez rapide, infundibuliforme ou cylindrique; bouillon fortement troublé, avec beaucoup d'hydrogène sulfuré, et un peu d'indol. Sur agar : enduit épais, glaireux, blanc sale. L'agar se colore en brunâtre ou en rose. Sur pomme de terre : enduit humide, modérément saillant, gris jaunâtre ou brun rougeâtre. La glucose est décomposée avec forte production de gaz. Le lait est d'abord coagulé, puis il se redissout. Cette espèce correspond jusque dans la liquéfaction de la gélatine à un Bact. acid. lact. Nous avons reçu deux fois un exemplaire de cette espèce, de Zimmermann : une fois sous le nom de Bact. discoformans, une deuxième fois sous celui de Bact. azureus. Ces espèces ne sont nullement en concordance avec la description qu'en a donnée Zimmermann,ils sont au contraire identiques entre eux jusque dans leurs plus petits caractères.

Bacterium punctatum (Zimm), Lehm et Neum
-[Tab. 27]

Synonymie : Bacillus punctatus Zimm. Bâtonnets courts

(1) Un microbe en tout égal, mais ne produisant de gaz sur aucun sucre,a été isolé par nous du contenu stomacal (L.et N.).

(0,8 μ de long, 0,5 de large) formant aussi souvent de longs filaments. Doués d'une mobilité active par un cil [27, XI] polaire. Ne prend pas le Gram. Les colonies superficielles sont d'abord arrondies, transparentes, très petites, ponctuées, à bord lisse; petit à petit le bord devient finement dentelé, puis enfin il présente un bel aspect chevelu [27, VI-VIII]; en même temps la liquéfaction commence, sous la forme d'une cupule aplatie, au centre de laquelle on peut parfois encore distinguer la colonie. Le bord de cette cupule présente une zone gris blanchâtre avec parfois des arabesques contournées. La culture sur gélatine en piqûre rappelle d'abord le choléra [27 I], mais très rapidement la liquéfaction devient complète [27 II]. Sur agar [27 III] et pomme de terre [27, X] colonies colimorphes peu caractéristiques.

Le lait est coagulé et le coagulum se redissout; le glucose fermente avec gros dégagement de gaz. Beaucoup d'H_2S et peu d'indol dans les cultures. D'après Kruse, ce microbe, pour lequel il a d'ailleurs créé le nom de **Bact. aquatilis communis**, serait un des microorganismes les plus communs de l'eau. Il correspondrait à un **Bact. fluorescens**, qui ne produirait pas de pigment. — Nous avons aussi isolé ce microbe de l'eau, et nous avons trouvé souvent aussi des formes qui longtemps incolores, devenaient ensuite faiblement fluorescentes (nous ne nous sommes pas occupés des réactions sur le sucre).

Bacillus annulatus Zimmermann semble, pour nous, très analogue à B. punctatum, par toutes ses propriétés morphologiques et biologiques. — Il s'en distingue par la forme de la liquéfaction de la gélatine, qui est habituellement déprimée en trou. La forte accumulation de Bactéries blanches, qui se trouve sous les bords un peu excavés de la plaque de culture découpée comme à l'emporte-pièce, offre un aspect saisissant.

Bacterium salmonicida (EMMERICH ET WEIBEL) LEHM ET NEUM.

Bacilles de la maladie des truites (Emmerich et Weibel, A. H. XXI). — Bâtonnet immobile, plus rarement long, bâtonnets et filaments, — ne prend pas le Gram. Anaérobie facultatif.

Culture sur plaque de gélatine : très jeunes, les colonies ressemblent à celles du streptocoque, ensuite, elles s'enfoncent profondément dans la gélatine, sans la liquéfier véritablement. Le bord de la colonie devient irrégulier, dentelé.

Les cultures sur gélatine en piqûre rappellent au début aussi celles du St. pyogènes; plus tard (5 à 7 jours), il se forme autour de la piqûre d'inoculation une cavité profonde en entonnoir, à parois taillées à pic, au fond et sur les parois, dépôt de culture blanchâtre, délicate. Les cultures en piqûre sur agar présentent à la partie supérieure une colonie plate irrégulièrement limitée, brillante, humide, à bord gris jaunâtre, qui, au bout de quelques semaines, devient plus brune au centre; en même temps, la partie supérieure de l'agar se colore en brunâtre. Le bouillon reste clair, mais vers la partie supérieure il se produit sur les parois du tube un léger dépôt trouble, qui, par agitation du tube, se dépose lentement au fond en flocons nuageux. Au fond, peu à peu, sédiment abondant, blanchâtre. Ne pousse pas sur pomme de terre. Optimum à 10° ou à 15°.

Le microbe a été rencontré par Emmerich et Weibel dans une épidémie survenue sur les truites dans la Haute-Bavière. Ils ont pu tuer les truites saines, aussi bien par l'inoculation qu'en ajoutant le microbe à l'eau de l'aquarium. Les symptômes capitaux de la maladie étaient : une desquamation des écailles sur une étendue de la dimension d'une lentille, puis à cet endroit apparaissait une sorte de furoncle, qui devenait secondairement un foyer de suppuration et d'hémorragie. On trouve le bacille très facilement chez les animaux malades, principalement dans le sang du cœur.

Très semblable est :

Bacillus devorans Zimmermann L. et N. (I, p. 48).

Habitant de l'eau de source ; mais il a une mobilité très active. — On ne sait rien de ses propriétés pathogènes. Plehn a isolé un bâtonnet semblable de la truite de ruisseau et d'autres poissons. Rousse vite sur gélatine qui se colore en brun noir, Gram négatif sur agar, formes d'involution, pomme de terre devient brune.

Bacterium astaciperda Lehm et Neum.

AGENT DE LA PESTE DES ÉCREVISSES.

(Krebspest de Hofer A.G. A., XV.)

Découvert à Munich par le Pr Hofer, comme cause de la peste des écrevisses. Bâtonnets très mobiles, munis de 1 à 6 cils. Ne prend pas le Gram. Colonies superficielles sur gélatine d'abord découpées ; puis la gélatine est liquéfiée. Colonies profondes sur gélatine d'abord bosselées, granuleuses, comme le choléra, puis il se développe une couronne de prolongements rayonnés, et la liquéfaction survient. Les plaques de gélatine dégagent une odeur de sperme ; liquéfaction sacciforme de la gélatine en piqûre. Bouillon troublé uniformément. Sur agar, enduit humide. Anaérobie facultatif. Le lait est coagulé, tous les sucres fermentent ; production intense de H_2S, faible d'indol. Culture entre 8 et 37°. Se conserve bien dans un aquarium. Les écrevisses que l'on inocule entre le 3e et le 4e segment caudal meurent, avec de très petites quantités de culture. L'infection se produit également par ingestion. Dans les cas peu aigus, on observe souvent l'amputation spontanée des pinces ou des pattes, et quelquefois des mouvements cloniques ou toniques. On peut retrouver par la coloration et par la culture, le microbe au niveau des muscles.

Les poissons meurent aussi de l'inoculation des bactéries de la peste des écrevisses ; de même les souris, mais ni les cobayes ni les lapins. De grandes quantités de filtrat de cultures tuent le cobaye par inoculation intra-péritonéale. Manteuffel a isolé un bâtonnet analogue de l'écrevisse saine. Il pense que l'histoire de la peste des écrevisses n'est pas élucidée.

Les Bactéries de la fermentation acétique.

Tout un petit groupe d'espèces voisines entre elles produisent de l'acide acétique aux dépens de l'alcool dilué (par exemple du moût de bière additionné de 1/2 o/o d'alcool). L... et N... n'ont pas étudié eux-mêmes ces espèces qui ont été cultivées jusqu'à présent sur milieux solides. Microscopiquement, leurs cultures rappellent celles des B. pneumoniæ, acidi lact. et coli. On distingue 3 espèces : **Bacterium aceti Hansen**, **Bacterium Pasteurianum Hansen** et **Bacterium Kützingianum Hansen**, qui sont caractérisés de la façon suivante, d'après Hansen :

	BACT. ACETI Hansen	BACT. PASTEURIANUM Hansen	BACT. KÜTZINGIANUM Hansen
Pellicule sur bière double stérile à 34° en 24 h.	Glaireuse, lisse, assez humide, brillante tendance à présenter des marbrures.	Sèche, tantôt légèrement plissée, tantôt un peu en saillie au-dessus de la surface.	Semblable à pasteurianum, mais le voile se réfléchit en haut et empiète sur les parois du vase.
Si l'on porte les cultures en ballon poussées à 34° à la température de la chambre.	Le liquide reste clair.	Le liquide reste clair.	Le liquide se trouble, puis il redevient clair par dépôt progressif d'un précipité au fond du ballon.
Examen microscopique des éléments de pellicule jeune.	Bâtonnet court en forme de sablier ; disposition en chaînettes. Longs bâtonnets et filaments rares.	Comme bact. aceti.	Bâtonnets courts le plus souvent libres, souvent aussi associés par deux ; pas de chaînettes.

Coloration par l'iode de la *pellicule* glaireuse constituée par les bacilles (1).	Négative.	En bleu, les pellicules plus âgées présentent encore une légère coloration bleue de la substance glaireuse, les très vieilles ne se colorent plus.	En bleu.
Coloration des *bactéries* par l'iode.	En jaune.	En jaune.	En jaune.

(1) Sur la variabilité de la coloration bleue du Mucus, voy. Hansen CBL. VII, 439.

Nous avons donné dans le tableau précédent une vue d'ensemble, d'après les indications de Hansen, le plus important investigateur de ce groupe.

Les 3 espèces de bactéries acétiques possèdent un cycle de formes particulièrement influencées par la température. Particulièrement pour Bact. Pasteurianum, Hansen a remarqué :

A des températures au-dessous de l'optimum 34°, de belles chaînettes de bâtonnets prennent naissance ; à des températures plus élevées les éléments isolés deviennent des filaments longs, non articulés. Ces filaments, ramenés de nouveau à la température à 34° ou au-dessous, se brisent en parties en de nouveaux bâtonnets courts, ou présentent des renflements caractéristiques. Ces renflements deviennent de nouveau, par allongement des bâtonnets courts, qui en tout cas, perdent leur partie élargie. D'après Lafar, les formes renflées, ventrues, seraient en partie en rapport avec l'action des acides.

Depuis ces 10 dernières années, toute une série de nouvelles espèces dotées de noms sont venues s'ajouter aux 3 anciennes dont elles sont très difficiles à distinguer d'après les descriptions données (Henneberg CBL, III, n° 9 et 10, IV, 1 à 4 et 25). Beijerinck (CBL, IV, p. 21) et son élève Hoyer (CBL., IV, 847) ont fait des nouvelles communications assez surprenantes sur les bactéries acétiques. La description de toutes ces espèces laisse bien à désirer.

Beijerinck nomme le Bact. aceti de Hansen **Bacterium**

rancens Beijerinck et considère Bact. Pasteurianum, confondu avec Kutzingianum, comme une variété. Bact. rancens est la **Bactérie acétique de la Bière**. A cette bactérie appartiennent aussi **Bact. acetosum** Henneberg et **Bact. oxydans** Henneberg. — La véritable **Bactérie acétique rapide**, que Pasteur a eue entre les mains, et que Beijerinck appelle maintenant **Bact. aceti Pasteur**, est toute différente de celle de Hansen. Hansen surtout n'a pas dit que **Thermobacterium aceti** Zeitler appartient au contraire à ce dernier groupe. — Enfin Beijerinck distingue encore un **Bacterium xylinum**.

Une clé peut être établie de la façon suivante :

A.— Voile épais sur un mélange de 100 parties d'eau, 3 d'alcool, 0,05 de phosphate d'ammoniaque, 0,01 de chlorure de potassium. Très léger voile sur la bière. Culture très discrète sur bière-gélatine, mais culture abondante, glaireuse sur bière-gélatine $+ 100/0$ de sucre de canne.

Bact. aceti (Pasteur) Beijerinck.

B. — Pas de culture sur les milieux ci-dessus, mais voile épais sur la bière.

a) Enduit blanc, mou, sur gélatine ; sucre de canne sans influence sur la culture :

α) Le mucus isolé, traité par l'iode reste incolore.

Bact. rancens (1) (Beijerinck)

ϐ) Le mucus isolé, traité par l'iode, devient bleu.

Bacterium Pasteurianum (Hansen)

b) Enduit dense, sec, ressemblant à du cuir sur gélatine ; sur la bière, d'abord voile glaireux, qui devient ensuite épais, semblable à du cuir, et donne la réaction de la cellulose. Le sucre de canne favorise le développement.

Bact. xylinum Broown.

La question de la fermentation acétique paraît encore loin d'être tranchée selon Henneberg. Cet auteur espère qu'on pourrait obtenir, par la fabrication du vinaigre, les microbes en culture pure. Jusqu'ici on a isolé **B. xylinum**, **B. xylinoïdes**, **B. vini-aceti**, **B. ascendens**, **B. orleanense**.

Henneberg divise ces types en B. utilisables : **B. xyli-**

______

(1) Bact. rancens, selon nous, est brillant sur les milieux solides, pousse peu rapidement ; est un peu saillant — ne liquéfie pas la gélatine. Pas de culture anaérobie. Glucose attaquée avec production de gaz et d'acides.

noïdes et **B. Orleanense**, en B. inutilisables (les autres).
Malheureusement, leurs caractères manquent de précision.
B. xylinum est assez caractéristique avec sa pellicule
indéchirable, épaisse d'un centimètre, gélatineuse, sur le
moût. **B. vini aceti** et **ascendens** donnent des pellicules
minces, peu cohérentes, tandis que **B. orleanense** et xylinoïdes donnent une pellicule solide, « en papier de soie ».
Müller-Thurgau précise qu'à chaque variété de vin correspond une flore fermentative spéciale. Ainsi les vins du
sud contiennent des bactéries acétiques fortement acidifiantes, et les vins légers de l'Europe centrale des B. moins
énergiquement acidifiantes.

Bacterium turcosum (Zimm) L. et N.

Batônnets très petits, de 0, 2 à 0, 3 μ. d'épaisseur sur 0,3 =
1,5 μ. de long, possédant un mouvement lent, qui est produit par
un cil terminal.

Sur gélatine en plaque, colonies petites, en forme de tête, de
coloration intense jaune turquoise transparente, s'enfonçant peu
à peu dans la gélatine. Au microscope, ces colonies ne présentent pas de dessin, et sont plus ou moins transparentes. La culture sur gélatine en piqûre présente à son extrémité supérieure
une colonie arrondie, lisse, poussant lentement, de coloration
jaune intense, tirant parfois un peu sur le vert ; cette colonie
s'enfonce très lentement, sans liquéfier la gélatine. Cultures sur
agar, analogues. Sur pomme de terre, enduit délicat, jaune
verdâtre, sec, et brillant mat. Trouble léger dans le bouillon,
sans production notable d'H²S et d'indol. La glucose n'est pas
attaquée, le lait n'est pas coagulé.

Isolé par Zimmermann de l'eau ; nous avons obtenu deux fois
par la culture de smegma préputial, des microbes qui correspondaient avec l'original de Zimmermann.

Bactérium flavum (Fuhrmann) L. et N. isolé d'une bière
en bouteille, qui n'était ni trouble ni déposée, ne renfermait ni
moisissures ni champignons. Petits bâtonnets de 1 à 1, 2 μ. de
long sur 0,6 μ. de large, très mobile ; 3 à 4 cils, pas de spores,
Gram négatif, gélatine liquéfiée. Sur agar et pomme de terre culture jaune clair. Le pigment est séparable dans les alcalis et les
acides dilués: Lait coagulé en 8 à 10 jours. Pas d'indol ni de gaz.
Acidité en 48 h. de 2 gr. de soude.

Bacterium cremoïdes NOBIS AD INTERIM (1).

Bâtonnet court de 0,5 à 0,8 μ. de large sur 0,8 à 1,6 μ. de long,

(1) **Bactérium synxanthum** (Ehrenberg) L. et N. Nom vulgaire :

immobile, se décolorant par le Gram ; sur plaque de gélatine :
colonies circulaires grises ou gris jaunâtre ; à 60/1 elles sont finement granuleuses, plus tard opaques ; pas de liquéfaction. Piqûre
sur gélatine peu caractéristique : partie supérieure poussant lentement, épaisse, blanchâtre, rougeâtre ou crème, brillant-mat.
Agar en strie : culture brillante, humide, de coloration crème.
Eau de condensation claire avec pellicule et léger sédiment. —
Même aspect sur le bouillon ; un peu d'indol et d'H^2S, pas de gaz
aux dépens du sucre. Le lait n'est pas coagulé.
Dans l'eau à Wurzbourg.

Bacterium erythrogenes (Grotenfelt) L. et N.

Bacillus lactis erythrogenes Grotenfelt. Bacille du lait rouge.
Court bâtonnet immobile de 0,8 à 3,6 μ. de long sur 0,5 à 1,6
de large. Prend le Gram. Sur plaque de gélatine, colonies circulaires gris jaunâtre qui peu à peu s'enfoncent dans la gélatine
en la liquéfiant ; à 60/1 les colonies superficielles sont d'abord
comme les profondes, très semblables à celles du coli ; plus tard,
quand la liquéfaction commence, le bord des colonies, devenues
opaques, est muni de prolongements chevelus, la colonie devient
plus tard régulièrement frangée, et granuleuse à gros grains.
L'intensité de la liquéfaction varie beaucoup avec chaque colonie.
Dans la culture en piqûre sur gélatine la partie supérieure superficielle est épaisse, jaune soufre, et s'enfonce lentement ; plus tard,
la liquéfaction est cylindrique ; la culture sur agar est humide
et jaune.
La gélatine et l'agar se colorent, particulièrement dans l'ombre,
en rouge ou en grenat intense ; nos cultures présentent le
même phénomène aussi à la lumière diffuse. D'après Grotenfelt,
le pigment donne, au spectroscope, deux lignes entre les raies D
et E et une autre dans la partie bleue. Culture sur pomme de terre :
jaune soufre, saillante, en partie mate, et en partie humide. Le
lait se précipite, la caséine est précipitée en flocons (avec réaction alcaline) et le sérum clair devient rosé ou rouge. Sur glucose, pas de gaz ; sur bouillon, beaucoup d'indol, peu d'H^2S. Notre
description est faite d'après une culture de Kral.

Bacille du lait jaune. D'après J. Schroeter : Bâtonnet mince, très mobile,
produisant un pigment jaune, soluble facilement dans l'eau, pas du
tout dans l'éther ni l'alcool. Ce pigment est décoloré par les acides, et
redevient jaune par des bases. Le lait est coloré vivement en jaune, la
caséine est dissoute, de lait devient alcalin. — L'exemplaire que nous
avons reçu de Kral n'était pas mobile, troublait le bouillon, en donnant
aussi une pellicule mucilagineuse, coagulait le lait avec réaction acide,
produisait des gaz avec la glucose, donnait sur agar et gélatine des
cultures jaunes luxuriantes, humides, rappelant celles du coli, ne liquéfiait
pas la gélatine, et donnait sur pomme de terre une culture saillante
jaune clair ; prenait le Gram en 1899, ne le prenait pas en 1903.

Bacterium helvolum (ZIMM) L. et N.

Bâtonnet trapu, assez épais (1,0 à 3,6 μ de long sur 0,8 à 1,2 de large), immobile, se colorant par le Gram. La gélatine en plaque présente des colonies arrondies, jaune citron intense, surélevées et aplaties, qui plus tard s'enfoncent. A 60/1 colonies homogènes, à peine transparentes au centre, plus claires sur le bord, qui est lisse ; quand commence la liquéfaction, le bord, bien tranché, devient granuleux.

Sur gélatine en piqûre, partie supérieure, épaisse, brillante, d'un jaune citron intense, s'enfonçant lentement ; culture sur agar gris jaunâtre, humide. Culture sur pomme de terre, large, mate, jaune verdâtre. Bouillon trouble avec pellicule; beaucoup d'H²S, pas d'indol. Pas de gaz avec le glucose; le lait est coagulé.

Nous l'avons trouvé dans l'air, et il coïncidait exactement avec la description de Zimmermann. **Bacillus luteus** Flügge paraît être identique, mais il n'est pas liquéfiant. — **Bact. constrictus** Zimmermann et **Bac. subflavus** Zimmermann paraissent être aussi voisins ; ils ne sont pas liquéfiants.

Bacterium herbicola aureum (1) BURRI et DUGGELI.

Bâtonnets courts, de 1,3 μ sur 0,6—0,7 μ très mobiles ; cils non trouvés. Ne prend pas le Gram. Dans les cultures, particulièrement sur les milieux solides, tendance à la formation de zooglées.

Les bâtonnets, en forme de saucisses, sont entourés de mucus, qui dans l'eau se dissout, en libérant les bactéries. Culture sur gélatine 60/1, ronde, découpée, lisse d'abord, granuleuse plus tard. Gélatine ramollie et muciforme, prend une coloration jaune d'or ; même aspect en piqûre. Sur agar, colonies luxuriantes jaune d'or, surtout à 37°. Agar glucosée, un peu de gaz, ou pas du tout. Lait non modifié. Sur pomme de terre belle culture jaune, sur bouillon pellicule grêle.

Le microbe est très commun sur les graines, les feuilles, les tiges. Voyez les espèces de la farine qui sont très voisines. Il est identique pour Beijerinck avec **Bact. agglomerans**, et avec le bacillus mesentericus aureus Winckler, d'après Düggeli; très voisin aussi pour Düggeli, le **Bac. herbicola rubrum** Burri et Düggeli, qui ne liquéfie pas la gélatine, et donne à la pomme de terre une coloration rouge.

Pseudomonas Conradi. — Bâtonnet rouge, qui donne des taches rouges sur le fromage, est analogue ; mobile, 1 cil; indol positif. Non coagulant, attaque la dextrose. Pigment soluble dans l'alcool ou dans l'eau.

(1) Le nom n'est pas bien formé ; nous proposons le nom suivant : **Bact. herbicola α aureum** en opposition à : **Bact. herbicola β rubrum.**

Bacterium lactis saponacei (Weigm. et Zirn.) Lehm et Neum.

Sous le nom de Bacillus lactis saponacei, Weigmann et Zirn ont décrit (C. B., XV, 464) un court bâtonnet immobile, qui donne sur plaque de gélatine des colonies blanchâtres, jaunâtres au centre, plus tard jaunes uniformément, et qui ne présentent pas de dessin particulier. La liquéfaction se produit peu à peu. En gélatine en piqûre, il se produit un entonnoir, au fond duquel se déposent des flocons jaunes. Sur agar en piqûre, culture luxuriante, le centre d'abord seul est jaune, puis toute la culture, très large, le devient. Sur pomme de terre, enduit jaune, glaireux. Le lait n'est pas coagulé, mais il devient glaireux, filant. La saveur en est savoureuse, fade (lessive). Optimum à 10°. Au sujet du lait saponifié la première communication se trouve dans Herz (Ch. Zeit. Rep., 1892, p. 34.)

Bact. sapolacticum (Eichholz), qui produit la fluorescence, est mobile et ne liquéfie pas la gélatine, est un peu différent.

Bacterium nubilum (P. et C. Frankland). Lehm et Neum.

Bâtonnets courts et immobiles (1 à 2 μ. de long, 0,3 à 0,5 de large) prenant le Gram. Les colonies sur plaque de gélatine prennent un aspect polymorphe élégant. Elles sont, dans un stade jeune, jaunâtres, irrégulières, munies de prolongements latéraux multiples épais ou minces, ressemblant à des mites. Le noyau plus compact qui forme le centre disparaît peu à peu, tandis que les prolongements se groupent de plus en plus en forme d'étoile. A ce moment la liquéfaction de la gélatine commence. La périphérie des colonies se résout lentement en des miettes délicates, et il reste dans la cupule liquéfiée un squelette de filaments rayonnés, qui s'ordonnent encore plus tard comme les rayons d'une roue. Enfin la colonie entière se désagrège en miettes irrégulières. Macroscopiquement, la colonie ne diffère pas d'une colonie de subtilis. En gélatine en piqûre, la colonie s'enfonce en cupule, et la liquéfaction devient cylindrique. La zone liquéfiée est légèrement trouble. La culture sur agar est ondulée, dentelée, assez riche, rose pâle au milieu, jaune brunâtre sur les bords, brillant mat. L'eau de condensation est claire avec un dépôt jaune brunâtre. La culture sur pomme de terre est tout d'abord rose blanchâtre, brillant mat, ou sèche, plus tard jaune brunâtre intense. Lait non coagulé; réaction alcaline. Sur glucose, pas de gaz. Faible production d'indol, le bouillon se trouble. Isolé de l'eau par Zimmermann. Notre description est faite d'après une culture de Zimmermann.

Bacterium ochraceum (Zimmermann) Lehm et Neum.

Bâtonnet court, de 0,5 à 0,8 μ de large, de 1, 2 à 3,6 μ de long, très mobile, muni de cils polaires, — prend le Gram. Sur plaque de gélatine, il présente d'abord des formes comme le coli ou l'Eberth, puis ces colonies deviennent saillantes sur les bords et s'effrangent, tandis que la gélatine se liquéfie. A la surface de la cupule de liquéfaction flotte une pellicule de nuance grise ou gris jaunâtre, tantôt dense, tantôt délicate ; les pellicules fines laissent voir souvent un réseau irrégulier. La culture sur gélatine en piqûre présente une partie supérieure gris jaune, qui s'enfonce bientôt ; la zone de liquéfaction est cylindrique, trouble, avec dépôt gris jaune. Culture sur agar : gris, jaune clair sale, assez élargie ; l'eau de condensation est claire avec dépôt modéré. Bouillon légèrement troublé, avec dépôt modéré et pellicule légère ; beaucoup d'indol et d'H_2S. Lait non coagulé, mais un peu glaireux ; pas de gaz avec la glucose. Pomme de terre jaunâtre.

Un microbe isolé par nous de l'estomac correspond en tout point au B. de Zimmermann. — Nous avons isolé aussi un bâtonnet très semblable, mais non mobile, du *Secale cornutum.*— Nous ne pouvons différencier du B. ochraceum un **Bacillus plicatus** Zimm. isolé par Zimmermann. De même **Bacterium carnosum** (Tils, Zimmermann) est très voisin : nous n'avons pu retrouver les spores vus par Tils ; la coloration de la colonie envoyée par Zimmermann n'était pas possible à distinguer de celle de B. ochraceum. **Pseudomonas trifolii**, isole du trèfle par Heiss, est voisin : très mobile (1 cil), pousse sur pomme de terre, ne prend pas le Gram.

Bacterium fulvum (Zimmermann) L. et N.

Bâtonnet de 0,3 à 0,5 μ de large, la longueur oscille entre 1,6 μ jusqu'à celle de longs filaments. Immobile, sans cils, prend le Gram, parfois liquéfiant, parfois non liquéfiant. — Plaques de gélatine : colonies brillantes, jaune orangé ; tantôt en fines gouttelettes, tantôt plus larges ; tantôt elles liquéfient énergiquement, tantôt elles ne liquéfient pas du tout la gélatine. Les colonies non liquéfiantes de la surface sont à 60/1 semblables à celles de B. coli ; elles sont irrégulièrement arrondies ou lobulées, assez transparentes, gris jaune, homogènes, souvent avec des sillons et des stries comme chez le coli. Les colonies liquéfiantes se présentent tout à fait différemment : les superficielles ressemblent au subtilis, avec un bord fasciculé [47, II]; plus tard elles se désagrègent en fines particules qui tombent au fond de l'entonnoir de liquéfaction.

Sur gélatine en piqûre, rien de particulier, partie supérieure brun orangé ou rouge orangé ; la zone liquéfiée, d'abord infundibuliforme, puis cylindrique, est trouble, et surmontée souvent d'une pellicule.

Agar en piqûre : culture humide jaune orangé ou jaune rouge. Pomme de terre, même aspect.

Lait. Non coagulé mais transformé, par nos deux formes liquéfiantes, en un liquide jaunâtre, trouble avec dépôt orangé, au-dessus duquel flotte la crème qui est jaunâtre ; une forme non liquéfiante coagule le lait (culture originale de Bact. tremelloïdes Schottelius). — Pas de gaz aux dépens du sucre ; présence faible d'indol ; pas de H^2 S. — Trouvé par nous dans l'eau et dans le lait.

Nous rapprochons ici les espèces étudiées par nous-même : **Bactérium bruneum** Schroeter (donné par Fischer),**Bacterium trémelloïdes** Schottelius, donné par Schottelius). **Bacillus fuscus** Flugge correspond complètement à la description de Zimmermann (1).

Bactérium mycoïdes roseum Scholl paraît, malgré une coloration un peu dissemblable, très voisin également (Fortsch. d. Med. VII, 46).

L'échantillon de **Bacillus arborescens** Frankland, que nous a envoyé Hauser, est également identique et ne correspond ni à la description originale de Frankland, ni à celle de Zimmermann. D'après celle de Frankland, la gélatine n'est pas liquéfiée, dans celle de Zimmermann, la réaction de Gram est négative. — De la mobilité nous ne sommes pas persuadés ; on n'a jamais pu colorer de cils.

Bactérium chrysogloea Zopf (2). D'après la description de Zimmermann, ne se distingue du précédent que par une mobilité très active. Nous avons trouvé une forme absolument analogue avec cils péritriches et mouvement très vif se colorant par le Gram, dans le contenu stomacal. Chrysogloae et fulvum doivent être considérés comme la forme mobile et la forme immobile d'un même microbe, mais ceci n'est pas encore démontré.

Bac. bruneus rigensis, isolé de la terre par Bazarewski. Bâtonnet de 1, 7 à 2, 5 µ de long, 0,75 µ de large, mobile : ne prend pas le Gram, pas de spores, capsules dans les vieilles cultures. Liquéfie la gélatine : d'abord liquéfaction en sac, puis dépôt brun jaune. Colonies analogues à celles du coli. Pellicule sur le bouil-

---

(1) La description que Schröter donne lui-même de son **Bact. bruneum** est insuffisante, de même que les caractères de B. fuscus de Flügge. Nous avons choisi par conséquent le nom le plus ancien, qui est caractéristique, et parce que sa description s'accorde avec nos propres cultures.

(2) Migula classe **Bact. chrysogloea** parmi les espèces immobiles et regarde **Bact. aureum** Frankland, **Bact. aurescens** Frankland, et **Bact. egregium** Zopf, comme très voisins.

lon, réaction alcaline. Sur pomme de terre, enduit jaune, puis brun, brillant. Pigment soluble dans l'alcool et insoluble dans l'éther.

Bacterium latericium (ADAMETZ) LEHM ET NEUM.
(Tab. 28, I-VI).

Bâtonnet court (0,8, à 16 μ de long sur 0, 4 à 0,6 μ de large), effilé en pointe à ses deux extrémités, immobile, se colorant par le Gram. Sur gélatine en plaque, les colonies profondes se présentent comme des disques arrondis rouge brun, opaques, à bord uni ; la colonies superficielles, dentelées, ondulées, à bord transparent, très granuleux, rougeâtre [28, III]. En gélatine en piqûre, pas de liquéfaction, culture rouge cinabre ou rouge-brun [28, II]. De même sur agar en piqûre [28, I]. La culture sur agar en plaque ne présente rien de caractéristique : disques arrondis, grumeleux, à bord granuleux. Dans les colonies profondes, le bord est uni. [28 V]. Sur pomme de terre, la Bactérie ne pousse que très lentement et très mal [28, IV]. Le bouillon reste clair, le lait n'est point coagulé ; ni gaz ni acides, aux dépens du sucre. Pas de H²S ; des traces d'indol. Isolé de l'air par nous. Cet échantillon correspond, autant qu'on peut en juger, d'après Eisenberg, au Bacterium d'Adametz. Le microbe n'est pas ici à la place que lui assignent ses affinités naturelles, il serait mieux placé à côté du Bact. acidi lactici.

Deux bâtonnets, mobiles, munis de cils, formant un pigment rouge, asporulés, ont été décrits par Catiano : **Bac. rubiginosus** et **coccineus**.

Bacterium prodigiosum (EHRENBERG) LEHM ET NEUM.
(Tab. 29 et 30) (1).

Synonymie : Monas prodigiosa Ehrenberg, Micrococcus prodigiosus Cohn, Bacillus prodigiosus Flügge.

Aspect microscopique. — Sur milieux solides, bâtonnets très courts, souvent semblables à des coccis. Les extrémités sont un peu effilées ou arrondies. Le plus grand diamètre est de 1 μ [29, XI] 3o, IX]. Dans le bouillon, surtout faiblement acide, on obtient des formes plus longues, des bâtonnets manifestes, et des filaments plus ou moins longs.

Mobilité propre. — Dans les jeunes cultures en bouil-

(1) Le tableau dessiné pour Bact. Kiliense représente des formes qui se présentent toutes chez Bact. prodigiosum, puisque les 2 espèces sont identiques. (Voir p. 379.)

lon, mouvements actifs, dus à 6 à 8 cils longs, péritriches
[29, XII, 30, XI]. Par contre il est immobile dans les vieilles
cultures sur agar et sur pomme de terre, dans lesquelles le
B. produit un mucus abondant qui gêne les mouvements.
Scheurlen rapporte la formation du mucus à une forte alcalinité.

Colorabilité. — Facilement colorable, mais ne prend pas
le Gram.

Nécessité d'oxygène. — Anaérobie facultatif, pousse
mieux en aérobie. Il liquéfie aussi la gélatine en anaérobie
(avec aussi 2 o/o de sucre), mais il ne produit pas de pigment
en anaérobie, ne pousse pas même pour Samkow.

Conditions de la température et de milieu nutritif.
— Optimum à 22-25° ; a l'étuve, notamment à 38° ou 39°,
la production du pigment est entravée ; la culture, prolongée
à une trop haute température, amoindrit en outre le pouvoir
de fabriquer du pigment (1). Pousse aussi et pigmenté, sur
les milieux dépourvus d'albuminoïdes.

Gélatine en plaque. — *a*) grandeur naturelle : Au début la colonie superficielle est un petit point grisâtre, qui
liquéfie aussitôt la gélatine en forme de cupule aplatie
(assiette). La zone périphérique de celle-ci est plus claire que
le centre. La colonie primitive se colore souvent en rougeâtre,
mais souvent aussi elle reste blanche et disparaît avec l'augmentation de l'entonnoir de liquéfaction [29, VIII, 30, III].

b) Grossissement de 70 Diam. : La colonie superficielle,
au début, est délicate, granuleuse, arrondie, à bord uni ;
plus tard, son centre est rose, granuleux, parfois avec une
ébauche de striation. La zone périphérique est formée de
touffes de prolongements chevelus agglomérés ensemble,
qui se terminent par de très fines pointes vers l'extérieur
[29, VII, 30, IV]. A côté de cette forme, on trouve souvent
une forme atypique avec un point central brunâtre, les
différentes zones disparaissent, et la colonie tout entière

---

(1) Remarquons que souvent la présence du pigment du Bact. prodigiosum varie énormément, sans aucune cause appréciable. Aussi, on
voit souvent 20 cultures de même origine, faites sur le même milieu et
en même temps, fournir les unes beaucoup de pigment, les autres, à peine.
Sur plaque on a toujours les unes à côté des autres des colonies très
colorées et d'autres très claires.

semble formée d'une touffe de cheveux délicats, rayonnés. Les deux formes se transforment l'uneen l'autre. Les colonies profondes sont d'une façon peu caractéristique, jaune-brunâtre, granuleuses, ovalaires.

Gélatine en piqûre. — Déjà, au bout de 6 heures, la piqûre commence à se liquéfier sous forme d'une cupule à partir de la surface de la gélatine (1). La liquéfaction se continue le long du canal de piqûre, et forme un entonnoir conique. C'est seulement après un long espace de temps que la liquéfaction devient cylindrique. La zone liquéfiée est remplie de flocons blanchâtres ou rosés, au milieu desquels nagent des grumeaux isolés, très fortement colorés. A un stade très avancé de la liquéfaction, un sédiment nébuli-forme, rougeâtre ou rouge très intense, se dépose au fond, tandis que la zone supérieure demeure colorée en rouge. Si la culture est atypique, il n'y a pas de coloration rouge. La forme de l'entonnoir de liquéfaction est très variable [29. I. 3o, II].

Plaque d'agar. — *a*) grandeur naturelle : Les colonies apparaissent comme des petits points rouges extrêmement ténus, déjà au bout de 36 heures. Les colonies situées près de la surface augmentent rapidement de dimensions, et se colorent en rose ou en rouge sombre. A côté de ces colonies, il en est qui ne sont pas pigmentées : elles sont irrégulière-ment arrondies, en partie dentelées, souvent avec des zones alternativement claires et sombres, le centre est foncé [29, V ; 3o, VI].

b) grossissement de 70 diam. : Les colonies superficielles aussi bien que les colonies profondes sont d'abord arron-dies, irrégulièrement formées, jaune clair, avec un bord uni. Plus tard les colonies profondes prennent une teinte brunâtre, à reflet rougeâtre, elles restent lisses sur le bord, mais deviennent très granuleuses (à gros grains). Les colonies superficielles, au contraire, sont transparentes, rose pâle ou rouges, très finement ponctuées, avec un bord uni ou presque uni [29, VI, 3o, VII].

Agar en piqûre. — Piqûre : Filiforme, sans nodules,

____

(1) Le Bacille rouge de Miguel n'est pas liquéfiant.

blanche ou rougeâtre. Au bout de longtemps, il se forme autour du canal de la piqûre une zone blanchâtre trouble [29, III]. Partie supérieure superficielle : complètement recouverte déjà au bout de 48 heures d'un enduit brillant, uni, dont la coloration varie du blanc atypique jusqu'au rouge pourpre le plus typique [29, IV]. Souvent il est ombré de gris blanchâtre ou de rouge. La région de l'agar immédiatement sous-jacente se colore avec le temps en rouge grenat.

Agar en strie. — La colonie reste limitée à la strie ; même aspect que la partie supérieure de l'agar en piqûre ; eau de condensation rouge, trouble, avec un sédiment rouge [29, II, 3o, I].

Culture en bouillon. — Trouble diffus, intense, avec une pellicule légère plus ou moins colorée en rouge. Le bouillon prend une consistance huileuse ou gélatineuse.

Culture sur lait. — Solidement coagulé en 24 heures. Le coagulum se redissout ultérieurement ; coloration jaunâtre.

Culture sur pomme de terre. — Tout d'abord culture limitée à la strie d'ensemencement, plate, humide, rose ou rouge. Plus tard, elle devient très foncée, surélevée, à bord ondulé, et, en 5 ou 6 jours, elle acquiert sa couleur rouge pourpre sombre [29, IX, 3o-X]. Parfois, on voit à la surface un reflet vert doré, pareil à celui de la fuchsine desséchée. De même que la culture sur agar, la culture sur pomme de terre se fait parfois d'une façon atypique, et est gris blanchâtre, orangé, rouge brique ou rose, au lieu de rouge pourpre [29, X].

Réactions chimiques. — a) Le pigment rouge (Prodigiosine) : le plus beau pigment se forme sur agar et pomme de terre, il est insoluble dans l'eau ; il est analogue, mais seulement extérieurement par sa couleur et son reflet doré à la fuchsine ; d'après Scheurlen, même, il est vraisemblablement dépourvu d'azote (la teneur en azote trouvée par Kraft nous semble aussi très douteuse) ; il est en outre dépourvu de soufre, de phosphore et de magnésium. Le pigment ne peut cependant pas prendre naissance sur des milieux dépourvus de magnésium ; pourtant il y a des exceptions à cette règle (Samkon) ; le pigment est facilement soluble dans l'alcool et dans l'éther, il devient jaune orangé avec les bases, carmin ou violet rouge avec les acides. Le chlorure de zinc et l'acide chlorhydrique le décolorent comme tous les pigments rouges de ce groupe. A la lumière, il blanchit rapidement, aussi bien en solution que desséché.

b) Substances rapides et odorantes : Sur pomme de terre particulièrement, il se forme de la méthylamine et de l'ammoniaque. D'après Schottelius, l'odeur est proportionnelle à l'intensité du pigment. Nous avons trouvé des cultures incolores qui dégageaient une forte odeur de hareng. Ackermann et Schutze ont isolé la triméthylamine, qui est produite plus abondamment que la méthylamine. Elle se produit seulement sur pomme de terre, et non sur agar, aux dépens de la lécithine et de la choline. En ajoutant ces corps à la pomme de terre on augmente la proportion de tryméthylamine. Le B. de la pomme de terre n'en produit pas.

Pour plus de détails sur le pigment, la biologie et les produits fabriqués par ce microbe, voyez Kraft : Dissertation aus dem Würzbourg hyg. Institut, 1902. Sur les conditions de la formation du pigment, voir W. Kuntze (C. B. XXVIII, 602) et Luckford (Diss. med. Fribourg, 1901). Kuntze a réussi particulièrement avec le sulfate de magnésium additionné aux milieux de culture. K.-B. Lehmann a obtenu de bons résultats par l'addition de tyrosine. Lœw et Kozaï recommandent : 1 o/o de peptone ; 0,2 o/o d'acétate de soude, 0,2 o/o d'asparagine (C B L, X, 264).

c) Production de gaz et d'acides aux dépens du sucre : Elle est très intense d'après Schottelius et d'autres auteurs ; notre culture de Prodigiosum produit en tout cas de l'acide sans dégagement de gaz (mais notre Kiliense produit des gaz). Un Prodigiosum isolé de l'eau de Heidelberg par Cramer ne fabrique pas non plus de gaz. Putter discute aussi cette propriété. Scheurlen a trouvé de l'acide formique et de l'acide succinique.

d) L'urée est transformée en carbonate d'ammoniaque, mais pas par toutes les races.

e) Traces d'indol, pas d'hydrogène sulfuré.

Habitat. — Sur la pomme de terre cuite, le pain mouillé, la colle, et en général sur toutes les substances amylacées, d'une façon épidémique, à la fin de l'été et à l'automne (Scheurlen). Il est aussi la cause des « hosties saignantes ». Parfois dans les eaux des conduites, dans l'eau de source, dans les eaux ménagères.

Valeur pathogène. — Injecté dans le péritoine des cobayes, est mortel à la dose de 1-2 cmc : l'affection semble une intoxication plus qu'une infection. On réussit aussi par la voie sanguine et la voie sous-cutanée ; de petites doses ne sont pas toxiques ; les cultures filtrées sont peu toxiques mais les cultures chauffées le sont beaucoup. Le passage par la grenouille augmente le pouvoir pathogène pour la souris (Marx). Les protéines du Prodigiosum ont été étudiées et reconnues toxiques.

Espèces voisines ou identiques à Bact. prodigiosum.

Bacterium Kiliense (Fischer et Breunig) L. et N.

La race que nous avons représentée (Tab. 30) se distingue de notre Bact. prodigiosum (Tab. 29) par une teinte rouge brique, rouge orangé plus franche — ce qui d'ailleurs, d'après nos observations, n'est pas constant. Le Prodigiosum peut être orangé, le Kiliense plus rouge bleuâtre. La teneur en alcalins est la première condition de la nuance : avec beaucoup d'ammoniaque, les cultures, d'ordinaire rouge bleu, deviennent rouge jaune. **Bacterium miniaceum** (Zimmermann) L. et N. (1) nous semble absolument identique, ainsi que le **Bact. indicum** (Koch). L.

(1) **Bac. rosaseus métalloides** Dowd, que nous a envoyé Kral, est tout à fait différent. Nous avons trouvé en ce microbe que nous nommons **Bact. rosaceum** L... et N... un petit bâtonnet mince, mobile, qui pousse sur les milieux ordinaires comme le coli, avec une belle teinte rouge brique. Ce pigment n'est pas de la prodigiosine. Sur bouillon et sur lait, on a une pellicule rouge brique ; pas de gaz avec la glucose, le lait n'est pas coagulé. Ne prend pas le Gram. Hefferan a étudié soigneusement la disposition en rosettes que prennent les bâtonnets en se divisant. A ce point de vue la culture de Kral correspond à la description de Tataroff (celui-ci trouve que la culture de Kral est liquéfiante, au contraire de nous), tandis que le microbe de Dowdeswell est immobile, pourvu d'un éclat métallique, sans pigment dans le bouillon, et à peine liquéfiant. Nelson a décrit des variétés. Nous ne connaissons pas **Bac. lactorubefaciens** Grubner., ni **Bac. vulpinus** van Iterson, brun rouge, dénitrifiant, qui ne produit de pigment qu'à la lumière. Hefferan a décrit 60 espèces de Bactéries rouges (L., II, 528) différenciées par l'action sur les sucres et l'agglutination.

et N. trouvé par Koch sur un singe des Indes ; nous avons reçu de Kral des cultures d'un magnifique rouge, et nous les avons étudiées.

Sont identiques aussi probablement :

Bacterium du pus rouge. Ferchmin (CB. VII, 103).Immobile, prend le Gram.

Bacille rouge de l'eau, Lustig (G. B. VII, 33).

Bacterium plymuthicum. Fischer (L. et N.) Voy. Voges CB., XIV, p. 314).

Bacillus fuchsinus. — Bockhorst et Otto de Vries (C. B. L., IV, 497).

Bacterium piscatorum Lehm et Neum. — Microbe rouge de la sardine, en France. Provoque, en association avec un bacille anaérobie, une maladie chez les poissons — vraisemblablement par l'intermédiaire d'amorce gâtée. — Il donne naissance dans les boîtes de sardine à une belle coloration rouge (Du Bouis Saint-Séverin). Le pigment est soluble dans l'eau (?) il se développe mal sur l'agar ; le microbe donne des colonies pigmentées à 37 ou 39o. Des études ultérieures sont nécessaires pour confirmer la réalité de tous ces caractères.

Bacterium violaceum (J. Schroeter) L. et N.

Tab. 31.

Synonymie. — Bact. janthinum Zopf. La dénomination de Schroeter est plus ancienne.

Aspect microscopique. — Bâtonnets fins de 1,6 μ à 5 μ de long, de 0,5 à 0,8 μ de large, arrondis aux extrémités; parfois ovalaires (les plus petits), parfois filamenteux [31, IX]. A l'intérieur, il y a souvent des segments incolores, comme dans le B. du choléra des poules.

Mobilité propre. — Mouvement actif, serpentiforme. Nous avons trouvé des cils, tantôt péritriches (3 à 4, longs ondulés), tantôt polaires (1 ou 2) [31. XI et XII].

Colorabilité. — Se colore aussi par le Gram.

Croissance. — Assez rapide; optima à la température ordinaire.

Plaque de gélatine. — *a)* Grandeur naturelle : d'abord petits points jaunes, puis plus tard violets. La liquéfaction se produit rapidement, et une cupule déprimée avec des anneaux concentriques, violets prend naissance [31, VII]. Les colonies tardivement ou non liquéfiantes sont brillantes, jaunâtres ou violettes, avec un bord dentelé, frangé.

b) Grossissement de 6o Diam. Aspect des colonies d'Eberth, au début, aussi bien pour les colonies fortement liquéfiantes que pour les peu liquéfiantes. En s'enfonçant, les colonies deviennent grumeleuses, acquièrent une zone périphérique semblable à des petits cheveux rayonnés, et se désagrègent enfin en petits grumeaux [3r, VIII]. Plus tard, les colonies, liquéfiantes prennent dans la profondeur une coloration sombre, jaune, et ensuite bleuâtre, et deviennent opaques, grumeleuses.

Gélatine en piqûre. — Avec des espèces fraîchement isolées, la liquéfaction se produit en 2 ou 3 jours en forme d'entonnoir prolongé par un puits dans le canal de la piqûre. Le contenu de l'entonnoir est violet gris avec des grumeaux colorés [3r. I]. Avec des cultures cultivées depuis très longtemps (2 ans, pour notre culture), la liquéfaction ne se produit plus du tout. La partie supérieure est alors brillante, dentelée, jaune sale ou violet. Au bout de deux mois seulement, se produit un enfoncement très superficiel, cupuliforme.

Cultures sur agar. — Humides, brillantes, un peu saillantes, et de même coloration que les cultures sur gélatine ; sur plaques, à un faible grossissement, colonies semblables au coli, gris jaunâtre, légèrement granuleuses [3r, V.].

Culture sur pomme de terre. — Enduit ondulé, un peu saillant, humide, brillant, violet ou violet noir. Mais nous avons aussi observé, dans de très nombreuses cultures sur pomme de terre, une teinte jaune sale, ou brun verdâtre, fluorescente, rappelant celles du coli [3r, X].

Bouillon. — Troublé légèrement, ou fortement ; recouvert parfois d'une pellicule épaisse ou mince. Dans les cas favorables, la pellicule peut même présenter une faible teinte violette.

Lait. — Coagulé dans certains cas ; ordinairement il reste liquide, et se colore en violet, ou tout au moins il se sépare une couche de crème violette.

Réactions chimiques. — En bouillon glucosé, légère acidité, pas de gaz. Beaucoup d'H_2S, un peu d'indol.

Au sujet du pigment (Janthine), voir p. 68. Nous avons isolé dans l'été de 1894 d'une source de la citadelle de Würbourg, le bâtonnet décrit ; nous ne pouvons guère en distinguer par des caractères valables, le **Bacterium janthinum** Zopf (Suède et Amérique) que nous a envoyé Zimmermann ; et un bâtonnet de même nom envoyé par Kral. Une culture isolée par Honl (Prague) en 1898, qui produit un magnifique pigment, correspond complètement à la précédente description, mais la zone de liquéfaction affecte la forme d'un trou, et le microbe ne prend pas le Gram. De même il nous semble qu'on peut avec peine différencier, d'après l'étude bibliographique, le **Bacillus violaceus** Laurentius, trouvé par Laurence dans l'eau des bassins de filtration, un **Bacillus violacéus** Macé (*Ann. d'Hygiene*, 1887), le Bacillus violaceus (Lustig) trouvé dans l'eau des conduites à Berlin et à Londres. Ce dernier est en outre identique, d'après Voges, à **Bacillus lividus** Flügge et Proskauer (Z. H. II, 463) ; mais celui-ci se distingue de violaceum par son maigre développement sur la pomme de terre et la rapidité de la liquéfaction. Mais tous ces signes ne peuvent, ainsi qu'il ressort de notre description, suffire à ériger ces microbes en espèces.

Tout à côté se place aussi **Bacillus membranaceus amethystinus** trouvé par Jolles dans l'eau de source. Il produit sur gélatine une grande pellicule violette ; il est immobile.

Germano a cultivé un microbe poussant sous la forme de membrane ; il le nomme **Bacillus membranaceus amethystinus mobilis.** Il répond par ses caractères principaux au précédent, mais il est mobile. Il semble encore ici qu'il s'agisse de deux espèces identiques rencontrées une fois dans la forme mobile, lautre fois dans la forme immobile. En concordance avec cette hypothèse, Ward a trouvé un microbe voisin de tous ceux-ci, et qui en partie est immobile et en partie douée de mouvement.

Bacterium indigonaceum (Claessen-Schneider) L... et N...

Envoyé de Prague par Kral. Bâtonnet de 1,6 à 3 μ de long, de 0,8 à 0,9 μ de large, un peu plus épais que violaceum, et un peu incurvé. Sur la gélatine en plaque, qui n'est pas liquéfiée, petites colonies bleues, en gouttelettes, macroscopiquement. A un faible grossissement, disques jaunâtres, nettement arrondis, légèrement granuleux, qui deviennent bleu indigo à partir du centre, plus tard. — De même sur plaque d'agar. Sur la gélatine en piqûre, se développe à la surface une colonie bleu ciel, humide, — qui peut parfois rester blanche.

La culture sur pomme de terre est bleu indigo intense, un peu granuleuse, et présente un éclat métallique rouge cuivre, très analogue à l'indigo solide. Bouillon troublé, avec pellicule à la surface. Lait non coagulé, mais coloré en bleu verdâtre. La bactérie est immobile ; nous n'avons pas recherché les cils. Au sujet du pigment, voir p. 68.

La description originale de Claessen (C. B., VII, 13), les caractères diagnostics donnés par Voges pour le **Bacillus indigoferus**,
isolé de l'eau de conduits de Kiel, ne diffèrent que par la mention
de la mobilité de ce microbe, mobilité due à un cil polaire. Nous
avons étudié une culture de Kral et avons pu confirmer toutes
les conclusions de Voges. Donc, ici encore, deux espèces se présentent, qui ne diffèrent que par la présence ou l'absence des cils;
elles peuvent être fusionnées.

Bacterium caeruleum (Voges) L. et N.

(C. B., XIV, 303). Notre description est faite d'après une culture de Kral.

Aspect microscopique : bâtonnets plus ou moins longs, mobiles,
ressemblant au coli. Ne prennent pas le Gram.

Pousse aussi bien en anaérobie ; gélatine : partie superficielle :
mince, brillante et mate, bleu foncé, s'enfonçant lentement. Piqûre :
filiforme, avec des nodosités. Agar, partie superficielle : humide,
brillante, peu saillante, zone périphérique gris, centre bleu ciel.
Le pigment diffuse un peu dans l'agar.

Sur bouillon, pellicule épaisse, dense, un peu plissée, bleu
foncé. Lait non modifié ; partie supérieure bleu clair. Bouillon
modérément troublé. Sur pomme de terre, culture d'abord bleu
clair, plus tard bleu foncé, jusqu'à vert noir foncé, la pomme
de terre est gris vert par-ci par-là. Pas de gaz avec la glucose.

Les acides ne dissolvent que des traces de pigments et le décomposent rapidement (Voir p. 68).

Nous n'avons pas vu le **Bact. polychromogènes** Thiry (L. et
N.). C'est un bâtonnet de forme et de longueur variables (parfois ramifié), mobile, non colorable par le Gram, liquéfiant la
gélatine, sans pouvoir fermentatif; ne produit pas d'indol. Donne
un pigment variable du bleu au rouge, comme le tournesol,
soluble dans l'eau et l'alcool dilué (Thiry : Bacille polychrome
et actinomyces mordoré, Paris, 1903). Par réduction, les solutions deviennent jaunes, par les bases fortes, vertes, et par les
acides, rouges.

Bacterium pyocyaneum (Gessard, Flugge) L. et N.

[Tab. 32]

Synonymie (1). — Bacillus pyocyaneus Flügge, pseudomonas pyocyanea Migula. Bacille du pus bleu.

Aspect microscopique.— Bâtonnet délié, élégant, souvent étiré en filament. Largeur 0,4 μ, longueur 1,4 à 6 μ

(1) Au sujet des formes et des variétés intermédiaires, voir la conclusion.

[32, IX]. Certains auteurs ont aussi observé des intermédiaires entre les bâtonnets déliés et des formes courtes, trapues, presque arrondies [30, IX].

Mobilité. — Active, due à un cil terminal [32, X].

Coloration. — Par les couleurs d'aniline et par le Gram.

Conditions de milieux, de température et d'oxygénation. — Le plus souvent aérobie stricte, mais on peut l'isoler de cavités suppurantes parfaitement closes. Jakowski (Z. H., XV, 474) a isolé d'une fistule stercorale une forme poussant en anaérobie et une forme poussant dans l'acide carbonique. N'est pas difficile pour la composition des milieux de culture et pousse rapidement à la température de la chambre et à celle de l'étuve. Exige des sulfates et du phosphore (Benecke).

Gélatine en plaque. — *a*) Grandeur naturelle : colonies profondes, arrondies ou ovalaires, blanc jaunâtre ou jaune verdâtre. Parfois la colonie s'élargit énormément, reste ronde, devient transparente, jaune verdâtre, tandis que persiste au centre la colonie originelle.

Colonies superficielles : d'abord arrondies, bosselées, très élargies, et une liquéfaction cupuliforme se produit bientôt. Souvent la zone périphérique est plus claire. Le contenu de la cupule est trouble, gris, ou gris verdâtre. La colonie originelle reste au centre sous l'aspect d'une masse grumeleuse [32, V]. Le pourtour des cultures est doté d'une belle fluorescence, intense.

b) Grossissement de 5o diamètres : colonies superficielles et profondes d'abord semblables, jaunâtres, arrondies, à bord lisse, finement ponctuées. Au bout de 12 à 24 heures, les colonies superficielles acquièrent un bord dentelé transparent (comme le coli), parfois aussi muni de prolongements capillaires ou de franges. Bientôt après commence l'enfoncement de la colonie [32, III].

La coloration devient brunâtre, la forme dentelée et la couronne de franges se perd en partie ; le contenu de la cupule liquéfiée est régulièrement grumeleuse ; le périphérie et la structure de la colonie présentent de nombreuses variations : tantôt dentelée, tantôt granuleuse, tantôt ponctuée, tantôt plus claire, tantôt plus foncée, jusqu'à ce que la colonie se désagrège complètement. Le centre persiste le plus souvent, il est de couleur sombre [32, IV]. Voir aussi [33, V et X].

Gélatine en piqûre. — La liquéfaction se produit très rapidement, d'abord cupuliforme et bientôt cylindrique, plus rarement en entonnoir aigu. Le contenu de l'entonnoir de liquéfaction est faiblement troublé, jaune vert, ou vert bleu fluorescent. Le canal de la piqûre se liquéfie peu à peu. Le contenu en est jaunâtre, grumeleux [32, I].

Agar en plaque. — *a*) Grandeur naturelle : colonies profondes, arrondies ou ovalaires, peu caractéristiques, jaunâtres. Colonies superficielles arrondies, à bord lisse, brillantes, humides, blanc verdâtre, jaunâtres. La région avoisinante de l'agar devient fluorescente.

b) Grossissement de 5o diamètres : colonies profondes, arrondies ou ovalaires, à bord en partie lisse, en partie onduleux, faiblement ponctuées ou granuleuses (semblables au coli), jaune clair ou jaune verdâtre. Colonies superficielles : le plus souvent arrondies, à bords presque unis, plus ou moins fortement granuleuses, très fréquemment aussi mûriformes, jaune clair et vert jaune. Abstraction faite de la coloration, impossible à distinguer des Bact. fluorescens, putidum et du coli [32, VII]. [Voir aussi 33, VI, 34, VII].

Culture en bouillon. — Fluorescence verte, intense. Trouble marqué. Dépôt modéré, qui se répand difficilement dans le liquide par l'agitation. Pellicule à la surface [32, VI].

Culture sur lait. — Lait coagulé, se reliquéfie ultérieurement, et la zone de liquéfaction est fluorescente vert jaune. Réaction toujours alcaline.

Culture sur pomme de terre. — D'abord culture jaunâtre, humide, brillante, avec un bord nettement ondulé, peu saillante ; elle devient plus tard jaune brun , brune ou brun fauve. Fréquemment, il y a autour de la colonie une zone fluorescente [32, VIII]. La richesse de la culture varie avec la nature de la pomme de terre, ainsi que la fluorescence et la coloration ; aussi ne peut-on le distinguer avec certitude des autres espèces fluorescentes.

Résistance aux agents nocifs. — Le desséchement la tue rapidement ; l'exposition pendant 4 heures aux rayons du soleil ne détruit pas complètement le pouvoir pigmentogène.

Réactions chimiques. — *a)* Production du pigment :

Bact. pyocyaneum produit, dans ses races typiques, deux pigments : la Bactériofluorescéine, soluble dans l'eau, à fluorescence vert jaune, et la Pyocyanine, belle substance bleue, cristallisable, soluble dans le chloroforme (voir page 69). Mais il est des races, — comme celle qui est figurée dans notre tableau, — qui ne produisent que très peu de Pyocyanine, et beaucoup de Bactériofluorescéine.

Nous avons eu des races sur pain azyme, qui produisaient beaucoup de Pyocyanine, que l'on pouvait séparer facilement par par le chloroforme dans les milieux liquides. Il y a aussi des races qui, au moins sur certains milieux (peptone 1 0/0, agar 1 1/2 0/0 dans l'eau, avec parfois 5 0/0 de gélatine), ne donnent que de la Pyocyanine, et qui même ne forment pas du tout de pigment. — La coloration brunâtre des vieilles cultures est due à une transformation de la Pyocyanine en un pigment rouge brun.

On peut facilement transformer par oxydation la Pyocyanine en pyoxanthose jaune (Boland et P. Krauss).

Nous avons observé récemment que la Pyocyanine, dans les cultures sur gélatine, se présente sous une forme modifiée, réduite, pâle, qui peut redevenir bleue par l'agitation (Noesske). On ne doit donc jamais négliger d'agiter les cultures liquides, avant de poser un diagnostic.

Au sujet des altérations du pigment par les autres microbes (par ex. Mic. pyogènes, Bact. anthracis), voir Mühsam et Schimmelbusch (C. B., XV, 430).

b) **Produits habituels.** Sur tous les milieux, il se dégage au début un parfum légèrement aromatique (celui de fleurs de tilleul, dit-on). Nous avons trouvé cette odeur aussi chez Sarc. lutea, Micr. luteus. Les vieilles cultures répandent une odeur ammoniacale désagréable. — Ne forme ni indol ni H^2S, très peu d'acide aux dépens de la glucose et pas de gaz. Les cultures en bouillon, chauffées, sont encore très toxiques. Elles renferment, avec des protéines, d'autres produits de transformation toxiques. Les nitrates et les nitrites sont transformés en azote (Lehmann et Neumann). Weissenberg a mis cette propriété en évidence dans notre institut sur toutes les races (4) de S. pyocyaneum étudiées. Certaines races fabriquent un ferment correspondant à la tyrosinase, qu'on ne peut séparer des corps bactériens, et qui colore la gélatine en brun noir (Gessard et Conor). Voir page 64.

Toxine. — Les filtrats de bouillon de culture possèdent une toxicité d'intensité variable, les corps bactériens renferment aussi des poisons. On trouve aussi dans le filtrat une hémolysine très résistante contre la chaleur et une bactériotrypsine; dans les corps bactériens, on trouve un lab-ferment.

Pathologie expérimentale. — Il est peu pathogène pour les animaux; son inoculation produit la suppuration. Schürmeyer a trouvé chez les souris, après l'inoculation sous-cutanée, un œdème clair et des épanchements séreux dans les grandes cavités du corps. Les races virulentes peuvent tuer le cobaye par inoculation sous-cutanée ou péritonéale.

Diagnostic. — Les races typiques sont faciles à diagnostiquer par les réactions indiquées. On a proposé de prouver la participation du B. pyocyanique à une infection mixte par la recherche de substances agglutinantes dans le sérum. P. Eisenberg a constaté que le sérum de malades est inactif sur la race fraîchement isolée, mais active sur d'autres races et sur un B. fluorescens typique. Klienenberg trouve un pouvoir très haut 1 : 40.960 ; Hischberg 1 : 1000 seulement.

Immunité. — Consulter les études très intéressantes de Wassermann dans l'original (ZH. XXII, 263.)

Habitat. — *a*) En dehors de l'organisme, on l'a trouvé souvent récemment dans l'eau. A différentes reprises, nous l'avons trouvé dans des rognures de coton (K. B. Lehmann et Rabs). Bonjean dit ne l'avoir jamais rencontré dans les fèces normales ni dans la poussière des rues .

b) Dans l'organisme sain : dans la bouche, le pharynx,

l'intestin et sur la peau de l'homme sain, parfois. Dans les selles typhiques (L... et N...).

c) Dans l'organisme malade : n'est pas rare (surtout autrefois) dans le pus de plaies ouvertes, dans les pièces de pansement; parfois d'une façon épidémique, dans les salles d'hôpital. Il paraît, dans la plupart des cas, n'être qu'un associé du processus suppuratif en compagnie des agents pyogènes connus; il colore par son pigment le pus en bleu, bleu vert ou vert. Dans toute une série de cas, on a trouvé ce microbe seul dans des processus morbides (otite moyenne, péricardite, hygroma prérotulien), de telle sorte qu'on peut le considérer avec raison comme un organisme pathogène pour l'homme et notamment pour les enfants (Kossel). Les infections générales septiques sont rarement causées par ce microbe seul. Soltmann a décrit une pneumonie à pyocyanique pur. Krannhals a pu réunir quelques cas de ce genre et Escherich récemment a décrit une petite épidémie à pyocyanique chez les nourrissons. Il est douteux que des affections infantiles puissent être causées par la seule présence du pyocyanique dans les fèces (Baginsky). Wassermann a décrit une infection épidémique du cordon ombilical chez les enfants.

Espèces voisines. — A notre avis, Bact. fluorescens n'est pas absolument séparable de B. pyocyaneum (p. 389), mais il faudrait démontrer la présence de la pyocyanine chez fluorescens. Très voisin est aussi un organisme, qui répand une odeur agréable, isolé par Galtier d'un porc ayant succombé à une septicémie; il était pathogène pour le lapin; de même B. jasmino-cyaneum et B. flavo-aromaticum Gæhtgens.

Schürmeyer a observé des formes, dérivées d'une culture originelle, qui ne liquéfiaient presque plus; présentaient l'aspect de bâtonnets courts et trapus, formaient une masse cohérente et visqueuse sur gélatine, et se disposant sur gélatine liquéfiée comme un couvercle solide. Certaines plaques de gélatine présentaient des striations radiaires (observées aussi par nous sur Bact. fluorescens) [34.II].

Bacterium fluorescens (1) FLUGGE L. et N.
[Tab. 33].

Bacillus fluorescens liquefaciens. Flügge.

Après la description détaillée de Bact. pyocyaneum, il est inutile de décrire minutieusement B. fluorescens, puisque tous deux sont identiques dans leurs qualités essentielles. [Tab. 32.]

A première vue, l'absence de pyocyanine et de pouvoir dénitrifiant (ce dernier a été recherché en vain sur de nombreux échantillons par Weissenberg) semblerait suffire pour séparer nettement B. fluorescens de B. pyocyaneum. Mais ces deux criteriums ne sont pas suffisants :

1. Ruzicka a eu entre les mains des B. fluorescens qui produisaient la pyocyanine : on pourrait à la vérité les désigner sous le nom de pyocyaneum.

2. Nous avons, avec d'autres auteurs, eu des races de pyocyanique, qui ne produisaient plus de trace de pyocyanine, et Ruzicka a observé sur les cultures de pyocyanique *aérées* une forte atténuation de la production de pyocyanine. (S'agissait-il seulement d'une transformation en pyoxanthose ?)

3. Stutzer et Burri ont trouvé non seulement un microbe dénitrifiant, fluorescent et non liquéfiant, mais encore Künnemann indique avoir isolé du sol à côté d'un B. pyocyaneum dénitrifiant un Bact fluorescens dénitrifiant. Récemment Kurt Wolf a rencontré fréquemment des B. fluorescens dénitrifiants. De même Maassen, van Iterson, Christensen.

4. Le développement plus faible de Bact. fluorescens dans le canal de piqûre opposé à Bact. pyocyaneum devient identique par l'acclimatation à des températures plus élevées ; et dans ce cas le pigment produit par B. fluorescens prend une teinte bleue (Ruzicka).

5. De même la différence que le B. pyocyaneum, inoculé à l'animal, reste bien en vie, tandis que le B. fluorescens

(1) Un microbe que nous a envoyé A. Fischer sous le nom de **Bacille analogue au termo** forme la transition pour cette espèce, mais il pousse sur gélatine et ne la liquéfie que très lentement après 8 ou 15 jours.

a disparu, dans les mêmes conditions au,plus tard en trois jours, n'est pas concluante.

6. Les différenciations recherchées par Niederkorn n'ont pas donné non plus une distinction absolue, pourtant elles peuvent être révisées. Comme Pyocyaneum, Fluorescens exige phosphore et sulfate. L'absence de sulfate le gêne sans l'entraver totalement.

Bref, les recherches méthodiques de Ruzicka concordent absolument avec l'impression que nous avions eue par la comparaison soigneuse des cultures, et que nous avons exprimée dans notre première édition. Il semble bien toujours que l'on n'ait pu réussir jusqu'à présent à faire apparaître la production de pyocyanine chez une race qui, au moment de l'isolement, ne fabriquait pas de pyocyanine, et semblait être par conséquent un fluorescens (Sullivan), et nous pouvons conclure qu'on peut fonder le diagnostic différentiel sur la présence ou l'absence de pyocyanine dans les cultures agitées, et traitées par le chloroforme, pour les races liquéfiantes fraîchement isolées. Le Pyocyaneum est hémolysant, et Fluorescens ne l'est pas (Schuster).

Nous avons étudié scrupuleusement des échantillons différents de B. fluorescens isolés de l'eau et du sol.

Microscopiquement, on les voit sous l'aspect de bâtonnets tantôt trapus tantôt déliés, munis d'un cil terminal (1), les filaments font rarement défaut ; nous avons représenté une forme courte [33, VIII]. Réaction de Gram négative ou défectueuse. Sur les milieux de culture, on ne peut voir de différence ni macroscopiquement ni microscopiquement avec B. pyocyaneum : le lait cependant ne serait jamais coagulé, mais éclairci directement avec une coloration vert jaunâtre. Nous n'avons vu que rarement de coloration verte au pourtour de la culture sur pomme de terre. Toujours on constate le développement d'un peu d'indol, mais pas de H_2S. Nous n'avons pas fait d'expériences sur les animaux.

Le microbe est, avec diverses variations de nuance du

---

(1) Nous ne connaissons pas personnellement le **Bact. butyri fluorescens** Lafar (A. H., XIII, 1) que l'on trouve constamment dans le beurre à Munich ; il ne colore pas l'agar, et il est immobile.

pigment et de la fluorescence (vert jaunâtre, vert brunâtre, fluorescence forte, fluorescence faible), un des hôtes les
plus communs de l'eau et du sol ; on le trouve aussi très
souvent dans le lait, le contenu stomacal, etc. La littérature
renferme la description d'un certain nombre d'espèces soi-
disant spécifiquement différentes. Nous n'avons pas pu jusqu'ici les étudier, mais nous restons très sceptiques sur leur
individualité, étant donnée la grande variabilité du B. fluorescens. Une forme voisine de ce microbe a été isolée
par E. Klein dans les tubercules du Lupin. — **Bact. viridans** Symmers, isolé de vésicules d'herpès, est également
identique, malgré la faculté qu'il a de pousser en anaérobie. Terni décrit un microbe de l'exophtalmie des poissons : colonies mucineuses, ne prend pas le Gram, donne
de l'indol, liquéfiant (G.B.R. XXXIX, 536).

Bacterium ranicida (P. Ernst) Lehm et Neum

Bacillus ranicida Ernst. Bact. hydrophilus fuscus Sanarelli
(C. B., IX, 193). Analogue aussi est le microbe de Cerésole, qui
provoque une maladie sur les cyprins.

D'après la description et les figures, cet intéressant microbe
semble se placer ici dans notre classification. Il est pathogène
pour les animaux à sang froid (grenouilles, poissons) et d'après
Sanarelli aussi pour les animaux à sang chaud. Les bâtonnets
sont doués d'une mobilité très vive ; ils poussent sur plusieurs
milieux sous la forme de longs filaments ; leur culture sur
agar et gélatine présente une fluorescence bleuâtre ; les cultures sur pomme de terre sont brunes. Ils liquéfient la gélatine
et font fermenter le sucre, ce que aucune des autres variétés fluorescentes que nous avons étudiées ne fait. La disposition des cils
pourrait peut-être fournir des indications complémentaires sur
ses affinités, et avant tout décider si ce microbe ne serait pas
mieux placé à côté de Bact. vulgare. (Voir p. 400 : Proteus de
Jager et le Proteus piscicidus versicolor de Babes et Riegler,
p. 406.) Le **B. hydrophilus fuscus** de Bazarewski est identique,
mais il est liquéfiant, donne des gaz et une fluorescence bleue.

Bacterium putidum (Flugge) Lehm et Neum
[Tab. 34].

Synonymie. — Bacillus fluorescens putidus [Flügge,
Bact. fluorescens non liquefaciens des auteurs.

Aspect microscopique. — Bâtonnets déliés élégants, souvent étendus en des filaments extraordinairement longs. Largeur 0,4 à 0,8 μ; longueur 0,9 à 5 μ [34, VI-IX].

Mobilité. — Active, par un, plus rarement deux cils polaires.

Colorabilité. — Ne prend pas le Gram.

Conditions de température d'oxygénation et de milieux. — Aérobie strict, peu exigeant pour les milieux; culture assez rapide, optimum à 25 ou 30°.

Plaque de gélatine. — *a)* Grandeur naturelle, colonies profondes, arrondies ou ovalaires jaunâtres. Colonies superficielles : d'abord identiques. Au bout de 48 heures, atteignent 2 à 3 mm. de large, sont transparentes, lobulées, dentelées, brillantes, jaune vert, grandissent peu à peu jusqu'à 1 ccm. La gélatine est fluorescente, jaune vert [34, IV].

b) Grossissement de 50 diamètres. Colonies profondes, arrondies, à bord lisse, jaune clair, ombrées d'une façon homogène, ordinairement avec des anneaux concentriques un peu plus foncés [34, III]. Colonies superficielles : abstraction faite de la fluorescence, impossible à distinguer de l'Eberth et du coli aussi bien dans les stades jeunes que dans les stades plus avancés [34, II]. Il y a encore ici des variations multiples.

Gélatine en piqûre. — Piqûre: Filiforme, peu caractéristique. Partie supérieure superficielle lobulée, dentelée transparente, mate ou brillante, gris blanchâtre, vert jaunâtre. La gélatine offre une belle fluorescence vert jaune [34, I]. Sur agar, pomme de terre, lait, bouillon, impossible à distinguer de Bact. fluorescens.

Remarques. Abstraction faite du pouvoir liquéfiant sur la gélatine, Bact. putidum et Bact. fluorescens sont à peine différents etleur fusion en un Bact. fluorescens avec **forme α liquefaciens** et **β non liquefaciens** paraît complètement justifiée (1). Nous avons acquis de plus la persuasion que **Bacillus fluorescens albus** Zimmermann et **fluorescens longus** Zimmermann (nous les avons scrupuleusement étudiés sur des exemplaires que nous

---

(1) Matzuschita (C. B., XXVIII, 303) dit avoir observé sur des races tout d'abord liquéfiantes la perte du pouvoir liquéfiant : en somme, la transformation de B. fluorescens en B. putidum.

a envoyés Zimmermann) ne peuvent pas être cataloguées comme
« espèces ». Ces deux variétés étaient identiques à un microbe
que nous avons isolé de la terre ; une autre forme, venant de
l'eau, que nous cultivons depuis des années à l'institut de Wurzbourg, forme maintenant presque exclusivement de très longs
filaments, ce qui n'avait pas lieu autrefois, si nous nous rappelons
bien. Une troisième forme, isolée par nous du sol, correspond à
peu près au **Bacillus fluorescens aureus Zimmermann**, dont il
se distingue par sa coloration jaune sale sur agar et gélatine :
encore cette propriété n'est-elle pas constante. Voyez aussi Lesage
sur la **Bactério de la diarrhée verte.**

Le **Spirillum fluorescens** de Kral se présente sur tous les
milieux exactement comme Bact. putidum; microscopiquement,
il se présente comme un bâtonnet monocilié, de 0,4 à 0,6 μ de
large sur 0,8 à 3 μ de long. Ajoutons qu'il est difficile de décider
s'il s'agit d'un vibrio monocilié ou d'un bâtonnet monocilié du
groupe des B. fluorescentes, car il y a des vibrions presque droits
et des bâtonnets incurvés. En tout cas, il sert de trait-d'union
entre le groupe des B. fluorescentes et les vibrions.

Bacterium denitrificans (Stutzer et Burri) L. et N.

Bacilles denitrificans I Stutzer et Burri. Produit de l'azote
gazeux aux dépens des nitrites et aux dépens des nitrates en présence de Bactéries réductrices (Bact. coli et autres). Pour plus de
détails sur cet intéressant microbe, voir (C.B.L. n° 7 et Wissen-
berg A. H., XXX, 267).

Bacterium syncyaneum (Ehrenb.), Lehm et Neum
(Tab. 35 et 36).

Synonymie. — Bacilles cyanogènes Flugge, Pseudomonas syncyanea Migula. « Bacille du lait bleu. »

Aspect microscopique. — Petits bâtonnets à extrémités
mousses ou un peu effilées. Largeur o,5, longueur 1,2 à
3 μ. On n'a pu observer de filaments [35, VII].

Mobilité. — Mouvements actifs dus à 1 à 5 cils unipolaires, plus rarement (avant la segmentation) bipolaires
[35, VIII].

Colorabilité. — Avec les couleurs d'aniline ; prend le
Gram. La coloration produit parfois de la plasmolyse, de
telle sorte que les bactéries présentent des zébrures.

**Conditions de température, de milieux et d'oxygé-
nation.** — Aérobie strict ; pousse au mieux à la température

de la chambre ; à 3o° déjà très mal, et meurt rapidement à 4o°. Il pousse assez rapidement.

Plaque de gélatine.— *a*) Grandeur naturelle : Colonies profondes arrondies ou ovalaires, jaunâtres. Colonies superficielles (au bout de 3 jours) irrégulièrement dentelées, brillantes, humides, un peu saillantes, bien délimitées du milieu, jaunâtres ou gris blanchâtre [36, VI]. Plus tard grisâtres, — ou brunâtres, bleu lilas. La gélatine se colore d'une façon variable ; voyez aussi [36, VII].

b) Grossissement de 5o diamètres. Colonies profondes, rondes ou arrondies, jaunâtres, finement granuleuses [36, VIII]. Colonies superficielles impossibles à distinguer dans leurs jeunes stades de l'Eberth ou du coli. Plus tard, les colonies sont encore très semblables aux précédents microbes, mais elles sont beaucoup délicatement granuleuses. Au centre, souvent, la colonie originelle profonde semble un noyau brun jaunâtre. Toutes les variations possibles de forme, de structure et de coloration ont été observées. La coloration est le plus souvent jaunâtre, la forme dentelée [36, VIII].

Gélatine en piqûre. — Piqûre : filiforme, peu cacactéristique. Partie supérieure superficielle : va du blanchâtre et du gris bleuâtre au jaune verdâtre ; humide, brillante, mucilagineuse. La coloration de la gélatine est très variable. Une culture envoyée à Berlin dans l'été de 95 nous a donné le plus souvent des cultures bleu clair ou bleu foncé, tandis que notre culture, repiquée depuis 6 ans environ à l'Institut, présentait sur les mêmes milieux une coloration vert brun, brun noir, ou vert jaunâtre clair, plus ou moins fluorescente. Un Bact. syncyaneum β cyaneofluorescens Zangenmeister se comporte d'une façon analogue. Une année plus tard la culture de Berlin nous a donné aussi, sur les milieux acides comme sur les milieux alcalins, des colonies, non plus bleues, mais seulement de coloration sale, variant du brun foncé ou clair au jaune vert clair ou au vert brun foncé [35, I, II, III]. Voyez aussi [35, IV]. Une race nouvellement isolée du lait à Wurzbourg présentait de nouveau un magnifique pigment bleu, encore **peu fluorescent.**

Agar en plaque. — *a)* Grandeur naturelle : Comme sur plaque de gélatine [36, IV].

b) Grossissement de 5o diamètres : Colonies profondes, arrondies ou ovalaires, jaunes, grises ou brunâtres, à bord uni, ombrées d'une façon homogène [36 Vi].

Colonies superficielles, rondes ou arrondies, à bord uni, de coloration jaune clair jusqu'à brun grisâtre, homogènes, ou finement granuleuses ressemblant aux colonies de Bact. fluorescens (36, Ve).

Agar en piqûre. — Tout à fait connu sur gélatine. Partie supérieure habituellement un peu plus fournie. [35, IV]. Comparez [35, I,III].

Agar en strie. — Enduit humide, ordinairement gris blanchâtre, à bord uni, ondulé. Eau de condensation trouble; dépôt blanc grisâtre. L'agar présente les tons les plus différents. Le plus souvent la culture est impossible à distinguer du Bact. putidum.

Culture en bouillon. — Trouble modéré ; coloration d'abord gris verdâtre, plus tard, chez certaines races, bleue ou vert bleu. Dépôt modéré, gris blanc de cohérence faible. Dans certains cas, il y a une pellicule, dans d'autres, il n'y en a pas [35, V].

Culture sur lait. — Coloration gris bleuâtre. Habituellement reste fluide. Réaction alcaline [35, VI]. L'addition secondaire d'acide chlorhydrique donne une coloration bleue, surtout quand il s'agit d'une race qui produit de la syncyanine. — Sur le lait non stérilisé la coloration est, à cause de l'acidité développée par le Bact. acidi lactici, fortement bleue ou bleu ciel.

Nous avons obtenu un magnifique lait bleu par l'addition de 1 o/o de glucose au lait stérilisé ou mieux de petit lait; on sait que Bact. syncyaneum transforme la glucose en acide.

Culture sur pomme de terre. — Les colonies peuvent, selon la nature de la pomme de terre, montrer, avec l'ensemencement de la même race, des variations de nuance très diverses : verdâtre ou bleu brun, bleu noir, brun noir, brun jaune, gris; elles sont toujours brillantes, assez saillantes. La pomme de terre se colore en verdâtre, en brun, en gris, en bleu, etc. [36, I-III]. Dans certains cas, impossible à distinguer de B. fluorescens, surtout quand la production du pigment bleu diminue ou fait défaut.

Milieux spéciaux. — Pousse en donnant du pigment sur les milieux dépourvus d'albuminoïdes. Comme Hüppe l'a montré, le tartrate d'ammoniaque suffit comme source d'azote et de carbone.

Résistance. — Contre le desséchement, 5 à 7 mois (Heim). Sûrement pas de spores (Heim).

Réactions chimiques. — Formation du pigment : la plupart des races fabriquent 2 pigments : la Bactériofluorescéine jaune vert, fluorescente, et la Syncyanine bleue. Nous avons eu en notre possession des races qui ne fabriquaient plus trace de pigment bleu, mais seulement de la fluorescéine. Hüppe et Thumm a eu des races qui ne formaient que le pigment bleu. Enfin toute pigmentation peut être perdue (Heim). Nous ne savons encore que peu de chose sur la syncyanine, nous n'avons pu trouver un bon dissolvant, elle donne au spectroscope une large bande d'absorption. — Les acides faibles ne la colorent pas, les acides forts sulfurique ou chlorhydrique la colorent en violet, l'acide acétique lui donne une teinte sale. — La lessive de soude la colore en rouge jaune, la transformation de nuance se produit aussitôt que la réaction acide commence à disparaître ; à la longue, la couleur devient rouge brun ; ainsi s'explique la nuance des vieilles cultures.

Pas d'acide aux dépens de la lactose, mais il s'en produit avec la glucose, quoique sans gaz. — Dans le bouillon peptoné pas d'H_2S, mais des traces d'indol. Le bouillon dégage une odeur aromatique désagréable due au dégagement de l'ammoniaque.

Habitat. — *a*) En dehors de l'organisme : Fréquemment trouvé dans le lait bleu qui peut même se présenter sous forme d'épidémie. Le lait bleu n'est pas nuisible en lui-même.

b) Dans l'organisme, on ne l'a jamais trouvé.

Bacterium porettanum. Corsini (Sub. Pseudomonas).

Isolé de l'eau minérale ; ne liquéfie pas la gélatine ; pousse

sur gélatine et agar, d'abord gris, puis rouge pêche ; ramification dans la culture en piqûre sur pomme de terre à 20°
vert jaune, et à 37° brun rouge.

Bacterium brunificans, Lehm et Neum.

Activement mobile. Ne liquéfiant pas la gélatine ; isolé par
Scheibenzuber des œufs pourris (CB, VI, 441). Dans les cultures
en piqûre sur les différents milieux, ceux-ci se colorent en brun
foncé d'une façon sacciforme, c'est-à-dire sur une petite étendue
autour du canal de piqûre en haut, et sur une grande étendue
en bas. — Sur pomme de terre, culture brune, autour de laquelle
la pomme de terre est colorée en brun foncé.

Bacterium ferrugineum (Rullmann) L. et N.

D'après la description, très voisin du précédent. Mobilité très
vive. Culture jaunâtre, ou rougeâtre, ou le plus souvent brunâtre,
avec forte coloration brun de rouille du milieux de culture. Le
pigment est soluble dans l'eau, l'alcool et l'acétone. Sur agar glycérinée (ou la macération de viande) à 37° fluorescence verte. Gélatine légèrement liquéfiée. Trouvé par Rullmann dans l'eau de
canal.

Il est probable que chez ces deux dernières espèces la coloration du milieu est causée comme chez Bact. chomogènes par un
produit d'oxydation de la tyrosine ou d'un corps dérivé de la
tyrosine (K. B. Lehmann). **Bact. Brunificans immobilis** (Marx
et Woithe) immobile, possède des caractères très voisins.

Bacterium Zopfii. Kurth (Botan. Zeit, 1883).
[Tab. 37-38].

Aspect microscopique. — Toutes les formes se présentent, depuis les plus longs filaments jusqu'aux bâtonnets
les plus courts. Souvent ces filaments se brisent en une
ligne de petits segments presque cocciformes [38, II]. **Mobilité propre** : Mouvement très actif, dû à de nombreux
cils péritriches [38, VIII]. **Colorabilité.** Prend le Gram.

**Conditions de température de milieux et d'oxy-
génation**, anaérobie facultatif, pousse bien sur les différents
milieux de culture à la température de la chambre et à
celle de l'étuve.

Gélatine en plaque. — *a*) Grandeur naturelle : colonies
délicates, gris blanchâtre, rappelant l'aspect d'une toile

d'araignée, ou d'un mycelium de champignon [37, V]. Plus
tard des ramifications apparaissent sur les filaments, et
recouvrent toute la superficie, en devenant plus clairs. La
colonie ressemble alors à celle du bacillus mycoïdes [44,
VI, IX].

b) Grossissement de 5o à 100 diamètres : Très caractéristique,la colonie primitive sert de centre, duquel rayonnent
de tous les côtés des filaments, qui se ramifient plus ou
moins et s'entrelacent entre eux. Entre eux on voit des
zooglées de différentes formes : chevelues, serpentiformes,
en tire-bouchons, en corde de fouet, en forme de saucisse,
avec un beau reflet [37, VI]. A un grossissement de 90
diam. chaque filament apparaît comme un cordon ondulé à
large lumière, d'une disposition extraordinairement irrégulière [37, VII]. Les formes zoogléiques rubanées se montrent à 60/1 très réfringentes, et composées de filaments
très fins, souvent granuleux. Les formes spiralées, en forme
de saucisses [37, VIII], sont tout à fait irrégulières. Elles
sont constituées par de petites boulettes, lenticulaires, gris
jaunâtre,ombrées de façon homogène, et disposées en ligne
les unes à côté des autres. Au bout d'une chaînette de cette
nature, on voit ordinairement une ramification en petites
branches. Dans l'intervalle, il y a des zooglées plus jeunes,
limitées par des lignes crénelées [38, VII].

Gélatine en piqûre. — Piqûre, occupée par des rameaux très fins, délicats, disposés parallèlement; ils sont
plus longs au voisinage de la surface et deviennent plus
courts dans la profondeur.

Rappelons la direction verticale à la pression des branches (élastico-tropisme) (Jacobsen).

Plaque d'agar. — *a)* Grandeur naturelle : au bout de
24 heures, colonies de 2 à 4 mm. de large, gris blanchâtre,
avec un bord délicatement frangé, qui s'entoure bientôt
d'une zone mince, transparente [38, IV]. Au bout de très
peu de temps, la plaque entière est recouverte d'un voile
gris.

b) Grossissement de 5o diamètres : au bout de 12 heures, on voit, avec un très fort éclairage, des pelotons de
petits cheveux extraordinairement délicats, ramifiés de

façons diverses [38, V]. Plus tard, la colonie acquiert une coloration jaunâtre intense; les ramifications se multi-plient et l'élargissement de la colonie marche rapidement et irrégulièrement. La colonie est difficile à distinguer d'une colonie profonde de culture de Subtilis [38, III]. Au bout de quelques jours, la colonie est devenue jaune brunâtre, très feutrée par des amas de touffes de filaments chevelus. A un grossissement de 90 diam., on remarque que le voile délicat qui entoure les colonies superficielles est constitué par une couche très mince de bactéries [38, VI].

Agar en piqûre. — Semblable à la culture sur géla-tine [37, IV].

Agar en strie.— Culture extraordinairement délicate, gris blanchâtre, transparente, brillante. Dans le milieu, il y a quelquefois une bande plus claire. Au bout de peu de temps, toute la surface est recouverte, les filaments cheve-lus ne sont plus guère visibles; masse zoogléique [37, I]. La culture est plus riche vers la profondeur [37, II].

Culture en bouillon. — Claire ou peu trouble. Dépôt faible.

Lait non coagulé. Réaction amphotère.

Culture sur pomme de terre. — Enduit gris jaunâtre peu abondant.

Réactions chimiques. — Produit une putréfaction typique sur les milieux albuminoïdes, avec une odeur nau-séabonde intense. Kuhn, dans notre institut, n'a jamais trouvé d'indol; nous en trouvons maintenant un peu.

Habitat. — *a*) En dehors de l'organisme : isolé par Kurt des excréments de poules, et par Kuhn dans notre Institut, plusieurs fois, des mélanges putréfiés.

b) Dans l'organisme : jamais rencontré.

Espèces voisines. — Cette espèce, étudiée très peu jus-qu'ici, est très voisine du Bact. vulgare, forme Zenckeri. Le point de différence le plus saillant gît dans la présence des filaments, prolongements, etc., qui se présentent dans la culture en piqûre. D'après la description de Hauser, les zooglées spiralées à forme de saucisses, dans la gélatine, semblent faire défaut à son proteus Zenckeri.

Kuhn a confondu notre microbe avec Proteus Zenckeri, et, dans son travail, on doit appeler celui-ci, au lieu de Proteus Zenckeri, Bact. Zopfii.

Bacterium vulgare (Hauser) L. et N.
[Tab. 39.]

Synonymie. — Proteus vulgaris Hauser, Bacillus vulgaris Macé. Migula. Proteus Hauseri des auteurs ; Bacillus albus cadaveris Strecker et Strassmann. Urobacillus liquéfaciens septicus Krogius. Bact. fœtidus ozaenac Hajek, Bacillus Proteus vulgaris, Kruse. Très voisin aussi, Bact. murisepticus pleomorphus Karlinski(1).

Nom vulgaire : Proteus

Remarque.— La description originale que nous donnons concorde dans tous ses points essentiels avec les indications de Hauser, Kruse, et autres auteurs. Mais il n'est pas étonnant que, par l'étude plus approfondie de ce microbe, on ait trouvé des races qui s'écartent, par certaines propriétés, du B. vulgare, mais que l'on ne doit pas cependant pour cela désigner sous de nouvelles dénominations, avec la conception actuelle de la Bactériologie : ainsi par ex. R. Weber a décrit 2 races, dont les propriétés les plus marquantes étaient : Race A : peptonisation forte du sérum sanguin, pas de formation d'indol, mais formation de nitrites. Race B : la gélatine d'abord liquéfiée se colore ultérieurement en rouge sale (v. page 406 Pr. piscicidus versicolor): le sucre de canne ne fermente pas, mais la glucose fermente ; pas de dégagement d'ammoniaque dans l'urine, ni indol, ni nitrites. Race C : Ni la glucose ni le sucre de canne ne fermentent ; production d'indol, mais pas de nitrite. — L'épreuve de l'agglutination fournit aussi des différences considérables, par conséquent, il s'agit d'une variation des caractères comme dans la plupart des groupes bien étudiés.

Aspect microscopique. — Bâtonnets minces, élancés, en moyenne de 1,4 à 4 μ de long sur 0,4 à 0,5 μ de large. Souvent en longs filaments ; on voit aussi des formes isodiamétriques et des filaments enroulés en spirale. La multiplicité des formes microscopiques a valu à ce microbe le

---

(1) Stéfansky a décrit un **Bact. pyogènes ramosum**, isolé du pus de l'homme, il fait fermenter glucose et lactose, est très pathogène pour le pigeon ; très mobile, ne prend pas le Gram, sans exigences pour les milieux où apparaissent les ramifications (C. B., OXXXI, 86). Stéfansky veut voir une parenté de ce microbe avec Bact. vulgare.

nom de Proteus. Sur les milieux acides, les bâtonnets très courts prédominent [39, X et XI].

Mobilité. — Très active, due à des cils péritriches très longs et très nombreux ; parfois les cultures ne montrent de formes mobiles que lorsqu'on les examine à un stade très jeune, bien que les cils soient toujours très bien développés [39, XI].

Colorabilité. — Variable vis-à-vis du Gram ; nous avons toujours autrefois trouvé positive cette réaction ; Meyerhof, puis Frégonneau trouvent une légère décoloration par le Gram, Silberschmidt, puis R. Weber la décoloration complète. Sur une nouvelle race nous avons constaté que la réaction était positive, tandis que sur une vieille race elle était négative ; Wyss dit que son Proteus des poissons prend le Gram.

Besoin d'oxygène et conditions de milieux.—Pousse également bien en aérobie et en anaérobie, bien aussi dans l'acide carbonique. Tous les milieux (et même les milieux dépourvus d'albumine) lui conviennent ; il pousse très rapidement. Hauser dit que le microbe pousse mal en anaérobie et dans l'acide carbonique, ainsi que sur les milieux dépourvus d'albumine. — Il pousse encore à de très basses températures (dans la glacière) et à la température de l'étuve. D'après Lévy et Meyerhof, la quantité de toxine fabriquée est d'autant plus forte que les milieux sont plus oxygénés, par conséquent dans des vases plats et larges.

Gélatine en plaque (1).

a) Grandeur naturelle : colonie superficielle grise, délicate, transparente, qui commence à s'enfoncer déjà au bout de 15 à 20 heures. La cupule de liquéfaction atteint déjà en 3 jours une largeur de 0,5 à 1 cm., son contenu est trouble, gris [39, VIII]. Les colonies profondes sont ponctiformes, peu caractéristiques.

b) Grossissement de 60 diam. Sur les plaques toutes jeunes on voit 2 sortes de colonies : d'une part des colonies arrondies, gris jaunâtre, à bord uni et net, homogènes

---

(1) La gélatine sucrée n'est pas liquéfiée, la plaque est d'aspect analogue à celui du B. Zopfii, mais, en piqûre, il n'y a point de prolongements radiés (Kuhn).

ou très finement ponctuées, qui sont dans l'intérieur de la gélatine; et, d'autre part, des colonies transparentes, incolores, délicates, à bord ondulé ou dentelé, difficiles à distinguer des colonies d'Eberth, et qui siègent à la surface.

Ces dernières colonies s'étendent de plus en plus et l'on observe ensuite dans l'intérieur de la colonie un mouvement actif, élégant, des masses bactériennes.

Après un temps plus long, le mouvement cesse, tandis que la liquéfaction progresse vers la périphérie. La colonie entière conserve des formes irrégulières, parmi lesquelles les parties périphériques minces, brillantes, persistent, même quand la colonie est déjà presque complètement liquéfiée. Les colonies profondes peu souvent munies de prolongements qui se disposent surtout plus tard à la périphérie (1) [39, III-VI].

Gélatine en piqûre. — Piqûre : d'abord filiforme, peu caractéristique, plus tard liquéfiée, en forme de sac. — Partie supérieure superficielle : la colonie s'enfonce dans une cupule de liquéfaction ; celle-ci devient ensuite cylindrique. Le contenu de la zone liquide est trouble ou nébuleux [39, I].

Agar en plaque :

a) Grandeur naturelle : non caractéristique.

b) Grossissement de 60 diamètres : colonies profondes, arrondies, très grumeleuses, et plus tard souvent mûriformes [39, IXi].

Colonies superficielles, délicates, transparentes, très finement granuleuses, jaunâtres au centre, incolores vers le bord. La périphérie prend, par suite de l'essaimage, toutes les formes irrégulières possibles [39, IXe]. Au début, elles sont toujours arrondies.

(1) La description donnée a trait à une race cultivée depuis longtemps et souvent observée. On trouve bien souvent — surtout avec des races fraîchement isolées — sur les plaques de culture sur gélatine, des zooglées spiralées, renflées, en tout semblables à celles que nous avons décrites et représentées chez Bact. Zopfii, et dont Hauser a fait de si belles photographies. Schedtler (C. B., II, 437) paraît avoir eu des cultures analogues à celles que nous avons représentées. Nous avons vu aussi parfois l'aspect de dissémination en essaim des parties périphériques des cultures, que Hanser a observé notamment sur gélatine à 5 o/o.

Agar en strie.— Culture en voile, mince, transparente, humide, brillante, qui déjà en 12 heures a recouvert toute la surface. L'eau de condensation est fortement trouble, blanc jaunâtre [39, II].

Culture en bouillon. — Trouble marqué, sédiment abondant.

Culture sur lait. — Coagulé en 2 ou 3 jours, solidement ; se redissout de nouveau plus tard ; il devient alors jaunâtre ; faiblement acide.

Culture sur pomme de terre. — Croissance très pauvre. Blanc jaunâtre, habituellement limitée à la strie d'ensemencement, un peu grumeleuse, mate ou brillante, assez saillante.

Réactions chimiques.

a) Substances aromatiques : les corps albuminoïdes sont décomposés et putréfiés en dégageant des produits nauséabonds ; réaction fortement alcaline.

b) Gaz et acides aux dépens des hydrates de carbone.— Fabrique aux dépens de la glucose beaucoup de gaz, et plus encore, selon Th. Smith, aux dépens de la saccharose, mais pas aux dépens de la lactose. D'après Smith, les gaz renferment 1/3 de CO^2 et 2/3 de H. — Sur les milieux sucrés il n'y a jamais d'odeur de putréfaction (Kuhn).

c) Hydrogène sulfuré et indol : abondants.

d) Urée. Est activement transformée en carbonate d'ammoniaque. Voir page 73.

e) Toxine : Hauser, déjà, observa la production de substances très hautement toxiques, qu'il obtenait en filtrant les cultures. Tito Carbone a isolé de culture sur viande de la choline, de l'éthylènediamine, de la guanidine et de la triméthylamine.

La sepsine de Schmiedeberg, des levures de putréfaction agit exactement comme les substances toxiques de B. vulgare (Lévy) et paraît être un produit de ce microbe.

Par décomposition de l'acide animo-valérianique, de l'acide butyrique se forme ; par décomposition de la leucine, de l'alcool amylique ; l'asparagine est dédoublée en acides succinique, carbonique et ammoniaque ; l'acide asparagique et la leucine sont les deux corps les plus propices à Proteus.

(même tués), puis viennent l'acide amino-valérianique, la phénylamine, la tyrosine, l'arginine, la créatine, le glycocolle et l'alanine.

Résistance. — Considérable envers les agents chimiques et thermiques ; il meurt néanmoins à 60° en 1/4 ou 1/2 minute (Meyerhof).

Habitat.

a) En dehors de l'organisme : très commun dans la viande putréfiée et dans les autres substances en pourriture. — C'est l'agent de la putréfaction, sentant mauvais ; il existe aussi dans l'eau souillée par des matières en putréfaction. On ne l'isole jamais par la culture de l'air sur plaques de gélatine, mais facilement, par contre, si l'on abandonne à l'air libre de la chair stérile ou stérilisée : le microbe existe donc aussi dans l'air.

b) Dans l'organisme sain : dans l'intestin.

c) Chez l'homme malade : il provoque des cystites graves avec urines ammoniacales, souvent seul, souvent associé avec B. coli (Schnitzler). Il peut aussi se rencontrer comme cause des autres maladies des voies urinaires. Le B. Urobacillus liquefaciens septicus des auteurs est au moins en partie identique au Bact. vulgare.

On le rencontre assez fréquemment à côté d'autres agents de maladies (dans les phlegmons putrides, des abcès, la gangrène pulmonaire, le decubitus acutus, les carcinomes compliqués, etc.) ; mais on a jusqu'ici relativement rarement pu démontrer sûrement sa présence comme seul agent de maladies humaines : dans quelques cas d'abcès, d'inflammation des séreuses, etc. Au sujet de la maladie japonaise de Kedani (infection vulgaire de la peau par l'intermédiaire d'insectes), voir Tanaka (C. B., XXVI, 437). Booker a trouvé des espèces de proteus dans 18 cas de choléra infantile.

Levy a pu incriminer B. vulgare, comme agent d'intoxication par la viande : 18 personnes présentèrent des hématémèses, l'une d'elles mourut. Voir aussi les épidémies décrites par Wesenberg (Z. H., XXVIII, 484), par Glücksmann (C. B., XXV, 696), Schumburg (poison des saucisses) (C. B. R., XXXII, 648) et Silberschmidt (Empoisonnement par des saucisses desséchées) (Z. H., XXX).

Dieudonné a rapporté des cas d'empoisonnement de soldats par la salade de pomme de terre contaminée avec B. vulgare, et il a reproduit l'intoxication sur des souris.

Jaeger a trouvé une forme légèrement fluorescente de B. vulgare chez plusieurs soldats qui furent gravements atteints de maladie de Weil (Ictère infectieux fébrile) après s'être baigné dans de l'eau impure : dans 2 cas *post mortem*, le microbe était très abondant dans tous les organes, dans 4 sur 6 des cas plus légers, il était dans l'urine. Jaeger réussit à démontrer que le même microbe se trouvait dans l'eau des bains, et produisait en même temps une épidémie sur les oiseaux. Jaeger insiste sur la grande variabilité de son microbe, et pense que Bact. vulgare peut, dans certaines circonstances, devenir réellement pathogène. Toute une série d'autres cas d'ictère infectieux sont à rattacher à l'infection par le Proteus, mais pas tous. Brünig l'a trouvé dans un cas de maladie de Weil.

Expérimentation sur le pouvoir pathogène.— Hauser n'a pas réussi à produire des infections; toutes ses expériences sur les animaux relèvent de l'intoxication avec des produits de transformation (Dyspnée).

Meyerbof a obtenu une maladie mortelle avec multiplication des bactéries inoculées (par conséquent une infection réelle) par l'inoculation de grosses doses de cultures peu virulentes de Proteus, sur des souris, des lapins et des chiens.

Le filtrat des cultures était très faiblement actif, de même que les cultures tuées par le chloroforme.

Les formes virulentes de Proteus provoquent, inoculées sous la peau de l'animal (lapin), des abcès putrides; le résultat est beaucoup plus facile à obtenir, quand on injecte en même temps dans le corps d'autres micro-organismes (par ex. du Streptocoque). Les espèces pathogènes, peu virulentes (Staphylocoque, Streptocoque) sont exaltées si on les inocule en même temps que des cultures mortes ou vivantes de Proteus.

O. Wyss a démontré le rôle du B. vulgare comme cause d'une maladie des poissons.

Babes et Riegler ont également trouvé l'agent d'une maladie des poissons, et ils le désignent sous le nom de **Proteus piscicidus versicolor**, qui est voisin, mais différencié spécifiquement, de B. vulgare, par quelques petites particularités (coloration jaune et rose des cultures). On trouvera dans leur travail la bibliographie des maladies des poissons (C. B. O., XXXIII, 449).

Dire que tous les microbes décrits jusqu'ici comme agents de maladies des poissons appartiennent au groupe de Proteus est une hypothèse qui mérite confirmation (voir nos remarques p. 391 à propos de Bact. ranicida) (1). Ici se rangerait encore le **Bac. piscicidus agilis.**N. Sieber, qui est, paraît-il, sporulé.

Immunité et séro-réaction. — D'après Carbone, l'immunisation des animaux contre le microbe vivant par ses toxines est possible. — D'après Pfaundler, le sérum d'animaux, qui sont en état d'infection apyrétique à Proteus agglutine les individus de la même race de Proteus; lorsque la maladie est fébrile, l'agglutination ne se produit plus, mais le microbe pousse dans ce sérum sous forme de longs filaments. D'autres auteurs ont obtenu un résultat analogue, à savoir que l'action de sérum se fait sentir seulement ou surtout sur les races venant du malade ou sur celles qui ont servi à l'infecter (Wolf).

D'après Klieneberger, le sérum d'homme sain agglutine à un taux également élevé le B. Zopfii et le B. Zenkeri, mais seulement à 1/20 les B. vulgare et mirabile. Le sérum des malades, dans les infections à Proteus, n'agglutine que très faiblement. Les immun-sérums que l'on

---

(1) Très voisin paraît **Pseudomonas Plehniae**, bâtonnet étudié par Spieckermann et Thienemann dans une épidémie de carpes (rouget? des carpes) il prend le Gram, possède 1-2 cils, dégage des gaz et coagule le lait; sur pomme de terre, enduit humide, qui devient brun jaune. Ne pousse pas à 37°. N'est pas pathogène pour les animaux à sang chaud; mais il est au contraire pathogène en injection sous-cutanée, intra-péritonéale, ou intra-musculaire chez la carpe, la tanche, le cyprin, l'anguille, le brochet, la truite, le bar, et aussi pour la salamandre, le crapaud, le lutin (Unke), le crapaud accoucheur, la grenouille verte et en été pour l'orvet, le lézard, la couleuvre et l'écrevisse. Pour le triton et la grenouille, il n'est point pathogène; en hiver, non plus pour la tortue, le lézard et la couleuvre. L'infection *per os* est mortelle pour les tanches, mais non pour les truites, les bars et les anguilles.

obtient avec des races de Proteus isolées de l'homme et des eaux croupies agglutinent seulement la race qui les a produits.

Frégonneau, au contraire, prétend qu'il n'est pas possible de séparer les différentes races les unes des autres. Aussi bien les autres signes que l'agglutination sont-ils trop variables pour pouvoir parler de diagnostic différentiel.

Espèces voisines. — Sous le nom de **Proteus mirabilis,** Hauser a désigné un microbe qui se distingue par la liquéfaction plus faible de la gélatine, et par la fréquence de belles formes d'involution ; sous le nom de **Proteus Zenckeri**, il a décrit une autre variété qui ne liquéfie pas la gélatine et ne produit plus la putréfaction. Hauser a reconnu plus tard qu'il s'agissait de races transformables les unes en les autres. A côté de ces microbes se placerait **Bacillus proteus denitrificans** Hœflich, mais il possède un bouquet de cils à chaque extrémité.

Citons aussi le **Bacille de l'Eclampsie** de Gerdes. Un **Proteus hominis** Bordoni-Uffreduzzi se rapproche plutôt de **Bact. pneumoniae** : il est immobile, ne produit pas de zooglées, et n'engendre pas la putréfaction. Enfin Banti a étudié 4 espèces de Proteus (C. B. V, 207) et T. Fischer un Bact. Stomato foetidum (Z. H. 49, 329).

Bacterium murisepticum (Flügge) Migula.
(Tab. 4o.)

Synonymie. — Bacillus murisepticus Flügge. Bacille de la scepticémie des souris Koch.

Aspect microscopique. — Dans les cultures, bâtonnets élégants, élancés de 2 à 4 μ de long sur o,4 à o,6 de large, droits ou incurvés, souvent disposés en piles [4o, IV]. Dans les frottis de sang, les microbes n'ont que 1 μ de long sur o,2 à o,3 μ de large.

Mobilité propre. — Manque.

Colorabilité. — Prend le Gram.

Besoin d'oxygène. — Anaérobie facultatif. Liborius le regarde comme aérobie strict ; certaines races cependant poussent même mieux en anaérobie (Kuhn).

Intensité de culture. — Pousse assez lentement.

Gélatine en plaque. — *a)* Grandeur naturelle. En 3 ou 4 jours il se produit une légère dépression dans laquelle la colonie repose comme un voile très délicat. Elle est difficile à distinguer de la région avoisinante [40, II]. (La figure indique les colonies un peu trop manifestement.)

b) Grossissement de 50 diamètres. On ne peut voir la colonie qu'avec un éclairage très fort. On observe, non sans difficulté, une sorte de dépôt extrêmement faible, délicat, grisâtre, homogène ou très finement granuleux; ce dépôt est mal délimité [40, III].

Gélatine en piqûre. — Le canal de la piqûre représente au bout de quelques jours l'aspect d'un petit sapin très délicat, garni du haut en bas des branches de même longueur [40, I], qui au bout de longtemps se réunissent en partie de plus en plus en petits nuages transparents qui restent dans la gélatine. A la surface ils se produit peu à peu un enfoncement faible, en pointe. La culture atypique de charbon [41, V] offre une image analogue, mais beaucoup plus grossière.

Plaque d'agar. — *a*) Grandeur naturelle : petits points presque invisibles.

b) Grossissement de 50 diam. Colonies superficielles : d'abord grises, délicates, en voile, ensuite plus jaunâtres ou brunâtres. La structure est homogène, parfois plus ou moins finement granuleuse ; ressemblent parfois à des colonies de sarcines finement grenues. Colonies profondes : rondes ou ovalaires, jaunâtres, homogènes. Bord lisse ou granuleux.

Agar en piqûre. — Semblable à la gélatine en piqûre, mais un peu plus développée. Les branches peuvent parfois manquer complètement. Partie supérieure superficielle. Extraordinairement délicate, transparente, peu étendue, incolore, parfois la surface présente un reflet brillant.

Culture en bouillon. — Pas de pellicule. Trouble modéré. Sédiment très peu abondant, cohérence très faible.

Culture sur lait. — N'est pas coagulé. Réaction amphotère ou faiblement alcaline.

Culture sur pomme de terre. — Pas de développement appréciable.

Réactions chimiques. — Ni pigment, ni substances odorantes. Il n'y avait dans nos cultures ni H_2S ni indol. Petri et Maassen ont trouvé une forte production de H_2S.

Aux dépens du sucre, il se produit un peu d'acide. La gélatine est liquéfiée très lentement.

Habitat. — *a*) En dehors de l'organisme. Isolé plusieurs fois par Koch et par d'autres auteurs de l'eau de canal, et de matières en putréfaction (viande gâtée, moisissures).

b) Dans l'organisme. On ne l'a jamais trouvé chez l'homme, pour lequel le microbe n'est pas pathogène. Il produit la septicémie des souris, maladie infectieuse artificielle découverte par Koch, qui fut rencontrée une fois à l'état spontané à Greifswald.

Méthodes spéciales de culture. — Inoculation de la matière soupçonnée à une souris blanche, coloration des frottis, et culture sur plaque et en piqûre du sang et du suc splénique, ou les bactéries fourmillent.

Action pathogène sur les animaux. — Pathogène, et mortelle en 2 ou 3 jours pour la souris domestique (non pour le mulot). Symptômes : les yeux se ferment ; la tête s'incline : attitude du sommeil. Les pigeons meurent aussi en 2 1/2 à 3 jours 1/2.(Th. Smith).Les lapins et les cobayes supportent de grandes quantités de bouillon de culture. Chez les porcs on n'observe qu'un malaise passager.

Bacterium erysipelatos suum (Lœffler) Migula.
(Tab. 4o, VI-X).

Rouget du porc pro parte. — Bâtonnet du rouget du porc. Bacillus rhusiopathiae suis Kitt. Schweine rotlauf.

Il est aujourdhui bien établi que ce microbe n'est que la forme adaptée au porc du B. murisepticum (1). Olt a in-

---

(1) On a coutume de donner les caractères différentiels suivants avec Bact. murisepticum : les ramifications dans la culture sur gélatine sont, chez Bact. erys. suum, plus denses, plus courtes, plus rigides [4o, VI]. Souvent on voit de petits nodules au lieu de branches. Le signe différentiel le plus important se trouve dans les cultures sur gélatine en plaque : pour le rouget du porc,les colonies sont petites, nettement visibles, munies de quelques prolongements irréguliers (comme des ostéoblastes), ainsi que Löffler les a décrites. La culture sur agar ressemble aux jeunes cultures de Bac. mesentericus [4o, VIII.] Ces signes ne sont pas constants. Le microbe de la **Backstein-Blattern** des porcs n'est pas différent spécifiquement (Lorenz). Cette dernière maladie paraît être la forme atténuée du rouget, cependant elle peut présenter des variétés sévères, au cours desquelles les animaux succombent de complications

diqué qu'il est l'hôte normal de l'intestin de cet animal;
selon Pitt il habite aussi les amygdales, la bile, et le mucus
des glandes iléo-cœcales du porc sain. Il perd complètement
son pouvoir pathogène pour le porc après passage par la
souris, surtout pour les animaux jeunes et les races impures; le pouvoir pathogène est au contraire considérable
pour les races nobles, dont les individus ont plus de 5 moise
L'addition de sucre au bouillon favorise la culture, mais
aux dépens de la virulence; le sérum de mouton améliore
la valeur du bouillon sans diminuer la virulence.

Les porcs contractent la maladie, quoique rarement, par
l'ingestion de cultures. L'infection ordinaire survient par
essaimage des Bactéries de l'intestin, et par les selles des
porcs infectés.

A l'autopsie, les animaux présentent une éruption très
étendue, tantôt de taches isolées, tantôt une rougeur diffuse
de la peau, et en partie de l'œdème sous-cutané, de la rougeur du pharynx, des muqueuses de l'estomac et de l'intestin; de la tuméfaction des ganglions mésentériques et de
la rate, de la néphrite parenchymateuse et des hémorragies
rénales. Les poumons sont mouchetés de taches rouges.

Ce microbe n'est pas pathogène pour l'homme, aussi la
chair du porc atteint de rouget n'est-elle pas nuisible. La
résistance est assez considérable à l'enfumage et au salage
(Petri).

Les souris succombent à l'ingestion du microbe, et plus

cardiaques. Schuh fait observer que, dans la viande des animaux qui y
ont succombé, on trouve des bactéries qui sont pathogènes pour la souris. Cette viande ne paraît donc pas, malgré l'opinion primitive, devoir
être consommée.

Rosenbach pense que le Rouget, l'érysipéloïde (Backstein blattern)
et la septicémie des souris sont trois maladies différentes, et que leurs
microbes, que l'on regarde comme identiques, sont au contraire différents, quoique du même groupe. Ce serait le groupe des rougets, dont il
propose de nommer les Bactéries *erysipelothrix porci*, *erysipelothrix
erysipeloïdes*, et *erysipelothrix murisepticus*. Les investigations de
Riekmann (Z. H., 64), portant sur 100 échantillons de ces 3 microbes,
sont opposées aux vues de Rosenbach. Les différences observées sont
d'ordre secondaire et individuelles, c'est-à-dire en rapport non pas même
avec l'espèce animale, mais avec l'individu, ou bien d'adaptation cultu-
relle.

En résumé, selon Rickmann, les 3 variétés sont identiques.

rapidement encore par l'inoculation ; le lapin est aussi très sensible.

Le diagnostic différentiel du Rouget avec les autres maladies du porc est facile, grâce à la forme caractéristique des individus et des cultures de ce microbe ; on ne doit pas oublier que, chez le porc, l'éruption de taches rouges se présente dans beaucoup de maladies et notamment dans la septicémie des porcs de Lœffler-Schutz (p. 269).

Vaccination. — Les animaux peuvent acquérir une immunité active avec des bactéries atténuées (Pasteur), avec des bactéries tuées, avec de l'extrait de corps microbien, avec le sérum sanguin. D'après Stickdorn, la virulence du Rouget diminue par la culture prolongée, et peut même disparaître. Le sérum de Landsberger est un mélange de sérums de cheval et de bœuf immunisés.

La vaccination a donné de bons résultats en Wurtemberg en 1903, sur 40.000 porcs, en Saxe, en 1904, sur 7.000 porcs.

Bacterium hyopyogenes (Grips) L. et N.

Bacillus pyogenes suis Grips. (Voir p. 269.)
Grips, Glage et Nieberle ont trouvé très fréquemment chez les porcs des abattoirs de Hambourg une infection caractérisée par des abcès multiples, une pleurésie et une pneumonie catarrale, et une inflammation purulente chronique de l'intestin, surtout le gros intestin, et des abcès sous-muqueux.

L'agent de la maladie est un microbe analogue au Bact. murisepticum, 0,3-2 μ de long, 0,2 μ de large, prend le Gram, si l'alcool agit légèrement. Grips ne l'a cultivé ni sur gélatine ni sur agar, mais sur sérum coagulé, où il pousse bien, mieux en profondeur qu'en surface : colonie gris blanc. Le sérum est liquéfié. Sur plaques d'agar-sérum les colonies jeunes sont épineuses, les vieilles restent petites, mais deviennent régulières. Bonne culture dans le lait, qui est coagulé en 48 heures. Ici se place le nouveau bacille du groupe du bacille de l'influenza de Franck (C.B.R, XXXII, 179). Il l'a trouvé dans les ganglions suppurés du porc ; prend le Gram dans les cultures, ne le prend pas dans les lésions. Très pathogène pour le cobaye, le lapin, le jeune chien, la souris. Chez la souris : abcès après inoculation sous-cutanée, péritonite après inoculation intra-péritonéale. Les porcs sont sensibles à tous les modes d'inoculation, les lésions intestinales prédominent pourtant sur les lésions pulmonaires.

Grips, Glage et Nieberle prétendent que la septicémie du porc (allemand) n'est pas une Pasteurellose, le bâtonnet bipolaire se rencontrant même chez les porcs sains. Le véritable agent serait le B. hyopyogènes. Cette conception est combattue par Ostertag, Olt, Putz et Gerhard. Olt appelle la maladie de Grips : la cachexie pyémique, Lupke, l'Hyobacillose. Il est généralement admis (Olt) que Grips et ses collaborateurs ont trouvé l'agent important d'une maladie du porc, mais que à côté peut encore exister la pneumo-entérite (Pasteurellose).

2. *Bacillus*. F. Cohn rev Hüppe.

Bâtonnets droits, souvent filamenteux, épaisseur souvent considérable rarement au-dessous de o,6 μ, le plus souvent au-dessus de o,8 μ. Produisent des endospores.

**Clé pour la détermination des espèces les plus impor-
tantes du genre (1) Bacillus (2).**

Le genre se divise en 2 groupes, qui ne sont caractérisés nette-ment ni au point de vue morphologique, ni au point de vue biologique.

I. Espèces aérobies, poussant mal en anaérobie. Les espèces pathogènes ne produisent jamais de spores dans l'organisme ani-mal; elles en font seulement dans les cultures, en présence de l'oxygène. (Voir p. 48.) Presque toutes donnent dans les cultures de longs filaments, les spores sont au milieu. La réaction de Gram est positive pour la plupart des espèces. Cils péritriches et mouvements présents ou absents.

II. Espèces anaérobies. Colorabilité par le Gram rarement bien

(1) Voir pour les lacunes qui se trouvent dans ce genre les explications p. 415 et ce que nous disons pour les anaérobies. De nombreuses espèces nouvelles aérobies ont été décrites par Burchard (A. K., II, 1) et toute une série d'espèces excessivement bien étudiées par Gottheil (C. B. L., VII). Nous devons faire remarquer cependant que, malgré l'étude soigneuse que nous avons faite de ces nouvelles espèces, nous n'avons pu établir des indications suffisamment typiques pour chaque espèce, car beaucoup d'entre elles varient extraordinairement, et sont si proches que l'on peut sans peine les faire dériver les unes des autres. C'est pourquoi notre clé de détermination est incomplète et semée de lacunes.

(2) Le genre **Tyrothrix** Duclaux se confond avec Bacillus : il comprend primitivement les espèces formant des spores, poussant en longs filaments, et dérivant du lait ou du fromage. Deux espèces sont décrites ci-dessous: Bac. tenuis et Bac. geniculatus. — Les conclusions si remarquables de W. Winkler au sujet de la variabilité extraordinaire, biologique et morphologique, notamment pour Bac. tenuis, n'ont pu être constatées ni par L... et N... (1re édition) ni par Wittlin; elles n'ont pas, à notre connaissance, été affirmées de nouveau. Weide a réétudié le genre ty-rothrix, dont une espèce, **Bacillus parvus**, est bien décrite.

développée (positive pour Bac. tetani). La mobilité par des cils péritriches paraît être une fonction variable chez plusieurs espèces. Apparition de longs filaments seulement d'une façon exceptionnelle. Spores terminales (forme de Paraplectrum) ou centrales, mais avec renflement local (forme de Clostridium) ; dans la plupart des espèces, les 2 variétés de spores se présentent. Espèces très difficiles à séparer.

I. — Bacilles aérobies.

TABLEAU DE DÉTERMINATION DES ESPÈCES AÉROBIES

A. Culture en piqûre sur gélatine avec des branches divergentes.

  1. Branches épaisses, souvent seulement à la partie supérieure du canal de piqûre. Culture sur plaque d'agar à 60/1 avec des boucles ondulées régulières, magnifiques. Culture sur agar en strie, sans branches, large, blanche, avec des « vésicules d'argent ». Non mobile. Pathogène.
      Bac. anthracis Cohn et Koch, p. 416.
  2. Branches plus délicates, dans toute la longueur de la piqûre de la gélatine. Culture sur plaque d'agar à 60/1 avec des prolongements irréguliers comme des racines ou du mycélium de moisissure. Culture sur agar en strie avec des branches transversales longues, délicates, parallèles. Mouvement très lent, non pathogène pour les animaux, comme les suivants :
      Bac. mycoïdes Flügge, p. 429.
  3. Branches chevelues, se réunissant plus tard pour former un nuage. Liquéfaction très lente ; extraordinairement mobile, spore presque terminale. Rappelle la culture des espèces anaérobies.
      Bac. sphericus A Meyer et Neide, p. 431.
  4. Branches très courtes qui disparaissent bientôt, à cause de l'extraordinaire rapidité de la liquéfaction. Liquéfaction cupuliforme sur gélatine en plaque. Colonies avec partie périphérique rayonnée. Spores très grosses. Immobile.
      Bac. Ellenbachensis Stutzer, p. 432.
  5. Branches noduleuses, liquéfaction lente, semblable à celle du choléra. Plaque d'agar rappelant le charbon. A peine mobile.
      Bac. carotarum Koch, p. 433.
  6. Branches très délicates ; liquéfaction relativement lente ; périphérie des colonies sur gélatine munie de longs prolongements radiculaires. Mobile !
      Bac. robur A. Meyer et Neide, p. 433.
B. Culture en piqûre sur gélatine sans branches divergentes. Immobile.
  1. Sur plaque de gélatine, colonie cohérente blanchâtre s'en-

fonçant en totalité. Sur pomme de terre, enduit gras en partie, plus tard, plissé.

> **Bac. ruminatus**, A. Meyer et Gottheil, p. 433.

2. Sur plaque de gélatine, colonies avec un bord ondulé et transparent. Sur pomme de terre, enduit épais, glaireux et plissé.

> **Bac. simplex**, A. Meyer et Gottheil, p. 434.

C. Culture en piqûre sur gélatine sans branches divergentes. Mobile, avec des cils péritriches.

1. Culture sur pomme de terre montrant d'abord une couche plate, humide, plus tard (8 jours) paraissant comme saupoudrée de farine. **Bac. subtilis**, Cohn, p. 435.

2. Culture sur pomme de terre modérément saillante, peu caractéristique, rappelant Bact. coli.

> **Bac. oxyalaticus** Zopf, p. 442.
> **Bac. butyricus** Hüppe, p. 441.
> **Bac. tumescens** Zopf, p. 440.
> **Bac. Megatherium** de Bary, p. 438.

3. Culture sur pomme de terre luxuriante, humide, jaune intense. — Agar : humide, jaune moutarde, plus tard rappelant le vulgatus :

> **Bac. luteus** L. et N. (1).

3*a*. Culture sur pomme de terre transparente, humide, brun jaune. Couleur persiste. L'agar ne se décolore point. Liquéfaction très lente.

> **Bac. parvus**, A. Meyer et Neide, p. 443.

4. Culture sur pomme de terre gris jaune, muqueuse plus tard caséeuse et brun jaune. Cultures sur agar tardivement brun rouge foncé. Piqûre sur gélatine liquéfiée seulement en 3-4 semaines.

> **Bac. silvaticus**, A. Meyer et Neide, p. 442.

5. Culture sur pomme de terre glaireuse, comme striée avec du jaune d'œuf. Agar colorée en brun foncé.

> **Bac. petasites**, A. Meyer et Gottheil, p. 443.

6. Culture sur pomme de terre peu caractéristique les premiers jours, ensuite se forment des saillies plissées, très manifestes.

a) Bourrelet contourné, en anses intestinales.

> **Bac. vulgatus** (Flügge), Migula, p. 444.
> **Bac. graveolens**, A. Meyer et Gottheil, p. 448.

b) Bourrelet peu élevé, en réseau. Cultures jaunâtres.

> **Bac. mesentericus** (Flügge) L. et N. p. 449.

c) Culture humide plissée, pomme de terre noir foncé.

> **Bac. aterrimus** Lehm et Neum, p. 451.

d) Culture jaune sale, semblable au coli, humide, souvent ensuite un peu plissée, pomme de terre colorée en brun.

---

(1) Pour plus de détails sur ce microbe, voir Bacillus luteus sporogenes Wood Smith et Baker (C. B. L., Bd. IV).

Sur gélatine, semblable au coli, à l'Eberth, liquéfiant lentement.

Bac. fusiformis, A. Meyer et Gottheil, p. 451.

e) Brun clair, sèche, avec beaucoup de sillons à bord très net, abrupt.

Bact. teres, A. Meyer et Neide, p. 452.

f) Culture rose, un peu plissée, gélatine brun tabac.

Bac. mesentericus ruber, Globig, p. 450.

7. Culture sur pomme de terre glaireuse ou sirupeuse, sans formation de plis, pas de coloration spéciale :

a) La culture sur pomme de terre donne un dépôt délicat, sirupeux, clair.

Bac. liodermos (Flügge), Lehm et Neum, p. 452.

b) Culture sur pomme de terre très glaireuse, couleur crème ou rougeâtre, rappelant le Bact. pneumoniae. — Gélatine en plaque comme mesentericus. Les colonies s'enfoncent peu à peu sans se séparer les unes des autres dans la piqûre de la gélatine.

Bac. pumilus, A. Meyer et Gottheil, p. 453.

c) Culture sur pomme de terre humide, glaireuse, colorée en brun jaune, parfois avec des bulles de gaz. Plaque de gélatine comme subtilis ; enfoncement cupuliforme, prolongements sur les bords.

Bact. asterosporus (A. Meyer), Migula, p. 453.

Remarque préalable à la description des espèces déterminées ici.

CARACTÈRES COMMUNS

Toutes les espèces que nous allons décrire : Bac. anthracis, mycoïdes, subtilis, mégatherium, butyricus, vulgatus, mesentericus, aterrimus, liodermos, ruminatus, tumescens, graveolens, petasites, Ellenbachensis, pumilus, simplex, cohaerens, fusiformis, carotarum, qui sont très voisines les unes des autres, possèdent en commun les qualités suivantes que nous indiquons ici une fois pour toutes.

1° La gélatine est liquéfiée ;

2° Le lait est coagulé avec réaction alcaline ou réaction légèrement acide ; le coagulum se redissout plus tard. Il est parfois peptonisé, sans être coagulé auparavant ;

3° Toutes ces espèces fabriquent aux dépens de la glucose un peu d'acide, pas de gaz. Aux dépens de la lactose, peu ou pas d'acide ;

4° Pas d'indol : il est très rare d'en trouver des traces. — La production de H^2S est variable, mais jamais considérable ;

5° Toutes ces espèces sont colorables par le Gram, excepté B. leguminiperdus et violaceus acetonicus ;

6° La disposition des cils paraît aussi dans ce groupe ne devoir être utilisée qu'avec circonspection dans le diagnostic de l'espèce : où les cils existent, ils sont péritriches.

Bacillus anthracis F. Cohn et Koch.
(Tab. 41, 42, 43).

Nom vulgaire. — Bactéridie du Charbon ; « Milzbrand bacillus ». Bactéridie de Davaine.

Aspect microscopique. — Dans le corps des animaux. c'est un bâtonnet gros et fort, de 3 à 10 μ de long sur 1 à 1,2 μ de large ; souvent les bâtonnets se déposent en lignes plus ou moins longues, les uns à la suite des autres [43,I]. D'après Lignières et Durieu, on trouve fréquemment des bâtonnets spiralés, renflés en massue ou en tirebouchons ; des bâtonnets « encapsulés » ne sont pas rares dans le sang [43, VI]. Sur des individus frais, les extrémités sont faiblement émoussées (arrondies) ; par la dessiccation et la coloration elles semblent coupées en carré, nettement ou faiblement rétractées. La forme en « canne de bambou » [43, VII] n'est pas spécifique pour le charbon, et n'est simplement qu'une production artificielle ; on peut en outre colorer (voir appendice de technique) des capsules bien développés sur les exemplaires venus de l'organisme animal ou cultivés sur du sérum sanguin liquide et sur des mélanges cerveau-agar. D'après Kern, on peut mettre aussi en évidence des capsules dans les vieilles cultures sur différents milieux (1). Sur les milieux artificiels, les bacilles poussent en longs filaments, parallèles, parfois contournés et entrelacés [43, II], qui produisent des spores ou bien meurent

(1) Noetzel a d'ailleurs pu mettre en évidence des capsules indubitables sur des « bacilles de cadavres », et a montré ainsi que la présence de la capsule n'a pas une valeur diagnostique aussi grande que les vétérinaires le disent.

en prenant des formes d'involution extravagantes [43, V].
Les filaments laissent voir même, non colorés, qu'ils sont
constitués par des bacilles isolés, ce qui devient encore plus
manifeste après coloration. D'après Toyosumi, les B. de Davaine venant de l'animal (surtout du sang de rat et le lapin)
sont souvent fragmentés (action du sérum).

Mobilité propre. — Manque toujours. On ne connaît
aucune exception à ce fait.

Colorabilité. — Se colore par toutes les couleurs d'aniline et par le Gram.

Besoin d'oxygène. — Pousse mieux en aérobie; en
anaérobie il pousse mal et sans liquéfaction ; dans CO^2, il
ne pousse pas.

Intensité de croissance. — Pousse rapidement, à 37°
surtout sur gélose glycérinée (Ruzicka). La limite inférieure
est de 14° (Kitasato).

Gélatine en plaque. — *a*) Grandeur naturelle : colonie
superficielle blanchâtre, ronde, s'enfonçant profondément
en 3 ou 4 jours. La liquéfaction s'étend ensuite très lentement. Dans le milieu de l'entonnoir taillé à pic, se trouve
une masse assez mal délimitée, blanchâtre, granuleuse ; le
reste du contenu de l'entonnoir est assez clair, mais la zone
la plus externe est de nouveau un peu trouble [42, I].

b) Grossissement de 70 diamètres. La colonie âgée de
3 jours paraît manifestement plus claire que sur agar. Elle
est gris jaunâtre vers le centre, plus claire et transparente
vers le bord. On voit très manifestement vers la périphérie
comme des boucles de cheveux ondulées, qui existent aussi
au centre, mais plus épaisses, et impossibles à distinguer
[42, II, et 43, III]. L'anneau de liquéfaction prend un reflet
grisâtre. Plus tard on voit nager dans l'entonnoir de liquéfaction des grumeaux irrégulièrement limités ou des sortes
de mèches de filaments.

Gélatine en piqûre. — Dans la piqûre il se produit un
filament épais, blanchâtre, duquel s'échappent de tous les
côtés des prolongements longs [41, I] ou courts [41, III],
rigides, denses, soit seulement à la partie supérieure [41, II],
ce qui est la règle, soit dans toute la hauteur.

Parfois même ces prolongements peuvent faire totalement défaut [41, IV]. La direction des prolongements latéraux varie, ils sont le plus souvent entremêlés entre eux de façon inextricable [41, V]. Au bout de 12 à 20 heures commence la liquéfaction lentement progressive de la gélatine, avec un léger retrait de la surface de celle-ci.

Elle est d'abord cupuliforme, puis ensuite cylindrique; le contenu de la zone liquéfiée est dans certains cas trouble d'une manière diffuse, avec des flocons blancs grumeleux; dans d'autres cas les flocons se précipitent au fond et la gélatine, claire, flotte au-dessus d'eux.

Jamais il n'y a de pellicule. Une race de charbon, qui avait été cultivée pendant un an 1/2 sur de la gélatine à 10 o/o ne la liquéfiait plus, mais redevenait de nouveau liquéfiante, après 5 ou 6 repiquages, tous les 1 ou 2 jours sur agar, et ensuite sur gélatine. L... et N... ont cultivé des races plus ou moins rapidement liquéfiantes.

Plaque d'agar. — *a*) Grandeur naturelle : colonies superficielles petites, blanches, tirant sur le jaune, humides, brillantes, un peu saillantes, arrondies. Colonies profondes, ponctiformes, restant petites.

b) Grossissement de 50 diam. Les colonies profondes et les colonies superficielles présentent de grosses différences. Les premières sont le plus souvent ovalaires ou arrondies, gris verdâtre, avec le centre plus jaunâtre. Le bord est constitué par des grains moyens, plus foncés, qui se prolongent en expansions filamenteuses, constituées par des petits points ou des petits grains. Les colonies possèdent des prolongements d'autant plus fins et touffus (en boucles de cheveux) qu'elles sont plus proches de la surface [42, VI], et les colonies superficielles en possèdent le maximum [42, Ve]. La colonie donne l'impression d'une boule gris jaunâtre entourée d'une toison laineuse, emmêlée.

c) Grossissement de 150 diam. : colonies superficielles. Les filaments paraissent extrêmement longs; ils sont séparés à la périphérie de la colonie, mais ils deviennent de plus en plus parallèles et serrés vers le centre, où ils forment comme des mèches de cheveux bouclés ou des fouets [42, IV].

Colonies profondes : les prolongements des colonies pro-

fondes présentent des granulations, assez grosses, irrégulières, qui sont réunies entre elles ordinairement par des
anastomoses moniliformes, de fins filaments. La colonie
ne présente pas de point central spécial ; elle est irrégulièrement déchiquetée et extraordinairement polymorphe.

Agar en piqûre. — Du canal de la piqûre, qui reste
marqué en blanc, rayonnent des prolongements tantôt
petits, tantôt plus longs, qui diminuent de longueur vers le
bas, et sont munis à leur extrémité d'une petite nodosité,
ou bien ils sont entortillés sur eux-mêmes à ce niveau
[41, VII].

Couche superficielle : arrondie, régulièrement élargie, avec
un bord uni, un peu saillante, brillante, graisseuse, grise,
brunâtre ou blanc jaunâtre. Au bout d'un long séjour à
l'étuve, on voit souvent une zone annulaire, claire [41,IX],
occupée par des plis rayonnés [41, VIII].

Agar en strie. — La culture reste limitée à la strie, le
bord est uni, ordinairement ondulé. Coloration gris blanchâtre, un peu de transparence sur les bords. La colonie
dans son entier fait l'impression d'une infinité de bulles
d'air minuscules brillantes comme de l'argent, situées au-
dessous de la surface. L'eau de condensation est claire ou
seulement peu troublée. Le dépôt est légèrement nuageux
[41, VI].

Culture sur bouillon. — Sédiment homogène : bouillon clair, avec des flocons très fins en suspension. Pas de
pellicule.

Culture sur lait.— Coagulé. Le coagulum se redissout
plus tard.

Culture sur pomme de terre.— Enduit un peu saillant, gris blanchâtre ou blanchâtre, à peine appréciable,
limité à la strie d'ensemencement. Le bord est ondulé, un
peu dentelé. La culture ne se détache nettement de la
pomme de terre que lorsque cette dernière est elle-même
un peu colorée. Souvent on observe aussi ici le phénomène des « bulles argentées », comme dans la strie sur
agar [42, VI].

Conditions de la sporogenèse.—A partir de 12 degrés,
et en présence d'une quantité suffisante d'oxygène, des

spores oviformes, très réfringentes, prennent naissance. La sporulation se produit d'autant plus rapidement que la température est plus élevée (optimum 37°); elle est accomplie en 18 à 20 heures à la température optima. Günther donne 28° comme optimum; au-dessus la sporulation ne se produit plus aussi régulièrement. Weil a obtenu des spores plus résistantes.à 37°. La sporulation se produit entre 31 et 37° en 16 heures, à 24 degrés en 36 heures, à 18° en 50 heures; à 12°, il y a encore quelques spores. Au sujet de l'influence du milieu de culture, voir page 47. Il n'y a pas d'époque fixe pour la germination de la spore; on voit simultanément des cellules végétatives, des spores anciennes et des spores de nouvelle génération. La germination commence à 37° ou 38° environ au bout de 8 heures, à 24° au bout de 16 heures, à 18° au bout de 70 heures, à 12° très irrégulièrement. La nouvelle sporulation commence à 37° en 21 heures, à 29 ou 30° en 21 ou 23 heures, à 24° en 48 heures, à 18° en 96 heures.

La germination est supprimée par l'addition de 1 o/o de chloroforme, à 1,5 o/o de phénol, de 1 o/o de formaline. D'après Ruzicka, la substance des spores serait de la lignine. Sur agar glycériné, la bactéridie donnerait en outre des spores, des *sphères sporoïdes*, incapables de donner naissance à un nouveau bâtonnet.

Pour la morphologie de la sporulation, voir p. 17.

En 4 à 8 heures à la température de l'étuve, on voit de fins granules également (ébauches des spores; la fig. 43, III, montre des spores mûres, non colorées, la fig. [43, IV] des spores mûres colorées.

Jamais les spores ne prennent naissance chez l'animal vivant ou sur le cadavre non ouvert (absence d'oxygène); mais elles peuvent apparaître sur la viande exposée à l'air des animaux ayant succombé au charbon, sur les fèces mélangées de sang, etc.

Weil a cependant observé l'apparition de spores en anaérobie sur pomme de terre, sur mucilage de coings, et il a vu des spores germer dans ces conditions. D'après Slupski et Jacobitz, il n'y aurait jamais de sporulation du Charbon dans des conditions strictement anaérobies. Dans l'azote pur le Charbon ne produit pas de spores; Klett dit qu'il y en a toujours dans ce cas, au contraire. D'après Matzuschita, les bacilles aérobies ne produisent jamais de spores dans l'hydrogène ou dans de l'air à une pression de moins de 3o mm. D'après Kuylenstierna, la sporulation a lieu encore sous une pression de 2oo cm.; à 15o elle est légère ou nulle. Dans le vide le charbon ne germe pas.

Dans les cultures qui n'ont pas été repiquées depuis longtemps, la faculté de produire des spores se perd souvent spontanément; Bac. anthracis peut l'acquérir par la culture sur des milieux phéniqués, ou plus difficilement sur des milieux additionnés de bichromate ou d'acide chlorhydrique.

Les races diverses deviennent d'une façon très variable privées du pouvoir sporogène. Toutes les circonstances qui amoindrissent la virulence agissent aussi défavorablement sur la fonction sporogène. Cependant, il ne s'agit pas d'une relation de cause à effet, car il y a des races virulentes asporogènes et de races absolument pas virulentes sporogènes. Phisalix (1) a constaté que par la culture prolongée à 42°, avec des repiquages fréquents, le B. anthracis perdait peu à peu d'abord la faculté de faire des spores à 42°, puis plus tard aussi à 3o°.

Et, tandis que, au début, la fonction sporogène peut être récupérée par l'inoculation à la souris, plus tard, après 14 repiquages à 42°, cette fonction a complètement disparu. La virulence qui existe encore disparaît à son tour après la 20e génération à 42°.

Durée de vie et résistance des bacilles non sporulés (Momont, A. P. 1892, I).

a) Dans les cultures le B. anthracis se conserve (justement

---

(1) Chauveau et Phisalix ont décrit une forme **claviformis** dont les spores sont disposées tout à fait comme dans Bac. tetani : comme il s'agit d'une forme complètement avirulente, cultivée seulement sur les milieux liquides, et non examinée, quant à son aspect morphologique sur les milieux solides, il nous semble qu'il faut admettre la possibilité d'une substitution par une impureté de bacillus anthracis, même si le microbe inoculé préventivement prolongeait un peu la vie des animaux inoculés avec du B. anthracis virulent. L'observation en tout cas est très remarquable.

à cause de la sporulation) pendant des mois et même
18 ans d'après les dires de Székely.

Dans l'eau : Dans un aquarium habité, Hœber l'a vu mourir en 3 à 4 jours.

Dans le sol. Le sang frais d'animaux charbonneux est
stérilisé (privé de germes) en 12 à 14 heures sous l'action
du soleil.

Dans le sang de bœuf charbonneux, recueilli dans un tube
de verre maintenu dans un endroit sombre, les bacilles
restent susceptibles de se développer pendant 13 jours,
d'après Berndt.

b) Desséchement. D'après Koch le bacille desséché se conserve 5 semaines ; il meurt en quelques semaines dans
de gros morceaux de viande desséchés. Les bacilles
desséchés dans le sang supportent pendant 1 heure 1.2
92 degrés ; ils sont tués en 9 heures en l'absence d'oxygène, et en 11 heures, dans le vide par l'action de la
lumière. Ils vivent 36-50 jours, dans le sang desséché,
8, 20, dans le sang pourri (Bongert).

c) Le salage dans les jambons ne tue pas les bacilles du
charbon en 15 jours ; il les tue en 6 semaines (Peuch).

d) La chaleur humide les tue rapidement à 60°. Dans le
bouillon les formes asporulées meurent à 80° en 1 min. ;
à 79° en 1 min. 1/2 ; à 75° en 3 min. ; à 70° en 4 min. ;
à 65° en 5 min. 1/2 (Weil, ÇB, XXVII, 620).

c) Froid. A des températures extrêmes de — 1 jusqu'à —
24° (Moyenne — 10°-4), les cultures sur agar sont tuées
en 12 jours pour la plupart, et en 24 jours presque complètement ; les très rares germes survivants donnent des
colonies beaucoup moins pathogènes et beaucoup moins
liquéfiantes.

Durée de vie et résistance des spores :
Pour les spores conservées à l'état sec, la durée de vie paraît
illimitée. Les spores restent vivantes pendant 1 an 1/4 à 2 ans 3/4
dans les différents milieux : eau, terre (plus ou moins humide),
rate putréfiée, déjections. (Sirena et Scagliosa.)

De nouveaux travaux de Sirena montrent que les spores sont
tuées en 19-48 jours par le soleil.

Dans la terre sèche, elles vivent 15 ans, dans la terre humide,
4, dans la terre mouillée 14, dans l'eau de mer 8 ans 1/2 à 30 m.
de la plage, 12 ans à 100 m. de la plage, dans l'eau distillée
9 ans. L... et N..., les ont vues vivre 9 ans et B. Fischer, 28 ans
desséchées sur des fils de soie.

Au sujet des variations et résistance contre la chaleur et les
agents chimiques, voyez p. 49.—Voir page 51 pour la résistance
vis-à-vis de la lumière ; Mormont a trouvé une très grande résistance : les spores meurent dans l'eau à la lumière du soleil seulement en 44 heures ; et, desséchées, elles résistent en présence de

l'air pendant 100 heures, et en l'absence d'air pendant 110 heures. Weil a obtenu les spores les plus résistantes à 37°.

Réactions chimiques. — Nous connaissons déjà celles citées dans la Remarque page 415. Les acides fabriqués sont de l'acide acétique et de l'acide caprique. Un peu d'H^2S, pas d'indol. La majorité des auteurs n'ont pu extraire de toxines spécifiques aux dépens des cultures. (Voir le travail critique et expérimental, complètement négatif, de Conradi. (Z. H., XXI, 286.)

Habitat : *a*) En dehors de l'organisme : On n'en a trouvé jusqu'ici, et seulement des formes sporulées, que dans les endroits et sur les objets qui ont pu être souillés par le sang et les produits des êtres atteints de Charbon, par ex. le sol des granges, où avaient été déposés des cadavres de charbonneux, sur la peau, la toison, des poils des animaux malades dont on fait des pinceaux et autres objets ; jamais dans l'eau ni le sol des pâturages ; non démontré sur l'œuf de poule. (R. O. Neumann).

b) Chez l'homme malade : agent du Charbon cutané (Pustule maligne), du Charbon d'inhalation (maladie des vieux chiffons, — Wool sorters'disease (maladie des trieurs de laine) et dans le Charbon intestinal. Dans le premier cas, les bacilles sont localisés au point d'inoculation et dans les voies lymphatiques tributaires ; dans les autres formes, on trouve aussi le Charbon dans le sang. D'après Legge, de 1899-1904, il y a eu en Angleterre 261 cas de Charbon avec 25, 6 o/o de mortalité ; maximum en juillet et août. Hutyra a vu 10 personnes mourir de Charbon après ingestion de saucisses.

c) Chez les animaux : c'est la maladie la plus fréquente des bœufs et des moutons, plus rarement des chevaux (très rarement des porcs), qui broutent sur les pâturages charbonifères. La maladie frappe aussi les carnassiers, par exemple le jaguar, les chacals, le raton laveur, l'ours jongleur, etc. (Lauge, Jessen). L'infection est apportée par les spores qui pénètrent par l'intestin ; et dans les cas justement cités pour les carnassiers, par la viande de cheval atteint de Charbon. — Pour les résultats de l'autopsie, voy. ci-dessous.

D'après Oppermann, le charbon intestinal dépend moins de la quantité de spores ingérées que de la prédisposition des voies digestives.

Expériences de pathologie expérimentale. — Sont particulièrement sensibles : la souris, le cobaye, le lapin, un peu moins le mouton, le bœuf, beaucoup moins le cheval. — Assez souvent les rats sont réfractaires, principalement les rats foncés ; les rats blancs succombent toujours à une inoculation, au moins répétée. Le porc, le chien, le poulet, le pigeon jouissent, surtout les adultes, d'une immunité presque complète. Les grenouilles succombent, si on les maintient à une température élevée, avec le charbon ordinaire, ou à la température de la chambre avec du charbon acclimaté à des basses températures. (Dieudonné, p. 41.) L'escargot, à la température de la chambre, n'est pas sensible à l'infection par le charbon, mais il meurt, s'il est maintenu à 32°, si on lui injecte le microbe dans la cavité générale (Lode).

Pour les animaux sensibles, on a toujours un résultat positif, quelle que soit la voie d'inoculation choisie, et qu'il s'agisse de bacilles ou de spores. Cependant l'ingestion de bacilles non sporulés est incertaine (l'acidité stomacale tue les microbes), mais l'inoculation sous-cutanée, intraveineuse, intrapéritonéale ou dans les voies respiratoires de bacilles ou de spores est efficace. — Après l'inoculation sous la peau, les animaux ne présentent aucun symptôme pendant les premières heures. Frank et Lübarsch n'ont trouvé chez le cobaye, avec une race de Charbon qui tuait l'animal en 34 heures après l'inoculation sous-cutanée, des bacilles dans le sang que vers la 17e ou la 22e heure. Lôle a établi que l'on trouve des bacilles dans le sang 11 à 29 heures avant la mort, et cela au moment de l'apparition de la fièvre. Les bacilles diminuent ensuite peu à peu. — L'autopsie des animaux infectés montre le tableau d'une septicémie : œdème sanguinolent dans le tissu sous-cutané (notamment au voisinage du point d'inoculation). Epanchements dans les cavités du corps et spléno-mégalie ; pas d'autres altérations dans la plupart des cas. Le sang, la sérosité d'œdème, tous les organes et particulièrement la rate, contiennent des bacilles, mais en quantité variable. La mort peut aussi survenir par embolie.

On a très bien étudié les variations de virulence du B. anthracis; la virulence des cultures ordinaires ne se laisse pas amoindrir, pourtant elle diminue assez facilement sous l'action de la chaleur, des agents chimiques, etc., jusqu'à devenir nulle. (V. p. 103.) Tavel a observé une fois des bacilles du charbon (venant d'un jambon fumé) qui tuaient la souris seulement au bout de 32 jours, et cependant un homme était mort après avoir mangé de ce jambon.

Immunité. — On obtient une immunité légère par l'inoculation de cultures faiblement virulentes chez le bœuf et le mouton, et une immunité manifeste par l'inoculation de cultures plus fortement virulentes. (Les essais analogues échouent sur les souris et les cobayes, ils réussissent au contraire parfois chez les lapins.) Cette immunisation ne protège pas contre l'action délétaire de l'ingestion de quantités considérables de spores virulentes (Koch); mais, pratiquement, elle se montre réellement efficace dans les régions infectées par le charbon (Pasteur). Pasteur inoculait d'abord le vaccin I (Charbon atténué à 42°, qui ne tue plus que le souris), puis, 12 à 14 jours après, avec le vaccin II (Charbon qui tue la souris et le cobaye). Hankin a essayé sans résultat appréciable d'obtenir l'immunisation sur les animaux, avec les toxines du charbon. Tiberti, avec une nucléo-protéide, a obtenu une immunisation chez le lapin. Le sérum des moutons jouissant d'une forte immunité active possède une action immunisante seulement pour le mouton et non pour le lapin (Sobernheim). D'après Cicognami on réussit toujours à protéger contre le charbon, ou à atténuer la maladie, par le sérum de mouton de Sclavo. Pour l'homme, les grosses doses sont sans danger, et applicables au charbon intestinal. On injecte 30 cmc. Le pouvoir bactéricide de ce sérum, *in vitro*, n'est pas plus grand que le sérum des animaux sains ; le sérum n'est pas agglutinant. Sobernheim regarde l'inoculation simultanée de sérum immunisant du mouton (16 cmc.) et de bacilles atté-

nués (1/10° d'ose) comme la méthode la plus certaine pour
conférer une immunité plus longtemps durable (Sobernheim). L'immunité passive (immunisation pure par le sérum immunisant) peut aussi être mise en question d'après
Sobernheim, lorsque la maladie est déjà déclarée. L'immunisation de Sobernheim a, sur celle de Pasteur, l'avantage
d'être obtenue par une seule inoculation, et de se montrer
10-12 jours après celle-ci.

D'après les expériences faites par Heim sur 134 animaux,
la méthode de Pasteur se montra seule efficace celle de
Sobernheim, non. Sobernheim sur une statistique de 75.000
injections sur les bœufs, 12.000 sur les moutons et 200 sur
les chevaux, n'a observé de mauvais résultats (morts) que sur
des bœufs surmenés, et de la fièvre que sur les vaches pleines.

Sanfelice inocule avec du sérum de chien. Le résultat
serait certain encore 40 heures après le début de l'infection.
Emmerich et Low ont obtenu de très remarquables résultats
d'immunité chez le lapin avec la pyocyanase. (Voir p. 111.
Bail avec le liquide d'œdème charbonneux.

Méthodes spéciales de culture et de diagnostic. —
S'il s'agit, — comme c'est le cas le plus fréquent — du
diagnostic de la maladie chez l'homme ou l'animal, une
préparation de sang en frottis, colorée au Gram, donne
très souvent un résultat suffisant. Pour le diagnostic différentiel, on emploie les plaques d'agar ordinaire, qui montrent, au bout de 17 à 24 heures, dans l'étuve à 37°, des colonies, composées de touffes bouclées de filaments; la recherche de la mobilité est aussi nécessaire, et même la culture
sur agar sucrée en profondeur (par fusion et refroidissement). Carl recommande l'agar glycérinée, et Bongert la
méthode des plaques comme la meilleure, la constatation
des bâtonnets dans le sang par la coloration ne réussissant
pas toujours, comme parfois l'inoculation aux animaux.
Lange, Gottstein préconisent l'inoculation à l'animal. Que
souvent les bacilles soient difficiles à déceler dans la souris
morte d'infection charbonneuse, cela est vrai. mais il n'en
reste pas moins que souvent les Bacilles se multiplient dans
le sang considérablement peu de temps avant la mort
(Bongert).

Chez les animaux morts, il faut prendre les organes immédiatement parce que, au bout de 2 à 3 jours, même chez les animaux conservés à la glacière, la preuve est difficile à faire. L'autopsie est indispensable. Pour examiner le sang Fischoeder recommande de le laisser dessécher sur des lames de verre, ou de faire des frottis de pulpe de rate, ou d'employer le caillot ; le mieux est de saigner une veine du cou. D'après Carl, pratiquement, le plus simple est de couper le pavillon de l'oreille. Le sang recueilli suffit pour ensemencer quelques tubes d'agar ; Olt conseille de recueillir le sang entre deux fragments de pomme de terre, s'il s'agit d'expédier au loin.

Le diagnostic différentiel avec les espèces qui sont le plus souvent en ligne à ce point de vue se résume de la façon suivante :

	Charbon	Charbon symptomatique	Œdème malin	Bact. Vulgare Proteus	Bact. coli	Strepto-coque
Mobilité.........	o	manque souvent	+	+	+	o
Réaction de Gram.	très bonne	souvent bonne	le plus souvent négative	bonne	o	bonne
Croissance	aérobie	anaérobie	anaérobie	facultativement anaérobie		
Formation de truffes ondulées....	bonne	o	o	o	o	o
Formation de filaments.........	bonne	o	parfois	+	+	o
Fermentation du sucre.........	o	+	+	+	+	O et +
Spores..	+	+	+	o	o	o

On peut obtenir un résultat avec certitude absolue en 36 heures s'il s'agit de Charbon.

La majorité des bacilles aérobies du sol est mobile.

Il peut être plus difficile de différencier un bacille du charbon venant du sol, d'espèces voisines sporulées. S'il s'agit d'une forme virulente, l'inoculation d'un peu de terre à plusieurs cobayes tranchera la question le plus souvent : on examinera les cadavres comme nous l'avons dit. Il est possible que l'un des animaux succombe au Charbon, un autre à l'œdème malin, un troisième au tétanos ou à autre chose, les spores de ces microbes se trouvant aussi dans la terre. Les formes de Charbon non virulentes isolées du sol peuvent seulement être reconnues par la comparaison avec une vraie bactéridie, après que l'on a rejeté les 5 espèces citées dans notre précédent tableau.

Nous avons isolé avec succès le bacille des crins de chevaux en lavant ceux-ci dans l'eau, et inoculant l'eau de lavage à la souris.

On décrit comme espèces voisines du charbon :

B. pseudanthracis Burri. D'après Hartleb et Stutzer, il est très fréquent dans les poudres de viande américaines. Les races isolées de divers échantillons n'étaient pas complètement identiques. Les cultures montraient de la mobilité, particulièrement la culture en bouillon ; de plus :

Dans le bouillon, on voit au début un trouble diffus, ensuite le bouillon s'éclaircit, avec un sédiment et une pellicule. Tous les autres caractères sont à peu près analogues à ceux du charbon ; virulence faible pour la souris et le cobaye. Voyez aussi la description de quelques races s'écartant encore un peu plus du B. anthracis : B. pseudanthracis II et III. (C.B.L., III, 81).

B. anthracoides Hüppe et Wood (du sol) que nous a envoyé Kral, et que nous avons bien étudié. Macroscopiquement les cultures sur agar ressemblent au Charbon, mais microscopiquement elle ressemblent au B. subtilis ; de même sur gélatine à 60/1 la similitude avec B. subtilis est beaucoup plus grande qu'avec B. anthracis ; dans les jeunes cultures on a des prolongements serpentiformes rappelant ceux du B. Vulgare. — A 1.000/1, on décèle une faible mobilité.

Un type isolé par Heim est identique au Charbon, mais non pathogène. Il pousse sur solution de peptone de soie.

B. anthracis similis. Farland (CB, XXIV, 556). Trouvé une fois sur une plaque de culture dans le laboratoire, — absolument pas pathogène — n'était peut-être que du Charbon.

Zikes (C.B.R. XXXII, 389) a décrit un microbe de l'eau analogue au charbon ; il peut seulement s'en distinguer par la mobilité et le pouvoir pathogène. Baumann également ; le bacille d'Ottolenghi est plutôt un subtilis.

Bacillus lactimorbi. Jordan et Harris. Agent d'une maladie en Amérique, sévissant sur les bœufs, les chevaux, et peut-être sur l'homme. Faiblesse musculaire, diarrhée ou constipation, odeur d'acétone, inappétence, soif, hypothermie, néphrite. Bâtonnet plus petit que le Charbon, spores unipolaires, 10 à 15 cils. Sur agar, culture humide, pas de gaz, pellicule sur bouillon, lait non coagulé (réaction alcaline), pas de culture sur pomme de terre. Gélatine lentement liquéfiée. Coloration polaire : non pathogène pour le cobaye. Le chien et les veaux sont sensibles.

Bacillus mycoïdes Flügge (1).
(Tab. 44 et 45.)

Synonymie. — Wurzel bacillus, Bacille de la terre en forme de racine. D'après Gottheil, seraient synonymes : Bac. ramosus Eisenberg, Franckland, Bac. implexus Zimmermann (que nous confondons plutôt avec B. subtilis), Bac. casei Adametz, Bac. intricatus Russell, Bac. brassicae Pommer.

Aspect microscopique. — Bâtonnets assez grands, un peu arrondis à leurs extrémités, de 1,6 à 3,6 μ de long sur 0,8 de larges [45, V]. Parfois ordonnés en filaments. Spores ovalaires.

Mobilité. — Nous n'avons jamais vu de cultures douées d'une vive mobilité. La plupart des individus restent au repos, pourtant on en voit parfois bouger légèrement, quand on prolonge très longtemps l'examen. Cela donne l'impression comme si seulement quelques rares individus étaient munis de cils, ét de fait c'est ce que l'on voit dans les préparations de cils. — A ce sujet citons le **Bacillus radicosus** Zimm, qui est immobile.

Colorabilité. — Aussi par le Gram.

Conditions de milieu. — Pousse aussi en anaérobie, mais chichement.

Gélatine en plaque. — *a*) Grandeur naturelle : Dans son stade le plus jeune, la colonie consiste en une couronne de petits poils, peu visible (44, VI]. Au bout de 1 à 2 jours, la gélatine devient faiblement liquéfiée, tandis que la colonie a augmenté de volume. La couronne de prolongements se ramifie de plus en plus, et il se forme particulièrement au centre un entrecroisement plus épais d'où rayonnent vers

---

(1) Tout récemment, Holzmüller a fait des études sur le groupe des mycoïdes, et établi 4 types fondamentaux. α, β, γ, δ. Comme caractère d'indentification, il emploie, les réactions chimiques, la sporulation, les conditions de température, etc.

Très voisins du mycoïdes, il faut citer :
Bacillus effusus, Bacillus olfactorius, Bacillus nanus, Bacillus dendroïdes.

le périphérie des ramifications irrégulières, fines, ressemblant à des racines [44, IX, et 45, II].

b) Grossissement de 5o diam. — Filaments incolores, plus ou moins enroulés, extraordinairement intriqués les uns dans les autres. Au centre, la colonie semble un feutrage opaque. Les ramifications sont seulement apparentes : à ce niveau en effet c'est tout simplement deux filaments, étroitement accolés jusqu'alors, qui se séparent l'un de l'autre [45, I-III].

Gélatine en piqûre. — Elle est caractérisée par ses prolongements filiformes qui courent, presque toujours de même longueur, parallèlement le long du canal de piqûre (1) [44, I]. La liquéfaction de la gélatine commence en forme de cupule, elle se poursuit après cylindriquement. A la surface de la zone liquéfiée se trouve une pellicule épaisse, blanche, rappelant une assiette d'amiante ; elle s'enfonce vers le fond de l'entonnoir, mais il s'en produit aussitôt une seconde, de telle sorte que l'on peut voir des cultures avec beaucoup de pellicules [44, II].

Agar en plaque. — *a*) Grandeur naturelle : Tout d'abord, tout à fait semblable à la gélatine en plaque, mais plus dense. La croissance ultérieure est absolument irrégulière, et l'on trouve aussi bien des colonies à centre dense et à relief des ramifications très marquées que des colonies à centre délicat, autour duquel la croissance progresse sous forme d'anneau [44, VIII, a b c d].

b) Grossissement de 5o diam : Exactement comme les colonies de la plaque de gélatine.

Agar en piqûre. — Canal de la piqûre : Branches inégalement longues en forme de pinceau, courant parallèlement, très délicates, mais un peu plus denses qu'en gélatine [44, IV]. Partie supérieure : tout à fait comme les colonies sur plaque d'agar, gris clair, humide, brillante [44. V].

Agar en strie. — Enduit gris blanchâtre, humide, brillant, avec des prolongements extraordinairement ramifiés, en forme de racines, qui recouvrent, en peu de temps, toute

(1) Dans un stade plus avancé, les filaments sont souvent dirigés vers le haut (44, II). La zone de liquéfaction est le plus souvent claire ou bien un peu trouble.

la surface du milieu (44, III) [45, I et III]; autres races [45, VIII et IX et X].

Culture sur pomme de terre. — Tout à fait semblable à la culture de B. subtilis sur pomme de terre. Blanche, jaunâtre avec le temps, un peu saillante, granuleuse, mate, munie sur sa périphérie de franges délicates, peu apparentes [45, IV].

Réactions chimiques. V. p. 415. Pas de H^2S.

Habitat. Très commun dans le sol.

Bac. mycoïdes α citreus. L... et N... Variété, très peu différente de mycoïdes, mais jaune citron, cultivée par R.O. Neumann à Giessen, de la terre.

Il y a d'ailleurs d'autres variétés, parmi lesquelles :

Bacillus Mazun Gruber et Huss. Cultivé du Mazun ; spores ovalaires, allongées ; bâtonnet 2 à 4 fois plus long que large, parfois filamenteux. Pousse sur agar, gélatine et pomme de terre. Optimum à 34, mais pousse aussi plus bas, en anaérobie et aérobie. Mobile, cils péritriches. Prend le Gram. Les jeunes cultures sur gélatine montrent des figures comme B. Zopfi; à la surface du godet de liquéfaction, apparaît une pellicule sèche. Belles ramifications, rappelant le mycoïdes dans l'agar en piqûre. Dans le bouillon, trouble, et mince pellicule grise, dépôt filamenteux; lait coagulé et peptonisé. Produit de l'indol, de l'H^2S et NH^3, réduit les nitrates en nitrites.

Bacillus sphaericus A. MEYER et NEIDE.
C. B. L., XII, 35o.

Synonymie probable : **Plectridium palludosum** Fischer, **B. gracilis** Zimmermann, **B. butyricus** Bottkin, **B. pseudo-tetani** Tavel, **B. pseudo-tetanicus** Migula, **B. albuminis** Schröter, **B. putrificus coli** Flügge, **B. thalassophilus** Russell.

Bâtonnets : 2 μ de long, 0,9 — 1,3 μ de large, le plus souvent isolés, filaments exceptionnels. Spore presque terminale, rappelant le tétanos et le Charbon symptomatique; ovale, 1, 3 μ de diamètre.

Mobilité extraordinaire, nombreux cils péritriches; culture sur gélatine en piqûre, partie supérieure jaunâtre; chevelu irradiant autour du canal pour former plus tard un nuage. Liquéfaction lente : 1/2 centimètre en 3 semaines.

Plaque de gélatine. Petites colonies à bords nébuleux. Sur agar, en strie, dépôt mince, transparent, de la couleur de l'agar, plus tard blanchâtre. Culture sur pomme de terre, mince, dépôt brillant, plus tard brunâtre. Pas de gaz. Habitat : très répandu dans la nature, dans les lieux humides.—Peut-être analogue à **B. butyricus**, dont il serait la variété aérobie.

Bacillus Ellenbachensis STUTZER.

(C. B. L., VII, 540).

Synonymie. — **B. Petroselini** Burchard. Probable : Bac. cereus Frankland, **B. limosus** Russell, **B. lutulentus** Kern, B. cursor Burchard, **B. loxosus** Burchard, **B. goniosporus** Burchard, **B. turgescens** Burchard, **B. stolonriferus** Pohl, B. ramosus liquef. Flügge, **B. brevis**. « Bacterium anilite ».

Bâtonnets assez gros, disposés isolément ou juxtaposés à plusieurs ; extrémités arrondies ; 2,0 à 3,0 μ de long sur 1 à 1,5 μ de large, plus gros que le Charbon, avec beaucoup de vacuoles. Sur gélatine, les bâtonnets sont plus gros que sur agar, ils sont encore plus gros sur pomme de terre, manifestement plus épais, et difficilement colorables. On voit des spores presque partout. Pas de mobilité, d'après nos observations ; spores : 1,5 à 2,3 de long. Gélatine en piqûre : Liquéfaction cupuliforme, extrêmement rapide. Elle se produit aussi très rapidement dans le canal de la piqûre : On y voit parfois des branches presque récurrentes. En 3 jours la liquéfaction est totale. Pellicule à la surface. Plaque de gélatine : colonies à périphérie rayonnée, très petites, liquéfiant très rapidement. Agar en piqûre : partie supérieure gris blanc, mate, très plissée. Culture sur agar en strie : d'abord comme subtilis, ensuite finement plissée, brillante, à bord très net, ressemblant au mesentericus. Plaque d'agar : les colonies présentent sur leur bord des plis, des touffes de filaments enroulés, et ressemblant en partie au charbon, en partie au subtilis, en partie au mesentericus. Culture sur pomme de terre : blanc jaunâtre, granuleuse, mate, peu saillante, bord nettement limité ; en se desséchant devient finement granuleuse. Culture en bouillon : trouble léger ; apparition d'une pellicule, qui tombe bientôt au fond. Sédiment grumeleux abondant, difficile à désagréger. Lait : coagulé et peptonisé ; à la surface un bord jaune, de cultures de bacilles. — Pas de gaz. Beaucoup d'H_2S. Culture sur carotte : colonie humide, brillante, blanchâtre.

Habitat. — Sur *apium graveolens, Beta vulgaris, Brassica napus* (Celeri, betterave, navet), etc.

Séverin décrit deux variétés de Bac. Ellenbachensis (α et β) (C. B. L., IX, 747) ainsi que Heinze (C. B. L., VIII, 418 et 664)

et d'autres, dans l'alinite. On les désigne sous le nom de Bactéries de l'alinite. Elles réduisent les nitrates en acide nitrique
et ammoniaque, mais elles n'ont pas la propriété de faire fermenter l'urée. La variété β ne produit pas d'acide nitrique. Les variétés ne sont pas identiques à Bac. subtilis et megatherium,
elles se rapprochent plutôt du charbon.

Tout à fait semblable (d'après Gottheil) encore est le

Bacillus carotarum Koch.
(C. B. L., VII, 721).

C'est un bâtonnet immobile long de 0,2 à 4,0 μ, large de 1 μ,
qui peut s'allonger en de longs filaments.
Spores ovales. — Culture sur gélatine en piqûre : analogue au
choléra, liquéfaction lente. Dans le canal de la piqûre, on voit des
branches noduleuses. Culture sur agar en strie : Enduit gris
blanchâtre, brillant mat, ressemblant au charbon ou au subtilis,
assez saillant. Plaque d'agar : comme B. fusiformis et asterosporus. Transparent en partie au bord, analogue au charbon.
Culture sur pomme de terre : Homogène, glaireuse, humide,
brillante, blanc rose ; bord dentelé. Lait non modifié, croûte jaune
à la partie supérieure. Après 4 mois, lait peptonisé, dépôt jaune
orangé. Traces d'H^{2}S. Habitat : sur la carotte (*Daucus carota*).
Au reste, analogue à B. simplex, p. 434.

Bacillus robur A. Meyer et Neide.
(C. B. L., XII, 22).

Synonymie (?) **B. cursor** Burchard, **B. cereus** Flankland.
Bâtonnets de 8 μ de long, 1,8 μ de large, isolés, ou réunis ;
spores de 0,8 à 1,3 μ de large sur 1,4-2,1 μ de long. Mobilité,
surtout peu avant la sporulation, disparaît plus tard. La coloration des cils est négative. Culture sur gélatine en piqûre : Branches irradiées, très grêles, liquéfaction très lente ; 1 centimètre
en 8 jours ; gélatine en plaque : macroscopiquement, comme du
cristal (2 jours), à 60/1 on voit à la périphérie, à côté des prolongements courts, de longs prolongements radiculiformes, 10 à
40 fois plus longs que la colonie. Au bout de 4 jours, liquéfaction.
Culture sur agar en strie : d'abord colonie mince, ensuite large,
épaisse, blanche, avec des prolongements latéraux. Toutes les cultures deviennent brunâtres. Pomme de terre : dépôt sec blanc,
finement granuleux, mince, ressemblant à une moisissure. Pas de
gaz. Habitat : dans le sol des forêts, sur le bois des chênes. Très
proche des B. mycoïdes et du B. Ellenbachensis.

Bacillus ruminatus A. Meyer et Gottheil.
(C. B. L., VII, 485).

Synonymie probable : **Bact. perittomaticum** Burchard.

Bâtonnet long, à extrémités arrondies, de 2 à 2,5 µ. de long sur 1,5 µ. d'épaisseur ; en filament dans 3/4 des cas. Colorable par le Gram. Beaucoup de granulations à l'intérieur du bacille. Immobile. Spores de 1,5 µ. de long sur 1 µ. de large. Culture sur gélatine en piqûre : liquéfaction en forme de fosse, puis infundibuliforme, et enfin cylindrique. L'entonnoir de liquéfaction est trouble, la partie supérieure grumeleuse est tombée au fond. Gélatine en plaque : colonies épaisses, fortement cohérentes, presque rondes, à bord granuleux ; liquéfaction très lente ; enfoncement progressif de la colonie seulement au bout de 8 jours. Plus tard, les parties périphériques se dissocient davantage. Culture sur agar en piqûre : partie supérieure gris blanc, mate, comme mesentericus, plissée. Exactement comme Pumilus. Culture sur agar en strie : enduit humide, gris jaunâtre ; Agar en plaque : colonies petites blanc jaunâtre et opaques, qui deviennent ensuite gaufrées et plissées sur les bords comme Mesentericus : dans ces plis on voit les bâtonnets disposés parallèlement les uns à côté des autres. Culture sur pomme de terre : comme B. graveolens ; enduit gris sale, petit, saillant, gras, puis plissé. Culture en bouillon : trouble léger, faible dépôt, tendance à la formation d'une pellicule sur les bords. Pas de gaz, pas d'indol, pas de H²S. Culture sur carotte : vitreuse, grasse, visqueuse, blanchâtre ou jaunâtre. Habitat : sur le celeri, la betterave, le chou rave (*Apium graveolens, Beta altissima, Brassica rapa*).

Bacillus simplex. A. Meyer et Gottheil (CBL. VII, 685).

Synonymes probables d'après Gottheil : **Bac. loxosporus** Burchard, **Bac. natans** Kern, **Bac. vacuolosus** Sternberg..

Bâtonnets très irréguliers, tantôt longs, tantôt courts, souvent filamenteux, très petits dans le bouillon (3 µ. de long sur 0,9 de large). Colorable par le Gram. Absolument immobile. Spores ovales de 0,8 de large sur 1,5 de long. Culture sur gélatine en piqûre : d'abord analogue à l'Eberth ou au Mesentericus, puis se déprime en entonnoir, et s'enfonce lentement. Parfois enfoncement du même genre que pour le choléra. Canal de la piqûre sans ramifications. Plaque de gélatine : comme dans Bac. tumescens et B. fusiformis ; partie périphérique transparente, onduleuse. Culture sur agar en piqûre : comme subtilis, blanc crème, plus tard épais comme le coli. Culture sur agar en strie : enduit épais, brillant, vitreux, plus tard blanchâtre, analogue au Subtilis. Agar en plaque : gris blanche, peu caractéristique. Culture sur pomme de terre : Dépôt brillant, graisseux, munis de plis épais, glaireux, blanc sale. Carotte : Culture épaisse, vitreuse, transparente, plissée comme de la fraise de veau. Culture en bouillon : trouble, plus tard pellicule à la surface, sédiment jaunâtre. Lait peptonisé, sans coagulation préalable. Dissolution jaunâtre. Pas de gaz. Aérobie strict. Beaucoup d'hydrogène sulfuré dans certaines cultures pas du tout dans d'autres. Habitat, sur le navet (*Brassica napus*).

Bacillus subtilis. F. Cohn
(Tab. 45, VI, VII, 46-47.)

Nom vulgaire. — Bacille du foin. D'après Gottheil aussi (CBL, VII, 633), **Bac. armoraciae** Burchard, **Bac. idosus** Burchard, **Bac. mesentericus** Burchard.

Aspect microscopique. — Bâtonnets courts (1,2 à 3 μ) assez épais (0,8 à 1,2 μ), à extrémités arrondies, souvent disposés en longues chaînettes ; assez souvent aussi la limite des bâtonnets n'est pas nette, et l'on est en somme en présence de longs filaments [47, V].

Spores. — Produit facilement en présence de l'air des spores ovales, qui germent perpendiculairement à leur grand axe. Voir page 18.

Mobilité propre. — Mouvement actif pour les formes courtes au moyen des cils nombreux, longs et péritriches. Les chaînettes de bâtonnets présentent encore des cils, même quand elles ne sont plus mobiles [47, VI, IX].

Colorabilité. — Prend le Gram.

Conditions de milieux nutritifs et besoin d'oxygène. — Pousse sur les différents milieux à la température de la chambre comme à celle de l'étuve, rapidement. En anaérobie, il pousse mal et sans produire de spores.

Gélatine en plaque. — *a*) Grandeur naturelle. En très peu de temps, les colonies s'enfoncent dans une zone de liquéfaction cupuliforme, dont le contenu est gris blanchâtre. Au centre on voit la colonie blanchâtre, frangée, qui se désagrège bientôt [47, III]. Un stade plus âgé est représenté fig. [47, IV.]

b) Grossissement de 60 diamètres. D'abord les colonies sont rondes, à bord uni, grumeleuses, jaunâtres, parfois munies d'une petite couronne de prolongements courts [47 II i]. Plus tard, les parties situées vers le bord, pour les colonies superficielles, onduleuses, et à mesure que progresse la liquéfaction de la gélatine, elles se résolvent en une infinité de petites mèches emmêlées de prolongements, qui circonscrivent la colonie. Le centre est encore assez cohérent; il est grenu, jaunâtre ou brunâtre, puis en 4 ou 5 jours il se désagrège aussi complètement [47, IIe].

Les colonies dans lesquelles la liquéfaction est commencée au centre donnent ensuite des formes typiques de subtilis [45, VI]. Parfois aussi on voit des anomalies comme dans la figure [45, VII].

Gélatine en piqûre. — Partie supérieure gris blanchâtre, qui s'enfonce déjà en 36 heures en forme de cupule, dont le contenu est grisâtre, et tient en suspension des grumeaux blanchâtres [46, I]. La liquéfaction progresse d'une manière cylindrique, le contenu de la zone liquéfiée est gris blanchâtre, nuageux, surtout à la partie inférieure. A la surface se forme une pellicule blanche épaisse, qui se colle solidement aux parois du vase [46, II].

Agar en plaque. — *a*) Grandeur naturelle : Colonies petites, irrégulières, saillantes, gris blanchâtre [46, VIII].

b) Grossissement de 60 diamètres. Partie superficielle : Colonies tout à fait irrégulièrement conformées, rarement à bord uni, ordinairement excessivement frangées et découpées. La partie périphérique est formée de filaments irrégulièrement enroulés et bouclés, qui peuvent faire parfois une sorte de broussaille inextricable. Le centre de la colonie est jaunâtre, finement granuleux [46, VI]. Colonies profondes : semblables aux colonies superficielles, mais plus denses, plus épaisses, et plus opaques, les prolongements sont encore plus irréguliers, et plus noueux [46, VII].

Agar en piqûre. — Partie superficielle : Brillante, humide, arrondie, à bord uni ; atteint rapidement la paroi du vase ; assez saillante, gris sale. Parfois une véritable pellicule avec des plis radiaires [46, V].

Piqûre : Filiforme ou noueuse.

Agar en strie. — Colonie comme sur la partie superficielle de l'agar en piqûre. Eau de condensation trouble, sédiment gris nuageux [46, III].

Culture en bouillon. — Trouble homogène. Pellicule partant des parois du vase, parfois aussi à la surface du bouillon. Sédiment très faible, blanchâtre.

Culture sur pomme de terre. — Enduit blanc sale ou jaunâtre, avec un bord ondulé, festonné, un peu saillant, mat, jamais brillant, assez large ; avec le temps paraît comme saupoudré de farine [47, I]. La race décrite par Gottheil est brillante, grasse sur pomme de terre, avec un bord grumeleux rappelant le Mesentericus.

Réactions chimiques. — Voir la remarque p. 415.

Réactions pathogènes. — Charrin et de Nittis ont obtenu un B. subtilis pathogène par la culture sur des milieux au sang, et les passages à l'animal, mais il fallait toujours la moitié ou les 3/4 de la culture la plus pathogène pour tuer le cobaye. Chez cet animal la maladie reste locale, et elle donne surtout l'aspect d'une intoxication. (Compt. rend. de la Soc. de Biol., 1897, 713.) Silberschmidt a rencontré ce microbe comme agent causal, plusieurs fois dans la panophtalmie chez l'homme ; par inoculation au lapin, il put reproduire la maladie. Stregulina pense que des races de subtilis venant de la terre peuvent être pathogènes. Sur 25 échantillons inoculés à l'animal, 16 se montrèrent pathogènes pour le cobaye, 3 d'entre eux produisirent même, comme avec Silberschmidt, une panophtalmie typique.

Michàlski décrit comme agent d'une conjonctivite aiguë un bacille qui est très voisin du subtilis, mais s'en écarte par l'acidification du lait, la production d'une pellicule jaunâtre sur le bouillon, et de colonie brune sur agar, comme chez B. mesenteric. vulgatus. La pomme de terre se colore en brun sous une colonie pelliculaire brunâtre. Sur gélatine en plaques : chevelu, mais sur les bords des petits grumeaux comme avec les sarcines. L'auteur désigne le microbe sous le nom de **Bacill. conjonctivitidis subtiliformis.** Très voisin de B. silvaticus A. Meyer et Neide (Neumann).

Très voisin et pathogène est le **B. peptonificans,** agent d'une épidémie de gastro-entérite (Lubenau, CBO, XXXX, 435). Les colonies sur gélatine présentent une couronne de prolongements. Trouvé dans des mets avariés (Königsberger, Klops).

Habitat. — Très répandu dans le foin et sur le sol. — Dans le foin, il existe en outre d'autres espèces sporulées, de telle sorte que l'on peut obtenir différentes espèces, par le vieux procédé d'isolement du subtilis. (On mélange une

solution nutritive stérile avec une petite quantité de liquide
dans lequel on a fait bouillir pendant longtemps du foin,
de façon que les spores seules restent.)

Espèces voisines. — Ce sont : **Bacillus leptosporus**
L. Klein et **Bac. sessilis** L. Klein (C. B., VI, 377).

Bacillus tenuis (Duclaux) L. et N.

Tyrothrix tenuis Duclaux. Impossible à distinguer microspiquement et dans ses cultures sur gélatine en plaque, en piqûre, sur
agar en strie, sur lait, bouillon, etc., de B. subtilis. Pas de gaz
aux dépens de la dextrose. La culture sur pomme de terre présente au contraire un aspect qui rappelle Bac. vulgatus. Elle
est rose pâle, très saillante, festonnée sur les bords, parcourue de
bourrelets volumineux.

L'espèce est intermédiaire à Bac. subtilis et à B. vulgatus. Mais
la réaction de Gram est négative. Nous n'avons pas, jusqu'ici,
trouvé de forme qui fasse fermenter le sucre.

Très voisin, sinon identique, est encore **Bac. implexus**
Zimmermann, que Zimmermann décrit comme immobile,
que nous-mêmes avons trouvé immobile dans de multiples
investigations (1895). Les mêmes cultures présentent maintenant une mobilité manifeste, fait qui est du plus haut
intérêt.

Bacillus bernensis L. et N.

Nom vulgaire. — Bacille aromatique du fromage Emmenthaler. (Burri, C. B. L., III, 608. On trouvera là la bibliographie
complète sur les organismes des odeurs du fromage.) Bâtonnet
large (1,5 μ), anaérobie facultatif, genèse des spores seulement en
aérobie, spores 2 fois plus longues que larges. Mouvement propre,
lent, rarement vif. Culture sur gélatine en plaque d'aspect variable (type de subtilis). Piqûre sur gélatine et agar, à peu près
comme subtilis. Culture sur pomme de terre, humide, terne, sans
plis. Bouillon trouble avec pellicule. Culture sur lait : en 24 heures coagulation ; le coagulum se redissout plus tard. En 48 heures
forte odeur, pure, de fromage d'Emmenthaler, de même que dans
les cultures sur caséine stérilisée, précipitée par le lab. Jamais
de gaz aux dépens du sucre.

Bacillus Megatherium De Bary.
(Vorles. über Bak., II, éd. 1887.)
(Tab. 48).

Aspect microscopique. — Bâtonnet non arrondi aux

extrémités, de 1,6 à 5 μ de long sur 0,6 à 0,8 μ de large, souvent disposition en longues chaînettes (48, X). Les dimensions sont une démonstration certaine que le bacille devient plus petit par culture prolongée (forma depauperata) : nous avons reçu cette culture de l'institut hygiénique de Berlin depuis 1888. Or les dessins de De Bary correspondent à une épaisseur de 3 μ environ (comparer Bac. oxalaticus, p. 442).

Mobilité. — Mouvements lents, dus à de nombreux cils péritriches [48, XI].

Colorabilité, conditions de milieu, etc. — Comme subtilis.

Gélatine en plaque :

a) Grandeur naturelle, comme Bac. subtilis [48, III] ;

b) Grossissement de 50 diamètres : colonies profondes, gris blanchâtre, transparentes, plus opaques vers le centre, munies de granulations fines ou grosses, recouvertes sur toute leur surface comme avec de petits fils (cheveux) [48, IV). Lorsque la colonie atteint la surface, la périphérie acquiert une couronne de prolongements très fins et longs, tandis que la zone moyenne s'éclaircit un peu. Le centre reste compact [48, V]. Rappelle beaucoup Bac. subtilis et Bac. mesentericus.

Gélatine en piqûre. — Le canal de la piqûre se liquéfie, en forme de gaine ou de sac. Le contenu liquide est trouble, parfois, plus tard avec des flocons nébuleux. La liquéfaction progresse ensuite d'une façon cylindrique [48, I).

Plaque d'agar :

a) Grandeur naturelle : disques blancs ou gris-blanc, un peu saillants, brillants humides [48, VI] ;

b) Grossissement de 50 diamètres : A un stade jeune les colonies profondes sont pourvues de prolongements en forme de tire-bouchons [48, VII, i), tandis que les colonies superficielles possèdent une zone délicate, extraordinairement transparente [48, VII, e]. Avec le temps, cette dernière devient opaque, granuleuse, jaune brunâtre, munie, dans la plupart des cas, de lignes sinueuses anastomosées. Les colonies profondes prennent plus tard une forme irrégulière, à bord uni, opaque, avec des prolongements à la périphérie [48, VIII].

Agar en strie et en piqûre. — Comme Bac. subtilis [48, II].

Culture en bouillon. — Trouble modéré, très souvent une pellicule.

Culture sur pomme de terre. — Très analogue à celle de B. subtilis, la couleur est un peu plus jaunâtre ; mais on voit aussi l'aspect farineux [48, IX].

Réactions chimiques. — Voir remarque, p. 415. Pas d'indol, beaucoup d'H^2S :

Habitat. — Trouvé par de Bâry sur des feuilles de chou en voie de putréfaction.

Le **B. quercifolius** Lehm et Detjen, décrit par Detjen (dissertation de Wurzbourg), paraît identique.

Très proche aussi de ce dernier est le suivant :

Bacillus tumescens Zopf.
(C. B. L., VII, 534, 492.)

Synonymie plausible : **Bac. granulosus** Russell.

D'après Gottheil, Bac. tumescens est extraordinairement semblable à B. graveolens, mais il n'y a pas sur agar de colonie pelliculaire, et pas de dégagement d'odeur de triméthylamine. On verrait aussi ordinairement des filaments cellulaires composés de plusieurs bâtonnets au lieu de bâtonnets isolés. Notre culture de Bac. tumescens présentait en outre, comme différence avec le Bac. graveolens, de très fines branches dans le canal de la piqûre, et s'enfonçait en forme de cupule. D'un autre côté, sur certains tubes de gélatine (en piqûre), on voit une liquéfaction d'abord en fosse, puis en entonnoir. Les colonies sur la plaque de gélatine rappellent toujours les colonies de Mesentericus. La zone périphérique est transparente, et plus tard festonnée, ou dentelée. Mouvement très vif, dans l'intérieur de la colonie. Sur agar, enduit gris blanc sale, à peine saillant, analogue à Bac. asterosporus. Sur pomme de terre, colonies à peine visibles comme celles du bacille typhique. Dans le bouillon, pellicule à la surface. Le lait n'est pas modifié : dépôt orangé blanchâtre. Parfois beaucoup d'H^2S, parfois très peu.

Habitat. — Sur Daucus carota (carotte), sur Brassica oleracea, etc.

Remarques. — La distinction de cette espèce avec B. subtilis offre quelque difficulté : il lui manque la forte pellicule sur la gélatine en piqûre, et la disposition en boucles de cheveux sur les cultures sur gélatine en plaque.

Très voisin encore est le suivant, d'après la description de Hüppe :

Bacillus butyricus Hüppe
(Tab. 51, III et VII).

D'après nos recherches sur une culture qui a été pendant long-temps repiquée à notre institut, cette espèce siègerait à peu près entre megatherium et mesentericus. La faible épaisseur des bâtonnets semble résulter de la longue culture. Bâtonnets grêles, 1,2 à 4 μ de long, chez nous seulement de 0,3 à 0,5 μ de large, extrémités médiocrement arrondies ; mobiles par de nombreux cils péritriches ; colorables par le Gram. Sur les plaques de gélatine, couche pelliculaire très fortement dentelée, comme Bac. vulgatus ; le centre est souvent saillant, avec au milieu une dépression cratériforme [51, III] ; plus tard la zone centrale grumeleuse s'accroît aux dépens de la zone externe transparente [51, VII] jusqu'à ce que la colonie tout entière se désagrège.

Dans la culture sur gélatine en piqûre, on trouve comme chez B. vulgatus une pellicule, mais la liquéfaction est plus lente chez B. butyricus. La plaque d'agar est exactement comme celle du B. mesentericus, peut-être un peu plus délicate, de même que l'agar en strie et en piqûre ; mais la coloration brune fait défaut. La culture sur pomme de terre ne présente jamais de reticulum, et ne peut être différenciée de celle de Megatherium [48, IX). Le bouillon reste presque clair ; à sa surface, se forme une pellicule. Le lait est coagulé, parfois cependant il reste liquide. Pas de gaz, ni d'indol, un peu d'H²S. D'après Hüppe, il produit aux dépens des lactates de l'acide butyrique, ainsi qu'aux dépens de la lactose, quand celle-ci est hydrolysée préalablement par d'autres bactéries.

Ici se placent : **Bac. lactis** Flügge, **Bac. lacticola** A. Meyer et Neide, et, seulement synonymes (Weide), **B. goniosporus** Burchard, **B. lacteus** Lembke, **B. aureus** Pansini, **B. cylindrosporus** Burchard, **B. amarificans** Bleisch, **B. agglomeratus** Pansini, **B. lutulentus** Kern.

Bacillus esterificans Maassen (Huss, L., 19,50), isolé d'une solution de tournesol, les cultures ont une odeur d'ananas.

Bacillus Kéfir (Kuntze), isolé du Kéfir, bâtonnet sporulé, très petites spores, pousse sur tous les milieux, liquéfie la gélatine sans donner de voile ; il y a des variétés non liquéfiantes, dont l'aspect de culture est celui du subtilis.

Bacillus nitri Ambroz, isolé d'une solution de salpêtre à 5 0/0 ;

gros bâtonnet aux spores de 2 à 3 μ sur 3 à 8 μ. Liquéfie rapidement la gélatine, ne coagule pas le lait; pousse de 35 à 47°. Colonie brune sur pomme de terre.

Bacillus Malabarensis F. Löhnis, bâtonné sporulé de 2,5-3 μ sur 1,5 à 2 μ, fuselé sur les milieux mannités. Mobile, dans les jeunes cultures, cils nombreux et longs. Prend le Gram. Liquéfie la gélatine, peptonise le lait, pas de gaz. Culture jaune soufre sur pomme de terre. Isolé du sol.

Bacillus danicus Löhnis et Westermann; isolé de la terre. Sur milieu mannité, assimilation active d'azote.. Bâtonnet sporulé, de 2 à 3 μ sur 2,4 à 8 μ de long. Sur mannite, formes filamenteuses streptococciques. Prend le Gram. Peu mobile. Le lait est peptonisé sans coagulation; la gélatine, liquéfiée. Pas de gaz.

Bacillus atterrimus tschitensis Klimenko. Isolé de l'air, très proche du mesentericus. Mobile, cils péritriches. Prend le Gram, gélatine liquéfiée (entonnoir, puis cylindre; pellicule à la surface); pigment noir dans les couches supérieures de la gélatine et de l'agar. Sur agar et pomme de terre, colonies brunes et même noires. Lait d'abord coagulé, plus éclairci. Sur rouge neutre, coloration jaune avec fluorescence verte; sur sérum, pellicule pigmentée en brun. — Le B. noir de la pomme de terre de Biel se distingue en ce qu'il ne donne pas de pigment sur gélatine.— Non pathogène.

Bacillus oxalaticus Zopf.

Présente le plus grand intérêt, parce que Migula (A. K. I., Bd., p. 139) a fait avec lui des études de grande valeur sur la culture des Bactéries. L'échantillon que Kral nous a envoyé était un bâtonnet, qui se distinguait par sa largeur relativement faible (0,8 à 1,6 μ) des formes épaisses que Migula avait à sa disposition (2,5 à 4 μ d'épaisseur). C'était vraisemblablement une forme réduite par la culture. La mobilité et les cils faisaient défaut. Sur plaque de gélatine, rappelant d'abord le coli, la colonie devenait plus tard grumeleuse, et s'enfonçait dans une zone de liquéfaction large. Ultérieurement, l'aspect devenait celui du subtilis. En gélatine en piqûre, la liquéfaction est infundibuliforme, plus tard cylindrique. Contenu trouble. Une pellicule. La strie sur agar ne peut être distinguée du Charbon. Sur pomme de terre, culture d'un blanc pur, sèche, puis plus tard humide, brillante, saillante. Le bouillon reste presque clair. Réactions chimiques. (Voir p. 414). Pas de H²S, pas d'indol

Bacillus parvus A. Meyer et Neide.

Synonymie probable : **B. leptodermis** Burchard, **B. laevis** Grau et Percy Frankland, **B. coccoïdeus** Pansini, **B. geniculatus** W. de Bary, **B. leptosporus** L. Klein, **B. tenuis** Duclaux, **Tyrothrix tenuis** Duclaux, **B. intermedius** Flügge.

Bâtonnets de 1-1,9 μ. de long, 0,5-0,7 μ. de large. Spores en forme de bâtonnets cylindriques de 1,1 μ. de long à 0,35 μ. de large. Mobilité très active, longs cils péritriches. Culture sur gélatine en piqûre : partie supérieure grise, puis jaunâtre. Liquéfaction très lente (1 cm. 5 en 5 semaines) infundibuliforme. Plaque de gélatine : les petites colonies jaunes s'arrêtent dans leur croissance, elles sont à bord lisse, finement granuleuses. Liquéfaction très lente. Agar (strie) : Dépôt blanc jaunâtre muqueux homogène, un peu pelliculaire, ensuite avec des rides jaunâtres. Pomme de terre : dépôt gris jaune transparent, ensuite sec et en voile. Carotte : à température élevée, dépôt clair et humide. Pas de gaz.

Habitat. — Fumier des chevaux.

Bacillus silvaticus A. Meyer et Neide.

Synonymie : **B. Hessii** (Guillebeau).

Bâtonnets de 2 μ. de long sur 1,2-1,6 μ. de large. Isolés et en filaments sans beaucoup de septa. Spores : 1,7 μ. de long 1,1 μ. de large. Germination polaire rare. Mobilité vive, cils assez longs, péritriches. Piqûre sur gélatine : croissance lente. Au bout de 6 jours à la surface, épais dépôt jaune, sans liquéfaction. Pousse aussi dans la gélatine. En 4 semaines, liquéfaction tubulaire avec dépôt brunâtre. Strie sur agar. Dépôt vitreux, transparent, gris jaune plus sombre, rouge brun, sombre plus tard. Agar colorée en bleu noirâtre. Pomme de terre : colonie muqueuse gris jaune, ensuite caséeuse, brunâtre. Rien sur carotte.

Habitat. — Sol des forêts. Semblable à **B. Petasites** et **Megatherium**.

Bacillus petasites (A. Meyer et Gottheil).
(C. B. L., VII, 535.)

Synonymie plausible : **Bac. lactis** Lembke. Bâtonnet arrondi aux extrémités, de 2 à 3 μ. de long sur 1,2 à 2,0 μ. de large, plus grand que le charbon ; sur agar, il est isolé, ou se groupe en courtes chaînettes articulées ; en bouillon, il se dispose en chaînettes de 8 à 10 éléments. — Fortuitement les bâtonnets peuvent prendre une épaisseur considérable ; ils prennent alors mal la couleur, comme le Friedländer (formes d'involution ?) Mouvement lent, spiralé. Colorable par le Gram. Spores ellipsoïdes de 0,8 à à 1,2 μ. de large sur 1,7 de 2,2 μ. de long.

Culture purement aérobie, au mieux à 22º. Culture sur gélatine en piqûre : Liquéfaction comme avec le choléra en 24 à 48 heures. Ensuite liquéfaction cylindrique. Pas de branches dans le canal de piqûre. Entonnoir de liquéfaction gris, trouble ; au fond, dépôt épais, blanchâtre, parfois jaunâtre. Plaque de gélatine : colonie jaunâtre, liquéfiant très lentement. Centre épais, jaune. La périphérie se résout peu à peu à peu en filaments. Culture sur agar en piqûre : couche homogène humide, jaune ou variant du blanc au jaune citron, mince, brillant mat, parfois avec des secteurs, à la surface. Culture sur agar en strie : jaune sale, brillant mat, un peu saillante, plus ou moins visqueuse, nettement délimitée, — ultérieurement brunâtre. L'agar se colore en brun sombre. Non membraneuse. Culture sur plaque d'agar : d'abord colonies brun jaunâtre, ensuite, périphérie plus transparente ; sur la mince zone du bord, qui est ondulée, les bâtonnets sont juxtaposés parallèlement les uns aux autres. Le milieu se colore en brun. Culture sur pomme de terre : enduit épais jaune ou blanc, visqueux, brillant, comme si l'on avait déposé du jaune d'œuf sur la pomme de terre. Au bout de 1 ou 3 mois, la culture est plissée comme celle de Bac. mesenter. On peut extraire le pigment brun par l'alcool.—Bouillon tantôt clair, tantôt trouble ; sédiment homogène, sablonneux. Lait, partiellement et seulement tardivement coagulé ; est peptonisé à partir des couches supérieures ; sur les bords, couches de culture jaunâtre. — Pas de gaz, pas d'indol, pas de H²S. Culture sur carotte : épaisse, vitreuse, visqueuse, filante, jaune orangé, sans véritable pellicule ultérieurement. Production de diastase : intense. Habitat : sur *Petasites albus* (Petasites) et apium graveolens (celeri).

Bacillus vulgatus (FLüGGE) MIGULA.
(Tab. 49, 51, XI et XII.)

Synonymie, — Bacillus mesentericus vulgatus Flügge.
Nom vulgaire. — Bacille de la pomme de terre.

Bibliographie : Vignal : Le bacillus mesentericus vulgatus. Paris, 1889.

Aspect microscopique. — Bâtonnet grêle, à peine arrondi aux extrémités, de 1,6 à 5,0 µ de long sur 0,8 µ de large, souvent disposition en files de bâtonnets. Produit facilement des spores arrondies, ovalaires [49, XI].

Mobilité. — Se meut au moyen de plusieurs cils péritriches (49, XII].

Colorabilité. — Prend le Gram.

Conditions de milieux, d'oxygénation, etc., comme Bac. subtilis. — Croissance rapide.

Gélatine en plaque :

a) Grandeur naturelle : En 1 à 2 jours, la colonie s'enfonce dans la gélatine, et il se forme une pellicule plissée, délicate, gris blanchâtre, qui ne se déchire pas plus tard, après la liquéfaction de toute la plaque [49, VII].

b) Grossissement de 50 diamètres. — A un stade jeune, les colonies ressemblent, particulièrement par leurs bords, aux plus petites colonies d'Eberth, jusqu'à ce que la gélatine commence à se déprimer. Comparez aussi [51, II]. Ensuite cette zone transparente se transforme en une masse grumeleuse, l'intérieur devient granuleux, et acquiert un dessin festonné, tandis que les parties périphériques fortement dentées se fendillent. La colonie tout entière prend enfin l'aspect d'une agglomération de petits grains séparés, très mûriformes, brunâtres, et rappelle le pelage d'une panthère [49, VIII et IX]. A côté de ces formes, il y a aussi des formes qui se rapprochent de celles que l'on décrit au B. mesentericus. Voy. [51].

Gélatine en piqûre. — Portion superficielle gris blanchâtre, à bord dentelé, brillante, graisseuse. Peu à peu, une pellicule épaisse et dense se développe à ses dépens et se déprime avec la gélatine en forme de godet. Zone de liquéfaction trouble, avec un dépôt gris blanc sale [49, I].

Agar en plaque :

a) Grandeur naturelle : Partie superficielle, blanche ou blanc grisâtre, humide, brillante, à bord uni ou légèrement grumeleux, assez saillante. Colonies profondes, arrondies ou ovalaires, blanches. — Parfois sur les colonies très vieilles des élevures, des sillons et des bourrelets saillants prennent naissance [49, IV].

b) Grossissement de 50 diamètres : Colonies superficielles arrondies, grises, homogènes, sans dessin, plus opaques vers le centre, transparentes à la périphérie, avec des prolongements filiformes, longs, réunis en mèches enroulées, frisées [49, VI]. Colonies profondes : arrondies ou ovalaires, grises, homogènes, opaques, parfois aussi munies d'une couronne de prolongements fins [49, V].

Agar en strie. — Culture riche, ondulée, festonnée, gris blanchâtre, brillante, graisseuse, couverte, particulièrement au bout d'un certain temps, de nombreux plis très saillants, et irréguliers. Un peu plus transparente vers les bords ; eau de condensation claire, le plus souvent. A la surface de celle-ci une pellicule solide [49, II]. — Agar en piqûre, aspect analogue [49, III].

Culture en bouillon. — Trouble faible. A la surface, une pellicule solide, gris blanchâtre, qui ne se laisse pas morceler, ni deviser par l'agitation.

Culture sur lait. — Coagulé, glaireux. La coagulation peut disparaître. Réaction fortement alcaline.

Culture sur pomme de terre. — Extrêmement variable. La forme typique en tout cas est celle qui est composée de nombreuses saillies plus ou moins élevées, contournées, à versants très escarpés, qui ressemblent aux circonvolutions des anses intestinales [49, X]. La coloration est en partie gris blanchâtre, en partie jaunâtre, jaune, même rose brunâtre. Les anses représentent des bourrelets larges [51, XI] ou des saillies élevées, épaisses, humides et brillantes (stéliformes) [51, XII]. Enfin la culture peut recouvrir toute la pomme de terre comme une masse glaireuse.

Réactions chimiques. — Voir remarque page 415. Pas d'indol, un peu de H^2S.

Habitat. — Commun dans le sol. — Cet habitat explique les fréquentes impuretés de nos cultures sur pomme de terre. (Bacille de la pomme de terre.) Dans l'intestin, dans les saucisses (Detjen, Serafini).

Valeur pratique. — Minime. Produit comme les espèces voisines, à l'occasion, une lente coagulation avec réaction alcaline dans le lait insuffisamment stérilisé, plus tard le coagulum se redissout tandis que se forment des produits amers et toxiques.

Les bacilles possèdent la propriété, parfois gênante, de fabriquer, par le gonflement de leur membrane, de grandes quantités d'un hydrate de carbone glaireux, particulièrement sur le pain légèrement aigri. J. Vogel, qui a fait des études spéciales à Hambourg sur les bacilles du pain visqueux, a trouvé deux espèces de bacilles : **Bacillus mesen-**

tericus **panis** viscosi II Vogel, qui correspond complètement à Bacillus mesentericus L... et N...)(Voir ci-dessous),
et B. **m. p.viscosi I**, qui se distingue par son immobilité
et par sa culture peu caractéristique, plate et peu glaireuse
au début sur pomme de terre ; plus tard, elle acquiert de
gros plis parallèles. — Les spores résistent à un chauffage
de courte durée.

V. Czadek et Kornacker ont isolé B. m. p. viscosi I plus
fréquemment des pains de levain frais que des pains de
levain ancien, comme Svoboda. Juckenack y trouve comme
agent causal Bac. mesent. fucus ; Thromann le Bac. m. p.
viscosi II. D'après Thillmann, il faut considérer deux espèces pour le pain visqueux. Une espèce qui sur agar donne
une pellicule sèche et plissée, et une autre qui donne un
enduit muqueux, l'agar est en même temps colorée en brun
foncé. Les microbes doivent être différents de B. panis
viscosi I et de Bac. mesenter. vulgatus. Il a trouvé que
dans les corps muciformes renfermés dans le pain se trouvent des hydrates de carbone solubles (dextrines) du groupe
de Hexoses, mais ne contiennent pas de sucres du groupe
des galactoses. Fuhrmann a isolé aussi un **Bacterium
panis**, qui se distingue par sa croissance sur agar, la finesse
de la pellicule qu'il donne sur les milieux liquides, la pellicule très plissée au contraire seulement sur les milieux solides, et les faibles altérations de la mie de pain, qui n'est
qu'entourée par le microbe. Les spores de ce microbe supportent la température du four. Fuhrmann donne aussi
un tableau de tous les agents connus aujourd'hui du pain
visqueux.

Bac. gummosus Ritsert, des infusions gélatinisantes de digitale
paraît très voisin. Le microbe ne produirait de mucus qu'avec
le sucre de canne, et non pas aux dépens de la glucose ni de la
lactose ; le mucus ne dériverait pas de la membrane. Mais la
mannite, la glucose, l'acide lactique, l'acide butyrique et l'acide
carbonique prennent naissance.

Bac. levaniformis G. Smith, agent de fermentation de la
gomme, de l'altération des cristaux de sucre de canne et d'une
fermentation acide du sucre doit être aussi placé ici. De même
pour **Bac. gelatinosum letae**. Au sujet du rôle de **Bac. vulgatus**

dans la production des maladies des plantes. Voir V. Hall (C. B. L., 9, 381).

Ici se place B.spongiosus Aderhold et Ruhland,qui a été trouvé dans des masses gommeuses des cerisiers.

Très proche encore, sinon identique avec B. vulgatus, est le suivant :

Bacillus graveolens. A. MEYER ET GOTTHEIL
(C. B. L. VII, 533, 496).

Synonymie probable : Bac. mesentericus vulgatus, Flügge.

Bâtonnets épais, grands et arrondis,de 1,5 à 2,5 μ de long sur 1,0 à 1,5 μ de large, un peu plus grêles sur gélatine que sur agar, extrêmement grands sur pomme de terre,un peu plus longs dans le bouillon, où ils sont disposés en chaînettes. Parfois de longs fila. ments isolés, et, dans certaines préparations, on ne voit que des filaments. Mouvements très lents, se colore par le Gram. Spores de 1,5 μ de large sur 2 μ de long. Aérobie strict, optimum à 22° : Culture sur gélatine en piqûre : Liquéfaction d'abord infundibuliforme, puis cylindrique, parfois très lente. La zone liquéfiée est trouble, grise, au fond, on voit un dépôt gris sale. Pas de branches dans le canal de piqûre. Gélatine en plaque : d'abord comme les colonies blanches de coccis humides, puis dès le 3 jour les colonies commencent à s'enfoncer. A un stade jeune à 60/1 comme les colonies de levure. Sur d'autres plaques, les colonies ressemblent à celles de Mesentericus, avec la périphérie transparente, et le milieu déprimé en godet. Culture sur agar en piqûre : Partie supérieure épaisse, plissée, gris jaune sale, mate comme le Mesentericus. Culture en strie sur agar : enduit gris, brillant net, plissé, bien limité, peu saillant, mince, dégageant une odeur de triméthylamine. Culture sur plaque d'agar : colonies épaisses, fournies, à bord uni, feutrées au centre. Culture sur pomme de terre : enduit blanc sale, humide, brillant, visqueux, bord mal délimité ; plus tard, très saillant et plissé, blanc jaunâtre sale, comme Mesentericus. Bouillon : D'abord trouble, ensuite clair, avec dépôt grumeleux. Pas de gaz. Pas d'indol. Un peu de H^2S. Culture sur carotte : enduit homogène, visqueux, blanchâtre. Habitat, sur la betterave (*Beta Vulgaris*), le celeri (*Apiam graveolens*), le chou rave (*Brassica rapa*). Bac. graveolens est très semblable à B. tumescens : ce dernier présente sur les cultures d'agar en strie un enduit encore plus luxuriant, humide et visqueux. Ainsi que nous avons pu le constater par nos multiples cultures, le microbe varie beaucoup. Le **bacille du Carcinome** de Scheurlen (CB. III, 397) appartient aussi au groupe de B. vulgatus, mais il n'a rien à voir avec le cancer.

Bacillus geniculatus (Duclaux), L. et N.

Tyrothrix geniculata Duclaux. Les plaques de gélatine rappellent macroscopiquement celles du B. vulgatus. A 60/1 elles offrent un spectacle intéressant. Les colonies se présentent d'abord comme celles de l'Eberth, fortement dentelées; à mesure que la liquéfaction augmente, les dentelures se résolvent en mèches de filaments, qui rivalisent en régularité avec celles du Charbon; plus tard encore, cette couronne de mèches de filaments se désagrège, et l'on voit nager la colonie compacte entourée de masses morcelées, irrégulières, sur l'entonnoir aplati de liquéfaction. La culture sur pomme de terre et les autres caractères se rapprochent de B. vulgatus. Nous n'avons jamais vu les ramifications dans la gélatine, que Winckler a décrites. — Nous pouvons citer ici aussi **Bacill. nobilis**, dont les spores se trouvent dans le commerce comme tyrogène; et qui doit jouer un rôle d'après Adametz, dans la maturation des fromages durs. Freudenreich met sa valeur en doute.

Bacillus mesentericus (Flügge), L. et N.

(Tab. 5o et 5r).

Synonymie. — Bacillus mesentericus fuscus Flügge.

Aspect microscopique. — Bâtonnets grêles, arrondis, de o,8 à 2, 4 µ de long sur o,7 à o,9 µ de large. Tendance à la formation de spores arrondies.

Mobilité, colorabilité, conditions de vie. — Comme Bac. vulgatus.

Gélatine en plaque :

a) Grandeur naturelle. Colonies petites, arrondies, gris blanc, qui s'enfoncent très rapidement dans la gélatine, la zone de liquéfaction est plate, grise, trouble. Les colonies rappellent beaucoup celles du Subtilis [5o, X].

b) Grossissement de 5o diamètres. Colonies superficielles : à un stade jeune, typhimorphes, comme Bac. vulgatus [5o, XI]. Dès le début de la liquéfaction, la zone périphérique transparente devient finement grumeleuse, une couronne de fins prolongements capilliformes y prennent naissance et la colonie tout entière prend l'aspect d'une colonie liquéfiante de Subtilis. Le centre est le plus souvent gris brunâtre, opaque [5o, IX]. Colonies profondes : gris jaunâtre, irrégulières; le bord est occupé par des prolongements en forme de touffes de cheveux bouclés [5o, VIII].

Certaines races moins rapidement liquéfiantes offrent l'aspect du Charbon [51, IV, VIII].

Gélatine en piqûre. — La colonie commence déjà à s'enfoncer en 12 à 24 heures, en forme de cupule. La liquéfaction est d'abord infundibuliforme, puis ensuite cylindrique. Le contenu de l'entonnoir est modérément trouble, et il existe à la surface une pellicule gris blanc.

Plaque d'agar :

a) Grandeur naturelle. Colonie superficielle arrondie, grise, mince, en forme de voile, transparente, avec la colonie primitive blanchâtre au centre [50, V) ;

b) Grossissement de 50 diamètres. La colonie originelle siégeant au-dessous de la surface semble jaune brunâtre, modérément ou fortement grumeleuse, à bord lisse, ou muni de prolongements frisés. Lorsque la colonie atteint la surface, il se forme un voile délicat, faiblement ponctué, transparent, irrégulier, de coloration grise ou jaunâtre [50, VIIe].

Agar en strie. — Strie ondulée, festonnée, humide, brillante, jaune brunâtre, à de certains endroits, grise et transparente. Eau de condensation trouble, avec un sédiment jaunâtre et une pellicule à la surface [50, II].

Culture en bouillon. — Trouble modéré, une pellicule à la surface.

Culture sur pomme de terre. — Au début, elle est modérément saillante, gris jaunâtre, humide, brillante, visqueuse [50, III]. Plus tard, elle se transforme en un réseau, très saillant, à travées se coupant sous des angles irréguliers, de coloration gris jaunâtre, et d'un éclat mat [50, IV]. Il y en a aussi de plissées [51, IX, X] et de luxuriantes humides [51, XII et XI].

Réactions chimiques. — Voir remarque, page 415. Un peu d'indol, beaucoup de H_2S.

Habitat, valeur pratique, etc., voir Bac. vulgatus.

Bacillus mesentericus ruber GLOBIG.
(Z. H., III, 294)

Bâtonnets grêles de 1 à 3,2 μ de long sur 0,4 μ de large,

parfois en longs filaments. Immobile, se colorant par le Gram.—
Spores non décrites. La plaque de gélatine montre des formes très
variables. Au début, toutes les colonies présentent un aspect
typhimorphe, plus tard, quelques colonies conservent le même
aspect, d'autres forment une couche épaisse, humide, blanche;
d'autres encore liquéfient en produisant une pellicule, et d'autres
encore prennent l'aspect du Subtilis. Sur la gélatine en piqûre,
partie supérieure typhimorphe ; elle s'enfonce pourtant lentement
en forme d'entonnoir, au bout de longtemps. Culture sur pomme
de terre : d'abord comme le coli, ensuite la colonie prend une
teinte rose, qui vire en dernier lieu au brun rougeâtre. La culture sur agar en piqûre est délicate, gris blanchâtre par transparence, humide et brillante ; plus tard il se forme une pellicule
réticulée à la surface. Le bouillon est faiblement troublé et se
recouvre à la surface d'une pellicule mince. Le lait ne se coagule
pas, la réaction est faiblement alcaline. Jamais d'H^2S ni de gaz.

Bacillus aterrimus. (Biel) Lehm et Neum.

Bacille sporulé, aérobie, mobile, formant un pigment noir,
doué complètement des propriétés indiquées, page 415. La plaque
de gélatine rappelle celle du B. subtilis et du Bac. vulgatus. Les
cultures sur gélatine en piqûre présentent une liquéfaction infundibuliforme sans coloration. Sur pomme de terre se forme une
pellicule humide, plissée, d'abord gris bleu, puis brun noir, et la
pomme de terre devient de plus en plus noire. Les cultures sur
agar sont brunes avec une pellicule brun jaunâtre. Le microbe
n'est pas pathogène. Voyez Biel (C. B. L., II, 137) et Lunt., l. c.,
572, au sujet de **B. mesentericus niger**. Kral nous a envoyé le
Bac. lactis niger de Gorini (C. B., XX, 94). Nous l'avons étudié
en 1895, il ne montre plus du tout de pigment, et pousse en un
voile aplati, comme le coli, sur pomme de terre. Nous n'avons pu
constater de mobilité chez lui.

Bacillus fusiformis A Meyer et Gottheil.
(C. B. L., VII, 725.)

Petit bâtonnet de la grosseur du coli, de 1 à 1,2 μ. de long ;
ordinairement isolé, parfois en lignes de plusieurs éléments — un
peu plus gros sur pomme de terre. Mobilité active, cils péritriches.
Spores rondes, de environ 1 μ. Presque seulement aérobie. Culture sur gélatine en piqûre : colonies typhi-colimorphes, qui s'enfoncent petit à petit en forme de godet dans la gélatine. Canal de
la piqûre sans ramifications. Liquéfaction de 0,5 cm. en trois
semaines. — Plaque de gélatine : comme d'Eberth. A l'intérieur
des colonies superficielles et dans les colonies profondes, on distingue un dessin en forme d'acare, comme sur les colonies
d'Eberth sur urine-agar. D'après Gottheil, colonies rondes, très

bien délimitées, finement granuleuses ; s'enfonçant très lentement.
Culture sur agar en piqûre : partie supérieure semblable au Subtilis, gris blanchâtre, plus tard se rapproche davantage du Mesentericus, épaisse, plissée. Culture sur agar en strie : enduit caséeux,
gris blanc, brillant gras, parfois aussi pellicule très mince,
vitreuse. Consistance butyreuse. Plaque d'agar : culture transparente, comme l'Eberth et le coli, plus tard on voit dans les
parties périphériques transparentes des bâtonnets disposés les uns
à côté des autres, comme pour le Mesentericus. — Culture sur
pomme de terre, jaune sale ; aspect de coli ; humide, brillante. La
pomme de terre est colorée en brun. Sur certaines pommes de
terre, on voit une couche bien délimitée, jaune gris sale, très
fine, plissée. D'après Gottheil, ne pousserait pas sur pomme de
de terre. Culture en bouillon, trouble léger, faible dépôt, parfois
sans pellicule, parfois avec forte pellicule. Pellicule fragile. Le
lait n'est pas coagulé ; il devient jaunâtre et dégage une odeur
de fromage. Pas de gaz. Pas d'indol. Traces d'H²S. Culture sur
carotte : pousse mal. Colonies tardives, minces et liquides.

Habitat sur la betterave (*Beta vulgaris*), le microbe est très
voisin du Bacillus asterosporus.

Bacillus teres A. Meyer et Neide

Synonymie : **B. mesentericus ruber** Globig, **B. albo lactis**,
B. lactis albus Löffler, **B. tomentosum** Henrici, **B. filiforme**
Tils, **B. Pansini**.

Bâtonnets 2 μ de long, 1,1 μ de large. Spores cylindriques, ou
ovoïdes, ou en forme de haricot. Longueur moyenne 1,5 μ, largeur 0,9 μ. Mobilité extraordinairement lente. Cils péritriches.
Gélatine piqûre : liquéfaction lente, cylindrique ; d'abord clou
gris clair. Agar en strie, colonies vitreuses gris clair, ensuite brillantes avec de petits plis. Tient solidement à la gélose. Pomme
de terre. Culture sèche, brun clair à bord net, avec beaucoup de
sillons. Pas de gaz.

Habitat. — Dans le lait aigre.

Bacillus liodermos (Flugge) Lehm et Neum

Bacillus mesentericus liodermos Flügge. Nous n'avons pu rencontrer avec certitude dans ces dernières années ce bâtonnet
court, doué d'une mobilité extraordinairement active, décrit par
Flügge. La culture sur gélatine en plaque et en piqûre est semblable à Bac. vulgatus ; la culture sur pomme de terre représente
une sorte d'enduit sirupeux lisse, brillant, blanc jaunâtre, qui se
ratatine et se trouble, seulement au bout de plusieurs jours. —
Bacillus mucosus Zimmermann de l'eau visqueuse paraît avoir
une certaine parenté.

Bacillus pumilus A. Meyer et Gottheil.

Synonymie probable d'après Gottheil : **Bac. leptodermis** Burchard (mais ce microbe ne liquéfie pas la gélatine).

Bâtonnet très gros à extrémités arrondies, isolé ou aligné en file de plusieurs éléments, 2 à 3 µ de long sur 0,5 à 1 µ de large. Mouvement lent, spores en forme de bâtonnet, de env. 1 µ de long sur 0,5 µ de large. Culture sur gélatine en piqûre, parfois ressemble au choléra, souvent aussi liquéfaction en forme de trou, puis cylindrique. Canal de la piqûre : sans branches ; comme Bac. graveolens et petasites. À la surface du cylindre liquéfié une pellicule visqueuse. Plaque de gélatine : comme Mesentericus, mais sans partie périphérique ondulée. On voit, avant que la colonne se désagrège, les bâtonnets isolés disposés parallèlement les uns à côté des autres. Peu à peu les colonies s'enfoncent, mais elles ne s'effritent pas en totalité, leur bord seul se dissocie faiblement, comme chez Ruminatus. Agar en piqûre : partie superficielle ouatée brillante, épaisse, blanc crème, comme Mesentericus. Culture sur agar en strie : humide, brillante, blanchâtre, crème, peu saillante, un peu plissée vers les bords, mal délimitée. Culture sur agar en plaque : gris blanchâtre, comme Mesentericus, ondulée sur les bords, avec des bâtonnets disposés parallèlement les uns à côté des autres. Culture sur pomme de terre : très glaireuse, humide, brillante, épaisse, mal délimitée, de couleur crème, parfois rougeâtre, comme Bact. pneumoniae. Culture en bouillon : bouillon clair rempli de très petites particules, ébauche d'une pellicule ; se colore en brun. Lait tardivement coagulé, puis peptonisé. Pas de gaz. Pas de H²S. Culture sur carotte : développement maigre : colonie mince, homogène, jaunâtre. Pas de diastase.

Habitat : sur le chou-rave (*Brassica rapa*), la betterave (*Beta vulgaris*) et le celeri (*Apium graveolens*) et d'autres.

Bacillus asterosporus (A. Meyer) Migula.

Synonymie probable d'après Gottheil : **Bacille sub anaerobius** Gruber, **Bac. thalassophilus** Russell.

Bâtonnet plus ou moins long, délié (1, à 2,5 µ de long), seul ou disposé en file de plusieurs éléments. Prend le Gram. Doué de mouvements extraordinairement rapides. En goutte pendante, on voit des éléments en forme de vis. Spores très grosses renflées au centre, ovales, 3 à 4 fois plus épaisse qu'un bâtonnet adulte. Culture sur gélatine en piqûre : canal de piqûre sans branches ; liquéfaction d'abord lente, comme avec le choléra, plus tard rapide et cylindrique. Au fond de l'entonnoir de liquéfaction, un sédiment grumeleux. La gélatine liquéfiée est claire. Plaque de gélatine : grosse liquéfaction cupuliforme, comme avec le Subtilis. Les colonies se résolvent, principalement à la périphérie, en filaments feutrés. Quand il y a beaucoup de colonies sur les plaques, elles ressemblent aux colonies du Bacill.Ellenbachensis. Culture sur agar en piqûre : à la surface, couche extraordinairement mince, transparente, brillant mat, gris blanchâtre. Canal de piqûre sans branches. Culture sur agar en strie : analogue à la partie supérieure de l'agar en piqûre, éberthiforme ou même encore plus mince. Agar en plaque : colonies petites, grises.très délicates, arrondies, gris blanchâtre, comme B. fusiformis. A 60/1, comme le Subtilis.Culture sur pomme de terre : enduit épais, humide, glaireux, coloré en jaune brun.Sur certaines pommes de terres, bulles de gaz. Culture en bouillon : très faible trouble, pellicule plissée à la surface, dépôt filant, visqueux. La pellicule ne se produit pas sur toutes les cultures en bouillon. Lait : coagulé énergiquement, et plus tard peptonisé, bulles de gaz à la surface, sérum jaunâtre. Production très intense de gaz aux dépens du sucre ; traces de H²S.

Habit : sur la carotte (*Daucus carota*), le celeri (*Apium graveolens*), la betterave (*Beta vulgaris*) et d'autres.

Bacillus oleae. Schiff-Giorgini (CBL. XV, 200).

Bâtonnets plus ou moins longs,à extrémités arrondies : 2 à 3 µ de long sur 0,8 µ de large, mobiles, 8-10 cils péritriches. Colorable par le Gram, mais irrégulièrement. Gélatine piqûre, liquéfaction infundibuliforme,colonies blanc jaune, arrondies, d'abord sans liquéfaction. Sur agar, en strie, pellicule d'abord mince demi-transparente, frangée,puis croissant en largeur et en épaisseur, jaunâtre, humide, enfin blanc sale. Pellicule sur milieux liquides. Lait très rapidement coagulé. Pomme de terre : colonie demi-transparente, légère. Sporulation latérale.

Ce bâtonnet est considéré comme l'agent de la tuberculose des oliviers. Il secrète de l'amylase qui hydrolyse l'amidon de l'arbre. Le suc de la plante possède des propriétés lytiques et agglutinantes. Similitude avec Bac. tumescens.

C. v. Wahl a isolé des conserves de légumes toute une série de bacilles subtiliformes. Il sont identiques et proches de l'une des espèces décrites : **Bac. daucorum**, des carottes, **Bac. aerobius**, des pois, **Bac. asparagi**, **Bac. malacofaciens**, tous deux des asperges, **Bac. phaseoli**, des haricots, **Bac. pisi**, des pois, **Bac. destruens**, des asperges, **Bac. tuberi**, des truffes (1).

Oven isole les nodules des légumineuses le **Bac. leguminiperdus** qui détruit l'enveloppe des haricots. Analogue en tout point à B. mesentericus, il s'en distingue par son absolue incolorabilité par le Gram, et l'existence de cils polaires multiples.

(1) Rossi attache au B. comesii,analogue au Mesentericus, une grosse valeur ; il joue un rôle dans la liquéfaction des végétaux. D'après Bail, cette décomposition serait due au B. subtilis, associé aux bactéries lactiques et à une levure.

Espèces thermophiles.

A ces bacilles se rattachent les espèces thermophiles en général, indépendamment de leur biologie spéciale. Voir page 41. Nous renvoyons pour les caractères de ces diverses espèces aux mémoires originaux, car elles n'ont pas toutes reçu de nom, et sont sans grand intérêt pratique. Pourtant elles semblent jouer un rôle dans l'échauffement spontané des meules de foin, du fumier, etc., et dans la fermentation dite d'écume si énigmatique des fabriques de sucre. Laxa a décrit un microbe se rapportant à ce dernier cas, — il est intermédiaire entre B. mesentericus et les bacilles de la fermentation butyrique. Poupe a décrit un autre microbe thermophile.

Tout récemment, Michaelis a décrit 4 bactéries thermophiles isolées de 4 fontaines de Berlin : Bact. thermophilus aquatilis liquefac., B. therm.,aquat. aerobius, B. therm. aquat. chromogenes, B. therm. aquat. anguinosus. Leur optimum siège entre 50 et 60. Elles ont des spores et sont mobiles ; font fermenter la glucose, mais non la lactose ; prennent le Gram, ne sont pas pathogènes.

Tsiklinsky a également isolé six espèces des sources thermales d'Ischia. La culture se développe encore à 70°, mais pas au-dessous de 37°. Elles correspondent dans leur habitus au Subtilis.

D'après Sames (C.B., XXVIII), les formes végétatives meurent facilement ; elles poussent bien en aérobie, mais on ne peut affirmer qu'elles soient aérobies strictes.

Bacillus calfactor Miehe (l'échauffement spontané du foin. Iéna, 1907) est un bacille aérophile, donnant des cultures en piqûre avec des branches irradiées et des cultures sur pomme de terre analogues à celle du B.mesentericus. Optimum de température 55°, sporulation terminale, mobilité, Gram positif. Le bacille se trouve dans le foin fermenté et paraît être le bacille le plus important dans le fait de la fermentation du foin. Au commencement du processus, certains représentants du groupe coli, et à la fin certaines espèces d'actynomyces jouent peut-être un rôle.

Bacillus thermophilus vranjansis (Georgewitsch), isolé des Thermes Vranje en Serbie ; cultive à 70° ; au-dessus, il forme des chaînettes tortillées. Mobile, a des cils lophotriches qui disparaissent dans les vieilles cultures. Donne des spores entre 56 et 60°.

Bacillus thermophilus, α, β, γ, δ, isolé par Bardou (R., 39, 744) qui détruisent les substances albuminoïdes (dans les eaux croupies). Mobiles, liquéfiants, coagulants ; se colorent mal par les colorants ordinaires, mais prennent le Ziehl et le Gram. Optimum entre 52 et 60°.

II. — Les bacilles anaérobies.
Caractères communs des anaérobies.

1. Dans les cultures pures sur les milieux ordinaires (agar, gélatine, pomme de terre), les espèces sont plus ou moins complètement anaérobies (surtout au moment de l'isolement et immédiatement après).Elles poussent bien aussi en aérobie au contraire sur du sang de lapin chauffé, qui immédiatement avant l'ensemencement a été porté à 100° (notamment B. tetani). Ce dernier, dans ces conditions, produit admirablement des spores, et sa virulence augmente (v. Hibler) ; on recommande aussi le muscle de bœuf, excisé d'une façon stérile (Grassberger et Schattenfroh). Sur les milieux renfermant du sulfure de sodium, ou du formiate de soude une culture aérobie est possible également (voir p. 39 au sujet de la conduite des anaérobies dans les cultures mixtes de microbes aérobies).D'après Tarozzi, tous les anaérobies poussent dans le bouillon dans lequel on a mis, d'une façon stérile, des morceaux de foie, de rate, etc., crus, à cause de l'action réductrice des fragments d'organes (Liefmann).Même résultat pour le sulfate ammoniaco-ferrique.

2. La gélatine est — dans la règle — liquéfiée (Bac. Chauvoei ne liquéfie souvent pas du tout, et en tout cas jamais il ne liquéfie fortement selon Grassberger et Schattenfroh), et il se dégage des acides gras, depuis l'acide formique jusqu'à l'acide caproïque, et en outre des acides de la série aromatique : acides phénylpropionique, hydroparacuminique, scatol-acétique (Nencki).

3. D'après Nencki, on a aussi aux dépens de l'albumine, sans présence de sucre (!) : de l'acide carbonique, de l'hydrogène, de l'hydrogène sulfuré, du mercaptan, du gaz des marais, peut-être de l'azote libre (Bovet, C. B., VIII, 174). Les gaz pour la plupart sentent très mauvais. L'hydrogène phosphoré, qui sent l'ail, peut être aussi trouvé d'après Marpmann : il noircit le papier imprégné de nitrate d'argent, mais ne noircit pas le papier imprégné de plomb.

En présence du sucre, il se dégage un mélange de gaz,

peu putrides, mais répandant une odeur douce et désagréable, dans lequel dominent l'acide carbonique et l'hy-
drogène.Aux dépens de la glucose, il se forme de l'acide
lactique, qui est transformé par certaines espèces en acide
butyrique, d'autres donnent de l'alcool éthylique et butylique.

5. Mobilité propre, au moyen de cils nombreux péritriches. Bac. Chauvoei est le plus souvent immobile, d'après
Grassberger et Schattenfroh. — Ils perdent leur mobilité
sur les milieux sucrés.

6. Spores tantôt médianes, tantôt terminales. Les cultures atténuées comme les cultures virulentes, cultivées sur
des milieux sucrés, ont des spores seulement médianes ou
incomplètement terminales, de forme ovale ou même très
allongée dans le grand axe. Sur le sang et le sérum sanguin, les spores sont arrondies et terminales dans toutes
les espèces. En général le sucre et la glycérine dans les
milieux troublent considérablement la sporogénèse, qui cesse
même souvent très rapidement. Cette influence est plus
marquée pour le charbon symptomatique et l'œdème malin
que pour le tétanos. Le mieux pour observer la sporulation est d'aspirer la sérosité péritonéale dans une pipette
que l'on ferme ensuite à ses deux extrémités.

7. Quant à la résistance des spores vis-à-vis des différents agents nocifs, voyez les indications de Sanfelice
(C. B.,XVII, 259).Elles ne seraient pas aussi longtemps résistantes que les spores des microbes aérobies de la terre et
seraient tuées en 15 minutes à 100° à l'autoclave. Levy et
Bruns ont rencontré certaines spores tétaniques résistant
jusqu'à 30 minutes; des températures de 80 à 90° les
altèrent parfois déjà assez rapidement. Mais on peut se
demander s'il s'agissait bien, dans ces dernières expériences, de spores de résistance maxima. Conservées dans la
terre desséchée, les spores sont capables de vivre pendant
des mois et même des années ; même quand on met les
spores avec de la terre dans l'eau, elles se conservent plusieurs mois. La chaleur sèche est très bien supportée.

8. Sur les milieux au riz (riz arrosé avec une solution
de 1 o/o de peptone et 1/2 o/o de NaCl) la virulence de

toutes les races que nous étudions se perd très rapidement (v. Hibler).

9. Les inoculations intramusculaires sont les plus actives, les inoculations sous-cutanées le sont un peu moins, et l'inoculation intrapéritonéale l'est beaucoup moins. Le résultat est beaucoup plus marqué que d'ordinaire si l'on a fait de grosses lésions des tissus au lieu d'inoculation.

10. Les cultures atténuées des espèces qui produisent une affection locale déterminent un œdème plus discret et un plus fort appel de cellules. D'autant plus faible est la virulence, d'autant plus forte sera la phagocytose.

De la difficulté de la description spéciale des espèces anaérobies.

Nous avons déjà insisté en 1896 sur le fait qu'une différenciation, même entre les 3 anaérobies connus alors : Tétanos, charbon symptomatique et œdème malin, n'était pas possible par les seuls caractères morphologiques, et nous avons dit en même temps qu'il serait nécessaire dorénavant d'examiner par les deux méthodes simultanément, les espèces que jusqu'ici on n'a étudiées soit que par les caractères morphologiques et médicaux, soit que par les caractères chimiques et zymogènes. Il pourrait alors arriver que la même espèce ait été décrite et nommée une fois en partant du point de vue médical, une autre fois en partant du point de vue zomotechnique. Les études dépourvues d'esprit critique de Gerstner sur les espèces connues n'ont plus guère aujourd'hui qu'une valeur historique.

La rigueur de notre hypothèse a été confirmée en premier lieu par les belles recherches de Hiblers, et ensuite par les travaux approfondis, dépassant nos espérances, de Schattenfroh et Grassberger à Vienne.

Les travaux postérieurs à celui de ces auteurs ayant confirmé les vues des auteurs viennois, nous faisons de leur opinion la base de notre division. Par contre, nous n'avons utilisé les travaux décrivant de nouvelles espèces anaérobies qu'avec une grande circonspection et sans toucher aux principes des travaux de Grassberger et de

Schattenfroh. Chacune des races isolées de l'homme est douée d'un nom nouveau, sur de minimes différences : ce n'est plus de règle aujourd'hui dans le domaine de la bactériologie.

Le point important des travaux des auteurs viennois est la distinction établie par les cultures sur un milieux sucré et albumineux : Certains anaérobies, « monomorphes » sur ces milieux, ne se modifient pas; d'autres, « dimorphes » sur les milieux sucrés, deviennent asporulés, épais, enflés, granuleux (diabétiques) et sur milieux albumineux, se transforment en bacilles sporulés (spore capitale) ciliés, détruisant l'albumine qu'ils font fermenter : ce sont les « formes de putréfaction ».

Ces formes cultivées, transformables par la culture, sont certainement semblables aux formes stables de la nature et la stabilité ou la labilité de la forme représente la seule différence entre les deux variétés.

Bredmann (C. B. L, 23, 384-566), dans un volumineux travail, a étudié à fond toutes les espèces anaérobies qu'il range dans un grand groupe « **Amylobacter.** »

Tableau de détermination des espèces anaérobies.

I. Espèces pigmentées.
Voir pour les espèces rouges Ghon et Mucha (C.B.O.,XLII,500).
II. Espèces non pigmentées.
  A. Espèces pathogènes.
    1. Pas de symptômes locaux après inoculation profonde sous la peau, mais apparition de symptômes nerveux prédominants ou exclusifs.
    α. produisant le tétanos.
                  Bac. tetani. Nicolaïer, p. 461.
    β. produisant les symptômes du Botulisme : troubles de l'innervation de l'accommodation et des pupilles; aphonie, parésies dans le domaine de la langue et du pharynx, troubles de la sécrétion salivaire et muqueuse, etc.
              Bac. botulinus Van Ermengen, p. 468.
    2. Apparition d'un œdème local, sanguinolent, souvent gazeux, après inoculation profonde sous-cutanée chez l'animal. Les microbes se généralisent dans le corps et particulièrement dans les œdèmes.
    Le cobaye est particulièrement sensible.

a) Mobile, spore résistante, difficilement destructible ; milieux albuminoïdes non sucrés sont dissous avec mauvaise odeur ; alcool éthylique, acide lactique, peu d'acide butyrique prennent naissance aux dépens du sucre de canne et de la glucose ; la lactose n'est pas attaquée, le lait est coagulé en réaction amphotère (milieux au cerveau, noircis). Tendance à la disposition en filaments articulés dans le liquide d'œdème des animaux vivants, mais non dans la bile. Pathogène pour le lapin; le cobaye présente au maximum l'œdème gazeux.

Bacillus œdematis maligni (Koch) Flügge, p. 470.

b) Mobilité variable, très facilement destructible ; albumine non attaquée ; aux dépens de sucres, formation de beaucoup d'acide butyrique. Pouvoir pathogène très variable.

Bacillus dimorphobutyricus (1) (Grassberger et Schattenfroh).

(L. et N.).

Il y a lieu de distinguer trois formes :

α) Type I. Dénaturé, immobile, non cilié, asporogène, produisant de l'acide butyrique aux dépens des hydrates de carbone. Albumine non attaquée ;

> **Bac. phlegmonis emphysematosae** E. Frankel. **Bac. saccharobutyricus immobilis** Grassberger et Schattenfroh. Beaucoup de formes dénaturées du **Bac. Chauvoei** (aut. français), page 477.

β) Type II. Non dénaturé, mais dénaturable, mobile, cils

---

(1) Dimorpher Buttersaüre bacillus. Grassberger et Schattenf, L... et N. ne savent s'ils doivent appeler cette espèce **Bacillus sporogenes** (Klein). Il est certain que le Bacille décrit par Klein sous le nom de Bacillus enteritidis sporogenes doit se placer ici (C. B., XVIII, 737, XXII, 114, 576, XXV. 278) Klein a — avant Schattenfroh et Grassberger — montré que le microbe est très influencé dans ses propriétés biologiques par ses cultures successives. On obtient le plus facilement des formes sporulées en cultivant la sérosité d'œdème d'un animal mort d'une inoculation sous-cutanée. On cultive cette race sur gélatine sucrée, et l'on obtient des cultures sporogènes, liquéfiant l'albumine, et produisant la putréfaction, tandis que la faculté de coaguler le lait avec acidification, production de gaz et précipitation de la caséine fait défaut. Il y a très peu de gaz dans la culture sur lait, la caséine est dissoute par putréfaction et réaction alcaline. Inversement, par des repiquages sur lait, la sporogenèse disparaît tandis qu'apparaît le pouvoir coagulant avec acidification du lait. Ces résultats sont analogues à ceux de G... et S... L'inoculation sous-cutanée tue le cobaye en 18 à 48 heures, avec œdème gazeux, putride, fourmillant de bacilles. L'intestin est souvent congestionné; il y a parfois de la péritonite.

Chez l'homme, l'ingestion de lait contenant beaucoup de ces bacilles provoque une gastro-entérite grave, observée seulement en Angleterre.

D'après Klein, ce bacille est très répandu : dans le lait, le contenu intestinal d'enfant et dans la diarrhée des malades, dans la poussière des rues, le purin, le crottin de cheval, etc.

péritriches, spores en forme clostridium, granulations.
Albumine non liquéfiée :
Forme typique du **Bac. Chauvoei** (aut. français), p. 472.
γ) Type III. Non dénaturé, mais dénaturable, mobile,cils
péritriches, spore capitale.Albumine liquéfiée avec putréfaction :
Forme putride du **Bac. dimorphobutyricus, Bac. Paraputrificus** Bienstock, p. 478.
B. Espèces non pathogènes.
Non pathogènes pour l'animal en inoculation sous-cutanée;
non dénaturables.
a) Cellulose non attaquée.
α) très mobile. Grande tendance à la granulation ; spore
clostridiale, albumine non peptonisée ; sucres transformés en acide butyrique, et un peu en acide lactique, très
rarement en alcool butylique. — non dénaturable.
Bac. saccharobutyricus Klecki, p. 479.
β) Mobile. Peu de tendance à la granulation, gélatine et
albumine dissoutes et digérées en putréfaction, sucres
donnant de l'alcool éthylique, pas d'acide butyrique.
Non dénaturable.
Bacillus putrificus Bienstock, p. 479.
b) Cellulose attaquée et détruite avec production de gaz.
α) Formation d'hydrogène.
Bac. fossicularum (Omélianski) L. et N.,p. 485.
β) Formation de gaz des marais.
Bac. methanigenes (Omélianski) L.et N.,p. 486.

D'après Grassberger et Schattenfroh, le schéma suivant
donne une idée des relations qui existent entre les
bacilles anaérobies jusqu'ici étudiés (1).

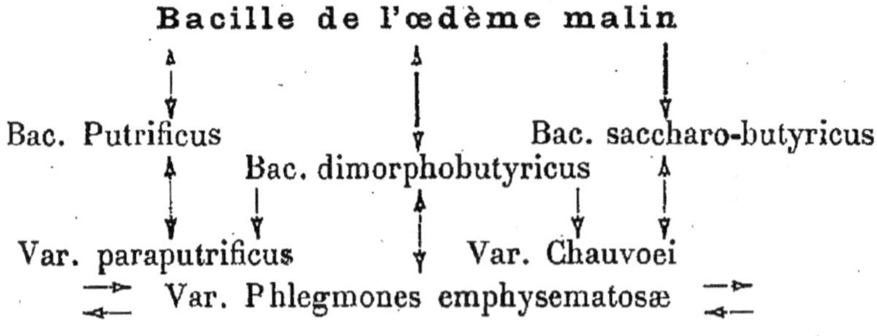

La flèche ◄─► signifie : proche parenté.

Les flèches ⇄ signifient transformabilité ou transformation
factice réussie par la culture.

(1) Achalme (A. P., XVI, 641) discute la valeur de la morphologie, en
particulier pour le diagnostic différentiel des anaérobies.

Bacillus tetani Nicolaier.
(Deuts. med. Woch., 1884).
[Tab. 52].

Aspect microscopique. — Chez l'animal : Bâtonnet de 1,2 à 3,6 μ de long sur o,5 à o,8 μ de large. Dans les cultures (particulièrement celles de faible virulence) exceptionnellement de très longs filaments (1), parfois aussi des bâtonnets ordonnés en chaînettes [52, IX], spores mûres situées à l'extrémité dans les bâtonnets courts, allongées ou rondes, de 1,5 à 2,o μ de long sur environ 1,5 μ [52, VI, VII, VIII] d'épaisseur. Le bâtonnet portant sa spore terminale prend l'aspect d'un sceptre [52, X]. A de certains endroits, on voit se détacher très manifestement du filament les bâtonnets courts portant leurs spores terminales; dans d'autres les spores sont contiguës, de telle sorte que toute la substance paraît être transformée en spores. Vicenzi dit avoir observé un aspect semblable.

Mobilité. — Le Bacille est mobile en goutte pendante, dans les cultures anaérobies, au moyen de longs cils péritriches très nombreux : d'après Votteler (ZH, XXVII, 485) 5o à 100 par bacille, ce que nous pouvons confirmer. D'après Schwarz, il n'y aurait qu'un seul cil terminal. D'après Silvio de Grandi, les très jeunes individus ont des cils très nombreux et fins, les individus plus âgés ont les cils plus rares et plus gros. Malgré la présence des cils, les mouvements du bacille sont très lents.

Colorabilité. — Prend bien le Gram.

Besoin d'oxygène. — Cultivé fraîchement venu du corps de l'animal (blessures, d'où le tétanos a pris_ naissance, clous tétanifères, etc.), il est toujours strictement anaérobie. Par la culture prolongée en piqûre (partie supérieure) le microbe devient souvent peu à peu moins sensible à l'oxygène. La culture est facilitée par la présence de certains saprophytes, et se produit encore en aérobie. Carbone et Perrero ont réussi d'une façon surprenante à cultiver un bacille tétanique virulent, du mucus trachéal et bronchique, dans un cas de tétanos rhumatoïde, où l'on

---

(1) Vincent et Kanthack disent avoir vu des ramifications.

n'avait pu découvrir nulle part de lésions, et ce bacille poussait beaucoup mieux et plus abondamment en aérobie — mais il n'était plus virulent dans les cultures pures.

Intensité de croissance et conditions de température. — Pousse assez rapidement, le mieux à 36 ou 38° ; il ne pousse plus à 14°.

D'après v. Hibler, les cultures sont d'autant plus riches et luxuriantes sur les milieux artificiels, et elles liquéfient d'autant mieux la gélatine que le bacille est moins pathogène. Les races fortement pathogènes donnent souvent des colonies plus discrètes. Tizzoni et Cattani concluent dans le même sens.

Gélatine en plaque :

a) Grandeur naturelle : D'abord colonies petites, blanches, ponctiformes, qui s'entourent, en s'enfonçant, d'une zone de liquéfaction grise, transparente.

b) Grossissement de 60 diamètres : La colonie possède le plus souvent un point central, jaune brunâtre, fortement granuleux, duquel s'échappe une couronne de petits fils courts, bientôt innombrables, tordus, spiralés, emmêlés entre eux. Ces prolongements deviennent d'autant plus longs et développés que la colonie est plus âgée, ils se désagrègent enfin en fins grumeaux [52, IV].

Gélatine en piqûre. — A l'intérieur de la gélatine se développent autour du canal de piqûre des dilatations sacciformes ou vésiculeuses qui sont remplies d'une masse liquide, trouble, nuageuse, granuleuse [52, I].

Plaque d'agar :

a) Grandeur naturelle : colonies blanchâtres arrondies ou dentelées, ordinairement entourées d'un voile extraordinairement délicat.

b) Grossissement de 60 diamètres : La colonie originelle apparaît gris jaunâtre, arrondie, opaque, circonscrite par une zone formée d'un enchevêtrement de fins filaments frisés. Transparente vers la périphérie, gris jaunâtre et opaque vers le centre [52, V].

Piqûre sur agar. — Si l'on pique simplement le milieu avec l'anse au fil de platine, la piqûre produite se développe

à l'intérieur de l'agar comme un ruban écailleux [53, II].
Si l'on tourne l'anse dans l'agar, la culture se développe
sur une zone plus grosse et forme un cône stratifié et
nuageux [52, II), dont la partie inférieure s'entoure de
pointes et de dents beaucoup plus tard [53, III].

Agar en strie (culture anaérobie). — Culture non confluente, mais des colonies isolées et discrètes. (Votteler).

Sérum sanguin coagulé. — Est tantôt liquéfié, tantôt
ne l'est pas.

Culture en bouillon (anaérobie). — Trouble modéré.

Culture sur lait. — Pas de coagulation (coagulation
très lente pour v. Hibler). Réaction amphotère.

Milieux dépourvus d'albumine. — Pas de culture
manifeste sur liquide d'Uschinsky.

Résistance des spores. — Voir p. 457 et Tizzoni et
Cattani (C.B., IX,487). Elles supportent très bien la chaleur sèche, de même que la toxine tétanique.

Réactions chimiques. Toxine. — V. p. 76. Les formes étudiées par nous produisaient un vif dégagement de
gaz aux dépens du sucre, mais on ne pouvait constater la
présence d'acide (à cause d'une très forte alcalinisation
simultanée). Les milieux à la matière cérébrale deviennent
noirs (v. Hibler) : très forte production d'H^2S ; peu d'indol.
Les formes atténuées (peu pathogènes) produisent souvent
beaucoup d'acide, elles poussent aussi plus abondamment;
en général la virulence se maintient bonne. Sur les milieux
non sucrés, nous n'avons jamais vu de gaz. Les réactions
chimiques de l'œdème malin et du charbon symptomatique
sont plus intenses. Plusieurs toxines prennent naissance.
La toxine tétanique renferme au moins de la tétano-spasmine, et de la tétanolysine (hématolytique) (Madsen). La
tétano-spasmine est la plus importante pour l'homme.

Habitat. :

a) En dehors de l'organisme : très répandu dans la terre
arable, dans la poussière du foin. Très fréquemment l'inoculation de terre ou de poussière des parquets des habi-
tations (Heinzelmann) produit le tétanos sur les animaux.
— On l'a trouvé ces temps derniers plusieurs fois dans de

élatine, dans le carton (inoculation du carton des pro-
les) et dans les uniformes militaires (chaussettes, sou-
, etc.) (Hecker).

Dans l'organisme sain. Dans les matières fécales des
aux et des bœufs, plus rarement de l'homme.

Chez l'homme malade, c'est la cause du tétanos (trau-
que, puerpéral et des nouveau-nés) par infection d'une
. On ne trouve le microbe que dans la sécrétion de la
, où il est d'ailleurs très peu abondant. — Jamais
le sang où dans les organes internes. Le tétanos « rhu-
ïde » paraît être secondaire à l'infection de la trachée
ıne race aérobie de tétanos. — On peut retrouver des
ıaniques chez le cadavre encore 3o jours après la mort.

Chez les animaux. Le tétanos a été observé très sou-
spontanément chez les chevaux, plus rarement chez
outons, les chèvres et les autres animaux domestiques.

sultats expérimentaux sur le pouvoir pathogène :
Chez l'animal. Les animaux les plus sensibles sont :
eval, le cobaye, la chèvre, la souris, beaucoup moins
ıin, le mouton. — Le chien, le rat (v. Hibler a vu les
succomber dans la plupart des cas), le pigeon, le pou-
ınt presque naturellement immunisés, bien que le
n se conserve très longtemps dans l'organisme du
t. Pour plus de détails sur l'immunité du poulet
ıawa, C. B., XXIV, 166).

rès l'inoculation sous-cutanée dans la région lombaire
un produit virulent, la souris (de même que le cobaye
lapin), l'animal le plus souvent employé, présente en
ıures environ les premiers symptômes du tétanos : rai-
et contracture des groupes de muscles voisins du
de l'infection (queue, train postérieur) ; elle meurt avec
ct d'un phoque (c'est-à-dire les membres postérieurs
us. Kitt). La résorption du poison se fait par les voies
uses (Hans, Meyer et Ramsay). Une infection légère
ne donner que du tétanos unilatéral, avec guérison.
gération généralisée des réflexes peut faire défaut.
ıomme et le cheval ne présentent pas, après l'inocula-
sous-cutanée, des symptômes locaux ; mais bien la
té tonique de muscles particuliers : chez l'homme

(muscles masticateurs), chez le cheval (muscles masfica-
teurs, muscles de la tête, élévateur de la queue). Les cultures pures ne produisent pas de suppuration au point
d'inoculation ; les bacilles restent localisés en ce point, et
ne se répandent jamais dans le corps.

Les spores adultes de tétanos ou des spores dont est
séparée la toxine par un chauffage prolongé à 80° ne
produisent pas la maladie, d'après Vaillard et Rouget ; le
traumatisme, les toxines étrangères, l'association à d'autres
bactéries sont nécessaires pour permettre aux spores de se
développer et de faire éclater le tétanos. D'autres auteurs
contredisent ces faits ; ainsi Roncali et Dönitz soutiennent
que des spores qui ont été chauffés à 60° pendant 1 heure
dans une solution à 10 o/o de sel marin conservent leur
virulence. L'inoculation simultanée de streptocoque favorise
le tétanos (Ritzmann) ainsi que le maintien à l'étuve des
animaux expérimentés.

L'inoculation sous-cutanée de spores tétaniques peut
aboutir à la dissémination de celles-ci dans des organes
éloignés, où elles restent latentes pendant un certain temps,
puis éclosent brusquement. Tarozzi veut expliquer ainsi
le tétanos « rhumatismal ».

On peut aussi tuer des animaux, avec les symptômes
du tétanos, par l'inoculation de poison tétanique stérile ;
mais l'injection de petites doses répétées de cette toxine que
l'on augmente prudemment peut conférer une immunité
active très forte contre le tétanos. On peut de plus conférer l'immunité passive à d'autres animaux facilement par
un sérum riche en anti-toxine ; on peut ainsi sauver avec
de grosses doses de sérum les petits animaux infectés,
mais beaucoup plus difficilement les chevaux. — Une souris femelle immunisée contre le tétanos donne une grande
immunité à sa postérité (2 à 3 mois), mais non pas une
souris mâle immunisée contre le tétanos. Le lait des animaux immunisés contre le tétanos entretient ou confère
l'immunité à leurs propres petits, ou à des nourrissons
étrangers.

b) Chez l'homme : Des expériences d'infection expérimentale par le tétanos font défaut chez l'homme. On a

souvent affirmé la guérison des malades par l'injection de sérum anti-toxique. Les expériences récentes parlent dans un sens beaucoup moins favorable, et certaines même sont directement défavorables ; par exemple : Erdheim, qui sur 22 nouveaux cas annonce 12 échecs éclatants. De même les expériences de Müller qui, à l'Institut des maladies infectieuses de Berlin, a vu mourir les 4 cas qui avaient reçu l'injection d'une façon très précoce et énergique. De même pour le cheval on a publié tantôt des cas favorables, tantôt des échecs. Neugebaur a recommandé récemment l'inoculation subdurale. Les recherches plus récentes de Busch, Fricker, Pexa n'ont pas apporté de meilleures statistiques. L'opinion de Bockenheimer, qui conseille l'emploi local de lipoïdes (vaseline, savon, etc.), est contredite par Marie et Tiffereau, pour qui les graisses n'ont aucune action contre le poison tétanique (1).

Méthodes spéciales de diagnostic et de culture. — La découverte des bacilles tétaniques dans l'exsudat discret de la plaie, le plus souvent occluse, d'un malade atteint de tétanos peut être difficile. Tout d'abord, on cherche dans une préparation microscopique du pus de la blessure des bacilles à spore terminale, dont la découverte dans ces circonstances pourrait être regardée comme la démonstration presque certaine du tétanos. En second lieu, — et cela ne doit jamais être négligé — on inocule de petites portions de pus, ou mieux des fragments ou des débris de corps étrangers trouvés dans la plaie à la souris et enfin on tente de cultiver le bacille tétanique en des plaques d'agar sucrée strictement anaérobies. Kitasato a recommandé, pour éliminer les organismes secondaires non sporulés, de chauffer auparavant pendant 1/2 heure, à 80º, mais malheureusement ce procédé altère facilement la virulence des spores tétaniques. Un chauffage à 60 à 65º pendant 10 minutes suffit à tuer tout les microbes non sporulés.

(1) La Cholestérine aurait donné récemment deux cas de guérison à Almagia et Mendès. — Rappelons à ce propos l'expérience célèbre de Wassermann et Takaki : l'émulsion de substance cérébrale (d'un animal sensible au tétanos) mélangée avec la toxine tétanique rend celle-ci inactive, mais sans la détruire. [Note du traducteur.]

Espèces voisines. Sous le nom de **Bacillus pseudotétani** Tavel, cet auteur a décrit (C. B.,XXIII, 538) un bacille très semblable au bacille de Nicolaier, mobile, ondulant, présentant 8 à 16 cils (le tétanos 50 à 100), et qui se trouve dans l'intestin de l'homme; il est strictement anaérobie, et n'est pas pathogène pour les animaux. Tavel incline à attribuer, comme Roux, une signification à ce microbe dans l'éclosion de l'appendicite et de la péritonite.

Zimmermann décrit un **Bac. gracilis** Zimm (I. 50),immobile, muni d'une spore terminale, anaérobie facultatif, poussant sur les plaques comme le bac. tétanique. Voir Brons (R., 42, 625).

Bacillus botulinus VAN ERMENGEM.
(Z H., XXVI,1).

Morphologie. — Bâtonnets très grands, de 4 à 9 μ de long, sur 0,9 à 1,2 μ de large, doués de mouvements lents, par 4 à 9 cils. Prend bien le Gram. Spores le plus souvent terminales, ovales. La sporulation n'est pas troublée par la présence de sucre dans les milieux.

D'après V. Ermengen, les cultures sur plaques de gélatine sucrée sont caractérisées au début par leur bord uni, qui plus tard porte une couronne de piquants. Ces prolongements sont formés de grains assez gros, réfringents, qui sont constamment en mouvement; plus tard le bord devient découpé et irrégulier. — La gélatine est liquéfiée. La culture en piqûre n'a rien de caractéristique ; en gélatine glucosée le développement est plus riche, le dégagement de gaz et la liquéfaction de la gélatine sont plus intenses; en gélatine ordinaire la culture est peu caractéristique.L... et N... ne sont pas parvenus à voir de différence essentielle sur les plaques entre l'œdème malin, le charbon symptomatique, le tétanos et le Bac. botulinus. Pour le conserver, le mieux est de cultiver sur des milieux glucosés fortement alcalinisés, et de le repiquer souvent (toutes les 2 semaines).

Les caractéres biologiques sont très importants : Tandis que la glucose est décomposée très activement avec dégagement de gaz, la lactose et la saccharose sont à peine attaquées.

Le lait n'est pas coagulé. Jamais on n'observe d'odeur de putréfaction même sur les milieux non sucrés, mais on perçoit une odeur rance, aigrelette. Le bouillon sucré devient trouble et sent fortement l'acide butyrique.

L'optimum de température est entre 18 et 25°. A la température de l'étuve, il se forme de longs filaments dans le bouillon.

La culture est considérablement gênée, dès que la teneur en chlorure de sodium dépasse 6 o/o. Il est très sensible vis-à-vis des acides. Les spores sont tuées en 1/2 h. à 80°.

Propriétés pathogènes. — Le microbe introduit sous la peau ou par la voie buccale reproduit l'image du botulisme ; mais il ne se multiplie pas dans l'organisme. Les cultures tuées et filtrées agissent de la même façon, par conséquent la toxine est déjà produite dans les cultures. Brieger et Kempner ont isolé la toxine, et même déjà une antitoxine du sérum des animaux intoxiqués pendant longtemps. Sont très sensibles, par la voie buccale : le cobaye et la souris, un peu moins le lapin, encore moins les rats et les pigeons, et moins encore les chats, les chiens, les poulets. Par la voie sous-cutanée les chats sont aussi très sensibles, sans qu'il y ait chez eux des symptômes locaux. — C'est l'agent de tout un groupe d'intoxications par la viande, dans lesquelles les phénomènes d'entérite cèdent le pas aux symptomes nerveux : dilatation des pupilles, troubles de l'accommodation, aphonie, parésie dans le domaine de la langue et du pharynx (paralysie de la déglutition), plus rarement parésie des extrémités, et en dernier lieu des muscles de la respiration. En outre des modifications de la sécrétion des diverses humeurs, salive, mucus bronchique et pharyngien (le plus souvent hypersécrétion), dominent la scène, et il survient une toux rauque, croupale, et de la difficulté à l'évacuation de la vessie, des voies biliaires et de l'intestin. La sensibilité est conservée. La fièvre fait défaut. Le poison circule 9 jours dans le sang (Kob). A défaut d'un sérum spécifique, Kob recommande le sérum antidiphtérique.

Habitat. — Le microbe a été cultivé dans une petite endémie d'intoxication par la viande à Ellezelles, en Belgique, sous forme de spores dans du jambon fortement toxique, et aussi de la rate d'un individu mort après l'absorption de ce jambon. Il paraît être rare, et Van Ermengem n'a jamais pu le trouver dans l'entourage de l'homme. Römer l'a retrouvé une fois avec des caractères identiques dans de la viande séchée. Kempner et Pollak l'ont trouvé dans les fèces du porc.

Bacillus œdematis maligni Koch
(Tab. 54.)

Synonymie. — Vibrion septique, en France. Bacille de l'œdème malin.

Aspect microscopique. — Fort bâtonnet comme le charbon symptomatique et le tétanos, mais avec une tendance (non seulement sur le cadavre mais encore chez l'animal vivant) beaucoup plus grande (important pour le diagnostic) à se disposer en longs filaments. Mobilité active par des cils assez nombreux (20 à 40) péritriches, — mais qui n'existent que dans les formes courtes; les longs filaments sont la plupart du temps à peine mobiles. Les spores, dans les bâtonnets courts, sont tantôt médianes, tantôt terminales; elles sont sphériques ou ovalaires. — Coloration en bleu, par l'iode, du bacille qui contient des granulations. Nos cultures étaient négatives vis-à-vis de la réaction de Gram, la majorité des auteurs est du même avis. D'après Freytag, les individus jeunes prendraient le Gram, les vieux ne le prendraient pas, ce que nous avons vu dans le groupe des microbes fluorescents. Dans les cultures, nous avons trouvé que le B. œdem. mal. n'étant pas différenciable du bacille du charbon symptomatique, ainsi que le démontre le tab. 54 (nous n'avons donné que quelques figures, les autres eussent été la reproduction des images du B. Chauvœi).

D'après Schattenfroh et Grassberger, la liquéfaction de la gélatine est très forte. Sur sérum solidifié, culture luxuriante, avec dégagement de gaz, mais sans liquéfaction. Odeur d'urine, puis d'hydrogène sulfuré. Avec la glucose et la saccharose, il se forme de l'alcool éthylique, beaucoup d'acide lactique, et un peu d'acide butyrique. Le butyrate de chaux ne fermente pas. Macé affirme qu'il se pro-

duit de l'acide succinique; Grassberger et Schattenfroh
n'en ont jamais trouvé. Comme caractère important on
donne en général l'absence d'acidification du lait (la lactose n'est pas attaquée), le lait est cependant coagulé, avec
une réaction amphotère. Dans certaines races, le coagulum se redissout; ces races possèdent des propriétés typiques de putréfaction. La forte production d'alcalis par le
microbe se démontre encore par la teinte noire que prennent les milieux à la substance cérébrale.

Les produits de transformation chimique ont été bien
étudiés, ce sont en général ceux énumérés page 415. Un
mélange de Micr. acid. paralactici Nencki et de Bac. œd.
maligni produit sur les cultures une grande quantité d'alcool butylique, ce qu'aucune de ces deux espèces ne peut
faire seule (Nencki).

Habitat. — Il est très répandu dans le sol, l'eau souillée, la poussière du foin, etc. L'inoculation d'un échantillon de terre aux animaux (au cobaye en l'espèce) provoque
très facilement l'œdème malin, plus souvent encore que le
tétanos. — Il est la cause de la gangrène foudroyante, de
l'œdème purulent aigu, de l'œdème malin de l'homme et
des animaux domestiques. — D'après Horne, les différentes maladies septiques des animaux domestiques sont
souvent provoquées par ce bacille. L'autopsie montre un
œdème sanguinolent souvent extrêmement étendu dans la
région du point d'inoculation; la rate est augmentée de
volume.

Expériences sur les animaux. — Faites dans un but
diagnostique par l'injection sous-cutanée du bouillon de
culture anaérobie ou mieux encore avec une quantité assez
grande de la sérosité d'œdème d'un animal mort. Parmi
les animaux de laboratoire, le cobaye et la souris, et même
le lapin, sont très sensibles — ainsi que le bœuf, le mouton, la chèvre, le cheval et le pigeon. Pour les détails rela-
tifs à la nature du poison, à son action, à la résistance des
spores adultes; le microbe est en tout égal au Charbon
symptomatique (voir Leclainche et Vallée).

Les **symptômes de l'infection expérimentale** chez
le cobaye correspondent parfaitement aux résultats obser-

vés à l'autopsie des animaux atteints, spontanément. On peut aussi trouver, dans le sang d'animaux maintenus dans un lieu trop chaud, ou morts à la suite d'autres maladies, des bacilles essaimés de l'intestin, qui sont identiques ou très analogues avec le bacille de l'œdème malin, ce qui est une cause d'erreur sur les cadavres peu frais.

Dans le sang des animaux, immédiatement après la mort, les bacilles font habituellement défaut à l'examen microscopique, mais il est facile de les y déceler néanmoins par la culture; les bacilles se répandent très rapidement partout après la mort, et ils prennent le plus souvent la forme de longs filaments. Un fait particulièrement caractéristique, d'après Schattenfroh et Grassberger, est la présence pendant la vie de filaments plus ou moins longs à la superficie du foie. Chez la souris, qui est particulièrement sensible, une multiplication active des bacilles se produit également dans le sang.

L'infection se développe avec une facilité particulière quand — comme cela est très souvent le cas dans l'infection naturelle — d'autres bactéries à peine pathogènes en soi sont inoculées en même temps, par exemple Bact. vulgare ou Bact. prodigiosum, ou quand la plaie est irrégulière, mâchée.

D'après Leclainche et Vallée, on réussit à immuniser les animaux avec des sucs de tissus renfermant des spores, des cultures en bouillon tuées, ou filtrées, et avec le sérum d'animaux déjà immunisés.

Très voisin de ce microbe, mais non identique, serait le Bacillus Ghon-Sachs; d'après V. Hibler, il produit une septicémie gazeuse (**Gasbrand**). Bachmann distingue aussi deux groupes de bacilles de l'œdème malin.

Bacillus Chauvoei Aut. Gallic

(Tab. 53.)

Synonymie. — Bacillus sarcemphysematis Kitt., B. sarcophysematos Kitt. — Rauschbrand bacillus, **Bacille du charbon symptomatique.** Bac. anthracis symptomatici, Kruse, Acétone ou Forbicione des Italiens. B. gangreanae emphysematosae Hutyra et Marek.

Morphologie et Biologie. — D'après Grassberger et Schattenfroh, le microbe isolé de l'animal paraît présenter deux types qui sont transformables l'un en l'autre par la culture, et présentent des formes intermédiaires qui réunissent la croissance active avec sporulation. Pour isoler le microbe, ces auteurs recommandent des plaques d'agar sucrée en anaérobiose, auxquelles on ajoute un peu de viande stérile. Les colonies se développent à l'intérieur et autour des faisceaux musculaires. Il est utile de faire des plaques de contrôle : agar sucrée avec bacille du charbon symptomatique sans viande, agar sucrée avec viande sans charbon symptomatique.

1. **Type natif.** — Fréquent, mais souvent difficile à cultiver. Les microbes sont mobiles; cils péritriches (20 à 40); renferment sur les milieux de culture des granulations (qui se colorent en bleu par l'iode); produisent le plus souvent une spore centrale, plus rarement (notamment sur le sérum) une spore terminale ; font fermenter les hydrates de carbone, jamais en alcool, mais en acide lactique, qui se transforme ensuite en acide propionique et surtout en acide butyrique. La fermentation se produit même lorsque la sporulation évolue vers les formes clostridiales. Les lactates sont aussi transformés en acide butyrique. Des toxines solubles prennent naissance, qui sont séparables par filtration. Grassberger et Schattenfroh regardent l'état granuleux comme un état maladif de la cellule.

Les cultures sur plaque ont un bord découpé.

D'après Kitasato la sporulation n'a lieu chez l'animal que seulement après la mort. — La résistance vitale des formes sporulées dans la viande desséchée des animaux morts de charbon symptomatique est très grande.

2. **Type dénaturé.** — Il est biologiquement et morphologiquement identique au Bac. phlegmonis emphysematosæ. — Bacille non mobile, pas de sporulation, ne se colore pas en bleu par l'iode, donne aux dépens des hydrates de carbone de l'acide lactique, de l'hydrogène, et de l'acide carbonique, mais ne transforme pas plus loin l'acide lactique.

Les toxines solubles font défaut ; l'action pathogène se borne à la production d'un phlegmon gazeux. Von Hibler considère cette variété — probablement à tort — comme une impureté. Les colonies en plaques sont arrondies, à bord lisse, abondantes.

Les deux types poussent sur gélatine (avec ou sans sucre) en piqûre, sous forme d'une végétation avec renflements, munis souvent de prolongements. La liquéfaction n'est jamais très active et fait très souvent défaut. Il y a des cultures fortement liquéfiantes.

Les milieux au cerveau ne sont pas noircis, malgré la production d'hydrogène sulfuré, parce qu'il n'y a pas alcalinisation.

Sur le sérum coagulé, le microbe pousse mal le plus souvent, sans liquéfaction, sans production de gaz.

Le muscle stérile est toujours plus ou moins putréfié par son action, en donnant souvent une odeur de « roussi ». Souvent même, comme l'admettent maintenant Grassberger et Schattenfroh, après l'avoir discuté, on observe une putréfaction réelle et typique de l'albumine coagulée et de la substance musculaire, et une peptonisation du lait sans coagulation.

Le dernier travail de ces auteurs renferme des détails très nombreux sur la variabilité de ces espèces et il est impossible de les résumer ici. Grassberger parle même de variétés aérobies mobile et non mobile du charbon symptomatique.

Habitat. — Agent du charbon symptomatique (épidémie des bœufs, localisée à de certains pâturages, grave, confondue autrefois avec le charbon). Se trouve dans l'œdème sanguinolent, dans les muscles, dans le contenu intestinal et, ce qui, d'après V. Hibler, est important pour le diagnostic, constamment dans la bile des animaux malades.

Les bœufs meurent le plus souvent en 1 jour 1/2 à 3 jours, présentant une grosse bosselure crépitante de la peau, de la tuméfaction des ganglions lymphatiques tributaires, une fièvre élevée et de la somnolence.

A l'autopsie on trouve dans la tumeur cutanée un œdème sanguinolent rempli de bulles de gaz ; des exsudats hémor-

ragiques légers, des cavités séreuses, de la péritonite, —
la rate est normale. L'infection est secondaire aux plaies de
la peau ou des muqueuses. Parmi les animaux d'expérience
sont particulièrement sensibles : les bœufs de 1 à 3 ans (les
veaux au-dessous de 6 mois le sont moins), les chèvres et
les moutons, et tout particulièrement le cobaye et la souris
(le rat l'est un peu moins) ; l'homme jouit d'une immunité
naturelle, de même que le porc ; chez les chiens, les chats
et les lapins, la maladie est rarement mortelle ; le cheval et
les espèces voisines ont seulement une réaction locale après
l'inoculation. Les spores adultes ne sont pas pathogènes
(Leclainche et Vallée), mais elles le deviennent si l'on inocule en même temps un peu de poison ou même seulement
un peu d'acide lactique. La chimiotaxie négative ainsi produite protège les spores contre les leucocytes, leur permet
de germer et de causer la mort.

Les injections préventives par des cultures atténuées
(par de la poudre de viande desséchée d'un animal mort
de charbon symptomatique, viande chauffée pendant plusieurs heures à 100°) ont été vérifiées. Schattenfroh et Grassberger ont obtenu une immunité active satisfaisante par
l'injection des filtrats très toxiques de cultures liquides. Les
animaux immunisés depuis longtemps fournissent un sérum,
de très haute valeur immunisante ; cependant, d'après
Schattenfroh et Grassberger, au point de vue pratique, il
semble que l'immunité active soit seule utilisable.

Le charbon symptomatique puerpéral du bœuf (**Geburts Rauschbrand**) serait, d'après Carl, causé par le Bac. œd. maligni ;
Schneidemühl pense, au contraire, que l'agent de cette maladie
est le Bacillus botulinus ou une espèce très voisine.
Très proche est le **Bacillus du Bradsot**, agent d'une maladie
aiguë des moutons, sévissant sous forme d'épidémies décimantes
dans les régions septentrionales (Islande, îles Feroer, Shetland,
Schottland, Norwège), et aussi en Angleterre, dans le Mecklen-
bourg et le Hanovre. La caillette des animaux présente une infiltration séro-hémorragique de la muqueuse et de la sous-muqueuse, dans laquelle se trouvent une très grande quantité de
bacilles enchevêtrés. Les autres symptômes sont de la dégénérescence des organes glandulaires, de l'hémolyse, et parfois des
infiltrations séreuses et parfois gazeuses dans les muscles.
D'après Miessner, le Bradsot ne représente pas une entité mor-

bide bien définie. Pour Titze et Weichel, le Bacille décrit ne serait qu'un bacille du cadavre (infection agonique), agent vulgaire de la putréfaction anaérobie des cadavres. Les essais d'immunisation avec ce bacille n'ont d'ailleurs jusqu'ici donné aucun résultat. C'est seulement par l'évolution clinique, et par la constatation nécropsique des lésions qu'on peut établir un diagnostic.

Il est possible qu'on confonde plusieurs types sous le nom de Bradsot, et même l'on n'est pas certain de l'identité du Bradsot irlandais et scandinave et du Bradsot allemand. La contagion d'animal à animal n'a pas été observée, et l'inoculation expérimentale au mouton reste sans succès.

D'autre part, l'ingestion de Bacille isolé ne reproduit pas la maladie, son inoculation cutanée donne une affection dont les symptômes sont assez différents de la maladie spontanée, mais ressemblent beaucoup, par contre, au charbon symptomatique.

Il est important de donner un diagnostic différentiel certain entre ce bacille et ceux du charbon symptomatique et de l'œdème malin. Les bacilles sont des bâtonnets de 2 à 6 μ. de long, de 1 μ. de large, qui forment parfois de longs filaments non articulés. Les spores sont le plus souvent médianes, rarement terminales. Mobilité active, au moyen de 20 cils longs, par bacille. Dégagement de gaz aux dépens de la glucose. Des gaz putrides prennent naissance aux dépens des matières albuminoïdes; le sérum solidifié devient trouble, le sérum liquide est coagulé et gélatineux. Le lait est coagulé par acidification. Le microbe supporte d'ailleurs très mal les acides. Jensen a étudié des méthodes d'immunisation.

Comme microbes très voisins, citons aussi l'agent du **charbon symptomatique des baleines** (les harpons infectés peuvent contaminer les baleines) (J. Nielsen) et l'agent de la **peste des rennes** (Bergmann). Ce dernier microbe est, en tout cas, d'après les dernières communications, cultivable aussi en aérobie; il possède des spores terminales, et donne une pellicule verte sur la gélatine, qui est liquéfiée. Ce fait constitue une différence appréciable, dont la constance, malheureusement, n'est pas encore vérifiée.

Diagnostic différentiel entre le charbon
symptomatique et l'œdème malin.

1. Préparation à l'état frais pour rechercher la mobilité. (L'immobilité, malgré l'anaérobiose, parle en faveur du charbon symptomatique.)

2. Deux préparations en frottis de l'œdème ou du suc musculaire. Coloration à la fuschine et au Gram. Une bonne coloration par le Gram et la brièveté des éléments parlent en faveur du charbon symptomatique, de longs

filaments, notamment trouvés à la surface du foie, se colorant mal par le Gram, — pour l'œdème malin.

3. Frottis de bile. Le bacille du charbon symptomatique s'y trouve presque toujours d'après v. Hibler.

4. Culture sur gélatine non sucrée ou sur sérum-agar. Une odeur nauséabonde incline vers l'œdème malin.

5. Sur les milieux sucrés, le charbon symptomatique ne produit pas d'alcool, au contraire de l'œdème malin, qui en produit.

6. Inoculation au cobaye. — La présence de bulles de gaz est typique pour le charbon symptomatique; elle est rare au contraire avec l'œdème malin.

7. Inoculation au lapin, qui donne un résultat habituellement négatif s'il s'agit de charbon symptomatique.

D'après Votteler, sur agar inclinée anaérobie, la culture du B. du charbon symptomatique présente des bords plus arrondis, plus arborescents que celle de B. de l'œdème malin.

Il est sans intérêt d'entrer ici dans la discussion des **pseudo-bacilles de l'œdème malin** et des **pseudo-bacilles du charbon symptomatique** des auteurs; la multiplicité et la variabilité des caractères des espèces souches offrent déjà en elles-mêmes assez de difficultés pour leur différenciation. Voir v. Hibler (C. B., XXV).

Bacillus phlegmonis emphysematosae (E. FRANKEL) (1)

Synonymie. — Bacillus capsulatus aerogenes Welch = Bacillus Welchii Migula. Bac. saccharobutyricus. Grassberger et Schattenfroh = forme dénaturé du bac. Chauvoei. B. perfringens de Guillemot?

Il est douteux pour nous que les agents du « phlegmon gazeux » du foie d'écume (Schaumleber) « du développement de gaz dans le sang et les organes internes », du charbon gazeux, de l'emphysème malin soient un même et seul organisme, et appartiennent au groupe des anaérobies. Cependant Henricius regarde B. aerogenes capsulatus et Bac. perfringens comme identiques à celui que nous décrivons ici. En général, dans tous ces cas, il semble

---

(1) Le nom de Welch est plus antérieur, mais il n'est pas formé d'après la règle binominale, et comme il existe déjà un B. capsulatus et un Bac. aerogènes, l'adopter eût pu prêter à confusion.

qu'il s'agissait de bâtonnets trapus, non mobiles, se colorant bien par le Gram ; les spores rarement produites, jamais chez l'animal, et au mieux sur sérum, en réaction alcaline, sont médianes ou terminales. Le sérum coagulé est liquéfié. Pas d'indol. Avec la glucose, production de 30 0/0 de CO^2 et 67 0/0 de H. Welch et Nutall, v. Hibler, indiquent une capsule dans le corps de l'animal.

Chez le cobaye, le microbe produit un phlegmon gazeux (E. Frankel, Ernst), le tissu est désagrégé en filaments. La sensibilité de la souris est diversement appréciée par les auteurs. Welch et Nuttall n'ont pas constaté de pouvoir pathogène pour les animaux dans leur premier cas, mais ensuite ils ont observé une forte production de gaz dans un animal qui fut tué par l'inoculation intraveineuse de 1/2 à 1 cm. de culture.

Le microbe a été rarement isolé jusqu'ici de l'homme dans des abcès gazeux (Pende, Schulze, Hosemann). Citons aussi dans ce groupe le **Bac. cadaveris butyricus** Buday. Dans beaucoup de cas, dans les phlegmons gazeux, on a trouvé plusieurs espèces anaérobies (ou plusieurs races d'une même espèce), associées aux espèces aérobies désignées plus bas, sans que toujours l'une des espèces ou leur association puisse reproduire chez l'animal la même maladie ; le pouvoir pathogène pour l'homme malade ne garantit pas le même pouvoir vis-à-vis du cobaye sain.

D'après les travaux de Silberschmidt et de Rodella, on a constaté la participation à ces processus de Bact. vulgare, de streptocoques, de staphylocoques. Ghon et Sachs ont isolé d'un cas d'abcès du foie un microbe qui, par sa mobilité, ses cils péritriches, ses spores médianes et terminales, la coagulation lente du lait, et son faible pouvoir pathogène, s'écarte du **Bac. aerogenes capsulatus**, l'agent le plus fréquent de ces sortes de suppuration, et se distingue de **Bac. cadaveris butyricus** par sa mobilité, son pouvoir liquéfiant, ses cils. Le Butyricus donne sur gélatine de longs prolongements dessinant des touffes de cheveux.

Des phlegmons gazeux et des maladies analogues des organes internes avec dégagement de gaz ont été observés, et l'on y a trouvé seulement le Bact. coli, seul ou associé à d'autres espèces aérobies — mais sans anaérobies (Bunge, Stolz, Sandler).

Schattenfroh et Grassberger ont rendu un gros service en indiquant l'ubiquité de ce microbe dans le voisinage de l'homme, le lait et la terre et son identité avec le Bac. butyrique, immobile, non pathogène.

Bredmann est enclin à homologuer le B. du phlegmon gazeux au bac. **Bacillus amylobacter.**

Bacillus paraputrificus Bienstock.

Nous citons seulement pour être complets cette forme (type III) des agents de la putréfaction de l'albumine. Il a tous les caractères du Bacillus putrificus, dont on ne peut le différencier que parce que ce dernier n'est pas dénaturable par la culture sur les milieux sucrés, tandis que le Paraputrificus, dans ces conditions, perd son pouvoir putréfiant et passe au type du Bac. phlegmonis emphysematosae.

Bacillus putrificus (1) Bienstock.

Bacille intéressant, mais à réétudier. Spore capitale. Ne paraît pas attaquer les sucres. Liquéfie le sérum coagulé. A l'encontre de beaucoup d'anaérobies, cet hôte constant de l'intestin peut, comme le Bac. œdem. maligni, décomposer la fibrine et l'albumine en produits de putréfaction. Le B. coli et le B. aerogènes agissent comme antagonistes, en modérant la putréfaction par production d'acide aux dépens du sucre. Existe dans les fèces d'une façon très fréquente (Passini).

Ici se placerait : Bacillus cadaveris sporogenes Klein (G. 25 et 29).

Il forme la transition au B. amylobacter de Bredmann (C. B. L., 23,549).

Bacillus saccharobutyricus Klecki.

Synonymie : Bac. butyricus Botkin *pro parte ;* Bacille butyrique mobile anaérobie Grassberger et Schattenfroh. Bac. saccharo-butyricus mobilis Grassberger et Schattenfroh (AH, XXXVII, XLII, XLVIII, LX).

D'après Grassberger et Schattenfroh, cette espèce serait identique à Bacillus amylobacter, ou Clostridium butyricum de Gruber. Mais Gruber a (C.B.I.,370) décrit deux espèces qui peuvent se placer ici, et n'a pas indiqué si l'organisme est mobile, de sorte que l'on ne peut pas attribuer la priorité aux noms qu'il a donnés. Le premier qui a donné une bonne description est Klecki (C.B.L., II, 289) et d'après la loi de nomenclature botanique, le bacille doit être nommé B. saccharo-butyricus ; le microbe est nettement caractérisé, très strictement anaérobie et peu variable (non dénaturable, d'après Grassberger et Schattenfroh) — cependant il est difficile à différencier de la forme II du bacille butyrique dimorphe. Voir aussi la monographie de Bredemann (*loc. cit.*).

Microscopiquement : Dans les cultures, bâtonnets déliés, doués d'une mobilité active, non granuleux, d'environ 3-5 μ de long sur 0,6 à 1,0 μ de large. Grande tendance à prendre la forme gra-

---

(1) **Bact. clostridium** Burri et Ankersmith. Ne se classe nulle part. Bâtonnet effilé aux deux bouts, de 2 à 3 μ sur 0,75 μ, groupé par 2 ou 4, non sporulé. Ne prend pas le Gram. Anaérobie strict. Gaz avec le glucose ; isolé de la bouse de vache.

nuleuse clostridiale ; cependant il y a d'énormes variations dans la teneur en granulations. Les jeunes bâtonnets, très mobiles, ont 6 à 20 cils péritriches. Ils se colorent assez bien par le Gram, les formes clostridiales assez mal.

Spores : Grande tendance à la sporulation, qui se produit sur l'agar sucrée ou amidonnée ; et s'annonce par le gonflement (forme d'œuf) et l'aspect granuleux des bacilles.

La spore est terminale, ou dans une région presque terminale dépourvue de granulations ; cependant, on voit parfois des spores dans une région granuleuse. Le développement des spores se produit au mieux, dans les liquides, quand des espèces différentes se développent en même temps. Les spores mûres ovales ont de 1, 8 à 2, 3 μ de long sur 1, 3 à 1, 7 μ de large. Elles semblent plus sensibles à la chaleur : mort en 3 minutes dans la vapeur d'eau bouillante.

Culture sur agar sucrée : Rapide surtout à la température de l'étuve, même encore à 10°. En piqûre, peu caractéristique, bulles de gaz dans l'agar. Les colonies superficielles ne sont pas nettement limitées ; elles sont muciformes, étalées. Les colonies profondes sont compactes, avec des prolongements parfois chevelus. Sur agar ordinaire, culture humide, peu de gaz. Pas de culture sur gélatine. Sur des plaques de gélatine sucrée, Grassberger et Schattenfroh distinguent 3 types (forte production de gaz, pas de liquéfaction) :

1. Colonies compactes, filamenteuses, sans prolongements.

2. Colonies, ou piqûre, irradient de tous côtés des prolongements.

3 Colonies diffuses, finement granuleuses sur la plaque, croissance diffuse, irradiant du canal de piqûre. Nutrition : albumine et sucre ; le meilleur milieu est le lait.

Propriétés : Produit aux dépens des Mono et des Disaccharides et de l'amidon : de l'acide butyrique, de l'acide lactique (certaines races sont inactives, d'autres de l'acide lactique dextrogyre), de l'acide carbonique et de l'hydrogène.

D'ordinaire la formation d'acide butyrique prédomine, rarement celle d'acide lactique. La graisse et l'albumine ne sont jamais attaquées ; on ne trouve pas d'indol, de phénol, d'H_2S ni d'ammoniaque dans le petit lait. Des alcools (alcool butylique) ont été trouvés régulièrement par maints auteurs. Schattenfroh et Grassberger n'en ont trouvé qu'une fois.

Habitat. Très répandu dans la terre, l'eau, le fromage, rare dans le lait. Pour l'isoler, S... et G... recommandent la méthode de Beijerinck : on coule dans un ballon à col étroit 5 gr. de glycose et 5 gr. de fibrine moulue, ou de peptone avec 100 gr. d'eau, et l'on fait bouillir le mélange. Dans ce liquide bouillant, on apporte le matériel à examiner, comme terre, limon, farine de céréales, en petite quantité. Etuve à 37°. Le lendemain, fermentation active, qui est presque toujours produite par le B. saccharobutyricus.

Bacillus (Clostridium) Polymyxa. Prazmowsky.
(C.B.L., XIV, 359).

Th. Grüber a isolé très souvent ce microbe du lait pasteurisé, il a quelques analogies avec le B. butyrique dimorphe, mais aussi des différences. Les cultures de ce microbe, strictement anaérobie quand il s'agit de l'isoler, poussent ensuite en aérobiose, quoique mieux toujours en anaérobie. Les spores ne prennent naissance qu'en aérobie. — Les colonies superficielles sur les plaques d'agar sucrée sont étoilées, comme chez beaucoup de bacilles aérobies. Cils, sporulation clostridiale, granulations avant ou pendant la sporulation, production d'acide et de gaz aux dépens de tous les sucres, excepté cependant la lévulose; gélatine liquéfiée. Correspond-il à une race facultativement aérobie du bacille butyrique anaérobie ?

Bacillus alvei. Chesire et Cheyne.
(Jour. Royal Microsc. Soc. 1885).

Remarque. Le nom de Faulbrut en allemand (en français *loque*) est un nom collectif sous lequel on englobe, selon Burri, plusieurs maladies de larves d'abeilles. La véritable Faulbrut (loque ?) serait caractérisée par les symptômes suivants : dans les larves fraîches écloses, il y a beaucoup de bactéries mobiles et pas de spores, le contenu des larves se change peu à peu en une masse visqueuse, les spores prennent naissance en grand nombre, enfin la larve se sèche et tombe sous forme d'un dépôt écailleux sur le sol de la cellule. Il n'y a pas toujours d'odeur de putréfaction.

Microscopiquement : Bâtonnet droit de grosseur moyenne, $0,8\ \mu$ de large sur $2,5$ à $5\ \mu$ de long, extrémités souvent un peu effilées ; prend le Gram, mouvements lents (d'après Harrisson, par un seul cil polaire), grosses spores dans des renflements fusiformes. Germination polaire des spores.

Les cultures de L... et N... étaient asporogènes.

Plaque de gélatine : colonies d'abord rondes ; ensuite pourvues de prolongements caractéristiques souvent incurvés, denses, disposés en paquets de gerbes, ou en vrilles ; on observe aussi ces prolongements dans la culture en piqûre. La gélatine est liquéfiée. Dans la piqûre, on voit souvent seulement des cultures isolées, liquéfiantes, qui s'entourent de prolongements ordonnés radiairement, eux-mêmes liquéfiants, donnant l'image d'un pâté entouré d'éclaboussures d'encre. Cette propriété de former des prolongements peut se perdre après une très longue culture sur gélatine. Sur pomme de terre, culture jaunâtre, tantôt plus mate, tantôt plissée, ridée ; sur agar, culture blanche. Le lait est lentement coagulé, plus tard, le coagulum se dissout, avec une faible réaction acide. Le microbe n'est que facultativement anaérobie ; les cultures reçues de Kral poussaient aussi en aérobie. Harrisson l'a vu aussi pousser très bien en aérobie.

Il ne produit ni indol, ni H^2S, pas de gaz sur les milieux sucrés, mais il dégage une odeur qui est — paraît-il — caractéristique.

D'après Lambotte (A. P., XVI, 694), le microbe ne serait qu'une race de B. mesentericus, ce que Burri conteste.

Burri, en outre du B. alvei, qui peut être filamenteux ou non, a décrit une seconde espèce, non filamenteuse, non cultivée jusqu'ici, avec des spores plus petites (1,5 μ), très répandue en Suisse, donnant tous les symptômes de la loque, moins l'odeur. Il semble que ce soit une espèce anaérobie, mais Burri ne parle pas de l'anaérobiose. Il pense que ce microbe est l'agent d'une loque grave (1).

Nomura regarde B. alvei comme l'agent de la maladie des vers à soie (Flaccidazza, Schlafsucht.).

Bacillus Pastorianus (Winogradsky) L. et N.

D'après Winogradsky, son Clostridium Pastorianum est différent de tous les autres agents butyriques. Morphologiquement il est particulièrement caractérisé par ce fait que le corps des bacilles après la sporulation s'ouvre sur un côté, et forme une espèce de capsule qui entoure d'une façon durable les spores du bacille, qui présentent ensuite une germination polaire. Au point de vue biologique, le microbe peut assimiler l'azote de l'air, et peut faire fermenter beaucoup d'hydrates de carbone, mais pas l'amidon, la lactose, la mannite ni la glycérine : il produit de l'acide butyrique pur, mais pas d'alcool butylique. Le microbe ne pousse pas dans le lait, il croît seulement sur les milieux très pauvres en azote, il est donc oligonitrophile. Le microbe se trouve dans le sol à Pétersbourg, et paraît important au point de vue pratique. Dans le sud de la Russie, on trouve un autre Clostridium.

Pringsheim (C. B. L., LXVI, 795), a décrit un **Clostridium americanum** qui fait aux dépens du sucre de l'acide butyrique, lactique, de l'alcool isopropylique et butylique, de l'hydrogène, de l'acide carbonique.

Bredeman (*loc. citato*), dans sa monographie sur les fixateurs

---

(1) La « Sauerbrut » est une maladie des abeilles dans laquelle les larves deviennent jaune sale et se ramollissent, mais conservent une peau épaisse. Elle est causée, selon Burri, par un microbe voisin du Strept. acidi lactici Grotenfeldt associé, semble-t-il, avec un petit bâtonnet encore non cultivé. L'odeur aigre des rayons de miel paraît dépendre de cette symbiose; la Sauerbrut est associée souvent aussi au B. alvei.

d'azote, a homologué **Clostridium Americanum** avec son Bac.
amylobacter.

La maturation du fromage et ses causes.

La difficile question, interminablement discutée, de la
participation des Bactéries à la maturation du fromage n'a
jamais encore été résolue d'une façon satisfaisante.

D'un côté, comme Babcock et Russell l'ont établi depuis
longtemps, les ferments (galactases) solubilisant la caséine
préexistants dans le lait jouent un rôle certain, mais difficile à évaluer au point de vue quantitatif dans la maturation du fromage. Ces ferments sont probablement des
produits bactériens qui prennent naissance dans le lait
encore à l'intérieur du pis.

La maturation des fromages durs, du type du fromage
d'Emmenthal, qui est constitué par de la graisse et de la
caséine, est due à la précipitation de celle-ci dans le lait
frais par le lab. On a cherché si tel ou tel groupe de microbes entrait en cause ; Weigmann semble admettre que
différents microbes en symbiose et en métabiose agissent
dans cette maturation. Dans la première période qui suit
la confection du fromage, des cocci liquéfiants, peptoni-
sants, du type de Micrococcus casei liquefaciens, prédominent (Freudenreich), puis ils diminuent de nombre, tandis que les microbes acidifiants, du type de Strept. acidi
lactici et d'autres appartenant au groupe des longues bactéries lactiques se multiplient pour attaquer la lactose.
Au bout de quelques jours, toute la lactose est transformée
et les bactéries lactiques disparaissent (1).

Les espèces peptonisantes transforment alors lentement
la paracaséine du fromage frais en albumose, peptone,
acides aminés et ammoniaque ; à ce processus concourent
des bacilles aérobies et anaérobies, sporogènes. Les aéro-

______

(1) La formation des trous dans les fromages durs est due pour Orla
Jensen aux bactéries lactiques, mais l'acide carbonique contenu dans
les trous doit dériver de l'albumine et non du sucre. Les fromages qui
montrent déjà sous la presse une grande quantité de gaz les doivent à
leur teneur en Bact. coli et en B. acidi lactici (Peter) (Boekhout et O.
de Fries).

bies, auxquels Duclaux et Adametz attribuaient une grande importance (Bac. Bernensis, page 438, B. nobilis), semblent devoir céder le pas actuellement aux bacilles anaérobies attaquant la caséine et produisant des acides gras (Rodella). D'après cet auteur, qui a beaucoup étudié la question, ce ne sont pas tant les Bacilles butyriques purs que les B. voisins du B. putrificus. Rodella a décrit un bacille producteur d'acide capronique, un bacille producteur d'acide valérianique, un bacille butyrique et un bacille producteur d'acide propionique. D'après ce que nous avons dit des rapports des agents de la fermentation butyrique et des agents de la putréfaction, il ne semble pas que le moment soit venu d'individualiser les espèces de la maturation des fromages. Celles-ci doivent être d'abord examinées au point de vue de leur variation selon les milieux de culture ; il est bien possible qu'il s'agisse tout simplement de Bacilles butyriques qui à la longue transforment la caséine en fromage (voir B. paraputrificus). Rodella et surtout Orla Jensen ont étudié la formation des acides gras, il en ressort que les acides gras du fromage ne dérivent qu'en partie de la graisse, mais surtout de la paracaséine.

D'après ces données, on ne peut guère plus accepter l'opinion de Freudenreich, qui fait jouer le rôle principal aux bactéries lactiques. Rodella, en partant de l'albumine stérile, a obtenu une caséification, par l'association du Strept. acid. lactici, et de bacilles anaérobies, mais il n'en à pas obtenu avec le St. acidi seul.

La question des fromages mous est moins discutée. Il est en général admis que les espèces anaérobies, sporulées, jouent un rôle important. Ainsi Weigmann a décrit 2 microbes : **Paraplectum fœtidum** et **Clostridium licheniforme** (C. B. L. IV, 820), qui sont voisins des espèces putréfiantes et butyriques décrites ci-dessus.

Dans certains fromages mous (Cantal, Backstein), on trouve, avec les espèces anaérobies, des bactéries lactiques, qui d'après Epstein servent à la conservation du fromage, et des oïdium, et des penicillum (Penicillum glaucum du Roquefort). Les champignons ont ici une signification multiple : 1° ils détruisent les acides et permettent aux microbes sporulés d'attaquer la caséine ; 2° ils agissent eux-mêmes en peptonisant, et en donnant des substances aromatiques. L'arôme est dû à l'association d'oïdium et de penicillum.

Pour la question complète, voir Weigmann, *in* Lafar, t. II.

Bacilles anaérobies agents de fermentation de la cellulose (1).

D'après les anciens travaux, ceux de V. Thiégem en particulier, Omélianski a montré qu'on ne peut décrire actuellement que deux espèces qui font fermenter la cellulose. Difficiles à distinguer, très voisines, elles ne sont pas cultivables sur les milieux usuels et sont strictement anaérobies. Le processus se poursuit lentement au laboratoire.

Tous deux sont des bâtonnets minces, déliés, qui forment des spores sphériques, terminales, et ne bleuissent jamais par l'action de l'iode. Ils détruisent lentement la cellulose (papier filtré suédois) avec formation d'une petite quantité d'un alcool élevé, et de quantités variables d'acides butyrique et acétique. — Il y a aussi d'autres acides en quantité minime. Les meilleurs milieux sont les solutions inorganiques (avec quelquefois 1 0/0 de peptone) auxquelles on ajoute du papier filtré et de la craie. Cette dernière sert à fixer les acides. Les autres hydrates de carbone et les acétates ne sont pas fermentés. Les milieux très nutritifs ne sont pas utilisables pour la culture.

Les points principaux de différenciation entre les 2 espèce *a* et *b* sont :

a) Produit de l'hydrogène et de l'acide carbonique, pas de méthane. La production des gaz est modérée. On obtient la fermentation en chauffant le matériel d'ensemencement pendant 15 minutes à 75°. **Bacillus fossicularum**. L... et N...

b) Produit du méthane (CH_4) et de l'acide carbonique. La production du gaz est abondante. On obtient cette fermentation en ensemençant les milieux de culture appropriés avec la vase de canaux non chauffée, et en repiquant d'un ballon sur un autre

(1) Van Iterson a trouvé aussi un bacille non sporulé aérobie (**B. ferrugineus** van Iterson), qui dissout la cellulose, et aussi plusieurs champignons, par ex. : Botrytis cinerea. — La destruction de la cellulose dans l'intestin du bœuf ne s'explique pas, pour Ankersmit et Burri par les microbes d'Omélianski.

frais, aussi longtemps que se poursuit la fermentation. Le bacille *a* est peu à peu dépassé en culture par le bacille *b* et *b* reste enfin seul assez purement obtenu. Les bâtonnets sont plus minces que pour *a ;* les spores plus petites (1,0 au lieu de 1,5) **Bacillus methanigenes** L... et N...

Wehmer a décrit sous le nom de **Amylobacter navicula** Wehm. un bâtonnet anaérobie facultatif, avec des spores à forme clostridiale, qui montre une mobilité propre dans son jeune stade, se colore partiellement en bleu par l'iode, dissout la cellulose, et joue un rôle important dans la putréfaction humide des pommes de terre. Une délimitation nette de cette espèce avec les voisines n'est pas indiquée, par Wehmer (C. B. L. IV, 735).

Bacilles anaérobies et autres microbes du rouissage du lin et du chanvre.

Bibliographie. Behrens, *in* Lafar, Bd III, 269.

Les faisceaux dermiques du lin et du chanvre, qui siègent à la surface de la tige sous l'écorce, sont constitués de cellulose et sont rattachés à l'écorce et aux tissus internes de la tige par une substance unissante (lame moyenne). Le rouissage (Rotte ou Rœste) est le phénomène biologique par lequel cette substance unissante, la pectose ou pectine, appartenant aux hydrates de carbone, est solubilisée, sans que les faisceaux perdent leur forme. On regarde la pectose comme l'anhydride de certains sucres (galactose et pentose), en étroite analogie avec les sucs de certaines plantes et les gommes, qui par hydrolyse donnent la Mannose et la galactose, et sont donc des monogalactanes. D'autres considèrent la pectose comme du pectinate de chaux, et l'acide pectinique comme un polysaccharide avec un groupe carboxyle. — Lorsque les faisceaux de lin ne se séparent pas par le rouissage, c'est que la lame intermédiaire est lignifiée.

Bien que la nature de la pectose soit encore obscure, il est certain qu'il existe un grand nombre de Bactéries qui dissolvent la pectine par un ferment « la pectinase » et isolent les cellules végétales. Cette propriété appartient aux différents genres voisins de B. mesentericus et vulgatus, qui transforment rapidement en bouillie des ronds de légumes frais (carottes, chou-rave).

Hauman (**A. P.**, XVI, 379) a trouvé dans le rouissage différents champignons et des bactéries non sporulées.

Pour le rouissage du chanvre, et en particulier pour le rouissage par l'eau, Behrens a décrit un bacille strictement anaérobie, mobile, se colorant en bleu par l'iode, qui devient plus tard immobile et se groupe en chaînettes, pendant qu'apparaissent des spores médianes ou terminales.

Le rouissage du lin dans l'eau a été attribué à divers microbes. Winogradsky et Fribes trouvent des anaérobies, Stœrmer des anaérobies facultatifs (**Plectridium pectino-vorum Stœrmer**). Tous deux ont des spores terminales et prennent la teinte bleue par l'iode. Ils seraient identiques pour Stœrmer. Les sucres dérivés d'abord de la pectine fermentent ensuite en acide acétique, acide butyrique, lactique, carbonique et hydrogène.

Dans d'autres variétés de rouissage du chanvre et du lin (rouissage d'été), il s'agit de champignons : *Rhizopus nigricans* (Behrens) et *Mucor stolonifer*, et pour le rouissage d'hiver (Wehmer) de *Mucor hiemalis*.

Il y a aussi dans le sol des agents très nombreux de la fermentation de la pectine ; ils ne se bornent pas à détruire les parties des plantes mortes, mais joueraient un rôle, pour Hiltner (Arb. d. biol. Abt. de K. Gesundht, III, 1902), dans la germination des graines des légumineuses.

III. — FAMILLE DES SPIRILLACÉES MIGULA

(BACTÉRIES EN VIS)

Diagnostic de la famille et du genre page 145. Nous rejetons, avec Schaudinn, le genre **Spirochète**, qui appartient aux Protozoaires.

Remarque critique. — La distinction du genre Vibrio du genre Spirillum par l'unité ou la pluralité des cils polaires ne paraît pas très soutenable, avant qu'une nouvelle démonstration soit apportée de la logique de fonder un système sur le nombre et l'arrangement des cils. Le vibrion de Günther possède, d'après celui qui l'a découvert, un cil à chaque extrémité, mais fréquemment aussi un bouquet entier de cils ! — Kütscher a trouvé quelques formes incurvées, qui présentaient des excroissances en forme de cornes, des bifurcations, etc. Zettnow (ZH, XXIV, fig. 71, 66 et autres) a photographié sur les excroissances de beaux bouquets de cils, aussi ne peut-on guère s'appuyer sur ce fait qu'il s'agirait ici de formes d'involution. Séverin a vu des aspects analogues sur son **Vibrio denitrificans**. Mais il ne s'agit pas toujours ici de formes ramifiées, mais bien des formes trifurquées, en étoile à 3 branches, qui rappellent l'aspect d'un utérus bicorne. Reichenbach a observé de ces formes étoilées, très épaissies au point de séparation des 3 branches, chez Spirillum rubrum. Toujours l'une des pointes (la forme adulte) était rigide, presque droite, en tout cas jamais incurvée en forme de spirille, comme les 2 autres. — Voir la remarque sur les Actinomycètes, et sur Vib. lingualis.

I. — Vibrio. F. O. Muller, rev. Lœffler.

Cellules courtes, faiblement arquées, rigides, incurvées en forme de virgule parfois réunies l'une à l'autre en files, donnant l'aspect d'une vis, toujours avec un seul — exceptionnellement avec 2 à 4 — cil terminal. Pas d'endospores.

Clé pour la détermination des principales espèces (1).

1. Mobile, sans phosphorescence.
   a) Gélatine lentement liquéfiée, réaction de l'indol nitreux ; jeunes cultures sur plaque de gélatine grossièrement granuleuses.
   α) Le plus souvent, non pathogène pour les pigeons :
   Vibrio cholerae (Koch) Buchner (p. 489).
   β) Très pathogène pour les pigeons.
   Vibrio Metschnikovii Gamaleïa (p. 503).
   b) Gélatine rapidement liquéfiée ; pas de réaction de l'indol nitreux ; jeunes cultures sur plaque de gélatine finement granuleuses, jaune brunâtre.
   Vibrio Proteus Buchner (p. 504).
   c) Gélatine non liquéfiée :
   Vibrio terrigenus Günther et **Vibrio tonsillaris** Stephens et Wood Smith (C. B. XIX, 929 (p. 507).
2. Mobile, avec phosphorescence
   Vibrio albensis Lehm et Neum. (p. 505).
3. Immobile (Spirosoma Migula).
Vibrio nasalis Weibel, **Vibrio lingualis** Weibel (pp. 514 et 515).

(1) Les brèves indications de cette clé ne sont, pour la parenté des espèces, qu'un indicateur superficiel. La séro-réaction est indispensable pour établir le diagnostic bactériologique.

Vibrio Cholerae (Koch) Buchner.
Tab. (55-58).

Synonymie : Spirillum cholerae Koch ; **nom vulgaire** : Kommabacillus, Bacille du choléra ; en France, bacille virgule.

Aspect microscopique. — Bâtonnet incurvé (de 2 μ de long sur 0,4 de large) dont les extrémités ne sont pas dans le même plan. L'incurvation est tantôt faible, à peine visible [58, II, III, IV], d'autres fois très forte [58, I], de telle sorte que des formes presque en demi-cercle prennent naissance. Par la réunion de deux vibrions, des formes anormales, en σ se présentent ; dans des conditions défavorables d'accroissement (manque d'oxygène, manque d'albuminoïdes, etc.), les vibrions poussent en formes de vis, dont il est parfois difficile de reconnaître la constitution en vibrions isolés. Dans des conditions particulièrement favorables (bouillon sodique en couche mince), on voit prédominer d'après Cramer des formes courtes ovalaires rappelant les cocci. Les différentes races présentent aussi des formes tantôt plus incurvées, tantôt plus droites, plus ou moins longues, plus ou moins épaisses [58, II, III, IV].

Dans les vieilles cultures, on trouve des formes d'involution variées [58, V, VI]. Dans les liquides pauvres en sel, mais aussi dans ceux très riches en sels, le v. cholérique prend des formes sphériques qui sont capables de se reproduire [58, VI]. Shibayama a obtenu des cultures dont les formes ramifiées étaient héréditaires. D'ailleurs, indépendamment du milieu de culture, on observe très souvent des variétés de formes suivant la provenance (Hamburg. 1892, très variables. Paris, Indien, el Tor, fixes).

Mobilité. — Mouvement très manifeste, rapide, hélicoïdal, dû à un (rarement deux) cil long, terminal, légèrement contourné en tire-bouchon [58, VIII]. Gottschlich et Kolle ont contesté que le véritable choléra ait jamais plus de 1 cil. Ils ont examiné 60 races soumises à l'épreuve de la réaction d'immunité, par la coloration des cils.

Colorabilité. — Par les couleurs d'aniline ordinaires, surtout à chaud ; ne prend pas le Gram. La fuchsine phéniquée diluée au 1/10e à chaud pendant quelques minutes est bonne, mais non indispensable.

Besoin d'oxygène. — Pousse en aérobie, et beaucoup plus lentement en anaérobie, avec formation d'une très forte toxine.

Intensité de croissance. — Optimum a 37°, mais il pousse encore très bien à 22°; la limite inférieure de la température de culture est de 10 à 12, parfois de 8°.

Réaction des milieux. — Une réaction-acide entrave beaucoup la culture; une réaction alcaline est nécessaire, et même une très forte alcalinité est supportée.

Plaque de gélatine. — D'abord petites colonies blanc jaunâtre ou jaunes, arrondies, qui commencent à s'enfoncer en forme de trou, puis en forme de godet dans la gélatine en 24 à 36 heures.

a) Grandeur naturelle : la zone de liquéfaction qui s'accroît rapidement en grandeur reste d'abord claire [55, V], puis elle se trouble plus tard, le plus souvent grise, par les colonies qui se désagrègent de plus en plus [55, VII]. Dans beaucoup de cas, un peu plus tard, des anneaux concentriques prennent naissance dans la zone liquéfiée [55, VI] et s'accroissent de jour en jour [55, VII].

b) Grossissement de 60 diamètres : au bout de 16 à 24 heures les colonies deviennent visibles sous forme de petits disques arrondis, jaune clair, à grosses granulations, réfléchissant fortement la lumière, et par conséquent très brillants; leur bord est plus ou moins granuleux [55, VIII]. Dans certains cas, un beau reflet rouge intense apparaît à ce stade à la périphérie des colonies. A mesure que les colonies deviennent plus âgées, la structure granuleuse devient plus évidente, et un stade vient où les colonies paraissent constituées de très petits grains, réfléchissant fortement la lumière, comme saupoudrés, d'après Koch, « d'éclats de verre » [55, IX]. C'est là le stade le plus caractéristique. La liquéfaction se produit maintenant rapidement. Les parties périphériques des colonies se désagrègent de plus en plus [55, X, 56, I-III]. L'apparence en devient crevassée et granuleuse; parfois il se forme aussi à la périphérie une couronne de prolongements chevelus [61, V], ou bien une zone grise, transparente [60, III], jusqu'à ce que la colonie tout entière tombe en miettes isolées et en petites particules [56, II]. — Parfois aussi, la colonie peut rester comme une masse compacte dans la zone de liquéfaction, elle devient ensuite jaune foncé ou brune [56, VII], et ne rappelle absolument plus en rien le choléra [56, VI, VIII]. La variabilité est extraordinairement grande, ainsi que le montrent très suffisamment nos figures [60, VII].

Gélatine en piqûre. — D'abord piqûre filiforme, peu caractéristique [55, I, 60, II, 61, I]. Au bout d'un temps très court (24 à 36 heures), il se produit une dépression très petite en forme de trou à la partie supérieure de la gélatine ; cette dépression augmente et se transforme bientôt en une grosse vésicule d'air [55, II]. Au fond de cette vésicule, la liquéfaction progresse en forme d'entonnoir, jusqu'à ce qu'elle ait atteint les parois du verre [56, III, VI]. Plus tard se produit une liquéfaction cylindrique. La zone de liquéfaction est parfois trouble [55, III], parfois remplie seulement avec de fins grumeaux [55, IV]. Dans le canal de piqûre on voit incluses des masses granuleuses, blanc-jaunâtre. Le vibrion cholérique fraîchement isolé liquéfie beaucoup plus fortement la gélatine que les vieilles cultures de laboratoire ; on se gardera donc bien de voir une objection contre le diagnostic en face d'une liquéfaction très active. (Voir page 59.) Des liquéfactions comme sur les figures [60, I, II, III, 59, I, II] sont assez peu habituelles, mais elles se présentent parfois.

Agar en plaque.

a) Grandeur naturelle : colonies arrondies, brun clair, ou blanches, humides, brillantes, à bord lisse, un peu saillantes, transparentes [57, IV], parfois elles rappellent les colonies de coli. Les colonies jeunes (24 heures) sont rondes, et assez caractéristiques à cause de leur structure délicate, à la lumière incidente, elles montrent un léger reflet irisé. Certains auteurs font volontiers usage de la culture sur agar pour le diagnostic.

b) Grossissement de 60 diamètres : colonies profondes irrégulièrement arrondies ou ovalaires, à bord lisse ou un peu tuberculeux, délicates ou à grains moyens, jaune pâle

[57, V, VII*i*]. C'est seulement au bout de très longtemps que les colonies deviennent sombres, ou montrent un point central brun entouré d'une zone grise et verte. Colonies superficielles, arrondies, légèrement jaunâtres, transparentes, d'abord délicatement ponctuées [57, V*e*], plus tard grossièrement granuleuses [57, VI*e*].

Agar en piqûre. — Canal de piqûre : gris blanchâtre, filiforme, peu caractéristique; plus tard grumeleux [57, II]. Partie supérieure : d'abord gris brunâtre clair, humide, brillante, à bord lisse et onduleux, un peu saillante, se colorant avec le temps en jaune brunâtre [57, III]. Même aspect sur agar en strie [57, I].

Culture sur sérum. — Le sérum sanguin solidifié est rapidement liquéfié à la température de l'étuve.

Sang gélosé. — Les vrais vibrions produisent seuls de l'hémolyse, le v. El-Tor et la plupart des autres n'hémolysent pas. Il y a des exceptions.

Culture en bouillon. — A la température de l'étuve, au bout de 10 à 16 heures, trouble diffus très souvent avec une pellicule plus ou moins cohérente ou fragile. Dans les cultures isolées fraîchement du corps, la pellicule fait parfois défaut; une forte réaction alcaline rend la pellicule plus épaisse et plus solide (Cramer).— Parfois, nous avons rencontré des pellicules tout à fait compactes, plissées, sans que dans une culture ultérieure sur le même milieu nous retrouvions le même aspect.

Culture sur lait. — Koch n'attribuait au vib. chol. aucune action spéciale sur le lait; dans ces derniers temps, beaucoup d'auteurs ont isolé de cas de choléra typique des vibrions qui coagulaient le lait. La réaction acide paraît à la majorité des auteurs une explication suffisante de la coagulation; on n'a pas trouvé de lab. ferment.

Culture sur pomme de terre. — Sur pomme de terre légèrement acide, la culture est presque nulle, ou bien ne se développe qu'à la température de l'étuve. D'après Krannhals, il y a des pommes de terre acides qui deviennent alcalines avec le temps et constituent alors un bon milieu de culture. On peut d'ailleurs faire disparaître la réaction acide en faisant baigner les disques de pomme de terre dans une solution stérile de soude à 1/4 ou 1/2 o/o ou en l'additionnant de lessive de soude diluée à 1/2 à 3/4 o/o, jusqu'à ce que le liquide soit devenu jaunâtre. Si l'on ensemence le choléra après avoir rejeté le liquide, le vibrio pousse alors certainement. L'addition à la pomme de terre d'une solution de 2 à 3 o/o de sel marin rend le même service, bien que la réaction de la pomme de terre demeure acide. Sur la pomme de terre imprégnée de sel de soude, le choléra ne pousse plus seulement à 37°, mais aussi déjà à 20° (Voges, C. B., XIII, 543). Sur les pommes de terre préparées, la culture offre les caractères suivants : d'abord blanc sale ou jaunâtre, à peine saillante, humide, brillante, mal délimitée d'avec le milieu [57, VII]. Plus tard, la coloration vire du jaune au rouge brun, tandis que la culture envahit toute la surface de la pomme de terre [57, VIII].

Sur **œuf stérile** le vibrion cholérique pousse assez bien ; certaines races y produisent (même abstraction faite de toute impureté) de l'hydrogène sulfuré en quantité notable ; d'autres en produisent moins, d'autres encore pas du tout. Une longue querelle a été soutenue à ce propos (Abel et Draer, Z. H., XIX, 61).

On peut aussi recommander l'**eau peptonée** (1 o/o de peptone et 1/2 o/o de sel dans l'eau) surtout pour obtenir une pellicule et la production de l'indol. (V. page 508 sur la culture préalable.)

Le vib. cholérique pousse aussi très bien sur le milieu d'Uschinsky, il s'y forme, d'après Voges, une pellicule mais pas d'indol.

Sporulation. — Fait défaut. Dans les vieilles cultures, on voit des formes sphériques, qui ne sont que des formes de dégénérescence. Le fait que ces très vieilles cultures — même après 2 ans L... et N... — peuvent être repiquées avec succès fait présumer qu'il existe des formes de résistance, une variété de conidies. D'après Almquist, ces spores, à 10°, pourraient, sur un milieu neuf, donner naissance à des vibrions.

Durée de vie : (1).

a) Chez les malades : les vibrions disparaissent du contenu

---

(1) Pour rechercher la durée de vie le mieux est d'ensemencer la plus plus grande quantité possible de substance renfermant le vibrion dans beaucoup d'eau peptonée. On obtient ainsi très souvent encore une culture par le développement de germes isolés, ce que la méthode des plaques n'aurait pas permis.

intestinal des malades en 4 à 8 ou 10 jours, plus rarement 16 jours. Dans certains cas (Rommelaire), on a trouvé des vibrions vivants au bout de 47 jours.

b) Dans les matières fécales expulsées, les vibrions restent en vie habituellement de 1 à 3 jours, plus rarement de 20 à 30, et plus rarement encore davantage. — On a une fois observé une durée de vie de 120 jours. Les vibrions se comportent d'une façon analogue dans les linges humides conservés.

c) Dans l'eau : les divers auteurs indiquent comme durée de vie dans l'eau non stérilisée entre 1 jour et un an. Une température basse, l'absence de lumière, et la présence du sel favorisent la conservation, mais la multiplication des vibrions n'est pas démontrée. D'ordinaire, le V. chol. meurt dans l'eau courante et dans l'eau de source en 3 à 8 jours. D'après Hankin, l'eau de plusieurs fleuves de l'Inde tue très promptement le V. chol , ces eaux doivent renfermer des « substances acides volatiles », Wernicke a trouvé le V. 4 mois dans la boue d'un aquarium ; en délayant la boue des filtres dans l'eau salée on isole le vibrion, ainsi que des plantes aquatiques (Wernicke, Peterson).

e) Sur les produits alimentaires, les vibrions vivent quelques jours ; sur le café, 1 heure, dans la bière 1 à 2 h., dans le vin rouge, 10 minutes.

Résistance contre :

a) Le dessèchement : voir quelques indications page 36. Uffelmann affirme, ce que discute William, la possibilité de la propagation des vibrions cholériques vivants et desséchés par les vents.

b) Chaleur humide. Tué en 10 minutes à 60°.

c) Froid. — La résistance contre le froid est diversement interprétée par les auteurs. Les auteurs allemands indiquent tous une bonne résistance contre les très basses températures agissant pendant peu de temps. Cependant nos températures d'hiver (5 à 10°) suffisent en général à anéantir en 3 jours souvent, en 8 toujours les vibrions. (Renk, Uffelmann, etc.). Quelques individus semblent cependant survivre. Kasansky a vu que des températures de — 30° agissant pendant un temps très court, aussi bien que l'action pendant 4 mois de l'hiver russe, la congélation répétée et le dégel ne détruisaient pas complètement les vibrions cholériques. — On a obtenu des résultats analogues avec V. Proteus, tyrogènes, etc.

d) Agents antiseptiques. La résistance est faible — les acides notamment sont mal supportés. Les vapeurs d'iodoforme altèrent les V. chol. plus fortement que les autres vibrions (Buchner, Bujwid).

e) D'après des expériences de Palermo, les vibrions cholériques sont rendus avirulents en 3 ou 4 heures dans le bouillon, par la lumière du soleil, ils deviennent immobiles en 6 à 7 heures, mais ils ne sont pas tués.

Réactions chimiques.

a) Pigment. — Faible et seulement sur pomme de terre. Réaction du Roth — choléra, pp. 84 et 496 [61, IV].

b) Substances sapides et odorantes : l'odeur désagréable, difficile à décrire, des cultures en bouillon de choléra, est indiquée par Laser comme un bon caractère diagnostic, mais elle n'est pas suffisamment spécifique.

c) Production de gaz et d'acides aux dépens des hydrates de carbone : De l'acide lactique lévogyre, sans dégagement visible de gaz, prend naissance aux dépens des sucres (glucose, saccharose, lactose) (Kuprianow). Sur le petit lait tournesolé, le Vib. chol. forme une pellicule bleue ; la couche située au-dessous est rouge, le fond est décoloré (réduction). Par conséquent le dédoublement des albuminoïdes et l'alcalinité sont favorisés par la présence de l'oxygène, tandis que la décomposition du sucre et l'acidification sont plus complètes en anaérobiose (Hellin). Des vibrions analogues au V. cholérique produisent une forte acidification en 24 heures sur des bouillons additionnés de 1/2 o/o d'amidon (Gordon).

d) Production de ferments : un peu de bactériotrypsine, un peu d'invertine, et, d'après Sclavo, un peu aussi de lab. ferment.

e) Hydrogène sulfuré — assez abondant dans le bouillon (voy. culture sur œuf).

f) Phosphorescence : les anciennes indications de Rumpel, Weleminsky sur les vibrions chol. vrais produisant de la lumière, n'ont pas été confirmées dans ces derniers temps.

g) Indol : habituellement, production abondante d'indol sur les milieux albumineux et peptonés. D'après la richesse de l'ensemencement, on peut avoir en 3 à 6 heures, en 9 à 12 heures, une quantité suffisante d'indol dans l'eau peptonée, pour que la réaction ait lieu. Comme une petite quantité de nitrite est formée (Pétri) aux dépens de la faible teneur en nitrate de la peptone et du sel marin (1) la réac-

---

(1) Si la peptone et le sel sont absolument dépourvus de nitrites, on doit ajouter un peu d'une solution faible de ceux-ci ; d'après Bleisch la quantité juste nécessaire est 40 gouttes d'une solution à 0,08 o/o de

tion de l'indol se produit par l'addition seule d'acide sulfurique. = *Réaction du choléra* de Dunham et Bujwid, *réaction de l'indol nitreux* des auteurs. Lorsqu'on conserve longtemps les cultures, l'intensité de la réaction augmente pendant les 24 à 48 premières heures, puis les nitrites disparaissent peu à peu, et il faut pour déceler pendant quelques jours encore la présence de l'indol ajouter un peu de solution de nitrites (p. 84). On obtient une coloration rouge violet foncé. Une ose pleine d'une vieille culture sur agar suffit pour donner dans 10 cm. d'eau peptonée une quantité d'indol suffisante pour la démonstration. *La réaction de l'indol fait rarement défaut.*

h) Toxine. On peut extraire des cultures de choléra, divers poisons, mais qui sont tous moins toxiques que les vibrions. D'après R. Pfeiffer, ces poisons sont des produits secondaires modifiés par l'action des réactifs. On extrait des poisons analogues, mais beaucoup plus abondants (endotoxine) du corps des vibrions cultivés sur agar après les avoir tués préalablement par le chloroforme ou la chaleur; le filtrat de cultures jeunes n'est pas toxique (1). La quantité triple (environ 0,5 mgr. de culture sur agar) de la dose minima *letalis viva*, tue le cobaye en 16 à 18 heures. Un chauffage très long fait disparaître toute toxicité. L'action de tous ces poisons en injection intrapéritonéale est le même que l'inoculation de vibrions vivants : stade algide rapide, affaiblissement musculaire, tendance au sommeil, abaissement de la température jusqu'à 30°, mort en 16 à 18 heures. Il convient d'ailleurs de faire remarquer que les différentes protéines (de B. prodigiosum, de B. coli) introduites dans la cavité péritonéale du cobaye produisent chez cet animal le même tableau morbide. (Hüppe,

salpêtre pour 100 de milieu de culture ; une trop grande quantité de nitrate donne une très grande quantité de nitrite, ce qui trouble aussi la réaction de l'indol.

(1) Metschnikoff, Roux et Taurelli-Salimbeni ont obtenu des cultures liquides de races très virulentes de choléra, cultures dont le filtrat était très toxique par l'ectotoxine qu'elles contenaient. On peut, avec de telles toxines, obtenir de l'antitoxine cholérique. Tandis que le sérum antibactérien de Pfeiffer protège très bien les animaux contre l'injection intra-péritonéale, il est sans action contre l'infection stomacale; contre celle-ci, par contre, le sérum antitoxique protège assez bien.

Klein, etc.) Voges a obtenu les mêmes résultats avec la papayotine.—Kraus tient pour démontrée l'existence d'une toxine soluble. Si l'on traite des animaux par cette toxine, obtenue de vrais vibrions, le sérum de ces animaux est anti-toxique pour la toxine vraie, mais non pour les toxines de faux vibrions. Cependant ce sérum est bactériolytique pour les vrais vibrions et pour le V. El-Tor. Le sérum des animaux traités par la toxine de El-Tor est antitoxique non seulement sur la toxine de celui-ci, mais aussi sur celle des autres vibrions cholériques authentiques ou non ; il est bactériolytique seulement pour le vibrion vrai et pour l'El-Tor. Huntemüller a réussi à extraire des cultures fraîches une toxine à action rapide, qui tue le lapin. Avec le cheval, mais non avec la chèvre, il obtient une antitoxine. La combinaison de la toxine et de l'antitoxine satisferait à la loi des proportions multiples. Tous ces faits appellent de nouvelles recherches avant que la question des toxines cholériques soit définitivement tranchée.

Habitat.

a) En dehors de l'organisme : dans ces derniers temps, il a été trouvé fréquemment dans l'eau (sources, eau courante, fleuves, bassins, canaux), qui avait été souillée avec les déjections des malades atteints de choléra, — cependant cette constatation n'a de valeur que lorsque le diagnostic différentiel avec les bactéries cholériformes de l'eau est posé avec rigueur et certitude (pp. 507 et suivantes).

b) Dans l'organisme sain : en temps d'épidémie, on a souvent décelé la présence de vibrions cholériques chez les individus sains, ne présentant aucun symptôme pathologique (porteurs de vibrions). Abel et Claussen ont trouvé par exemple, une fois, parmi les 17 parents sains de 7 cholériques, par une investigation répétée, des vibrions cholériques chez 14 de ces personnes. Chez certaines d'entre elles, même pendant 15 jours. Il y avait des jours où les résultats étaient négatifs, entre des jours où ils étaient positifs. A Hambourg, on a de même constaté 28 cas de porteurs de choléra dont les selles étaient absolument normales. Friedberger a trouvé que le sérum des porteurs de choléra était encore bactéricide dans l'expérience de Pfeiffer.

c) Chez l'homme malade : seulement chez les malades atteints de choléra, non au cours d'autres maladies. On le trouve principalement dans le contenu intestinal, et tout particulièrement dans les flocons glaireux de la diarrhée riziforme ; le Vib. cholérique y est même souvent en culture pure, habituellement très abondant selon la sévérité du cas ; il disparaît en 4 à 14 jours. — Dans les organes, dans les cadavres de cholériques autopsiés en 1907-08, Sebastianoff a trouvé des vibrions dans tous les organes : foie, vésicule, rate, reins, cœur, sang, canaux des glandes salivaires, ganglions mésentériques, poumon, liquide céphalorachidien. Il est souvent en culture pure dans la vésicule biliaire. Le vibrion ne se trouve plus dans les organes, quand il a disparu de l'intestin. L'infection *per os* du cobaye, avec 5 à 10 cmc. de culture de vibrion, permet de retrouver celui-ci dans le sang et les organes ; mais non pas quand la dose est trop petite (une ose) ou quand l'injection est faite par voie rectale sans suture de l'anus. Introduit-on directement les vibrions dans l'intestin, on les retrouve dès le premier jour dans l'urine. Le jeûne préalable favorise le passage. Chez les cholériques le vibrion peut être retrouvé dans l'urine 6 fois sur 31 cas. — Michaïlow l'a trouvé dans la moelle et dans le cerveau, Kulescha dans le pus d'un abcès du foie et dans la bile.

Stern pense que dans l'estomac normal (0,2 o/o d'HCl) les vibrions sont encore virulents en 40 ou 60 minutes.

La présence de mucosités dans l'estomac favorise la pullulation du germe cholérique. Aussi les dyspeptiques qui ont du catarrhe de l'estomac sont-ils une proie plus facile que ceux atteints d'hyperacidité. Dans l'eau, les vibrions meurent en présence de 0,04 o/o d'HCl. La pepsine renforce l'action de l'HCl ; par contre, les petptones l'amoindrissent, ainsi que la bile et les albumines dissoutes.

d) Chez les animaux : le choléra spontané animal, causé par de vibrion cholérique, est inconnu. (Voy. Vib. Metschnikovii, p. 503.) Nos animaux domestiques paraissent réfractaires quand il s'agit de l'infection naturelle. (Voyez ci-dessous.)

Expériences sur le pouvoir pathogène :

a) Chez l'animal : d'après Sabolotny, le Spermophile (*Spermophilus guttatus*), petit rongeur de la Russie méridionale, meurt par l'ingestion de vibrions cholériques avec les symptômes cliniques et les lésions microscopiques du choléra. Metschnikoff sur de jeunes lapins, Wiener sur des chats à la mamelle et de jeunes lapins (5 jours), Karlinski, sur de jeunes chiens, ont obtenu des résultats positifs, par ingestion. Sur des cobayes adultes on ne peut produire par la voie buccale qu'une maladie se rapprochant du choléra. A l'exemple de Koch, on introduit dans l'estomac d'un cobaye 5 cmc. d'une solution à 5 o/o de soude, et quelque temps après 10 cmc. de culture en bouillon de choléra, et l'on injecte ensuite dans le péritoine 1 cmc. de teinture d'opium par 200 grammes d'animal, pour paralyser les mouvements de l'intestin. L'animal meurt en 24 à 48 heures avec de l'hypothermie et un affaiblissement presque paralytique; l'intestin est rouge et contient un liquide fourmillant de vibrions. D'autres vibrions : Vib. proteus, etc., agissent d'une façon moins énergique, mais identique. On réussit plus facilement à tuer les animaux (lapin, cobaye) par la voie sanguine ou pleuro-péritonéale. L'infection péritonéale tue, après un premier stade de multiplication des germes par la résorption des poisons issus des vibrions morts, en 12 à 16 heures (R. Pfeiffer).

On ne trouve de vibrions vivants dans le péritoine (et parfois dans le sang et les organes) des animaux morts, que lorsque l'infection a été produite par de très grandes quantités de germes. Si l'animal guérit à une unique infection intrapéritonéale, avec de petites doses de vibrions vivants, il devient plus résistant contre de plus grosses doses, parce que son pouvoir bactéricide est augmenté, mais il n'est pas essentiellement résistant contre le poison cholérique, comme s'il était immunisé naturellement. (Voyez ci-dessous la réaction biologique de Pfeiffer sur le choléra.)

La principale difficulté de l'expérimentation chez les animaux est la facile variation, et même l'atténuation complète de la virulence du vibrion cholérique. On a recommandé beaucoup de méthodes pour exalter cette virulence : — par exemple : la culture anaérobie sur l'œuf de poule

(Hüppe) (contesté par Wesbrook) ; l'inoculation au pigeon (Gamaleïa, Salus, etc.). W. Rindfleisch prétend qu'il est impossible de cultiver aucune race du vibrion cholérique, qui possède un pouvoir pathogène suffisant pour le pigeon par l'inoculation sous-cutanée. Les « jeunes » cultures, auxquelles certains auteurs accordent une grande valeur, sont plus virulentes seulement en apparence, et c'est parce qu'elles contiennent beaucoup plus de microbes vivants que les vieilles cultures (Gottschlich et Weigang).

D'après Blachstein, la virulence des vibrions cholériques serait uniquement fonction du milieu de culture. On doit pouvoir rendre virulent un échantillon complètement atténué de choléra par les cultures suivantes :

1º 2 jours, dans de l'eau peptonée à 2 0/0, qui contient 1/2 0/0 de phosphate bisodique, et est éclaircie avec un peu de solution de citrate d'ammoniaque;

2º 9 jours sur de l'eau peptonée à 1 0/0 avec 3 0/0 de nitrate de potasse ;

3º 1 jour sur la première solution, à laquelle on ajoute pour 100 cmc. 1 cm. de solution de sulfate de fer ammoniacal, saturée de chaux.

[Fernand Bezançon et André Philibert ont pu exalter la virulence du choléra par l'inoculation simultanée de beurre stérile dans le péritoine du cobaye. La race reprise restait virulente et son inoculation seule causait la mort des cobayes en 8 heures.] (Addition du Traducteur.)

b) Chez l'homme, on a pu observer dans un certain nombre de cas, faits à l'exemple de V. Pettenkofer et Emmerich, par l'ingestion de petites quantités de culture pure de vibrion cholérique, les symptômes d'un choléra léger ou moyennement grave, chez l'homme sain auparavant. Les personnes en expérience avaient, le plus souvent, absorbé auparavant un peu de solution de soude pour annihiler l'acidité de l'estomac. — On connaît aussi plusieurs cas de « choléra de Laboratoire » graves, et quelques-uns mortels, chez des gens qui travaillaient avec le V. chol. D'après R. Pfeiffer le choléra de l'homme est dû, après la destruction de la couche épithéliale du canal intestinal par les vibrions qui se multiplient considérablement, à l'intoxication secondaire à la résorption des poisons mis en liberté par la mort des vibrions.

Emmerich, par contre, attribue l'intoxication cholérique à la production des nitrites. « Chaque cas de choléra, dit-il, éclate par l'apport d'aliments et de boissons renfermant des quantité excessives ou abondantes de nitrates. » La muqueuse de l'intestin grêle renferme dans le choléra, des nitrites, ainsi que l'urine. On les met en évidence facilement par le réactif de Griess. (Voir appendice de Technique.) Le point de vue de Emmerich est précisé dans le beau travail de Pettenkofer sur le choléra asiatique (Munchen, 1910, Lehmann).

Immunité. — Les premiers essais pratiques de vaccination ont été essayés par Haffkine aux Indes au moyen de 2 vaccins préparés par la méthode de Pasteur pour le charbon. Haffkine a eu de bons résultats. Kolle emploie une émulsion de culture sur agar dans l'eau salée, chauffée pendant une heure à 58°. La quantité de culture nécessaire est de 2 mgr. pour la première injection. 4 mgr. pour la seconde. La réaction est insignifiante : œdème au lieu d'injection, fièvre et céphalée qui disparaissent en 2 ou 3 jours. La protection dure environ un an. Voir aussi les expériences de Meyer et Brieger (D. m. W., 1903 et 1904).

On a cherché aussi l'immunisation passive chez l'homme par des sérums. Schurupoff a isolé par action d'alcalis une endo-toxine très active du vibrion, il l'a employée pour obtenir un sérum utilisable. Les essais de Stillern parurent favorables dans la dernière épidémie de Pétersbourg. Carrier et Tommarkin ont employé un mélange de sérums de chèvre et de cheval avec bon résultat. Kraus a obtenu un sérum antitoxique favorable.

Variétés et variations du Vibrio cholerae.

Les variétés du V. chol. décrites par Cunningham comme celles décrites par Friedrich n'ont pas été mises à l'épreuve de la réaction d'immunité, pour prouver leur parenté spécifique avec le choléra — aussi est-il possible que quelques-unes des formes très aberrantes ne soient pas du vrai V. cholérique.

Plus intéressantes que les communications sur les variétés, sont les observations sur la variabilité. Les expériences de Claussen à l'institut de V. Esmarch sont, par exemple, très instructives. Des vibrions isolés directement des selles cholériques présentaient sur

les plaques une tendance à la désagrégation des colonies qui
avaient un bord déchiqueté. La réaction de l'indol nitreux faisait
défaut, et un cobaye ne mourut pas par l'inoculation de 1 cmc.de
bouillon de culture; les cultures en piqûre poussaient lentement
sous leur aspect caractéristique. Après des repiquages multiples
sur le bouillon, un cobaye mourut par l'inoculation de 1 cmc. de
bouillon; — dans l'exsudat péritonéal, et même dans le sang se
trouvaient des vibrions cholériques avec toutes les réactions
caractéristiques, y compris la réaction de l'indol nitreux.

Vibrio romanus, de Celli et Santori, isolé de nombreux cas de
choléra typiques à Rome en 1893, cultivé des selles, n'était pas
pathogène pour les animaux; il ne donnait pas de réaction de
l'indol, ne faisait pas coaguler le lait, ne poussait à 37º ni sur
bouillon, ni sur agar. Après 8 mois de culture, il donna la réaction de l'indol et poussa à 37º, mais il était encore presque dépourvu de pouvoir pathogène.

Vibrio El Tor. Gottschlich a, en 1905, parmi les pèlerins de la
station de quarantaine El Tor, sur 90 cas observés, trouvé 6 fois
par la culture sur l'eau peptonée des vibrions dans leur intestin.
Ce vibrion, d'après Gottschlich, Kolle et Meinicke, est absolument
identique au vibrion cholérique légitime. Les porteurs de ces
vibrions étaient morts d'affections intestinales, mais rappelant
très peu les symptômes anatomopathologiques et cliniques du
choléra, comme les autres pèlerins internés : c'étaient des « porteurs de choléra ».

R. Kraus le distingue du vibrion cholérique vrai, parce qu'il a
plus ou moins de pouvoir hémolytique sur les émulsions de globules rouges ou sur les milieux au sang (de mouton).Il n'a guère
rencontré d'écho à la conférence de Berlin de 1906. Il sépare
encore le V. El Tor du choléra parce qu'il produit une toxine à
action cardiaque agissant d'une façon suraiguë. Neufeld, Haen-
del et Huntemuller ne peuvent.distinguer par l'hémolyse le V. El
Tor du V. authentique. Huntemuller trouve même que le choléra
vrai frais donne une hémotoxine moins active que la race El
Tor.

Schumacher,sur 150 vibrions, n'en trouve que 3 qui n'hémolysent pas le sang de veau, tandis que 10 choléras vrais frais n'hé-
molysaient point. D'après Baerthlein, le pouvoir hémolytique est
variable. Certaines races, qui le possèdent, le perdent ensuite, et
inversement d'autres qui ne l'ont pas peuvent l'acquérir.La nature
liquide ou solide du milieu joue un grand rôle dans l'hémolyse.
Les milieux liquides, des émulsions des globules sont plus favorables à l'hémolyse que les plaques d'agar au sang.

La recherche de la déviation de complément pour comparer le
V. authentique à El Tor a conduit Markl à les séparer, A.de Bes-
che et Kon à les identifier.

Le **diagnostic du V. cholérique** se trouve page 507, nous
croyons nécessaire, auparavant, de parler des espèces suivantes :

Espèces voisines du vibrion cholérique.

Lors de la découverte du bacille virgule, ses propriétés parurent si caractéristiques que sa distinction d'avec les autres bactéries fut tenue pour facile. Depuis, on a trouvé d'abord très peu, puis toujours davantage et enfin de si innombrables séries de vibrions dans l'entourage de l'homme qu'on n'a pas pu les désigner plus longtemps sous des noms particuliers.L'examen méthodique de la flore de de certains fleuves a fourni le butin le plus riche; ainsi Dunbar a publié une table complète des vibrions de l'Elbe, des eaux de Hambourg. Abbot et Bergey ont pu rassembler 110 races de vibrions du fleuve américain Schuylkill, sur les rives duquel n'a pas sévi le choléra depuis très longtemps; ces vibrions étaient pour la plupart très semblables au bacille virgule et correspondaient au mieux à V. Metschnikovii.

Nous donnons brièvement la description de quelques espèces.

Vibrio Metschnikovii Gamaléia.
(Pl. 58, IX.)

C'est l'agent d'une maladie des oiseaux, rappelant par ses symptômes le choléra des poules,observée dans la Russie méridionale. Retrouvé depuis par R. Pfeiffer à Berlin et par Kutscher dans le Lahn. Les vibrions, chez les animaux malades, se trouvent dans l'intestin et presque constamment aussi dans le sang (**septicémie à Vibrions**).Ce microbe extrêmement intéressant n'est pas possible à distinguer du V cholérique par ses signes morphologiques.Il est fréquemment un peu plus incurvé et plus court.

Il donne,sans addition de nitrite,la réaction de l'indol nitreux, et produit, d'après Kuprianow (comme le V. choleræ) de l'acide lactique lévogyre aux dépens du sucre.

Le Vib. Metsch. se distingue surtout par son haut pouvoir pathogène pour les pigeons et les jeunes poulets ; l'inoculation d'une trace de culture dans la masse musculaire du thorax entraîne la mort avec des symptômes locaux et généraux analogues à ceux du choléra des poules (p. 265), mais l'état de l'intestin est plus cholériforme et la rate est plutòt diminuée qu'augmentée. Le sang et l'œdème du point d'inoculation renferment des vibrions en grande quantité.

Les vibrions cholériques se comportent d'une façon identique vis-à-vis des pigeons, d'après les indications de Gamaleïa, ce que Pfeiffer n'a pu confirmer qu'en employant de très grandes quantités de culture. Weibel, Salus, Wlajeff, etc., ont au contraire obtenu des résultats analogues à ceux de Gamaleïa par l'inoculation de vibrions cholériques primitivement virulents ou rendus artificiellement virulents. La possibilité, affirmée de différents côtés, d'immuniser des pigeons contre le Vib. choleræ par le Vib. Metsch. et inversement est mise en doute par Pfeiffer, — qui trouve en outre dans l'absence de la séro-réaction de Pfeiffer une raison nouvelle de considérer les 2 microbes comme différents l'un de l'autre.

Vibrio proteus (FINKLER et PRIOR) BUCHNER, A. H., III, 1885.

(Tab. 59.)

Vibrion « Finkler et Prior » des auteurs; « Finkler ».

Aspect microscopique : Bâtonnets plus ou moins incurvés, de 2,4 μ de long sur 0,4 à 0,6 μ de large en moyenne, le plus souvent un peu plus épais que le V. cholerae [58, X].

Gélatine en plaque : A 1/1, la plaque ne diffère de celle du V. ch. que par la liquéfaction plus rapide et la formation de cupules plus grandes [59, III]. A 60/1, colonies discoïdes jaunes, peu et finement granuleuses, à bord uni. (Le V. ch. est à gros grains. avec un bord dentelé ou émietté); les colonies superficielles s'enfoncent rapidement et présentent une zone periphérique foncée, parfois munie d'une couronne de petits prolongements [59, IV].

Gélatine en piqûre. Liquéfaction cylindrique du canal de piqûre, pas de bulle de gaz. — Trouble intense du contenu [59, I-III].

Plaque d'agar : Culture un peu plus riche que le V. ch. [59, IX]. A 60/1, analogue à Bact. coli. [59, VII et VIII].

Réactions chimiques : le lait est coagulé et reliquéfié ultérieurement. Faible production d'acide. Pas de gaz aux dépens de la glucose. Réaction de l'indol faible, manquant souvent. Dégagement de H_2S très faible.

Habitat :

a) En dehors de l'organisme : une fois paraît-il, dans l'eau souterraine, (Héricourt).

b) Dans l'organisme : dans le contenu intestinal et dans les déjections de quelques individus sains, atteints de diarrhée, ou soupçonnés de choléra. Depuis sa découverte par Finckler dans les évacuations alvines conservées depuis longtemps de personnes atteintes soi-disant de choléra nostras, le microbe n'a été retrouvé avec certitude que très rarement.

Signification pathogène pour l'homme : il n'est pas, en tout cas, l'agent de ce que l'on appelle le choléra nostras, au moins dans la grande majorité des cas. — On l'a trouvé à peine une fois depuis sa découverte dans le choléra nostras, malgré de nombreuses recherches.

Il donne chez l'animal les mêmes symptômes morbides, dans les traits essentiels, quoiqu'un peu atténués — que le V. ch.

B. Fischer a trouvé dans un cas soupçonné de choléra le **Vibrio helcogenes** Fischer, pathogène pour les animaux, qui est analogue au V. de Finckler (C. B. XIV, 73), identique aussi le Vibrio **cardii** E. Klein.

D'après Chantemesse, le **Vibrio lissabonensis** serait identique ou au moins très voisin de V. proteus. Ce vibrion a été découvert par Pastana et Bettencourt dans de nombreux cas d'une maladie cholériforme, non grave, épidémique, très répandue, observée à Lisbonne en 1894; les auteurs l'ont retrouvé dans l'eau de la ville. Il est peu pathogène pour les animaux et ne peut conférer l'immunité contre le choléra vrai.

Vibrio tyrogenus (Deneke) Lehm et Neum.

Synonymie : Spirille du fromage de Deneke; Spirillum tyrogenum Deneke.

Isolé par Deneke d'un vieux fromage, et depuis très rarement retrouvé. Le vibrion se place, par l'intensité de son pouvoir liquéfiant, entre V. choléra et V. Proteus ; il est d'ailleurs par ses autres caractères également intermédiaire entre ces deux espèces.

Nous n'avons pas observé sur nos cultures les particularités mentionnés par Günther, à savoir : production d'une épaisse pellicule sur la gélatine liquéfiée, et forte coloration jaune de celle-ci ; nos cultures donnent la réaction de l'indol comme le V. Ch. D'après Kuprianow, il fabriquerait de l'acide lactique dextrogyre (Vib. chol. : acide levogyre). Notre vieille culture du laboratoire pousse bien à 37°.

Nous pouvons, dans l'état actuel du diagnostic du choléra, passer sous silence la description donnée dans notre précédente édition du **Vibrio danubicus** Heider (C. B., XIV, 341), **Vibrio aquatilis** Günther (Dm W. 1892, 1124) et **Vibrio berolinensis** Rubner (Weisser, A H. XIX). Le tab. 60 représente quelques figures qui en partie se rapprochent du choléra, en partie s'en éloignent.

Vibrio albensis Lehm et Neum.

(Tab. 61).

Synonymie. — Vibrion phosphorescent de l'Elbe (Kutscher, Dunbar).

Une description complète de cette espèce est inutile par suite de ce fait que le meilleur connaisseur du Vib. phosphorescent ne pourrait se fier aux caractères morphologiques pour le distinguer du choléra. Nos cultures montraient — ce qui est décrit habituellement, — une croissance luxuriante, une liquéfaction intense s'étendant à tout le canal de piqûre, la formation d'une pellicule sur le bouillon, une forte réaction de l'indol.

— Les cultures sur plaque de gélatine ne peuvent pas être différenciées avec certitude du choléra [61, VI]; souvent nous avons observé sur de vieilles plaques une couronne élégante de prolongements autour des colonies superficielles, comme on en voit dans beaucoup d'espèces activement liquéfiantes, mais comme nous n'avons jamais pu en observer chez V. ch. La phosphorescence était très intense dans les six races de Vibrion de l'Elbe que nous avons reçues, mais se perdit complètement chez toutes à cause évidemment de la rareté des repiquages sur des milieux frais; nous ne pûmes, dans quelques expériences, la faire réapparaître par la culture sur les milieux spéciaux (aux harengs). La phosphorescence est due, selon Marpmann, à la production d'hydrogène phosphoré; le fait est douteux.

Un certain nombre de microbes phosphorescents de la mer, décrit comme « Bacillus » ou « Photobacterium », paraissent être, d'après les descriptions, très voisins du V. albensis. Nous pouvons citer ici les différentes « espèces » suivantes :

Vibrio indicus (Beij.) Lehm et Neum Bacillus phosphorescens Fischer (et non pas Bactérium phosphorescens Fischer — décrit p. 301). = Photobactérium indicum Beijerinck (et non pas Bacillus indicus Koch, voir p. 379). Bacille phosphorescent de l'Inde occidentale. Les cultures en plaque et en piqûre sur gélatine sont décrites tout à fait comme V. ch.; la liquéfaction est intensive. Microscopiquement : petits bâtonnets 2 à 3 fois plus longs que larges, très fréquemment diplobâtonnets, plus rarement, des files de bâtonnets. Dans le lait salé, formes spiralées. Mouvement serpentiforme très actif. Lumière blanc, bleuâtre très intense. Minimum 15°, optimum 30 à 35°. Maximum encore plus haut. Peut-être lumineux aussi, d'après Beijerinck, sur les milieux non sucrés, il l'est également sur les milieux peu sucrés.

Katz a trouvé dans les mers australes **Bac. cyaneophosphorescens** Katz (C. B. IX, 156) (1) : qu'il regarde comme très voisin de l'Albensis. Mais ce microbe possède 2 formes : l'une, de bâtonnet droit et mobile, l'autre, de filament incurvé et immobile.

Vibrio luminosus (Beij). L. et N. (Photobacterium luminosum Beijer, de la mer du Nord) ; très voisin, d'après Beijerinck, du Vib. indicus; il est très liquéfiant, se présente en vibrion et en spirille. Il est phosphorescent, même sans sucre, d'après Bei-

(1) Katz a encore décrit avec détails 4 autres espèces : **Bacillus argenteo phosphorescens I, II, III**, et **arg. phosphorescens liquefaciens**. Ils semblent être également des vibrions.

jerinck — une minime quantité de sucre favorise la phosphorescence, elle se développe au plus haut degré avec des quantités de sucre plus grandes (à partir de 1 0/0 de dextrose).

Vibrio Balticus (Beij) L. et N. Photobacterium balticum Beij. (C. B., VIII,616). « Einheimischer Leuchtbacillus » Fischer (Bacille phosphorescent indigène) (C. B., II, p. 89), de la mer Baltique. — Très analogue au V. ch. d'après la description de Fischer. Lumière blanc bleuâtre. Fischer lui-même, dans la description de ses formes microscopiques et de l'aspect de ses cultures, le compare souvent au V. ch. — Minimum autour de 5º ; n'est phosphorescent d'après Beijerinck que sur les milieux sucrés ; il supporte très bien le sucre en grande quantité (3 à 5 0/0 de saccharose). La liquéfaction des cultures isolées fraîchement est très faible ; Beijerinck a obtenu des cultures fortement liquéfiantes par une longue acclimatation sur gélatine. Ne fait pas fermenter le sucre.

Vibrio Fischeri (Beij.) L. et N. Photob. Fischeri, Beijerinck (C. B., VIII, 616). Très voisin, d'après Fischer, du V. balticus. Fraîchement isolé, il est fortement liquéfiant, mais il perd cette propriété presque complètement peu à peu. Des traces de saccharose favorisent la phosphorescence ; elle s'affaiblit déjà à partir de 1/2 0/0. Ne fait pas fermenter le sucre.

Citons aussi **Vib. Rumpel** et **V. Stepan** voisins du luminosus (Ballner L. p. 172).

Vibrio terrigenus GÜNTHER (G. B., XVI, 746).

Ne liquéfie presque pas la gélatine, forme sur elle une pellicule délicate. Au point de vue de la systématique, il est intéressant par ce fait qu'il porte à chacune de ses extrémités tantôt un seul cil, tantôt un bouquet de cils. Les colonies sur gélatine en plaque sont à bord uni, sans structure ; les colonies superficielles forment de petits amas. Les colonies profondes plus âgées sont brunâtres et bosselées. Sur pomme de terre pousse bien, en blanc jaunâtre. Le sucre n'est pas fermenté. Le lait n'est pas coagulé. Non pathogène pour les animaux ; aérobie strict. Trouvé sur le sol à Berlin. — Les **Vibrio saprophiles** α. β. γ Weibel paraissent identiques.

Méthodes spéciales de diagnostic du vibrion cholérique.

La recherche doit être faite en 24 à 36 heures.

A. **Dans les déjections des malades atteints ou soupçonnés de choléra** (1).

(1) La recherche s'effectue de la même manière pour le lait et autres aliments, le linge, les vieilles cultures desséchées de laboratoire, etc.; mais l'examen microscopique est souvent inutile.

1. Préparation microscopique (autant que possible avec un flocon de mucus). La présence très abondante de vibrions (disposés surtout d'après Koch, parallèlement en banc de poissons) milite en faveur du choléra, car les vibrions semblables au choléra sont, quand ils existent, assez rares dans les matières fécales. Si la selle est presque de consistance normale, on peut s'abstenir d'en pratiquer l'examen direct. Il faut se garder de prendre pour des vibrions les spirilles très minces, souvent en très grande quantité (Sp. hachaize, p. 518).

2. Si possible, épreuve directe d'une petite partie liquide de matières fécales fraîches contenant en très grande abondance des vibrions vivants, — par le sérum. Voir p. 511.

3. Ensemencement sur eau peptonée alcalinisée (1), en plusieurs ballons de 10 à 50 cm.. avec un grain riziforme sur les petites quantités de milieu, et 1 cm. de selle sur les plus grandes ; température de l'étuve. (**Culture préalable de choléra.**) L'ordonnance officielle pour la Prusse prescrit de faire, pour les premiers cas, l'ensemencement de 6 tubes de cultures (3 tubes seulement pour les cas ultérieurs) de 10 cmc. chacun, et de pratiquer la recherche microscopique au bout de 6 à 12 heures de séjour à l'étuve. On repique 3 plaques de gélatine et 3 plaques d'agar, et 3 tubes d'eau peptonée avec celui des tubes primitifs qui paraît contenir des vibrions, en plus grande probabilité.

a) Examen de la pellicule. Déjà en 3 heures, la pellicule peut être formée ; après 16 à 24 heures, elle atteint son maximum. (Beaucoup de microorganismes produisent des pellicules.)

b) Constatation microscopique de vibrions dans la pellicule. Ici la constatation de vibrions a beaucoup moins de valeur pour le diagnostic du choléra vrai, que la constatation d'une grande quantité de vibrions dans les selles — des vibrions cholériformes pouvant s'être groupés aussi en pellicule.

c) Les plaques d'agar dérivées de la pellicule (37°) peuvent être examinées déjà en 18 heures, elles ne doivent pas être phosphorescentes.

d) Les plaques de gélatine dérivées de la pellicule (22°) : au bout de 16 à 24 heures, on trouve à un grossissement de 1/60 des colonies brillantes caractéristiques, grossièrement granuleuses. La forme de la colonie sur plaque de gélatine est un signe capital. Les colonies douteuses (si elles ne sont pas très nombreuses, on les examine toutes) sont repiquées prudemment les

(1) Pour cette culture, il est bon, dans le but d'obtenir une alcalinisation intense, d'ajouter toujours à 100 cmc. de milieu neutralisé par le contrôle de la phénolphtaléine, 2 cm. de lessive de soude normale, ou 1 o/o de soude cristallisée, ou 0,3 o/o de soude anhydre, ce qui prévient le développement de beaucoup de Bactéries de l'eau. L'ordonnance officielle pour la Prusse (O. V. F. P.) prescrit pour le diagnostic du choléra d'ajouter à 100 cmc. de milieu neutralisé avec de la teinture de tournesol (gélatine, agar) 2 cm. d'une solution à 10 o/o de soude cristallisée.

unes sur gélatine (liquéfaction caractéristique), les autres sur des tubes d'eau peptonée (recherche de l'indol).

e) Recherche de la réaction de l'indol (sans addition de nitrites) avec une partie du contenu des ballons primitifs — à partir de la 3e heure. La réaction de l'indol est positive sûrement en 18 heures quand il s'agit de choléra. Diverses bactéries de l'eau peuvent donner directement la réaction du Roth-choléra, par la transformation très rapide des nitrates en ammoniaque.

f. Culture sur pomme de terre, dérivée de la pellicule première. Pomme de terre sodique (p. 493) à 37°. Une coloration jaune brun, brun rouge parle en faveur du choléra.

4. Plaques d'agar au sang (Dieudonné). Le choléra pousse extraordinairement vite, abondant, sous forme d'une couche humide, transparente. Le coli pousse mal ou pas. Le pyocyanique et les vibrions de l'eau poussent bien. Laubenheimer trouve sur ce milieu des modifications morphologiques et tinctoriales. L'agglutinabilité serait diminuée. D'après Hachla et Holobut, on peut employer indifféremment le sang de porc ou de cheval.

5. Plaques de gélatine ensemencées directement avec les matières (2 fois trois dilutions). Des colonies abondantes de vibrions d'aspect cholériforme militent beaucoup en faveur du choléra, même quand la liquéfaction paraît un peu trop intense.

6. Plaque d'agar très mince ensemencée avec des matières fécales très diluées — 37°. L'apparition de colonies phosphorescentes fait rejeter le diagnostic de choléra. La (O. V. f. P.) recommande l'agar à 3 0/0. Les plaques, préparées d'une façon stérile, sont mises dans l'étuve, retournées pendant 1/2 heures, puis ensuite ensemencées l'une après l'autre avec le même fil de platine non rechargé ; 2 séries de 3 plaques.

7. Ensemencement direct en stries avec la spatule sur le milieu un peu modifié de Drigalski-Conradi. Le coli donne des colonies rouges, le Vib. cholerae de petites colonies bleues, les races cholériformes ne présentent rien de particulièrement différent (Hirschbruch et Schwer).

Besser, qui, sous la direction de C. Fraenkel, expérimenta ce milieu, recommande quelques modifications. On doit préparer le milieu avec 500 gr. de viande de cheval par litre d'eau, sans extrait de viande et sans nutrose (Hirschbruch et Schwer), et seulement 2 0/0 d'agar. Examen après 14 heures d'étuve à 37°. Les colonies de choléra sont petites et bleues ; il faut les contrôler.

8. C. Prausnitz recommande toujours de faire une culture en strie sur gélose au sang (de veau), avec une fine öse prise sur la pellicule d'une préculture sur eau peptonée âgée de 12 heures. S'il s'agit de choléra vrai, il n'y a jamais en 24 heures (étuve 37°) de zone de liquéfaction ; — s'il s'agit d'un vibrion de l'eau il y en a toujours.

Un résultat négatif de toutes ces investigations n'implique pas toujours qu'il ne s'agit pas de choléra, car, dans certains cas — quoique très rares, — on a constaté l'absence temporaire des vibrions dans les selles de malades frappés de choléra indubitable; ainsi par exemple Rumpel n'a pas réussi à trouver le vibrion dans les 50 premiers centim. cubes de diarrhée riziforme d'un cas de choléra typique, récent.

B. **Dans l'eau soupçonnée contaminée.** — On met l'eau à analyser en quantité de 500 cmc. à 1 litre dans des grands ballons, et l'on ajoute 1/20 du volume d'une solution forte de peptone salée (20 0/0 de peptone et 10 0/0 de sel), de telle sorte que cela donne une eau peptonée à 1 0/0 ; et l'on ajoute enfin 100 cmc. d'alcali (26 cmc. de lessive de soude normale, 1 0/0 de cristaux de soude, ou 0,3 0/0 de soude anhydre). L'examen ultérieur se poursuit comme dans le 1er cas (A, paragraphes 2 à 6) Un grand scepticisme est un devoir.

Contrôle nécessaire du diagnostic par la réaction d'immunité spécifique.

Nous savons aujourd'hui que tous les caractères morphologiques et biologiques ne suffisent pas pour reconnaître avec certitude le vibrion du choléra, — c'est ce qui se dégage notamment des recherches de Dunbar.

Mais heureusement — d'après l'état actuel de nos connaissances — on peut néanmoins poser avec une très grande certitude le diagnostic de vibrion cholérique. On se servait tout d'abord du phénomène de Pfeiffer pour le diagnostic ; — mais ce procédé n'est applicable qu'aux races pathogènes pour les animaux (1), — aussi maintenant l'épreuve de l'agglutination de Gruber-Durham est-elle plus importante.

D'après les récentes expériences de Kolle et de Gottschlich, sur des races égyptiennes très nombreuses, l'action agglutinante du choléra-sérum est extraordinairement spécifique ; les races semblables au choléra ne sont pas agglutinées même à des concentrations très fortes, et les animaux que l'on a traités avec ces races semblables au choléra donnent un sérum qui est sans action sur le vrai vibrion cholérique. Les résultats sont donc beaucoup plus favorables que dans le groupe des coli-typhus, et le vibrion cholérique paraît jusqu'à nouvel ordre, tout particulièrement nettement caractérisé.

Il est néanmoins assez bizarre que sur 77 cultures s'imposant morphologiquement pour du choléra, il n'y en avait pas moins de 18 qui s'étiquetaient « non cholériques » d'après la réaction de l'agglutination, bien que au moins une partie d'entre elles (5)

(1) On ne pourrait expérimenter les races non pathogènes, d'après Pfeiffer, que si on les injecte à l'animal, si l'on obtient un sérum antibactérien, et si l'on fait agir ce sérum sur des vibrions cholériques vrais à l'intérieur de la cavité abdominale d'un cobaye.

dérivassent de cas qui répondaient complètement au choléra, cliniquement parlant. Les auteurs émettent l'hypothèse qu'un vibrion inoffensif accompagnait le vibrion cholérique, et que le premier seul avait été obtenu par l'isolement (1). Dans deux cas, mieux étudiés, on a découvert, en effet, à côté les uns des autres, des vibrions cholériques vrais, et des vibrions cholériques « faux ». — Mais il serait aussi à supposer qu'il existerait un vibrion « para-cholérique » pathogène pour l'homme, en tout semblable au vibrion cholérique, mais seulement produisant une autre agglutinine. Il faudrait s'assurer sur de telles races, en isolant et regardant beaucoup de cultures de malades atteints de choléra, si un vibrion «para-cholérique » n'est pas fortuitement seul présent en grande quantité, et l'on pourrait, dans ce cas, le considérer comme l'agent causal de la maladie.

Kolle et Gottschlich ont groupé comme suit les 22 races d'Egypte non agglutinables par le choléra sérum :

A. **Polytricha** (bâtonnets longs et grêles avec 2 à 8 cils).

Soit 1 race très virulente, et donnant la réaction du Roth choléra, et 6 races de faible virulence ne donnant pas la réaction du Roth choléra.

B. **Monotriches** (1 seul cil terminal).

1. Pathogènes pour le pigeon (type du Vib. Metschnikovii) : 6 races.

2. Non pathogènes pour le pigeon : 9 races.

Les 22 races formaient 17 « espèces », qui se distinguaient, en outre des caractères que nous venons d'indiquer, par la réaction d'agglutination spécifique.

À peu près en même temps que Kolle et Gottschlich, C. Prausnitz, à l'Institut de Dunbar, a étudié 165 races de vibrions isolés des eaux de Hambourg depuis 1893.

Les résultats ne sont pas tout à fait aussi favorables que ceux de Kolle et Gottschlich ; mais les cas où il a rencontré des difficultés pour le diagnostic avec ses sérums ne furent pas fréquents. Il faut aussi considérer qu'il s'agissait, la plupart du temps, de diagnostiquer des cultures qui étaient depuis longtemps sur les milieux de culture. Ce travail critique est intéressant à lire.

Détail du diagnostic du choléra par le sérum.

Kolle et Gottschlich recommandent pour fabriquer un sérum agglutinant (2) le procédé suivant:

On tue des cultures âgées de 24 heures d'une race de choléra

(1) Les préparations originales des selles ne présentaient que très peu de vibrions.

(2) Ascher et Friedberger, élèves de R. Pfeiffer, ont obtenu un sérum très fortement bactéricide par l'inoculation intraveineuse de petites doses de vibrions tués chez les animaux. Voyez Friedberger, Festschrift für Leyden.

le plus virulent possible, par un chauffage à 60° pendant 1 heure. On en inocule 1 ose à un lapin, au mieux dans la veine ; 8 jours après, on inocule 3 oses d'une culture traitée de la même façon, — 15 jours après, 5 oses ; 8 jours après la dernière inoculation, on saigne l'animal, on laisse coaguler le sang, et l'on conserve le sérum, une fois décanté, dans un flacon stérilisé où l'on met un peu de thymol. Le sérum conservé depuis longtemps devient inutilisable pour la différenciation du choléra et des pseudovibrions cholériques, aussi est-il mieux de garder en provision le sérum desséché. (Dessiccation dans le vide et conservation dans des tubes de verre brun.)

A l'institut des maladies infectieuses, à Berlin, on donne maintenant du choléra-sérum frais ou desséché pour les différentes sortes d'études sur l'agglutination ou la bactériologie. En même temps on donne au sérum normal desséché de la même espèce animale de laquelle le sérum actif dérive. Le sérum est dissous et dilué dans 10 fois son poids d'eau.

La O. V. f. P. (ordonnance officielle pour la Prusse) s'exprime ainsi pour les opérations à effectuer :

1. Epreuve d'agglutination.

a) En goutte pendante : on dilue le sérum dans l'eau salée et l'on filtre ; on mêle en partie égale avec une émulsion de vibrion cholérique dans la solution salée à 0,8 0/0). On doit observer avec le sérum spécifique des amas manifestes, dans deux différentes concentrations, au plus tard après 20 minutes de séjour dans l'étuve à 37°. Comme contrôle, on fait et l'on examine une préparation avec une concentration 10 fois plus forte du sérum normal de l'animal dont le sérum étalon dérive. Il ne faut pas oublier dans cette méthode d'investigation qu'il y a des espèces de vibrions qui se laissent diluer si difficilement en goutte pendante que la formation facile d'amas peut induire en erreur.

b) Détermination quantitative de l'agglutinabilité. On établit d'abord des dilutions à 1 pour 50, 1 pour 100, 1 pour 500, 1 pour 1000, 1 pour 2000, du sérum-étalon avec la solution saline à à 0,8 0/0 (on filtre deux fois sur un filtre dur, pour éclaircir le liquide). On met un centim. cube de chacune de ces dilutions dans un tube à expérience et l'on dissocie 1 ose de la culture sur agar à examiner dans chacun d'eux, puis on agite pour obtenir une répartition parfaite. On retire les tubes après une heure de séjour à l'étuve à 37° et on les examine. Le mieux pour cela est de tenir les tubes obliquement et de regarder avec une faible loupe, de bas en haut, le tube traversé par la lumière du jour réfléchie par le plafond de la chambre. Le résultat de la réaction ne doit être considéré comme positif que lorsqu'il s'est formé des amas indubitables (agglutination).

A chaque investigation doivent correspondre des essais de contrôle, et cela de la façon suivante :

1. Avec la culture en suspicion et le sérum normal de la même espèce animale, mais en concentration 10 fois plus forte ;

2. Avec la même culture, et avec le liquide de dilution ;

3. Avec une culture connue de choléra, de même âge que la culture en expérience, et le sérum étalon.

Il arrive parfois que les cultures très jeunes de choléra isolées fraîchement du corps donnent, mélangées à la solution saline, sans sérum, une pseudo-agglutination. Il faut alors recommencer l'expérience avec une culture d'au moins 15 heures à 27°.

Händel et Woithe trouvent que, par les repiquages successifs (V. authentique et El Tor), le taux de l'agglutinabilité s'abaisse rapidement.

Svenson, dans l'épidémie de Russie de 1907 à 1908, a observé que l'agglutination ne fut positive que dans 1/3 des cas de vrai choléra, tandis que la bactériolyse fut positive 24 fois sur 27. Cela montre évidemment que certains vibrions vrais peuvent échapper à la réaction, mais, au point de vue pratique, l'agglutination est incertaine, et le phénomène de Pfeiffer offre plus de garanties.

D'ailleurs l'agglutinabilité des V. cholériques s'abaisse par le séjour dans l'eau, et inversement les V. de l'eau peuvent être agglutinables après passage par l'animal (Barrencheen).

2. **Epreuve de R. Pfeiffer.** Le sérum bactériolytique nécessaire est donné également par l'Institut des maladies infectieuses de Berlin. Le sérum employé pour cet usage doit avoir la plus haute valeur possible ; ce doit être nécessairement du sérum de lapin, et les chiffres indiqués ne valent que pour ce sérum ; 0,0002 gr. doivent suffire au moins pour que, inoculés avec un mélange de 1 ose (1 ose = 2 mg.) d'une culture de choléra sur agar âgée de 18 heures, avec 1 cmc. de bouillon de culture, ils produisent en moins d'une heure dans la cavité péritonéale du cobaye la désintégration en granulations, puis la dissolution des vibrions cholériques — c'est-à-dire que le sérum doit avoir au moins un titre de 0,0002 gr.

Pour réaliser l'épreuve de Pfeiffer, 4 cobayes de environ 200 grammes sont nécessaires.

L'animal A reçoit le quintuple de la dose du titre, par conséquent 1 mg. d'un sérum du titre de 0,0002.

L'animal B reçoit le décuple de la dose du titre, par conséquent 2 mg. du même sérum.

L'animal C sert d'animal-contrôle et reçoit cinquante fois la dose du titre (par conséquent 10 mg.) de **sérum normal** de la même espèce animale, de laquelle dérive le sérum employé pour les animaux A et B.

Tous ces animaux reçoivent les doses respectives de sérum, mélangées chacune avec une ose de la culture à examiner, cultivée sur agar à 37° pendant 18 heures, avec 1 cmc. de bouillon (et non pas de solution salée ni peptonée) ; inoculation dans la cavité péritonéale.

L'animal D reçoit seulement 1/4 d'ose de culture de choléra

dans le péritoine pour essayer si la culture est virulente pour le cobaye.

La réaspiration de l'exsudat péritonéal se fait au moyen d'une aiguille capillaire.

L'examen de l'exsudat se pratique en goutte pendante, avec un fort grossissement, et cela 20 minutes, puis 1 heure après l'injection.

Chez les animaux A et B on doit voir déjà en 20 minutes, au plus tard en 1 heure, l'état granuleux typique et même la dissolution complète des vibrions, tandis que, chez les animaux C et D, il doit y avoir une grande quantité de vibrions très mobiles et bien conservés dans leur forme. Le diagnostic est ainsi assuré.

Pour reconnaître un cas de choléra en évolution vers la guérison, la réaction de Pfeiffer peut être établie de la façon suivante :

On établit des dilutions du sérum de l'homme soupçonné dans des parties de bouillon respectivement 20, 100 et 500 fois plus grandes. On ajoute 1 cmc. de chacune de ces dilutions 1 ose de culture sur agar de vibrions cholériques, virulents. âgée de 24 heures, et on inocule dans le péritoine d'un cobaye de 200 gr. environ. Un animal de contrôle reçoit dans le péritoine 1/4 d'ose de la même culture, sans sérum, émulsionnée dans 1 cmc. de bouillon.

Si la réaction est positive entre 20 et 60 minutes, il faut conclure que l'homme en question, duquel provient le sérum, a guéri du choléra.

Quelques autres vibrions impossibles à comprendre avec le Vib. choleræ.

Vibrio spermatozoïdes Lœffler (C. B. VII, 637).

Cette remarquable espèce trouvée par hasard par Lœffler sur une infusion de chou-rave, et photographiée, se distingue par la présence d'un cil terminal très grand ; mais ce cil disparaissait sur la culture en gélatine au chou-rave, ou était seulement très délicat, mais il reparut de nouveau après un repiquage sur infusion de chou-rave le microbe présente des bifurcations en Y ! Voir Remarque critique, page 487.

Vibrio chrysanthémoïdes (Mabel Jones) L. et N. Rosette en forme de chrysanthème dans les cultures ; facile à cultiver. Chicago, dans l'eau.

Vibrio pyogenes (Mezincescu) L et N. 2 fois dans le pus de l'homme ; immobile, non cilié, pathogène pour la souris, difficile à cultiver : bouillon, sérum-agar, sang gélosé.

Vibrio nasalis Weibel (1) (C. B. II, 466. IV, 225).

Très intéressante espèce d'après Weibel. Microscopiquement :

______

(1) Les autres espèces immobiles décrites aussi par Weibel, poussant sur gélatine sans la liquéfier avec une teinte jaune, sont très intéressan-

dans le mucus nasal, vibrions épais ; dans le bouillon, courts bâtonnets droits, qui se colorent comme le choléra des poules ; sur agar, belles formes spiralées, ou filaments bizarres, sur gélatine presque seulement des filaments. Toujours immobile.

Sur les plaques de gélatine, on voit apparaître à 80/1 des petits disques jaune brunâtre, finement granuleux, avec un bord lisse, la culture sur gélatine en piqûre rappelle celle de streptoc-pyogènes, la partie supérieure est minime. Pas de liquéfaction. Culture un peu plus riche sur agar, peu caractéristique ; riche sur le bouillon et sur mélange d'agar et de bouillon. Pas de culture sur pomme de terre ; pas d'odeur ; pas d'action pathogène connue. Trouvé dans le mucus nasal et l'enduit de la langue.

Vibrio lingualis Weibel (C. B. IV, 227).

Cette espèce concorde avec la précédente d'après Weibel par son immobilité, et par l'absence de liquéfaction de la gélatine.

Microscopiquement. Vibrions et filaments ondulés à plat : il ne semble pas qu'on ait observé des formes spiralées ; culture sur gélatine en piqûre : un peu plus riche que celle des précédents. Sur les plaques de gélatine, les colonies profondes présentent un bord finement fasciculé, les filaments s'enroulent et s'emmêlent et la colonie rappelle en grande partie celle du charbon. Dépôt floconneux dans le bouillon. Strie sur agar finement granuleuse. Ne paraît pas pathogène.

Se distingue de tous les vibrions connus jusqu'ici par sa colorabilité par le Gram. D'après Bajardi, le microbe appartiendrait — à cause de la coloration de ses grains comme dans la diphtérie, et de la présence de belles ramifications, — aux Actinomycètes.

Vibrio parvus (V. Esmarch) L. et N.

Ce microbe incurvé, très petit et très mince (1 à 3 μ. de long sur 0,1 à 0, 3 μ. de large), a été décrit par Esmarch comme un spirillum, parce qu'il présente, à côté de formes en virgule, des belles formes spiralées, mais il n'a qu'un cil terminal. Le microbe pousse rapidement sans liquéfier la gélatine sur les milieux artificiels ; *il passe par tous les filtres artificiels.*

II. — *Spirillum* Ehrenberg (1) rev. Lœffler (C. B. VII, 634).

Cellules longues, incurvées en spirale, en tire-bouchon,

---

tes. Ce sont : **Vibrio flavus** Weibel, **aureus** Weibel, et **flavescens** Weibel, qui sont très proches l'une de l'autre. Nous renvoyons au travail original pour les espèces qui ne peuvent pas entrer sérieusement en considération pour le diagnostic différentiel du vibrion cholérique.

(1) Les **spirilles dysentériques** de Le Dantec (C. B. R., XXIV, 448), non cultivables, doivent représenter une 3e forme de dysenterie.

mais rigides, avec un bouquet de cils, le plus souvent polaires (fréquemment bipolaires) (1).

Pendant longtemps on ne connaissait que deux spirilles vrais obtenus en culture pure, et faciles à cultiver : Spirillum rubrum V. Esmarch et Sp. concentricum Kitasato. Kutscher et Bonhoff ont beaucoup élargi nos connaissances sur les espèces de Spirilles, en cultivant un très grand nombre de formes spiralées de la fange, du fumier et des matières fécales du porc. Ces dernières espèces étaient en partie connues de E. O. Müller, Ehrenberg, et F. Cohn, mais elles n'avaient jamais été cultivées jusqu'à présent. Kutscher lui-même désigne une partie des formes spiralées, incurvées dans un plan, sous le nom de vibrions, malgré les bouquets de cils épais, terminaux, qu'il a pu colorer.

L'isolement des germes était obtenu par la culture sur des plaques d'agar neutralisée, non peptonée, après culture préalable d'après la méthode de diagnostic du choléra, donnant une pellicule superficielle renfermant des spirilles.

Les colonies supposées renfermer des spirilles étaient dissociées avec le fil de platine fin sous le microscope, et l'on observait au microscope à un faible grossissement si les microorganismes présentaient, émulsionnés dans une goutte de liquide, une mobilité active. Dans ce cas, il s'agissait probablement de spirilles (ou de vibrions) puisque les microorganismes du fumier sont presque tous immobiles. — Zettnow a employé un milieu particulier à l'agar spirilles. (Voir App. de technique.) Kutscher recommande l'agar-bouillon sans peptone, milieu avec lequel Vogt n'a pu obtenir aucun résultat — ce dernier auteur conseille l'emploi d'une décoction de pois pourrie pendant quelques jours (1 partie de pois pour 5 parties d'eau, cuite pendant 5 minutes, + 1 o/o de peptoné et 1 o/o de NaC + 1 à 2 o/o de carbonate d'ammonium).

---

(1) Zettnow a fait une étude soigneuse de la structure de ces organismes ; il a constaté une structure reticulée (en gâteau de miel) et des granulations incluses dans le corps des microbes. (Z. H., XXIV-72 et C. B. L., IV, 289.) (Voir page 13.)

Spirillum concentricum (1) Kitasato (C. B. III, 72).
(Tab. 62, V, VI).

Courtes spirilles plus ou moins contournées, de 1 à 8 μ de long sur 0,5 μ de large, très activement mobiles (2), se colorant par le Gram [62, VI]. Sur plaque de gélatine, colonies délicates, transparentes, finement ponctuées ; sur gélatine et agar en piqûre, culture fusiforme au-dessous de la partie supérieure, comme chez spirillum rubrum, mais jaunâtre. Sur plaque d'agar, colonies minces, délicates (très adhérentes d'après Kitasato), opaques et jaunâtres au centre, transparentes et finement granuleuses à la périphérie [62, V]. Le bouillon est modérément troublé. Le lait n'est point coagulé, ni dégagement de gaz, ni H_2S, ni indol. Isolé une fois par Kitasato de sang putréfié.

Spirillum rubrum (V. Esmarch). (C.B.I., 225.)
(Tab. 62 I, IV.)

Filaments élégants, plus ou moins allongés ou contournés en tire-bouchons, atteignant parfois jusqu'à 16 μ. En moyenne 1 à 3,2 μ de long sur 0, 6 à 0, 8 μ de large [62, IV] mobile par un bouquet de cils terminaux, réaction de Gram positive. Sur plaque de gélatine, colonies d'abord arrondies, à bord presque lisse, présentant ensuite, autour d'un centre gris jaunâtre, des anneaux concentriques. La zone périphérique est habituellement verdâtre ou rougeâtre [62, III]. La piqûre sur gélatine et sur agar pousse au-dessous de la surface, en forme de cylindre ou de fuseau, se colore d'abord en gris jaune, puis en rouge-rouille [62, I]. Sur agar en strie, culture superficielle très discrète [62, II]. Le bouillon est très légèrement troublé. La gélatine n'est pas liquéfiée. Ni gaz, ni H_2S. Traces d'indol. Isolé une fois par V. Esmarch d'une souris morte. Il était d'abord surtout anaérobie, puis, par les repiquages, il est devenu maintenant parfois aussi aérobie.

Citons aussi le **Spirillum nigrum** Rist.

Spirillum Rugula (Cohn). L. et N.

Nous pourrions ajouter ici les remarques faites p. 487 d'après les recherches de Bonhoff : c'est un véritable spirillum, en forme d'épais filaments de 8 à 6 μ de long sur 1,5 à 2 μ de large avec

---

(1) Kitasato a donné le nom, d'après l'aspect très caractéristique, en cocarde des cultures sur plaques de gélatine, — nos plaques ne présentaient point cet aspect.

(2) Nos cultures ne présentaient point, malgré la plus grande attention, la mobilité signalée par Kitasato. Entre temps, elles sont mortes. Nous n'avons pas essayé de coloration des cils ; Löffler décrit un bouquet de cils terminaux.

un bouquet de cils terminaux. Bonhoff n'a pu établir avec certitude l'essence des « spores » de Prazmowski. Zettnow est persuadé qu'il s'agit d'une erreur de la part de Prazmowski. Les cultures sur gélatine en plaque ressemblent à celles de charbon. La gélatine n'est jamais liquéfiée (1).

Spirillum tenerrimum Lehm et Neum.

Spirillum I, Kutscher (Z H. XX, p. 47). — Description d'après Kutscher : Forme en *s* très fines et minces régulièrement avec 3 ou 4 anses. On n'a pas pu colorer de cils jusqu'à présent.

Les plaques de gélatine montrent des colonies caractéristiques. Centre compact, entourée d'une première zone mince, finement granuleuse, qui porte sur le bord une couronne de rayons anastomosés. En piqûre sur gélatine, il rappelle la culture de la septicémie des souris ; la liquéfaction se produit de même lentement à partir de la partie supérieure. Sur plaque d'agar, en gouttelettes. Trouble léger des milieux, sans pellicule.

Spirillum serpens (E. O. Müller).
Zettnow (C. B. X, 689).

Vibrio serpens E.O. Muller, rev. Cohn et Kutscher.

Spirilles très grandes, minces avec 3 ou 4 anses d'incurvation, rigide (la longueur de 2 anses est de 5 à 6 μ.), avec un bouquet terminal de 14 cils environ. La culture sur plaque de gélatine présente macroscopiquement des petites étoiles qui au microscope rappellent les colonies du charbon symptomatique, mais les rayons de la zone périphérique sont disposés d'une façon plus radiaire et moins enchevêtrée. Les colonies s'enfoncent lentement ; dans la culture en piqûre on observe parfois la formation d'une bulle de gaz. Sur pomme de terre et agar, rappelle le coli. Les milieux liquides sont fortement troublés, parfois surmontés d'une légère pellicule ; réaction de l'indol intense.— Notre figure [62, VII], à 1000/1 copiée d'après Zettnow montre le microbe beaucoup plus grand que l'indique la description de Cohn ; nos propres recherches correspondent à notre figure.

Spirillum hachaizae Kowalski (C. B., XVL, 324).

Kowalski désigne sous ce nom un spirillum très délicat, fin, se présentant souvent en très grande quantité dans les selles des individus sains et des individus atteints de choléra. N'est-ce pas un spirochète ?

Bonhoff, dans une communication qui surprend un peu, fait de

______

(1) Le Vibrion III de Kutscher, épais, porteur de bouquets de cils, paraît avoir dans ses cultures une certaine analogie.

ces spirilles fines la forme dégénérée (forme vieillie), d'un court microbe, qui pousse sur gélatine comme le coli, il offre aussi dans ses cultures jeunes à 1000/1 l'image du Bact. coli. Les bâtonnets ont 2 cils à l'une de leurs extrémités, ils ne poussent pas sur pomme de terre, donnent la réaction de l'indol, ne coagulent pas le lait et ne produisent pas de gaz aux dépens du sucre.

Spirillum tenue (Ehrenberg), rev. Cohn et Kutscher.

Filaments minces (0,8 μ.) fortement ondulés, à 2 à 5 anses (4 à 15 μ), avec un bouquet terminal de cils très fins. La plaque de gélatine montre des colonies profondes jaunâtres, rondes, finement granuleuses, à bord net, et des colonies superficielles analogues, mais plus élargies, en gazon mince. La piqûre sur gélatine présente une traînée délicate dans la piqûre, et un dépôt abondant, jaunâtre à la partie supérieure ; présence d'une bulle, liquéfaction lente. Ne pousse pas sur pomme de terre. Les milieux liquides sont rapidement troublés, et surmontés d'une pellicule épaisse.

Ainsi que le remarque Kutscher, la description de 3 formes de Spir. tenue par Beijerinck (C. B., I) n'est pas suffisante pour en permettre l'identification. — Bonhoff a trouvé une forme — possédant seulement 2 cils de chaque côté. — s'écartant un peu de la description de Kutscher.

Spirillum undula (Ehrenberg), rev. Cohn et Kutscher.
(Tab. 62. IX.)

Très gros filaments, présentant habituellement 1/2 à 1, plus rarement 1 1/2 à 3 tours de spire. Hauteur et diamètre de chaque tour de spire : 4 à 5 μ.

Après une longue culture, il n'y a parfois que des formes presque droites. Bouquet terminal de 3 à 15 cils. Sur la plaque de gélatine, développement lent seulement dans la profondeur de colonies finement granuleuses, à bord uni, au-dessous desquelles la gélatine se déprime un peu. Dans la piqûre, culture seulement dans les 2/3 supérieurs du canal de piqûre, partie supérieure mince, blanchâtre, un peu découpée, se déprimant lentement au bout de 10 jours en forme de trou. Pousse sur pomme de terre ; milieux liquides troublés uniformément sans pellicule.

Zettnow et Kutscher ont encore décrit tout récemment, à côté de cette espèce, **Spir. undula minus**, un **Spir. undula majus**, qui est environ 1/3 plus grand, et pousse bien sur bouillon-gélatine et sur agar.

Spirillum volutans (Ehrenberg), rev. Cohn et Kutscher.

Ce n'est pas seulement le plus grand spirillum, mais encore l'une des plus grandes espèces bactériennes. Filaments de 2 à 3 μ d'épaisseur, contournés en spirale. Hauteur d'un tour de spire : 6.6 μ, longueur 1,3, 2 μ ; habituellement 2 1/2 à 3 1/2 tours de spire par individu [62, VII]. Dans les cultures les formes sont plus petites, et analogues au Spir. rubrum. Il possède d'après Cohn un long cil à une extrémité et d'après A. Fischer et Koisscher un bouquet terminal de 3 à 8 cils longs, qui fréquemment sont enchevêtrés en une touffe. Les plaques de gélatine ressemblent au début à celles du coli. Le gélatine se déprime plus tard un peu, les parties latérales des colonies se désagrègent ; plaque d'agar comme chez le coli. Sur agar-spirille, nous avons obtenu récemment autour de la piqûre une zone trouble, large, qui se rétrécissait en coin pointu vers le haut et vers le bas. Culture faible sur gélatine en piqûre ; partie supérieure blanc porcelaine, fortement découpée, s'enfonçant en 10 heures en forme de trou. Culture sèche sur pomme de terre.

Les milieux liquides sont troublés uniformément sans ou avec légère pellicule. — Voyez **Spir. colossus** Erera. (C. B. L.9.608.)

Spirillum stomachi (Salomon) L. et N.

Salomon a décrit un beau et très intéressant spirillum, qu'on n'a pas encore pu cultiver jusqu'à présent (C. B.,XIX),il ne manque jamais dans l'estomac du chien ; on l'a trouvé aussi chez le chat et le rat, et il se laisse facilement transporter sur la souris par ingestion. Il se tient notamment dans les glandes de l'estomac.

Spirillum giganteum Migula et **Spir. Balbiani** sont décrits et critiqués par Swellengrebel (0,46 et 49).

APPENDICE I

ACTINOMYCÈTES

Voir page 146 la délimitation de ce groupe et ses genres.

Nous avons cité chemin faisant les formes ramifiées, bifurquées, etc., qui se présentent dans d'autres formes considérées jusqu'à présent comme des bactéries vraies, ainsi, par exemple, des formes ramifiées de B. pyocyanecum, B. influenzae, B. tetani, B. radicicola, Vibrions. Ces observations empêchent de voir dans la ramification un signe de différenciation absolue entre les Actinomycètes et les Schizomycètes.Mais il y a des difficultés analogues dans la définition des familles de plantes plus élevées,—d'innombrables genres, des genres isolés, pourraient avec autant de raison être comptés au nombre de telle ou telle autre famille. Des recherches futures pourront faire comprendre autrement que nous ne comprenons aujourd'hui la valeur de la ramification, mais ce qui restera, en tout cas, c'est que les Actinomycètes actuels, que nous avons réunis en raison de la ramification, forment une famille très naturelle, quand bien même le diagnostic de famille serait transformé dans ses caractères essentiels.

Ce qui milite en faveur de la fusion du groupe dipthérie, du groupe tuberculose et du groupe actinomycose, c'est que la délimitation entre les genres Corynebacterium, Mycobacterium, et Actinomyces devient tous les jours plus difficile. Il est certain que le genre Corynebacterium se rapproche davantage des bactéries que ne le fait le genre Actinomyces. On pourrait en faire une famille intermédiaire et nous n'aurions rien à y contredire, mais nous n'y voyons pas non plus de nécessité.

I. — *Corynebacterium* (1) Lehmann et Neumann.

Cultures possédant tout à fait le caractère des cultures bactériennes vraies, plates, et peu denses sur les milieux.

Organisme se colorant bien par les moyens de coloration bactériens, mais non acido-résistants. Microscopiquement : Bâtonnets qui sont très fréquemment renflés en massue aux extrémités, ou bien effilés en pointe, paraissant plus ou moins manifestement constitués par des disques se colorant différemment, et présentant dans certaines cultures une tendance à la ramification vraie, indubitable ou à la formation filamenteuse.

Clé pour la détermination des espèces les plus importantes du genre Corynebacterium.

I. Aérobies ou facultativement anaérobies.

1. Cultures sur plaques : sur gélatine, semblables au coli ou

---

(1) Les indications de Spirig, qui a observé dans les cultures de diphtérie un mycélium aérien comme chez les moisissures, avec des conidies se développant par fragmentation, n'ont pas encore été confirmées, mais elles ne semblent nullement incroyables.

à l'éberth, c'est-à-dire rondes, avec à 1/60 un dessin de lignes manifestement saillantes ; sur agar et sérum agar, tout à fait comme le coli. Culture sur pomme de terre d'abord jaune, puis brun rouge, ne prend pas le Gram. Agent de la morve.

Corynebact. mallei L. et N., p. 522.

2. Cultures sur plaque, sur agar et sérum agar avec état granuleux très caractéristique (comme volée en éclats.) Culture sur la pomme de terre très minime blanche. Incolore ou jaunâtre. Gram positif.

a) Culture très luxuriante sur les milieux, même sur pomme de terre ; gélatine se colorant peu à peu en brunâtre. Culture souvent jaunâtre, parfois brunâtre. Non pathogène pour les animaux. Le plus souvent peu d'acide dans le bouillon. Habituellement, pas de corpuscules colorables de Neisser dans les bâtonnets.

Corynebact. pseudo-diphteriticum (Hofmann-Wellenhof) L. et N., p. 548.

b) Culture moyennement intense sur agar et particulièrement sur sérum-agar, mauvaise sur gélatine et pomme de terre. Production intense d'acide dans le bouillon. Habituellement des corpuscules de Neisser colorables dans les bâtonnets. Pathogène pour l'homme et les animaux.

Corynebact. diphteriæ (Lœffler) L. et N., p. 529.

c) Culture maigre sur les milieux, pas d'acide dans le bouillon, pas de corpuscules colorables de Neisser. Non pathogène.

Corynebact. xerosis (Neisser et Kuschbert)

L. et N., p. 549.

II. Anaérobies stricts. Gram négatif, gaz mal odorants.

1. Filaments, et formes ramifiées nettes: Agent fréquent de maladies des mammifères.

Corynebact necrophorum (Flügge) L. et N., p. 556.

2. Filaments rares. Croissance typique en bâtonnets longs, grêles, un peu incurvés, effilés en pointe aux extrémités, un peu renflés au centre.

Corynebact. fusiforme (Vincent) L. et N., p. 554.

Corynebacterium mallei Flügge L. et N.

[Tab. 63.]

Nom vulgaire. — Rotzbacillus ; Morve ; en latin Malleus ; en allemand Rotz, en anglais : Glanders. Bacillus Mallei Flügge.

Aspect microscopique. Bâtonnet délié (2 à 3 μ de long, 0,4 μ de large) parfois avec des grains clairs et brillants (corps métachromatiques) qui se laissent très bien mettre en évidence par la méthode de coloration des corpuscules de la diphtérie de Neisser [63, VI]. Jamais il n'y a de spores endogènes vraies. Pas de mobilité.

Dans les vieilles cultures, on voit souvent des renflements en massue, en vessie, qui en imposent pour des formes d'involution, et de longs filaments, qui présentent parfois des ramifications vraies en très grand nombre [63, XII] (Marx, Conradi). G. Meyer a vu également des ramifications typiques, des formations en massue et en champignons, chez l'animal.

Colorabilité. Un peu difficile avec les colorants ordinaires, ne prend pas le Gram. — La méthode de Nicolle se recommande pour la coloration des Bactéries dans les coupes. (Append de techn.)

Conditions de composition des milieux, d'oxygénation et de température. Pousse au mieux à la température de l'étuve (minimum 25°, maximum 40°). Préfère l'agar glycérinée à l'agar ordinaire, mais ce milieu n'est pas électif ; croissance bonne en aérobie, mauvaise ou nulle en anaérobie.

Gélatine en plaque.

a) Grandeur naturelle : colonies superficielles comme les colonies profondes, petites, blanchâtres, ponctiformes, ne grossissant pas beaucoup plus après un long séjour à l'étuve. Les colonies superficielles sont entourées d'une zone délicate transparente [63, V].

b) Grossissement de 6o diam. Colonies superficielles, irrégulières, arrondies, ondulées, festonnées, blanchâtres, brillantes, transparentes, avec des saillies ondulées, présentant un fort reflet ; les colonies plus âgées sont plus jaunâtres, surtout au centre, avec un dessin de stries et d'incisures. Très semblables aux colonies de B. typhi et putidum dans ses stades jeunes [63, VIII*e*]. Colonies profondes : Peu caractéristiques [63 VIII*i*].

Gélatine en piqûre. Peu caractéristique. Ressemble au coli [63, I].

Agar. Impossible à distinguer de B. coli, très peu caractéristique [63, II, IV]. Pendant toute une année L. et N.

ont pu cultiver une forme de Coryn. mallei, produisant des colonies brun rouille sur agar, apparues spontanément au laboratoire — un pendant aux diphtériques de couleur rouille, mentionnés page 533.

Culture en bouillon. Presque clair, dépôt homogène modéré, se répartissant régulièrement par l'agitation.

Culture sur lait. Coagulation lente.

Culture sur pomme de terre (1). Tout d'abord enduit jaune clair ou brunâtre, brillant humide, à peine ou très peu saillant, plus clair sur les parties latérales, assez mal limité [63, X]. Après un long séjour à l'étuve, devient jaune brun ou rouge brun ; bord uni et festonné, plus nettement délimité, mais souvent encore plus clair. La pomme de terre se colore [63, IX]. La culture a beaucoup de ressemblance avec celle du Vib. cholerae. Les cultures sur carotte montrent un enduit blanc ; elles ont été utilisées (en les protégeant contre la dessiccation) par Marx pour ses études sur la ramification.

Résistance contre le dessèchement. Faible. Meurt en 10 jours à 25° (Bonome). D'après Bonome, une température de 70° pendant 6 heures serait supportée sans altération (!) 70 à 75° tuent en 5 à 6 minutes, et 90 à 100° en 3 minutes. La lumière du soleil le tue en 1 jour.

Réactions chimiques. En dehors de la formation du pigment sur la pomme de terre, et d'une trace d'indol, on ne connaît dans le bouillon que la Malléine (Bactério-protéine). Pas de H_2S. Ne produit pas de gaz aux dépens des hydrates de carbone. La toxine que renferme la malléine (endotoxine) n'est altérée ni par le froid (0°) ni par la chaleur élevée (120° à l'autoclave) ; elle est très stable et se conserve très longtemps.

Habitat.

a) En dehors de l'organisme : jamais trouvé jusqu'ici.

b) Dans l'organisme sain : jamais démontré, non plus.

c) Chez l'homme malade . l'homme est assez sensible à la morve : presque toujours la contamination vient des

______

(1) Si la pomme de terre est acide, il faut la faire tremper pendant 1 heure dans une solution de bicarbonate de soude à 0,5 ou 0,7 0/0 (Kiesling).

chevaux ; environ 5o o/o meurent. On trouve les Bactéries dans le pus des ulcérations morveuses et dans les tubercules morveux. Sièges principaux d'infection : peau et muqueuses.

Les Bacilles de la morve pénètrent aussi à travers la peau normale le long des follicules pileux et se répandent dans les fentes lymphatiques. — La morve chronique se présente aussi chez l'homme, mais elle est très rare.

d) Chez les animaux : parmi nos animaux domestiques sont frappés : le cheval, l'âne, les chats (et les grands félins de nos jardins zoologiques), le chien, principalement dans sa jeunesse (d'après des expériences d'inoculation), le mouton et la chèvre, plus rarement le porc. -- Sont immunisés : le bœuf et les oiseaux. D'après Schnitz, il n'y a pas de morve pulmonaire primitive ; au contraire, les poumons sont atteints secondairement aux lésions morveuses de la peau et des muqueuses.

Les portes d'entrée primitives, la peau et la muqueuse nasale, sont souvent déjà guéries lorsque la morve pulmonaire commence. Les nodules gris transparents des poumons, qui ont une tendance à la calcification, sont causés d'après Nocard par l'infection morveuse. Schütz a trouvé dans ces lésions (toujours ?) un petit ver rond, dont il conteste toute relation avec la morve.

D'après les expériences de Hutyra sur les chevaux, les ânes, les cobayes, il semble que l'infection naturelle soit ordinairement d'origine digestive. Il observait d'abord une septicémie morveuse et ensuite une localisation pulmonaire. Le bacille morveux infectait la partie postérieure des fosses nasales, puis les poumons et les autres organes. Le coryza morveux et les lésions cutanées seraient secondaires aux lésions pulmonaires.

La morve aiguë est plus rare que la morve chronique chez le cheval. Cette dernière débute insidieusement et est difficile à dépister.'

Expériences sur le pouvoir pathogène (1).

a) Chez les animaux : pour les expériences, le cobaye se recommande en première ligne, puis le campagnol des champs (*Arvicola arvalis*) (Lœffler). A l'occasion on peut aussi utiliser le mulot et le rat d'eau (*Mus sylvaticus, amphibius* Schermaus) (Kitt). Le lapin est peu sensible. La souris blanche ou grise est immunisée (2) (Lœffler) ainsi que le rat. Les expériences sur les chats et les chiens ont plus d'inconvénients que d'avantages.

L'expérience la plus importante est toujours l'injection de 2 cmc. (non trop peu) d'une émulsion de culture pure ou de l'organe suspect broyé, dans la cavité péritonéale d'un cobaye mâle, sur la ligne médiane au-dessus de la vessie (Strauss, Arch. de path. exp., 1889). En 2 ou 3 jours, se montre un gonflement considérable, de la rougeur et de la sensibilité douloureuse de la vaginale, ce qui est un symptôme pathognomonique d'une inoculation de morve positive. Le gonflement est provoqué par le développement de nombreux tubercules morveux sur la tunique vaginale du testicule; ses deux feuillets sont séparés par un exsudat purulent; il y a aussi des tubercules morveux à l'intérieur du testicule. Les animaux succombent en 12 à 15 jours (3), parfois déjà, en 4 à 8 jours, l'abcès testiculaire peut s'être évacué auparavant au dehors. Pour avoir plus rapidement un diagnostic, on peut examiner le testicule malade déjà avant la mort de l'animal, au moyen de la culture sur pomme de terre, etc. L'inoculation sous-cutanée, n'est guère à recommander chez le cobaye (les abcès qui se forment tout d'abord exposent beaucoup l'expérimentateur par leur rupture); la mort survient, après que les testicules sont

---

(1) Les expériences ne peuvent être entreprises que dans un laboratoire bien aménagé, et avec beaucoup de précaution. Les bacilles morveux cultivés depuis longtemps perdent leur pouvoir pathogène.

(2) D'après Shatock, ils deviennent malades, mais plus tard, et meurent en 2 ou 3 semaines. Galli-Valerio a vu mourir une souris blanche en 10 jours, tandis qu'une souris « noire » et une souris grise restaient saines.

(3) Bulloch et Twort, dans un cas de morve humaine, ont obtenu l'orchite en 24 à 36 h. et la mort en 3 jours chez le cobaye.

devenus malades dans ce cas aussi, mais seulement au bout de 25 à 3o jours.

b) Chez l'homme : On n'a jamais fait intentionnellement d'expériences. Un certain nombre de cas de laboratoire mortels démontrent le grand danger des cultures pures de morve pour l'homme.

Immunité. — Selon Nicolle (A. P., 1907. 21,280), si l'on injecte simultanément sous la peau du cobaye et de la morve virulente et un sérum normal, on obtient l'immunité. Par injection intra-péritonéale, l'action est plus forte que lorsque les bacilles ont été seuls injectés. Il en est de même quand les bacilles sont injectés après le sérum, et surtout à grosses doses. A plus petite dose, pourtant, on obtient aussi parfois l'immunité. Marxer a obtenu une immunité durant au moins un an chez le cheval, par le procédé suivant : le bacille morveux dans le but de l'atténuer est cultivé dans une solution d'urée à 10 o/o. On le dessèche, on le pulvérise, et l'on en inocule 600 mgr. au cheval.

Méthodes spéciales de diagnostic et de culture. — Les cas de morve aigus chez le cheval ne sont en général pas difficiles à diagnostiquer d'après les symptômes cliniques. Le diagnostic est plus difficile, et souvent même très difficile dans les cas chroniques et subaigus, même après l'autopsie, et avec le secours des moyens de laboratoire.

A) Chez l'animal vivant, on peut recommander :

1) La malléine — protéine des bacilles morveux — en injection sous-cutanée. Tandis que les animaux sains restent apyrétiques ou réagissent seulement par une faible fièvre, les animaux morveux présentent, 6 à 8 heures après l'injection, une lente ascension de la température de 1,5 à 2 degrés (1), cette hyperthermie se maintient un court instant, puis la température retombe lentement. Au point d'injection se développe, quand l'animal est morveux, une

______

(1) L'élévation de la température est d'autant plus démonstrative que la température était déjà très élevée auparavant. Une élévation de température de 2° au-dessus de la température du début est assez sûrement démonstrative. Une élévation jusqu'à 1°1 implique l'absence de morve; et de 1,2 à 1,9, en fait naître le soupçon.

tumeur qui persiste plusieurs jours. Les animaux ne doivent pas avoir de fièvre avant l'injection ; ils doivent rester au repos, et dans des conditions favorables de nourriture. Chez les animaux cachectiques, les résultats sont incertains. La méthode ne donne pas en général de diagnostic absolu, car, tandis que la réaction fébrile se produit parfois chez les animaux sains, elle reste souvent faible chez les animaux malades. — Cependant la majorité des auteurs la recommande chaudement (1), par exemple, Babes, Schlegel. J. de Haan et Hoogkamer considèrent comme exempt de morve un cheval dont la température n'a pas dépassé 38,4 dans les deux jours qui suivent l'injection de malléine. La dose de malléine diluée à employer varie selon la taille du cheval de 1,25 à 3 cmc. C'est actuellement le meilleur procédé. Les injections répétées sont même susceptibles d'amener la guérison.

2) On recueille avec un tampon de coton un peu de mucus dans la fosse nasale suspecte, on en fait une émulsion dont on injecte 1 cmc. dans le péritoine d'un cobaye mâle (p. 526).

3) Extirpation d'un des ganglions paratrachéaux tuméfiés, et culture par frottis sur (étuve) :

a) Pomme de terre (coloration brune de la culture).

b) Agar glycérinée.

On fait avec ces cultures une préparation microscopique, et de nouveau une inoculation au cobaye.

4) On peut aussi recueillir le sérum sanguin, qui possède chez le cheval malade un pouvoir agglutinant beaucoup plus considérable (1 : 800 à 1 : 1600) que chez le cheval sain (1 : 200 ou 300). La culture de morve est tuée à 60°, puis émulsionnée dans l'eau salée. Le sérum du cheval suspect est dilué au 1/40, et mêlé avec l'émulsion. La réaction est faite au bout de 16 à 36 h. Il faut faire plusieurs dilutions : aux taux de 1 : 500 à 1 : 800, le diagnostic, probable, n'est cependant pas certain ; au-dessous de 1 : 300, il est négatif ; de 1 : 800 à 1 : 3200, il est positif.

(1) Les expériences du Pr Schütz rendent particulièrement sceptique : Sur 94 chevaux — 9 sur 61 chevaux sains présentèrent une réaction fébrile, et les 3 chevaux morveux restèrent apyrétiques.

On peut aussi employer la méthode de Bordet-Gengou. (Miessner et Trapp). L'antigène doit être une émulsion dans l'eau salée phéniquée ; les extraits alcooliques de bacilles ou d'organes sont inutilisables. L'agglutinine, pour Andrejew, est détruite à 60°, et aussi par filtration ou agitation avec des colloïdes (kaolin, caséine, sulfate de Baryum, acide silicique, charbon, etc.).

B) Chez l'homme malade : le mieux est d'inoculer le pus des ulcérations morveuses à un cobaye mâle.

C) Chez l'animal mort autopsié.

1. Cultures et inoculation au cobaye de nodules morveux frais broyés.

2. Coloration des coupes de nodules morveux (difficile). (Append. de Technique.)

Kutschera décrit un **pseudo-bacille de la morve** très intéressant (ZH., XXI, 158). Il pousse sur la gélatine comme le choléra, et richement sur la gélose, blanc et sec sur la pomme de terre. Microscopiquement, il se comporte absolument comme B. Mallei, mais il prend le Gram. Il produit en outre par la méthode de l'inoculation intrapéritonéale chez le cobaye mâle, tout comme B. mallei, un gonflement de testicule plus par infiltration nodulaire des enveloppes du testicule que du testicule lui-même. Les animaux meurent habituellement en 4 ou 5 jours, avec une péritonite, souvent hémorragique qui domine le tableau morbide. Il n'y a pas de tubercules dans les autres organes de l'abdomen, abstraction faite de l'épiploon, qui est enflammé et toujours recroquevillé. — Selter a décrit un autre **pseudo-bacille morveux** dans un abcès de la langue chez l'homme.

Morgenroth et Bassenge ont décrit un « **simili-bacille de la morve** » de la Chine ; il était très pathogène pour les chevaux, mais n'offrait aucune différence essentielle avec le vrai bacille morveux.

Martini décrit une variété qui, au contraire du vrai bacille morveux, alcalinise le petit lait tournesolé.

Corynebacterium diphteriae (LÖFFLER). L. et N.

(Tab. 64, 65, 66.)

Synonymie. — Bacillus diphteriae Lœffler.

Nom vulgaire. — Bacille de la diphtérie, Bacille de Lœffler ; « Lœffler ».

Aspect microscopique(1). — Bâtonnets grêles, un peu renflés à une ou deux extrémités, assez longs, souvent un peu incurvés. Parfois réunis par deux ; parfois formés courtes.

On peut distinguer les formes suivantes :

1. Bâtonnets cunéiformes de 1,5 à 2 μ de long, sur 0,.. de large [66, II et IV].

2. Bâtonnets longs et cylindriques (notamment sur agar et pomme de terre) [66, I], 3 à 4 μ de long, 0,4 à 0,5 μ de large.

3. Bâtonnets renflés en massue (notamment sur sérum). — Jusqu'à 6 à 8 μ de long. Massue de 1,0 μ de large [66, III].

4. Bâtonnets associés par deux en moustache, un peu incurvés et effilés. Cette forme est fréquente sur les amygdales [65, IX]. [Coupe et frottis, 65, VIII, IX.]

La disposition parallèle, comme les doigts de la main, ou bien en palissades, en V romain est caractéristique, mais elle se trouve aussi chez le pseudo-diphtérique.

On a observé récemment plusieurs fois la formation de filaments ramifiés dérivés de filaments non ramifiés, par exemple des filaments renflés en massue (Babès, Klein, C. Frankel). L. et N. ont également eu des cultures qui montraient en quantité prédominante des formes étonnamment ramifiées [66, XII]. Les autres figures [V, IX] du tab. 66 proviennent aussi de diphtérie vraie, les formes courtes notamment de cultures jeunes.

Concetti a obtenu d'un cas de laryngite humaine une culture rappelant d'une façon insolite l'Actinomyces, qu'il a transformée en culture diphtérique typique par la culture anaérobie.

Mobilité. — Fait toujours défaut.

Colorabilité. — Par toutes les couleurs d'aniline, notamment pour les jeunes cultures. Prend aussi le Gram·

---

(1) Zupnick (B. Kl. W., 1897, n° 50) indique que le B. diphtérique peut se subdiviser en 2 espèces — ce que Slawyk et Manicantide (Z. H., XXIX, 181) ne peuvent confirmer. Zupnik avait indiqué la mobilité pour une de ses 2 espèces. — Jusqu'à présent on n'a jamais vu avec certitude de B. diphtériques mobiles.

La fuchsine phéniquée et le violet de gentiane colorent très fortement, sans détailler la structure fine. La coloration par le bleu de méthylène de Lœffler à chaud suivie de la différenciation par l'eau montre la structure du bacille (— surtout chez les vieux exemplaires de culture sur sérum) — c'est-à-dire des disques fortement colorés alternant avec une substance faiblement colorée (striation zébrée) le bacille étant entouré d'une enveloppe délicate de substance faiblement colorée. Les Bactéries très jeunes se colorent uniformément en bleu.

Corpuscules métachromatiques.

Pour Max Neisser, le présence de corpuscules métachromatiques permet de distinguer le B. dipl. des espèces qui lui sont voisines. D'après cet auteur, on emploie des cultures faites à 35° (pas davantage) sur sérum de Lœffler, âgées de 9 à 20 heures (dans les cultures plus âgées, les granulations disparaissent en partie); on colore une préparation sèche pendant 1 à 3 secondes (Duckenthaler trouve qu'une durée de 10 à 15 secondes est meilleure) avec du bleu de méthylène acétique (appendice de technique), on lave à l'eau (l'eau ordinaire ne peut être employée que lorsqu'elle ne contient pas beaucoup de CO_2 libre) et l'on recolore pendant 3 à 5 secondes par une solution faible de Brun de Bismark (appendice de Techn.) (1). On obtient ainsi, dans la plupart des bacilles colorés en bleu, un corpuscule bleu à une extrémité, plus fréquemment aux deux extrémités [66, X-XI]. La nouvelle méthode de coloration de Neisser : bleu de méthylène, krystall violet, chrysoïdine, ainsi qu'une méthode de Ficker sont indiquées à l'appendice de technique. Des bacilles diphtériques virulents se présentent parfois, quoique rarement, sans corpuscules, de telle sorte que l'absence de corpuscules n'exclut pas encore absolument le diagnostic de B. diphérique, de plus, le B. pseudo-dipht. peut parfois présenter des corpuscules.

Piorkowski a obtenu également de bons résultats en partant

---

(1) On ne parvient ainsi le plus souvent qu'à obtenir une coloration brune très minime, et l'on doit employer des solutions plus fortes.

des cultures à 37° sur agar glycérinée. Il colore les corpuscules pendant 1/2 à une minute dans le bleu de méthylène alcalin en chauffant légèrement et il décolore ensuite pendant 5 secondes par l'alcool chlorhydrique à 3 %, lave à l'eau, et recolore pendant 5 minutes par une solution aqueuse d'éosine à 1 %. On monte à l'eau. — Van de Rovaart colore au bleu de méthylène alcalin et recolore pendant 1 à 1 minute 1/2 avec la vésuvine.

Besoin d'oxygène. — Croissance optima en aérobie; diminuée en anaérobie.

Conditions de température. Réaction et composition du milieu de culture. — Culture bonne et riche seulement à la température de l'étuve. Optimum entre 33 et 37°. Températures extrêmes 18 à 20, et 40°. Agar glycérinée mieux que l'agar ordinaire, favorise la croissance, mais bien meilleurs encore sont le sérum ou les milieux au liquide d'ascite. Le milieu de choix est le milieu bouillon sucré — sérum sanguin de Lœffler (sérum de Lœffler). Les milieux de Tochtermann et de Deycke sont aussi très recommandables (App. de Technique).

L. et N. ont eu toujours des résultats supérieurs avec l'agar-ascite glycérinée, — mais il faut s'habituer d'abord à l'aspect relativement luxuriant des cultures.

Culture sur gélatine en piqûre. — Croissance faible dans le canal de piqûre. Partie supérieure blanc jaunâtre, un peu saillante, à bord lisse, ondulé, parfois festonné. Brillant-mat. — La culture sur gélatine à 22 ou 24° est absolument peu caractéristique (pas de liquéfaction) et si maigre que personne jamais ne fait de culture sur ce milieu [64, VI].

Plaque d'agar glycérinée. *a)* Grandeur naturelle : colonies rondes ou arrondies, blanches ou jaune sale, à bord lisse, plus ou moins saillantes, humides, brillantes, ou brillant-mat; certaines races sont plus luxuriantes [64, VII, a], d'autres le sont moins [64, VII, b].

b) Grossissement de 60 diamètres : déjà, au bout de 24 heures à 37° les colonies ont acquis leur forme caractéristique. Ce sont des colonies petites, arrondies, ordinairement très transparentes, de coloration gris jaune ou brunâtre, désagrégées ou déchiquetées sur le bord, presque toujours fortement granuleuses. Certaines d'entre elles paraissent sur le bord comme effilochées. Selon leur origine, elles sont minces ou épaisses, claires ou foncées, à gros ou à petits grains [65, Ia-i]. En deux jours, les colonies sont plus épaisses, et un peu irrégulières à la périphérie ; à un grossissement un peu plus fort, on voit manifestement des bâtonnets isolés dépasser le bord de la colonie. Le centre est opaque et brun jaunâtre [65, II a et b]. Dans les cultures encore plus âgées, on voit des taches encore plus foncées, et irrégulières, les colonies deviennent encore plus grumeleuses, le bord plus déchiqueté, le centre plus opaque [65, III]. Mais on voit aussi, particulièrement sur de meilleurs milieux (agar ascite glycérinée et sérum de Loeffler) des colonies qui sont dès le début plus épaisses, et par conséquent plus opaques et purement granuleuses.

Au bout d'un temps très long, de telles colonies luxuriantes ressemblent à des colonies de cocci ou de sarcines. Toutes les autres formes représentées sur le tab. 65 peuvent d'ailleurs se présenter, bien qu'elles aient trait à des espèces voisines non pathogènes du B. diphtérique.

Agar glycérinée en strie. — Il y aurait à dire la même chose que pour les plaques d'agar. Il y a aussi des formes luxuriantes et des formes délicates [64, I et II]. Les cultures sont si luxuriantes parfois, notamment sur agar ascite glycérinée, qu'elles rappellent les cultures de coli ou de microcoques. Dans certains cas l'agar se colore en brun au bout de 2 à 6 semaines. Winslow a obtenu des races jaunes, rouges, brunes et noires. L. et N. une race orange.

Agar-sang, en strie. Culture très bonne ; sur **œuf de poule** cru, culture riche ; culture relativement luxuriante sur blanc d'œuf cuit.

Culture sur sérum de Lœffler. — Sur le sérum coagulé de veau ou de mouton (ou sur le sérum de bœuf légèrement alcalinisé), auquel on ajoute les 2/3 de son volume(1) du bouillon de veau neutralisé (additionné de 1 o/o de peptone, de 1 o/o de glucose et de 1/2 o/o de sel marin), la

(1) Escherich recommande d'ajouter seulement 1/4 ou 1/5 de volume pour obtenir plus sûrement la coagulation du sérum par le chauffage.

culture est particulièrement bonne d'après Lœffler. Nous avons trouvé que ce milieu, qui est encore aujourd'hui le plus employé, est aussi bon que l'agar ascite glycérinée.

Culture en bouillon. — Trouble en 24 heures; dépose soit sous forme de masses fines, en grains de poussière sur les parois et au fond du vase, soit sous forme de flocons fins qui tombent au fond et s'élèvent en tourbillon par l'agitation; cette dernière forme serait la plus fréquente d'après la plupart des auteurs, quoique Escherich ne l'ait que rarement trouvée à Gratz.

Les deux types sont reliés par des intermédiaires. Les jeunes cultures donnent une pellicule délicate, les vieilles cultures une pellicule épaisse. Le bouillon alcalin devient d'abord acide, puis de nouveau alcalin; cette dernière réaction est favorisée par l'aération de la culture. (Voyez réactions chimiques.) Sur le bouillon conservé depuis longtemps le bacille pousse mal, la cuisson du bouillon améliore de nouveau sa valeur nutritive (Escherich).

Culture sur lait. — Multiplication active des bacilles sans coagulation du lait. Durée de vie très longue. Réaction amphotère. D'après Schottelius le lait cru est tout particulièrement approprié pour cela, le lait cuit est bien plus défavorable.

Culture sur pomme de terre. — Sur pomme de terre acide, culture maigre ou nulle; sur pomme de terre alcaline, croissance très discrète en 8 à 15 jours. La culture apparaît comme un voile délicat; brillant, nettement délimité, qui se laisse parfois détacher avec le fil. de platine. Une culture plus riche se produit parfois — quoique rarement — avec la diphtérie vraie [64, IX], voyez aussi [64, X].

Milieux spéciaux. — Sur urine dépourvue d'albumine (Guinochet), stérilisée et légèrement alcalinisée, le B. D. pousse lentement — Schloffer recommande l'urine-agar. Bouillon de viande peptoné contenant 2 o/o d'agar mélangé avec de l'urine fraîche et stérile. — D'après Gamaleïa un mélange dans 1000 d'eau, de 40 de glycérine, 5 d'extrait de viande, 5 de sel est aussi un bon milieu.

Formation de spores. — Fait défaut.

Durée de vie.

a) Dans le corps. Trouvé pendant des mois et des années dans la gorge de beaucoup de convalescents de diphtérie (Lœffler, Abel). Elle est variable suivant les individus et les épidémies ; la persistance semble moins longue pour les hospitalisés que pour les malades de ville. La virulence du germe persistant ne semble pas atténuée ; mais il peut aussi persister des races avirulentes.

b) Dans les cultures : conservées au frais et à l'ombre, pendant 6 mois à 1 an 1/2. Dans l'étuve, mort en 1 à 3 mois par dessèchement du milieu. Dans des tubes bien fermés, la durée de la vie se prolonge aussi à l'étuve pendant 1 an et plus dans le bouillon.

c) Dans l'eau et les aliments. Voyez Montefusco (C. B., XXX, 322).

Résistance contre.

a) La dessiccation : très élevée. Des cultures pures imprégnant un fil de soie se conservent capables de vivre pendant 3 à 4 semaines dans la chambre et dans des conditions favorables pendant des mois. Dans les fausses membranes desséchées, vivent pendant 3 mois. Même lorsque les membranes tombent en poussière par la dessiccation, le microbe est encore revivifiable et infectant (Germano).

b) La chaleur humide : meurt rapidement à 60°, et en quelques heures à 50°.

c) Froid : beaucoup d'éléments bactériens supportent, desséchés, le froid de l'hiver allemand pendant 2 mois 1/2 sans perdre leur virulence (Abel) ; d'après Kasansky, des cultures ont survécu pendant des mois au cours de l'hiver russe.

d) La lumière : des germes en suspension dans l'eau sont anéantis en quelques heures (2 à 8 h.) par la lumière directe du soleil, les cultures sur agar et particulièrement en bouillon supportent bien pendant 6 heures la lumière du soleil.

Réactions chimiques.

a) Formation de gaz et d'acides aux dépens des hydrates de carbone : il se forme de l'acide facile à déceler déjà aux dépens de la glucose, même en petite quantité, comme il s'en trouve dans tout bouillon ordinaire, — de même aux dépens de la glycérine.

L'augmentation de l'acidité de cultures typiques de B.D. dans 5 cmc. de bouillon non spécialement sucré correspond en 20 heures à 37°, à 1,2 à 1, 5 cmc. de lessive de soude normale à 1/40 après ; 40 heures, à 2,5 à 3,0 cmc. (Phénolphthaléine comme indicateur.)

Sur bouillon sucré à 1 o/o nous avons trouvé une acidification double, c'est-à-dire 2,6 à 3,8 cmc. en 20 h.. et environ 6,0 cmc. en 40 heures. — Kurth comme Spronck propose d'ajouter toujours 0,2 o/o de glucose au bouillon quand on veut déterminer le degré d'acidification parce qu'il a eu plusieurs fois du bouillon, dont la teneur en sucre était trop petite. Alcalinité dans le bouillon non sucré.

b et *c*) Formation d'H²S faible ;

Indol toujours présent.

d) Dans les vieilles cultures, on trouve toujours un peu de nitrites, de telle sorte que la réaction du Rothcholéra réussit par l'addition seule d'acide sulfurique (Palmirski et Orlowski).

e) Production de pigment : rares races jaunes ou rouges (Zupnick, Frankel) comme pour la morve et la tuberculose.

f) Toxine. De vieilles cultures en bouillon filtrées sur porcelaine produisent des symptômes tout à fait analogues à ceux de l'inoculation du B. Diph. lui-même (1) (Roux et Yersin). On obtient des poisons particulièrement actifs, d'après V. Dungern, par l'addition de liquide d'ascite au bouillon. (C. B., XIX, 37). Il faut au contraire éviter l'ad-

---

(1) L'exsudat de fibrine seul manque au point d'inoculation. Très souvent : urines albumineuses, diarrhée, et battements du cœur irréguliers. Au cours ou après la disparition des phénomènes aigus, apparaissent des paralysies, notamment chez les animaux résistants : lapin, pigeon, chien, chat — plus rarement cobaye. Les plus caractéristiques sont les paralysies qui s'installent seulement après la guérison apparente des animaux de leurs symptômes aigus d'intoxication (paralysies post-diphtériques). Ainsi Dieudonné a vu chez le cobaye des paralysies des cordes vocales La sensibilité vis-à-vis du poison diphtérique augmente chez les animaux par le jeûne, la fatigue, etc.(Valagussa et Ranelletti).

dition de liquide d'ascite au bouillon (Spronck, A.P.,1895,
p. 758). Les cultures en bouillon ne contiennent pas de
poison, tant qu'elles sont encore acides ; l'apparition de
l'action toxique est parallèle à celle de la réaction alcaline,
le plus souvent (Hilbert), mais non toujours (Madsen),
Hadley et Gorham ont obtenu une grande quantité de
toxine sur le milieu suivant, dépourvu d'albumine :

Chlorure de sodium.....................	0,6 °/°
Chlorure de calcium...................	0,08
Sulfate de magnésie...................	0,32
Phosphate disodique	0,23
Lactate d'ammoniaque.................	0,75
Glycérine.............................	3,4
Glycocole.	0,1

D'après Roux et Martin, la présence de l'oxygène favorise
dans les cultures la formation de la toxine (bouillon étendu
sur une large surface).

D'après Hida, la meilleure parmi les peptones au point
de vue du rendement de la toxine est la deutéro-albumose ;
au contraire, et par ordre décroissant, l'hétéro-albumose,
la protalbumose et l'amphopeptone sont moins favorisantes.

Les substances toxiques sont précipitables par l'alcool, à
peine dialysables. Elles sont entraînées avec le précipité
de phosphate de chaux (par addition de chlorure de calcium au bouillon). Les températures supérieures à 60°
amoindrissent rapidement la toxicité; on peut obtenir la
toxine en poudre par l'action de l'alcool (précipitation), puis
dessiccation dans le vide. On trouve de la toxine non pas
seulement sur les milieux renfermant de l'albumine, mais
aussi sur les milieux qui n'en renferment pas : urine alcaline (Guinochet), milieu d'Uschinsky.

D'après H. Kossel, le poison diphtérique serait formé dans le
corps des microbes et ensuite sécrété. Salus prétend cependant
qu'il n'y a pas de multiplication du bacille, qu'on l'inocule par
voie sous-cutanée, intra-péritonéale (cobaye) ou intra-pleurale (lapin). On devrait donc en conclure qu'il renferme assez de poison
préformé pour tuer l'animal, s'il n'en sécrète pas. La multiplication ne se produit dans la fausse membrane que s'il existe une
prédisposition locale du tissu, et s'il y a préparation par imbi-

tion du tissu par la toxine. Le bacille diphtérique ne serait pas un parasite vrai, car il ne produit pas d'agressine. On peut obtenir la toxine par autolyse des bacilles. Ce ne serait pas une véritable toxine, mais un intermédiaire entre une ecto et une endo-toxine. Les corps bactériens renferment une grande quantité de toxine.

L'émulsion de substance cérébrale ou médullaire n'a pas d'action antitoxique à l'encontre du tétanos, contre la toxine diphtérique chez les animaux sensibles (Bornstein, Aronsohn).

Habitat. — *a*) En dehors de l'organisme : sur tous les objets qu'ont utilisés les malades diphtériques (objets de toilette, brosses, jouets, murs et parquets de la chambre). Dans les cheveux des gardes-malades.

L'air ne renferme jamais le B. D. vivant (Flügge) abstraction faite d'une souillure momentanée par la toux du malade.

b) Dans l'organisme sain : trouvé parfois dans la bouche, les fosses nasales et le sac conjonctival de l'homme sain, notamment chez les parents des malades. — Aaser a trouvé dans une épidémie de diphtérie dans une caserne le B. D. dans la gorge de 19 o/o des individus restés indemnes de maladie, Lippmann sur 1.700 personnes dans un hôpital, chez la moitié du personnel soignant.

c) Chez l'homme malade. On le trouve à la surface des membranes diphtériques (1) des malades récemment atteints; moins souvent et moins aisément dans les cas chroniques.

Bonhoff, sur 314 cas de diphtérie autopsiés à Eppendorf, aurait trouvé 13 fois le B. diphtérique dans le sang — soit 4,14 0/0. Il est à supposer que la septicémie existait dans ces cas également pendant la vie. Dans 17 cas, où le liquide céphalo-rachidien fut examiné, il y avait 9 fois du B. diphtérique, soit 52,9 0/0. Mais ils se trouvent toujours en très petite quantité. Dans un cas de

---

(1) Il y a ausssi une angine diphtérique sans fausses membranes.

D'un autre côté, il y a des cas non rares de diphtérie, cliniquement, qui, malgré le complexus symptomatologique local complètement typique ne montrent pas de B. D. (d'après Escherich 25 o/o à Gratz) ; toute une série d'autres microbes (par ex. les streptocoques), pouvant créer les symptômes de la diphtérie des muqueuses. La mortalité est minime dans ces cas. De même la « diphtérie » des plaies peut aussi être due aux streptocoques ou au B. coli.

diphtérie grave, on trouva dans les coupes d'une tache de purpura, des bâtonnets prenant le Gram, qui furent pris pour des
B. diphtériques. Frosh, Nowak disent l'avoir trouvé dans la
rate (1).

Pétruschky a cherché à « dégermer » les porteurs de bacilles en leur injectant une émulsion à 10 o/o de B. dipht.
tués, à la dose de o cm. 10, puis au bout de quelques jours
à o,5. Les Bacilles auraient disparu chez plusieurs mala--
des (2).

Localisation principale : gorge, nez, larynx, trachée,
plus rarement estomac, plaies cutanées ou musculaires,
vagin.

Dans ces derniers temps, on a aussi attribué au B. D.
la Rhinite fibrineuse et la Rhinite simple. Certains cas de
maladies chroniques des fosses nasales (E. Neisser et Kah-
nert) ; la conjonctivite croupale (formes graves et très
bénignes, certaines suppurations de l'oreille moyenne). Au
cours de la scarlatine, on trouve fréquemment le B. D.
dans la gorge (V. Schabad).

Presque constamment le streptocoque accompagne le
B. D. (Löffler), et joue un rôle synergique dans la pathogénie
des symptômes. Bernheim indique les points suivants au
sujet de la valeur de l'infection associée.

1. Les produits de sécrétion des streptocoques favorisent
la croissance du bacille diphtérique, et augmentent sa virulence. — La production de la toxine diphtérique est aussi
augmentée (Hilbert).

2. L'injection mixte à bacilles diphtériques et à streptocoques est plus dangereuse pour les animaux que l'infection
diphtérique pure.

Néanmoins le B. D. peut aussi à lui seul faire apparaître

(1) La question de la généralisation du B. diphtérique a déjà été soutenue, et n'est généralement pas admise en France. L'existence d'un
pseudo-diphtérique saprophyte de la peau, que nous avons souvent rencontré, d'une part, la notion des infections agoniques, d'autre part, ne
permettent pas d'admettre sans réserve les conclusions de Bonhoff.
[Note du Traducteur.]
(2) Il n'est pas fait mention de la possibilité d'accidents.
[Note du Traducteur.]

indubitablement tous les symptômes de la septicémie (Escherich).

d) Chez les animaux : on n'a jamais encore observé sûrement, d'après Löffler, la diphtérie chez aucun animal ; le cobaye pourtant sensible est immunisé contre l'ingestion, l'insufflation et l'application directe du bacille diphtérique. Des maladies spontanées se manifestent chez les chats (Broncho-pneumonie diphtérique) (E. Klein), chez le cheval d'après Cobbert. Klein dit aussi avoir vu la diphtérie spontanée chez une vache laitière, et même le passage du bacille dans le lait. L'angine du porc serait due, pour Brandt au B. diphtérique. Un Collie eut une angine à fausses membranes dans laquelle on trouva le B. diphtérique : une jeune fille qui le soignait eut d'ailleurs la diphtérie.

La diphtérie spontanée des poulets, des pigeons (1) et des veaux a toujours d'autres causes. (Voyez Löffler, Mitt, G. H, Ritter, H. R., 1896, 839.) Pourtant certains agents de la diphtérie animale paraissent pouvoir contaminer l'homme. Voyez l'observation célèbre de Gerhard (IIe Cong. f. innere Med.) et aussi Galli-Valerio (C. B., XXII, 500).

La question de l'identité de la diphtérie humaine et de la diphtérie des animaux (principalement oiseaux) a été reprise ces temps derniers en France, et soutenue par Ferré, Rappin, etc. Les rapports du dernier congrès de Pathologie comparée (Paris, 1912, Masson) dus à MM.F. Arloing et Rappin permettent de poser les conclusions suivantes :

1° Il semble indiscutable que différents animaux, chat, chien, truie, poule, peuvent contracter la diphtérie vraie à fausses membranes due au bacille de Klebs-Loeffler (Corynebacterium diphteriae) — et presque toujours par contagion humaine ; mais en retour ils peuvent contagionner l'homme. Cette variété de diphtérie animale est *l'exception.*

2° La « diphtérie » des animaux, — dans laquelle la véritable fausse membrane fibrineuse fait défaut (F. Arloing) et qui paraît surtout une lésion ulcéreuse ou pultacée, maladie spontanée des animaux (oiseaux surtout) est due à d'autres microbes que le B. diphtérique vrai, — en particulier au Bact. diphteriae colum-

____

(1) Gallez dit avoir obtenu en Belgique la preuve que, à côté de la « diphtérie des oiseaux », qui n'a rien à faire avec la diphtérie de l'homme, il y a encore une « morve des oiseaux », qui est causée par un B. diphtérique de Löffler atténué (H. R., 1896, 472).

barum Loeffler. Elle *peut exceptionnellement* être contagieuse
pour l'homme (pseudo-diphtérie).

(Addition du traducteur.)

Expérimentation sur le pouvoir pathogène. — *a*)
Chez l'animal : la virulence des cultures fraîchement isolées
est très variable : en général les cas graves de diphtérie
fournissent des cultures très virulentes, les cas bénins des
cultures peu virulentes, mais il y a des exceptions. On
observe souvent l'atténuation fortuite ou expérimentale des
cultures. Roux et Yersin pensent que les rares bacilles
diphtériques encore pourtant décelables dans la bouche des
convalescents sont très fortement atténuées en virulence.
Escherich ne le pense pas — et d'autres auteurs ont pu
cultiver des Bacilles virulents longtemps encore après la
disparition des symptômes cliniques de la maladie chez les
convalescents. Une bonne mesure de la virulence d'une culture est fournie par la toxicité du filtrat d'une culture d'un
âge déterminé (1). Escherich a proposé d'indiquer la virulence d'une race par la quantité de culture âgée de 24 heures, faiblement alcaline, exprimée en o/o du poids du corps,
quantité juste suffisante pour produire la mort du cobaye
par diphtérie aiguë, à la suite d'inoculation sous-cutanée.
Avec 3,5 cmc., c'est-à-dire 0,5 o/o du poids du corps,
Escherich n'a jamais obtenu de résultat négatif. Avec ses
bacilles les plus virulents, 0,1 à 0,3 cmc., c'est-à-dire 0,05 o/o
du poids du corps suffisaient. Aronsohn a cultivé des
B. D. encore plus virulents, dont 0,02 à 0,025 o/o de
bouillon filtré étaient déjà mortels.

Le cobaye est le meilleur animal pour les expériences
d'infection (2). 0,02 cmc. d'une culture virulente le tue
en 2 jours, 0,01 cmc. en 3 à 4 jours.

(1) Au sujet de disproportion entre la production de poison et le pouvoir infectant chez la même race, voyez De Martini (C. B., XXIV, 420).

(2) Pour rendre virulent un B. D. qui est de virulence douteuse ou
affaiblie, Trumpp l'injecte en même temps qu'une dose non mortelle de
toxine diphtérique. L'animal doit mourir, tandis que l'animal témoin
doit rester vivant, — par passage successif sur des animaux neufs la
virulence s'exalte de plus en plus, de telle sorte que les animaux inoculés
finissent par mourir sans adjonction de toxine diphtérique (C. B., XX,
721).

Le plus souvent on inocule 1/2 à 1 cmc. Au bout de 24 heures après l'inoculation sous-cutanée, l'animal présente les symptômes suivants : stupeur, anorexie, urines troubles, mufle froid, cyanosé. Respiration très rude. Le lieu, d'inoculation est infiltré ainsi que les régions voisines. Mort en 24 à 60 heures. Certains symptômes particuliers de la maladie, par exemple l'amaigrissement, peuvent faire complètement défaut.

Autopsie : au point d'inoculation magma blanchâtre, région avoisinante infiltrée d'œdème mou hémorragique. Les modifications les plus importantes dans les organes internes sont : hyperhémie des capsules surrénales, épanchement pleural, et parfois aussi péricardique, rate non modifiée. Souvent néphrite parenchymateuse et myocardite. — Segment supérieur de l'intestin congestionné. — Escherich a observé des cultures dont l'inoculation ne produisait jamais d'épanchement pleural. Le bacille, dans ces expériences, ne se multiplie qu'au point local d'inoculation ; ce n'est que très rarement qu'on peut le cultiver des organes internes.

Les cas chroniques ou subchroniques (la mort ne se produit parfois qu'après des mois) présentent les mêmes altérations des organes internes, mais à un très faible degré, ou même aucune altération; les modifications peuvent également faire complètement défaut au point d'inoculation, ou bien il se produit une nécrose de la peau et une ulcération. Les animaux sont toujours amaigris et considérablement réduits de poids. Escherich n'a jamais observé de paralysies post. diphtériques chez les animaux, d'autres auteurs en ont vu parfois.

Le lapin est beaucoup plus résistant que le cobaye contre l'inoculation sous-cutanée ; les souris et les rats sont presque immunisés. Au contraire les chats, les chiens et les vaches sont sensibles. Parmi les oiseaux sont sensibles les jeunes pigeons et les petits oiseaux (serins, pinsons, etc.); les poulets le sont moins et seulement dans le jeune âge.

La diphtérie de muqueuses, analogue à la dipthérie de l'homme, peut être reproduite en frictionnant avec du B. D. la muqueuse légèrement traumatisée (la muqueuse

saine est insensible) de la trachée et de la conjonctive du
lapin, du pharynx des singes, du pharynx et du larynx des
pigeons et des poulets. Le processus morbide, c'est-à-dire
la fausse membrane formée, reste local.

Les meilleurs résultats sont fournis par l'inoculation sur
la muqueuse vaginale du cobaye (Lœffler) : on écarte les
parois du vagin l'une de l'autre et l'on apporte sur la muqueuse toujours un peu lésée par le léger traumatisme,
gros comme une tête d'épingle de B. D; le jour suivant on
voit une forte rougeur accompagnée de congestion, et au
bout de 48 heures, une membrane mince, solidement adhérente. La mort ou la guérison peut être le résultat de cette
expérience.

Roger et Bayeux ont pu obtenir de belles fausses membranes diphtériques par l'injection de 1/4 à 1 goutte de
toxine diphtérique dans la trachée du lapin ; les cobayes
meurent trop rapidement sous l'action de la toxine.

b) Chez l'homme. Pas d'expériences.

Immunisation. — On peut immuniser les animaux
contre le B. D.

1. D'une façon active, en les traitant par du bacille
dipht. d'abord peu virulent, puis très virulent, ou par l'injection de petites quantités de toxine diphtérique normale,
ou atténuée par l'action de la chaleur, puis par de grandes
quantités.

On répète cette manipulation avec des doses croissantes.
Le sérum acquiert un très haut pouvoir antitoxique.

2. D'une façon passive par l'inoculation de sérum d'animal immunisé contre la diphtérie.

On a également pratiqué chez l'homme, avec de bons
résultats, l'inoculation prophylactique contre la diphtérie
avec du sérum immunisant. Nous n'avons pas à traiter ici
de l'inoculation thérapeutique de sérum antidiphtérique, —
suivie, d'après l'opinion presque générale, de très beaux
résultats.

Diagnostic spécial de Coryn. diphteriæ (1).

(1) Bruno a essayé aussi d'employer le **séro-diagnostic**. Le sérum
antidiphtérique est, il est vrai, agglutinant sur certaines races de B.

On fait avec le produit suspect (1) 3 frottis que l'on colore :

1. L'un avec le bleu de méthylène ou avec la fuchsine diluée en chauffant légèrement, — 2. L'autre, par le Gram qui montre souvent d'une façon très manifeste le B. D., tandis que les autres microbes associés sont en partie décolorés. — 3 le 3e par la coloration des corpuscules d'après la méthode de Neisser :

Si l'on obtient ainsi, des formes bacillaire longues, abondantes, bien colorées, disposés en croix d'une façon caractéristique, et renfermant des granulations, le diagnostic de diphtérie peut être admis comme très vraisemblable.

2. Pour assurer le diagnostic (2), on fait une culture en strie sur sérum de Lœffler ou sur agar-ascite, en passant le même fil de platine, sans le recharger, sur 5 ou 6 tubes successifs. Les cultures obtenues ont l'aspect typique du B. D., avec sa croissance moyennement intense, soit l'aspect des cultures maigres, xérosiformes, on l'aspect luxuriant des cultures pseudodiphtériques.

Rothe recommande la culture sur dextrose ou levulose, tournesolée (sérum) le pseudo-diphtérique ne fait pas fermenter, tandis que le vrai B. D. donne des colonies rouges.

On peut alors rechercher :

3. La coloration des granulations au bout de 13 à 20 heures, d'après la méthode de Neisser.

4. Le titrage de l'acidité en 20 ou 40 heures dans du bouillon

diphtérique, mais non sur toutes. On ne peut aussi séparer les B. dipht. des bacilles pseudo-diphtériques.

Lubowski chez Ehrlich a trouvé que le sérum antidiphtérique (obtenu par injection massive de Bactéries) agglutine à une solution de 1/160 c. certaines races et à 1/40 c. toutes les races de B. diphtérique vrai, mais le sérum ordinaire agglutinait souvent aussi au 1/40. Les Bacilles pseudo-diphtériques ne sont pas agglutinés.

(1) On se sert des fragments qui restent attachés à un morceau de ouate enroulé au bout d'un bâton de verre, en râclant la gorge du malade.

(2) Scheller (C. B. O., XL, 1) dit que seul l'examen direct a de la valeur, quand il y a de nombreux bacilles diphtériques. Sur 1500 examens, il n'aurait jamais rencontré de bacilles pseudo-diphtériques; R.-O. Neumann trouve au contraire celui-ci constamment dans le nez.

non sucré (1). L'emploi de 0,7 au moins, habituellement de 1, 2, à 4,5 cmc. de lessive de soude normale au 1/40 milite en faveur de la diphtérie. Il est bon de pratiquer un examen parallèle avec un bacille diphtérique vrai, pour voir si une modification de la production d'acide n'est pas imputable au bouillon lui-même.

5. Et même, une inoculation à l'animal. Injection de 1 cmc. de culture en bouillon âgée de 24 heures. Mort environ en 48 heures, et les symptômes caractéristiques permettent d'établir avec certitude le diagnostic de diphtérie. (V. page 542.) Si l'on a affaire à une race atténuée de virulence, on n'observe que des symptômes locaux, limités, ou la mort lente dans le marasme. (V. pp. 542 et 536.)

6. L'épreuve de l'action protectrice contre l'infection par l'antitoxine est réservée aux cas plus difficiles ou plus importants.

D'après ce schéma, on peut facilement diagnostiquer un B. D. typique.

Mais on trouve dans la bouche de malades atteints de diphtérie avérée à côté de B. D. tout à fait typiques des variations diverses de ce bacille !

1. B. D. avirulent, qui sont typiques dans toutes leurs autres propriétés morphologiques et biologiques, Kurth a trouvé 3 races avirulentes sur 39 typiques.

2. B. D. virulents, typiques dans tous leurs caractères, mais ne présentent pas la coloration des corpuscules polaires. (Neisser a trouvé 3 échantillons sans corpuscules sur 39 typiques.) Nous avons trouvé une race qui n'avait que de très rares corpuscules. — Ce groupe conduit aux suivants :

3. B. D. virulents typiques par tous leurs caractères, mais

---

(1) Zinsser confirme l'action sur les sucres : le B. diphtérique attaque la dextrine, mais non la saccharose ; le B. de la xérose attaque la saccharose, mais non la dextrine ; le pseudo-diphtérique laisse intacts tous les sucres. Par contre, la réaction du milieu est discutée par Lubenau : le B. diphtérique en bouillon non sucré donne une forte réaction alcaline, le pseudo-diphtérique une très faible alcalinité. Mais le B. diphtérique donne une réaction *acide* forte en présence de glucose et de dextrine, moyenne en présence de maltose et de lévulose, faible avec la lactose et la saccharose. Les pseudo-diphtériques *peuvent*, dans certaines circonstances, donner plus d'acide avec les 2 derniers sucres (lactose et saccharose). L'acidité augmente en présence de glycérine.

ne produisant pas d'acide. Nous avons trouvé 1 race sur 4 examinées à ce point de vue.

4. B. D. virulents, typiques en tout, mais avec une très faible tendance à la formation de formes longues.

5. B. D. virulents, typiques en tout, avec une culture tellement luxuriante sur agar glycérinée et sur pomme de terre qu'il est impossible, microscopiquement, de la différencier d'avec Corynebacterium pseudo-diphteriticum.

En d'autres termes, nous admettons la diphtérie vraie quand il s'agit d'un bacille coloré, strié, présentant un pouvoir pathogène caractéristique, manifeste, sans trop nous attarder à savoir si l'un de ces caractères : longueur, corpuscules métachromatiques, acidité des cultures, aspect des cultures, ne correspond pas exactement au schéma de B. D. Et même lorsque nous trouvons simultanément plusieurs de ces caractères différents du schéma classique, un microbe dont le pouvoir pathogène est typique reste pour nous un Corynebacterium diphteriae, — car, en définitive, c'est la médecine qui a établi cette espèce ; et son pouvoir pathogène nous paraît actuellement si caractéristique que nous fondons sur elle seule un diagnostic différentiel.

Il est beaucoup plus difficile de se prononcer selon nous sur l'identité du B. diphtérique vrai, quand le pouvoir pathogène fait défaut. Si tous les autres caractères biologiques et morphologiques qui caractérisent le B. D. vrai sont réunis, et que seul le pouvoir pathogène fasse défaut, on peut encore se décider à coup sûr : il s'agit d'un bacille D. vrai avirulent.

La chose est beaucoup plus incertaine quand, avec la virulence, d'autres caractères font défaut, par exemple l'acidification : l'identité du bacille est douteuse, et elle est d'autant plus douteuse que plus de caractères manquent simultanément : plus le microbe se rapproche des bactéries que l'on désigne d'ordinaire aujourd'hui sous le nom de pseudo-diphtériques. Nous réservons le chapitre suivant à ces bactéries.

Les bacilles pseudo-diphtériques des auteurs.

On a trouvé en grand nombre des pseudo-diphtériques, microorganismes non virulents, dans la bouche d'individus sains ou atteints d'angine dyphtéroïde, dans le sac conjonctival des yeux normaux ou malades, etc. (1).

Jusqu'à présent on n'a pas apporté une preuve certaine que ces microbes, qui s'écartent beaucoup du B. D. dans leurs formes extrêmes, se rattachent génétiquement à lui, et il n'y a aucune raison qui force à comprendre ces formes simplement comme les B. D. (au sens large) typiques. Mais, d'un autre côté aussi, il n'est pas possible de les grouper sans artifice dans une espèce nettement délimitée, placée à côté de B. D. (De Simoni), comme cela est possible avec les coliformes et les vibrions de l'eau. Actuellement, on désigne les formes non virulentes poussant rapidement, en cultures luxuriantes et riches, sous le nom de Corynebacterium pseudo-diphtericum (Hoffmann Wellenhoff) Lehm et Neum, et les formes poussant chichement en cultures maigres sous le nom de Corynebacterium Xerosis (Neisser) Lehm et Neum ; les autres formes avirulentes (2) rentrent tant bien que mal dans le schéma. Gromakowsky reconnaît 3 espèces de B. pseudo-diphtériques. D'autres auteurs considèrent surtout comme pseudodiphtériques toutes les espèces non pathogènes s'écartant par quelques signes du B.D. vrai. Walther-Stein indique très clairement que ses races de B. pseudo-diphtériques, en repiquages successifs sur les milieux, poussent tantôt richement, tantôt chichement, tantôt grêles, tantôt trapus.

Behring s'est prononcé récemment pour l'unité d'espèce

(1) Schütz a trouvé dans les crachats des tuberculeux très fréquemment des Bacilles pseudo-diphtériques (Berl. Kl. Woch., 1898, n° 14). R. O. Neumann (B. R., XXXI, 688) a rencontré dans chaque cas de coryza, et aussi dans les fosses nasales normales, des B. pseudo-diphtériques souvent très abondants, poussant tantôt richement, tantôt chichement, qui en grande partie produisent peu d'acide, et ne donnent qu'une coloration très imparfaite des corpuscules polaires. Non virulents.

(2) Ces formes ne sont pas toujours complètement avirulentes : C. Fränkel et d'autres ont vu souvent la mort, après cachexie, chez les animaux longtemps après l'injection de grosses doses de culture en bouillon.

de B. D. et des bactéries pseudo-diphtériques voisines, opinion qui est admise depuis longtemps en France, notamment par Roux. Cette manière de voir nous est aussi très sympathique et nous espérons qu'on en démontrera le bien fondé par les transformations de culture — mais ce n'est pas encore démontré.

Corynebacterium pseudo-diphteriticum (LOEFFER). L. et N.

(Tab. 64 et 66 en partie.)

Bacille pseudo-diphtérique de Loeffler. Découvert par Hofmann-Wellenhof en 1887. « Bacille d'Hoffmann. »

Sur sérum, bâtonnets courts, épais, présentant peu souvent des formes en massues, en disques ; tendance à la disposition parallèle ; sont avirulents pour le cobaye (Escherich). Sur glycérine agar, il ne pousse pas seulement sur la strie d'ensemencement, mais il s'étend et recouvre en 2 à 4 jours toute la surface de l'agar. Culture blanc de lait, ou gris jaune sale, humide. Bord un peu dentelé. [64, III.]

Les plaques d'agar glycérinée se présentent de même très luxu-riantes [65, VIII], à 60/1 elles montrent des colonies épaisses, granuleuses, sombres, avec un bord comme rongé, un centre opaque. Sur pomme de terre, culture assez bonne, blanche ; elle est sèche, saillante, bosselée, rappelant souvent le B. tuberculeux ou l'actinomycose [64, X]. D'après tous les auteurs la production d'acide (exprimé en cmc. de lessive de soude à 1/40 dans 5 cmc. de bouillon) est très faible, c'est-à-dire sur bouillon ordinaire, 0.3 à 0,7 après 20 heures, 1,2 après 40 heures ; et sur bouillon sucré 0,4 à 1,4 après 20 h. et 1,3 jusqu'à 2,2 après 40 heures ; elle peut manquer, déjà en 2 à 4 jours l'alcalinité augmente d'une façon importante.

Nous avons vu pourtant des races qui produisaient jusqu'à 3, 2 cmc. en 40 h. sur bouillon sucré.

Les vieux tubes d'agar présentent parfois une coloration brun rouge ou brun noir (1). — Ce phénomène est inconstant, on l'a retrouvé d'ailleurs, aussi maintenant chez B. D. vrai. Culture

---

(1) Un micro-organisme, envoyé par Honl, de Prague, présente une grande similitude, dans tous ses caractères (coloration segmentée, massues, ramifications, cultures très riches, réaction de Gram positive), mais il présente une coloration rougeâtre sur toutes les cultures, particulièrement intense (rose) dans la couche supérieure de la culture sur lait.

Nous avons isolé, à Wurzbourg, un bacille identique, du nez : il présente une coloration jaune brunâtre dans la culture très riche (64, V). Kaupmann Hirschbruch et Schwer, dans une conjonctivite du canard, ont trouvé avec un B. psd. une race donnant des cultures jaunes.

luxuriante sur gélatine déjà à 18°. Trouble du bouillon rapide, précipité plus dense et plus tardif que chez B. D.

V. Hoffmann a trouvé à Gratz ce microbe si fréquemment (26 fois chez 45 individus sains) dans la cavité buccale qu'il le regarde comme un saprophyte normal de la bouche. Les autres auteurs l'ont rencontré plus rarement.

Escherich, justement à Gratz, ne l'a jamais trouvé chez les individus sains, et il l'a trouvé 2 fois sur 100 angines diphtériques et 10 fois seulement dans 30 autres maladies de la gorge. Nous l'avons trouvé très souvent à Wurzbourg dans les yeux sains ou malades et dans le nez. Escherich a émis l'hypothèse que ce microbe ne serait qu'une forme ou un descendant de B.D., mais il n'a pu réussir par aucun moyen à le rendre virulent, même en l'associant dans les inoculations avec des streptocoques.

Hewlett et Knight auraient réussi, à l'Institut of preventive medicine de Londres, à transformer le microbe de Hoffmann-Wellenhof en un B.D. virulent par des passages par l'animal, et à transformer de même un B.D virulent, typique, en microbe de Hofmann-Wellenhof typique par un chauffage temporaire. Ce fait est important, mais demande confirmation.

Zupnick et E. Klein ont trouvé un bacille analogue chez les rats et les souris (C. B. O., XXXIV, 213). Citons aussi **Bac. pseudo-tuberculosis muris.** Kutscher (I. H. XVIII), **Corynebact. lymphae vaccinalis**, Lévy et Fickler (C.B. O., XXX, 470; C.B., XXVII, 641.) **Bacterium diphteroïdes**. E. Klein (C. B. XXVIII, 446) **Coryn. vaccinae** Galli-Valerio (C. B. O. XXXVI, 465), Coryn. de la pyélonéphrite du bœuf (Ernst).

Corynebacterium xerosis (NEISSER et KUSCHBERT) L. et N.

(Tab. 64 et 66 en partie.)

Xérose bacillus. Neisser et Kuschbert.

Habituellement, dans les cultures, formes courtes ; pourtant Heinersdorff par ex. figure des races qui ne s'écartent en rien du B. D.; nous avons vu aussi souvent de telles formes. D'après tous les auteurs, culture sèche, et plus pauvre que la diphtérie sur sérum de Loeffler, croissance plus lente sur agar glycérinée [64, IV] ; pas de culture sur pomme de terre. A 60/1, non différent des colonies peu développées de B. D. [64, VII]. Cultivé sur sérum de Lœffler à 35° pendant 9 à 24 heures, corpuscules de Neisser absents ou très rares (1). — Le bouillon reste toujours clair, le développement d'acide manque presque toujours (c'est-à-dire 0,6 en 20 h et 1,6 cmc. en 14 h. sur B. ordinaire, et 0,6

---

(1) Nous avons obtenu une coloration brune dans nos cultures sur agar ascite glycérinée, en 10 à 15 jours pour l'une, en plus longtemps (6 semaines) pour les 3 autres.

	ESPÈCE ET ORIGINE	Aspect microscopique sur agar glycérinée	POUVOIR PATHOGÈNE	Culture sur agar gly macroscop
1	**Corynebacter. diphteriae** d'une membrane de la gorge (Diphtérie typique)	Bâtonnets déliés, renflés en massue, aux deux extrémités. Ramification ; zébrures manifestes ; quelquefois microbes, plus courts. Diphtérie typique.	Les cobayes meurent en 24 heures après l'inoculation, sous-cutanée.	Blanc ja luxuri humi
2	**Corynebacter. diphteriae** d'une membrane de la gorge (Diphtérie atypique)	Plus abondant et plus épais. Les renflements sont plus irréguliers. Beaucoup de microbes courts, épais, cunéiformes ; zébrures. Ramifications.	Les cobayes meurent en 48 heures après l'inoculation, sous-cutanée.	Gris bl délic transp.
3	**Corynebacter. pseudodiphtéritic.** de l'œil	Mic. petits, épais, cunéiformes, souvent par deux. Parfois formes cocci ovalaires. Zébrures dans le milieu. Pas de ramifications.	Non pathogène	Gris bl délic transpa plus luxuri
4	**Corynebacter. pseudodiphtérit.** du nez	Bâtonnets plus longs. Renflement à une seule extrémité. Zébrures. Beaucoup aussi de formes courtes. Pas de ramifications.	Non pathogène	Jau luxur humi plus jaune b
5	**Corynebacter. xerosis** du nez	Bâtonnet presque sans exception, petit et effilé en pointe aux extrémités. Par deux. Plus rarement formes épaisses avec des renflements. Pas de ramifications.	Le cobaye ne meurt pas par l'inoculation intra-péritonéale de 5 cmc. de bouillon.	Gris blac délic transp.
6	**Corynebacter. xerosis** de l'œil	Formes régulièrement zébrées, grêles, renflées en massue. Très fréquemment aussi bâtonnets plus courts, cunéiformes. Pas de ramifications	Le cobaye présente une infiltration au point d'inoculation sous-cutanée, mais ne meurt pas.	Bl sèche un luxur que l précé

| sur plaque glycérinée icros- iquement | CULTURE EN BOUILLON | Coloration des granulations milieu au sérum | Production d'acide normale 1/40 | | | |
| | | | Dans 5 cmc. de bouillon ordinaire | | Dans 5 cmc. de bouillon sucré | |
			après 20 h.	après 40 h.	après 20 h.	après 40 h.
brunâtre, transpa-, aspect e écluté, déchique-	Trouble faible, dé-pôt sablonneux a-bondant.	Granulations iso-lées aux pôles. A-typique.	0,6	1,7	0,6	5,7 (1)
e n° 1 lus épais. e plaque parente.	Trouble intense, dépôt homogène, minime, facile à dissocier dans le liquide.	Nombreuses, régu-lièrement aux pôles, isolées aussi au milieu.	1,2	2,3	3,8	5,8
me n° 1	Presque clair, dé-pôt glaireux, faci-lement dissociable.	Granulations iso-lées.	0,5	1,2	0,5	1,3
me n° 2 heur for-t. granu-bord rap-les colo-de Suaines.	Clair, dépôt gra-nuleux, abondant, facilement disso-ciable.	Granulations très ir-régulièrement distribuées, ab-sence tout à fait rare.	0,9	0,5	2,5	3,2
e n° 1	Comme n° 2	Pas de granulations	0,6	1,0	0,5	0,7
me n° 2	Comme n° 3	Ici et là, une gra-nulation aux pôles, granulations isolées aussi dans le milieu du bâton-net.	1,0	1,0	1,3	2,1

Au début production d'acide extrêmement lente.

à 1,6 cmc. en 20 h. et 1. à 1,5 cmc. quelquefois jusqu'à 3,2 cmc.
sur B. sucré). Nous avons observé dans de très nombreuses races
isolées du nez et des yeux un certain parallélisme entre la faible
production d'acide et le peu d'intensité de la culture, mais parfois
nous avons vu les corpuscules de Neisser se colorant bien. D'après
tous les auteurs, le microbe n'est jamais pathogène et il semble
seulement être un associé et non la cause du processus de Xérose
de l'œil.

D'après Spronck la distinction avec le B. D. serait possible par
l'absence de l'action de l'antitoxine diphtérique vis-à-vis de Coryn.
Xérosis; mais la réaction de Spronck est mise en doute par la
plupart des auteurs, puisque personne n'a pu constater une action
pathogène du microbe de Neisser et Kuschebert, excepté Dernehl.
La toxine de la Xérose donne une inflammation de la conjonctive.

Kurth a trouvé dans 1/6 des cas de diphtérie vraie des formes
complètement avirulentes, qui seraient voisines de C. xerosis
(Bac. pseudo-diphtericus alcalifaciens Kurth) et aussi 3 races qui
produisaient autant d'acide que la diphtérie vraie (Bac. pseudo-
diphteriticus acidum faciens).

Gelpke a trouvé dans ses races (chez toutes?) une plus faible
quantité d'acide qu'avec le B. D dans le bouillon ordinaire, mais
une quantité beaucoup plus grande (1) dans le bouillon glucosé.

Gelpke (**Bact. septatum** Karlsruhe 1898) a récemment isolé
un microbe, agent d'une maladie spécifique inflammatoire des
yeux (Schwellings Katarrh), qui se caractérise principalement
par la coloration bleu rougeâtre et le gonflement des culs-de-sac
de la conjonctive, la formation d'un exsudat fibrineux, la grande
intensité de la douleur, et de la photophobie, avec des phénomènes généraux. Malgré son extrême ressemblance avec les formes
courtes du C Xerosis, Gelpke en fait une nouvelle espèce; qu'il
nomme **Bacterium septatum** Gelpke. Il n'y a rien dans la description détaillée de ce microbe qui force à le séparer du C. xérosis, à part son pouvoir pathogène, assez peu considérable constaté dans quelques cas par Gelpke.

Ce que nous avons dit dans les pages précédentes au
sujet des Bacilles pseudo-diphtériques démontre que parmi
les formes virulentes (« vraies ») du B. D., comme parmi les
formes non virulentes, il y a toute une série de formes extrêmement voisines les unes des autres, qui se distinguent par
la combinaison variable et changeante des divers caractères : intensité de la culture, longueur des bâtonnets, granu-

---

(1) L. et N. ont aussi trouvé assez souvent des grains bien colorés chez des races avirulentes, ne produisant pas d'acide, et poussant
sèches et pauvres sur les milieux.

lations, production d'acide, etc., et forment une suite insensible (1), dans laquelle se place aussi le B. D. vrai. C'est ce qui montre clairement notre petit tableau précédent. (Voir pp. 550 et 551.)

Les essais de distinction du B. D. et des B. pseudo-D. par l'épreuve de l'agglutination n'ont donné jusqu'ici que des résultats peu pratiques. Le bacille D. immobile, facilement aggloméré par amas, n'est guère approprié à une réaction de cette nature. (V. page 530.)

Nous pouvons mentionner ici :

Bacillus pseudo-tuberculosis ovis Preiss.

Les bâtonnets sont plus petits et plus fins que B. D., prennent bien le Gram. Poussant seulement à la température de l'étuve et toujours très chichement sur agar et sérum ; culture sèche ; il est souvent d'un très beau jaune orangé sur sérum de bœuf. — Isolé du rein d'un mouton, il produit chez le lapin et chez le cobaye, par injection intraveineuse, une pseudo-tuberculose (A. P., 1894).

Bacillus pseudo-tuberculosis murium Kutscher.

Très semblable au précédent ; mais pathogène seulement pour la souris. A été isolé du poumon d'une souris malade (Z, H. XVIII).

Le **Pseudo-bacille diphtérique** indubitablement **sporogène** de De Simoni (C. B., XXIV, 294), excessivement intéressant, ne trouve guère sa place ici, malgré certaines ressemblances avec le bacille diphtérique (striation zébrée).

Bact. cælicolor. R. Müller. Semblable au pseudo-diphtérique, formes très courtes, presque des cocci sur agar et sérum. La gélatine, lentement liquéfiée, devient filante, visqueuse. Croissance à 22º et à 36. Sur agar, enduit humide, gris blanc, qui devient visqueux, gommeux. Bouillon, trouble sans pellicule. Le lait devient bleu, jusqu'à 1 cm. au-dessous de la surface ; il s'éclaircit ; le lait agar devient également bleu. Sur pomme de terre le tour des colonies devient bleu, puis jaune brun. Production d'indol ; pas de champ clair sur gélose au sang ; eau peptonée colorée en vert pâle. Non pathogène, n'engendre pas d'agglutinine.

1) Ainsi par exemple la race avirulente ne produisant pas d'acide que nous avons isolée de l'œil représenté (58, IV, 58, VIII, 6, 59, V) forme un trait d'union entre Xerosis et Pseudo-diphtérit.

Grahan-Smith a cultivé 11 Corynebacterium du nez, de la bouche, de la conjonctive, de l'oreille de l'homme, et de la conjonctive des oiseaux. Ce sont des espèces mobiles et liquéfiantes ; certaines se rapprochent du B. d'Hoffmann ou du B. de la xérose ou du suivant :

Corynebacterium diphteriae avium (FLüGGE), L. et N.

D'après les figures de Galli-Valerio, le microbe, qui rappelle d'ailleurs un B. diphtérique court, ne présente pas de ramifications. Il pousse bien en aérobie comme B. pseudo-diphtérique sur les milieux usuels ; mal à 22°, mais bien aux hautes températures. Un cil polaire et sa décolorabilité par le Gram le rapprochent du groupe des pseudo-monas, décrit comme agent de la diphtérie des oiseaux ; n'a rien à voir avec celle-ci pour Lehmann.

Corynebacterium fusiforme (des auteurs) L. et N.

Seitz l'a appelé B. hastilis, mais c'est Vincent qui l'a décrit le premier sous le nom de bacille fusiforme.

Remarque sur la classification. — La place du bacille a côté du « Bacille de la Nécrose » est indubitablement très logique, mais sa parenté avec le bacille diphtérique paraît aussi très certain (L. et N.). Les relations très remarquables qu'il affecte avec les spirilles sont difficiles à interpréter pour la classification.

Mais Mühlens a cultivé des spirochètes de la bouche, et les aurait obtenus en culture pure, ce qui remet en question les rapports de ces deux formes microbiennes (1).

Aspect microscopique. Bâtonnets, grêles, effilés en pointe à leur extrémité, un peu incurvés, un peu renflés en leur milieu, et ne peuvent être confondus avec aucun autre microbe, 6-12 µ de long, 06-07 de large [79, II]. On a décrit aussi des formes plus courtes et de longs filaments ;

---

(1) Très voisin semble être aussi le **Bacillus funduliformis** Hallé. Ce microbe fut trouvé quelquefois dans des processus suppuratifs ; anaérobie, non sporulé, ne prend pas le Gram, immobile, sentant mauvais. Se dispose en règle générale en chaînettes de bâtonnets ou en filaments longs, minces, non ramifiés, ou bien en filaments épais avec des renflements sphériques donnant au bacille l'aspect d'une fronde. Pousse bien sur sérum et sur sérum de Loeffler à 37°, d'abord en goutte de rosée, ensuite épais blanc jaunâtre. Culture en piqûre comme pour les bacilles anaérobies ; lactose, glucose, saccharose attaqués, formation d'indol, pas d'H²S. Suppuration anaérobie chez les animaux.

ou voit rarement des ramifications. Dans les jeunes cultures, les extrémités doivent être rondes. Colorable par les couleurs d'aniline ordinaires, mais fort mal.

Il faut employer la fuchsine phéniquée diluée, et la laisser agir longtemps. Ne prend pas le Gram, ou le prend très mal, n'est pas acido résistant. Très belle coloration par le Giemsa (1).

Personne n'a constaté de mobilité ; seul Graupner décrit des cils groupés en un bouquet terminal, et sur un des côtés transversaux, qui produiraient un mouvement vif et rapide en avant. Plaut décrit des cils péritriches par la méthode de van Ermengen et de Zettnow.

Cultures. Peu d'auteurs ont obtenu des cultures pures (Veillon et Zuber, Ellermann, Lewkowicz).

Le microbe est anaérobie strict, il pousse le mieux dans l'ascite agar sucrée. Les cultures correspondent complètement à celles du bouillon anaérobie ; elles présentent des franges et des prolongements en bouquets, au bout de quelques jours. Les colonies superficielles, — à l'abri de l'oxygène, — sont grisâtres, plus ou moins régulières. Dans le Bouillon sérum, on obtient de longs filaments. Au-dessous de 17°, pas de culture.

Propriétés chimiques. Les bacilles fusiformes produisent des gaz d'odeur putride, sur bouillon non sucré notamment, d'après Seitz.

Habitat et valeur pathogène chez l'homme. Le bacille fusiforme est aussi fréquent dans la cavité buccale de l'homme sain que le streptocoque, et, en général, sans grand dommage pour lui. Il produit pourtant de petites affections des gencives, des amygdales, — la fétidité de l'haleine peut-être — et surtout c'est l'agent d'une affection grave, la **Stomatite ulcéreuse** (Vincent, Bernhem), l'**angine de Vincent,** le **Noma** (?), la **pourriture d'hôpital** (?) et des lésions buccales dans le scorbut ; on l'aurait trouvé dans 2 cas de pleurésie putride (Metti). Ces maladies n'apparaissent qu'à la faveur d'un état de moindre résistance chez l'homme et d'une augmentation de la virulence du

(1) Et en général par des bleus agissant longtemps.
[Note du Traducteur.]

microbe — peut-être aussi à cause d'une symbiose avec d'autres micro-organismes.

Ghon et Mucha ont trouvé, dans 2 cas d'abcès du cerveau, un bâtonnet qu'ils homologuent au bacille de Vincent. Dans le pus, il y avait des bâtonnets assez longs, très fins, aux extrémités parfois effilées, associés à d'autres bâtonnets très longs et minces tortillés en mèche de fouet, extra-cellulaires, ni ramifications ni spores. Gram négatif, Ghon et Mucha réussirent la culture en anaérobie sur sérum agar sucrée. Un an 1/2 après les cultures purent être acclimatées sur les milieux ordinaires. Les colonies n'ont rien de caractéristique.

Le lait est coagulé, ni gaz, ni indol : odeur fétide (vieilles cultures). Pas de mobilité, ni de pouvoir pathogène certain.

A rapprocher encore le B. fundibuliforme de Kisskalt. Arkwright, dans une épidémie d'école, a trouvé, sur 48 cas, 20 fois le B. fusiformis, et 14 fois le spirochète de Vincent.

Expérimentation sur l'animal. Plusieurs fois, on a obtenu des abcès, les animaux ne semblent pas très sensibles pour ce parasite, cependant on réussit à tuer l'animal par la méthode des passages successifs.

Corynebacterium necrophorum (Flügge) L. et N.

Synonymie. Bacille de la diphtérie des veaux Lœffler (Mitteil. des Kaiserl. ges. Amts, II). Bac. diphteriae vitulorum Flügge et Bac. necrophorus Flügge, Nekrose bacillus Bang. Streptothrix cuniculi Schmorl. Actinomyces cuniculi Gasp. Streptothrix necrophora Kitt. Bacillus necroseos Salomonsen.

Aspect microscopique. L. et N. n'ont pu étudier ce microbe jusqu'à présent. On ne peut décider absolument s'il est un actinomycètes (Schmorl) ou — (C. O. Jensen n'a jamais eu de ramifications) — un bacille. On n'y a jamais constaté non plus en tout cas d'endospores, mais des spores de fragmentation.

Les filaments ont de 0,5 à 1,5 µ de large ; on voit aussi des formes de courts bacilles ; les formes de cocci doivent être des erreurs (L. et N.).

Schmorl a constaté une mobilité dans les formes courtes, jamais dans les formes longues. Jensen, Mohler et Morse n'ont pu constater la mobilité. Ne prend pas le Gram, se colore bien par la fuchsine phéniquée et la thionine phéniquée. CO. Jensen a décrit une méthode particulière de coloration dans les coupes.

Les **cultures** sont difficiles à obtenir. Elles poussent seulement en anaérobie entre 3o et 4o ; elles correspondent en tous points à celles des bacilles anaérobies, donnant des masses filamenteuses emmêlées. Le bouillon, la gélatine et l'agar avec ou sans sucre donnent de mauvaises cultures, l'addition de sérum en permet de bonnes. Production de gaz maladorants et d'indol. La gélatine n'est pas liquéfiée. Les milieux au sérum clairs deviennent troubles. Bonne culture dans le lait (coagulation ?). Nowak a obtenu des cultures superficielles, en soustrayant l'oxygène au moyen de la culture symbiotique de Subtilis.

Habitat. Relativement rare, le microbe se rencontre occasionnellement dans les épizooties des jeunes veaux.

Valeur pathogène. Le cobaye, le chien, le chat, les oiseaux, ne sont pas sensibles. L'inoculation sous-cutanée provoque chez le bœuf, le cochon et le pigeon, une nécrose cutanée locale ; chez le cheval, un abcès froid (Hutyra et Mareck).

Les principales localisations chez l'animal sont, d'après CO. Jensen :

1. Peau. Inflammations et panaris au sabot du cheval (Brandmauke), du bœuf, du porc, du renne. Inflammation du groin du porc, de la mamelle de la truie et de la vache.

2. Bouche. De la muqueuse buccale irradient des nécroses progressives sur le palais, le pharynx, le larynx, les bronches et les poumons (diphtérie des veaux de Loeffler). Schmorl a observé des faits analogues dans une épidémie meurtrière sur les lapins. Chez le kangourou, les singes, le chien et même chez les oiseaux de basse-cour (diphtérie des oiseaux?) le microbe provoque les mêmes lésions, et siège en masse groupé en palissades, à la limite entre la membrane et le tissu.

3. Inflammations nécrosantes superficielles et térébrantes dans l'intestin du cheval, de la vache, du porc — quelquefois aussi dans l'estomac.

4. Diphtérie utérine et vaginale de la vache.

5. Infection ombilicale des veaux et enfin

6. Septicémie embolique dans les différents organes.

Löffler a obtenu par inoculation sous-cutanée chez la souris la reproduction de la nécrose progressive du tissu conjonctif. Un infiltrat purulent et couenneux s'étend du point d'inoculation sous la peau et entoure le rein, le foie et l'intestin d'un exsudat jaunâtre. Le lapin, sensible pour Schmorl et Bang, ne présente rien de caractéristique pour Löffler. Les autres animaux paraissent réfractaires. Ce microbe peut devenir pathogène aussi pour l'homme. Blumer et Farlane décrivent un Leptophrix qui prend le Gram, comme agent du noma, qui fut observé chez 16 convalescents de rougeole. Edermann décrit des cas rappelant la lésion mortelle du bacille de la nécrose.

D'après Bang et Preisz l'avortement épizootique des vaches est dû à **Corynebact. abortus endemici** Preisz, un bâtonnet fin, un peu renflé aux extrémités, parfois ramifié, granuleux, non colorable par le Gram. Ne pousse pas en aérobie, il pousse bien par contre dans les cultures agitées sur agar sucrée (qu'il faut encore additionner, d'après Bang, de sérum). D'après Bang, il pousse aussi d'une façon intéressante dans l'oxygène sous pression (et dans l'oxygène pur !) Les colonies sur plaques d'agar sucrée (avec l'acide pyrogallique) sont rondes, homogènes, blanc bleuâtre, selon Preisz. Sucre non fermenté. — L'avortement des juments est dû probablement à un microbe, mais inconnu (Guillery).

II. — Mycobacterium Lehm et Neum.

Cultures. — Sur milieu solide, colonies en relief plus ou moins plissées et sèches, adhérentes au milieu. — Microscopiquement : bâtonnets minces, grêles, fréquemment (1) avec une ramification dichotomique typique, formant parfois des filaments ramifiés ou non. Ces bâtonnets colorés par la fuchsine phéniquée à chaud perdent très difficilement la couleur sous l'action des acides, ils sont « saürefest » acido-résistants, c'est-à-dire qu'ils se conduisent vis-à-vis des colorants à peu près comme les spores des bactériacées ordinaires. Chez un certain nombre de genres, la propriété acido-résistante est très atténuée, elle peut faire défaut. Une mobilité propre peut apparaître dans les jeunes stades, et par certaines méthodes de culture, semble-t-il. (Cour-

(1) La forme ramifiée du bacille tuberculeux, est à notre avis, une infime exception.   [Note du traducteur.]

mont et Arloing.) Pour le bacille tuberculeux, le fait n'est pas encore établi sans conteste.

Mycobacterium tuberculosis (1) (R. Roch) L. et N.
(Tab. 67.)

Synonymie. — Bacillus tuberculosis (R. Roch). Bacillus Kochii. — Sclerothrix Kochii Metschnikoff.

Nom vulgaire. — Bacille tuberculeux (2). T.B. ou B.T.

Aspect microscopique. —Dans les crachats et dans les cultures le B. T. apparaît comme un bâtonnet le plus souvent non ramifié, grêle, de 1,5 à 4 µ de long sur 0,4 µ de large, qui fréquemment montre une légère incurvation (67, VI, X).

Dans les crachats comme dans les cultures se présentent fréquemment (3) des formes filamenteuses et des formes nettement ramifiées. Lubinski a obtenu de longs filaments sans ramification sur pomme de terre acide.

A l'intérieur du B. T. dans les crachats ou les cultures, se trouvent d'une part des vacuoles incolorables, et d'autre part des formations particulières qui prennent avec la fuchsine phéniquée une coloration rouge noir particulièrement intense, résistant à l'acide nitrique. Cependant ces corpuscules ne montrent pas les formes régulières des spores caractéristiques des bacilles, et l'on n'a aucune indication sur leur résistance et leur germination. Coppen Jones les compare aux chlamydospores des mucorinées; il a décrit aussi de très remarquables formations, semblables aux crosses de l'actinomyces, dans les crachats tuberculeux.

Si l'on injecte de B. T. dans l'espace subdural ou dans le rein, et même comme Friedrich, dans les veines on obtient parfois des foyers qui en 15 à 50 jours offrent au microscope des aspects rappelant complètement l'actinomycose, c'est-à-dire un feutrage central de filaments ramifiés, limité par des massues périphériques. Le centre est acido-

(1) La description s'applique au bacille de la tuberculose humaine.
(2) Nous employons le nom vulgaire bacille tuberculeux (B. T.) à dessein — bacillus tuberculosis n'étant pas plus correct.
(3) Pour nous les formes ramifiées, *très rares* dans les cultures, ne se présentent *jamais* dans les crachats.   [Note du traducteur.]

résistant, les massues le sont moins, aussi prennent-elles le bleu, par la recoloration au bleu de méthylène ; tout le grain se colore bien par le Gram-Weigert, tandis que l'actinomyces vrai prend mal le Gram. La parenté du B. T. et de l'actinomyces est démontrée par ces recherches (1).

V. Betegh, au laboratoire de Spengler, a coloré des « spores » dans les B. humain, bovin, aviaire, avec la « B. Tolin Méthode ».

Certains crachats ne renferment, au lieu de B. T., que des débris fin groupés en amas, acido-résistants. Ces « Splitter » de Splengler se multiplieraient dans les cultures (2) et prendraient l'aspect habituel du B. T., ils représenteraient le type bovin (Spengler).

D'après Much, il y aurait dans les produits tuberculeux de nombreux bâtonnets qui ne prennent pas le Ziehl et cependant représenteraient le B. T. virulent. Dans ces cas, pour Much, on réussirait à mettre ces formes en évidence par la méthode de Gram, en colorant les préparations pendant 24 à 48 heures. Les bacilles se présentent alors sous forme de granulations violettes disposées en file ou en amas. Wirths a observé que les granulations colorées par le Gram peuvent se transformer en granulations acido-résistantes et inversement. Il en conclut qu'il existe dans le B. T. deux substances colorables par le Gram, mais dont une seule est colorable par le Ziehl. Cette dernière substance peut disparaître sans que la virulence soit perdue. Les granulations sont très résistantes contre toutes les atteintes et représentent d'après Wirths la forme durable du B. humain ou bovin (3).

(1) Les formes actinomycosiques ont été signalées antérieurement par Babès et Levaditi, puis Cornil et Bezançon, lorsqu'on inocule le B. T. directement dans la substance nerveuse, après trépanation, chez le lapin. C'est chez le lapin également qu'expérimente Friedrich.

[Note du Traducteur.]

(2) Culture dans le crachat même.

[Note du Traducteur.]

(3) Nous ne pensons pas que ces interprétations soient justes. Les granulations, que nous avons appelées « corpuscules chromophiles » (Bezançon et Philibert) sont connues depuis très longtemps, et leur colorabilité par le Gram prolongé a été indiquée par Gram lui-même. (Fortschr. der. Med., 1887.) Ces corpuscules sont la partie la plus colorable du bacille ; ils prennent non seulement le Gram prolongé, mais aussi le Gram rapide (2 minutes), le Ziehl, et se colorent par les colorations prolongées, simples au bleu (Unna, Giemsa) électivement ainsi que par la coloration vitale de Nakanishi. *Elles ne prennent pas les colorants des graisses (soudan, acide osmique).* La méthode qui en donne les plus belles images est celle de Fontès : le bacille est alors rouge et les cor-

Much homologue les « Splitter » de Spengler avec ses granulations ; Wirths les regarde comme intermédiaires aux formes gramophiles et aux formes ziehlophiles.

Mobilité propre. — Manque d'après la majorité des auteurs. Schumowski affirme avoir vu des mouvements lents chez le B. T. Arloing et Courmont ont observé la mobilité du bacille dans leurs « cultures homogènes ».

Colorabilité. — Le B. T. se colore si difficilement et si incomplètement avec les solutions aqueuses des couleurs d'aniline ordinaires, que l'on n'emploie jamais cette méthode. La coloration indiquée par Koch, par l'action prolongée du bleu de méthylène alcalin n'a plus qu'un intérêt historique.

Frankel et Much, par le Gram ont coloré dans le cas de lymphadénome des bâtonnets granuleux qui résistent à l'antiformine, et ne sont pas acido-résistants, mais prennent le Gram prolongé. Ils en concluent que cette maladie est causée par une forme bacillaire « voisine » du B. T.

Aujourd'hui, on n'emploie presque que deux méthodes (Voy. appendice de Technique) auxquelles on a apporté des

puscules violets. Il y en a souvent un central, un ou deux subterminaux, six au plus. Dans les cultures pures, on peut en voir d'isolés. — Dans les produits tuberculeux, il est impossible de les distinguer des autres débris gramophiles et au surplus, dans le pus caséeux, qui semble ne pas renfermer de bacilles, et qui tuberculise le cobaye, nous avons très souvent trouvé des formes bacillaires typiques prenant le Ziehl par la méthode d'homogénéisation de Bezançon et Philibert.
L'interprétation à donner de ces corpuscules chromophiles est encore incertaine : volutine, grains de poison (Behring), spore, noyau diffus (Nakanishi).
La morphologie de B. T., si l'on s'adresse à des cultures en voile à la surface du bouillon ou de la gélose à l'œuf, est un peu plus complexe, quand on fixe et inclut à la paraffine des fragments de voile *non dissociés.* Dans ce cas, si l'on colore par le Fontès, on voit 1° des bacilles fuchsinophiles rouges, renfermant des corpuscules chromophiles violets (de 1 à 6) ; ces bacilles sont groupés bout à bout, assez parallèles et 2° entre eux une lame uniforme, quelquefois granuleuse, colorée en bleu, c'est-à-dire ni gramophile, ni fuchsinophile, c'est la substance unissante. Sur le bacille isolé de crachats cette substance unissante est naturellement invisible ; mais on réussit parfois sur des coupes de cavernes, à surprendre dans certains amas de bacilles plaqués à la surface, ou déjà tombés dans la cavité, une même lame colorée en bleu (Bezançon et Philibert).

[Note du Traducteur.]

modifications nombreuses, mais de peu d'importance ; nous employons le plus souvent la méthode de Ziehl-Neelsen.

La méthode d'Ehrlich permet de faire reconnaître de rares bacilles (Cornet).

Le principe de ces méthodes est que les bacilles colorés d'une façon intensive par la combinaison d'une couleur et d'un mordançant, ne perdent pas la matière colorante par l'action des acides : ils sont « acido-résistants », propriété qui manque à la grosse majorité des bactéries.

Les observateurs daltoniens pour le vert et le rouge voient le bacille rouge en vert, ils devront recolorer le « fond » avec de la vésuvine, de sorte que la teinte verte pour eux des bacilles tranchera sur le fond jaune brun (Ro Neumann).

La cause de cette propriété acido-résistante réside dans la teneur élevée des bacilles en principes cireux ; par l'action combinée de la lessive de soude diluée et de l'éther, on peut enlever aux bacilles la propriété acido-résistante, et séparer une cire qui est acido-résistante ; l'alcali extrait de cette cire un alcool supérieur qui est acido-résistant (Bulloch et Mac-Leod) (1).

Gasis attribue cette propriété à la présence de protéines spéciales, notamment de nucléïnes. Gasis soutient que s'il est acido et alcoolo-résistant, le bacille est d'autre part alcalino-résistant, tandis que le bacille du smegma serait en partie alcoolo et acido-résistant, mais non alcali-résistant (2).

La coloration de Gram réussit, mais elle n'est pas à re-

(1) Les causes de l'acido-résistance ne sont peut-être pas aussi nettement liées à la présence des graisses. D'après Auclair et Paris, tous les extraits de bacilles et résidu lui-même sont acido-résistants. Nous avons fait nous-même la constatation suivante : le B. K. ne prend pas les colorants des graisses (soudan, acide osmique), et comme l'analyse chimique démontre qu'il en renferme, nous pensons qu'il doit à sa texture physique, beaucoup plus qu'à sa composition chimique, cette propriété acido-résistante.

[Note du Traducteur.]

(2) Nous ne partageons pas cette manière de voir : en culture, le bacille une fois coloré, se décolore il est vrai, difficilement sous l'action des alcalis dilués : cela vient encore confirmer notre manière de voir au point de vue de la réaction colorante du bacille, qui peut se résumer ainsi : le B. K. est difficile à colorer et difficile à décolorer. [Note du Traducteur.]

commander spécialement, puisqu'elle ne possède pas l'avantage de la réaction spécifique.

Les hypothèses de Much (voir plus haut) ont été infirmées récemment par Dold.

Pour les recherches du B. K. sur les coupes, la méthode II de Much (Voir App. Tech.) serait bonne d'après Lier. Les méthodes de Spengler, d'après L. et N., trouvent rarement leur emploi (3).

Pour les produits pauvres en bacilles, des méthodes d'enrichissement (homogénisation) donnent de très bon résultats. (Voir App. Technique.)

Besoin d'oxygène. — Intense ; sans oxygène, le bacille ne pousse pas.

Conditions de température et réaction des milieux de culture : la croissance a lieu entre 29° et 42° ; l'optimum est autour de 37° ; dans tous les cas la croissance est lente.

Remarque préalable sur les cultures. — Sur les milieux ordinaires à l'agar et à la gélatine, le B. T. pousse avec peine ou pas du tout ; pour la culture, on emploie le sérum coagulé, et presque exclusivement l'agar glycérinée (Nocard et Roux). Il faut préserver les cultures du desséchement par une occlusion hermétique des tubes (capuchons de caoutchouc).

Culture en plaques et en strie sur agar glycérinée. — Au début on observe de petites saillies granuleuses, irrégulières, blanches ou blanc jaunâtre, assez surélevées, ternes ou d'un éclat mat [67, I]. Plus tard (après 3 à 4 semaines) la colonie devient festonnée.

Les parties périphériques sont maintenant minces et transparentes, et il se forme, de distance en distance, des élévations en dos de montagne, qui courent de la périphérie vers le centre, et se réunissent au milieu en un massif montagneux culminant.

Les saillies sont le plus souvent colorées du jaunâtre au brunâtre, les dépressions sont blanches ou jaune grisâtre. Plus tard encore, la colonie tout entière se colore en bru-

(1) La Pikrin-Methode de Spengler nous semble au contraire excellente pour les recherches des B. K. sur les coupes.

(Note du Traducteur.)

nâtre, parfois en orangé (67, II-IV) en jaune ou en jaune rouge.

Krompecher et Zimmermann, par le repiquage de cultures pâles, obtinrent souvent des cultures jaunes ou jaune rouge, dont les repiquages offraient de nouveau une teinte blanche. Kitasato a possédé une race de B. T. humide et luxuriante (comparez page 585. Myc. tub. avium).

Culture en strie sur sérum sanguin.— On peut constater l'apparition des colonies, au bout de 6 jours environ au microscope, au bout de 10 à 14 jours à l'œil nu, sous forme de petites écailles granuleuses sèches, de coloration claire. Le sérum n'est jamais liquéfié. Par un grossissement de 60/1 les cultures dessinent notamment sur les bords, des lignes en forme d's, composées de bâtonnets disposés parallèlement.

D'après Bezançon et Griffon, le sang gélosé glycériné, c'est-à-dire la gélose glycérinée additionnée d'un certain pourcentage de sang frais, doit être employé particulièrement pour la culture de bacilles rares, isolés (1).

Pomme de terre. — La pomme de terre étant hermétiquement enfermée dans le tube de verre, pour la préserver de l'évaporation, il se développe lentement de petites miettes jaunâtres, grumeleuses, isolées, fortement en saillie au-dessus de la surface de la pomme de terre, mates ou faiblement brillantes [67, V]. Après trois semaines environ, la culture est bien développée (Pawlowsky). L'addition de glycérine favorise la croissance. D'après Miehe, le B. T. pousse bien aussi sans glycérine sur de la bouillie de pomme de terre, et sur les milieux minéraux additionnés de glucose et d'asparagine. Krompecher er Zimmermann ont obtenu, outre des cultures jaunes et rouges, des colonies qui devenaient brun noir (Comparez aussi les résultats moins favorables de Tomaczwski). Pigment noir, voir O. Meier (C. B. R., XXXVI, 606).

Autres végétaux. — Carottes, chou, radis noir, céleri : le B. T. pousse bien.

(1) Sur ce milieu le B. T. pousse très vite ; d'abord jaune, il devient ensuite brun chocolat, ayant nettement absorbé le pigment du milieu.
[Note du Traducteur.]

Cerveau et Cerveau-gélose. — Ces milieux, non neutralisés, sont recommandés par Ficker (C. B. XXVII, 504). (Voyez appendice sur la technique.) Jochmann a aussi recommandé cette méthode. D'après Frugoni, le B. T. pousse très vite et très bien sur le poumon de lapin et de chien. Des petits fragments de poumon sont stérilisés à l'autoclave pendant 1/2 h. à 3/4 d'h., puis immergés pendant quelques heures dans l'eau glycérinée à 6 à 8 o/o, finalement inclus dans les tubes contenant de l'eau glycérinée à 6 à 8 o/o. Gioielli conseille des fragments de placenta (1).

Milieux liquides. — Si l'on fournit au B. T. de la glycérine (environ 4 o/o) dans un milieu liquide il se développe très bien sur différents mélanges, par ex. : sur bouillon, sur macération de pomme de terre, et aussi sur les milieux artificiels dépourvus d'albumine. (Voyez appendice de technique, Proskauer et Beck, Schumowski, etc.)

Sur tous les milieux liquides le B. T. forme une pellicule épaisse (voile) et exhale d'après Rabinowitsch un parfum de fleur.

Bartel et Neumann appellent milieux indifférents ceux qui, comme les solutions de substance Heyden, l'eau ou la solution de Ringer Loeb glycériné à 3 0/0, n'altèrent pas la virulence du B. D. Les autres milieux ne sont pas indifférents pour la virulence. Dans un mauvais milieu la glycérine augmente la nocivité.

La formation de spores endogènes fait défaut. (Voy. page 560).

Résistance contre :

a) La lumière : Les cultures pures sont très sensibles à la lumière directe du soleil ; la lumière claire diffuse du jour leur nuit aussi (d'après Koch, mort lente des cultures après 6 à 7 jours d'exposition à la fenêtre).

b) Le dessèchement : D'après Sawitzky (l'expectoration d'un phtisique desséchée à la température de la chambre conserve deux mois 1/2 sa virulence — la lumière du soleil

(1) Lumière a conseillé également des fragments de rate et de foie : la rate de veau nous a paru donner une culture très rapide : les colonies sur ce milieu sont hémisphériques et humides.

[Note du Traducteur.]

ici ne la détruit pas. La plus longue durée de vie constatée jusqu'ici est environ de 100 à 200 jours. Mignesco a constaté au contraire la mort des bacilles, après 24 à 30 heures d'exposition au soleil quand la couche de crachat n'était pas trop épaisse. Les bacilles tuberculeux se desséchant sur des cigares meurent en 10 jours, ils se conservent au contraire jusqu'à 4 semaines sur du papier. — Dans la poussière sèche, selon Kirstein le T. B. meurt en 5 à 14 jours à la température de la chambre et à la lumière diffuse ; dans l'ombre il vit plus longtemps.

c) la chaleur humide : 50° ne tuent pas encore le B. T. en 12 h., 55° en 4 h., 60° en 45 à 60 min., 70° en 10 min., 80 et 90° en 5 min., 95° en 1 min. (Forster). Le lait ne renferme plus de B. T. après 15 à 25 min. d'un chauffage continu à 65 ou 70°.

d) le froid : Les grands froids de l'hiver sont très bien supportés, par exemple, par des cultures en bouillon pendant 21 jours.

e) les agents de désinfection : ils altèrent lentement les bacilles, notamment ceux qui se trouvent dans l'expectoration. Par exemple, 3 o/o d'acide phénique les tue seulement en 20 h. Tandis que le B. T. se conserve pendant des mois dans de la viande salée, ils meurent rapidement dans du beurre salé (De Freytag).

D'après Geilinger, les corps suivant tuent le B. T. en 8 heures : phénol à 5 0/0, formol à 2,5 0/0, lessive de soude à 5 0/0. Dans le même temps, savon de crésol, le lysoforme à 5 0/0 ne les tuent pas sûrement : non plus que le sublimé à 1 ou 5 0/00, l'asterol à 5 0/00, l'antiformine à 20 0/0. Il faut dire que les alcalis ajoutés aux crachats liquéfient la mucine, beaucoup plus rapidement que les savons. — Catani pense que l'iode en dilution à 1/1000 exerce une action antiseptique sur le B. T. (1).

Réactions chimiques. — Les cultures renferment :

a) Fréquemment un peu de pigment jaune ou rougeâtre. — Odeur de fleur ou de fruits.

b) Jusqu'à 25 o/o d'extrait éthéré, en partie d'acides gras libres, en partie de cire.

(1) Nous ne pensons pas que ce dernier fait soit constant.
[Note du Traducteur.]

c) La plus grande partie de la substance sèche dépourvue de graisse consiste en nucléo-albumine. Si l'on dédouble la nucléine, et qu'on la dédouble par l'acide sulfurique, on obtient une protamine « Tuberculosamine » et un acide nucléinique (acide tuberculinique). Ce dernier serait, d'après son action intense sur le cobaye tuberculeux, la substance active de la tuberculine.

d) Produit du sucre aux dépens de l'amidon comme les autres actinomycètes (Fermi).

e) On croyait autrefois avoir trouvé de la cellulose dans l'enveloppe des B. T. ; on pense maintenant que la chitine est la substance principale.

f) La cendre contient, comme seul acide, de l'acide phosphorique. Dorsch a montré que l'addition de 1 o/o de phosphate de potasse favorise la culture.

g) Jamais nous n'avons observé d'indol ni de H^2S dans nos cultures.

h) Au sujet de la toxine, voyez page 573. En outre de la tuberculine, il y a aussi une toxine soluble dans l'huile (Sciallero).

Habitat. — *a*) En dehors de l'organisme : Jusqu'ici seulement dans les lieux habités (poussière des wagons de chemins de fer, poussière des rues, etc.), aux endroits où les tuberculeux ont expectoré leurs crachats.

Très rarement trouvé dans l'air et à l'état isolé, cependant il s'y trouve constamment dans le voisinage immédiat des phtisiques qui toussent. Sur la dissémination des B. T. par les tuberculeux pulmonaires, voyez Möller (Z. H., XXXII) (1).

---

(1) Miehe, qui pense avoir trouvé le B. vrai dans des plantes présentant le phénomène de l'échauffement spontané, émet l'hypothèse du saprophytisme du bacille, qui peut devenir parasite.

[Cette conception, qui trouve son principal fondement sur l'existence des tuberculoïdes (B. de la Phléole, etc.) n'a pu être prouvée. Nous avons, avec M. Bezançon, comme bien d'autres, essayé de « transformer » le B. de Thimothée en B. tuberculeux : nous n'y sommes point parvenu. Nous avons montré, par contre, que le B. t. vrai, mais atténué dans sa virulence, peut donner des lésions tout à fait semblables à celles que provoque le B. de Thimothée chez le cobaye, c'est-à-dire une périspleno-hépatite plastique.

[Addition du Traducteur.]

D'après les recherches de Ziesche, il n'y aurait que 3o à 4o o/o des phtisiques tousseurs qui projetteraient des gouttelettes aberrantes. Parmi ceux-là on recueille sur une planche disposée à 4o ou 8o cm. de la bouche, pendant 1/2 heure, chez 20 o/o d'entre eux seulement 4oo à 20.000 B. T. ; pour les 8o o/o autres on n'a pas de bacilles ou moins de 4oo unités. Si, avec Gebhard, Preyss, Findel, on admet qu'il faille au minimum 200 à 4oo B. T. pour déterminer l'infection tuberculeuse chez l'homme, on en conclura qu'il faut, dans la majorité des cas (8o o/o), un contact prolongé avec le phtisique pour gagner l'infection.

Très fréquent dans le lait ; 1/3 des vaches tuberculeuses fournit du lait porteur du B. T., même si la mamelle est saine. Cependant, il y a de grandes variations. Tandis que le beurre d'une grande maison de Berlin contient le B. T. jusque dans 100 o/o des cas (Obermüller), 13 autres commerçants de Berlin fournissent du lait complètement dépourvu du B. T. Bibliographie complète dans Péterson (C. B. O., XXXII, 274). De Jong a trouvé le B. T. dans le lait de vaches cliniquement saines : d'où il résulte que seul le lait des vaches ne réagissant pas à la tuberculine pourrait être consommé. La teneur du B. T. dans le beurre paraît être moindre (10 à 12 o/o) (Eber).

b) Dans l'organisme sain : un très grand nombre d'individus sains apparemment, les hommes comme les animaux (bœufs) présentent à l'autopsie de petits ou de grands foyers tuberculeux souvent complètement guéris. 66 o/o des hommes — même 9o o/o pour certains auteurs — possèdent un foyer tuberculeux latent ou guéri — et parmi eux, 53 o/o comme maladie principale, 6 o/o comme maladie tout à fait accessoire, et 41 o/o comme maladie tout à fait latente (Schlenker).

Les gardes malades et les médecins, en très bonne santé, ont très fréquemment du B. T. dans le mucus nasal.

c) Chez l'homme malade, cause unique et suffisante de la tuberculose miliaire, de la tuberculose osseuse, ganglionnaire et articulaire (carie, fongus, tumeur blanche, etc.), du lupus (tuberculose de la peau) de la tuberculose intestinale péritonéale, rénale et méningée, de la pleurésie sèche et

séreuse, etc. Tous les organes peuvent devenir tuberculeux ;
la mise en évidence du B. T. dans la carie osseuse, et les
ganglions scrofuleux est souvent difficile. D'Arrigo, récemment (C. B., XXVII, 483), dit avoir résolu ce dernier pro-
blème. Dans les autopsies des hôpitaux, on a plusieurs
fois trouvé des foyers tuberculeux au moins petits et guéris dans environ 100 o/o des cadavres (Naegeli).

Toute une série d'affections tuberculeuses du poumon
sont causées par le B. T. seul ; dans la phtisie, les streptocoques jouent un rôle très important dans la production de
la courbe typique dentelée de la fièvre, et aussi comme des-
tructeur du tissu pulmonaire par suppuration (1).

Les tubercules anatomiques sont seulement dus en partie
au B. T. — D'après Levy, « les cavernes » seraient la lésion
d'une réaction atténuée de l'organisme en face d'une réin-
fection tuberculeuse.

d) Chez les animaux. C'est l'agent de la **Pommelière**
des Bovidés (Perlsucht). Les séreuses sont tout particulièrement le siège des tuberculomes (perlières, « Perlknoten »)
saillants, ressemblant au sarcome. De plus la tuberculose
se développe dans tous les organes comme chez l'honmme.
Cependant la fonte purulente des foyers est plus rare que la
caséification ou la calcification.

Chez les veaux nouveau-nés la tuberculose est une rareté (c'est toujours une tuberculose miliaire). Klepp a
trouvé, par une investigation soigneuse, chez les veaux abattus environ 3 o/o, avec des foyers tuberculeux, on a trouvé
jusqu'à 35 o/o des bœufs abattus et jusqu'à 80 o/o des
vieilles laitières porteurs de tuberculose.

Le buffle paraît naturellement immunisé contre la tuberculose (Prettner). La tuberculose se manifeste aussi fréquemment
chez le porc ; par exemple on note à l'abattoir de Dantzig 11 0/0
des porcs tuberculeux ; cependant on peut faire confusion avec
les foyers nécrotiques de la septicémie des porcs ; les moutons,
les chèvres, les chevaux, les chiens et les chats sont parfois tuberculeux à un très haut degré, quoique relativement rarement ; le lapin
et le cobaye, parfois assez fréquemment — pourtant — parmi les

---

(1) Les « infections secondaires » n'ont pas, à notre avis, une telle
importance.

[Note du Traducteur]

3.000 cobayes sacrifiés de 1890 à 96 à l'Institut de Berlin, pas un seul ne présentait de tuberculose spontanée (Pétri). Peuvent encore être tuberculeux : la poule, le pigeon, les oiseaux aquatiques, perroquets, moineaux et quelques rapaces ; les animaux à sang froid.

Expériences de pathologie expérimentale. — La porte d'entrée du B. T. peut être tous les points du corps (poumon, intestin, peau, plaies cutanées), amygdales aussi d'après certains auteurs. La tuberculose congénitale est très rare (1), cependant on a décrit un certain nombre de cas de veaux tuberculeux.

Koch, Flügge, Cornet et beaucoup d'autres auteurs pensent que la voie la plus importante d'infection est le poumon. Le B. T. serait inspiré sur les poussières sèches, mais surtout sous forme de poussière humide. L'infection pourrait survenir à tous les âges, mais le développement de la maladie dépendrait de la prédisposition de l'homme.

V. Behring (Naturforcher-Versamlung in Cassel, sept. 1903) en opposition complète avec Koch, pense que la porte d'entrée est toujours l'intestin directement, — mais toujours chez les jeunes nourrissons et que c'est là le mode de contamination le plus important. La prédisposition congénitale ne jouerait aucun rôle.

L'infection acquise de l'homme serait extrêmement rare, mais au contraire l'infection acquise, pendant les premiers mois de la vie du nourrisson, entrerait seulement beaucoup plus tard en évolution.

Les expériences ont montré :

1. Que l'on peut infecter facilement par les poumons avec une très faible quantité de bacilles tuberculeux de jeunes et de vieux animaux — et que par conséquent l'infection de l'homme par les poumons peut exister.

Findel, dans des expériences d'inhalation chez 83 cobayes à qui il a fait respirer de 20 à 290.000 B. T., a trouvé

---

(1) On a obtenu expérimentalement des œufs et des fœtus tuberculeux (mais toujours assez rarement) de femelles rendues tuberculeuses après accouplement, avec un mâle sain (Gärtner) et aussi, mais par des conditions d'expérience tout à fait anormales, l'infection des œufs d'une femelle saine par inoculation de B. T. dans le vagin.

qu'il faut au moins 62 unités bacillaires pour tuberculiser l'animal adulte en toute certitude, avec des doses plus petites on n'est pas certain d'obtenir un résultat positif. Tous les animaux infectés présentent en 5o jours des lésions tuberculeuses macroscopiques dans tous les organes. Dans des expériences d'ingestion portant sur 14 cobayes, des doses de 19.100 à 382.000 B. T. ne déterminent pas de tuberculose en 174 jours. Il fallut pour obtenir un résultat positif employer une dose de 6 millions de fois plus considérable que celle nécessaire à déterminer la tuberculose par inhalation. Heymann a confirmé les résultats de Findel. Albrecht, en autopsiant 3.213 enfants, n'a trouvé que 7 fois (soit 0,66 o/o) la tuberculose intestinale. Il estime que la tuberculose pulmonaire de l'enfant, quand elle existe, doit être considérée comme une première inoculation d'origine aérienne. Escherich confirme l'opinion d'Albrecht.

Beitzke n'a pu constater de tuberculose, chez 397 enfants, au-dessous de 7 ans, parmi lesquels 194 nouveau-nés ; ensuite le nombre des cas de tuberculose s'élève rapidement, et chez les enfants de 15 ans, on ne compte que 34,6 o/o sujets exempts de tuberculose.

2. Mais qu'une localisation pulmonaire en apparence primitive peut se développer après différentes voies d'infection et notamment la voie intestinale (1).

D'après Calmette et Guérin, chez les jeunes chèvres, après infection par voie intestinale, on voit d'abord survenir un gonflement des ganglions mésentériques, et ensuite de la tuberculose pulmonaire ; chez des animaux plus âgés, la tuberculose pulmonaire sans altération bien remarquable des ganglions mésentériques. Les animaux jeunes présentent, d'après Fischer (A. H. LII, 179), une prédisposition plus grande, parce que leur épithélium est plus perméable. Schroder et Cotton, Weber et Bofinger ont vu que, par l'infection intestinale, le poumon est plus précocément et plus gravement frappé que lorsqu'il est atteint spontanément. De même, chez les souris, le poumon, chez le lapin, le

___

(1) Bisanti et Panisetti ont trouvé dans le sérum de 6 chiens, saignés 5 à 6 heures après l'ingestion de Bacilles tuberculeux en grande quantité, des bacilles tuberculeux, qui, 4 fois, purent infecter le lapin.

poumon et les reins, chez le poulet le foie et la rate sont frappés. Par voie sous-cutanée ou intra-peritonéale le poumon aussi peut être atteint, mais, dans ce cas, il y a un foyer au point d'inoculation.

Il en résulte que l'exclusivisme est prématuré, et que l'avenir seul nous apprendra quelle est la voie la plus importante au point de vue pratique pour l'infection.

Les B. T. inoculés dans le péritoine des cobayes sont d'abord, d'après Markl, phagocytés par les polynucléaires, puis, lorsque la phagocytose, s'arrête pour ceux-ci, par les mononucléaires, en même temps les B. T. meurent lentement dans la sérosité péritonéale (C. B. O. XXXVIII, 73).

Très intéressant aussi le phénomène de Bail, qui trouve que le cobaye tuberculeux est très sensible (hypersensible) pour une nouvelle infection par le bacille tuberculeux. Il pense que le cobaye tuberculeux est comme « infiltré » par des « agressines » et que par suite ses leucocytes sont hors d'état de détruire les poisons mis en liberté par le nouvel apport et la destruction d'une nouvelle quantité de bacilles tuberculeux.

L'injection simultanée d'exsudats riches en agressines de cobayes tuberculeux, et de bacille tuberculeux dans la cavité péritonéale d'un cobaye sain produit la mort rapide de l'animal, avec production d'un exsudat très faible en cellules. (Wien. m. Woch. 1005, n° 3.)

L'*inoculation sous-cutanée* de B. T. produit (chez le cobaye) un abcès caséeux. La lésion peut guérir (1), ou bien les bacilles essaimés par la voie sanguine ou la voie lymphatique vont créer des foyers tuberculeux dans la plupart des organes.

L'*inoculation par friction cutanée* peut aussi déterminer une infection générale (Fraenkel). L'*injection* intra-péritonéale détermine une épiploïte, puis une tuberculose spléno-hépatique. Par *inhalation*, on détermine dans le poumon, soit de gros foyers caséeux, soit une multitude de granulations miliaires. Par ingestion, on détermine une

---

(1) Cette éventualité se rencontre fréquemmeent chez le lapin, plus rarement chez le cobaye, mais, dans ce dernier cas, la guérison de la lésion locale n'empêche pas, d'ordinaire, la généralisation.

[Note du traducteur.]

adénite maxillaire cervicale, et médiastinale, puis une tuberculose généralisée.

Enfin la *voie vaginale* permet aussi une généralisation tuberculeuse.

Toxine, immunité et immunisation. — Si l'on inocule à des animaux sains de grandes quantités de bacilles tuberculeux tués, — ils meurent en quelques semaines dans le marasme et la cachexie, même si les bacilles ont été lavés avec soin. L'inoculation sous-cutanée provoque un abcès stérile. Si les B. T. ne sont pas très finement broyés une tuberculose miliaire se développe, autour des B. T. morts agissant comme corps étrangers.

On extrait de vieilles cultures de B. T. sur bouillon glycériné par le chauffage et la précipitation par l'alcool un corps albuminoïde, la tuberculine, maintenant appelée **ancienne tuberculine**, qui, injectée aux tuberculeux (Koch), influence le processus tuberculeux d'une façon caractéristique. De très faibles doses provoquent déjà dans le domaine des lésions tuberculeuses une augmentation considérable de l'inflammation avec fièvre, tandis que les individus sains ne présentent ni fièvre, ni symptôme local particulier (1).

La plupart des investigateurs, après une période d'enthousiasme, ont reconnu que le produit était très rarement utile, et souvent nuisible, au point de vue thérapeutique, Koch alors a essayé d'améliorer sa préparation. et a recommandé sous le nom de **tuberculine T. R.** un nouveau produit, qu'il prépare de la façon suivante : des bacilles tuberculeux virulents sont broyés à sec, puis émulsionnés dans l'eau, et de nouveau broyés ; on centrifuge alors et l'on obtient un culot et un liquide surnageant. On décante ce dernier ; on broie de nouveau ce résidu desséché et l'on centrifuge de nouveau avec de l'eau. C'est l'ensemble des culots qui constitue le T. R. (Tub. résiduelle.)

La tuberculine T. R. est aussi un poison violent qui produit comme toutes les protéines une élévation notable de la température (et chez les tuberculeux déjà à très pe-

---

(1) La malléine et la tuberculine agissent d'une façon semblable toutes deux dans la tuberculose et dans la morve (Feistmantel).

tites doses) ; certains auteurs disent qu'elle renfermerait aussi un poison hypothermisant.

Koch a complètement immunisé toute une série de cobayes,avec sa tuberculine T.R.,avec des doses prudemment mais progressivement croissantes. L'immunisation complète est acquise environ 2 à 3 semaines après l'inoculation de grosses doses.

Baumgarten — et d'autres — n'ont abouti qu'à des résultats absolument négatifs, de petites doses ne servent rien, et plus les doses sont élevées, plus elles sont néfastes.

Au sujet des autres préparations de tuberculine, la Tuberculocidine (Klebs), la **Tuberculo-albumine** ou Tubéral de Thamm, et aussi la fameuse préparation de Behring **G. Tulase** et **V. Tulase** et la tulase-lactine, le tuberculol de Landmann, la Tuberculine de Beraneck, etc. (1), il n'y a rien de plus à dire, sinon qu'on ne peut tenter sur elles un jugement définitif. (Lœffler.D.m. W. 1907, nos 12 et 13.)

Koch a plus récemment préconisé d'injecter aux malades, à plusieurs reprises, une émulsion de B. T. écrasés (BE) (nouvelle tuberculine). Il se produit une agglutinine qui peut servir à mesurer l'accroissement de la résistance de l'organisme.

Cependant la tuberculine joue encore actuellement un grand rôle — abstraction faite de son usage thérapeutique — comme moyen de diagnostic de la tuberculose. Voir p. 579.

Behring a tenté d'immuniser les bœufs contre la tuberculose bovine par l'inoculation de bacille tub. humain desséché dans le vide. Il appelle sa préparation sèche « Bovo-vaccin ». Presque en même temps, Koch et Schütz préconisaient une méthode analogue.

On a actuellement 4 produits : 1. le Bovovaccin de Behring ; 2. Le tauruman de Koch et Schütz (une injection intraveineuse de 0,04 de B. T. humains virulents 3. La méthode de Klimmer, B.

---

(1) Siegesmund, en comparant ces préparations, conclut que le T. de Baraneck est le plus faible (3,3 fois moins que la tuberculine étalon de Frankfort), tandis que le tuberculol A est 3.5 plus fort, et le tuberculol C 10 fois plus fort, etc.

T. humain avirulent, et 4. Méthode de Hegmann, extraits des B. T. humain et bovin.

La valeur de ces méthodes n'est pas encore bien certaine. Toutes quatre peuvent à donner de bons résultats. Le Bovovaccin, non dangereux paraît donner les meilleurs résultats (1). Cependant, sans condition hygiénique parfaite, il est illusoire d'espérer obtenir une innocuité durable, certains auteurs, comme Nowak, n'ont obtenu que de mauvais résultats. Les avis sont également très partagés sur les 3 autres méthodes. Calmette a proposé l'immunisation des bœufs par l'ingestion de B. T. tués.

L'immunisation des bovidés par l'emploi de la tuberculose des animaux à sang froid n'est pas certaine jusqu'à présent (Dieudonné et Ruppel et Libbertz) ; Mœller à beaucoup étudié dans cette voie et est persuadé lui-même de la valeur immunisante de la tuberculose de l'orvet ; après trois injections intraveineuses de ce microbe, on pourrait injecter sans danger le B. T. humain en culture pure.

Les sérums curateurs pour obtenir une immunisation active contre la tuberculose ne sont pas actuellement admis sans conteste. V. Behring, Maragliano et Marmoreck ont beaucoup travaillé dans cette voie dans ces derniers temps et ont obtenu des résultats chez l'animal, — mais l'expérience, chez l'homme, n'est pas encore probante (Lœffler). L'action n'est que temporaire, selon Maragliano.

Diagnostic différentiel et culture pure du Mycobact. tuberculosis.

1) S'agit-il de la distinction du bacille tuberculeux d'avec les bactéries non acido-résistantes, il suffit de colorer les préparations par la méthode de Ziehl-Neelsen. Ce qui ne se colore pas en rouge n'est pas B. T. — On ne connaît pas actuellement de B. T. qui ne prennent pas la coloration de Ziehl (2). (Voir plus haut les hypothèses de Much.)

Pour un crachat, on pratique de la façon suivante : on essaye d'avoir le crachat le plus possible exempt de salive :

(1) L'expérience de Melun, fait par MM. Rossignol et Vallé, a montré que le bon vaccin ne donne qu'une immunité transitoire.

[Note du traducteur.]

(2) D'après notre avis personnel, cette affirmation au point de vue diagnostic ne souffre pas d'exception.

[Note du traducteur.]

le mieux est de recueillir l'expectoration dans un vase stérilisé, après avoir fait rincer la bouche du malade avec de l'eau, on choisit dans le crachat les parties puriformes, non les muqueuses, ou mieux encore les grumeaux caséeux, s'il y en a, on les étale sur un porte-objet et l'on colore (voyez Technique); si l'on ne trouve pas de bacilles sur quelques préparations, bien que le sujet soit soupçonné tuberculeux, on cherche dans la totalité de l'expectoration d'un jour, après une méthode d'enrichissement. On peut aussi répéter la recherche au bout de quelques jours.

Dans les cas particulièrement douteux ; on injecte 1 cmc. de crachat dans la cavité péritonéale du cobaye après avoir tué les streptocoques associés en chauffant le crachat pendant 10 min. environ à 60° (Levy et Bruns) (1).

On sacrifie l'animal au bout de 4 semaines. Bloch a conseillé, pour avoir un diagnostic plus précoce, d'écraser le glanglion inguinal correspondant : d'après L. et N. cette pratique donnerait en effet une adénopathie plus précoce.

L'urine soupçonnée tuberculeuse est centrifugée en aussi grande quantité que possible, après avoir dissous les sédiments par un peu d'acide et dissous les précipités par la chaleur (2). Dans les matières fécales, on cherche les parties caséeuses. Le B. T. des fèces peuvent provenir de crachats déglutis. L'inoculation au cobaye est toujours nécessaire.

2. Les méthodes actuelles sont à peine suffisantes pour distinguer avec certitude le T. B. du bacille de la lèpre et du bacille smegma. Le B. T. est difficile à cultiver, le bacille de la lèpre et le bacille du smegma sont rarement cultivés avec résultat. Pour la distinction par la coloration, voir pp. 588 et 592.

3. Pour la culture, d'après Krompecher et Zimmermann, il faut recommander, en outre de l'agar, la pomme de terre glycé-

(1) Nous pensons que l'inoculation sous-cutanée est préférable dans ce cas.

[Note du traducteur.]

(2) Pour être certain d'obtenir un culot riche en bacilles, il est indispensable d'allonger l'urine par l'alcool à 50° afin d'abaisser sa densité.

[Note du traducteur.]

rinée. Ils ont eu, si aucune espèce d'impureté n'est associée, de bons résultats, même dans les tuberculoses chirurgicales, où les bacilles sont rares.

Sur l'agar de Hesse, avec de la substance Heyden ou de la nutrose, on peut, d'après Hesse, en ensemençant des plaques coulés épaisses (20m³) avec une mince couche de crachat (préserver de l'évaporation par une fermeture au caoutchouc ou à la gutta), obtenir une multiplication des bacilles en quelques heures, et en peu de jours des colonies repiquables. C. Frankel a obtenu de bons résultats, et trouve que pour la culture des crachats ce milieu est supérieur à l'agard glycérinée et au sérum. Les cultures pures poussent mieux au contraire sur l'agar glycérinée; Römer et Ficker sont du même avis : l'agar de Hesse favorise la culture du B. T. dans le crachat, sans faciliter le diagnostic dans les cas où les B. T. sont rares (Menzi). Le crachat doit être frais et exempt d'antiseptiques.

Depuis, Hesse a recommandé de l'agar à l'eau glycérinée, bouillie plusieurs heures et bien alcalinisée, et qui doit être employée comme l'agar de Heyden. Jacqué a eu de très mauvais résultats avec les milieux de Hesse. Les résultats furent mauvais aussi avec la méthode de Spengler qui propose de détruire les microbes d'infection secondaire par l'action brève des vapeurs de formaline (1).

4. Il est plus commode et plus certain d'infecter d'a

(1) D'après notre expérience personnelle acquise par nos travaux en collaboration avec M. Fernand Bezançon, nous pouvons résumer cette question de la façon suivante :

a) Pour le crachat, l'examen direct, l'homogénéisation par notre méthode (Bezançon et Philibert) et inoculation *sous la peau* du cobaye. La culture est incertaine et réussit rarement.

b) Pour le pus caséeux, l'examen direct et surtout l'homogénéisation qui donne des résultats dans la moitié des cas; enfin, l'inoculation du cobaye. La culture (sur pomme de terre) réussit rarement, une fois sur 10.

c) Pour le liquide céphalo-rachidien, l'examen direct après centrifugation du liquide. La meilleure méthode est l'ensemencement direct sur le sang gélosé glycériné à 5 o/o (Milieu et Procédé de Bezançon-Griffon). L'inoculation au cobaye réussit souvent mais la culture offre une preuve plus rigoureuse, elle est facile et réussit presque toujours.

d) Pour le liquide de pleurésie : l'examen direct, l'homogénéisation donnent rarement de bons résultats, le meilleur moyen est l'inoculation intra-péritonéale au cobaye et la culture sur la pomme de terre glycérinée (eau glycérinée à 10 o/o). On ajoute un égal volume de liquide pleural.

e) Pour les biopsies de tuberculose cutanée, l'inoculation du fragment sous la peau du cobaye est seule exempte de critique ; il n'en est pas de même des pièces prélevées à l'autopsie.

[Note du traducteur.]

bord un animal avec le crachat suspect, et d'isoler ensuite le bacille des lésions de l'animal. Pour cela (A. Weber) on écrase un fragment de l'organe enlevé aseptiquement entre les mors d'une pince, et l'on ensemence sur du sérum de bœuf fraîchement coagulé ; on l'écrase encore à la surface avec le fil de platine, et l'on bouche avec de l'ouate et de la paraffine. Au bout de 10-20 jours à 37°, les cultures apparaissent, qu'il faut de nouveau écraser sur un tube de sérum neuf, et on fait flotter un des grumeaux les plus gros sur le bouillon glycériné.

5. Si l'on veut distinguer le bacille tub. des pseudo-bacilles tuberculeux acido-résistants qui poussent à la température de la chambre, il n'y a aucune difficulté, s'il n'y a qu'une seule espèce. On ensemence sur plaque d'agar ou d'agar glycérinée, que l'on met à la température de 22°. La tuberculose vraie, si elle dérive d'un animal à sang chaud ne pousse jamais, — les pseudo-tuberculeux poussent en 2 à 4 jours. Par le repiquage sur agar glycérinée et sur bouillon, on peut distinguer s'il s'agit de Myc. phlei ou de Myc. lacticola.

Il n'y a pas de bonne méthode, lorsque le Bac. tub. coexiste avec l'un de ceux-là, pour les séparer par la culture.

Les pseudo tuberculeux masquant les B. T. il faut alors inoculer le produit, en petite quantité, dans le péritoine du cobaye.

Si le cobaye meurt après l'inoculation intra-péritonéale d'une petite quantité de culture (1 ose) (naturellement sans inoculation simultanée de beurre), et qu'il présente à l'autopsie des lésions tuberculeuses très accentuées (splénomégalie et hépatomégalie) dans la cavité abdominale, avec participation des poumons, on doit admettre la tuberculose vraie.

L'investigation histologique doit montrer une prédominance de tubercules vrais avec des cellules géantes, et surtout on ne doit pas pouvoir obtenir de culture, avec les nodules et les tubercules, sur les milieux ordinaires, à la température de la chambre, mais on peut isoler le B. T. vrai par des cultures sur agar-ascite glycérinée à la température de l'étuve. Comme la mort du cobaye tuberculeux ne survient dans la plupart des cas que 6 semaines seulement après l'infection, les acido-résistants qui auraient été inoculés en même temps sont résorbés et disparus.

6. Pour rechercher si un homme ou un animal sont tu-

berculeux, on a très souvent eu recours à l'inoculation avec la tuberculine.

Les résultats contradictoires ne manquent pas ; cependant, on ne peut douter que la réaction à la tuberculine ne soit un moyen de diagnostic très réel et très important.

Chez les vaches, on inocule o,3 à o,5 de tuberculine sous la peau, et on recherche si la température s'élève de 1,5 à 2, ou 2° 5 12 à 15 heures après l'injection (commission française).

La réaction ne se produit pas, parfois, quand les animaux sont très gravement malades, — mais on n'a pas besoin de la réaction dans ces cas ; elle se manifeste à peine chez un animal sain, pourtant il est souvent difficile de trouver à l'autopsie des foyers petits et isolés.

Les autres maladies des bovidés n'ont aucune action sur le résultat. Les foyers de tuberculose latente ne sont que très exceptionnellement réveillés par l'injection. Enfin, il faut attendre un mois pour avoir une seconde fois une réaction, si l'animal a réagi d'une façon typique la première fois.

Chez l'homme il est naturellement beaucoup plus difficile de porter un jugement sur la valeur de la tuberculine-réaction, parce que l'on ne peut pas contrôler *post mortem*. En tout cas, l'inoculation de la tuberculine chez l'homme dans un but diagnostic n'est pas très employée aujourd'hui. Franz a trouvé par ce moyen 61 à 68 o/o de soldats sains de la première et de la deuxième année, qui étaient tuberculeux. Voyez p. 568 au sujet de l'énorme fréquence des lésions tuberculeuses chez les cadavres.

Actuellement, on emploie aussi beaucoup les méthodes de V. Pirquet (cuti-réaction), de Calmette et Wolff-Eisner (ophtalmo-réaction), de Moro (réaction percutanée), etc. — D'une façon générale, la réaction locale (cuti-réaction) manque (Siegert) chez les non-tuberculeux et chez les tuberculeux cachectiques et chez les tuberculeux « dont la peau n'est pas encore devenue allergique ». Cette méthode est surtout bonne pour les enfants. Chez les adultes (presque tous réagissent) — il faut préférer l'ancienne injection sous-cutanée (Roepke). Les mêmes conclusions s'appliquent à l'ophtalmo-réaction (1). Celle-ci a été utilisée chez les Bovidés (Klimmer et Riesig, Garth, Kranich, etc.).

Dans certains cas, le sérum des individus tuberculeux renferme une agglutinine spécifique pour le B. T. (Arloing et Courmont). Mais on ne peut fonder un diagnostic certain par ce procédé, car la réaction fait assez souvent défaut chez des tuberculeux avérés (75 o/o environ seulement des tuberculeux indubitables renferment de l'agglutinine dans le sérum sanguin) et, d'autre part, environ 5o o/o des individus non tuberculeux donnent une séro-réaction positive (C. Fränkel).

Le sérum doit être dilué au 1/10. D'après Koch le mieux est d'employer au lieu de Bactéries une émulsion très pure de Bactéries broyées, parce qu'elles se déposent trop facilement dans les cultures agitées, — quand on a pu réussir à obtenir des « cultures homogènes » d'après la méthode de Courmont (2). On peut employer l'émulsion de B. T. La réaction consiste en l'apparition d'un précipité de flocons fins, que l'on peut voir macroscopiquement, et qui se produit souvent complètement seulement en 24 à 36 heures.

La déviation du complément, la recherche des opsonines n'ont pas encore fourni de résultats bien probants.

FORMES ET RACES DU MYCOBACTERIUM TUBERCULOSIS

Koch a d'abord admis que le bacille tuberculeux constituait une seule variété capable de produire la tuberculose des animaux à sang chaud. Maffucci a séparé le B. de la tuberculose aviaire, ce à quoi Koch a adhéré. Puis Sydney, Martin, Th. Smith, Frottingham, Dunwoddie, et surtout Smith ont distingué une variété humaine et une variété

(1) Ces réactions locales (cuti-réaction) sont positives chez des individus atteints d'une affection aiguë, pneumonie, fièvre typhoïde, et dans certaines maladies de peau (sensibilité locale spéciale).

[Note du traducteur.]

(2) Arloing et Courmont ont réussi à cultiver une race de bacille tuberculeux qui par de certaines manipulations (agitation fréquente des cultures) pousse sur les milieux liquides en donnant un trouble uniforme (trouble homogène). Nous avons obtenu avec M. Bezançon un résultat analogue en ensemençant le bacille sur du bouillon sous une couche de beurres.

[Note du traducteur.]

bovine du B. T. tant au point de vue morphologique qu'au point de vue chimico-biologique.

Koch, en 1901, au Congrès de la Tuberculose à Londres, a fait une communication sensationnelle, où il prétendait que la tuberculose humaine et la tuberculose bovine étaient causées par deux espèces microbiennes différentes. Il essaya de démontrer ses dires par les observations suivantes :

1. Les bœufs restent sains, ou montrent tout au plus une petite affection locale, par l'injection ou l'ingestion de cultures pures de tuberculose humaine.

Du congrès de Washington, d'autre part, se dégagent les faits suivants : l'infection de l'homme par le bœuf ne joue pratiquement aucun rôle. Les 11/12 des tuberculoses humaines sont des tuberculoses pulmonaires et il n'existe pas de cas certain de tuberculose pulmonaire de l'homme provoqué par le bacille bovin (1). Les tuberculoses bovine et humaine sont très différentes entre elles. Aussi Koch estime qu'il faut lutter et contre la tuberculose bovine, et la tuberculose humaine, mais la question de l'infection par le lait tuberculeux n'entre pas en jeu.

Stowell, dans un hôpital de New-York, a nourri une partie des enfants avec du lait pasteurisé, une autre partie avec du lait non stérilisé — qui, plus tard, fut démontré provenir de vaches tuberculeuses. Il n'y eut pas plus de tuberculeux dans le second groupe d'enfant que dans le premier. — Calmette regarde encore aujourd'hui la tuberculose pulmonaire d'origine lactée comme plus fréquente que la tuberculose d'inhalation.

2. L'homme, malgré l'absorption de lait ou de viande de vaches tuberculeuses, ne contracte que très rarement une tuberculose primitive de l'intestin..

Depuis cette époque les recherches des savants de toutes les nations n'ont pas abouti encore à un accord complet, cependant la majorité d'entre eux s'accordent à reconnaître qu'en effet il y a des caractères morphologiques, biologiques et pathologiques permettant de distinguer au sens où Smith l'entend un type humain et un type bovin.

On est bien d'accord jusqu'ici, mais le désaccord com-

(1) Kitasato et Ogata n'ont jamais trouvé, sur 152 phtisiques de 15 à 63 ans, le type bovin du B. T. par l'inoculation au cobaye et au lapin.

mence quand il s'agit de décider s'il existe des formes intermédiaires, c'est-à-dire des formes non spécialement adaptées, ou si les formes se départagent toujours d'après le schéma des caractères bio-morphologiques propres à chacune des deux variétés, ou si encore ces deux variétés sont transformables facilement l'une ou l'autre par la culture. Kossel, Weber, Heuss, Bofinger, qui ont étudié consciencieusement cette question à l'Institut d'Hygiène de l'Empire allemand, admettent que les deux types dérivent bien d'un type souche commun, mais qu'ils sont devenus fixes, stables, par conséquent non transformables par la culture, et faciles à distinguer avec certitude. Nous acceptons cette conclusion pour ce manuel, réservant cependant impartialement l'opinion inverse, qui peut, comme pour d'autres maladies, être complètement démontrée.

Le tableau suivant, pris à A. Weber : la tuberculose de l'homme et des animaux, dans Kolle-Wassermann, II, Bd., 1906, résume ces caractères :

	TYPE HUMAIN	TYPE BOVIN
Aspect macroscopique sur Bouillon glycériné à réaction amphotère ou acide faible.	Pellicule luxuriante, également épaisse, remontant sur les parois du verre poussant en 3 semaines sur toute la surface.	Pellicule mince, montrant en certains endroits un dessin réticulé.
Aspect microscopique par la coloration habituelle à la fuchsine phéniquée.	Délicat, grêle, fréquemment incurvé, égal dans sa grosseur,	Epais, irrégulier, prend irrégulièrement la couleur.
Modification de la réaction d'un Bouillon glycériné faiblement acide.	L'acidité disparaît environ en un mois, puis remonte ensuite jusqu'au-dessus de son degré original.	L'acidité reste d'abord sans modification, puis elle descend ensuite en 30-40 jours jusqu'à o sans remonter ensuite (1).

(1) Pour Siebert, les 2 types acidifient le bouillon glycériné.

	TYPE HUMAIN	TYPE BOVIN
Pouvoir pathogène (en général).	Moins virulent pour tous les mammifères que le Bacille bovin. Parmi les oiseaux, le perroquet est sensible.	Très virulent pour tous les mammifères, à l'exception de l'homme. Le perroquet est plus sensible à la tuberculose humaine et la tuberculose aviaire.
Pouvoir pathogène pour le cobaye.	Très réceptif. Peu de bacilles sur les frottis d'organes.	Extrêmement sensible. Beaucoup de bacilles sur les frottis d'organes.
Pouvoir pathogène pour le lapin.	Relativement peu pathogène, souvent seulement un foyer local.	Très pathogène.
Pouvoir pathogène pour la souris blanche (Tromsdorff) (1)	Peu pathogène. 1 mgr. de B. T., dans la veine de la queue : en 2 mois 1/2 à 3 mois 1/2, pas de mort par tuberculose.	1 mgr. de B. T. dans la veine de la queue ; mort en 4 semaines par tuberculose généralisée.
Pouvoir pathogène pour le bœuf.	A peine pathogène par tous les modes d'inoculation. La surinfection des poumons ou de l'intestin avec des B. T, du type hum. produit seulement des réactions légères dans les ganglions correspondants.	Le plus souvent très pathogène par tous les modes d'inoculation.
Pouvoir pathogène pour l'homme.	Considérablement plus élevé que celui du type bovin, tandis que, comme nous le disons plus haut, tous les autres mammifères (même les singes) sont beaucoup plus sensibles pour le type bovin.	Existe, mais manifestement limité. Jusqu'ici 14 cas d'infection chez l'enfant sûrement démontrés, la plus grande part due à l'infection stomacale ou intestinale, c'est-à-dire par le lait. Chez l'adulte 4 ou 5 cas. La tuberculose pulmonaire typique de l'homme par le B. bovin est au moins fort rare.

(1) Pour le singe en général (Kraus et Gross) et pour le gibbon en particulier (von Dungern) les 2 types sont également pathogènes.

L'inoculation au lapin peut servir au diagnostic différentiel des deux bacilles par le procédé suivant (Weber) : Les B. T., du type humain, inoculés (1) à la dose de 1 mgr. (2), à un lapin sain adulte tuent celui-ci en 3 semaines ; les bacilles du type bovin ne produisent pas d'abord de symptômes d'infection générale, mais, au bout de quelques mois, apparaissent les signes d'une tuberculose chronique, qui est localisée le plus souvent dans les articulations, les reins, les poumons et le testicule. Les bacilles du type bovin, inoculés sous la peau, à la dose de 10 mgr., produisent une tuberculose généralisée qui évolue en un temps relativement court vers la mort. Les bacilles du type humain ne produisent pas cette généralisation.

La conclusion pratique de ces résultats est la suivante : la contagion de la tuberculose bovine pour l'homme est exceptionnelle, l'homme tuberculeux reste pour les hommes le principal danger. Cependant la prophylaxie la plus élémentaire commande, non seulement au point de vue de l'économie politique, mais aussi de l'hygiène, de ne pas abandonner le combat contre la tuberculose bovine. Il est incontestable que ce résultat s'écarte nettement de la doctrine de Koch, car le type bovin n'est pas une rareté chez l'homme.

Toute une série de savants n'admettent pas que la tuberculose bovine ne soit pas rare chez l'homme ; ils soutiennent le point de vue unitariste et pensent qu'un type unique peut présenter des variations, que l'on ne distingue qu'artificiellement et qui sont aisément transformables les unes ou les autres. C'est l'opinion de la majorité des Bactériologistes en Angleterre et en France (Nocard, Arloing, Lignières), partagée d'ailleurs par beaucoup en Allemagne.

V. Behring, Römer n'acceptent point la possibilité de différencier deux types au point de vue morphologique. Eber met sur le compte des petites modifications du milieu les variations d'aspet. Dammann et Mussemeier, qui ont travaillé à l'Ecole vétérinaire de Hanovre, ne peuvent nettement distinguer les 2 types, ni au point de vue morphologique, ni au point de vue biologique, ni même au point de vue pathologique : ils admettent seulement le pouvoir pathogène plus grand de la tuberculose bovine pour les pe-

---

(1) C'est sans doute de l'inoculation intra-veineuse dont il s'agit.
[Note du traducteur.]
(2) Culture pressée sur du papier filtré, mais pesée humide.

tits animaux d'expérience. Kossel, Weber et Heuss n'ont pu se convaincre, comme autrefois Nocard, et comme maintenant V. Behring, de Joñg (C. B O., XXXVIII, 264), Dammann et Mussemeier, de la possibilité d'augmenter la virulence du B. humain, jusqu'à celle du bacille bovin par le passage par l'animal (lapin, chèvre). Les causes d'erreur sont très difficiles à éviter dans ces expériences. — Eber, dans une récente communication, se prononce nettement pour l'unité des deux espèces.

Mycobacterium tuberculosis typus gallinaceus
(Maffucci). A. Weber.

Synonymie. — Bacillus tuberculosis avium Maffucci.

Nom vulgaire. — Bacilles de la tuberculose des poules, de la tuberculose aviaire.

Microscopiquement, ne peut être distingué du B. des mammifères; il présente toutefois des ramifications plus fréquentes (Maffucci, Metschnikoff). Les cultures (surtout bonnes sur sérum glycériné à 2 0/0) sont plus molles, *plus humides*, plus luxuriantes et en même temps plus plates; plus friables : on les écrase facilement. Sur le bouillon, en voile, mêmes caractères de mollesse. La croissance se fait à 43-45º et même 50º (Maffucci).

Le microbe est l'agent très fréquent d'une maladie des poules, et des autres oiseaux de basse-cour (canards, pigeons). Les oiseaux sont aussi en partie réceptifs pour les autres types de Myc. tuberculosis, notamment la tuberculose des perroquets peut être produite par les 3 types, et le plus fréquemment par la tuberculose humaine. De même les mammifères sont en partie sensibles pour les types de bacille aviaire, notamment le lapin et la souris. Les lapins deviennent facilement malades par ingestion, ou par tout autre mode d'inoculation ; les souris survivent environ un an à l'ingestion, 6 mois à l'inoculation sous-cutanée d'une ose de culture, et 2-4 mois à l'inoculation intrapéritonéale. Dans cette forme, il y a des nombreux bacilles à l'intérieur des cellules. D'après Rabinowitsch (D. M. W. 1904, p. 1675), la tuberculose spontanée des rats et des souris par le type aviaire est très répandue ; les animaux s'infectent par les déjections des poules dans les poulaillers. Le cobaye est moins sensible, la tuberculose qui se développe n'est pas typique.

John et Frothingham ont trouvé de la tuberculose aviaire chez le bœuf et Nocard chez le cheval.

Weber et Bofinger n'ont pu modifier le type aviaire par des passages par le corps des mammifères, tandis que Nocard, Wiener, Cadiot, Gilbert et Roger ont été plus heureux. Fischel décrit des formes de passage entre le bacille des mammifèrres et le bacille des oiseaux (1).

(1) L. et N. rapportent ici le fait intéressant signalé par Métalnikoff.

Mycobacterium tuberculosis var. poikilothermorum.
L. et N.

(Tab. 68. V-IX).

Synonymie. — Myc. tuberc. γ piscicola. δ ranicola. ε anguicola. L. et N.

«Pisciaire » **Tuberculose des poissons et des grenouilles.** (Bataillon, Dubar et Terre.) Essai sur la tuberculose des vertébrés à sang froid. Monographie, Dijon, 1902.

Bacille semblable au B. T. cultivé pour la première fois par Bataillon, Dubar et Terre, d'une tumeur de la grosseur d'un œuf de pigeon chez une carpe. Bâtonnet immobile, acido-résistant, formant des ramifications, poussant à la température de 23 à 25⁰ (optimum) (minimum 12⁰). Dans le bouillon il forme des flocons abondants qui se déposent au fond ; sur pomme de terre, un dépôt mince et blanchâtre. Gélatine non liquéfiée.

Pour démontrer que leur microbe n'était qu'une variété du B. T. adaptée aux animaux à sang froid, les auteurs firent ingérer et inoculèrent des poissons et des grenouilles avec des cultures de tuberculose humaine et aviaire. En effet, ils retrouvèrent dans les organes des poissons la variété pisciaire. L. et N. ont étudié avec le Dr Kumulis une culture de Kral, et confirment complètement les conclusions des auteurs français. La croissance cesse à 37° directement. et elle est à 20 ou 25. un peu plus luxuriante que celle de B. T. à la temp. de l'étuve. Nous n'avons pu voir de formes ramifiées au microscope [68, XIX] ; c'est bien par hasard. La plaque de gélatine présente une couche assez dense, sèche, blanc jaunâtre, plissée [68, VI], qui, à 60/1, offre l'aspect du B. T. sur agar glycérinée [68, VII].

Sur gélatine en piqûre, croissance faible, à la surface pellicule mince, sèche, plissée, pas de liquéfaction. Sur agar l'aspect est absolument le même que celui du B. T. aviaire sur agar glycérinée, mais un peu plus luxuriante et plus plissée [68, V]. Bouillon clair, avec une pellicule crustacée à la surface ; culture sur pomme de terre plissée, épaisse, bien délimitée, blanc jaunâtre [68, VIII]. Sur le lait, se comporte d'une façon tout à fait différente de toutes les espèces que nous avons étudiées : le lait n'est pas coagulé,

Les B. T. inoculés dans la cavité générale d'une larve d'abeille, *Galeria melonella*, disparaissent rapidement par bactériolyse sous l'influence d'un ferment dissolvant : la cire. Le fait semble avoir été mal à propos contesté par Konstantinowitsch. Plus intéressant, au point de vue de la tuberculose aviaire, est le fait bien connu signalé par Yersin. L'inoculation intra-veineuse de B. aviaire au lapin détermine chez celui-ci une septicémie mortelle avec spléno-mégalie et hépato-mégalie, sans tuberculose miliaire, mais le foie et la rate fourmillent de bacilles : c'est la tuberculose type Yersin, spéciale au bacille aviaire et au lapin.

[Note du traducteur.]

mais il prend en 1 à 3 mois une coloration gris violet sombre ; le pigment est soluble dans l'alcool.

Le microbe isolé par Moeller de la rate d'un orvet qui avait été inoculé un an auparavant avec la tuberculose humaine (crachat) est identique. Il pousse le mieux à 22º (ne pousse pas entre 28 et 37º) donne sur agar une couche humide brillante et blanche. Sur le bouillon dilué et les milieux dépourvus d'albumine, il présente de belles ramifications. N'est plus pathogène pour le lapin.

Tout à fait identique encore est un mycobactérium trouvé dans des cavernes pulmonaires de deux tortues (Friedmann). Bertarelli a produit par l'inoculation de crachat de la tuberculose chez le Varan.

Les études les plus sérieuses au sujet des rapports entre la tuberculose humaine et la tuberculose des animaux à sang froid ont été faites sur la grenouille par Dieudonné et Herzog (M. ou W. 1903, p. 43, C. B. O., XXXI, 84). Les grenouilles inoculées avec la tuberculose des mammifères succombent rarement; 60 jours après l'inoculation, on trouve encore des bacilles dans les organes. Si l'on broie ces organes et qu'on les inocule à une deuxième grenouille, celle-ci meurt alors spontanément ; un nouveau passage des organes broyés à une troisième grenouille produit chez celle-ci une tuberculose miliaire typique. Si l'on isole le B. T. des organes de cette dernière grenouille, il présente dans ses cultures les caractères de la tuberculose pisciaire; il est alors pathogène pour les animaux à sang froid, mais non pour les animaux à sang chaud ; il pousse luxurieusement à la température de la chambre ; on n'a pas réussi jusqu'à présent dans ce cas à le réacclimater à des températures au-dessus de 30º, ou à l'employer à immuniser les lapins.

Kuster a trouvé 3 grenouilles spontanément tuberculeuses sur 200 examinées. Le microbe a son optimum de culture à 28º, il est pathogène pour les animaux à sang froid et seulement toxiques pour les animaux à sang chaud. Weber et Taute (A. G. K., 1906) ont isolé de grenouilles fraîches, dans la vase et la *mousse* des aquariums, 36 races de bâtonnets acido-résistants, tous pathogènes pour les animaux à sang froid, inoffensifs pour les animaux à sang chaud, présentant des petites différences des caractères culturaux, les auteurs regardent la tub. des animaux à sang froid comme une maladie spéciale, et considèrent la transformation de B. T. des an. à sang chaud au B. T. des an. à sang froid comme une erreur, due à une latence de la tuberculose (B. T. des an. à sang froid) chez les animaux d'expérience.

Sorgo et Süss ont aussi essayé de démontrer l'adaptation de B. T. des mammifères aux animaux à sang froid (serpent). Tsukigama pense que le B. T. garde toutes ses qualités originelles, même après le passage par la couleuvre et le lézard (1).

(1) L'action du B. T. sur les vers, les escargots et les têtards a été étudiée par Moses (Diss. Fribourg, 1907). *Per os*, l'action est peu sûre

La question n'est pas résolue, même malgré l'objection de Weber et Taute, qui soulignent seulement une cause d'erreur.

Les races de B. T. isolés par Friedman de deux tortues marines avaient un optimum de culture à 37° et ne pouvaient être différenciées du bacille des mammifères. Ainsi se trouve établie la possibilité de la dissémination de la tuberculose des mammifères, et la question de la transformation du B en variété psychrophile est encore à étudier.

Moriga a pu entretenir pendant 12 mois le B. T. humain et bovin chez la tortue sans le modifier.

Dans une autre publication, il dit cependant que le B. humain se laisse transformer *moins* facilement en B. des animaux à sang froid.

Mycobacterium leprae (Armauer Hansen) L. et N.
(Tab. 68, I-III.)

Nom vulgaire. — Bacille de la lèpre.

Depuis les travaux de Armauer Hansen (Virch. Arch., LXXXIV) et Neisser il est indubitable que la lèpre est causée par un bacille immobile très voisin du B. T. Ce microbe, qui souvent est un peu plus court que le B. T.. se trouve en grande quantité dans les « lépromes » (néoformations lépreuses spécifiques, tubercules et nodules lépreux) dans les différents organes des malades.

Les bacilles sont groupés en rangées parallèles, ordonnés en amas dans les « cellules lépreuses » particulières, qui ont été considérées récemment, partie comme des cellules endothéliales des lymphatiques, multipliées et fusionnées, partie comme des cellules lymphatiques immobilisées (thrombus lymphatique) [68, I-III].

Il n'est guère possible de distinguer avec certitude le B. lépreux du B. tuberculeux par des réactions colorantes, — il prend la coloration de Koch-Ehrlich aussi bien que le B. T., comme lui, il garde le Gram, et se colore seulement

et en tout cas très lente. Le B. humain ne provoque chez aucun de ces animaux, même en inoculation, des lésions tuberculeuses. Le B. des grenouilles détermine chez le ver de terre de la tuberculose quand il existe des conditions anormales dans l'intestin ; chez les escargots et les têtards, il détermine des lésions, même dans les conditions ordinaires: Les vers sont plus résistants que les escargots et ceux-ci plus que les têtards.

avec les solutions d'aniline aqueuses par une action prolongée.

Comme différence pourtant le bacille de la lèpre se colore
en 6 à 7 minutes dans les solutions aqueuses de fuschine,
suffisamment pour que, après lavage à l'eau, on obtienne de
bonnes préparations, ce qui ne se produit pas avec le B.T. ;
inversement le bleu de méthylène alcalin colore plus vite le
B. Tub. que le Bac. lépreux (controverse entre Baumgarten.
et Wesener).

Tous les auteurs d'ailleurs sont d'accord pour admettre
que la forme des bacilles, pas plus que les réactions colorantes, ne peuvent que très peu contribuer au diagnostic
différentiel — ce qui montre bien déjà que la délimitation
des lésions lépreuses et des lésions tuberculeuses chez le
cadavre n'est souvent pas possible, et qu'elle est différemment tranchée selon les différents investigateurs. Comme, de
plus, d'après Hansen et Looft (Bib. med. 1894), la tuberculose est la cause de la mort chez 40 o/o des lépreux, cette
incertitude est très fâcheuse.

	LÈPRE	TUBERCULOSE
Nombre des bacilles.	Extraordinairement abondants dans tous les organes atteints et les excreta.	Toujours moins abondants.
Disposition des bacilles.	En amas pareils à des paquets de cigares.	Plus isolément en amas irréguliers.
Forme.	Bâtonnet droit et trapu.	Filamenteux incurvé, et fin.
Cassure.	Anguleuse.	Arrondie.
Aspect des grains.	Grossiers.	Fins.
Disposition des grains.	Très espacés.	Très rapprochés.

On ne voit jamais naturellement des différences aussi
schématiques que celles que nous rapportons ici.

Barannikow a aussi démontré dans les lépromes, à côté des bâtonnets ordinaires, la présence de formes ramifiées, de formes enchevêtrées en touffes, et de formes sphériques; et il a aussi montré que, dans les coupes, tous les bacilles lépreux ne sont pas acido-résistants.

La culture du bacille de la lèpre a été réussie seulement très tard. Presque toutes les cultures obtenues présentent des formes ramifiées, se rapprochant de Myc. tuberculosis; mais la propriété acido-résistante semble assez rare (Bordoni-Uffreduzzi); parfois la propriété acido-résistante est assez limitée, parfois elle fait complètement défaut.

Babes, qui a fait dans ce domaine, sinon les premières, au moins les plus complètes expériences (C. B. XXV, 125), regarde le microbe cultivé, malgré l'absence de la propriété acido-résistante (1) comme l'agent de la lèpre.

D'après les auteurs la culture sur les milieux artificiels (agar glycérinée, agar-sérum glycérinés, pomme de terre glycérinée) est le plus souvent discrète et lente, et analogue dans ses caractères morphologiques et biologiques au B. T. Kedrowski vante beaucoup le mélange d'agar, avec de l'extrait de placenta filtré, Teich (C. B. XXV, 756) la pomme de terre alcaline, et la pomme de terre agar alcaline, Karlinski, le sérum humain.

La culture que nous a envoyée Kral poussait assez bien, mais lentement. Morphologiquement les bâtonnets se comportaient comme le B. T. et aussi comme le B. diphtérique. Barannikow et Kedrowski enfin ont trouvé des formes semblables à l'actinomycose.

Spronck a apporté une autre preuve que le microbe isolé est bien le mycrobactérium leprae (C. B. XXV, 257, en montrant que ce microbe est agglutiné par le sérum de beaucoup de vieux lépreux même à de très fortes dilutions.

---

(1) Czaplewski, qui a isolé un microbe voisin de celui-ci, dit très justement que ces formes représentent un terme de liaison entre le groupe des diphtériques et le groupe des tuberculeux, ou d'après notre terminologie entre le genre Mycobactérium et le genre Corynebactérium. Voyez aussi Levy (A. H., XXX, 168). — D'après les expériences de A. Weber avec le bacille du smegma, il paraît possible que le bacille de la lèpre cultivé sur des milieux à la lanoline puisse être acido-résistant.

Quelques auteurs disent avoir réussi les expériences d'inoculation à l'animal, et auraient obtenu des lésions lépreuses typiques chez les animaux.

Sugai dit avoir réussi la transmission de la lèpre à la souris valseuse. Walker trouve 14 rats « lépreux » sur 2780 examinés (Mus decumanus). Mezinscu dit avoir isolé des tumeurs murines des bacilles impossibles à distinguer des bacilles de la lèpre. Campana n'a pu réussir la transmission sur le porc, la poule, le mouton, le singe ni le lapin (1).

Kédrowski a isolé des lépreux tantôt des cultures acido-résistantes, tantôt non acido-résistantes, toutes deux pathogènes pour le lapin et la souris desquels on isolait des bacilles poussant lentement ou rapidement, pathogènes ou non, acido-résistants. Des cellules lépreuses ont été vues chez les souris (voir les acido-résistants chez les rats, ci-dessous).

Les voies de l'infection chez l'homme sont difficiles à rechercher à cause de la longue incubation de la maladie. En général, une infection se prend par les différentes muqueuses et par de petites plaies ; les voies respiratoires et digestives ne doivent pas être des portes d'entrée. La lèpre congénitale est au moins très rare.

Les B. de la lèpre peuvent être présents en très grande quantité dans le sperme et dans le lait; on ne les a jamais trouvés dans les ovaires. On les trouve surtout dans les sécrétions des ulcères et dans le mucus nasal (128 fois sur 153 cas. Sticker). Le nez est à la fois le lieu le plus fréquent de première localisation et la source de contamination la plus dangereuse pour l'entourage (Sticker).

Le diagnostic différentiel des agents isolés et cultivés de la lèpre et de la tuberculose peut actuellement reposer

(1) Sans qu'on puisse actuellement donner de conclusion, il est établi que le rat présente une affection analogue à la lèpre de l'homme, et dont le bacille est impossible à distinguer de B. de Hansen. Il a la même résistance à l'adaptation en cultures artificielles. Il semble, d'autre part (Sugaï), que la souris valseuse soit sensible aux cultures de B. de lèpre (encore douteuses, mais cependant décrites par Houtoum, Duval, Rost). De nouveaux travaux sont nécessaires pour conduire à l'identité de la lèpre du rat et de la lèpre de l'homme.

[Note du Traducteur.]

seulement sur la moindre acido-résistance, sur la plus grande délicatesse des cultures de la lèpre. La thérapeutique de la lèpre, en dehors de la « nastine » de Deycke, reste à l'huile de Chaulmoogra.

MICROBES ACIDO-RÉSISTANTS CHEZ LES RATS

On a observé récemment chez les rats, à Odessa, à Berlin et Londres, une affection très voisine de la lèpre, dans laquelle on voit des tumeurs en partie dans la peau et dans les muscles, en partie dans les organes internes. Ces tumeurs renferment en très grande quantité des bâtonnets très acido-résistants, dont la culture et l'inoculation en série à d'autres rats n'ont pas encore pu être réussies (Stéfanski) (Rabinowitsch).

Mycobacterium smegmatis L. et N.

(Tab. 68, IV).

Nom vulgaire. — Bacille du smegma.
Le premier bacille acido-résistant découvert après le bacille tuberculeux fut le bacille du smegma, très fréquent dans le smegma préputial et clitoridien (Tavel,Matterstock),il a un grand intérêt pratique, parce qu'il peut en imposer par le B. T.

Après que Laser et Czaplewsky (Munch. méd. Woch., 1897, n° 43) eurent décrit un bâtonnet acido-résistant poussant d'une façon maigre, comme bacille du smegma, A.Weber semble avoir réussi, par des cultures systématiques, à obtenir des échantillons notoires en culture. Il cultivait en strie sur agar le smegma frais à 37° — quandil trouvait des bacilles du smegma nombreux dans les frottis, — et obtenait une culture sèche foliacée, d'un microbe se rapprochant du Bacillus Xerosis, qui était acido-résistant lorsque le milieu de culture renfermait de la graisse ou de la lanoline (voyez App. de Technique), le microbe fut obtenu 16 fois sur 18 cas, etjamais on n'en trouva sur les tubes quand on n'avait pas vu de bacilles du smegma sur les préparations. Ce microbe n'est pas pathogène pour le cobaye, même quand on l'inocule en grande quantité et mélangé avec du beurre dans la cavité péritonéale. — A. Weber rencontra en outre un bacille pseudo-diphtérique, qui n'était pas acido-résistant sur les milieux à la lanoline.

C. Frankel soutient une autre vraie thèse. Pour lui, le bacille du smegma n'est pas cultivable sur nos milieux, tandis que les bacilles pseudo-diphtériques y croissent facilement, et acquièrent temporairement la propriété acido-résistante. (C. B. XXIX, 1.)

Le médecin praticien s'intéresse beaucoup moins à la culture qu'à la question de savoir si l'on peut distinguer au microscope, par leurs réactions colorantes, le B. du smegma du B. tubercu-

leux. Cette importante question a été beaucoup travaillée. D'après
A. Weber la chose est assez simple : les bacilles du smegma sont
bien acido-résistants, mais non alcoolo-acido-résistants, c'est-à-
dire que la coloration résiste bien à l'acide sulfurique aqueux à
5 0/0, mais elle résiste très mal à l'alcool renfermant 3 0/0
d'acide chlorhydrique. Il recommande donc la coloration de
Honsell (C. B. XXI, 700) pour distinguer le B. du smegma du
B. T. : coloration habituelle à la fuchsine phéniquée, action pendant 10 minutes de l'acool-acide (alcool absolu 97, acide chlorhydrique 3), lavage avec une solution alcoolique très diluée de bleu
de méthylène) le B. T. seul garde la coloration rouge. L'alcool
à 70 convient très bien.

Pour le diagnostic différentiel, il faut, après qu'on a obtenu des
bâtonnets rouges, acido-résistants sur une préparation traitée par
la méthode ordinaire du B. T. avec courte différenciation par
l'acide sulfurique, faire une deuxième préparation ; s'il s'y trouve
des bâtonnets colorés en bleu, on peut porter le diagnostic de
bacille de smegma; selon les circonstances, on fera des cultures sur les milieux ordinaires, pour éliminer Mycobacterium
lacticola et ses analogues et même on pratiquera l'inoculation
sous-cutanée au cobaye qui doit donner un résultat négatif.

Mycobactéries poussant bien à la température de la chambre (B. acido-résistants du beurre, du lait, etc.).

L'une des découvertes récentes les plus intéressantes
dans le domaine de la morphologie des bactéries est sans
contredit celles des microorganismes analogues du bacille
tuberculeux. Il y a 6 ans, tout bâtonnet acido-résistant
était un bacille tuberculeux ou lépreux ; nous savons aujourd'hui par les travaux concordants de beaucoup de Bac-.
tériologistes (1) (Pétri, Rabinowitsch, Mœller, etc.), que des
espèces acido-résistantes se trouvent très souvent dans le
voisinage de l'homme et des animaux domestiques. Il est
pourtant assez facile actuellement de faire le diagnostic
différentiel avec le B. tuberculeux, et pourtant les races
connues aujourd'hui se rapprochent de celui-ci par un si
grand nombre de caractères que nous pouvons nous attendre à voir surgir, comme pour le choléra et la diphtérie, des
difficultés considérables à mesure qu'on approfondira da-

(1) Séverin (C. B. L., 1895, page 98), Ferran (C. B., XXII) et Capaldi
(Z. H., XXVI, 105), ont déjà trouvé, au point de vue de la coloration
des acido-résistants dans le fumier.

vantage leur étude. La forme des animaux à sang froid du bacille tuberculeux, si intéressante, nous montre déjà jusqu'à quel point un bacille tuberculeux vrai peut se modifier dans la biologie : on eût tenu cette modification pour impossible naguère. (Croissance à la température de la chambre, production de pigment violet dans le lait.) — Qui sait dans quel sens se modifieront les nouvelles espèces acido-résistantes, lorsqu'elles auront été acclimatées par un grand nombre de générations, chez des animaux appropriés. (Voyez par exemple Hölscher, C. B., XXX, 576.)

Nous inclinons à espérer qu'on réussira à démontrer un jour que les bacilles tuberculeux sont dérivés des acido-résistants en vie libre, et qu'ils peuvent encore en dériver maintenant, mais nous devons ajouter que l'on n'a encore aucune preuve de cette hypothèse. Moeller (C. B., XXX, 513) et Rabinowitsch, qui ont fait des expériences dans ce sens, concluent à la dualité, en tous cas ils ne peuvent obtenir la transformation en une seule génération. — D'après Koch, tous les acido-résistants réciproquement et le B. T. s'agglutinent également bien, ce qui ne va pas à l'encontre de l'idée d'unité d'espèce. (D. m. W. 1901, 48)

On a encore peu travaillé au sujet de la distribution des bacilles acido-résistants. Elle semble très étendue, car à Berlin environ 60 o/o des échantillons de beurre contiennent des espèces de cette nature, et les recherches de Moeller démontrent leur grande fréquence dans le fumier, sur les herbages, etc., — ce que Lubarsch et Dieudonné ont confirmé.

Pour isoler les bactéries acido-résistantes du beurre, on injecte, comme nous l'indiquons (page 598) environ 4 gr. de beurre dans le péritoine de 2 cobayes avec une canule large ; on sacrifie les animaux, quand ils ne sont pas morts auparavant, environ 6 à 10 jours après l'inoculation, et l'on pratique des cultures avec le contenu de la cavité péritonéale = à la température de la chambre, ces cultures donnent des bacilles acido-résistants.

Pour cultiver les microbes de l'herbe (*Phleum pratense*, herbe de Thimothée, surtout), on fait macérer celle-ci dans un peu d'eau pendant 12 à 24 heures à 37° ; dès que l'on

constate la présence d'acido-résistants en quantité notable
(recherches toutes les 2 heures), on coule la macération en
plaques de culture (1).

Nous avons étudié ce groupe en 1898, avec le Dr Kumulis, dans tous les échantillons que nous avons pu isoler ; en
tout 13 races. En comparant celles-ci systématiquement entre
elles, elles se réduisirént à 2 espèces, dont l'une présentait
2 à 3 formes.

G. Meyer, en comparant les races, arrive à circonscrire
les mêmes espèces. Son travail a paru en même temps que
que la 2e édition de notre livre. (C. B., XXVI, 820.)

Rabinowitsch identifie le microbe qu'elle a décrit (Myc.
lacticola) avec Myc. Phlei. Nous-mêmes avons trouvé certaines différences assez considérables entre les 2 microbes,
aussi croyons-nous pouvoir en faire deux espèces. Les observations de Lubarsch et de Mayer, que nous avons connues
après les nôtres, concordent avec elles en général.

Les propriétés pathogènes des espèces sont analogues,
aussi pouvons-nous les décrire en commun pour toutes les
espèces (p. 598).

<h3 style="text-align:center">Mycobacterium lacticola α. planum L. et N.
(Tab. 70).</h3>

Synonymie. — Tuberculose ähnlicher Organismus de Rubner-
Obermüller. Graspilz II, de Möller (C. B., XXV, 369).

Aspect microscopique. — Bâtonnet irrégulier dans sa forme,
plus ou moins long, droit ou incurvé, parfois coudé, souvent
renflé en massue, en général assez épais (dans les vieilles cultures) et souvent en filaments irréguliers. On voit aussi des
formes ramifiées [70, X, 69, VI, XII a et b]. Immobile. Colorable
par le bleu de méthylène, la fuchsine ordinaire ; par le Gram,
et, par la méthode du bacille tuberculeux, comme ce dernier
bacille. — Il pousse sur tous les milieux, assez lentement à la
température de la chambre, un peu plus vite à la température de
l'étuve. Manifestement plus vite que la tuberculose. — Oxygène
nécessaire. Dans l'agar en profondeur il ne pousse qu'à peine ou
pas du tout dans le fond.

Plaque de gélatine. — Dans les jeunes cultures, macroscopiquement comme le coli [70, VII] plus tard les colonies sont plus

---

(1) Kusten, pour l'isolement, recommande le procédé de l'antiformine
de Spengler.

plissées. A 60/1 partie périphérique ondulée, dentelée ; centre plus ou moins plissé, semblable aux vieilles colonies de coli [70, VI *a*]. Colonies profondes peu caractéristiques (70, VI *b*). Plaque d'agar glycérinée. Macroscopiquement : d'abord colonies petites, grumeleuses, qui deviennent ensuite saillantes et plissées, et s'entourent ordinairement d'une zone délicate, transparente [70, IX]. A 60/1 les colonies paraissent assez fortement granuleuses, vers la périphérie, la colonie devient de plus en plus transparente, et présente souvent dans cette zone des dessins comme on en voit chez les Proteus (70, VIII).

Culture en strie sur agar glycérinée : au bout de 6 jours à 37°, enduit gris blanc sale, à bord lisse, ondulé, brillant gras, avec de nombreux plis plus ou moins saillants irréguliers, transparent à de certains endroits [70, II]. Parfois les plis ne sont pas aussi prononcés dès le début. La partie superficielle est plus homogène, et renferme au bout de plusieurs semaines un pigment jaune ou rouge cuivre. La consistance des cultures est d'abord butyreuse, puis elle devient glaireuse, ni sèche ni granuleuse (70, III) sur l'agar ordinaire, on voit tardivement une coloration jaune brunâtre, et une légère tendance à former des plis [70, I].

Culture sur gélatine en piqûre. — Culture plus mince et plus délicate, plissement net et régulier. — Pas de coloration orangée.

Culture en bouillon. — D'abord trouble, plus tard clair, souvent une pellicule, dépôt modéré blanc jaunâtre. Sur le bouillon sucré, la culture est plus riche ; presque toujours il s'y forme une pellicule épaisse, plissée à la surface, le dépôt est abondant, très difficile à dissocier dans le liquide. Le lait n'est pas coagulé, mais à la longue il devient transparent et parfois gélatineux. Sur les bords, un pigment orangé clair se dépose.

Culture sur pomme de terre. — Enduit un peu saillant, plus ou moins plissé, parfois aussi homogène ; bord uni ou crénelé ; la culture devient saillante, nodulaire, orangé clair ou orangé vif, brillante, humide ou grasse [70, V]. Faible production d'indol. Présence d'H²S dans le bouillon sucré et dans le bouillon ordinaire. Production faible d'acide, correspondant à 0,6 cmc. de lessive de soude normale à 1/10 dans 10 cmc. de bouillon glucosé à 2 0/0. Pas de gaz sur les milieux sucrés. Gélatine non liquéfiée.

Habitat : Lait, beurre, herbe (v. page 477). Pouvoir pathogène (v. p. 598). Comme variété seulement nous citerons :

Mycobacterium lacticola β perrugosum L. et N.
(Tab. 69-I-VII).

Nom vulgaire. — Bacille du beurre de Rabinowitsch. Nous avons eu deux races absolument semblables. Il ressemble beaucoup à Myc. lacticola α planum et n'est peut-être qu'une forme de culture de celui-ci. En effet, L. Rabinowitsch indique que les cultures jeunes, comme on les obtient directement de l'animal,

sont humides, épaisses, crémeuses, et qu'elles n'acquièrent leur
aspect sec, plissé précocement, qui est leur caractéristique, qu'auprès de multiples passages par l'animal.

Le **Bacillus Friburgensis**, décrit par Korn, qui, d'après notre
terminologie, doit s'appeler **Mycobacterium lacticola** γ **friburgense** (Korn) L. et N., se place à peu près ici. Sur agar glycérinée, la strie est d'abord blanche, épaisse comme chez planum,
ensuite elle se couvre de saillies plissées, élevées, qui deviennent
à la longue rouge cuivre à la température de la chambre [69, I].

Mycobacterium phlei (1) (Moeller) L. et N.
Tab. (6g-VIII-XII).

Bibliographie. — Petri (A. C. A., XIV, 1), Lubarsch (Z. H.,
XXXI, 153).

Nom vulgaire. — Bacille de Thimothée « Thimothée ». Thi-
mothée-bacillus.

Aspect microscopique. — Au bout de 3 ou 4 jours de culture,
les bâtonnets sont extraordinairement courts et épais, et rappellent beaucoup à cet état le Corynebact. pseudo-diphteric. Plus
tard, ils deviennent plus longs, parfois renflés en massue et ramifiés, et ne peuvent plus être distingués des 2 espèces citées précédemment [69, XII *a* et *b*]. Immobile. — Réactions colorantes,
intensité de culture, et besoin d'oxygène, comme Mycob. lacticola.

Plaque d'agar glycérinée. — Colonies rouge orangé en peu
de jours, à bord uni et ondulé, sans plis ; humides, brillantes
[69, XI]. A 60/1 colonies transparentes avec centre plus foncé et
dessin en boucles de cheveux. Vers la périphérie, il existe une
zone délicate, transparente, plus ou moins grumeleuse avec un
bord crénelé, frangé [69, IX]. Plus tard, l'intérieur de la colonie
devient plus foncé et plus opaque, mais le bord s'entoure d'un
nouveau voile léger, délicat.

Culture en strie sur agar glycérinée. — Humide, luxuriante,
rouge orangé très vif, homogène ; acquiert à la longue des saillies nodulaires, et plus tard encore, dans les très vieilles cultures,
se plisse, et ne peut plus guère être distinguée, en dehors de la
coloration du Mycobacter. lacticola β perrugosum [69, VIII].
En strie sur gélatine le plissement n'est jamais aussi prononcé et
en général la culture sur gélatine est un peu plus pauvre.

(1) L'herbe de Thimothée s'appelle scientifiquement *Phleum pratense*.
Nous groupons ici les microorganismes suivants que nous avons
réunis en 1 ou 2 races. **Mist. bacillus** Moeller (fumier) Gras bacillus
I Mœller (Thimothée). Butter bacillus Petri (beurre). Petri semble avoir
aussi souvent rencontré Mycobacter. lacticola, d'après la description
qu'il donne : il ne distingue pas de formes. Nous ne croyons pas qu'il
faut accorder beaucoup de valeur aux différences données entre les races (Bouillon uniformément trouble ou avec dépôt). Le Thimothée bacille de Lubarsch se confond encore probablement avec celui de Mœller.

Dans les **cultures en bouillon**, il y a parfois une pellicule mince ; on observe d'ailleurs une grande variabilité, le liquide est souvent presque clair, avec un faible dépôt orangé qui s'élève en colonne torse par l'agitation. D'autres fois, il y a un trouble léger. Mêmes caractères dans le bouillon sucré.

Culture sur lait. — Comme Mycob. lacticola.

Culture sur pomme de terre. — Comme la culture sur agar glycérinée en strie. — Traces d'indol. Pas d'H²S, pas de gaz. Acidification comme Mycob. lacticola. Pas de liquéfaction de la gélatine.

Action pathogène de Mycobacterium lacticola et phlei (1).

D'après les descriptions de tous les auteurs, l'action pathogène de ces espèces est si analogue que ce n'est pas la peine de la traiter séparément pour chacune d'elles.

L'injection d'une faible dose sous la peau du cobaye produit un abcès local qui s'ouvre en 12 jours environ, et guérit ensuite.

Dans les ganglions voisins, et aussi dans les organes internes, comme le foie, on observe fréquemment des nodules isolés, mais ces lésions ne causent jamais la mort ; la multiplication des bacilles n'est jamais considérable. Au contraire, l'inoculation intra-péritonéale d'une grande quantité de culture pure est beaucoup plus sérieuse et provoque l'apparition de nodules dans les organes abdominaux, mais cependant la maladie guérit fréquemment. Si l'on sacrifie les animaux au bout de 3 ou 4 semaines, après l'inoculation de grandes quantités, on trouve (Rabinowitsch) : abdomen légèrement distendu, péritonite plus ou moins intense, le péritoine et le mésentère sont criblés de nodules ; nombreux petits nodules aussi sous la séreuse de l'intestin, les ganglions mésentériques sont manifestement augmentés de volume, souvent caséeux ; le foie, la rate et les reins présentent à différents degrés des inclusions nodulaires jaunâtres. Les poumons présentent de très nombreux nodules transparents, et sont habituellement indemnes de lésions plus sérieuses.

Si l'on inocule à un nouvel animal de petits fragments d'organes malades, ceux-ci reproduisent la maladie, d'après Rabinowitsch. D'après Pétri, Hormann, Morgenroth, il s'agirait de tuberculose associée.

Si l'on inocule en même temps que la culture pure, 4 à 5 cmc. de graisse de beurre fondue à 37°, l'inoculation est mortelle souvent entre 3 et 15 jours. On retrouve des lésions analogues à

(1) Rabinowitsch, Hormann et Morgenroth ont expérimenté sur les animaux exclusivement avec. Myc. lacticola, Petri avec M. lacticola, en partie, Mœller et Petri avec Myc. phlei. Korn a aussi fait des inoculations, avec son Myc. Friburgense, dont les résultats ne diffèrent que par des détails.

celles que nous venons de décrire, mais elles sont beaucoup plus fortement développées, les organes abdominaux sont entourés d'une sorte de couenne fibrineuse inflammatoire épaisse, dans laquelle fourmillent les bacilles. Le beurre stérilisé produit aussi par inoculation des lésions péritonéales.

L. Rabinowitsch a constaté que le lapin est insensible, à l'encontre du cobaye. En général, c'est ce dernier animal qui est le plus employé, mais les expériences sur le lapin ne font pas défaut.

Injectés par les voies sanguines ou subdurales, ou dans les reins, ces microbes produisent les foyers — plus ou moins bien développés (comme ceux décrits page 559), produits par la vraie tuberculose (c'est-à-dire des formations actinomycosiques) mais ces lésions disparaissent en quelques mois. L'organisme de l'animal triomphe des microbes inoculés (Lubarsch et O. Schultze). Ces auteurs n'ont pu trouver souvent aucune différence notable entre la structure de ces tubercules miliaires, et ceux qui sont produits par la tuberculose vraie.

Les acido-résistants ne semblent pas pathogènes, au moins dans la plupart des cas, pour les animaux à sang froid (Freymuth), cependant le crapaud meurt par l'inoculation de Thimothée (Pellegino).

Ces espèces jouent-elles un rôle pathogène important pour l'homme ? On ne peut pas encore affirmer avec certitude, bien qu'on ait cultivé des bacilles acido-résistants sur les milieux ordinaires et à la température de la chambre des crachats de malades atteints de maladies du poumon ou d'organes de ces malades.

Ginsberg a trouvé dans deux cas d'affection chronique des yeux des bacilles ressemblant à celui de la tuberculose, mais qu'il n'a pu cultiver (C. B. XII, 62).

Flexner a décrit un **Streptotrix pseudo-tuberculosa** Fl., trouvé dans le poumon d'un vieux nègre ; il présentait de belles ramifications, prenait le Gram, mais était incomplètement acido-résistant, et n'était pas nettement pathogène pour le cobaye.

Dans la gangrène pulmonaire, on rencontre des bacilles acido-résistants, quelques-uns présentent des ramifications; ils sont presque tous assez difficiles à cultiver.

Dans des amygdalites, on a trouvé aussi des bacilles pseudo-diphtériques plus ou moins résistants (Marzinowski).

Hamm et Keller ont isolé d'une tumeur de l'ovaire chez la femme, un **Actinomyces pseudo-tuberculosis**. Cette femme avait été opérée deux fois avec le diagnostic de tuberculose. Litten et Long ont observé chacun un cas analogue, isolément, d'actinomyces diagnostiqué tuberculose.

Ces auteurs émettent l'hypothèse singulière qu'il n'est pas possible de délimiter la diphtérie, la tuberculose et l'actinomycose.

Cohn a signalé un cas d'actinomycose urinaire : le bâtonnet décrit semble plus voisin de l'actinomyces que du B. T. (1).

III. — *Actinomyces* HARZ rev. GASPARINI.

Sur les milieux solides, culture saillante, dense, plus ou moins plissée, souvent cartilagineuse, s'enracinant fortement dans les milieux de culture; se couvrant de poudre blanche.

Au microscope dans les cultures : filaments mycéliens le plus souvent longs, minces, très étendus avec des ramifications typiques que l'on peut voir très facilement dans toutes les cultures. Dans la règle, il s'agit de bourgeons latéraux se formant sur un filament complètement préformé ; plus rarement il s'agit d'une ramification dichotomique de la pointe du filament (Neukirch).

Dans les filaments délicats, on peut distinguer, à l'immersion, à la pointe des filaments ou aux endroits où se détachent des ramifications, des granulations fortement réfringentes, qui se laissent colorer comme les granulations de la diphtérie. Lorsqu'une ramification prend naissance, le grain situé primitivement à sa racine se rend à la pointe de la branche et suit sa croissance. Il est douteux qu'on doive mettre ces grains en parallèle avec des noyaux. Les filaments ont souvent une membrane très visible et un contenu protoplasmique.

Il est facile d'observer dans la plupart des races la formation d'une série de spores arrondies. Les agglomérations de spores donnent aux vieilles colonies un aspect calcaire blanc crayeux, qui est extrêmement caractéristique. Quant aux phénomènes intimes de l'origine des spores, il y a des différences suivant que le phénomène se produit par segmentation ou par fragmentation. K. B. Lehmann et Schütze ont observé que le filament mycélien court, qui donnera plus tard les spores, a d'abord une paroi lisse, qui s'entr'ouvre ensuite légèrement, et quand on le colore à ce moment, on voit des champs clairs qui tranchent sur le fond rouge foncé

(1) Voir au sujet de ces bacilles, dont nous faisons, avec Beck, le groupe des TUBERCULOÏDES, notre thèse : Philibert, les Pseudo-bacilles acido-résistants. Paris, 1908, Steinheil. [Note du traducteur.]

du filament, au niveau de l'incisure. Les champs clairs paraissent d'abord incolores, plus tard, quand la segmentation des spores isolées a fait des progrès, on peut voir nettement le contenu des spores rouge sombre, séparé par une zone plus claire, au niveau de l'étranglement, sans qu'on puisse encore apercevoir de membrane manifeste entre deux spores voisines. C'est donc une fragmentation, comme Neukirch l'admet. Pour Gilbert, au contraire, les cloisons de séparation apparaîtraient avant la formation de la spore.

Les spores mûres supportent des températures plus élevées que le mycélium, environ 3 min. 75-85° au lieu de 60-65°, comme le mycélium (voir pour les espèces thermophiles page 618).

Beaucoup d'auteurs, par ex. Boström, décrivent une autre variété de sporulation. Le contenu d'un long filament se ramasse en petits paquets plus ou moins longs, quelquefois coniformes, et des spores prennent ainsi naissance par « fragmentation »; elles sortent de la paroi du filament, et germent à leur tour. Pour Lehmann et Neumann, il s'agirait non d'une sporulation mais d'une désintégration du protoplasma — cependant ces « spores » donneraient semble-t-il des filaments courts.

Une 3ᵉ variété de sporulation est décrite par Neukirch. Sur les filaments profonds, les extrémités se renflent, se désagrègent et se divisent en plusieurs segments, par une membrane transversale, ce sont les spores oïdiales de Neukirch; elles ne sont pas plus résistantes à la chaleur que les filaments. L. et N. n'ont pu observer cette variété.

Hollandt, chez l'actinomyces isolé de la langue du porc, décrit une autre forme de fructification : dans les grains, se trouve des filaments épais de 6 μ. de segments cubiques, en ligne, desquels prennent naissance des microgonidies, comme chez Crénothrix.

Dans le corps des animaux, la plupart des espèces pathogènes forment des glomérules de filaments qui sont entourés à leur périphérie par des renflements en massue. Voyez Act. Bovis. On ne peut pas fonder une détermination d'espèce sur la présence ou l'absence des renflements en massue. Les espèces du genre mycobacterium présentent des glomérules filamenteux analogues, parfois avec des masses qui sont seulement un peu moins prononcées.

Pour cultiver les espèces d'Actinomyces très répandues dans le sol, Levy et Neukirch abandonnent pendant longtemps à la température de la cave des plaques d'agar glycérinée ensemencées avec de la terre. — Les espèces actinomycosiques poussent sans que les bacilles sporulés de la terre se développent activement. Voyez Act. Bovis, pour la culture des espèces pathogènes.

Beaucoup d'Actinomyces répandent une odeur caractéristique désagréable (odeur de putréfaction), d'après laquelle on peut souvent établir le diagnostic.

Toutes les espèces d'Actinomyces se colorent bien avec les couleurs d'aniline, et tout particulièrement avec la fuchsine phéniquée diluée. La plupart d'entre elles prennent le Gram.

Dans ces derniers temps, on a trouvé de toutes parts la propriété acido-résistante plus ou moins marquée chez des espèces isolées, — sinon toujours, du moins sur certains milieux et à un certain stade.

Clé pour la détermination de quelques espèces importantes du genre Actinomyces (1).

A. Espèces pathogènes, formant dans le corps de l'animal des renflements en massues terminales. Rarement des massues sur les milieux artificiels Mycélium aérien, et spores sur les filaments courts non constants.

  a) Pas de culture au-dessous de 22°, pas de culture sur pomme de terre, pas de mycélium aérien ; formation de massues très facile dans les milieux artificiels. Pathogène pour le lapin :

    Actinomyces Hofmanni (Gruber) Gasperini, p. 609.

  b) Pas de culture au-dessous de 22° et sur pomme de terre ; surtout anaérobie. Culture sur agar en gouttelettes facile à séparer du milieu, maigre, un peu de mycélium aérien. Belles crosses dans le corps des animaux. Bâtonnets dans les jeunes cultures, plus tard formes ramifiées. D'après Wright, c'est l'agent de l'actinomycose typique de l'homme et du bœuf.

    Actinomyces Israeli, Kruse, p. 608.

---

(1) Nous sentons bien nous-mêmes, naturellement, toute l'insuffisance de cette « clé », mais nos connaissances ne nous permettent pas d'en établir une meilleure actuellement.

c) Culture aussi au-dessous de 22°, et sur pomme de terre (parfois pas directement, mais seulement après plusieurs générations cultivées à des températures plus élevées), presque pas de massues dans les cultures ; typiques chez l'animal.

1. Cultures sur agar, jaune orangé ou brique, tuberculeuses, saillantes, parfois avec mycélium aérien. Dans les jeunes cultures, ramifications typiques ; adhérentes au milieu.

Gélatine liquéfiée lentement. Formation de massues typiques dans l'organisme, agent de l'actinomycose typique de l'homme et du bœuf pour Boström.

Actinomyces bovis Harz, Bostrom, p. 603.

2. Cultures sur agar sèches, granuleuses, pauvres ; pathogène pour le bœuf. Pas de massues chez l'animal (jusqu'ici), acido-résistant.

Actinomyces farcinicus. Gasp., 610.

3. Culture sur agar très luxuriante, en pellicule ridée, jaune orangé ; mycélium aérien. Pathogène pour le lapin. Massues typiques chez l'animal, acido-résistant.

Actinomyces astéroïdes. Gasp., 611.

4. Culture sur agar rouge blanchâtre, formation de spores. Superbes massues chez l'animal.

Actinomyces madurae. Lachner, p. 613.

B. Espèces non pathogènes (1) poussant à l'air et dans le sol. Presque toujours des hyphes aériens sporogènes.

1. Colonie incolore ; milieu de culture coloré en brun.

Actinomyces chromogènes. Gasp., 614.

2. Colonie incolore ; milieu de culture incolore, non thermophile.

Act. chromogènes. Gasp. β. **albus** L. et N., p. 617.

3. Colonie incolore ; milieu incolore ; thermophile.

Act. thermophilus, Miehe, p. 618.

4. Colonie incolore ; milieu de culture violet.

Act. violaceus, Gasp., p. 617.

5. Pour les espèces autrement colorées, voir :

Act. carneus, albido-flavus, citreus, etc., p. 613.

Neukirch a décrit de très nombreuses espèces, mais elles ne sont pas toutes faciles à classer dans cette clé de détermination.

Actinomyces bovis Harz Boström.
(Tab. 71).

Synonymie. — Actinomyces bovis Harz, Act. bovis sulfureus Gasp., Nocardia Actinomyces de Toni et Tre-

---

(1) D'après Gasperini, Act. albus, sulfureus et luteo-roseus peuvent aussi être pathogènes pour l'enfant.

visan,Streptothrix Actinomyces Rossi Doria,Oospora bovis Sauv. et Radais.

Nom vulgaire. — Actinomycose, en allemand « Strahlenpilz ».

Aspect microscopique. — Dans le corps de l'homme et des animaux, l'Act. forme des grains de o,2 à o,6 jusqu'à 1,2 mm. de coloration grise, jaunâtre, rougeâtre, parfois verdâtre, d'abord mous, plus tard de consistance plus ferme.

Les grains sont constitués au centre par des filaments embrouillés, pelotonnés, qui, à la périphérie du peloton, se disposent radiairement et se coiffent de renflements en massue caractéristiques (crosses), qui doivent être considérés comme dérivés de la membrane gélatineuse du filament (Boström). Les filaments se terminent librement dans les massues, ou par un léger renflement en bouton. Ils sont ramifiés, minces (o,4 à o,6 μ), les uns non segmentés, les autres formés de la juxtaposition de fractions de filament plus ou moins longues. La « gaîne » qui les entoure est très mince. A l'intérieur des grains, on voit très souvent entre les filaments des éléments cocciformes, qui proviennent d'une hyperfragmentation du contenu des longs filaments, et se sont échappés plus tard de la gaîne devenue vide.

Les massues les plus âgées présentent des fentes, des encoches de telle sorte qu'elles offrent l'image de tête d'asperge. Très fréquemment des filaments ramifiés dépassent la zone des crosses. Parfois celles-ci font complètement défaut. — Beaucoup des grains jaunes qui sont répartis dans le pus sont morts.

Dans les cultures, on obtient facilement le mycélium ramifié [71, VII).

Colorabilité. — Les filaments se colorent bien par le Gram, mais les crosses ne le prennent pas ; celles-ci peuvent être recolorées par la safranine ou le carmin en rouge. D'après Berestnew, les jeunes massues actinomycosiques jeunes se colorent par le Ziehl,et parfois aussi par le Gram [71, VIII].

Besoin d'oxygène. — Pousse en aérobie et en anaérobie, mais mieux en aérobie (Boström).

Intensité de croissance. — Faible.

Pigment — La production du pigment paraît très variable; la teinte varie du blanc au jaune, à l'orange, au rouge rouillé sur les différents milieux; les tons les plus foncés s'observent de préférence sur les milieux au sérum, les tons les plus clairs sur gélatine.

Plaque de gélatine (comme la plaque d'agar).

a) Grandeur naturelle: colonie (en 6 jours) très irrégulièrement délimitée, brillante; mi-partie en saillie au-dessus de la surface et mi-partie pénétrant dans le milieu.

b) Grossissement de 6o diam. : colonies homogènes, gris jaunâtre foncé, présentant des anneaux concentriques plus ou moins nets. Zone périphérique sombre, munie de prolongements fins et contournés [71, IV et V].

Gélatine en piqûre.—Partie superficielle d'abord blanc jaunâtre, saillante et plane, brillant mat, assez dense; plus tard, la colonie s'enfonce en forme de vésicule dans la gélatine faiblement liquéfiée. Dans la piqûre, d'abord de petits nodules blanc jaunâtre, qui s'entourent plus tard de prolongements filiformes [71, III].

Strie sur agar. — Couleur et développement très variables. Dans ces jeunes cultures, colonies arrondies, surélevées, blanchâtres, mates [71, I]. Plus tard les colonies isolées se fusionnent, deviennent jaunes, puis brunes [71, II] et se saupoudrent de blanc.

Sérum en strie. — Aspect semblable.

Culture en bouillon. — Le bouillon reste clair, au fond se déposent des masses arrondies, qui se dissocient très difficilement par l'agitation. Nous n'avons jamais observé de voile à la surface (Afanasjew en a observé rarement). Au microscope, les masses se montrent constituées de pelotons de filaments, disposés en faisceaux radiés.

Culture sur lait. — Pas de modification en 8 jours.

Culture sur pomme de terre. — Il se développe une sorte de gazon noduleux, assez maigre, blanc jaunâtre, très adhérent à la pomme de terre, strictement limité à la strie d'ensemencement; certains points se détachent plus nettement en blanc ou en jaune, ou même aussi en rougeâtre d'après Boström [71, VI].

Milieux spéciaux. — D'après Boström, le microbe

pousse sur les milieux dépourvus d'albumine, et même sur l'eau stérilisée comme sur le bouillon. Wolff et Israël ont obtenu sur œuf des formes dichotomiques particulièrement belles.

Condition de la « sporulation ». — Dans certains filaments (surtout en aérobie) prennent naissance, par fragmentation successive, des corps arrondis, ovalaires, ayant l'aspect de cocci courts, qui sont disposés en file interrompue rarement en file régulière dans la membrane vive, qui se brise ensuite (Boström, Kruse). Avant la mise en liberté de ces « spores », l'extrémité du filament est parfois un peu renflée. Les « spores » prennent la coloration du protoplasma, et non pas celle des endospores bactériennes.

Durée de vie et résistance. — On peut repiquer avec succès même de très vieilles cultures (9 mois).

Les réactions chimiques n'ont presque pas été étudiées. Odeur très faible, désagréable, mais non putride. Ni gaz, ni acide, en 8 jours, aux dépens du sucre. — Pas de H^2S sur le bouillon peptoné à 2 o/o.

Habitat.

a) En dehors de l'organisme : Bien qu'on ne l'ait jamais trouvé, il doit exister sur les glumes des céréales et des herbes sauvages, très fréquemment, puisque l'infection est provoquée le plus habituellement par la pénétration d'un grain de céréale porteur du champignon, dans le foyer actinomycosique, où on le retrouve souvent (Boström). Berestnew a obtenu 5 cultures très différentes d'actinomyces en ensemençant des fragments de paille sur du sable humide stérilisé, — il reste à déterminer le rapport de ces espèces avec l'actinomyces « vrai » pathogène.

b) Dans l'organisme sain : On a signalé récemment dans des cryptes amygdaliennes des champignons qui ressemblent à l'actinomyces.

c) Chez l'homme malade, c'est l'agent de l'actinomycose. Portes d'entrée principales : 1. Muqueuse de la bouche et du pharynx. 2. Voies respiratoires. 3. Intestin. 4. Peau. Presque toujours les véhicules du champignon sont les barbes et autres parties des céréales, plus rarement le bois. Le champignon est réparti du foyer initial dans toutes les régions du corps par les cellules migratrices et par des embolies. — La maladie produit chez l'homme un foyer granuleux à tendance destructive, non limité, mollasse, avec propension à l'extension progressive mais lente dans le tissu avoisinant (phlegmon chronique). La formation des fistules favorise la propagation. On voit aussi, mais plus rarement, des tumeurs formées comme chez le bœuf. On trouve les grains d'actinomyces dans le pus actinomycosique (voyez ci-dessous : investigation microscopique). Il n'est guère de tissu ou d'organe dans lesquels on n'ait pu démontrer la présence de l'actinomyces. La généralisation de celui-ci dans le corps est rare (Messner).

d) Chez l'animal : particulièrement chez le bœuf (plus rarement chez le porc, le chien et le cheval). Autrefois la maladie était regardée comme assez rare (1 pour 10.000 ou 1 à 3.000), mais elle est manifestement beaucoup plus fréquente, et parfois épidémique. Même localisation que chez l'homme. Le siège le plus fréquent est la moelle de la mâchoire inférieure et de la mâchoire supérieure : la moelle est remplacée par un tissu granuleux mou et par du tissu conjonctif plus dense, la cavité médullaire est augmentée, le périoste produit de l'os de nouvelle formation (tuméfaction osseuse). Dans d'autres cas, ce sont les parties molles de la face qui sont primitivement atteintes, et les os sont atteints par leur face externe. La paroi du pharynx et de l'estomac peut aussi être primitivement frappée. Autrefois les gonflements osseux étaient décrits comme « sarcome de la mâchoire », spina ventosa (Winddorn), les tuméfactions de la langue comme « langue ligneuse », des ganglions lymphatiques comme de la scrofule, etc.

Expériences de pathologie expérimentale.

Chez l'animal : Boström soutient, à l'encontre de beaucoup d'affirmations positives, que, dans les expériences d'inoculation sur les différents animaux, on n'observe

---

(1) Silberschmidt a trouvé dans les canalicules lacrymaux un actynomyces, qui a été décrit plus tard par Cohn sous le nom de **Streptothrix Fœrsteri** (C.B., XXVII, 486). Löhlein a décrit un **Streptothrix gedanensis**, agent de septicémie et de bronchite, qui paraît être un streptothrix.

jamais de multiplication des parasites introduits, ceux-ci s'encapsulent simplement.

Méthodes spéciales pour le diagnostic et la culture. — Diagnostic : chez l'homme, à l'œil nu par la constatation de grains actinomycosiques (grains jaunes) avec confirmation sous le microscope (sans coloration ou avec double coloration).

Culture : elle est inutile le plus souvent pour le diagnostic ; quand on veut faire une culture, on ensemence en strie des tubes de sérum ou d'agar-ascite en très grand nombre (5o et plus d'après Boström, car 2 o/o seulement réussissent) ; il faut broyer finement le contenu de la tumeur actinomycosique dans un mortier. Température de l'étuve. Capuchon de caoutchouc. Il faut faire aussi toujours des cultures en profondeur (anaérobie) dans l'agar.

Actinomyces Israëli Kruse

Toute une série d'auteurs, Wolff et Israël en tête, ont isolé de cas d'actinomycose du bœuf et de l'homme un actinomyces qui se distingue par les caractères suivants de l'actinomyces de Boström.

1. Culture seulement ou surtout anaérobie, pas de tendance à la colonisation en surface. Si l'on réussit à obtenir des colonies superficielles, elles sont blanc jaunâtre, ne s'étendent pas et adhèrent fortement au milieu.

2. Culture seulement à 37° ; ne pousse ni sur gélatine, ni sur pomme de terre à la température de la chambre.

3. Action pathogène prompte.

J.-H. Wright a récemment (Public. of the Massachusetts general Hosp., vol. I, p. 1, 1905) isolé le germe de 13 cas humains et de 2 cas bovins d'actinomycose : il le considère comme le seul agent de l'actinomycose.

L. et N., s'appuyant sur de nombreux travaux, considèrent que les deux types (Boström et Wolff-Israël) ne sont que deux « races » d'une même espèce (Lignières et Spitz, Silberschmidt (1) et d'autres admettent qu'il y a au moins deux agents

(1) Eberhard Haas, cité par Silberschmidt, propose de réunir sous le nom d'Actinomyces les variétés Act. bovis Boström, Act. albus, Act. madurae, caprae et astéroïdes, qui tous adhèrent fortement au milieu de

indépendants de l'actinomycose. Lignières et Spitz affirment même l'existence d'un troisième :

Actinobacillus (Lignières et Spitz).En République Argentine existe, à côté de l'actinomycose ordinaire,une maladie des bovidés ayant avec l'actinomycose beaucoup de ressemblance clinique et bactériologique. On en a cité aussi en France.

La localisation principale de l'agent pathogène est la peau et le tissu cellulaire sous-cutané, notamment la région du cou, les ganglions, les glandes salivaires, les poumons, la langue et le pharynx. Dans 80 0/0 des cas, les lésions évoluent vers la suppuration, plus rarement vers une infiltration dure du type de l'éléphantiasis, cette dernière forme surtout aux extrémités. La tuméfaction des ganglions est plus fréquente que dans l'actinomycose, la maladie est souvent aiguë et épidémique. Dans le pus, on trouve des grains avec des crosses, les crosses se colorent bien par l'acide picrique, mais les filaments ne prennent pas le Gram. Par l'ensemencement du pus sur les milieux de culture, rien ne pousse (pus stérile).Mais il suffit de broyer les grains jaunes dans un mortier pour avoir une culture plus ou moins belle en 24 h. sur agar. Dans les cultures, le microbe se présente sous forme de bâtonnet —quelquefois très petit, comme Bact. septic. hemorrogicæ, avec tendance à prendre des formes d'involution. Il est difficile de décider s'il est distinct de l'actinomyces bovis.

Très voisin, mais non cultivé, est l'**Actinomyces musculorum suis** Duncker (Zeitschr. f. Mikr. und. Fleischbeschau, III, n° 3). On l'a trouvé dans les muscles pâles de nombreux porcs à Berlin. Les crosses sont présentes, les grains jaunes caractéristiques font défaut.

Actinomyces Hofmanni (M. Gruber) Gasperini.
Micromyces Hofmanni M. Gruber (A. H., XVI, 34).

Ce champignon,isolé une fois de l'air à Vienne, ne forme pas d'hyphes aériens ; le contenu des filaments les plus âgés se brise en segments cocciformes.

Les crosses sont particulièrement belles, tout à fait dans la variété de l'actinomyces, dans les cultures en bouillon où l'on peut observer, au bout de quelques mois, la calcification de l'extrémité des crosses. Il pousse bien en aérobie, ne pousse en anaérobie que dans les milieux sucrés.Ne pousse pas au-dessous de 22° ; optimum à 37°. Pousse mal sur sérum et sur agar, pas du tout sur pomme de terre et gélatine — pousse bien par contre sur la plupart des milieux solides ou liquides par l'addition de

culture, forment des filaments longs ramifiés, et des filaments courts sporogènes donnant l'aspect poudré blanc ; l'Act. sarcinius rentrerait dans le groupe de Mycobacterium, quelques autres dans le groupe Corynebacterium ; enfin il faudrait créer le genre **Actinobacterium** pour l'Actinomycès anaérobie.

1/2 à 3 0/0 de sucre. Cultures sur agar sucré : enduit superficiel saillant, à bord bien limité, plissé, sans éclat ; les colonies profondes présentent une structure radiée avec une couronne de franges délicates. — Il produit aux dépens du sucre un peu d'alcool et de l'acide acétique.

Chez les animaux, principalement chez le lapin, il produit un exsudat coagulé, rempli de leucocytes, qui se ramollit ensuite et s'enkyste en formant des tumeurs qui renferment de beaux grains actinomycosiques.

Actinomyces farcinicus (Trèv. et de Toni) Gasperini
(Tab. 72.)

Synonymie. Bacille du farcin du bœuf, Nocard (Annales de l'Inst. Past., II, 1888, p. 293). Nocardia farcinica. Trevisan et de Toni. Streptothrix albido-flava Rossi-Doria (d'après Sanfelice).

Aspect microscopique. — Filament typiquement ramifié, à courts segments (nodules). Nocard a bien photographié des ramifications vraies, mais il les indique comme si elles étaient fausses [72, X].

Mobilité propre. — Fait défaut.

Colorabilité. — Avec les colorants ordinaires et par le Gram, mais seulement lorsque la décoloration, après l'action de l'iode est faite par l'huile d'aniline au lieu d'alcool (c'est la méthode de Gram-Weigert). D'après Nocard, il n'est pas facile à colorer avec les couleurs d'aniline ordinaires. Il prend le Ziehl d'après Berestneiw; ne le prend pas d'après Nocard. Feistmantel trouve qu'il est acido-résistant.

Conditions de température et composition du milieu. — Pousse sur tous les milieux, à la température de la chambre, et particulièrement à 37°.

Plaque de gélatine.

a) Grandeur naturelle. Croissance faible. Au bout de 10 jours seulement petites gouttelettes rondes, brillantes, transparentes [72, V].

b) Grossissement de 50 diam. Les colonies profondes comme les colonies superficielles représentent des masses brillantes, grises ou gris verdâtre, à bord lisse, dans lesquelles on ne peut reconnaître aucune structure particulière [72, VI].

Gélatine en piqûre. — Culture très maigre. Partie supérieure au bout de 10 jours, blanchâtre, granuleuse; granuleuse dans la piqûre [72, II].

Plaque d'agar.

a) Grandeur naturelle. Les colonies superficielles poussent sous forme de pellicule de 1 à 2 mm. de grandeur, brillantes, blanc jaunâtre, irrégulièrement conformées. Les colonies profondes restent extrêmement exiguës [72, VII].

b) Grossissement de 50 diamètres. Les colonies superficielles ont le même aspect que sur gélatine en plaque. Les colonies profondes sont jaune clair, délicates, présentant une structure filamenteuse, en touffes de filaments [72, VIII].

Agar en piqûre. — A peu près comme sur gélatine en piqûre. A la surface de l'agar se forme une masse blanchâtre, à grains grossiers, fendillée très irrégulièrement. La culture, de coloration mate, montre par places un mycélium aérien (Nocard) [72, III et IV].

Agar en strie. — En 8 jours apparaît une culture superficielle gris blanc jaunâtre, composée de colonies transparentes, assez clairsemées, à surface âpre finement fendillée. L'eau de condensation est claire, avec un faible dépôt gris blanchâtre. Après plusieurs années de culture nous avons obtenu des colonies jaunes et plissées, semblables à notre Actinomyces bovis. Consistance visqueuse : auparavant elle était plus sèche [72, I].

Culture en bouillon. — Bouillon clair avec dépôt modéré, filant, visqueux, qui ne se répartit pas bien dans le liquide même par une forte agitation. Des colonies isolées se développent à la surface sous forme de pellicule gris sale, avec la surface poussiéreuse. Sur bouillon glycériné, la pellicule devient plus dense (d'après Nocard).

Culture sur lait. — La caséine est dissoute sans être coagulée auparavant. Réaction alcaline.

Culture sur pomme de terre. — Pousse lentement (vite, d'après Nocard) ; culture blanc jaunâtre (sans éclat) ; surface forme de petites écailles sèches [72, IX].

« Spores ». — Nous n'en avons pas vu. Nocard décrit des spores non colorables.

Habitat. — C'est l'agent du farcin du bœuf (Rinderwurm), de la Guadeloupe, rarement dans le nord de la France. L'aspect de la maladie rappelle celui de la morve de la peau (Farcin), ou les angioleucytes tuberculeuses.

Le cobaye est l'animal de choix pour les expériences, puis le bœuf et le mouton. Le lapin, le chien, le chat, le cheval et l'âne paraissent naturellement immunisés.

L'inoculation intra-veineuse ou intra-peritonéale tue le cobaye en 9 à 20 jours avec l'allure clinique de la tuberculose miliaire ; pourtant les tubercules renferment des pelotons de filaments (avec des crosses ?).

L'inoculation sous-cutanée produit, chez tous les animaux sensibles, une maladie très lente, qui correspond à l'aspect du farcin spontané du bœuf.

Actinomyces asteroïdes (Eppinger) Gasperini.

Synonymie (1). — Cladothrix asteroïdes Eppinger (Zieglers

(1) Très voisin le mic. de van Loghem, dans une pyohémie (C. B. O., XL, 298) et surtout le str. de Aoyama et de Myamoto (Mitt. der med. Fak. zu Tokio, IV, Bd, H. 1).

Beiträge, IX, bonnes figures). Strept. Eppingeri Rossi-Doria, Comp. Mac. callum (C. B., XXXI, 0, 529).

Aspect microscopique. — Filament ramifié, assez fort, sans membrane évidente (aussi bien sur des préparations fraîches que sur les prép. colorées au Gram), avec faible décoloration quelques filaments seulement présentent une fragmentation en courts segments quadrangulaires (cocciformes), qui, d'après Eppinger, sont mis en liberté par l'ouverture de la gaine du filament à la pointe (nous n'avons pas vu cette particularité). La ramification, ainsi que Eppinger l'a représentée, et comme nous l'avons toujours vue, est une ramification vraie, bien que Eppinger décrive cette ramification fausse.

Mobilité propre. — Les filaments courts sont doués d'un mouvement assez lent, les filaments très courts et les formes sphériques d'un mouvement très actif (Eppinger). Nous-mêmes n'avons pu constater aucune mobilité.

Colorabilité. — Prend tous les colorants d'aniline et aussi le Gram. D'après Berestnew se colore aussi par le Ziehl.

Besoin d'oxygène. — Ne pousse presque seulement qu'en aérobie.

Conditions de température et de milieu. — La meilleure culture s'obtient à 37° sur tous les milieux ordinaires, surtout sur agar glucosée à 2 0/0. Sur gélatine à la température de la chambre, la culture est maigre, analogue à la culture sur agar; pas de liquéfaction. Les vieilles cultures sur gélatine se distinguent par une coloration rouge orangé.

Plaque d'agar.

a) Grandeur naturelle, colonies maigres, arrondies dans la profondeur, colonies superficielles bien développées, circulaires, avec un centre blanc jaunâtre, mat, finement granulé, et une zone périphérique délicate, pâle, concentrique.

b) Grossissement de 50 diamètres. Au début : Figures élégantes ramifiées et étoilées; plus tard, centre opaque, dense, avec une zone de prolongements ramifiés.

Agar sucrée. — Piqûre : en 24 h., petite saillie mamelonnée, blanchâtre à la surface ; peu à peu, se transforme en un disque un peu saillant, avec surface faiblement froncée, de coloration jaune brun. La colonie devient, petit à petit, de plus en plus étendue, saillante, et ridée ; la périphérie présente une structure délicate, plate, plissée radiairement. Dans la piqûre, très faible croissance, et seulement dans les parties les plus supérieures. Sur agar ordinaire, culture beaucoup plus faible, de teinte plus claire.

Culture en bouillon. — Pellicule superficielle fine, avec des granulations blanchâtres, qui se développent en masses denses, fortement cintrées vers le bas (rappelant des gouttes de stéarine) et qui tombent ensuite au fond du tube, où se rassemble petit à petit une grosse masse de culture. Le bouillon reste toujours complètement clair.

Culture sur pomme de terre. — D'abord, sorte de crête granuleuse, constituée par des mamelons d'un blanc de neige; puis la culture se plisse et devient rouge brique. Au bout de 15 jours environ, il se développe, à partir du bord, une couche de prolongements duveteux, blancs (hyphes aériens), qui masque peu à peu la teinte rouge de la culture sur pomme de terre.

Habitat. —Trouvé une seule fois par Eppinger chez un tailleur de verre, dans les ganglions lymphatiques et particulièrement dans le pus d'un abcès du cerveau et des méninges cérébrales et spinales, où il était manifestement l'agent de la maladie.

Pouvoir pathogène. — Produit chez les animaux (cobaye, lapin), par les différentes voies d'inoculation, une maladie mortelle rappelant la tuberculose. Lubarsch et Nakayama ont démontré que l'on peut trouver chez les animaux de faux grains actinomycosiques. Une première inoculation intrapéritonéale de la race de Nakayama ne produit qu'une maladie chronique légère une supra-infection péritonéale tue rapidement dans les premières semaines.

Les espèces voisines des 2 espèces précédentes, et qui s'en distinguent par leur pigment (Sanfelice), sont :

Act. carneus (Rossi Doria) Gasperini.
Act. albido flavus (Rossi Doria).
Atc. citreus Gasperini.
Act. aurantiacus (Rossi Doria), Gasperini.
Act. flavus (Sanfelice).

Actinomyces rubidaureus (Thiry) Lachner.

Actinomyces mordoré Thiry, qui produit sur les milieux solides des cristaux violets à reflets cuivrés. Le pigment paraît être un acide; la solution dans le chloroforme, en est rouge pourpre; elle peut virer au bleu par l'addition de soude (Thiry, Bacille polychrome et Actin. mordoré. Paris, 1900).

Actinomyces maduræ (Vincent) L. et N.

Synonymie. — Streptothrix maduræ Vincent (A. P., 1894).

La maladie frappant les pieds et les mains, endémique aux Indes et aussi dans le nord de l'Afrique, l'Italie, etc. (empâtement, puis nodule, et ouverture) connue sur les noms de Pied de Madura, Bouton de Madura, présente une grande analogie avec l'actinomycose. Nous donnons notre description d'après Vincent.

On peut recueillir dans le pus des fistules des grains de

coloration diverse (gris, jaune, noir), comme dans l'actinomycose, et qui, d'après les figures de Kanthack, présentent
exactement la structure des grains d'actinomyces. Voir
Oppenheimer (C. B. R. XXXVI, 487) d'un avis différent.

Cet organisme, aérobie strict, pousse très bien en donnant
une réaction alcaline sur les décoctions non neutralisées de
pommes de terre, carottes, etc.; le meilleur milieu solide, d'après
Vincent, est une décoction de pomme de terre ou de foin, à laquelle
on ajoute pour 100 gr. de gélatine, 4 gr. de glycérine et 4 gr.
de glucose. La gélatine n'est pas liquéfiée. Les vieilles cultures
sur gélatine offrent l'aspect d'une éruption de vaccine : elles sont
denses, adhèrent fortement au milieu, elles sont légèrement ombi-
liquées au centre, blanchâtres, avec le bord rouge. Sur pomme
de terre, saillies blanc rougeâtre, qui présentent souvent un
mycélium aérien avec des spores ; les spores se rencontrent
aussi dans les autres mycéliums. Pas d'odeur de moisissure. Les
spores meurent en 3 min. à 85°, en 5 min. à 75°, les cultures dépourvues de spores meurent à 60° en 3 à 5 minutes. Les spores
et les filaments se colorent facilement avec toutes les couleurs
d'aniline, et aussi par le Gram. N'est pas pathogène pour les
animaux (lapin, cobaye, souris, chat). — J. Koch et Stutzer ont
eu une race dont l'optimum était entre 16 et 22°, sur l'agar au
sang de cheval défibriné (1/3).

Actinomyces chromogènes Gasperini.

(Tab. 73.)

Synonymie. — Streptothrix chromogena Gasperini,
Oospora Metschnikovi Sauvageau et Radais (1). Strepto-
thrix nigra Doria. Cladothrix dichotoma Macé, Günther et
Cohn. Cladothrix odorifera Rullmann (C. B. XVII, et C.
B. L. II, 706). « Brauner Hesse ».

Aspect microscopique. — Filaments à ramifications
vraies, divisés souvent d'une façon très manifeste en segments plus ou moins longs [73, X]. Pas de mobilité. Rullmann aurait constaté cependant une certaine mobilité sur
les stades jeunes.

Colorabilité. — Par toutes les couleurs d'aniline et par
le Gram.

Besoin d'oxygène. — Pousse mieux en aérobie.

(1) Sauvageau et Radais n'ont jamais pu voir de spores dans les hyphes
aériens de leur Streptothrix Meschnikovi.

Conditions de température et de milieu. — Pousse sur tous les milieux ordinaires à la température de la chambre et à la température de l'étuve ; plus rapidement à 37°.

Gélatine en plaque.

a) Grandeur naturelle : d'abord colonies mates, brunâtres, rondes, faiblement saillantes, qui prennent peu à peu un aspect sec, blanchâtre, crayeux, qui apparaît d'abord au centre, et débute moins souvent par la périphérie.

Il se forme des anneaux concentriques larges, blancs, et l'aspect complet de la colonie avec ses hyphes aériens et sa surface crayeuse apparaît d'autant plus rapidement que le milieu est plus sec (ou plus mince). La gélatine se colore en brun foncé dans le voisinage de la colonie et se liquéfie lentement de telle façon qu'en définitive on voit une croûte de la grosseur d'un pois, ronde, crayeuse, qui flotte dans un godet peu profond [73, V, VI].

b) Grossissement de 60 diamètres : la colonie jeune se présente sous l'aspect d'un peloton de filaments enchevêtrés, les colonies plus âgées sont peu transparentes, limitées par des zones dentelées et festonnées, qui sont toutes foncées dans leurs parties périphériques. Le bord de la colonie est muni de franges constituées par des filaments, qui s'étendent sur la gélatine colorée [73, VII].

Gélatine en piqûre. — La partie superficielle offre le même aspect que sur plaque. Parfois on peut voir à la surface du milieu des gouttes de liquide. La gélatine se liquéfie lentement de haut en bas. Dans la piqûre, on peut remarquer pendant longtemps des faisceaux de filaments rayonnés, d'abord courts et réguliers [73, I].

Plaque d'agar :

a) Grandeur naturelle : comme sur gélatine.

b) Grossissement de 60 diamètres. La culture épaisse et dense ne permet plus de distinguer de structure au bout de 6 jours ; elle est homogène, sombre et munie sur les bords de franges manifestes [73, VIII].

Agar en piqûre. — A la partie supérieure, la colonie est d'abord assez humide, brillante et jaunâtre, saillante en forme de tête de clou ; plus tard, elle devient sèche, dense, et un peu plissée. L'agar se colore fortement en brun. Autour de la piqûre, on voit des branches rayonnées en forme de soies raides [73, III, IV].

Agar en strie. — La culture s'étend modérément au delà des limites de la strie ; elle présente une coloration brune, et aux endroits minces de l'agar un bord blanchâtre, crayeux ; à la surface de l'eau de condensation, claire se forme plus tard une pellicule brunâtre, glaireuse, difficile à dissocier, qui se recouvre d'hyphes aériens blancs, crayeux, qui remontent sur les parois du tube [73, II].

D'autres fois, il se forme simplement un dépôt compact au fond de l'eau de condensation, sans pellicule.

Culture en bouillon. — Pellicule d'abord délicate, ensuite, plus dense. Dans le bouillon glucosé, dépôt au fond de masses épaisses, disposés radiairement. Le bouillon devient brun.

Culture sur lait. — Pellicule épaisse jaune brunâtre, de teinte cannelle, à la surface ; le lait est éclairci, et est alcalin.

Culture sur pomme de terre. — Croissance assez rapide et luxuriante. Au bout de 48 heures déjà à l'étuve, la culture s'est développée, de 8 mm. de large, jaune, jaune brun, vert brunâtre, ou brune. D'après nos observations, il se développe, à partir du bord, une zone d'hyphes aériens d'aspect crayeux. La pomme de terre se colore ultérieurement d'une façon intensive en brun jusqu'au noir. La réaction reste alcaline.

Réactions chimiques. — Production d'un pigment brun foncé, surtout sur les milieux renfermant de la tyrosine, au moyen d'un ferment, la tyrosinase (Lehmann et Sano), que l'on n'a pu jusqu'à présent séparer des cellules. Dégagement d'une odeur intense de putréfaction sur tous les milieux. D'après Rullmann, l'odeur de terre est surtout intense sur tous les milieux riches en hydrates de carbone. Cette odeur provient d'un corps azoté, soluble dans l'éther et dans l'eau. L'odeur typique de la terre doit être en rapport avec le champignon. Abondante production d'ammoniaque. — D'après Rullmann, il possède, en symbiose avec d'autres microbes, — un pouvoir nitraficateur considérable.

Beijerinck a, par différentes réactions, démontré la présence de quinone.

Habîtat. — Très fréquent à Wurzbourg dans l'air, le sol, l'eau ; il paraît très répandu. Trouvé une fois par nous dans le contenu stomacal.

Méthodes spéciales de diagnostic et de culture. — Plaque d'agar à la température de l'étuve où l'on recherchera la zone brune, la coloration crayeuse, l'odeur.

Actinomyces chromogènes Gasperini β. *Albus* L. et N.

Streptothrix Fœrsteri Gasperini, Streptothrix Alba Rossi-Doria, Streptothrix I et II Almquist, Oospora Guignardi Sauvageau et Radais, Actinomyces albus Gasperini (1), Oospora Doria, Sauvageau et Radais.

D'après Doria, il est particulièrement fréquent à Rome ; on le trouve aussi à Wurzbourg. Ne colore pas les milieux. Forme des sortes de coussins de forme circulaire ; a une tendance à former très abondamment des spores aériennes. La gélatine est liquéfiée.

D'après Gasperini, les colonies présentent parfois tout à coup une pigmentation analogue à celle d'Actin. chromogènes. Sur les milieux au fucus, il pousse aussi d'après Doria en conférant une coloration sombre au milieu.

D'après tout ce que nous avons vu et ce que nous avons noté dans la littérature, il semble qu'on doive comprendre cette forme seulement comme une variété de l'Act. chromogènes. — D'après Gasperini, le champignon pourrait aussi provoquer l'actinomycose bovine.

Sanfelice a isolé un Act. albus de cas d'actinomycose ; Caminiti, un de l'air.

Actinomyces violaceus (Rossi Doria) Gasperini.

Trouvé souvent par Doria à Rome ; liquéfie la gélatine, colore les milieux, la gélatine en rouge clair, de l'agar en gris violet, la pomme de terre en brun rougeâtre.

Sanfelice, qui tient cette espèce pour fixe, dit que les cultures sur agar sont fortement plissées, brun foncé, puis verdâtres. Les cultures sur pomme de terre sont minces et améthystes. — Acido-résistant. Pathogène pour le lapin par voie intra-veineuse.

Streptothrix cœlicolor. R. Muller.

Pousse bien à 22 et 37°. Donne du pigment brun sur l'agar dextrinée à 5 ou 10 0/0.

(1) Très voisin paraît aussi **Cladothrix invulnerabilis** Acosta y Grande Rossi (C. B., XVI, p. 14), qui supporte pendant 1/4 d'heure le chauffage à 120°. Les colonies dégagent une odeur de terre.

Pousse aussi sur l'agar ordinaire et l'agar glycériné, rappelant l'aspect des actinomyces. Sur gélatine, qu'il liquéfie progressivement, ne donne pas de pigment. Lait non coagulé, mais peptonisé. Sur pomme de terre en 2 ou 3 jours, pigment bleu ciel, puis bleu foncé (amylocyanine). Sur bouillie de pomme de terre à l'agar, belle culture bleue. Culture cartilagineuse, saupoudrée de blanc, dans les vieilles cultures (hyphes aériens). Dissout le sang. Non pathogène. Le pigment (développé seulement avec l'amidon) n'est soluble que dans l'eau, non cristallisable. Il devient rouge par les acides, vert par les alcalis.

Berestnew a aussi décrit un **Actinomyces violaceus**, qui donne un pigment bleu.

Actinomyces thermophilus Gilbert.

(Bibliographie Gilbert ZH. XLVII, 383.) Pour beaucoup d'auteurs, on a décrit beaucoup de variétés d'actinomyces thermophiles, qui se rapprochent tellement entre elles qu'elles doivent être considérées comme des races d'un même genre. L. et N. décrivent le genre que l'on trouve dans le sol, dans l'eau, et que Miehe (Selbsterbitzung des Heues Iéna, 1907) a trouvé régulièrement et en très grande quantité dans la paille en fermentation (culture faite par H. Schultze dans le laboratoire de K. B. Lehmann).

Ramifications typiques, abondante production de spores de segmentation dans les filaments superficiels, qui s'érigent à la surface des milieux de culture solides. Gram positif. Ni les « spores » ni le mycélium ne sont acido-résistants, culture comme pour Act. chromogènes (Voir tab. 73) sur tous les milieux, en une couche brillante d'un blanc sale, qui adhère fortement au milieu. Pas de mycélium aérien sur l'agar ordinaire ou sucrée. Le bord de la culture montre cependant des filaments septés sporogènes. Sur pomme de terre et à la surface des milieux liquides, mycélium aérien gris blanc sporifère. La culture n'a pas d'odeur jusqu'à l'apparition des spores (odeur de fruits, Gilbert), gélatine lentement liquéfiée, pomme de terre souvent colorée en brun noir autour des colonies blanches. Culture de 30 à 60°, à 27 et 65, pas de culture. Spores tuées à 100° — Ne pousse pas dans l'eau (L. et N.). Isolement difficile d'avec les autres bacilles thermophiles (Schütze); il pousse bien en symbiose, pousse peu à peu en culture pure.

La description de Miehe (exception faite pour les spores) se rapporte à celle de Gilbert, mais pour lui la température serait moins haute ; les spores acido-résistantes — ce que L. et N. n'ont pu constater.

Actinomyces erysipeloïdis (L. et N.). Lachn-Sand.

Synonymie. — Oospora erysipeloidis L. et N. Streptothrix Rosenbachii Kruse.

Rosenbach a décrit comme agent d'une rare maladie apparaissant d'une façon sporadique (érysipèle chronique, Erythema migrans « Erysipéloïde » de Rosenbach) un micro-organisme qui présente des ramifications vraies, très voisin des « Cladothrix », mais qui se présente souvent sous l'aspect de courts bâtonnets et de sphères. Les filaments se terminent souvent en « un point épaissi ». La description des cultures correspond à l'aspect de la septicémie des souris ; elles deviennent brunâtres avec le temps. Il pousse bien surtout aux alentours de 20º, et plus mal à la température de l'étuve. Inoculé à l'homme, il produit une rougeur nettement limitée de la peau, très prurigineuse, qui s'étend lentement ; pas de fièvre.

APPENDICE II

CHAMPIGNONS FISSIPARES SUPÉRIEURS

(ALGUES FISSIPARES SUPÉRIEURES)

Desmobacteria. Schröter. Chlamydobacteria. Migula.

La parenté avec les algues à chlorophylle est encore plus évidente pour les espèces de ce groupe que pour les formes que nous venons de décrire ; certains auteurs les classent même parmi les algues. Mais leurs rapports avec les Bactériacées plus simples sont encore si étroits qu'il est nécessaire d'en faire au moins une courte mention.

En général les représentants de ce groupe présentent, — — en opposition avec les vraies Bactériacées, — une extrémité basale (qui ne croît pas, et souvent est enracinée) et une extrémité apicale (libre) par laquelle se fait la croissance. Ces deux extrémités sont d'épaisseur différente le plus souvent. Pas de ramification vraie. Pas d'endospores. Dans certaines espèces, des prolongements ciliés prennent naissance dans les cellules.

Clé pour la détermination de quelques genres les plus importants des algues fissipares.

Filaments sans gaîne évidente.
a) Sans grains de soufre : **Leptothrix** (1) Kützing, p. 620.

(1) Les vrais Leptothrix doivent avoir une gaine légère et être assimilables au Chlamydothrix.

b) Avec des grains de soufre, soit fixes, soit mobiles.

Beggiatoa. Trevisan, p. 621.

Filaments avec gaîne.

a) Sans grains de soufre.

1. Sans pseudo-ramification dichotomique :

α sans prolongements = **Clamydothrix** Migula, p. 622 ;

ϐ avec prolongements ciliés pour reproduction = **Cr**no-**thrix**. Cohn, p. 622.

2. Avec pseudo-ramification dichotomique.

Cladothrix. Cohn, p. 623.

b) Avec des grains de soufre :

Thiothrix. Winogradsky.

Leptothrix

Les formes qui se présentent dans la cavité buccale, spécialement sur le tartre dentaire, désignées sous le nom de **Leptothrix buccalis**, n'ont presque jamais pu être cultivées.

Miller (Die Bakterien der Mündhöhle, 2ᵉ éd., Berlin, 1894) paraît n'avoir jamais cultivé de leptothrix. Il indique brièvement et avec des caractères insuffisants les formes incultivables suivantes :

Leptothrix gigantea Miller. Filament fixé par une de ses extrémités ; grêle ou très large, avec ou sans cloisons : réaction de l'iode?

Leptothrix maxima buccalis Miller. Filaments segmentés de 1 à 1,3 µ de large. Pas de réaction de l'iode.

Bacillus maximus buccalis Miller. Comme le précédent, mais avec la réaction de l'iode. Pourquoi cette espèce est-elle désignée comme bacille, tandis que la précédente est un streptothrix? L'auteur ne le dit pas.

Leptothrix innominata Miller. Filaments grêles de 0,5 jusqu'à 0,8 µ d'épaisseur, non segmentés, quelquefois spiralés ou coudés; se colorent en violet par l'iode.

Arustamow décrit sans les nommer deux leptothrix de la bouche et de l'urine qu'il a pu cultiver, tous deux poussent à la température de l'étuve, le n° 1 en anaérobie, le n° 2 en aérobie. Pas de ramifications, remarquables spores dans les vieilles cultures qui se colorent par les couleurs d'aniline et donnent cependant de nouveaux filaments; la culture sur gélatine et sur pomme de terre n'est pas décrite.

Dobrzyniecki a décrit un **Leptothrix placoides alba,** dont la culture réussit bien sur gélatine en anaérobie. La colonie au début ressemble au charbon, puis elle liquéfie le milieu. La croissance sur agar est lente; elle aboutit à des nodules dures, résistants. — Le champignon présente des filaments longs et articulés, qui ont tendance à se grouper en pelotons; il se colore en bleu par la solution iodo-iodurée additionnée d'un peu d'acide lactique. Prend le Gram. Pas de mobilité propre.

Flexner a isolé d'un lapin qui avait succombé à une infection puerpérale un micro-organisme intéressant, formé de longs filaments, toujours dépourvu de spores, non ramifié et immobile, et difficile à cultiver en dehors de l'organisme : on l'appelle **Bacillus (Leptothrix) pyogènes filiformis** Flexner.

Beggiatoa alba Vauch.

Filaments longs et assez larges (1 à 5 μ.), non ramifiés, fixes, ou présentant des mouvements de glissement, sans membrane d'enveloppe, mais qui renferment souvent de nombreuses granulations très fortement réfringentes. Ce sont des grains de soufre dont on peut reconnaître la nature, quand on laisse dessécher auparavant les filaments, par leur solubilité dans le sulfure de carbone. Par ce procédé, on fait aussi apparaître une paroi transversale qui n'était pas visible auparavant. D'après Winogradsky le seul mode de multiplication est la désintégration des filaments en petits fragments qui, plus tard, s'accroissent en filaments adultes. Les indications données par Zopf sur d'autres formes de cycle évolutif chez Beggiatoa sont contredites par Winogradsky.

Selon une opinion ancienne, Beggiatoa produit du soufre et de l'hydrogène sulfuré aux dépens des sulfates, et il serait le producteur par excellence de l'hydrogène sulfuré dans les sources sulfureuses d'après Winogradsky, l'hydrogène sulfuré persisterait et servirait de nourriture au champignon en se transformant en soufre (voyez Untersuchungen über Schwefel Bacterien) (C. B., II, 590).

B. alba Vauch se trouve surtout dans la vase putride, dans l'eau sale, et parfois à l'état isolé aussi dans l'eau relativement pure. Si elle s'y trouve en quantité notable, elle produit une sorte de gazon blanchâtre.

B. nivea Rabenhorst, dans les sources sulfureuses, est connue comme partie intégrante principale du bain de boue.

B. *roseo-persicina* Zopf. (die Spaltpilze, 3e éd.).

Bacterium photometricum Engelmann (Pflüg. Arch. Bd, 30). Espèce très remarquable par sa teinte rosée, qui souvent recouvre les mares et le bord des ruisseaux à la saison nouvelle. Elle indique toujours une eau impure, mais non pas de l'eau spécifiquement souillée. Zopf a rattaché — à tort selon Winogradsky — à cette espèce un grand nombre d'autres hôtes de l'eau de teinte rosée (Clathrocystis, Ophidomonas).

Au sujet des Bactéries purpuriques, vient de paraître un travail intéressant de Molisch (Die Purpurbakterien. Iena, 1907) : dans les eaux marécageuses, il existe beaucoup d'espèces qui, avec le secours de leur pigment, transforment les matières organiques en lumière.

Chlamydothrix ochracea (Kütz) Migula.

Ce champignon, très fréquent dans les eaux ferrugineuses, possède une gaîne très délicate quand il est jeune, très épaisse plus tard, riche en hydrate d'oxyde de fer. Winogradsky donne les détails suivants: filaments segmentés, grêles, gaînés, solides, gaîne épaisse en bas, mince en haut, les derniers segments sont sans gaîne. Les « Bacilles » dans la gaîne sont mobiles; celle-ci est rejetée quand elle a atteint une certaine épaisseur. Pousse seulement dans l'eau renfermant de l'hydrate d'oxyde de fer. — Pousse facilement dans de l'eau additionnée de foin cuit et de fer. Y forme des flocons jaunes; dans la nature, des dépôts ocreux.

Chlamydothrix ferruginea (Ehrenberg) Migula
(Gallionella ferruginea Ehrenberg).

Fréquent et important. Filaments grêles. Pousse en partie en filaments peu caractéristiques, en partie en filaments touffus incrustés de fer. Assure la disparition de la petite quantité de fer contenue dans cette eau; les flocons qui existent dans toute vieille eau ferrugineuse sont son œuvre; grand rôle aussi dans l'eau minérale ferrugineuse (Schorler).

Crenothryx polyspora Ferd. Cohn.
(Cohns Beitrage, Bd. I, H. 2, p. 130.)

Filament rigide, long, non ramifié, constitué par une simple série de cellules aplaties, sans pigment, renfermées dans une gaîne mince dans les stades jeunes, épaisse dans les stades plus âgés. Cette gaîne est une production de la cuticule de la cellule. Il s'y dépose un peu d'hydrate ou de carbonate de fer qui la colore en brun. La gaîne est parfois entourée sur une assez large étendue par une masse contenant du fer, jaunâtre, brillante comme de l'huile : macroscopiquement cela donne des flocons brunâtres.

L'épaisseur des filaments varie de 1,5 à 5,2 μ : souvent il est facile de reconnaître que la partie la plus vieille du filament (celle qui le fixe) est plus large et plus forte. La hauteur de chaque cellule varie entre la moitié de la largeur jusqu'à 4 fois celle-ci; les cellules carrées sont les plus fréquentes.

Parfois la cellule terminale d'un filament devient plus grosse et ovale (sporuliforme); la cellule sous-jacente pousse alors latéralement.

La reproduction se fait par la division en fragment des cellules de l'extrémité d'un filament. Cohn distingue deux types : *a)* Formation de microgonidies : une série de cellules isolées d'un filament se résout par divisions transversales et longitudinales successives en au moins 16 sphères protoplasmiques très petites, qui s'échappent plus tard de l'extrémité du filament qui s'est légère-

ment renflé. Chaque petite sphérule redonne un nouveau filament ; *b*) Formation de macrogonidies : une série de cellules
dans le voisinage de la pointe du filament, se transforme par
des divisions moins nombreuses en des sphères grosses, arrondies ou ovales, parfois diplococciques, qui donnent de même de
nouveaux filaments. Les deux types se transförment l'un en
l'autre.

La plante est très commune dans les eaux ferrugineuses et
même dans l'eau des conduites (ville). On n'a pas encore réussi
à obtenir de culture pure, au sens bactériologique. D'après
Rossler, la culture réussit assez facilement dans l'eau de source
stérile, à laquelle on ajoute des fragments de brique rougie au
feu, un morceau de sulfate de fer, et un peu de limon renfermant
les Crénothrix.

Cladothrix dichotoma FERD. COHN.
(Cohns Beitrage. Bd. I, Heft. III, p. 785.)

Filament épais ou mince pourvu d'une gaîne, non articulé en
apparence ; en partie libre, en partie adhérent à des algues en
putréfaction. Epaisseur 1 à 5 μ.. La pseudo-dichotomie est particulièrement intéressante : elle se produit de la façon suivante : le
segment inférieur d'un filament pousse latéralement en s'accolant un instant à un filament supérieur.

On n'a pas étudié jusqu'à présent de cultures pures de ce
champignon. D'après Busgen (Bet. deutsch, Bat. Ges., 1894, 147)
il pourrait pousser dans de l'eau gélatinée contenant un peu
d'extrait de viande : croissance lente, sans liquéfaction de la
gélatine. En piqûre, la partie supérieure représente un flocon
non saillant, blanc arrondi ; de la piqûre rayonnent au bout de
quelques jours des filament grêles.

Les filaments sont minces quand ils poussent sur gélatine, épais
quand ils sont sur les solutions diluées d'extrait de viande. La
gaîne est ouverte à l'extrémité et, par cette ouverture ainsi que
par des fissures irrégulières de la gaîne, pénètrent de courts
bâtonnets activement mobiles (par un bouquet latéro-terminal de
cils longs de 8 à 12 μ.) quelques instants, se fixent de nouveau par
une de leurs extrémités et donnent de nouveaux filaments. Il
n'y a ni « spores », ni « sporanges » à moins que l'on appelle
ainsi les régions élargies des filaments où les bâtonnets sont
groupés en double file.

ADDITION DU TRADUCTEUR

Sporotrichum Beurmanni Matruchot et Ramond, 1903-1905.

Sporotrichose de de Beurmann.

La Sporotrichose est une maladie découverte récemment chez l'homme par de Beurmann, se caractérisant principalement par des gommes sous-cutanées, provoquées par un champignon spécial, le Sporotrichum Beurmanni.

Ce n'est pas le seul Sporotrichum actuellement connu. Il existe en tout trois spécimens pathogènes connus :

1º L'un, découvert par Schenke, catalogué *Sporotrichum* par Smith (1898), retrouvé par Hektoen et Perkins (1900), qui l'appellent *Sporothrix Schenkii*, et dénommé par de Beurmann et Gougerot *Sporotrichum Schenkii* (1906).

On ne connaît que deux observations de Sporotrichose, due à cette variété du parasite, toutes deux de lymphangite ascendante du bras. L'une d'elles, d'ailleurs (celle de Brayton), est purement clinique.

Le 2ᵉ est un sporotrichum découvert par Dor en 1906, dans de grands abcès disséminés à évolution subaiguë, dénommé par de Beurmann et Gougerot, *Sporotrichum Dori* (1906).

Le 3ᵉ, *Sporotrichum Beurmanni* fut découvert par de Beurmann et Ramond, dans des gommes sous-cutanées disséminées, et dénommé par Matruchot et Ramond (1905).

Bibliographie. — Cette première observation capitale de de Beurmann et Ramond passa injustement inaperçue et les Sporotrichoses restèrent méconnues jusqu'en 1906, date où paraît le mémoire considérable de de Beurmann et Gougerot. Ces deux auteurs, dans une série de mémoires, ont étudié toute l'histoire de la Sporotrichose et l'ont rassemblée dans une Monographie récente : Les Sporotrichoses, Alcan, 1912.

Morphologie. — Pour étudier la morphologie, il faut étaler le parasite en stries parallèles, ou mieux, — afin d'éviter de briser le mycélium, — adopter l'élégante technique des *lames sèches* de de Beurmann et Gougerot. Pour cela, on dispose dans un large tube deux à trois paires de lames sèches accolées dos à dos, introduites debout et maintenues écartées les unes des autres par des rondelles de liège ; le fond du tube est rempli du milieu nutritif suivant jusqu'à affleurement de la partie inférieure des lames :

Eau   100
Glucose   2
Glycérine   2
Peptone   1

Le tube bouché d'ouate est stérilisé à l'autoclave. On humidifie
les lames en inclinant le tube tantôt à droite, tantôt à gauche.
On ensemence la surface de lames, par simple effleurage, le
reste de la charge du fil de platine est abandonné dans le fond
du tube. Les spores germent à la surface des lames en donnant
de délicates colonies que l'on peut examiner directement.

Les lames, colorées au bleu de Unna ou à l'hématoxyline, montrent les deux éléments du champignon : le mycélium et les spores.

Les **filaments mycéliens** sont longs, rectilignes ou
légèrement incurvés, incolores, parfois ramifiés, à 90° ;
leur diamètre est sensiblement uniforme (2 μ.), ils sont
entourés par une cloison non cellulosique ; ils sont septés
par des cloisons perpendiculaires. Chaque article mesure
de 25 à 40 μ.

Le protoplasma est finement granuleux et basophile ;
il renferme des vacuoles dans les vieux éléments ; le protoplasma renferme en outre des grains très fins et nombreux qui prennent la teinte métachromatique du bleu ; et
de gros grains, au nombre de 2 ou 3 qui retiennent fortement la couleur bleue et sont interprétés par de Beurmann
et Gougerot comme un noyau diffus.

Les **spores, ou conidies**, sont disposées isolément autour des filaments mycéliens, ou plus souvent agglomérées
en bouquet à l'extrémité d'un filament mycélien de ramification : le filament conidiophore. Celui-ci, court ou long,
(3 à 4 articles), se détache à angle droite du filament principal, et s'entoure de spores directement implantées sur
lui par un pédicule court et fin (1 à 2 μ. de long sur o μ. 5
de large).

Chaque spore ovoïde, fuselée, est longue de 5 à 6 μ., large
de 3 ou 4, brunâtre, unicellulaire. Il semble (de Beurmann et Gougerot) qu'elle renferme de la chromatine.

Dans les cultures vieilles, en trouve des filaments renflés
(forme d'involution) et des grosses spores (16 μ.) (chlamy-

dospores) quelquefois disposées à l'extrémité ou dans l'axe d'un long filament mycélien (cultures de 25 jours).

Développement. — L'étude peut être faite dans la goutte pendante ; un filament mycélien naît de la spore sans que celle-ci éclate, il se ramifie par bourgeons, les spores naissent aussi par bourgeonnement.

Colorabilité. — Le Sporotrichum prend toutes les couleurs ; il garde le Gram, mais d'une façon irrégulière, c'est-à-dire que certaines parties gardent le violet tandis que d'autres se décolorent complètement, les éléments vieux ne le prennent plus du tout. Les meilleurs colorants sont l'hématoxyline et le bleu de Unna. Les spores sont bien colorées par l'hématoxyline ; elles paraissent partiellement acido-résistantes.

Dans les tissus (de Beurmann et Gougerot, Soc. Biol., 19 fév. 1908, p. 255), le meilleur colorant est le bleu de Unna ; dans ce cas le parasite prend une teinte métachromatique (Lesné et Monier-Vinard), qui serait d'ailleurs loin d'être constante (de Beurmann et Gougerot).

Coloré par le Prenant (hématéine, éosine-orange, vert lumière), le Sporotrichum prend le rose.

Culture.

Bouillon simple peptoné. — Grumeaux blancs tombant au fond du tube, pas de voile.

Bouillon glycériné. — Voile léger.

Bouillon ascite, pleurésie, voile, plus épais.

Bouillon glucosé à 3 ou 4 0/0. — Culture abondante, voile blanc, lisse, élastique, de 1 millimètre d'épaisseur ; le voile s'enfonce entraîné par son poids, un autre le remplace, et ainsi de suite ; quelquefois le voile reste attaché par le bord à la paroi du verre, d'où l'aspect de cahier ouvert que prend la culture. Jamais le bouillon ne se trouble; le voile devient quelquefois brunâtre, à la longue, pour certains échantillons.

Bouillon au bleu de méthylène, à la fuchsine. — Pousse mal dans le premier, bien dans le second, sans se teinter.

Gélose simple. — Culture maigre, quelques colonies blanches, isolées, de 2 mm. de diamètre.

Gélose ascite. — Pousse mieux.

Gélose glucosée. — (Milieu de Sabouraud.) C'est le milieu électif, dont voici la formule optima établie par Sabouraud.

Eau......................................	100
Peptone................................	1 à 2
Glycose................................	3 à 4
Agar....................................	1,5 à 2

Les colonies apparaissent le 4e ou le 5e jour sous forme d'une tache dépolie sur la surface brillante de la gélose,le 6e jour elle atteint 2 mm. de diam., sous forme d'une tache blanc bleuté, sèche, bombée, le bord est plus blanc, plus opaque, entouré d'une auréole opaque,finement striée, puis la colonie s'accroît, et se plisse; le 12e jour, elle est caractéristique, blanche, ronde, de 6 mm. de diam., plissée, donnant l'aspect de circonvolutions cérébrales. Chaque colonne est entourée d'une auréole de 2 à 3 millimètres. Plus tard, au 20e jour la colonie prend au centre une teinte brune, l'auréole devient brune sur son bord interne, tandis que son bord externe reste blanc, et se poudre d'une fine poussière blanche.

Cet aspect s'accentue encore par la suite, la culture devient brun noir, montagneuse, vallonnée, elle envahit souvent le verre du tube.

Gélose glycérinée. — Même aspect, colonies luxuriantes, teinte brune, plus tardive et moins foncée. Par ses repiquages, le Sporotrichum perd même son pigment sur ce milieu.

Gélatine. — Développement très lent, colonies larges, blanches. En piqûre, arborisations horizontales : aspect de sapin renversé. Pas de liquéfaction. Mais le champignon pousse à vrai dire fort mal. Gougerot a montré que, sur gélatine glucosée, peptonée, où il pousse bien, la gélatine est liquéfiée.

Sérum humain, bile de bœuf, urine normale. — Culture maigre ; pousse bien par contre dans l'urine de diabétique.

Pomme de terre glycérinée 4 0/0.— Culture variable d'intensité ; couche uniforme, d'abord blanche, puis brunâtre, qui se plisse et se poudre.

Pomme de terre glycérinée tartrique à 1 0/0 (Vincent), culture brune.

Pomme de terre non glycérinée. — Culture maigre.

Carotte glycérinée à 4 o/o. — Milieu électif. L s le 3e jour, les colonies apparaissent et se fusionnent rapidement pour faire une nappe uniforme sans auréole ; vers le 10e jour, la culture se brunit, et le 15e elle est souvent noire d'encre, elle se plisse et se poudre alors.

Betterave rouge ou blanche glycérinée à 4 0/0. — Culture semblable à celle de la carotte, encore plus rapide. Dès le 8e jour, elle est souvent complètement noire et plissée.

Cultures anaérobies négatives.

Vitalité. Résistance aux agents chimiques. — Le sporotrichum pousse à toutes les températures entre 12° et 39°. L'optimum est entre 20 et 3o. Il est tué par l'action de la chaleur à 45° pendant 1 heure, et à 53° pendant 15 minutes.

Les spores résistent au froid de o° et à la température de 55. A la température ordinaire, elles restent vivantes pendant des années. Une culture desséchée (datant de février 1906) repousse encore 3 ans après. Dans le pus desséché, elles se conservent pendant des mois (23 mois dans un cas de de Beurmann et Gougerot).

Le Sporotrichum est assez fragile vis-à-vis des antiseptiques ; une trace d'arséniate de soude dans les cultures en empêche le développement, pourtant — fait curieux — il pousse bien dans les liquides contenant jusqu'à 10 0/0 d'iodure de potassium — alors que ce sel est le remède de la Sporotrichose *in vivo*. (De Beurmann et Gougerot, Soc. Dermat., 3 déc. 1908, n° 9, p. 307.)

Soumis *in vitro* à l'action des sucs digestifs naturels et artificiels (sucs gastrique et pancréatique), le Sporotrichum n'est pas détruit, il cultive encore après 24 heures de contacts à 38°, avec les sucs digestifs.

Habitat.

a) Dans la nature. Rencontré par Gougerot sur le hêtre et une autre fois sur des graines d'avoine, desséchées

(*avena sativa*), dans les Alpes françaises. Ces 2 échantillons étaient morphologiquement identiques au S. retiré de
l'homme ; mais inoculé aux animaux, il ne fut pathogène
qu'en exaltant sa virulence par des passages successifs.

β) *Chez l'homme.*

1. Chez l'homme sain. — Sa présence doit être exceptionnelle. Il est probable qu'il existe dans la gorge,
comme saprophyte, chez les individus qui plus tard deviendront sporotrichosiques, d'après ce que l'on sait de la longue latence de cette parasitose (de Beurmann et Gougerot). On l'a trouvé à l'état saprophytique dans la gorge, —
sans que les muqueuses présentassent des lésions — chez
un malade atteint de Sporotrichose cutanée (malade n° 6,
de de Beurmann et Gougerot; et malade de Sicard, Bith
et Gougerot) et chez un malade guéri depuis deux ans de
sa Sporotrichose cutanée (Brissaud, Gougerot et Gy).

2. Chez l'homme malade. — Le Sporotrichum provoque
chez l'homme des lésions d'aspects multiples, frappe le
derme, l'hypoderme et l'épiderme, les voies lymphatiques
et les ganglions, les muqueuses, les os, les synoviales,
les muscles ; aucune observation de Sporotrichose viscérale
n'a encore été publiée.

La forme la plus commune est celle qui a été décrite
pour la première fois par de Beurmann et Ramond, la
forme gommeuse disséminée. Ce sont des gommes multiples, disséminées sans ordre de 2 à 4 centimètres de diamètre (ressemblant à des gommes tuberculeuses), qui se
ramollissent, parfois s'ulcèrent indéfiniment.

Le Sporotrichum peut produire des dermites papuleuses,
vésiculeuses, un chancre verruqueux et papillomateux
(lésion initiale de la porte d'entrée), des folliculites, des
gommes mammaires, des abcès chauds, des ulcérations
buccales (De Beurmann et Gougerot), des épidermites à
type pityriasique et tricophytoïde (De B. et G., Monnier-
Vinard), des gommes musculaires (Brissaud et Rathery,
des laryngites (de Beurmann, Gastou et Brodier), des
ostéites (Sicard, Bith et Gougerot, Brocq et Fage), des
synovites (Hudelo, Monier-Vinard, Braun et Merle), des
adénites (Josset-Moure).

La pénétration du Sporotrichum se fait par la peau ou par la muqueuse digestive, il se dissémine dans l'organisme par la voie artérielle, et Widal et Weil ont pu les premiers surprendre le parasite dans le sang des malades et réussir l'hémo-culture.

γ) *Chez les animaux* on a signalé quelques cas de sporotrichose spontanée des animaux. Lutz et Splendore ont trouvé un rat présentant des lésions sporotricosiques cutanées et articulaires, avec dissémination viscérale tardive. A noter que ces auteurs ont soigné 6 malades atteints de sporotrichose dans le quartier où avait été capturé ce rat.

Gougerot et Caraven ont constaté des lésions sporotrichosiques chez 3 jeunes chiens, issus d'une chienne indemne de toute lésion (P. M., 27 mai 1908, n° 43, p. 337), il s'agissait de gommes sous-cutanées et d'ostéo-arthropathies des pattes chez les uns et de péritonite granuleuse avec épiploïte sporotrichosique chez l'autre.

Carougeau, à Madagascar, a signalé chez le mulet et le cheval des lésions sporotrichosiques, qui semblent être analogues à celles produites par le sporotrichum Beurmanni.

Distribution géographique. — En France, la sporotrichose a été rencontrée à Paris, Lyon, Nice; on l'a signalée au Brésil (Sâo-Paulo), à Buenos-Ayres, à Madagascar.

Expérimentation. — Les animaux les plus réceptifs pour l'étude expérimentale sont le rat blanc et la souris blanche; les autres le sont beaucoup moins; pourtant on peut réussir l'infection en s'adressant à des animaux nouveau-nés ou très jeunes.

Rat. a). Inoculation sous-cutanée. — Au point d'inoculation se développe un abcès sporotrichosique en 15 jours, qui se ramollit et s'ulcère. Lorsqu'il s'agit de l'inoculation de pus infecté par d'autres germes que le Sporotrichum, ce dernier se multiplie rapidement dans l'abcès expérimental, dont on peut examiner le pus, ou le cultiver secondairement pour obtenir un Sporotrichum pur. C'est un procédé pratique de séparation des germes, quand le pus, trop infecté, rend la culture directe impossible (De Beurmann, Gougerot et Vaucher). Après cette phase locale, il survient souvent une éclosion de gommes sous-cutanées disséminées, reproduisant le type clinique le plus fréquent de la maladie humaine; ou bien des ostéo-arthropathies diverses; secondairement aussi, on peut voir une phase viscérale : abcès pulmonaires, hépatiques et spléniques.

Lorsqu'on inocule une très faible dose de Sporotrichum on obtient une septicémie chronique lente (un an) ou bien de gros nodules dans le poumon, accompagnés d'adénopathies scléro-caséeuses énormes (De Beurmann, Gougerot et Vaucher. Soc. Biol., avril 1909). Même résultat par la voie intestinale.

b) Inoculation intra-péritonéale. On obtient soit une forme aiguë, soit des granulies localisées au foie et à la rate, ou à la rate seule, qui est alors énorme (Gougerot); soit une forme subaiguë, de pseudo-tuberculose généralisée (De Beurmann, Gougeot et Vaucher), ou d'abcès disséminés, une pneumonie avec hépatisation rouge ; quelquefois une cirrhose atrophique avec ascite.

Lorsque l'inoculation est faite au rat mâle, on obtient *très fréquemment* une orchite double, qui a une certaine valeur diagnostique (De Beurmann, Gougerot et Vaucher).

Les résultats obtenus sur les autres animaux sont beaucoup moins constants ; le Sporotrichum n'est pas pathogène pour les adultes ; il faut s'adresser aux animaux nouveau-nés.

Cobaye nouveau-né. — De B. G. et V. ont obtenu des gommes métastatiques par inoculation sous-cutanée, ou par ingestion.

Par inoculation intra-péritonéale de B. G. et V. ont réussi à obtenir une localisation pulmonaire et hépatique, mais en employant la méthode que Bezançon et Philibert ont utilisée pour augmenter la virulence du bacille tuberculeux atténué, c'est-à-dire l'inoculation simultanée de beurre stérilisé avec le parasite dans le péritoine.

Lapin. — Par l'inoculation sous-cutanée ou intra-vasculaire, De B. G. et V. ont obtenu une pseudo-tuberculose avec cavernes et dilatation des bronches, suivie de granulie terminale avec méningite sporotrichosique mortelle; ils ont aussi observé des gommes rénales avec néphrite hyper-trophique. Par inoculation épidermique, ils ont réalisé la forme verruqueuse de la Sporotrichose observée parfois chez l'homme.

Chien (nouveau-né). — Inoculation intra-vasculaire. On obtient soit une septicémie, soit une granulie, avec néphrite aiguë, parfois encore une forme chronique de rhinite et d'ostéites ; Widal et ses élèves ont obtenu des gommes sous-cutanées disséminées.

Chat (jeune). — Inoculation sous-cutanée : gommes qui s'ulcèrent et déterminent une épidermite secondaire (de B. G. et V) ; parfois des gommes disséminées ; l'inoculation épidermique donne une Sporotrichose verruqueuse ; l'inocu-lation péritonéale donne une pseudo-tuberculose générali-sée, quelquefois des gommes disséminées sur tout le corps (De B. G. et V. Soc. Biol., 2 fév. 1909, n° 8, p. 338).

Singe. — Ravaut et Civatte, par inoculation sous-cuta-née, ont obtenu des gommes ; par inoculation épidermique, une épidermite squameuse.

Hérédo-sporotrichose. — De Beurmann, Gougerot et Vaucher ont constaté la Sporotrichose chez des rats nouveau-nés issus de rates infectées expérimentalement.

Toxine. — Le Sp. Beurmanni ne produit ni gaz ni autres produits de fermentation. Il ne transforme pas en dextrine l'amidon solide, mais il l'hydrolise, en solution liquide.

La production de toxine soluble est difficile à affirmer. Les filtrats de bouillon ont une certaine toxicité lorsqu'ils sont injectés à haute dose au rat, mais ils ne sont pas toxi-ques pour les autres animaux.

Gougerot et Blanchetière ont cherché à extraire du Spo-rotrichum des substances analogues aux extraits éthérés, chloroformiques, d'Auclair. Avec des extraits éthéré, chlo-roformique, alcoolique, acétique, ils ont obtenu par inocu-lation des lésions analogues — mais stériles — à celles qu'on obtient avec l'inoculation de Sporotrichum vivant ou tué ; mêmes lésions aussi avec les Sporotrichum tués et « dégraissés ». Il semble (Gougerot et Blanchetière) que l'extrait chloroformique soit plus sclorogène que les autres extraits.

Diagnostic.

a) Diagnostic de la Sporotrichose par les moyens de laboratoire :

1º Examen direct. Coloration au bleu de Unna. Le parasite présente une forme courte, indiquée pour la première fois par de Beurmann et Gougerot (1906);

2º Culture. On emploiera pour avoir un diagnostic rapide le procédé de la lame sèche de De Beurmann et Gougerot (voir plus haut : Morphologie). On peut encore cultiver sur gélose de Sabouraud (1); on peut alors employer l'artifice de la coulée de pus sur le verre, c'est-à-dire ensemencer aussi le verre en même temps que la surface de la gélose : les colonies pourront y être directement examinées. Ou mieux encore implanter des « lames sèches » préparées comme nous l'avons dit plus haut dans la gélose de Sabouraud. Ces artifices permettent en même temps le diagnostic microscopique précoce;

3º Séro-diagnostic de Widal et Abrami (Sporo-agglutination) (Widal et Abrami. S. M. H., 19 juin 1908, nº 22, p. 947). Widal et Abrami ont eu l'idée de rechercher la réaction agglutinante dans le sérum des malades atteints de Sporotrichose, et ils ont trouvé que le sérum était capable d'agglutiner non le mycélium, mais les spores du parasite : c'est donc une sporo-agglutination.

Voici leur technique. On prélève un grumeau de culture de *Sp. B.* sur *gélose glycosée peptonée* de Sabouraud, âgée de 4 à 12 semaines, et on le broie à sec dans un mortier. Le broyage est repris par l'eau salée à 7 o/oo et filtré sur un filtre mouillé ordinaire. C'est le filtrat qui constitue le matériel agglutinable. On a recueilli d'autre part le sérum du malade, soit par piqûre du doigt, soit par ven-

---

(1) La formule de Sabouraud est la suivante :

Eau	1000
Peptone	10
Glycose	40
Gélose	15 à 18

(ne pas alcaliniser).

touse scarifiée. On fait les dilutions habituelles suivant la méthode employée pour la séro-réaction typhique.

L'agglutination est positive entre 15 et 60 minutes.Dans les cas positifs, la culture est encore agglutinable jusqu'à 1/400, et plus jusqu'à 1/1500. Lorsqu'il ne s'agit pas de Sporotrichose, l'agglutination est négative; cependant Widal et Abrami ont montré que, dans certaines mycoses, l'actinomycose notamment, le sérum des malades peut agglutiner les spores du Sporotrichum : c'est la co-agglutination de Widal. Mais, dans ce cas, il s'agit d'une agglutination « de groupe » dont le taux ne dépasse pas 1/150.

4° Réaction de fixation. Widal, Abrami, Brissaud, Joltrain et Weil (Ann. I. Past., 1909) ont montré qu'on pouvait mettre en évidence des substances spécifiques dans le sérum des sporotrichosiques par la recherche de la réaction de fixation du complément. On prépare un couple hémolytique (hématies de mouton, sérum lapin-anti-mouton chauffé), le sérum du malade (non chauffé) et comme antigène une émulsion de Sporotrichum.

5° Milhit a proposé de faire le diagnostic par la recherche de l'index opsonique, et des opsonines spécifiques du Sporotrichum.

6° L'inoculation au rat blanc (abcès d'enrichissement) et surtout au rat mâle (orchite sporotrichosique) peut rendre des services dans les cas difficiles.

Diagnostic rétrospectif.

Le diagnostic rétrospectif d'une Sporotrichose guérie a pu être fait par l'élégante méthode de la sporo-agglutination de Widal et Abrami, car la réaction survit longtemps à la guérison de l'infection, quoique à un taux moins élevé. Brissaud, Gougerot et Gy ont constaté dans un cas une agglutination à 1/60. Widal et Joltrain, un cas également à 1/60. C'est dans le cas de Brissaud, Gougerot et Gy que la culture du bucco-pharynx permit de déceler le Sporotrichum persistant à l'état saprophytique.

Diagnostic bactériologique. Il est fondé sur :

1° L'aspect caractéristique des cultures sur le milieu de Sabouraud;

2° L'aspect caractéristique microscopique dans la goutte

pendante, ou mieux sur la « lame sèche » de De Beurmann
et Gougerot ;

3º Son pouvoir pathogène pour le rat blanc.

Le diagnostic différentiel du Sporotrichum Beurmanni
avec les espèces voisines repose sur les caractères suivants :

1º *Sporotrichum Dori.* Le mycélium est beaucoup plus
fin, 0,5 à 1 μ, à articles courts (6 à 8 μ) et finement
dichotomisé ; les spores disposées en amas *donnent naissance à de nouveaux filaments mycéliens très fins qui
rayonnent autour d'elles* (Dor.). Les cultures sont beaucoup moins riches, même sur les milieux glycosés, elles
semblent mieux pousser sur les milieux maltosés (Dor) ;

2º *Sporotrichum Schenkii.* La distinction est plus
délicate, pourtant elle est nette. La pigmentation des cultures est très lente et inconstante même sur les milieux de
choix (carotte); les circonvolvations des colonies sont beaucoup plus plates et à crêtes plus aiguës; les colonies sont
rayonnées, non pas seulement sur leur marge, comme S.
Beurmanni, mais bien depuis leur centre. Microscopiquement les filaments sont plus onduleux, très fréquemment
agrégés ; les spores sont beaucoup plus rares. Enfin l'optimum de température est de 37º, il est beaucoup moins
pathogène, même pour le rat blanc.

Aspergillus fumigatus.

L'Aspergillus fumigatus, parasite de la famille des Ascomycètes, est constitué par un mycélium portant des rameaux, les uns
stériles, les autres fructifères portant des spores ; ces spores ont
une couleur variable selon les divers milieux de culture, en général verdâtre ou brune ; elles sont rondes, lisses et ont 3 à 4 μ
de diamètre. En goutte suspendue, dans le liquide de Raulin, la
spore pousse un prolongement, duquel part un autre prolongement qui se divise à nouveau ; il se constitue ainsi un mycélium ;
de ce mycélium s'élèvent perpendiculairement à l'axe des filaments, des hyphes, renflées en massue à leur sommet pour faire
une tête sporifère. Cette dernière, dans ses 2/3 supérieurs, se
recouvre d'une couche de petites cellules en forme de boudin, **les
basides ou stérigmates.**

Chaque stérigmate s'étranglant produit une série de spores en
chapelet séparées les unes des autres par des parties infertiles.

L'Aspergillus se développe à partir de 20º ; la température

optima est 37°; son développement est lent sur bouillon et sur gélatine qu'il finit par liquéfier; sur gélose acide ou sucrée, il donne des colonies de couleur noirâtre que l'examen montre constituées par des spores de couleur vert noirâtre; le milieu électif est le liquide de Raulin, le parasite s'y développe en cinq à douze heures et, en douze à quinze heures, on voit apparaître des spores; il y forme à la surface une sorte de tapis velouté d'abord blanc, puis vert bleuâtre tendre, puis vert foncé, puis brun noirâtre.

Cecci et Berta ont pu extraire des spores une substance toxique pour le lapin et le chien chez lesquels elle produit des symptômes rappelant ceux de la pellagre.

Bodin et Gautier, en cultivant l'Aspergillus dans une solution de peptone glucosée, ont vu la culture devenir très toxique vers le 12e jour. Cette toxine détermine des phénomènes convulsifs tétaniques et paralytiques chez le chien, le lapin, le cobaye, le chat, et peut même entraîner la mort de ces animaux.

L'Aspergillus fumigatus est pathogène pour le pigeon; l'inoculation dans la veine axillaire détermine la mort en trois à quatre jours; à l'autopsie on trouve des tubercules dans le foie et souvent dans le poumon.

Dieulafoy, Chantemesse et Widal ont pu reproduire des lésions de même sorte chez le singe.

L'Aspergillus fumigatus, dont les spores existent à la surface des graines, dans la farine, les poussières (Rénon), est susceptible de se développer dans les voies respiratoires de l'homme, soit secondairement, dans les poumons déjà siège de cancer, de broncho-pneumonie, de cavernes tuberculeuses, soit primitivement, comme l'ont montré Dieulafoy, Chantemesse et Widal, Potain, Rénon, chez des gaveurs de pigeons ou des peigneurs de cheveux, des grainetiers, des meuniers. Il se produit alors une phtisie à marche lente; les examens de crachats ne permettent pas de déceler le bacille de Koch, mais bien le mycélium de l'Aspergillus; la culture des crachats dans le liquide de Raulin confirme la réalité de cette infection.

Autres champignons parasitaires de l'homme.

1° **Muguet.** — Berg et Gruby ont attribué le Muguet à un cryptogame décrit par Ch. Robin sous le nom d'**Oïdium albicans** et considéré depuis les recherches de Linossier et Roux, d'Audry comme une levure, le **Saccharomyces albicans**, dénommé depuis Vuillemin **Endomyces albicans**.

Morphologie. — Une trace de concrétion blanchâtre, dite muguet en clinique, étalée sur lamelle et colorée par le bleu de Kuhne, montre facilement le parasite : il se présente sous un double aspect : 1° des filaments tuberculeux cloisonnés, long de 0mm.05 à 0mm.5, larges de 3 à 5 μ., ces filaments se terminent souvent par des cellules arrondies plus volumineuses, capables de se reproduire par gemmation. Les filaments se ramifient et s'intriquent en feutrage ; 2º des cellules sphériques ou ovoïdes réfringentes de 5 à 7 μ de diamètre, présentant un gros nucléole ; ces cellules ne sont pas des spores comme on l'a cru pendant longtemps, mais bien des levures ; elles se reproduisent par gemmation et l'ont voit souvent appendue au corpuscule principal une petite masse secondaire, levure fille rattachée par un mince pédicule.

Dans les parties superficielles de l'enduit buccal les levures prédominent sur les filaments ; elles existent seules dans les manifestations pseudo-membraneuses (Tessier).

Dans les cultures en milieu liquide, on voit les deux aspects, plus souvent la forme filamenteuse ; dans les cultures en milieu solide la forme levure seule ; dans l'organisme des animaux inoculés, on ne voit que la forme mycélienne ; dans les vieilles cultures on trouve des formes kystiques d'involution.

Milieux de culture. — Le muguet se développe en culture aérobie entre 20º et 40º surtout en milieu faiblement alcalin ; l'alcalinité forte ralentit le développement et diminue la forme du mycélium, on ne voit plus que des formes levures.

Les milieux de culture légèrement acides, la gélatine et la gélose acides conviennent surtout pour l'isolement du parasite, car ils sont moins favorables pour le développement des autres parasites de la bouche (Teissier).

Sur gélose acide (une à deux gouttes d'acide lactique pour 20 centimètres cubes de gélose), on voit une nappe confluente crémeuse, lisse, unie, non adhérente à la gélose ; d'un blanc éclatant sur des tranches de carottes stérilisées ; d'un blanc sale sur pomme de terre ; — l'examen microscopique montre surtout des levures. Sur gélose alcaline, on a un aspect membraniforme granuleux, chagriné, rappelant l'aspect des cultures de tuberculose humaine ; la culture très adhérente renferme surtout des formes filamenteuses. Dans le bouillon il se fait un dépôt blanchâtre, le bouillon reste clair. Sur gélatine, colonies blanchâtres ; la gélatine n'est pas liquéfiée.

Inoculation aux animaux. — L'inoculation sous la peau du lapin produit un abcès local de longue durée ; quelquefois le parasite se généralise ; l'inoculation dans le péritoine ne produit qu'une lésion locale, exsudat et simple adhérence.

L'inoculation dans les veines amène dans certains cas une mycose généralisée avec lésions du rein, du foie et de la rate, dans laquelle il se fait un véritable feutrage.

Le cobaye semble être plus sensible ; l'inoculation intra-péritonéale est suivie de péritonite avec fausses membranes ; l'inoculation dans la plèvre détermine la formation d'un épanchement avec passage du parasite dans le sang.

Muguet chez l'homme. — Le parasite, répandu dans l'air à

l'état saprophytique, cultive sur la muqueuse buccale, lorsque celle-ci devient acide et lorsque l'organisme est débilité; de la bouche il peut gagner l'œsophage, plus rarement l'estomac ; on a signalé des cas de muguet de l'anus et des grandes lèvres. Le **S. Albicans** peut déterminer des angines pseudo-membraneuses (Teissier); il n'est pas virulent. On le retrouve aussi souvent associé, soit au bacille de Lœffler, soit au streptocoque et aux autres bactéries de la bouche, dans les angines diphtériques ou non diphtériques (Roger, de Stœcklin).

Le Saccharomyces peut être l'agent de suppurations péribuccales, abcès gingival (Grasset), parotidites (Brindeau), abcès sous-maxillaire (Charain et Ostrowsky). Il peut même déterminer une infection généralisée, une véritable pseudo-tuberculose. Il s'agit en réalité ici de petites granulations, tenant le milieu entre le tubercule et l'abcès. On l'a trouvé dans des abcès du cerveau, des reins, du poumon.

Le Saccharomyces albicans n'est pas la seule levure pathogène pour l'homme; Achalme et Troisier ont décrit un cas d'angine ressemblant cliniquement au muguet dû à un Saccharomyces différent.

2o **Levure de Curtis.** — Curtis a isolé, d'une tumeur sous-cutanée d'aspect myxomateux chez l'homme, une levure qu'il a pu cultiver et qui s'est montrée pathogène pour les animaux de laboratoire.

Dans l'organisme, cette levure se présente sous l'aspect d'une masse, entourée d'une très épaisse capsule gélifiée qui peut atteindre jusqu'à 10 µ d'épaisseur ; dans les cultures, les éléments sont dépourvus de capsules.

La levure se développe sur gélose et donne des colonies isolées, de couleur blanc jaunâtre, café au lait ; la culture est opaque, épaisse, ridée au centre, en étoile plus ou moins irrégulière ; à la périphérie on voit de très fines arborescences parallèles, noyées dans la gélose ; sur gélose en strie, on voit se développer une traînée homogène lisse, d'aspect gélatineux sur gélose sucrée. Elle se développe mal sur la gélatine, qu'elle ne liquéfie pas.

Dans le bouillon, le développement est peu abondant; le bouillon reste clair, au fond se déposent de petits grumeaux floconneux, plus abondants sur le bouillon acide sucré.

Sur pomme de terre, il se développe d'abord une couche blanc jaunâtre, homogène, qui couvre au bout de quelques semaines toute la surface de la tranche de pomme de terre ; plus tard la couleur est brun chocolat clair, la pomme de terre brunit également et s'atrophie. La surface est alors formée de tubercules arrondis et saillants.

La vitalité est extrême, plus de deux ans, d'après J. Binot.

Wlaef, en cultivant la levure dans des sacs de collodion dans le péritoine des cobayes, a renforcé sa virulence et a vu que, sous

la peau, elle déterminait la production de pseudo-lupus et de
végétations bourgeonnantes cutanées, principalement au niveau
du nez, des paupières, des oreilles; il peut se faire une infection
généralisée.

La souris et le rat sont très sensibles; l'inoculation dans le
péritoine détermine la formation de tumeurs bourgeonnantes, du
volume d'un grain de mil à une noisette; il se fait une pullulation analogue dans le médiastin et le poumon.

Les tumeurs, comme l'a montré Curtis, sont formées par une
agglomération de levures avec capsules gélifiées, à peine séparées
par quelques éléments du tissu conjonctif; celui-ci ne réagit pas
d'une façon sensible et il s'agit en réalité de pseudo-tumeurs, et
non de **véritables cancers**.

Busse a isolé de même une levure dans un abcès du tibia. Cette
levure avait envahi tous les organes; elle était pathogène pour
la souris.

Roncali, Maffucci et Sirlé, Plimmer ont isolé de même, de certaines tumeurs de l'homme, des levures pathogènes pour les animaux. Gilchrist, dans une dermatite et dans un cas de pseudo-
lupus. San-Félice a isolé un autre saccharomyces d'un cancer
primitif du foie chez le bœuf.

3º **Teigne trichophytique**. — Les Trichophytons sont Asco·
mycètes.

Le Trichophyton tonsurans a été découvert par Gruby, décrit
par Halmsten; les recherches de Sabouraud ont montré que le
genre trichophyton comprend de nombreuses espèces.

On distingue deux types de trichophytons : les **T. endothrix**,
dans lesquels les spores, toujours gros, siègent exclusivement
dans les cheveux et sont très rares dans le follicule; les **T.
ectothrix**, dans lesquels les spores de dimensions variables entourent les cheveux dans toute la hauteur du follicule. Ces trico-
phytons, communs à l'homme et aux animaux, siègent tantôt
sur le cuir chevelu, tantôt sur les parties glabres.

α) **Trichophyton tonsurans** (**Mégalosporon endothrix** de Sabouraud). Le cheveu est rempli de spores très nombreuses, disposées en chainettes et de filaments mycéliens peu abondants :
les spores ont 5 à 6 μ de diamètre, elles sont rondes ou cubiques;
les filaments mycéliens présentent au plus deux bifurcations.

Le mycélium est résistant et ne se laisse pas attaquer par la
solution de potasse à 1 p. 40.

Sur cultures, le **Trichophyton endothrix** forme un tapis feutré
continu, de couleur crème avec des nervures rayonnant du centre
à la périphérie; sur gélose peptonée et maltosée, il se développe
une cupule de coloration crème, à bords verticaux en dedans,
inclinés au dehors et tout autour de celle-ci une auréole poudreuse; sur gélose au moût de bière un soleil de couleur jaune,
à centre surélevé poudreux.

L'inoculation à l'homme est difficile et ne réussit que lorsqu'on a rendu la sueur alcaline en administrant au patient 15 à 20 grammes de bicarbonate de soude ou si l'on inocule le parasite dans la vésicule formée par la brûlure faite par une allumette en ignition.

A côté de cette variété à mycélium résistant est une variété à mycélium fragile (teigne peladoïde bénigne). Au microscope, on trouve des spores rondes qui s'échappent, dit Sabouraud, de la cassure du cheveu, comme des billes hors d'un sac, et un mycélium moniliforme fragile. Les cultures peuvent être obtenues le quinze à dix-huit jours. Sur pomme de terre, on observe une bande brune, recouverte d'une mince couche poudreuse. Sur gélose peptonée et maltosée, la culture est très abondante et se présente sous forme d'un cône à sommet obtus, de couleur crème, nuancé de cercles gris, roses et ocreux.

β) **Trichophyton ectothrix** (pyogène à cultures blanches). — L'examen des petits poils follets qu'on rencontre à la périphérie des lésions montre que les filaments sporulés forment une masse compacte dans la gaîne épidermique du poil. Les spores sont en général plus grosses que dans le **T. endothrix**, quelques-unes peuvent atteindre de 15 à 18 μ de diamètre.

Le trichophyton est pyogène. Dans les vésicules de pus non ouvertes, on trouve le parasite.

Sur gélose au moût de bière on obtient une culture blanche, ombiliquée au centre et entourée d'une auréole poudreuse limitée par d'énormes rayons divergents. Sur le milieu d'épreuve, c'est un gâteau blanc, rond, à bord godronnés. Sur pomme de terre la strie forme une large traînée blanche, d'abord duveteuse, puis plâtreuse.

Il est inoculable à l'homme et au cobaye; chez le cobaye, d'après Bodin, il suffit de prendre un peu de la culture sur une pince à griffes et de pincer l'animal avec l'instrument, pour obtenir une trichophytose serpigineuse, sans folliculite suppurée, d'une durée indéfinie.

Le parasite est identique au **T. ectothrix** du cheval.

Chez l'homme ce parasite est la cause de plus de la moitié des trichophyties de la barbe (sycosis ou mentagre).

Une autre variété de T. est parasite du chat et ressemble beaucoup au précédent, il produit chez l'homme la trichophytie circénée dysidrosiforme (Sabouraud).

4º **Teigne microsporique.** — La teigne tondante rebelle ou teigne tondante de Gruby est due au **Microsporum Audouini.** Désigné sous le nom de **Trichophyton microsporum** par Sabouraud, le microbe diffère en réalité des Trichophytons (Bodin).

Si on examine un cheveu malade, après l'avoir légèrement chauffé dans la potasse, on voit que sa surface apparaît recouverte d'une mosaïque de petites spores, irrégulièrement juxtaposées. Elles ne pénètrent pas dans l'intérieur du cheveu où, par contre, pénètre un réseau mycélien.

La culture est facile. Sur pomme de terre se développe, au

bout de sept à huit jours, une traînée d'abord grisâtre, puis brun rougeâtre ; la culture est encore vivante au bout de trois mois (les cultures de trichophyton meurent au bout de trois semaines). Sur moût de bière gélosée, on observe, au bout de trois à quatre jours, une touffe radiée, pénétrant dans le milieu nutritif ; un peu plus tard apparaît un duvet aérien. Il se forme ensuite autour de la culture primitive des cercles concentriques d'abord glabres, puis duveteux.

L'inoculation à l'animal est négative (Bodin). Courmont a obtenu quelques résultats positifs chez le lapin, le cobaye et le cheval.

5o **Favus.** — Le favus est causé par un champignon, l'**Achorion Schœnleini**.

Examen : On prend un cheveu favique émergeant d'un godet, on le traite par la potasse jusqu'à commencement d'ébullition.— On voit alors de nombreux filaments mycéliens, sporulés ou non placés suivant l'axe du cheveu, ténus, noueux, simples ou pourvus de 2 à 4 ramifications. Les spores ont 3 à 7 μ de diamètre, elles sont arrondies ou légèrement aplaties, elles n'infiltrent pas la totalité du poil, mais y forment des chaînettes ramifiées, séparées les unes des autres.

L'achorion ne pousse pas sur les milieux acides ; le milieu de Sabouraud lui convient parfaitement. Sur ce milieu, il se développe à 33o (à 38o le parasite ne croit plus) un enduit jaune brun plissé, déprimé au centre et rappelant l'aspect des godets faviques.

Sur pomme de terre, enduit surélevé, mamelonné, sec, gris brunâtre. Le favus de l'homme n'est pas inoculable aux animaux. Sabrazès a cependant produit une pseudo-tuberculose en injectant une culture sporulée d'achorion dans le péritoine du cobaye.

6o **Pytiriasis versicolor.** — Le **Microsporum furfur** est l'agent du **Pityriasis versicolor.** Kotliard, qui l'a étudié très complètement, en fait un oïdium. Pour l'étudier, il suffit de détacher les squames épidermiques et les traiter par la potasse. Le parasite apparaît constitué par des filaments mycéliens courts, peu flexueux, souvent contournés en V, peu ramifiés, quelquefois placés bout à bout, et par de nombreux corps globuleux discoïdes, dont l'aspect rappelle le globule sanguin ; ce ne sont pas des spores, car on trouve dans leur masse un noyau volumineux qui en occupe presque la totalité et qui est entouré de protoplasme et d'une enveloppe cellulosique.

Le parasite se développe sur gélose glycérinée à 36o, il y forme une colonie jaune clair plissée très caractéristique. Les colonies sont repiquables en bouillon glycériné et sur pomme de terre.

Il est inoculable au lapin ; on rase la peau, on la frotte avec une culture et on la protège avec un pansement : huit jours après on voit se développer des taches dans lesquelles on trouve le parasite.

7o **Erythrasma.** — Le **Microsporum minutissimum** est le

parasite de l'**Erythrasma**, on le trouve en abondance dans les squames sous formes de filaments isolés ou de parasites filamenteux. Le parasite est constitué par des filaments mycéliens longs, flexueux, enchevêtrés, jamais ramifiés, divisés en segments de 5 à 7 μ de long placés bout à bout, quelquefois, dit Sabouraud, si petits que le filament semble granuleux. Le parasite n'a pas de réaction colorante spéciale.

Besson lui décrit de nombreux amas de corps globuleux très fins.

D'après de Michele, il cultive facilement sur les milieux ordinaires, et donne sur gélatine un enduit brunâtre et sur pomme de terre une culture rouge vineux. Pour Ducrey et Réale, il cultiverait très difficilement et ce ne serait pas lui qui a été cultivé par de Michele.

A côté de l'Erythrasma, sous le nom d'eczéma marginatum, Hébra a décrit une dermatose parasitaire circinée et marginée à contours géographiques, ordinairement localisée au pli de l'aine, due, d'après Sabouraud, à un parasite très voisin du trichophyton, l'**Epidermophyton inguinale**.

Technique générale. — Les cheveux malades sont arrachés, placés sur une lame, dégraissés par l'éther, puis traités par la potasse à 40 p. 100 et recouverts d'une lamelle. Sur une première préparation, on cherche simplement à vérifier la position des spores par rapport aux cheveux, si elles sont endothrix ou ectothrix ; dans ce but, on chauffe la préparation, légèrement sans atteindre l'ébullition, de façon à éclaircir simplement le cheveu sans le dissocier. Sur une seconde préparation, on cherche à étudier le parasite en liberté, pour cela on dissocie le cheveu, en chauffant jusqu'à ébullition commençante dans la solution de potasse.

Cultures. — Le cheveu est recueilli sur une lame flambée ; avec un fin scalpel stérile, on sépare la racine de la partie aérienne et on coupe cette racine en un grand nombre de petits tronçons; chacun de ces tronçons est ensuite apporté avec un fil de platine sur le milieu nutritif.

Le milieu d'épreuve suivant est, d'après Sabouraud, le milieu de choix :

Eau	100
Maltose (de l'usine de Creil)	5
Peptone (sulfurique de Chassaing)	0,15 à 0,80
Gélose	1,40

Ce milieu est réparti, dans des fioles d'Erlenmeyer, où les colonies peuvent se développer d'une façon régulière.

Les cultures ainsi faites sont impures ; mais, pour établir un diagnostic de trichophytose, il est inutile de purifier la culture, car, sur les milieux spéciaux, les bactéries ou les moisissures se développent mal et lentement.

Veut-on faire l'isolement, on utilisera la méthode de Kral ou celle de Sabouraud.

Méthode de Kral. — Dans une cellule dépolie et stérilisée, on triture un fragment de godet favique avec de la silice pulvérulente et stérilisée. On dissémine la poussière ainsi obtenue dans la gélatine de boîtes de Pétri; on prélève les colonies qui se développent au niveau des points où a été déposée une seule spore, fait constaté, aussitôt après l'ensemencement, par l'examen de la plaque au microscope.

Méthode de Sabouraud. — On ensemence un cheveu sur gélose maltosée. Quand le duvet mycélien apparaît on l'effleure avec un fil de platine et on repique plus haut dans le même tube; quand se montre le nouveau duvet, on l'effleure encore et on fait deux stries sur pomme de terre. Lorsque cette dernière culture s'est développée, on ensemence enfin 4 tubes de gélose au moût de bière avec 4 points différents de la colonie; après un mois on regarde si les espèces banales commensales ont poussé ou non sur les points de pomme de terre où les prises ont été faites; si oui, on jette les repiquages correspondants, sinon on les garde.

APPENDICE III

BACTÉRIES CAUSALES DES MALADIES DES VÉGÉTAUX (1)

Il semble, dans l'état actuel de nos connaissances, qu'il soit utile de rassembler en un chapitre ce qu'il y a de connu avec certitude au sujet des bactéries pathogènes des espèces végétales. Il y a actuellement un grand nombre d'affections microbiennes décrites chez les végétaux.

D'après ce que l'on sait, il semble que l'adaptation spécifique des bactéries fixes à une espèce végétale fixe ne soit pas la règle, mais au contraire l'exception. On connaît quelques maladies bactériennes chez les plantes marines. V. Lagersheim (C. B. L., VII, 248).

Avant d'exposer l'histoire des maladies végétales et de leurs microbes, il est nécessaire de poser quelques données générales. On réussit facilement à infecter une plante

(1) Erwin Smith n'a fait paraître que la 1re partie de son livre. **Bacteria in relation to plant diseases** (Washington, 1905).

avec le microbe qui est pathogène pour celle-ci, en prati-
quant une série d'incisions, de piqûres, avec une aiguille
préalablement flambée, puis plongée dans la culture. Les
bactéries se multiplient en partant des points de piqûre en
suivant les vaisseaux, remplissant ceux-ci, et entraînant
ordinairement des foyers de décoloration (jaunâtre ou
sombre), finalement les feuilles se fanent et tombent. On
réussit aussi à infecter les plantes en les arrosant avec des
émulsions de bacilles, sans pour cela qu'il soit nécessaire
de léser les racines. On a encore des résultats positifs en
pulvérisant des émulsions de bacilles. On admet que les
bactéries peuvent pénétrer par les stomates des feuilles.
Erwin Smith en donne un bel exemple pour la maladie
américaine des prunes japonaises par le Pseudomonas
pruni E. Smith.

Les agents les plus importants des maladies des plantes
appartiennent au groupe du Bact. putidum, respect. Bact.
fluorescens, du Bact. coli resp. Bact. lactis saponacei et du
bacille subtilis et Bac. mesentericus qui sont très répandus
dans la nature, dans leur forme pathogène pour les végétaux.

Laurent (A. P., XIII, 1) a expérimenté avec Bact. coli
et Bact. putidum. Il avait obtenu ces races pathogènes des
végétaux par hasard sur des ronds de pomme de terre crue,
qui venaient d'un sol fumé par la chaux. Les différentes
sortes de pomme de terre n'étaient pas toutes sensibles.
L'action consistait en la production de trous profonds dans
les disques de pomme de terre crue, avec ramollissement de
la substance de la pomme de terre. La virulence se conserva
seulement par le repiquage de la race sur pomme de terre
crue; elle disparut par une seule culture sur un milieu
artificiel, mais on pouvait la remonter en cultivant de nouveau sur des disques de pomme de terre crue alcalinisée.
L'action des bactéries fut rattachée à une substance dissolvant la lamelle moyenne (substance unissante entre l'écorce
et le liber), et à un poison du protoplasma végétal. La
résistance des différentes sortes de pomme de terre fut très
variable, la fumure avec de la chaux la diminuait; la fumure
avec du phosphore l'augmentait.

Laurent a trouvé le B. coli et des espèces fluorescentes dans diverses maladies spontanées des plantes.

Van Hall a isolé de la terre des races de B. subtilis et de B. vulgatus, dont l'optimum de culture était à 42, mais qui poussaient encore à 37° et même à 28 et même 23°, en détruisant différents tubercules crus des plantes, en particulier les tubercules de la pomme de terre et du topinambour. Le suc des pommes de terre malades était encore actif sur une pomme de terre fraîche après filtration sur un filtre de porcelaine, cependant une température inférieure à 30° était défavorable. L. et N. ont observé des microbes analogues.

L'énumération suivante n'est pas complète (1). Nous avons cherché à grouper suivant la parenté des microbes provocateurs :

1. Maladies par Bactéries mono-ciliées du type du Bact. putidum resp. Bact. fluorescens (genre Pseudomonas Migula).

Les nervures noires (Schwarz nervigkeit) du chou et des **crucifères voisines** par **Pseudomonas (Bacterium) campestris** (Pammel) Erwin Smith. Découvert en Amérique, observé aussi en Europe (Harding, C. B. L., VI, 340), Hecke (C. B. L., VIII, 378), Brenner (C. B. L., XII, 735). D'abord les feuilles les plus externes, puis ensuite les feuilles les plus internes sont tachées de jaune, puis brunâtres et tombent, tandis que la tige et les nervures à l'attache des feuilles deviennent noires.

La maladie est propagée de plante en plante par les insectes et les escargots ; les champs indemnes peuvent aussi être infectés par de jeunes pousses malades.

Microscopiquement : le microbe est un petit bâtonnet de 0,05 de large, de 0,7 à 3 de long sans spores, avec un cil polaire. Sur gélatine faiblement alcaline il pousse en liquéfiant et produisant un pigment jaune. La surface de l'agar est jaunâtre, forte alcalinisation. Sur pomme de terre, dépôt cireux jaunâtre. Smith (C. B. L., III, 284, et Zeitsch für Pflanzen Kh., 1898, 134. Dep agric. Bulletin 28 et 29, 1903).

Très voisins sont :

Pseudomonas hyacinthi Wakker, agent d'une maladie de jacinthes.

Pseudomonas phaseoli E. Smith, agent d'une maladie des haricots.

(1) Voir von Hall (C. B. L., IX, 341 et 642); (Smith (C B. L., I, 98, et VII, 88 et 190).

Pseudomonas Stewarti E. Smith, agent d'une épidémie américaine du maïs.

Pseudomonas vascularum Cobb E. Smith (C. B. L., 756), agent d'une maladie à gommes de la canne à sucre, peut-être aussi du « sereh », maladie de la même plante. Des variétés de cannes avec suc plus tard acide doivent être immunisées (ou réfractaires).

Pseudomonas destructans Potter (C. B.-L., VII, 282, 359 agent d'une maladie du chou-rave, se distingue par des ferments qui dissolvent la lamelle moyenne.

Pseudomonas iridis van Hall (C. B. L., IX).

Pseudomonas syringae van Hall (C. B. L., IX), agent d'une maladie du sureau.

Il est intéressant de dire à ce point de vue que le Bact. pyocyaneum, très voisin, peut, d'après Ellrodt (C. B. L., IX, 64) pénétrer dans les racines lésées des plantes.

2. Maladies causées par des maladies ciliées péritriches, du type de Bact. coli, Bact. cloacae, Bact. lactis saponacei. etc. Par exemple les maladies de la pomme de terre et autres Solanées.

Erwin Smith décrit justement le **Bac. solanacearum** Erw. Smith comme cause de la maladie des pommes de terre, des tomates et de nombreuses autres Solanées. C'est une bactérie de grandeur moyenne, ciliée, sans spores. Les cultures superficielles sur gélatine sont minces, lisses, blanches, et brillantes; la gélatine n'est pas liquéfiée. Sur agar, colonies luxuriantes, blanches, sur pommes de terre, blanches; le lait très alcanisé, est saponifié, la caséine n'est pas précipitée, pas de gaz aux dépens du sucre. Le microbe a ainsi certaine analogie avec Bact. lactis saponacei Weig (voyez page 371).

Très voisin **Bacillus nicotianae** (C. B. L., XIII, 329) ainsi que le **Bac. salonisaprus** (américain) qui correspond à un coli lentement liquéfiant (Harrisson, C. B. L., XVII, 166).

La maladie de la **tige noire** des **pommes de terre** est produite par un microbe analogue. La maladie consiste en la flétrissure et la chute des feuilles inférieures, tandis que le segment inférieur de la tige devient noir. La teinte noire progresse peu à peu vers le haut de la tige qui devient molle, noire et puante. Dans les vaisseaux et dans les espaces intercellulaires des parties malades de la tige, on trouve des bactéries en grande quantité, mais on peut en trouver aussi plus haut dans les parties de tissu qui paraît sain. Les tiges coupées, les feuilles et les tubercules des jeunes plantes sont faciles à infecter; sur les jeunes plantes en voie de croissance, on ne réussit pas toujours l'infection. Le microbe est un petit bâtonnet de 0,8 — 1,6 μ de long, de 0,2 à 0,4 μ de large, présente de nombreux cils ; ne prend pas le Gram ; liquéfie la gélatine, mais d'une façon variable ; produit des gaz et de l'acide ; pas d'indol ni d'H^2S. V. Hall l'appelle **Bac. atrosepticus**. — Appel a fait une importante communication sur un **Bacillus phytophthorus** Appel, qui produit la même maladie, présente un cil polaire, et liquéfie la gélatine en forme de bas (A. der Biol. Abl. des G. A. Bd III), rappelle par conséquent Bact. punctatum (Zimm) L. et N. (Berl. d. dent. bot. Gesell., XX, 1902, p. 128).

Delacroix a aussi isolé un **bacillus solanicola**, qui ne liquéfie pas la gélatine.

Dans la putréfaction des pommes de terre il semble que des champignons (Phytophora, Fusarium, etc.) des bactéries aérobies et des bacilles sporulés anaérobies jouent un rôle — mais comme agents de dissémination secondaire.

La maladie des **Cucurbitacées** est causée par **Bacillus trachéiphilus** E. Smith (C. B. L., VII, et U. St. Agric. Depart. Bulletin, n° 78). La maladie en Amérique frappe les cornichons, les melons et les potirons. Au début, les microbes sont seulement dans les vaisseaux, mais en très grande quantité. Plus tard, ils pénètrent aussi dans le tissu, où ils produisent des cavités qui sont remplies de bactéries. Si l'on coupe la tige, il s'écoule une goutte d'un liquide blanc laiteux, dans lequel fourmillent les bactéries. Dans la pomme de terre elles pénètrent, après inoculation dans la tige, jusque dans le tubercule en suivant les vaisseaux ; le tubercule présente des taches brunes ou noires qui sentent mauvais. Bactéries de moyenne grandeur, sans spores, avec mouvements vifs, produisant un mucus épais, filant. Culture sur gélatine faible. la gélatine non liquéfiée ou très lentement. Sur agar, culture blanchâtre. Sur pomme de terre, dépôt blanchâtre, mince, collant. Pas de fermentation pour les sucres. Culture meilleure sur les liquides, bouillon et suc de pomme de terre. Meurt à 45°.

La **Gomme** de la **betterave** est causée par **Bacillus betae** Busse. Les betteraves deviennent à leur pointe, plus sombres, bleu noir ; dans les parties supérieures, encore saines, les vaisseaux principaux deviennent d'abord plus foncés. Les betteraves sont souvent recouvertes d'une sorte de gomme, qui parfois reste localisée dans les vaisseaux ou dans les cavités. Le microbe produit des gaz (Voyez Busse. Zeitsch. f. Pflanzen Krankheiten, 1897, Bd VII). Sift décrit un microbe voisin sans spores, pluricilié, ne fermentant pas les sucres (C. B. L., VI, 184).

La **pourriture** des **carottes** causée par le **Bacillus carotovorus** Jones (C. B. L., VII). La racine pourrit de haut en bas, devient molle. L'inoculation réussit sur d'autres plantes. Ce serait un bâtonnet pluricilié, sans spores, — et prenant le Gram (!) liquéfiant rapidement la gélatine, donnant des gaz et des acides aux dépens du sucre, culture blanche luxuriante sur agar.

La **pourriture** des **rhizomes d'iris** causée par **Bacillus omni-vorus** v. Hall.: cils péritriches, pas de spores, ne prend pas le Gram, gaz et un peu d'acide.

Fire blight des **Poiriers** et **Pommiers**, des coignassiers et de l'aubépine (Amérique) par **Bacillus amylovorus** (Burill) de Toni. La maladie commence par le brunissement des fleurs, qui tombent quand elles sont noires; puis les feuilles et les jeunes branches deviennent malades, puis toute la plante devient noire et meurt, de telle sorte que la maladie cause de grands ravages; elle n'a pas été observée en Europe. L'agent est incomplètement décrit : petit bâtonnet mobile, poussant mal sur gélatine, peu ou pas sur agar.

Köck a encore décrit les microbes suivants :

Pseudomonas fluorescens exitiosa, maladie du rhizome du glaïeul.

Bacillus hyacinthi septicus.

Bacillus aroideae, pourriture des tubercules des feuilles et des pétioles de l'arum.

Bacillus apii, maladie du céleri.

Pseudomonas campestris, pourriture brune du chou.

Pseudomonas Stewarti, maladie du maïs.

Bacillus zeae, pourriture des bractées du maïs.

Micrococcus tritici, colore les grains de froment en rouge.

Clostridium persicae tuberculosis, maladie noduleuse des pêchers.

Bacillus uveae, desséchement des jeunes fruits et tiges de la vigne.

Bacterium mori	⎧	cancer
Bacillus cubonianus	⎬	du
Bacillus morocarneus	⎩	mûrier

3. Maladies causées par des bacilles vrais.

Maladie tuberculeuse des **Oliviers** causée par **Bacillus oleae** (Archangeli) Trev. Les tubercules naissent des branches, plus rarement des feuilles et des fruits; ils sont d'abord charnus, plus tard ils se ratatinent et présentent de profondes rides. Les branches atteintes peuvent mourir. Dans les tumeurs se trouvent les bacilles. L'inoculation réussit Diag. de bacille, voyez p. 454; voir aussi la fermentation de la cellulose et de la pectine.

Delacroix a décrit différents bacilles, quelques-uns sporulés, dans les maladies du tabac.

Récemment Iwanowski a soutenu que la maladie de la **Mosaïque du Tabac** serait produite par un bâtonnet très petit, 0,3 µ de long, que l'on trouverait dans les ilots jaunes des feuilles de tabac atteintes de mosaïque. Beijerinck avait admis que la maladie était causée par un microbe filtrant. Mais Iwanowski a obtenu des résultats positifs par l'inoculation de cultures pures. Ce sont les jeunes feuilles qui sont les plus sensibles. La gélatine est liquéfiée avec production d'acide oxalique, la gélatine à 20 0/0 n'est pas liquéfiée, mais elle devient noire et infusible. Après la mort du parasite, les tubes redeviennent incolores (C. B. L., X., 784, Z. f. Pflanzenkrankheiten, XIII, 1903). L'étiologie de cette maladie est encore douteuse. D'après les récents travaux de Prowazck, il s'agirait d'un virus filtrant (Chlamydozoaire).

APPENDICE IV

MALADIES PROVOQUÉES PAR DES VIRUS FILTRANTS (1) ou CHLAMYDOZOAIRES DE V. PROWAZEK

Sous le nom de Chlamydozoaires, v. Prowazek (Arch. f. Protistenkunde, 1907, Bd. 10) réunit de très petits organismes qui, pour la plupart, et à certains stades de leur développement, traversent les filtres ordinaires. Ils sont très petits 1/4-1/2 μ., ronds, se divisent à la manière des cocci, et provoquent dans l'intérieur des cellules des réactions particulières, qui dérivent en grande partie de la substance nucléaire (2).

Aux Chlamydozoaires sont attribués : la **variole**, la **vaccine** (3), la **rage**, le **trachome**, l'**épithélioma contagiosum**, le **molluscum contagiosum**, la **jaunisse des chenilles du ver à soie**, et vraisemblablement aussi la **variole de la carpe**, la **maladie de la barbue**, la **peste des oiseaux**, la **scarlatine**. Sous le nom de corpuscules de Négri, de Guarnieri, de Mallory, de Bolles, etc., on désigne depuis longtemps certains produits réactionnels de quelques-unes de ces maladies.

Variole et vaccine.

L. Pfeiffer, auquel nous sommes redevables du premier travail fondamental sur la variole et la vaccine, vit en 1887 des cellules amiboïdes dans la lymphe active, et dans les pustules de la variole.

(1) Exception : le myxome du lapin.

(2) Le fait le plus important est à notre avis la nature filtrante du virus, — et la division tranchée entre les appendices IV et V est peut-être provisoire. La nature des inclusions épithéliales, connues depuis très longtemps, est encore très discutée et l'opinion de Prowazek n'est pas définitivement admise.

[Note du traducteur.]

(3) Dans cette hypothèse, il est probable qu'il faudrait aussi citer ici la **Clavelée** des moutons.

[Note du traducteur.]

Funk (C. B. O., XXIX, 912) crut avoir trouvé le parasite dans les corpuscules réfringents des pustules (Sporidium vaccinale). Ces produits ne sont pas des parasites, mais bien des produits de dégénérescence des cellules de tissu malades. (Pfeiffer, Bonhoff). En 1891, Guarnieri (Arch. per le scienze med., vol. XVI) réussit par inoculation de la lymphe vaccinale à la cornée du lapin à obtenir de telles inclusions cellulaires, qui se présentent sous diverses formes : corpuscules sans capsule et sans structure de la plus petite dimension jusqu'à 3 µ de grandeur, corpuscules avec une zone granuleuse, avec une « couche palléale », corpuscules sphéroïdes, en demi-lune, en croissant, en fuseau, en pyramide : il les regarda comme le parasite de la variole (Cytorrhyctes vaccinae). Cette hypothèse fut également confirmée par Wasielewski, Gorini, Councilmann et Bosc, Siegel. Au contraire, Hückel, Paaschen, Süpfle, v. Prowazek, Mühlens et Hartmann pensent que les corpuscules vaccinaux sont des produits de dégénérescence vraisemblablement des noyaux (Süpfle et Prowazek) sous l'action du parasite. Négri et Calkins semblent les seuls auteurs actuellement qui regardent encore les corpuscules de Guarnieri pour l'agent de la variole. Cependant, Prowazek a démontré par une expérience très simple que l'agent de la variole était autre : Une solution de sel à 20 0/0 détruit les corpuscules de Guarnieri, et pourtant l'inoculation de cette solution est encore positive. Il est logique d'autre part d'admettre que les corps de Guarnieri sont en rapport étroit avec l'agent pathogène.

D'après Prowazek, on trouve dans ces corps de Guarnieri des « corpuscules initiaux », petits grains qui peuvent être rendus visibles par les colorants, et se multiplient par division. Plus tard, ces corpuscules initiaux s'entourent de produits de réaction, et par de nouvelles divisions produisent les « corpuscules élémentaires » qui remplissent la cellule. Paaschen aurait réussi à voir ces corpuscules élémentaires dans la lymphe claire d'un enfant, Volpno, de même dans les pustules de la vache, où il crut leur voir une mobilité; il les tient pour l'agent de la vaccine. Le plus certain (Prowazek, Mühlens, Hartmann). *c'est que l'agent pathogène passe par la bougie Berkefeld, mais est retenu par la bougie Chamberland.* La culture n'a pas encore été réussie, quoique Prowazek et Aragâo, en filtrant sur agar, aient pu observer un « enrichissement » dans l'agar.

Rage.

Dans la Rage, le virus est localisé dans le système nerveux central. En 1903, on trouve des corpuscules particuliers (corpuscules de Négri), dans le système nerveux des animaux rabiques, et on n'en trouve point chez l'animal ou l'homme sains, qu'il s'agisse de virus fixe, ou de virus des rues, ou de rage spontanée; ces corpuscules siègent dans la corne d'Ammon, et plus particulièrement, comme Bohne l'a vu, là où les cellules pyramidales de la corne d'Ammon se réunissent à celles de la Fimbria, et dans les prolongements des cellules ganglionnaires (la pièce doit être divisée rapidement, et les coupes à la paraffine doivent être colorées au Romanosky (Lentz et Néri). Le nombre des corpuscules est variable, il paraît être en rapport avec la gravité de la maladie.

Négri et Volpino trouvent dans l'intérieur des corpuscules de Négri un nombre plus ou moins grand d'enclaves : les corpuscules internes, arrondies, faiblement colorées; parmi ces grains, on peut distinguer un corpuscule central plus gros, et de nombreux corpuscules périphériques plus petits.

Par le picro-carmin, le bleu de méthylène, et l'acide picrique alcoolique, on peut encore, d'après Volpino, discerner à l'intérieur du grand corpuscule central jaune rouge des granulations qui sont bleu noir.

La valeur exacte des corpuscules de Négri et des « corpuscules internes » n'est pas encore élucidée. Babès est d'avis que les fins corpuscules qui se colorent en noir ou bleu par le Cajal-Giemsa et se présentent exclusivement à l'intérieur du cytoplasme des cellules nerveuses dégénérées, représentent les parasites de la rage à l'état actif, tandis que les corpuscules de Négri en seraient les formes encapsulées. Négri, au contraire, tient les corpuscules qu'il a décrits pour le parasite lui-même. Lentz pense que ni les uns ni les autres ne représentent le véritable parasite. Koch et Rissling ont décrit des formations cocciformes colorées par la méthode de Heidenhain que Koch homologue aux corpuscules internes des corps de Négri : ce seraient le parasite, tandis que les corps de Négri eux-mêmes ne seraient que des productions de dégénérescence cellulaire.

Lentz a décrit, dans la rage inoculée du lapin, des corpuscules de rage inoculée; ils ont même situation (corne d'Ammon) que les corps de Négri, mais sont plus gros, et les corpuscules secondaires inclus plus gros aussi. Pinzani, cependant, affirme que des aspects analogues se trouvent chez l'oie inoculée avec le virus de la peste des oiseaux et chez les animaux inoculés avec la toxine diphtérique (1). Malgré cette extrême confusion, il n'en est pas moins vrai que pratiquement les corpuscules de Negri ont une grosse valeur pour le diagnostic anatomique de la rage.

Le plus certain encore ici est que le virus de la rage passé au filtre — en particulier la salive, l'extrait de glandes salivaires, — sont encore pathogènes, et les corpuscules de Négri eux-mêmes sont retenus sûrement par le filtre.

La **maladie des chiens (Hundestaupe)** doit être citée ici. Standfuss, puis Lentz ont signalé dans toutes les cellules pyramidales — y compris celles de la corne d'Ammon, des formations qui ont une certaine similitude avec les corps de Négri. Mais, simples produits de dégénérescence, ils ne contiendraient pas de

(1) Résultat contesté à son tour par Keysser.

corpuscules internes (Lentz). D'après Carré et Lignières, le virus de la maladie des chiens est filtrant. Malgré les hypothèses de Kregenow, il est probable que les bactéries rencontrées dans les lésions n'ont rien à faire dans l'étiologie de la maladie.

Trachome.

Halberstaedter et v. Prowazek, en 1907, ont découvert, dans les cellules épithéliales de la conjonctive, dans le **trachome**, des inclusions cellulaires, particulièrement dans les cas récents. Ces inclusions (corpuscules initiaux) siègent à côté du noyau, et s'entourent plus tard de produits de réaction (substance nucléaire). Par divisions successives, un grand nombre de granulations (corpuscules élémentaires) prennent naissance. Corpuscules élémentaires et produits réactionnels réunis forment finalement une masse qui entoure le noyau comme un capuchon.

Les corpuscules élémentaires se colorent en rouge ou rouge violet; ils prennent, dans les divisions ultérieures, la forme d'haltère.

La présence de ces « chlamydozoaires » a été confirmée par Greef et Claussen, Frosch. Leber, Hartmann, Bertarelli. Représentent-ils réellement l'agent causal de la maladie? Halberstaedter et v. Prowazek, Greef et Claussen, Frosch les tiennent pour des microorganismes. Heymann leur dénie toute participation à l'étiologie du trachome. Cependant Halberstaedter et v. Prowazek ont réussi à inoculer le virus au singe et à déterminer chez celui-ci une affection très semblable au trachome. D'autre part, Bertarelli et Cecchetto ont montré que le virus appartient au groupe des microbes filtrants et pour eux les inclusions épithéliales sont des parasites.

Blennorragie à inclusions épithéliales.

Au cours des recherches sur le trachome, Heymann d'abord, puis v. Prowazek et Halberstaedter et d'autres ont trouvé dans des blennorragies, qui ne sont pas dues au gonocoque, des corpuscules en tout point semblables aux inclusions du trachome — notamment dans le vagin, dans une métrite cervicale, et dans une urétrite. Pour Lindner, v. Prowazek et Halberstaedter, il y aurait identité complète entre les corpuscules du trachome et ceux de cette blennorrhée; Lindner, en effet, en inoculant la sécrétion d'une blennorrhée à inclusion, a reproduit, chez les Macaques, les corpuscules typiques du trachome. Les avis sont très partagés : il semble (L. et N.) que, morphologiquement identiques, ces corpuscules soient biologiquement différents.

Variole des oiseaux (Epithélioma contagieux).

L'épithélioma contagieux des oiseaux est une maladie infectieuse des poulets, des pigeons, des oies, des dindons, caractérisée par des tumeurs gris jaunâtre plus ou moins dures, siégeant sur les parties glabres de la peau : la crête. les paupières, les oreilles, etc., et aussi les pattes et le dessous des ailes.

La muqueuse visible de la cavité buccale est parfois atteinte et recouverte de fausses membranes diphtériques (1). Le virus se trouve dans le foie, la rate, les reins, le sang et dans la lésion cutanée. Sur des frottis, colorés au Giemsa, on voit de petits corpuscules arrondis, immobiles, teintés en violet-rougeâtre. Ils se multiplient par division comme les corpuscules du trachome et de la variole. Bordet pense avoir obtenu sur gélose ou sang des cultures « invisibles » du parasite. Le virus en tout cas est filtrant (bougie Berkefeld) (Manteuffel, Lipschütz, Schmidt) (2).

Les mêmes conclusions s'appliquent à la diphtérie aviaire, et aujourd'hui il n'est plus douteux que les 2 maladies reconnaissent même étiologie et même virus (3). Uhlenhut et Manteuffel ont, par inoculation de la fausse membrane de la gorge de la diphtérie aviaire, reproduit l'épithéliome sur l'aile, et inversement avec l'épithéliome de la crète. provoqué un exsudat diphtérique dans la gorge. (Mêmes conclusions de Carnwarth.)

Molluscum contagiosum.

Cette affection paraît également provoquée par de petits corpuscules, qui infiltrent la tumeur. La culture n'a pu être obtenue jusqu'à présent : on sait qu'il s'agit d'un virus filtrant, mais qui n'est pas inoculable aux animaux de laboratoire.

Jaunisse des vers à soie.

Le virus est filtrant. D'après V. Prowazek, l'organe pathogène serait un petit corpuscule, dont les produits réactionnels seraient « de nature cristalloïde ».

Les maladies suivantes relèvent sans doute aussi des Chlamydozoaires.

Cyanophalie (peste des oiseaux).

Maladie infectieuse aiguë des poulets, des dindons et des faisans. Les volatiles aquatiques sont moins facilement infectés.

(1) Pour les auteurs français, il s'agit non pas d'une localisation de l'epithélium contagieux, mais de coexistence de diphtérie aviaire.
[Note du traducteur.]
(2) Burnet en France a établi la nature filtrante du virus de l'epithélium contagieux.
[Note du traducteur.]
(3) En France, on admet que la « diphtérie » des oiseaux n'a rien à voir avec l'epithelioma contagieux, maladie exclusivement cutanée (Bordet et Fally). Voir la diphtérie des oiseaux, pages 272, 347 et 540.
[Note du traducteur.]

Les symptômes de la forme aiguë sont : inappétence, abattement, hérissement des plumes, hébétude, la crête devient violet foncé. La maladie est ou très aiguë ou chronique. L'autopsie montre chez les animaux morts de l'infection naturelle, souvent très peu de chose (seulement un épanchement séreux dans le péricarde) ; mais parfois on trouve une péricardite fibreuse ou gélatineuse, une pleurésie, une péritonite. L'intestin est souvent congestionné ; on voit aussi des pétéchies. Si l'on inocule les animaux par piqûre dans le muscle antérieur de la poitrine, on constate une teinte nécrotique autour de la piqûre, et régulièrement une pleurésie du côté inoculé.

Le sang, le système nerveux, les sécrétions, la bile de l'animal infecté sont virulents et il suffit de 0,0000001 ccm. de sang pour infecter un poulet.

Le virus filtre sur les bougies Berkefeld, Chamberland F (le Chamberland B le retiendrait selon Maggiora) et Pukal (Lode et Gruber). Rosenthal, Schiffmann ont trouvé dans le système nerveux des corpuscules qui rappellent les corps de Négri.

Les expériences de Schiffmann et Kraus sur l'atténuation de ce virus font présumer sa parenté avec le virus rabique.

La thérapeutique est jusqu'à présent illusoire ; cependant Kraus et Schiffmann ont pu protéger les jeunes oies avec de la moelle desséchée d'oie infectée.

La **peste des merles** paraît identique (Maggiora et Valenti), le microbe est invisible, incultivable, passe par le Berkefeld. Il est inoculable au merle, au canard, au moineau et au faucon, mais non au poulet, au lapin, au cobaye ni à la souris.

Maladie myxomateuse du lapin.

Microbe invisible, jusqu'à présent. La maladie éclate spontanément sur les lapins (Sanarelli) à Montevideo ; elle se manifeste par un catarrhe de la conjonctive, un gonflement léonin de la bouche et du nez, la tuméfaction inflammatoire des organes génitaux-urinaires et de l'anus, et en général par des phénomènes d'hyperplasie dans tous les endroits où la peau se continue avec une muqueuse.

De plus on trouve sous la peau dans les différentes régions du corps, des tumeurs très vascularisées, myxomateuses ou gélatineuses.

L'autopsie des animaux qui succombent à une atteinte subaiguë de la maladie montre une hypertrophie des ganglions lymphatiques, de l'orchite, de la splénomégolie. Il est très facile d'inoculer la maladie au lapin, par exemple par le sérum sanguin, qui est complètement clair et — apparemment — stérile, le chien et l'homme réagissent aussi à l'inoculation.

D'après Splendore, le chien, le chat ni le lapin ne seraient réceptifs ; cet auteur n'admet pas que le virus soit filtrant ; mais il a trouvé dans les lésions des inclusions qui rappellent les « chlamydozoaires » du trachome.

Variole des barbues (V. Prowazek, M. W., 1908, 1016).

D'après Keysselitz, on constaterait la présence de chlamydozoaires typiques dans les corpuscules « nucléaires », hypertrophiés.

La variole des carpes est complètement différente et son agent pathogène est encore inconnu.

Polyomyélite aiguë (paralysie infantile).

Le parasite de cette affection est encore inconnu, mais on pense qu'il appartient au groupe des virus filtrants. Bonhoff a trouvé, par la coloration de Mann, dans les cellules radiculaires de la corne antérieure des inclusions cellulaires qui rappellent celles de la rage ou de la variole. Flexner et Levaditi ont obtenu par la culture du filtrat de moelle sur bouillon-ascite, un trouble de milieu, et pensent y voir des cocci extrêmement petits : la forme d'ailleurs n'a pu être précisée, à cause de la petitesse. Les recherches récentes de Meinicke, Lentze et Huntemüller montrent aussi que le virus est inoculable au singe et au lapin, par toutes les voies (intra-cranienne, intra-veineuse, intra-péritonéale, et intra-stomacale) (1).

Scarlatine.

Mallory, en 1905, a décrit des corpuscules inclus dans les cellules épithéliales, le **Cyclasterion scarlatinæ**. V. Prowazek les a vus également. Gamaleia a décrit un organisme particulier, le **Synanthozoon scarlatinæ** dans la peau, la gorge, le sang. Tout récemment (D. m. W. 1911, 792), Bernhardt a injecté l'exsudat lingual de scarlatineux à des singes. Les ganglions de ceux-ci, extirpés, furent réinjectés à d'autres singes, tous ces animaux présentèrent des symptômes rappelant ceux de la scarlatine : fièvre, langue framboisée, desquamation. *Avec le virus filtré, on obtint les mêmes symptômes*. Avec les streptocoques seuls, la reproduction de la maladie était impossible. Landsteiner, Levaditi et Prasek ont obtenu des résultats analogues à ceux de Bernhardt.

(1) Bonhoff est le seul auteur, croyons-nous, qui décèle des « chlamydozoaires » dans les cellules radiculaires : les lésions anatomo-pathologiques sont connues depuis longtemps. — Il n'est pas d'autre part nettement établi que cette poliomyélite aiguë, qui entraîne la mort, soit identique à la paralysie infantile. Elle a surtout été observée épidémiquement en Suède.

[Note du traducteur.]

APPENDICE V

MALADIES D'ORIGINE ENCORE INCONNUE, MAIS DONT LE VIRUS EST FILTRANT

Fièvre aphteuse.

Le microbe décrit autrefois dans la fièvre aphteuse n'est plus considéré comme l'agent causal réel de cette affection, depuis les travaux de Lœffler et Frosch, et de Lœffler et Uhlenhut. Les vésicules claires, non infectées secondairement, sont dépourvues de bactéries. La sérosité pourtant, une fois filtrée et même extrêmement diluée est encore capable de provoquer la maladie.

On n'a pas réussi jusqu'à présent à obtenir des cultures. Le virus est détruit rapidement par la dessiccation humide; à basse température, il se conserve pendant des mois. Il est détruit en 5 minutes à la température de 60°. Une atteinte guérie de la maladie confère l'immunité. On peut, par l'inoculation répétée, à doses croissante, de lymphe à des bœufs, obtenir un sérum capable de conférer l'immunité passive, mais transitoire, à des animaux plus petits (mouton, porc). On utilise plutôt maintenant le sérum de cheval pour les animaux, le sérum de bœuf surtout réservé au bœuf. On n'emploie plus d'immunisation active directe (Loeffler).

Choléra des porcs (Hog-cholera).

Sous les noms de **Hog-cholera, Swinefever, Swine plaque, Schweine cholera,** on désigne une maladie des porcs observée d'abord en Amérique, plus tard en France, en Angleterre, en Allemagne, en Bosnie, en Hongrie.

On attribuait, naguère, cette maladie au **Bact. cholerae summ** (Migula) L. et N.

On sait aujourd'hui (Uhlenhut) qu'elle est due à un virus filtrant. Une très petite quantité de sang ou de sérum détermine la maladie d'un porc sain, de même les extraits d'organes, par tous les modes d'inoculation. La contagion naturelle, doit se faire *per os*. Le virus se conserve 23 jours à la glacière, et 10 semaines à la température ordinaire (Uhlenhut). Dans le sang desséché, il se conserve très longtemps, et supporte une température de 60°, au-dessus, il est détruit.

L'enfouissement dans la terre l'annihile en 8 jours. Cheval, bœuf, chèvre, âne, chat, chien, poule, pigeon, lapin, cobaye, rat et souris sont tous réfractaires.

On obtient une bonne immunisation en inoculant à des ani-

maux déjà immunisés le virus à dose croissante, à 3 ou 4 reprises (Dorset, Mc. Bride et Niles).

Peste des chevaux (P. mortelle de l'Afrique du Sud).

La maladie est caractérisée selon Edington, par de la fièvre,
un épanchement séreux dans le péricarde et les plèvres, une
infiltration très marquée dans le tissu interlobulaire du poumon,
avec sérosité œdémateuse, et vers la fin de la vie par l'irruption
de sérosité dans les bronches.

Chez un certain nombre d'animaux, la tête et le cou enflent
considérablement. L'âne et le bœuf sont moins sensibles.

Le sang, les exsudats, le mucus bronchique renferme le virus,
qui passe au filtre. Une très petite quantité de sang, moins de
0,0005 ccm., peut déterminer par infection la maladie chez le
cheval. Le virus est peut-être propagé par les moustiques.
L'homme n'est pas réceptif.

Les animaux qui ont survécu à la maladie sont presque toujours immunisés. L'immunisation est assurée (Koch) par l'inoculation simultanée de sang virulent et de sérum d'un animal
spontanément immunisé. Theiler injecte maintenant le sérum
protecteur dans la jugulaire (300 ccm.) et le sang virulent (1 à
2 ccm.) sous la peau (Hutyra et Mareck).

Péripneumonie des bovidés.

L'agent de cette épizootie des bœufs se fixe sur les voies respiratoires des animaux ; on peut le transporter très facilement sur
d'autres animaux de l'espèce bovine. L'autopsie des animaux permet de constater une pneumonie interstitielle. L'inoculation de
l'infection sous la peau de la queue produit le plus souvent une
légère maladie, et une immunité active. Dans le suc pulmonaire,
on voit (Nocard et Roux) à un grossissement de 2.000 diam. des
microorganismes ponctiformes, qui ont environ 1/4 u. et qui
traversent les bougies Beckefeld et Chamberland (Nocard, Roux,
Lipschütz).

On réussit à faire une culture en introduisant un sac de collodion rempli de bouillon et d'une trace de suc pulmonaire d'un
animal malade, dans la cavité abdominale d'un cobaye vivant. Au
bout de 15 à 20 jours, on retire le sac, et on constate que le
bouillon s'est légèrement troublé, par de très petits points mobiles. On peut reproduire la maladie chez des bœufs d'une façon
très caractéristique en inoculant le microbe cultivé sur des milieux artificiels. On a pu réussir aussi à le cultiver *in vitro* dans
une solution de peptone additionnée de deux gouttes de sérum, et
avec ces cultures, on a fait des inoculations préventives à la
queue.

Les résultats de cette vaccination paraissent être très bons
actuellement. Voyez Nocard et Roux (A. P., 1898, 240, C. B. R.,

XXXI, 241). Schmidt et Dujardin-Beaumetz auraient réussi la culture sur bouillon, sérum et agar.

Fièvre jaune.

Les microbes regardés autrefois comme les agents de la fièvre jaune, **Bact. sanguinis febris flavæ**, Richardson. **Peronospora lutea**. Carmona J: Valle. **Fungus febris flavæ**, Lacerda. **Cryptococcus xanthogénicus**, Freire, les bacilles de Havelburg et Gibier, de Durham, n'ont pas résisté à une investigation ultérieure, et même le Bact. **ictéroïdes** de Sanarelli, qui fut longtemps considéré comme le véritable agent, a dû céder le pas au véritable agent (commission américaine française et portugaise de la fièvre jaune, et Otto et Ro Neumann). D'après les travaux de Finlay, Reed, Carrol, Agramonte, Ribas, Lutz, Marchoux, Salimbéni et Simond, l'agent causal est, non pas une bactérie, mais un microorganisme invisible qui est inoculé à l'homme par la piqûre d'un moustique, le Stegomya fasciata Ce microbe est même invisible à l'ultra-microscope (Otto et R. O. Neumann), Il se trouve dans le sang et dans le sérum sanguin des malades, mais seulement jusqu'au 3ᵉ jour. L'inoculation de sang ou de sérum, en petite quantité, à des individus sains, donne à ceux-ci la fièvre jaune. Les moustiques (S. fasciata) qui sucent le sang d'un malade pendant les 5 premiers jours de la maladie peuvent, après une certaine période d'incubation, infecter de nouveau les individus sains. Le chauffage du sérum du malade à 55° pendant 5 minutes suffit à tuer le virus. Si on conserve celui-ci en anaérobie, sa virulence disparaît en 48 heures. Le sang défribriné est encore pathogène au bout de 5 jours. Le microbe traverse le filtre de porcelaine, et le Chamberland F. D'après Marchoux et Simon, les œufs du Stegomya renferment le microbe, si bien que les larves écloses peuvent sans nouvelle infection provoquer la maladie.

L'affection a été inoculée au chimpanzé, mais la maladie produite ne reproduit pas complètement la fièvre jaune de l'homme.

Peste des Bovidés.

Affection caractérisée par la fièvre élevée et l'inflammation diphtérique et croupale des séreuses. Elle frappe surtout les bœufs, mais aussi les moutons et les chèvres. Le virus siège dans le cerveau, les extraits d'organes, le mucus nasal, le sang, l'urine, la bile, les matières fécales. Nicolle et Adil-bey ont réussi en filtrant la matière cérébrale broyée, et divers exsudats à obtenir un filtrat qui était virulent, avec le Berkefeld et le Chamberland.

APPENDICE VI

MALADIES INFECTIEUSES DONT L'AGENT N'EST POINT CONNU

On pourrait citer ici : la rougeole, les oreillons, l'eczéma, le noma, l'impétigo (1), le rachitisme (2), le coryza, le pemphigus, le rhumatisme articulaire, le typhus exanthématique. Aucun progrès n'a été fait dans cette voie durant ces 3 dernières années. Pour le typhus exanthématique, Krompecher, Goldzieher et Angyan ont trouvé dans les hématies des figures qui rappellent celles de la malaria. Rabinowitsch par contre a isolé des organes et des pétéchies un petit bâtonnet, obtenu en culture pure (7 fois du sang). Les cultures étaient agglutinées par le sérum des malades.

APPENDICE VII

APERÇU SUR LES MALADIES DUES AUX PROTOZAIRES

On désigne sous le nom de Protozoaires des formes animales unicellulaires. Les zoologistes les divisent en quatre groupes : Amoébiens, Flagellates, Sporozoaires et Infusoires. C'est parmi les 3 premiers groupes que se trouvent les principaux parasites de l'homme (3). Nous insisterons surtout sur les trypanosomes, les tréponèmes, et les hématozoaires.

Hématozoaires Malaria.

Synonymie. — Fièvre intermittente, fièvre des marais, fièvre froide, fièvre des tropiques, fièvre de climats, maladie palustre, paludisme, fièvre paludéenne, Weehselfilber, Malarial disease, Intermittent fever, Paludal fever, Jungle fever.

Pour la méthode de recherche et de coloration, V. Appendice de Technique.

Remarque. — Il y a environ 20 ans, on ne connaissait que peu de choses sur la nature et le mode d'infection de la malaria.

---

(1) On admet en France, depuis les travaux de V. Griffon, que l'impétigo est dû au streptocoque.

[Note du traducteur.]

(2) La nature infectieuse du rachitisme est encore discutée.

[Note du traducteur.]

(3) Beaucoup sont parasites chez les invertébrés.

[Note du traducteur.]

C'est seulement dans la 80e année du siècle dernier que l'on réussit à acquérir la notion que la malaria est une maladie infectieuse, et que son agent pathogène se trouve dans le sang. Gerhard, en 1884, démontre que l'inoculation du sang d'un individu atteint de malaria donne la même maladie à un homme sain, mais la nature de l'agent pathogène était inconnue jusqu'à Laveran (Traité des fièvres paludéennes, 1884), un médecin militaire français qui en 1880 a trouvé pour la première fois dans une préparation de sang non colorée d'un malade atteint de paludisme, l'agent de cette maladie.

Malgré de nombreuses contradictions les résultats de Laveran s'imposèrent et furent notamment confirmés par les Italiens Celli, Golgi, etc.

En 1885, Golgi établit le cycle évolutif du parasite de la fièvre quarte, dans le sang de l'homme, et l'année suivante le cycle du parasite de la fièvre tierce, tandis que Marchiafava et Celli en 1890 (Berl. Klin. Woch., 1890, p. 1010) séparent ces deux hématozoaires de celui de la fièvre estivo-automnale, ou fièvre des tropiques.

Grâce à la méthode de coloration indiquée en 1891 par Romanowsky (Zur Frage des Parasitologie and Therapie des Malaria, 1891) on put être fixé sur les formes et la nature exacte du parasite, mais on ne savait rien encore de certain au sujet du mode de transmission à l'homme. Cette lacune fut comblée par un médecin militaire anglais, Ronald Ross (Brit. med. Journ., 1897, 18, VIII, et 1898, 26, II), qui a observé pour la première fois aux Indes le début du cycle évolutif exogène du parasite de la malaria dans l'estomac du moustique. Ainsi l'opinion soutenue depuis longtemps par Manson, Bigmann, Kod, que le parasite du paludisme devait être propagé par les moustiques, trouvait sa confirmation.

Grassi a synthétisé ensuite le cycle évolutif complet des parasites, tierce, quarte et estivo-automnale, après que Ross l'eut fait pour Proteosoma, l'agent de la malaria des oiseaux. Enfin Koch a fait une série de travaux importants qui confirment et complètent les données de ses devanciers.

Parasites de la Malaria. — Les parasites de la malaria sont de petits organismes unicellulaires de la famille des hémosporidies et pour Hartmann des Binucleates. Tandis que Laveran et ses partisans admettaient ou admettent encore qu'il n'existe qu'une seule variété de parasite du paludisme, qui peut se modifier suivant les circonstances, la plupart des autres auteurs concluent à l'existence de trois espèces différentes.

On distingue trois formes du parasite :

1. Plasmodium vivax, Grassi et Feletti. Parasite de la fièvre tierce.

2. Plasmodium malariæ Laveran. Parasite de la fièvre quarte.

3. Plasmodium immaculatum Grassi et Feletti. — Parasite de la fièvre des tropiques.

Le développement des parasites du paludisme se fait en deux stades différents :

1. Un stade asexué : Schizogonie (Schaudinn et Lühe), monogonie, sporulation (Hæckel-Grassi), cycle évolutif endogène (Koch), qui a lieu dans le sang de l'homme.

2. Un stade sexué, sporogonie (Schaudinn), amphigonie (Hæckel-Grassi), cycle évolutif exogène (Koch), qui se produit dans le corps du moustique.

Ce dernier stade évolue de la même façon chez les Anophèles, pour les 3 variétés de l'hématozoaire, abstraction faite de quelques légères différences, assez peu importantes ; il en est autrement pour le cycle endogène, où il existe des différences pour chacune des espèces du parasite.

I. *Cycle endogène. Schizogonie.*

1. **Plasmodium vivax**, Grassi et Feletti, **Parasite de la fièvre tierce.**

Formes asexuées (Schizontes). Dans leur stade jeune, — au début ou à l'acmé de l'accès de fièvre, les parasites de la fièvre tierce ont la forme d'un très petit anneau, qui a le 1/5 ou le 1/6 du diamètre d'un globule rouge. Dans les préparations non colorées, ils présentent des mouvements amiboïdes légers. Schaudinn a étudié la pénétration du parasite de la tierce dans le globule, et trouve qu'elle se fait en 1 heure.

Ce parasite jeune est constitué par une petite masse de protoplasma, qui renferme comme partie principale un noyau, et accessoirement une vacuole de digestion (Maurer).

Le noyau se colore en rouge sombre par la méthode de Romanowsky ou de Giemsa (Voyez App. de technique), la vacuole de digestion reste incolore, le protoplasme, qui constitue l'anneau, est teinté en bleu. La couche de protoplasma est plus épaisse vis-à-vis du noyau [77, I]. La vacuole devient de plus en plus grande, la forme annu-

laire s'accroît en même temps [77, II] ; le globule rouge,
qui est devenu plus pâle progressivement, présente au
bout de 24 heures un diamètre double.

Au bout de 36 heures, le globule sanguin est presque
complètement rempli par une petite masse plus ou moins
arrondie, qui est le parasite. Le pigment, qui fait défaut
dans les stades jeunes, est toujours présent dans les formes grosses et devient de plus en plus abondant à mesure
que le parasite vieillit [77, III, IV]. Il dérive du pigment
sanguin modifié.

L'emploi de la solution chaude de Romanowsky met
en évidence des sortes de mouchetures sur les globules
rouges [77, III], ce qui a été vu pour la première fois par
Schüffner.

Peu d'heures avant l'accès de fièvre, le parasite ne laisse
subsister qu'une faible zone annulaire du globule rouge,
ou même l'occupe complètement; le pigment s'est rassem-
blé en un ou deux petits amas [77, V], et le noyau de
chromatine se divise pour donner naissance aux jeunes
parasites (15 à 25). L'aspect du parasite rappelle dans son
entier celui d'une mûre; on le désigne sous le nom de
Sporocyte.

Les jeunes corpuscules ou Mérozoïtes (Grassi), ou Schizontes (Schaudinn), ou spores (Ross et les anciens auteurs)
se séparent les uns des autres et deviennent libres pour
recommencer un nouveau cycle à l'intérieur d'autres globules rouges. L'évolution du cycle pour le parasite de la
tierce dure 48 heures.

Formes sexuées : Gamètes. On trouve, en dehors des
formes asexuées, dans le sang de malades qui sont atteints
depuis longtemps, deux autres types de parasites, en petit
nombre, qui sont les formes sexuées. On les désignait
autrefois sous le nom de sphères, ou de parasites extra-
globulaires. D'après Schaudinn, ils sont caractérisés dans
leur stade jeune par l'abondance du pigment, et l'absence
de tout mouvement amiboïde. Dans les stades plus âgés,
ils se distinguent par la forte colorabilité de leur protoplasma et le peu de tendance que les corps chromatiniens
ont à se diviser [77, VIII], ceux-ci se présentent en effet

sous forme de petites granulations : tels sont les macrogamètes (Schaudinn, Lühe, Ross), les parasites femelles (Koch), les macrospores (Haeckel, Grassi).

Les autres se reconnaissent à leur noyau chromatiné particulièrement gros, et à leur protoplasma qui se colore mal en bleu pâle [77, VIII]. Ce sont les microgamétocytes (Schaudinn et Lühe) = les parasites mâles (Koch) — les austéridiums ou Microgamètes (Haeckel, Grassi). Il faut en outre remarquer que les Macrogamètes comme les Microgamètes se développent beaucoup plus lentement que les Schizontes, et se différencient encore par là de ces derniers.

On croyait autrefois que ces corpuscules étaient des formes stériles, on sait maintenant qu'elles se réunissent par conjugaison sexuée dans l'estomac du moustique, lorsque celui-ci les a aspirées.

On peut aussi observer la copulation, en dehors de l'estomac de moustique dans le sang frais ou dans le sang mêlé à une solution saline : au bout de 10 à 20 minutes, 4 à 8 fins et longs filaments se détachent des microgamétocytes ; ce sont les microgamètes (Schaudinn et Lühe), les spermatozoïdes (Ross), les flagellas (anciens auteurs), qui se mettent à nager avec activité et, une fois séparés de la cellule maternelle, se conjuguent avec les macrogamètes.

Retour des macrogamètes à la forme *Schizonte*. Il nous faut dire un mot au sujet du sort des Micro et des Macrogamètes restés dans le sang, qui n'ont pas été absorbés par les moustiques. Les recherches les plus récentes de Schaudinn (A. C. A. Bd, 19, p. 235) ont montré que les microgamètes meurent relativement rapidement, en 4 à 6 jours, et au plus en 3 à 6 semaines ; la longévité des macrogamètes est beaucoup plus grande. Chez ces derniers, Schaudinn a trouvé qu'il se produit en définitive une division inégale, l'une des deux moitiés se transforme de nouveau en un Schizonte, l'autre moitié meurt. Cela peut expliquer les récidives des accès fébriles, au bout d'une longue période de temps.

2. **Plasmodium malariae, Laveran. Parasite de la fièvre quarte.**

Dans les stades jeunes, on ne peut distinguer les parasites de la fièvre quarte de ceux de la fièvre tierce, ils présentent la même forme de petit anneau [77, IX].Pourtant, au bout de 24 heures déjà, le parasite s'étend un peu, suivant la longueur et se dispose dans le globule rouge, comme un ruban étroit [77, XI]. Ce ruban s'élargit peu à peu et remplit complètement le globule rouge, 12 heures avant la division en mérozoïtes, le pigment augmente en quantité dans le globule rouge. A l'encontre de ce qui se passe avec la fièvre tierce, le globule rouge n'est pas augmenté de volume ; il ne perd pas non plus sa coloration, et ne présente pas de mouchetures.

Le parasite se divise en 6 à 14, habituellement 8 mérozoïtes, semblables à ceux de la tierce. Golgi compare la disposition des jeunes parasites à celle d'une pâquerette [77, XII]. On trouve en outre des gamètes mâles et femelles avec les mêmes signes distinctifs, et la même évolution que pour le parasite de la tierce. Le cycle évolutif total de la fièvre quarte dure 72 heures.

3. **Plasmodium immaculatum**. Grassi et Feletti. — **Parasite de la fièvre pernicieuse (fièvre des tropiques, fièvre estivo-automnale).**

Les parasites de la fièvre estivo-automnale sont caractérisés par leur forme annulaire de la finesse d'un cheveu sans renflement, dans leur stade jeune. Ils n'ont que 1/6 du diamètre du globule rouge [77, XIII].

Au moment de l'acmé, les anneaux ont doublé de volume — ce sont les anneaux moyens de l'estivo-automnale [77, XIV), ils présentent souvent à ce stade un renflement en face du grain de chromatine, ou des deux côtés. Le meilleur moyen de différencier le parasite de ceux de la tierce et de la quarte à ce stade est l'existence de taches rouges à la surface du globule rouge d'après Maurer, « indices des attaques, que le parasite entreprend pour se fixer sur son hôte, et en tirer sa nourriture » [77, XX].

Au moment de la chute de la fièvre on trouve les « gros anneaux » de l'estivo-automnale [77, XV], qui sont quelquefois réunis à plusieurs dans un seul globule ; ils commencent à renfermer du pigment. Il est rare qu'on puisse observer le développement ultérieur dans le sang périphérique, car il n'a lieu habituellement que dans les capillaires de la rate, du cerveau et de la moelle osseuse. Ces formes se distinguent à peine de la fièvre tierce et quarte, les corps en rosette, et les schizontes qui en dérivent sont aussi très analogues aux autres parasites [77, XVI]. Le parasite est plus petit cependant que celui de la tierce ; de plus les globules rouges ne subissent pas d'augmentation, et même au contraire ils paraissent subir une certaine contraction ; enfin, ils ne se décolorent pas. Au moment de la division, après que le pigment s'est condensé au centre du parasite, 8 à 25 schizontes prennent naissance. Le cycle complet évolue en 24 à 58 heures.

La parasite de la fièvre des tropiques est surtout caractérisé par la forme particulière des gamètes (forme sexuée), ceux-ci ont la forme de demi-lunes (corps en croissants) dans lesquels la coloration de Romanowsky décèle l'existence d'un noyau de chromatine central, entouré de toutes parts de grains de pigment.

Les corps en croissant sont tout d'abord très incurvés ; on décèle parfois sur un côté un reste du globule rouge [77, XVIII], plus tard, ils s'étendent davantage [77, XVII] Les corps ou croissants sont des individus mâles, d'après Maurer. En outre des corps en croissant on voit aussi des corps fusiformes [77, XIX] et des formes colorées en bleu mat, qui ne sont pas différentes des gamètes de la tierce, et qu'il faut regarder comme un stade d'évolution ultérieure des corps en croissant.

On ne trouve de gamètes que chez des malades qui ont déjà subi plusieurs récidives.

II. — *Cycle évolutif exogène. Sporogonie. Amphigonie.*

Par la fécondation du macrogamète par le microgamète dans l'estomac du moustique prend naissance un corps unique, l'Ookinète (Schaudinn et Lühe) = ou Zygote (Ross) = ou amphionte (Haeckel et Grassi) ; un pseudopode bourgeonne alors de l'ookinète arrondi, qui se transforme en corps vermiculaire (vermisseau). Celui-ci, qui est plus ou moins incurvé, perfore la paroi de l'estomac du moustique et va se loger sous la couche élastique la plus externe de cet organe ; où il s'entoure d'une capsule. Cette phase du développement, qui aboutit à ces oocystes, s'accomplit 48 heures après l'ingestion du parasite par le moustique [76, VIII].

L'oocyste grossit rapidement, et au bout de 5 jours il renferme dans son intérieur des kystes filles (Koch) ou sporoblastes (Schaudinn et Lühe). Les noyaux des oocystes se divisent alors rapidement ; un peu de protoplasma se rassemble autour de chacun des fragments de noyau, et s'étend en longueur, de telle sorte qu'en définitive il existe de très nombreux filaments disposés parallèlement les uns à côté des autres, et qui sont situés autour du corps restant (grain restant) le tout remplissant en entier l'oocyste.

Ce sont les Sporozoïtes (Schaudinn et Lühe) = Zygoblastes (Ross) = les « Sichelkeime » (corps falciformes) de Koch [76, IX].

Lorsque l'oocyste est mûr, il se rompt et les corps falciformes sont mis en liberté dans la cavité abdominale du moustique. Ils sont collectés par le torrent lymphatique, amenés dans les glandes salivaires, dans la trompe, par laquelle ils sont inoculés dans le sang de l'homme par la piqûre du moustique.

Le développement entier, à l'intérieur du moustique, jusqu'à la formation des corps falciformes, dure — au moins avec une température constante de 18 degrés — 8 à 18 jours. Les corps falciformes sont 1 1/2 aussi grands qu'un globule rouge et présentent une légère mobilité.

Dans le voisinage des kystes, dans lesquels les corps falciformes prennent naissance, on trouve encore parfois d'autres kystes plus sombres de coloration et qui renferment des cellules incurvées, contournées en s, de coloration jaune, brun, ou noir brun, semblable aux corps falciformes, mais plus épais : les « Black spores » de Ross.

Moustiques de la malaria. Anopheles et Culex.

Le seul genre Anopheles, appartenant à la famille des Culicidæ, est susceptible de propager la malaria de l'homme.

Il est indubitable que beaucoup parmi les nombreuses

espèces connues d'anophèles sont susceptibles de servir d'intermédiaire, mais, dans l'Europe centrale, c'est principalement *Anopheles maculipennis* Meigen, qui est le plus répandu.

Le genre Culex, très riche en espèces variées, et très répandu chez nous, ne propage, par contre, en Allemagne que le seul parasite de la malaria des oiseaux, le Proteosoma.

Culex et Anopheles se distinguent l'un de l'autre par différents signes

[Tab. 76]

Anophèles.	Culex.
Habituellement plus grand que Culex.	Habituellement plus petit que Anophèles.
Pattes presque deux fois plus longues que le corps,	Pattes très légèrement plus longues que le corps.
Palpes aussi longs que le rostre [76, III].	Les palpes sont plus longs que le rostre (76, II), chez le mâle plus courts que le rostre chez la femelle [76, IV].
Ailes mouchetées.	Ailes sans mouchetures [76, VI b].
A l'œil nu, 5 mouchetures [76, I, et VI a].	Une exception pour le grand culex annulatus, dont les jambes sont alternativement blanches et noires.
Couleur grise ou noire.	Couleur brune ou jaune.
Petites soies sur l'abdomen.	Petites écailles sur l'abdomen.
Lorsque l'insecte est posé sur un mur, son corps fait avec le mur un angle de 60° environ. Il laisse pendre ses pattes postérieures.	Lorsque l'insecte est posé sur un mur, son corps est parallèle au mur. Les pattes postérieures sont dirigées en haut.
Pique au début du crépuscule ; pendant le jour il se cache dans des coins sombres ; il suce le sang seulement de l'homme et des mammifères.	Pique aussi pendant le jour, et suce le sang de l'homme, des mammifères, et aussi des oiseaux.
Pond ses œufs dans des étangs clairs, riches en algues, dans les mares. Les moindres flaques d'eau lui suffisent (boîtes de conserves, etc.)	Pond ses œufs dans l'eau trouble, fangeuse.
Les œufs restent en amas de 3 à 20. Horizontalement à la surface de l'eau.	Les œufs se disposent en amas compacts et brunâtres de 200 à 300 verticalement dans l'eau.
La larve se tient dans l'eau parallèlement à la surface. Elle est plus verdâtre que l'insecte adulte. [76, VI, a.]	La larve forme avec la surface de l'eau un angle de 45°. Elle est plus brune que l'insecte adulte [76, VII, b.]

Différenciation du mâle et de la femelle.

Mâle et femelle se distinguent surtout par la conformation de leurs palpes. Les palpes du mâle de l'anophèle sont renflés en massue à l'extrémité, ils sont pourvus de poils courts et presque aussi longs que le rostre. Les antennes sont longues et pennées. Chez la femelle de l'anophèle, il n'y a pas de renflements aux palpes, et les antennes ne portent que des soies courtes. Chez le culex mâle, les palpes sont plus longs que le rostre, les antennes sont pourvues de poils longs. La femelle a des palpes très courts, et les antennes avec des soies courtes.

Le rostre de la femelle est un appareil compliqué, construit pour sucer et pour piquer, par 7 pièces distinctes. La femelle seule peut piquer.

Habitat. — La malaria est extraordinairement répandue dans la région des tropiques; en Europe, elle sévit entre autres, dans la vallée du Pô, sur la côte occidentale de l'Italie, dans la Russie du sud, à l'embouchure de la Vistule, dans les marais du pays des Frisons et de la Hollande, et par cas isolés sur les rives de la Baltique.

Plasmodium precox (Grassi et Feletti).

Synonymie : Proteosoma Grassii. Labbé. — Cytosporon Danilewsky, Haemamœba relicta.

Cycle endogène : on trouve tous les stades de la schizogonie simultanément dans l'infection à Proteosoma, aussi la durée, c'est-à-dire le développement du parasite dans le globule, n'a pas pu encore être fixé.

La disposition du noyau dans le globule sanguin est caractéristique ; le parasite en effet le repousse très souvent sur le côté, en même temps qu'il produit une altération de la forme du globule lui-même. Les parasites se divisent habituellement en 12 à 15 jeunes mérozoïtes, cependant lorsque la division est précoce, il n'y en a que 6 à 8. Comme dans la malaria de l'homme, il se forme dans le sang, à côté de la forme asexuée, des gamètes : le gamète mâle (coloré par le Romanowsky) est pâle, fortement pigmenté, et contient beaucoup de chromatine, tandis que la gamète femelle se colore en bleu intense et renferme peu de chromatine. On observe assez souvent une infection mixte par deux parasites.

Cycle exogène. — Le **cycle exogène,** qui se produit seulement dans l'estomac des moustiques, peut être suivi dans un mélange de sang de pigeon et de solution salée : il est presque calqué sur celui de la malaria. Il s'écoule 10 jours entre l'infection du moustique et la maturation complète des corps en croissant.

Pour le développement de la malaria des oiseaux, il n'y a que le genre Culex : en Europe *Culex pipiens* et *Culex nemorosus* Meig, aux Indes *Culex fatigans* Wied.

L'étude du Protéosoma peut se faire sur des canaries et même sur des préparations fraîches, à l'opposé du parasite de la malaria de l'homme.

Habitat. — Le plus souvent chez les passereaux (moineaux), aussi chez les oiseaux de proie (rapaces), les pigeons. Frosch a rencontré d'abord le Proteosoma en Allemagne chez les moineaux. Il a été constaté en France, en Angleterre, en Russie, en Italie, en Amérique, en Asie et en Afrique.

L'infection à Proteosoma produit chez les oiseaux des symptômes à peu près analogues à ceux de la malaria chez l'homme. Souvent même les oiseaux succombent.

On a encore décrit :

Plasmodium pitheci, malaria de l'orang-outang.

Plasmodium inui, malaria des macaques (v. Prowazek).

Plasmodium Kochi, malaria des chimpanzés, etc.

Spirochaete (Treponema) pallida. Schaudinn

(Tab. 79, V, VI.)

Synonymie. — Spirochaète pallida Schaudinn, Spironema pallidum Vuill, Microspironema pallidum Stiles.

Le Treponema pallidum, découvert en 1905 par Schaudinn dans des lésions syphilitiques, peut être considéré, actuellement, comme l'agent causal de la syphilis.

Morphologie. — Le Spirochaete pâle est un filament extrêmement fin et grêle, de 4 à 14 μ de long et au plus plus de 0,25 μ d'épaisseur. Les tours de spire sont égaux, également larges et également espacés, un peu plus petits aux extrémités (79, V) ; on en compte ordinairement 6 à 10, mais quelquefois jusqu'à 24. D'après Hoffmann et Halle la hauteur d'un tour de spire est de 1 à 1,2 μ, la largeur du tour de spire est de 1 à 1,5 μ. L'état spiralé existe aussi à l'état de repos. Dans les préparations colorées (voir la coloration spéciale à l'appendice de technique), les tours de spire paraissent plus larges et plus aplatis ; le spirochète est aussi quelquefois incurvé dans son entier. [Influence de la fixation qui doit être faite par l'acide osmique ou l'alcool absolu. Jamais à la flamme.) Les formes d'involution se présentent comme des éléments renflés, déformés, incurvés avec des appendices sphériques. On ne sait encore si les formes en Y décrites sont la traduction d'une division longitudinale, ou représentent deux individus accolés, se séparant vers leur extrémité. Schaudinn a vu aux extrémités du Spirochète des prolongements analogues à des cils, qui se laissent colorer par la coloration spéciale des cils, et qu'il a interprétés comme tels. D'après Krystalowicz et Siedlecki, ces prolongements seraient seulement des pseudopodes très fins. Schaudinn a également supposé la présence d'une membrane ondulante, dont l'existence n'est pas non plus certaine.

La plupart des auteurs admettent que le tréponème est un protozoaire (Flagellate) et non pas une bactérie.

Coloration. — Les frottis doivent être fixés à l'alcool absolu pendant 1/4 d'heure, puis colorés (pendant 24 heures) par le Giemsa dilué (1). Le violet de Gentiana les colore bien aussi, mais le Spirochète ne prend pas le Gram. Dans les coupes il faut employer l'imprégnation argentique de Levaditi.

Culture. — Pas réussie jusqu'à présent ; les cultures obtenues par Mülhens n'ont pu provoquer de lésions syphilitiques.

Habitat. — Dans le chancre et à la période secondaire :
Dans les papules ordinaires ou ulcérées, dans l'exanthème, les plaques muqueuses de la bouche et du pharynx,

(1) La meilleure coloration actuelle, au point de vue du diagnostic rapide, pour les frottis est due à Tribondeau. On laisse sécher le frottis, puis 1° on fixe avec la solution Ruge, qui enlève l'hémoglobine (Eau distillée 100 ; Formol, 2 ; Acide acétique pur, 1). On en inonde la préparation plusieurs fois pendant 1 minute ; 2° on verse quelques gouttes d'alcool à la surface de la préparation et l'on enflamme ; 3° on mordance avec une solution de tanin à 5 o/o en chauffant à la veilleuse, jusqu'à dégagement de vapeur, et on laisse agir 30 secondes ; 4° sans laver, faire agir pendant le même temps la solution de Fontana ; 5° laver à l'eau distillée ; sécher au buvard.

Solution de Fontana. On fait dissoudre 1 gr. Azo^3Ag, dans 20 gr. d'eau. On prélève 1 cm. de cette solution et dans le reste on ajoute par goutte de l'ammoniaque jusqu'à obtention d'un précipité couleur sépia, qui disparaît ensuite. On ajoute alors par goutte le centimètre prélevé jusqu'à ce que la liqueur soit légèrement trouble.

[Note du traducteur.]

des lèvres, dans les lésions oculaires, dans les ganglions, le sang, le suc splénique.

Dans la syphilis tertiaire, il a été trouvé rarement, mais sûrement, par Dontrelepont et Grouven et Tomaszewski.

Dans la syphilis héréditaire, on a trouvé le spirochète très fréquemment dans le foie, dans la rate, les poumons, les capsules surrénales, le sang, le liquide céphalo-rachidien, les ganglions inguinaux, les vésicules de pemphigus, l'urine, la bile. Leur nombre est très variable ; tantôt isolés, tantôt en très grande quantité, parfois en amas. Dans la syphilis tertiaire, jusqu'à présent, ils étaient rares et isolés.

Pouvoir pathogène. — On regardait autrefois la syphilis comme n'étant pas inoculable aux animaux. Metschnikoff et Roux (Annales Pasteur, 1905, Bull. méd., 1905) ont les premiers réussi incontestablement l'inoculation d'abord au chimpanzé, plus tard aussi aux singes inférieurs. Neisser a ensuite étudié la question.

Chez les anthropoïdes, on a pu réussir l'inoculation dans tous les points du corps ; au contraire, chez les singes inférieurs, macaques, cynocéphales, cercopithèques, les régions les plus favorables furent la paupière et les organes génitaux. Les singes très jeunes sont souvent réfractaires ; l'inoculation sous-cutanée ou intra-péritonéale seules réussissent, mais l'inoculation cutanée échoue. L'inoculation cornéenne réussit bien aussi (Salmon, Sem. méd., 1904, n°s 17 et 24). Il est nécessaire de ne pas employer une trop petite quantité de substance virulente fraîche. Chez les Anthropoïdes, la maladie ressemble à celle de l'homme.

Il est à peine utile de citer les résultats chez d'autres animaux — presque tous ont été essayés. Bertarelli a obtenu, sur la cornée du lapin, des lésions dans lesquelles, sur les coupes histologiques, il a pu voir des spirochètes. D'après Uhlenhut et Mulzer on obtient chez cet animal une orchite syphilitique.

Immunité et immunisation. — Si l'on inocule des singes (l'homme également) et que l'on obtienne un chancre, l'animal réagit encore par un chancre à une nouvelle inoculation pendant une période de 14 jours environ, ensuite l'immunité apparaît (1). La période d'incubation est plus courte pour la deuxième inoculation (Finger et Landsteiner). Les essais d'immunisation active, par atténuation du virus par le passage chez les singes inférieurs tentés par Metschnikoff, Finger et Landsteiner, Neisser, Barmann et Halberstatter, n'ont pas encore réussi. Les tentatives d'immunisation passive n'ont pas donné non plus des résultats bien concluants.

Vitalité du spirochète. — Les produits syphilitiques ne paraissent plus être contagieux quand ils sont complètement desséchés, ou bien conservés pendant plusieurs jours dans la glycérine pure. Une température de 10° pendant 3 heures, un chauffage à 48° pendant une demi-heure détruisent le virus syphilitique.

Diagnostic spécial. — Frottis avec l'exsudat d'une papule grattée ou ponction d'un ganglion avec la seringue de Pravaz, et même excision. Pour la recherche dans le sang, prélever au moins 1 centimètre cube, mêler avec 10 cmc. d'acide acétique au tiers, et centrifuger (Noegerrath et Stahlin, M. méd. W., 1905, n° 31).

On peut aussi utiliser la sérosité d'un vésicatoire.

Réaction de Wassermann. — A. Wassermann, Neisser et Brück ont appliqué les premiers la réaction de Bordet-Gengou à la syphilis. Wassermann et ses collaborateurs croyaient d'abord que l'antigène ou ses poisons existaient dans les organes des syphilitiques et l'apparence semble leur donner raison, car ils obtinrent avec du foie de fœtus syphilitique et du sérum de syphilitique, une « déviation du complément ». Par des travaux ultérieurs, Landsteiner, Porgès et Levaditi ont montré que des matériaux tout autres, par exemple du cœur de cobaye, des organes d'hommes et d'animaux donnaient un « antigène » qui permettait aussi la « déviation du complément ». Aussi est-il admis aujourd'hui que la réaction de Wassermann n'est nullement spécifique. Cependant beaucoup d'auteurs la tiennent pour caractéristique de la syphilis. C'est seulement la Framboesia, la lèpre, la scarlatine et les trypanosomiases qui donnent avec elles un résultat positif constant.

(1) C'est-à-dire que l'inoculation ultérieure ne se manifeste plus par un chancre, mais on ne peut préjuger des effets autres que le chancre. Les études de Marcel Pinard en France tendraient plutôt à faire admettre la possibilité de la superinfection.

[Note du traducteur.]

D'après les recherches de Schmidt, l'épreuve de Wassermann serait d'ordre colloïdal.

Très voisin du Spirochète de la syphilis est le **Spirochaete pertenuis** Castellani, agent de la Framboesia tropica. Diffère un peu au point de vue biologique.

Spirochaete recurrentis Lebert.
(79-III.)

Synonymie. — Spirochaete Obermeieri Cohn, agent du typhus récurrent; Relapsing fever, Rückfallfieber.

L'agent de la fièvre récurrente fut découvert par Obermeier en 1868, la maladie elle-même étant connue depuis 100 ans. La découverte eut une grande importance, parce que c'était la première maladie où l'on trouvait un parasite vivant.

Morphologie. — Organisme grêle, délicat, de 7 à 40 µ de longueur, avec des tours de spire inégalement larges et hauts, présentant à l'état vivant des mouvements spiralés lents. Il se colore par les couleurs d'aniline et par le Giemsa. Dans les préparations sèches, les tours de spire sont le plus souvent déroulés, de telle sorte que le spirochète prend l'aspect d'un filament [79, III]. Quand les spirochètes sont abondants dans le sang, on observe facilement leur agglomération en goutte pendante. La reproduction se fait, d'après Koch, d'après Novy et Knapp exclusivement par division transversale, par conséquent à la manière des bactéries; pour Schaudinn, la division est longitudinale. Zettnow a réussi à colorer un cil terminal et des cils latéraux, Novy et Knapp seulement un cil terminal.

Culture. — Jamais réussie. Conservés dans les capillaires (Novy, Knapp et Karlinski), ou inclus dans les sacs de collodion (Levaditi), on peut les conserver pendant 100 jours en vie et même obtenir une multiplication (sacs de collodion). Pasternatzky avait indiqué autrefois d'appliquer au malade une sangsue pendant l'accès fébrile et de conserver ensuite l'animal dans la glace : les spirochètes restent ainsi vivants pendant une dizaine de jours.

Habitat. — Dans le sang, dans les organes très vascularisés; les spirochètes sont isolés ou en amas. Le parasite apparaît par périodes et disparaît ensuite, ce que Gabrit-schewsky explique par l'action des sécrétions leucocytaires, — analogie avec la malaria.

Pouvoir pathogène. — L'inoculation de la fièvre récurrente n'a pu être réalisée que sur les singes. Pourtant Novy et Knapp auraient réussi à infecter des rats et des souris. Peut-être s'agit-il ici d'une autre race (Schilling) Fulleborn et Mayer (Méd. Klinik, 1907, n° 17) et C. Fraenkel (Berl. Klin. Woch., 1907, n° 22) ont confirmé les résultats de Novy et Knapp. Chez le singe, il y a une incubation de 1 jour 1/2 à 4 jours. Les retours fébriles sont rares, et brefs. Chez l'homme le premier accès dure de 6 à 7 jours, puis un intervalle de 5 à 6 jours, et ensuite un second accès plus court. Après 3 accès, la maladie est terminée, mais elle peut se prolonger plus longtemps, 5 à 6 semaines.

Après guérison de la maladie, l'immunité est acquise. Le sérum sanguin de l'homme et du singe renferme des propriétés spécifiques ·contre les spirochètes de la fièvre récurrente. Gabritschewsky (Z. f. Klin. Med., 1905 B. 356) essayé le sérum de mulet comme sérum curateur.

Propagation. — L'animal propagateur n'est pas connu avec certitude pour la récurrente européenne. Ficker et Karlinski incriminent .les punaises, parce que l'estomac peut héberger pendant longtemps le parasite. On a aussi accusé le pou et la puce.

On a observé dans ces dernières années, dans l'est africain, au Congo, au Zambèze, aux Indes (Koch, Dutton, Todd) des cas de fièvre récurrente qui diffèrent légèrement du type européen (1). — La maladie est connue sous les noms de **Tick-fever**, de **Zecken-fieber**, de **Hüttenfieber**.Koch et Dutton et Todd pensent qu'il s'agit de variétés d'une même maladie, tandis que Novy et Knapp, Breine et Kingborn optent pour la dualité. Aussi ces derniers nomment-ils l'agent de la récurrente africaine **Spirochète Duttoni**. Il semblerait que, d'après de nouveaux travaux, la guérison contre une des récurrentes (européenne, américaine,ou africaine) ne protège point contre les autres. D'après Uhlenhuth et Handel, les 3 variétés de spirochètes se distingueraient encore par les réactions d'immunité. Le propagateur de la récurrente africaine est un Ixode (tique), **Ornithodorus moubata**. Mourray.

(1) Fièvre des Ricins (tiques).   [Note du traducteur].

Un genre voisin des tiques, Argas persicus ou Argas miniatus Koch, propage une spirochetose des poules (**Spirochaete gallinarum**) [79, IV], d'abord décrite par Marchoux et Salimbeni. Culture impossible. Les poules, après guérison, sont immunisées. La maladie peut être, par inoculation du sang, contractée par l'oie, le canard, la pintade, le pigeon (par piqûre de l'Argas), et le moineau. Citons aussi **Spirochaete anserina**, Saccharoff (C. B., X, p. 203) trouvé en Transcaucasie, chez les oies.

Pour les bactériologistes, les **Spirochètes de la bouche** offrent un intérêt considérable pour les gingivites et la carie dentaire (79, I), et dans l'**angine ulcéreuse de Vincent** [79, II]. Mühlens aurait réussi à cultiver 2 espèces (D. m. W., 1906, nº 20) en anaérobie, en sérum-agar, en sérum-bouillon. La coloration est facile par toutes les couleurs d'aniline et par le Giemsa. Mühlens n'a pu observer de mobilité propre (1). Tunichff pense que les spirochètes dans l'association fuso-spirillaire dérivent du bacille fusiforme.

Non pathogène pour la souris, le lapin et le cobaye, par inoculation sous-cutanée ou péritonéale.

Pour **Spirochete balanitidis**, voir Hoffmann et Prowazeck (C. B. O., XXXXI, 741).

Trypanosomes.

Bien que signalés depuis 1841 par Gluge dans le sang de la grenouille et en 1878 par Lewisi dans le sang du rat, les trypanosomes n'ont acquis d'intérêt réel que depuis qu'on a reconnu leur rôle de parasites dans une série de maladies tropicales frappant les animaux domestiques et sauvages (Surra, Nagana, Mal de Caderas) et, dans certaines maladies humaines, la trypanosomiase, la maladie du sommeil.

Le groupe des trypanosomes est très répandu aussi bien chez les animaux à sang froid que chez les animaux à sang chaud, et présente des différences morphologiques suffisantes pour qu'on ait pu le diviser. Aussi Laveran et Mesnil décrivent, à côté du genre **Trypanosoma**, le genre **Trypanoplasma**, duquel on connaît deux représentants chez les poissons.

Morphologie. — Les trypanosomes sont des organismes allongés grêles, long comme 2 ou 3 fois un globule rouge, effilés en pointes à leurs 2 extrémités et munis d'une membrane ondulante, d'un flagellum et de 2 noyaux,

Flagellum et noyaux prennent la coloration de la chromatine, le protoplasma se colore en bleu par le Giemsa [78, XII]. Le noyau qui siège au milieu, noyau principal, renferme 8 chromo-

---

(1) Depuis longtemps, Letulle (1901) a indiqué l'extrême mobilité du spirochète de l'angine de Vincent observé dans la salive *même* du malade. (Note du Traducteur.)

somes, le petit noyau, compact, six (Micronucleus, Nucléole, Racine du flagellum, Centrosome, Blépharoplaste), siège à l'extrémité flagellée de l'individu, et représente le noyau moteur duquel s'échappe le flagellum. Avec Prowazek, il faut admettre que l'extrémité libre, non flagellée du parasite, représente l'extrémité postérieure. On n'est pas encore fixé sur la nature des vacuoles et des granulations du protoplasma, ces dernières paraissent être des productions artificielles.

Reproduction.— Purement végétatif dans le sang des mammifères ; on y observe une division longitudinale du protoplasma après que les deux noyaux se sont divisés presque simultanément, l'appareil flagellé subit même la division [78, XIV]. Les 2 nouveaux individus ne sont plus réunis en dernière analyse que par leur extrémité postérieure. Il arrive que les jeunes parasites se divisent de nouveau avant d'être complètement séparés, ainsi prennent naissance ces aspects de rosette, qui sont si caractéristiques pour Trypan'. Lewisi [78, XIII].

Prowazek a découvert un développement sexué de parasite, analogue au développement par gamètes de la maladie chez l'animal intermédiaire, pour le **Trypanosoma Lewisi**, dont l'animal transmetteur est un pou, **Hematopinus spinulosus**. Gray et Tulloch ont fait la même constatation pour le parasite de la maladie du sommeil chez une mouche, **Glossina palpalis**. On peut discerner dans le sang par leur structure et leur coloration les parasites mâle et femelle, ainsi que les formes indifférentes (Ziemann, Prowazek).

Culture. — On n'a pas encore réussi la culture au sens bactériologique du mot, mais on peut obtenir un enrichissement de maints trypanosomes en ensemençant le sang contenant beaucoup de trypanosomes dans l'eau de condensation du sang gélosé (Laveran et Mesnil, Mc Neal, Word et Novy). La survie sur ce milieu n'est cependant pas illimitée, les trypanosomes meurent après quelques générations, ou bien présentent des modifications qui font penser que le milieu ne leur convient pas en tous points. Fréquemment les parasites s'agglomèrent, soit par leur tête, soit par leur queue, de sorte qu'ils forment des figures en rosette. Conservés dans le sang trypanosomifère, les parasites présentent des renflements : d'autres fois, ils deviennent ronds et perdent leur flagellum, puis meurent.

Dans le sang du rat il peut rester en vie jusqu'à 52 jours (Laveran et Mesnil), et même 81 jours. Sedley a pu conserver le N. Brucci vivant pendant 80 jours dans les cultures, Mc Neal et Tovy, 302 jours. Ces cultures sont encore pathogènes au bout de 32, 38 jours (Laveran et Mesnil ; Mayer et Nocht).

Pouvoir pathogène. — Mal connu. L'action pathogène consite vraisemblablement en une destruction des globules rouges. On trouve constamment une augmentation du nombre des globules blancs et de la splénomégalie chez les animaux infectés. Voir Mayer. (Z. f. Patl. und Ther., 1905.)

Différenciation des genres. — Offre de grandes difficultés. D'après Koch (D. M.W., 1904). Tryp. Lewisi et Theileri forment un premier groupe distinct par ses caractères morphologiques ; le deuxième groupe comprend les parasites du Surra, du Nagana, du mal de Caderas et de la maladie du sommeil. Lühe. pense qu'on ne peut faire le diagnostic qu'en trouvant le parasite dans son hôte habituel, et qu'une tentative de distinction est encore prématurée.

Trypanosoma gambiense. Dutton.

Synon. Trypanosoma Castellanii Kruse ; Tryp. hominis Manson ; Tryp. fodii Maxwell Adams ; Tryp. ugandense Castellani, agent de la **Maladie du sommeil.**

La présence du **Tryp. gambiense** est limitée à l'Afrique tropicale, centrale occidentale et orientale, et à l'Ouganda, et correspond à la zone dans laquelle la maladie du sommeil s'observe spontanément. En 1902 Dutton a constaté la présence de parasite dans le sang, en 1903 Castellani l'a retrouvé dans le liquide céphalo-rachidien d'un malade atteint de maladie du sommeil, dans l'Ouganda.

Morphologiquement, il se distingue à peine des autres trypanosomes. L'extrémité postérieure est arrondie, ou cintrée, le flagellum est court, il existe une vacuole dans le voisinage du centrosome, et des granulations nombreuses dans le voisinage du noyau principal. La culture n'a pas encore réussi. Le propagateur est sûrement la mouche Glossina palpalis, et peut être aussi Glossina morsitans ; son habitat coïncide avec la région où sévit spontanément la maladie du sommeil. Gray et Tulloch ont réussi à constater dans le tube digestif de Glossina une reproduction du parasite et des formes semblables à celles observées par Prowazeck chez Tryp. Lewisi.

Sur les animaux on peut facilement inoculer le parasite, mais il y a de grosses variations dans l'évolution et la durée de la maladie. La recherche du parasite est souvent peu fructueuse. Chez des macaques, Nocht, Mayer et d'autres ont pu provoquer un tableau morbide, analogue à la maladie du sommeil avec une race venant directement d'un malade.

Cliniquement, on peut considérer 2 phases à la maladie du sommeil. 1. La fièvre trypanosomienne, avec fièvre irrégulière, œdème en différentes régions, pouls fréquent, adénopathies ;

2. La maladie du sommeil, qui lui succède avec céphalalgie, apathie, sommolence, obtusion de l'intelligence, œdèmes, excitabilité, splénomégalie et méningite.

Citons : aussi **Schizotrypanum Cruzi** Chagas. Agent pathogène d'une affection analogue à la maladie du sommeil dans l'état de Minas (Brésil). Propagateur : une variété de punaise, **Conorrhinus megistus**.

Trypanosoma Lewisi Doflein

Syn. Herpetomonas Lewisi Kent ; Trypanozoon Lewisi (Kent) Lühe ; Trichomonas Lewisi Crookshank **Trypanosoma murium** Danil.

Trypanosoma Lewisi est un organisme extraordinairement répandu, presque sur toute la terre par son hôte, le genre *Mus* (rat). Laveran et Mesnil n'ont pu obtenir qu'une infection rapidement transitoire, chez le cobaye. Les autres animaux, même la souris, sont réfractaires.

Le parasite est allongé, cylindrique, avec une extrémité postérieure très pointue. Son micronucleus est caractéristique ; il est allongé et perpendiculaire au grand axe du parasite. Le noyau principal siège au tiers antérieur du corps. Mobilité extrêmement active. La division est longitunale, mais tellement rapide qu'elle semble une division multiple.

Le transport se fait par les puces (Rabinowitsch et Kempner), par les poux (**Haematopinus spinulosus**) des rats. Cette dernière observation est d'un gros intérêt, puisque Prowazek a observé la reproduction sexuelle pour la première fois dans ce cas. Jusque-là on avait admis que la propagation se faisait directement d'animal à animal par la piqûre de la puce.

Les rats qui sont infectés artificiellement restent immunisés après guérison. Le sérum acquerrait, d'après Rabinowitsch et Kempner, après plusieurs infections, des propriétés spécifiques, et même le pouvoir préventif. Cependant les essais de séro-thérapie ont échoué jusqu'à présent.

Trypanosoma Brucei Plimmer et |Bradford.

Le Trypanosoma Brucei a été découvert par Bruce, comme l'agent pathogène du **Nagana** ou maladie de la mouche Tsé-tsé. Il sévit aussi sur les autres ruminants, et paraît causé par la piqûre de la mouche Tsé-tsé, dont la distribution géographique est la même que celle du Nagana. Les symptômes de la maladie sont une fièvre élevée, un amaigrissement extrême, de l'anémie et des œdèmes.

Trypan. Brucei se distingue de Trypan. Lewisi par sa forme un peu plus large. L'extrémité postérieure est plus arrondie, le noyau principal siège presque au milieu. Le flagellum est plus court, le centrosome est petit et rond. La reproduction se fait par division longitudinale parfois il y a tripartition. Le parasite se trouve dans le sang, dans le liquide cérébro-spinal, dans la sérosité d'œdème et même dans la bile, d'après Jekimow. Le parasite est peu mobile dans le sang ; Tryp. Brucei est au contraire de Tryp. Lewisi transportable sur tous les animaux, particulièrement sur les animaux de laboratoire. Koch, puis Schilling ont essayé d'atténuer la virulence du parasite, en vue de l'immunité, en transportant le trypanosome du bœuf, au chien, puis au rat, et de nouveau au bœuf. Les animaux ainsi réinoculés ne prennent plus l'infection.

Mais des animaux immunisés peuvent héberger pendant de longues années encore le trypanosome. Aussi Koch a-t-il recommandé comme moyen rationnel de prophylaxie le sacrifice de tous les porteurs de parasites.

Martini (Z H., 1905, I) a obtenu un sérum spécifique préventif contre le Nagana ; cependant on n'a pas encore pu isoler de poison spécifique.

Trypanosoma Evansi Steel

Agent du Surra, maladie qui frappe les chevaux, aux Indes. Il fut d'abord découvert en 1880 par Evans chez le cheval, puis retrouvé ensuite chez l'âne, le bœuf et le chameau. Le surra ne sévit pas seulement aux Indes, mais aussi aux Philippines, à l'Ile Maurice, et aussi dans le Nord-Africain.

L'agent du Surra et celui du Nagana sont extraordinairement voisins, et on se demande si Surra et Nagana ne seraient pas une seule et même maladie. C'est l'opinion de Koch, tandis que Laveran et Mesnil soutiennent la dualité, ayant réussi à infecter une chèvre par le Surra, après l'avoir immunisée contre le Nagana, disent-ils. Nocht et Mayer voient la principale différence en ce fait que le Surra est propagé seulement par les genres **Stomoxys** et **Tabanide**, tandis le Nagana est propagé par Glossina. Dans le fait, d'après Rogers, le genre Glossina n'habite pas aux Indes.

Morphologiquement il est impossible de distinguer les 2 parasites l'un de l'autre (Rabinowitsch et Klempner, Nocht e Mayer).

Trypanosoma equiperdum Doflein

Synon. Trypan. Rougeti Lav. et Mesnil ; Trypanozoon equiperdum Lühe (Doflein), agent de la Dourine, maladie du coït.

La dourine est une maladie des chevaux et des ânes propagée par le coït, et qui sévit dans le bassin de la Méditerranée, le sud de la Russie, l'Espagne, et aussi dans l'Amérique du Nord. La maladie, chronique, se manifeste d'abord par de l'œdème, puis par des taches de la grandeur d'un thaler, et enfin par des paralysies et de l'anémie.

Les Trypanosomes, découverts par Rouget (Ann. Inst. Past., 1896, 716) en 1894, ne sont pas possibles à distinguer des Tryp. de Surra et Nagana. Reproduction par bipartition longitudinale. Rabinowitsch et Kempner ont constaté une division multiple.

L'inoculation expérimentale réussit chez le cheval, l'âne, le chien, le lapin, la souris et le rat. Au contraire, le singe, le mouton et la chèvre, le bœuf sont réfractaires. Tryp. equiperdum est le seul trypanosome connu jusqu'à présent qui puisse pénétrer d'une façon active dans les muqueuses. Chez les chiens, la dourine exérimentale peut se transmettre par le coït. D'après ce que l'on sait, le trypanosome de la dourine doit être considéré comme un organisme spécifique. L'hôte intermédiaire n'est point connu.

Trypanosoma equinum Voges.

Synon. Trypanosoma Elmassiani Lignières; **Trypanozoon equinum** (Voges) Lühe, agent du **Mal de Caderas. Paralysie sacrée.**

Agent d'une maladie qui sévit à la République Argentine, au Brésil, à l'Uruguay et au Paraguay, et frappe les chevaux et les mulets. D'après Lühe, le bœuf et le lapin peuvent aussi être frappés. La maladie se traduit chez le cheval par de la dyspnée, des frissons, de l'amaigrissement, fréquemment de l'hémoglobinurie, pendant la marche, les sabots s'usent, et plus tard l'animal tombe facilement.

Le parasite se distingue des tryp. précédents par la petitesse du centrosome (Lignières). L'extrémité postérieure est souvent cintrée, quelquefois arrondie. Division longitudinale, quelquefois 3 et 4 divisions. L'hôte intermédiaire n'est pas connu, on incrimine les mouches piqueuses et les tiques.

Trypanosoma Theileri (Bruce)

Synon. Trypanosoma transvaalense Laveran, agent de la « **Galziekte; Gall. sickness** ».

Ce trypanosome se différencie de tous les autres par sa grandeur extraordinaire. Trouvé par Theiler, en 1903, chez le bœuf. Sévit au Transvaal, dans l'Etat d'Orange; symptôme principal, l'anémie. Existe probablement encore ailleurs. Ce parasite atteint une longueur 2 ou 3 fois plus considérable que les autres parasites; il se distingue encore par son extrémité postérieure très pointue. Le protoplasme renferme de nombreuses granulations. Le mode de transport est mal connu, on incrimine **Hippobosca rufipes**.

En outre des trypanosomes ci-dessus décrits, il y a encore toute une série d'autres trypanosomes chez les animaux à sang chaud et à sang froid, qui présentent un moindre intérêt. Citons: **Tryp. dimorphum** Laveran et Mesnil, chez les chevaux en Gambie; **Tryp. vivax** Ziemann, chez les bœufs, les moutons et les chèvres; **Tryp. congolense** Brodon, chez les moutons, au Congo; **Tryp.** de la « **Mule disease** », chez les mulets en l'Ouganda; **Tryp.** du **Mbori** chez les chameaux, au Soudan, et chez les petits animaux, les hamsters, les lapins, les souris, les loirs, les chauves-souris, etc.

Haltéridioses.

Hæmoproteus noctuæ CELLI ET SANFELICE

Syn. **Trypanosoma noctuæ** (Celli et Sanfelice) Schaudinn, **Halteridium** Danilewskyi (Grassi et Felatti), **Laverania Danilewskyi** (Grassi et Feletti), **Haemoproteus Danilewskyi** Russi, **Halteridium** autor.

Bien qu'on ne connaisse jusqu'ici aucune espèce pathogène pour l'homme parmi les Haltéridies, nous décrirons ce parasite parce qu'il est intermédiaire aux parasites du sérum et aux parasites des globules. L'hemoproteus a été trouvé chez différents oiseaux, rapaces, passereaux, pigeons, aussi bien en Allemagne, en France, en Italie, en Russie, et chez quelques oiseaux des tropiques.

Le développement de l'hemoproteus qui a lieu chez l'oiseau et chez le moustique (*Culex pipiens*) a été étudié et décrit pour la première fois chez un hibou (*Athene noctua*) par Schaudinn.

Les parasites se trouvent dans le sang de l'oiseau à l'état de repos sous forme de corpuscules allongés munis de chromatine, de protoplasma et de pigment, dans les globules rouges. L'évolution est telle que, habituellement, le parasite abandonne les globules la nuit, devient une forme libre trypanosomienne, puis pénètre de nouveau dans un globule, et ainsi de suite pendant 6 jours, où le développement est complet. La forme libre trypanosomienne se divise alors par bipartition rapidement. Une partie de ces parasites se développe sous la forme d'éléments sexuels : Macrogamétocytes et microgamétocytes, dont la maturation et la conjugaison se font dans l'estomac du moustique. Là prennent naissance les microgamètes et les macrogamètes, et, de leur fusion, l'ookinète. Tous les ookinètes évoluent soit vers la forme trypanosome, soit vers la forme indifférente, soit vers la forme sexuée.

Un autre parasite intéressant trouvé par Schaudinn dans Athène noctua est le **Spirocheti Ziemanni**, ou le **Leucocytozoon Ziemanni** Laveran (Schaudinn A.C.A., XX Hft. 3.)

Ce microorganisme a beaucoup d'analogies avec l'hemoproteus noctuæ.Cependant les générations non sexuées sont plus grêles; elles rappellent des tire-bouchons grêles,de plus les ookinètes donnent naissance à des éléments spirochetiformes qui se transforment immédiatement en formes mâle et femelle.

Cette espèce marque un trait d'union entre les spirochetes et les trypanosomes.

Leishmania-Donovani.
Leishmanioses, Piroplasmoses, Babesioses (78, VIII, IX)
(LAVERAN ET MESNIL)

Syn. Kala-Azar, Corpuscules de Donovan. Agent pathogène de la splénomégalie tropicale; Fièvre Dum-Dum.

Les corpuscules de Leishman-Donovan se trouvent notamment dans la rate et aussi dans d'autres organes, au cours d'une maladie épidémique qui sévit dans les Indes Britanniques et particulièrement en Annam, et que l'on a fréquemment confondue avec la cachexie palustre. Ce sont de petits corpuscules arrondis rappelant le Piroplasma des chiens,de 2 à 3 μ de large, non ciliés, qui, colorés par le Giemsa, montrent deux noyaux chromatiniens, un gros et un petit. Sur des préparations de rate, de moelle osseuse, et de foie on trouve de nombreuses cellules endothélialiformes qui renferment ces petits parasites et peuvent en contenir jusqu'à 100 et davantage. Par contre, il est exceptionnel de les trouver dans le sang.

On n'a pas encore pu réussir à les cultiver; cependant, dans du sang de rate mélangé avec de l'acide citrique, on a pu voir, au bout de deux ou trois jours, venant des petits parasites, des formations tantôt ovalaires,tantôt rappelant les trypanosomes (Leishmann), auxquels manquerait la membrane ondulante. Pas de cils non plus (Chatterje). On ne sait encore rien sur le mode de contagion et l'origine de la maladie. A rapprocher ici **Leishmania infantum** Nicolle, agent de la splénomégalie des enfant dans le nord de l'Afrique.

Tout semblables, sinon identiques, sont les micro-organismes (**Leishmania tropica** Wright),trouvés dans le **Bouton de Dehli**, **Bouton d'Orient, Bouton d'Alep** ou de **Biskra**, qui est d'abord fermé, ensuite ulcéré. Wright regarde ces parasites comme différents de ceux du Kala-Azar, car les deux maladies ont bien peu de points communs (Journ. of. med. Research, 1903,X, 472).

On ne sait rien de leur développement, de leur origine, de leur transmission. Mais il est en tout cas certain qu'on doit le considérer comme l'agent spécifique du Bouton de Biskra, et rejeter le microc.Biskra qui n'est qu'un staphylocoque et n'a rien à voir avec le clou d'Alep. Marzinowsky a vu des stades de division. James regarde les parasites du Kala-Azar et du Bouton de Dehli comme des variétés d'un même genre.

Piroplasma bigeminum SMITH et KILBORNE.

Synonymie : **Pirosoma bigeminum** Labbé, **Babesia bigemina** Smith et Kilborne, **Apiosoma Bigeminum** Wandollck. Hémoglobinurie des bœufs; **fièvre du Texas** (Weiderot, Maiseuche, Blutharnen).

Maladie très répandue en Amérique (Texas), dans l'Afrique du sud, Afrique orientale allemande, l'Australie, l'Algérie, le Portugal, l'Italie, la Finlande, et aussi dans certaines régions de l'Allemagne (Kossel et Weber); elle cause de grandes pertes parmi les troupeaux de bœufs. On trouve dans le sang des animaux malades des parasites qui ont la forme de deux corpuscules piriformes disposés l'un à côté de l'autre [78, IX]. On trouve aussi des formes arrondies très petites [78, VIII], dont la signification est encore très douteuse jusqu'à présent. Bien que Kossel et Weber n'aient pu découvrir de formes schizontes dans l'hémoglobinurie du bœuf en Finlande, Doflein croit pouvoir conclure, d'après différentes formes qu'il a vues, qu'il s'agit cependant d'une schizogonie. D'après sa manière de voir, les corpuscules piriformes seraient des gamétocytes. On rencontre surtout les parasites dans les vaisseaux de la rate, du foie et des reins. Les symptômes de la maladie consistent en fièvre, diarrhée, abattement, anorexie, tuméfaction de la rate et émission d'urines noires (hémoglobinurie).

L'hôte intermédiaire ou le propagateur de la maladie est une tique. *Boophilus (Rhipicephalus) boris Riley*, comme on l'a vu en Finlande et aussi notre tique commune, **Ixodes ricinus** et aussi *Boophilus amulatus* (Amérique du Nord), **Rhipicephalus australis** (Amérique du sud), *Rhipicephalus decoloratus* (Afrique Orientale). Mâle et femelle sont capables de sucer le sang. Ils piquent le jour comme le soir. Le cycle exogène dans la tique d'après Koch va de la façon suivante; les parasites abandonnent les globules rouges, prennent des pseudoposes, qui lui donnent un aspect étoilé, la chromatine est au centre; puis cette sphère grossit et se divise en petits corps amibiens et pénètrent dans les œufs des insectes.

On réussit à produire la transmission artificielle de parasite en inoculant dans le péritoine 5 à 40 cmc. de sang défibriné d'un bœuf malade. Apparition en 2 à 5 jours. Les parasites restent dans le corps de l'animal après guérison d'une atteinte jusqu'à l'année suivante. Au dehors du corps de l'animal, ils sont encore capables de produire la maladie au bout de 60 jours. D'après

Laveran et Mesnil, tous les mammifères sont sensibles au piroplasma. Les vaches indigènes possèdent un certain degré d'immunité.

Le **Piroplasma canis** Piana et Galli-Valerio, trouvé dans l'**ictère infectieux** par Leblanc et dans l'**hémoglobinurie du chien** par Nocard, Motas et Almy, est très voisin du Pirobigeminum. D'après Nocard et Motas, cet organisme se reproduit par bipartition. La virulence du sang se conserve pendant 25 jours à l'abri de la lumière.

Propagateurs : *Dermacentor reticulatus* en France, *Rhipicephalus sanguineus*, dans les Indes, *Haemophysalis Leachi* dans le sud de l'Afrique.

Wilson et Chowning ont décrit une maladie, la « **spotted fever** » (black fever, blue disease) très voisine de la fièvre du Texas, dans laquelle on trouve dans le sang un parasite voisin du Piroplasma, elle est propagée de même par les tiques. Cette maladie produit chez l'homme des frissons, de la faiblesse, une éruption sur la peau, des taches rouges sur la paume des mains et la plante des pieds et de l'ictère. Un grand nombre d'individus succombent à cette infection.

Koch a encore étudié une maladie à piroplasma chez le bœuf dans le Sud et l'Est-africain, la **Fièvre de Rhodesie**. Le propagateur de ce **Piroplasma parvum** est *Rhipicephalus simus* Koch.

Il existe encore des **Babesia equi, Babesia ovis, quadrigemina, pitheci, muris.**

APPENDICE VIII

PRINCIPALES MÉTHODES DE LA TECHNIQUE BACTÉRIOLOGIQUE.

I. — *Examen microscopique des Bactéries.*

1. NOTIONS SUR LA TECHNIQUE MICROSCOPIQUE

On se sert presque exclusivement pour l'investigation bactériologique du microscope moderne avec éclairage Abbe. Il suffit, pour la majorité des cas, d'un objectif faible grossissant 60 à 100 fois, et d'un objectif à immersion à huile, grossissant 700 à 1200 fois. Un autre objectif sec grossissant 5 à 600 fois est aussi très utile. Il faut des oculaires de 3 forces différentes. Il est aussi très pratique d'avoir un microscope muni d'une platine aussi large que possible, pour l'examen des cultures sur plaque.

A. **Grossissement faible** (60 à 100 fois) (diaphragme étroit). Employé pour examiner les cultures sur plaques. Pour cela, on enlève le couvercle de la boîte et l'on regarde la colonie par en haut, ou bien, lorsqu'on ne veut pas infecter la plaque en l'ouvrant, on la pose sur le couvercle, et l'on examine la colonie par la face inférieure — mais on n'obtient pas ainsi en général un aspect aussi caractéristique.

B. Grossissement fort. Immersion à huile (700 à 1200 fois). Employé pour l'examen des microbes isolés. On met sur la préparation terminée (porte-objet ou couvre-objet) une goutte d'huile de cèdre, on enfonce le tube du microscope en tournant la grosse vis, jusqu'à ce que la lentille arrive au contact de l'huile, puis on met au point en utilisant la vis micrométrique.

C. Préparations microscopiques.

a) **Préparations non colorées** (diaphragme). Elles sont faites :

1º En mettant une goutte de culture en milieu liquide, ou une goutte d'eau stérile dans laquelle on dissocie une trace de culture pure (prélevée sur milieu solide) entre lame et lamelle ;

2º En goutte pendante : on dépose sur une lamelle couvre-objet bien nettoyée une œse d'eau stérilisée, de solution salée physiologique, ou de bouillon et l'on dissocie dans cette gouttelette une trace de la culture pure à examiner, ou bien on emploie directement une culture en bouillon. Puis on retourne la lame sur la cavité d'un porte-objet dit à cellule ou à goutte pendante, en ayant soin de mettre une gouttelette d'eau aux quatre angles entre lame et lamelle pour fixer celle-ci. Si l'on veut conserver la préparation, on lute avec un peu de vaseline.

Il faut faire attention à ne pas prendre trop de culture, parce que les Bactéries pourraient par là être gênées dans leur mobilité. Pour rendre celle-ci plus appréciable à l'œil des débutants, on conseille d'ajouter à la goutte une trace de solution colorante diluée, qui n'altère point les Bactéries. On cherche d'abord le contour net et sombre du bord de la gouttelette, plus facilement visible, et souvent les bactéries y sont plus abondantes, parce qu'elles y sont attirées par l'oxygène de l'air. Parfois des gouttelettes en buée se déposent au fond du godet, par suite du refroidissement rapide, ce qui gêne l'examen. On peut obvier à cet inconvénient en soulevant avec prudence la lamelle et en essuyant le godet, ou bien en chauffant légèrement le porte-objet, avant de disposer la lamelle avec la goutte pendante. La goutte doit être aussi aplatie que possible, parce que les couches les plus profondes sont en dehors de la distance focale de la lentille de l'objectif, et que les Bactéries qui tombent au fond de la goutte ne sont plus visibles. Si l'on a besoin d'examiner pendant longtemps la goutte pendante, pour l'agglutination microscopique par exemple, les microbes disparaissent souvent du champ visuel et se déposent au fond de la goutte.

Pour éviter cet inconvénient. M. Ficker a conseillé d'employer un porte-objet qui offre au fond de la cupule un plateau légèrement surélevé de 8 mm. de large, dont la surface est polie (cellule à rigole). Lorsqu'on met le couvre-objet avec la goutte sur la cellule la goutte s'étend entre la lamelle et le plateau, et l'on peut voir constamment les bactéries. Si la goutte est trop grosse, le trop-plein s'écoule dans la rigole qui circonscrit le plateau.

b) **Préparations colorées** (sans diaphragme). Il faut se servir du miroir plan et de l'éclairage Abbé.

D. Source lumineuse. — Le mieux est d'employer la lumière du jour. Il faut éviter la lumière directe du soleil. La meilleure exposition pour un microscope est le nord.

Si les fenêtres sont exposées au sud, on mettra, quand il y a du soleil, des stores blancs ou du papier parcheminé.

La meilleure des sources de lumière artificielle est celle du bec Auer. Les ampoules électriques ordinaires donnent une lumière trop jaune, et exigent l'emploi d'un disque de verre bleu. On peut employer la lueur d'une lampe à pétrole voilée par un globe rempli d'une solution d'oxyde de fer ammoniacal.

E. Nettoyage du microscope et des préparations. On essuie l'huile de la lentille à immersion avec une peau molle et parfois avec un peu de xylol ou de benzine. L'action longtemps prolongée du xylol ou de la benzine dessertit des lentilles.

Il est bon de mettre entre la platine et l'objectif, quand on ne se sert pas du microscope, une feuille de papier de soie du Japon ou bien de papier buvard ; on met une cloche de verre sur l'appareil.

On enlève l'huile des préparations et des couvre-objets, avec un peu de xylol ; il est bon d'attendre auparavant que le baume de Canada se soit un peu durci entre la lame et la lamelle.

On nettoie les lames et les lamelles neuves avec un mélange d'alcool et d'éther. Les lames qui ont déjà servi sont chauffées avec de l'acide sulfurique et du bichromate de potasse. Si le verre reste gras, malgré l'usage de l'alcool et de l'éther, on peut employer le procédé suivant. On humecte la pulpe du doigt avec un peu d'eau et on le passe sur un morceau de savon ; on frotte la lame ou la lamelle à plusieurs reprises avec le doigt, puis on le lave et on le dessèche. L'acide chromique réussit bien également

2. — Principales solutions pour faire les préparations

Pour colorer les préparations en bactériologie, on emploie presque exclusivement les couleurs d'aniline. Sont désignées comme couleurs basiques : le bleu de méthylène, la fuchsine, le brun de Bismark (Vésuvine), le violet de méthyle, le violet de gentiane, le krystall-violet, la safranine ; et comme couleurs acides : l'éosine, la fluorescéine, la fuchsine acide. Les premiers colorent les noyaux et les bactéries, les dernières sont des colorants diffus, des tissus et des sécrétions.

A. Solutions colorantes.

a) Solutions simples.

1-3 Fuchsine; Bleu de Méthylène; Violet de gentiane.

Il est bon d'avoir en réserve des solutions-mères de ces colorants trs employés; elles se conservent presque indéfiniment. On met dans un flacon la matière colorante en poudre avec de l'alcool à 96°, on agite plusieurs fois, et l'on filtre, ou bien on laisse tout simplement déposer. On mélange une partie de cette solution saturée avec 4 parties d'eau distillée, ou d'alcool, et l'on filtre avant de s'en servir.

Pour obtenir de bonnes préparations, il est préférable de colorer pendant longtemps avec des solutions colorantes faibles plutôt que de colorer rapidement avec des solutions fortes. La fuchsine surcolore facilement. Aussi emploie-t-on de préférence le bleu de méthylène pour le pus, le sang, les frottis de tissus. Malheureusement les préparations au bleu de méthylène (1) se décolorent beaucoup plus vite que les préparations à la fuchsine, qui, comme les préparations au violet de gentiane, se conservent pendant des années. Les trois colorants sont utilisables pour les bactéries et les tissus. Pour photographier les préparations il est nécessaire de recourir à la coloration rouge.

4. Brun de Bismarck (Vésuvine). Même préparation que 1-3. Colore bien les tissus, mais mal les bactéries.

5. Eosine. — Utilisée pour la coloration des tissus autour des bactéries. On dissout, 2 gr. d'éosine dans 100 cmc. d'eau distillée.

6. Safranine. — On dissout à chaud 3 gr. de safranine dans 100 cmc. d'eau distillée. Employée comme l'éosine.

7. Rouge neutre. — Solution aqueuse concentrée.

b) Solutions colorantes composées, agissant fortement.

1. Fuchsine phéniquée (Liqueur de Ziehl). Formule :

Fuchsine..............	1 gr.	Broyer la fuchsine et l'acide
Acide phénique neigeux..............	5	phénique dans un mortier en ajoutant l'alcool goutte à goutte. (Note
Alcool..............	10 —	du traducteur.)
Eau distillée........	90 —	

La dilution au 1/5 ou au 1/10 de cette liqueur est très recommandable, parce qu'elle donne des figures très claires, et ne surcolore pas.

2. Fuchsine phéniquée glycérinée (Czaplewski) ; se prépare comme le Ziehl, mais au lieu de 90 d'eau on met 50 de glycérine et 100 d'eau.

3. Solutions colorantes à l'eau anilinée.

a) fuchsine anilinée.

b) violet de gentiane aniliné (solution dite d'Ehrlich).

c) violet de méthyle aniliné.

5 cmc d'huile d'aniline sont agités fortement pendant quelques minutes dans 100 gr. d'eau distillée ; puis on filtre, jusqu'à ce que l'eau soit claire. Dans cette **eau anilinée**, on dissout 4 gr. de fuchsine ou bien 4 gr. de violet de méthyle et on filtre encore une fois le tout.

Pour faire la solution d'Ehrlich, on ajoute à 100 cmc. d'eau

---

(1) Il faut avoir soin de monter les préparations colorées par le bleu avec de l'huile de cèdre et non du baume de Canada.

anilinée 11 cmc. de la solution alcoolique mère de violet de gentiane.

Czaplewski et E. Frankel recommandent de remplacer l'eau anilinée par de **l'eau phéniquée** à 2 1/2 0/0. L'avantage est que les solutions phéniquées ne se décomposent pas aussi rapidement que les liqueurs anilinées.

4. Bleu de méthylène de Loeffler.

A 100 cmc d'eau renfermant 1 cmc. de lessive de soude à 1 0/0 on ajoute 30 cmc. d'une solution alcoolique concentrée de bleu de méthylène. Le pouvoir tinctorial de cette solution est considérablement renforcé par l'addition d'alcali. (Se conserve très longtemps.)

5. Bleu de méthylène acétique, pour la coloration des corpuscules, d'après Neisser. 2 solutions :

    a) 1 gr. de bleu de méthylène est dissous dans 20 cmc. d'alcool à 90°, puis on ajoute 950 cmc. d'eau distillée et 50 cmc. d'acide acétique glacial.

    b) 2 gr. de brun de Bismarck sont dissous à chaud dans 1 litre d'eau distillée (Filtrer).

6. Nouvelles colorations pour les grains de Neisser.

a)	Bleu de Méthylène	1
	Alcool 96°	20
	Eau distillée	1000
	Acide acétique	50
b)	Kristallviolet. Höchst	1
	Alcool	10
	Eau distillée	300
c)	Chrisoïdine	1
	Eau chaude	300

(Filtrer)

Voir coloration du B. diphtérique.

7. Bleu de méthylène phéniqué de Kühne. Formule :

Bleu de méthylène	1 gr. 50
Acide phénique liq.	5 —
Alcool absolu	10 —
Eau distillée	95 —

(Pour obtenir des préparations au bleu de méthylène qui soient durables.)

8. Carmin aluné.

On ajoute 2 gr. de carmin à 100 cmc. d'une solution d'alun à 5 0/0, on chauffe pendant 1 heure et l'on filtre. Colore les noyaux et les tissus, mais ne colore pas les Bactéries.

9. Carmin lithiné.

Carmin	3
Solution saturée de carbonate de lithine	100

10. Picrocarmin de Weigert.

On abandonne pendant 24 heures un mélange de 2 gr. de carmin et de 4 gr. d'ammoniaque, on ajoute 200 cmc. de solution aqueuse saturée d'acide picrique. Il se produit un précipité, on ajoute alors goutte à goutte de l'ammoniaque jusqu'à ce que le précipité se soit redissous.

11. Thionine phéniquée de Nicolle.

10 de solution de thionine saturée dans l'alcool à 50º.

100 d'eau phéniquée à 1 0/0. Pour la coloration des coupes.

12. Hématoxyline de Grenacher.

Hématoxyline alunée 1/200. Après surcoloration, on peut décolorer avec l'acide chlorhydrique étendu.

13. Hématoxyline ferrique de Heidenhain.

a) Mordançant.

Sulfate d'oxyde de fer ammoniacal............	2,5
Eau distillée.............................	100

b) Colorant :

Hématoxyline.............................	1
Alcool...................................	10
Eau distillée.............................	90

(Flacon brun).

14. Hématoxyline ferrique de Weigert.

a) Sesquichlorure de fer.....................	4
Eau distillée.............................	100
Acide chlorhydrique.......................	1

b) Hématoxyline............................	1
Alcool 96................................	100

15. Réactif de Griess, pour déceler les nitrites (employé dans le choléra par Emmerich).

    a) 0,5 d'acide sulfanilique sont dissous dans 150 d'acide acétique dilué.

    b) 0,1 de α naphtylamine dissous dans 20 d'eau chaude et allongée de 150 d'acide acétique; on met 1 cmc. de chaque dans 10 de liquide à examiner.

B. Méthodes de différenciation.

1. Eau distillée.

2. Alcool absolu et alcool dilué.

3. Solution iodo-iodurée (Solution de Lugol).

Iode pur.................................	1 gr.
KI......................................	2 —
Eau distillée.............................	300 —

4. Acide sulfurique dilué au 1/4.

5. Acide acétique de 1 à 3 0/0.

6. Alcool acide.

Alcool à 90°........................   100 cmc.
Eau distillée.......................   200   —
HCl pur............................   20 gouttes.

C. Mordançage pour la coloration des cils.
2. Mordançant de Loeffler.
10 cmc. de solution alcoolique saturée de Fuchsine.
50 cmc. de solution saturée à froid de sulfate de fer.
100 cmc. de solution de tannin à 20 0/0.
2. Mordançant de Bunge.
25 cmc. de perclhorure de fer à 25 0/0.
75 cmc. de solution, aqueuse saturée de tannin.
On ajoute à cette solution immédiatement avant de l'employer,
une solution d'eau oxygénée à 3 0/0, jusqu'à ce qu'apparaisse une
teinte rouge brun ; on filtre alors.
3. Mordançant de Van Ermengem.

Solution de tannin à 20 0/0...........   60 cmc.
Solution d'acide osmique à 2 0/0.......   30 —
Acide acétique glacial.................   4 ou 5 gouttes.

4. Solution d'acide gallique de Hinterberger.

Eau distillée........................   20 cmc.
Acide gallique à 3 0/0................   20 —
Acétate de soude à 50 0/0............   2 —

5. Mordançant en Peppler.

Tannin.............................   20 gr.
Eau distillée........................   80 —

Après refroidissement, on ajoute 15 cmc. de solution d'acide
chromique à 2,5 0/0.
6. Mordançant de Zettnow.
On ajoute à une solution de tannin à 5 0/0 une solution concentrée de tartre stibié jusqu'à ce qu'il se forme un précipité ; on
filtre la solution avant de l'employer.
7. Mordançant de Valenti.

Acide tannique pur.....................   20 gr.
Eau distillée chaude....................   100 —

**D. Eclaircissants et substances pour monter les prépara-
tions.**
1. Xylol.
2. Baume de Canada.
3. Laque de Dammar.
4. Huile de Cèdre.
E. Liquides fixateurs et conservateurs.
1. Liquide de Müller.

```
Bichromate de potasse.........................    2-2,5
Sulfate de soude..............................    1
Eau...........................................    100
```

2. Liquide d'Hermann.

```
Chlorure de platine.....  1 o/o...............    75
Acide acétique................................    5
Acide osmique .........  2 o/o................    20
```

3, Liqueur de Flemming.

```
Acide chromique.......  1 o/o................    75
Acide acétique................................    5
Acide osmique.........  2 o/o................    20
```

4. Liquide de Zenker.

```
Sublimé ......................................    5
Acide acétique................................    5
Sulfate de soude..............................    1
Bichromate de potasse.........................    5
Eau...........................................    100
```

5. Liquide de Pérényi.

```
Acide nitrique...........  à 10 o/o...........    40
Alcool à 90°..................................    30
Acide chromique.....   à  5 o/o...............    30
```

6. Sublimé (Leiss).

```
Solution aqueuse concentrée de sublimé........    66
Alcool à 90°..................................    33
```

7. Liquide de Kayserling.

Pour conserver les pièces pathologiques, avec leurs couleurs
naturelles.

```
I. Formaline..................................    500
   Eau distillée..............................    1000
   Nitrate de potasse.........................    10
   Acétate de potasse.........................    30
II. Alcool à 80 o/o...........................    90 o/o
III. Acétate de potasse.......................    250
   Eau distillée..............................    1000
   Glycérine..................................    1000
```

La pièce reste 48^h dans la solution I, puis dans la solution II
jusqu'à ce que la couleur soit revenue. Le liquide 3 sert de liquide
définitif. Glage met les pièces dans un mélange de gélatine formaline. On obtient ainsi de superbes pièces.

3. — Manière de faire une préparation colorée de bactéries

A. Préparations en frottis et en décalque.

I. Coloration simple à la fuchsine, au bleu de méthylène ou au violet de gentiane.

(Méthode applicable à toutes les Bactéries à l'exception du bacille tuberculeux.)

On dépose sur une lamelle couvre-objet bien nettoyée, que l'on tient avec une pince de Cornet, ou (ce qui est plus pratique) sur une lame porte-objet directement, une ose d'eau distillée; on y dissocie une trace de culture pure (de préférence prise sur un milieu solide) et l'on étale la goutte en couche aussi mince que possible. On laisse évaporer le liquide, en l'agitant vivement très haut au-dessus d'une flamme chauffante; puis, lorsqu'elle est desséchée, on passe la préparation rapidement, face en haut, dans la flamme, pour fixer les bactéries à la lame de verre (ne pas la brûler). On dépose alors la solution colorante sur la face chargée de la préparation, on laisse agir quelques instants (15 secondes à 1 minute), parfois on chauffe un peu, puis on lave la préparation avec de l'eau et on la laisse sécher : on peut aussi chauffer prudemment.

Si l'on a fait la coloration sur le porte-objet, il suffit d'ajouter une goutte d'huile de cèdre à l'endroit coloré, et de regarder sans mettre de lamelle. Si l'on veut conserver la préparation, on monte avec une goutte de baume de Canada sans acide et une lamelle. Si l'on a fait la coloration sur la lamelle couvre-objet, on la retourne, face en bas, sur une lame porte-objet, sur laquelle on a déposé au préalable une goutte de baume de Canada; on voit mieux les capsules dans les préparations montées avec de l'huile de cèdre.

Si, au lieu de cultures pures, il s'agit de pus, de mucus, de crachat, de suc de tissu, il est inutile de mettre de goutte d'eau sur la lame. Si le produit pathologique est difficile à étaler, on peut l'écraser entre deux lames ou lamelles, que l'on sépare ensuite en les faisant glisser l'une sur l'autre.

On peut, au lieu d'employer la chaleur pour fixer, plonger les préparations pendant quelques minutes dans de l'alcool absolu, ou dans un mélange d'alcool absolu et d'éther, ou les autres fixateurs appropriés par le sang et les frottis d'organes (alcool méthylique, acide chromique, etc.).

II. Méthodes spéciales de coloration.

a) **Coloration par le Gram.** — La méthode de Gram n'est possible qu'avec un certain groupe de couleurs d'aniline, les pararosanilines : violet de gentiane, violet de méthyle et bleu victoria. La première couleur est la plus employée.

La technique est la suivante :

1. Préparation étalée comme ci-dessus.
2. Coloration avec la solution d'Ehrlich pendant 1 à 3 minutes.
3. Lavage à l'eau.

4. Différenciation avec la solution iodo-iodurée pendant 1 minute.

5. Décoloration par l'alcool absolu, jusqu'à ce que l'alcool n'entraîne plus de matière colorante (ordinairement 1 à 2 minutes).

6. Séchage et montage.

D'après l'opinion généralement admise, chaque espèce bactérienne prend d'une façon immuable soit bien, soit pas du tout, la coloration de Gram : cette proposition n'est pas tout à fait exacte. Ainsi, par exemple, sur 12 races différentes de fluorescents, 3 exemplaires (Lehmann et Neumann) se coloraient bien par le Gram, après 24 heures de culture — alors que la plupart des auteurs indiquent que ce microbe ne prend pas le Gram. D'après Zimmermann même, tous les fluorescents gardent le Gram, dans leurs cultures jeunes.

De même, une culture de charbon symptomatique (Lehmann et Neumann) garde très bien le Gram, alors que le plus souvent on dit qu'il n'est pas colorable par cette méthode.

On s'explique en partie les indications contradictoires, par ce fait que la réaction est faite sur des matériaux très différents, tantôt des cultures jeunes, tantôt des cultures vieilles, et que la décoloration par l'alcool est poussée plus ou moins loin. Des races différentes de Bacterium vulgare se colorent différemment bien par le Gram. En tout cas, il est bon de faire pour toute coloration une préparation de charbon ou de staphylocoque en même temps que celle que l'on étudie et de différencier les préparations avec l'alcool pendant un temps égal (1 ou 2 minutes). On peut ainsi juger si une espèce microbienne garde la couleur, l'abandonne facilement, ou ne se décolore lentement que par l'action plus prolongée de l'alcool.

Se colorent par le Gram (réaction de Gram positive) les espèces suivantes :
Tous les microcoques (le Micr. catarrh., le méningocoque, le gonocoque exceptés), par conséquent, Micr. pyogenes, Strep. pyogenes, Strept. lanceolatus, pneumocoque de Talamon-Frankel, toutes les sarcines.

Tous les bâtonnets aérobies sporulés : Bacillus anthracis, Bac. subtilis, Bac. mesentericus, et d'autres. Parmi les anaérobies : Bac. tetani, les autres se colorent plus ou moins bien.

Parmi les bâtonnets non sporulés, un petit nombre : par exemple B. Proteus (pas toujours), Bact. murisepticum, B. erysipelatos suum, B.Guntheri (moins certainement le Fluorescent).

Le groupe des Actinomycètes (Bactéries ramifiées) à savoir : Corynebact. Diphteriae, Corynebact. pseudo-diphtheritic., Mycobact. tuberculosis et leprae, et les autres acido-résistants : toutes les espèces d'Actinomyces, les levures, l'oïdium.

Ne se colorent pas par le Gram (réaction de Gram négative) la plupart des bâtonnets non sporulés et les Spirillacées. Parmi les espèces les plus importantes citons :

Micr. gonorrhoeae, Bact. Influenzae, Bact. coli, Bact. typhi, Bact. septicemiae hemorrag., Bact. pestis, Bact. pneumoniae (Friedlander), Corynebact. mallei, vibrio cholerae, vibrions choleriformes de l'eau, spirilles, Bacillus Chauvoei (Charbon symptomatique), Bac. œdematis maligni, Spirochaete Obermeieri.

D'importantes modifications ont été apportées à la méthode de Gram. Ce sont celles

α) de Nicolle.

1. Colorer (1 à 5 minutes) avec la solution suivante : 10 cmc. de solution alcoolique saturée de violet de gentiane, 100 cmc. d'eau phéniquée à 1 0/0 ;

2. Mordançage avec la solution iodo-iodurée, environ 1 minute.

3. Différenciation avec un mélange de 3 parties d'alcool absolu et de 1 partie d'acétone.

β) De Claudius.

Au lieu de la solution de Lugol, on peut employer un mélange à parties égales de solution saturée d'acide picrique et d'eau.

γ) En tout cas il y a avantage à remplacer les solutions colorantes à l'eau d'aniline, par des solutions faites dans l'eau phéniquée à 2 1/2 0/0, car celles-ci se conservent beaucoup plus longtemps.

δ) Les méthodes à l'iode « naissant » : au lieu de Lugol on emploie solution phéniquée, ferricyanure de K et KI.

b) **Coloration des capsules.** — On procède de la façon suivante, d'après Johne :

On chauffe la préparation avec une solution à 2 0/0 de violet de gentiane jusqu'à ce qu'il se dégage des vapeurs.

2. On lave à l'eau ;

3. On fait agir pendant 6 à 10 secondes l'acide acétique à 2 0/0.

4. On rince à l'eau ;

Avec cette méthode, on peut aussi déceler bien souvent une membrane manifeste autour de la cellule bactérienne fortement colorée, chez des espèces que l'on ne range pas d'ordinaire parmi les bactéries capsulées. Les capsules sont plus belles quand on examine les préparations montées dans l'eau. Dans le baume de Canada la capsule disparaît d'ordinaire. On ne voit guère de capsules que sur des préparations faites avec des produits pathologiques; il est difficile de les voir sur des microbes venant de cultures pures, à l'exception des cultures en sérum de lapin. Ce sérum, employé à l'état liquide, constitue en effet un excellent milieu de culture pour la mise en évidence des capsules (Bezançon et Griffon).

Les autres méthodes de coloration de capsules de Friedlander, de Nicolle, de Ribbert, ne diffèrent que par des détails, et sont toutes bonnes à employer. La méthode de Kaufmann est un peu différente : Coloration par le bleu de Lœffler pendant plusieurs heures, lavage avec de l'eau contenant de la soude; imprégnation pendant 2 min. avec une solution de nitrate d'argent à 1/2 0/0; lavage à l'eau; recoloration pendant 30 secondes par la fuchsine alcoolique ; lavage à l'eau. La capsule est rouge, la bactérie bleue. Heim recommande de colorer avec du bleu rougeâtre (chloroforme). Buerger fixe au Muller et colore à la solution d'Ehrlich. On a aussi conseillé la méthode à l'encre de Chine diluée au 1/10 (utilisable aussi pour les Spirochètes).

c) **Coloration des cils.** — Les cils non colorés sont presque toujours invisibles ; pendant longtemps, on les a colorés par la méthode de Lœffler :

1. Préparation : dissocier une trace de culture jeune sur agar (pas en bouillon) dans une très petite gouttelette d'eau ; bien étendre, sécher rapidement ;

2. On chauffe la préparation avec le mordant de Lœffler jusqu'à la production de vapeur pendant 1/2 à 1 minute (ne pas faire bouillir).

3. Laver avec un fort jet d'eau.

4. Laver à l'alcool pour enlever le reste du mordant sur les bords.

5. Coloration avec la fuchsine (quelques cristaux de fuchsine sont dissous dans 10 cmc. d'eau anilinée, et l'on ajoute goutte à goutte de la lessive de soude diluée à 1 0/00, jusqu'à ce que le liquide clair commence à devenir opaque, nuageux), en chauffant pendant 1 min. jusqu'à dégagement de vapeur.

6. Laver à l'eau, dessécher, puis monter au baume de Canada.

Il faut encore que les cultures soient jeunes ; cependant il n'est pas indispensable, comme quelques auteurs l'affirment, de n'opérer que sur des cultures âgées seulement de 24 heures. On peut obtenir de très bonnes préparations avec des cultures de 12 jours. — Le mordançant doit être fraîchement préparé.

2. Plus récemment Bunge a essayé une méthode un peu différente (voir mordançants) :

1. On fait la préparation comme pour un Lœffler.

2. On chauffe avec le mordant de Bunge une minute jusqu'à dégagement de vapeurs.

3. On lave soigneusement à l'eau et l'on sèche.

4. On chauffe légèrement le violet phéniqué ou avec la fuchsine phéniquée.

5. On lave à l'eau, on dessèche et l'on monte au baume.

3. On peut encore essayer la méthode de van Ermengem. On mordance pendant 5 minutes avec l'acide osmique à chaud. Puis on lave à l'eau et à l'alcool absolu, et l'on arrose la préparation pendant quelques secondes avec une solution argentique à 0,5 à 2,5 0/0. On porte alors la préparation pendant quelques instants, sans l'avoir lavée, dans la solution suivante : acide tannique, 3 ; acide gallique, 5 ; acétate de soude, 10 ; eau, 350, et on la reporte de nouveau dans la solution d'argent, jusqu'à ce qu'elle commence à noircir. On la lave alors à l'eau.

4. Hinterberger évite le précipité qui se forme dans la méthode de van Ermengem en plongeant la préparation dans une solution aqueuse d'eau salée, et en lavant ensuite dans l'ammoniaque et

l'hyposulfite de soude. Cette méthode a donné d'excellents résultats à Lehmann et Neumann qui l'exposent ainsi :

Il est très important d'avoir des lamelles absolument propres. On les fait bouillir à deux reprises différentes pendant 10 minutes dans de l'acide chromique (15 gr. de bichromate de potasse, 15 gr. d'acide sulfurique concentré $+$ 250 gr. d'eau) dans une capsule de verre. On verse l'acide, et on lave d'abord avec de l'eau ordinaire, le tout, puis on fait bouillir les lames dans la même capsule, avec de l'eau distillée, deux fois, ensuite on passe deux fois de l'alcool absolu, dans lequel on conserve finalement les lames. Quand on veut les utiliser, on en prend une avec une pince flambée et on laisse l'alcool s'évaporer.

Les microbes étalés en couche mince sur la lamelle sont fixés pendant quelques minutes par la chaleur à 100 ou 110°, puis après refroidissement on les traite pendant 30 minutes par le mordant de Van Ermangem. On lave à l'eau, puis à l'alcool à 95° et de nouveau à l'eau, puis on arrose la lamelle avec la solution de nitrate d'argent à 1 0/0. On l'immerge à plusieurs reprises dans la solution saline à 7 0/0 et dans l'ammoniaque à 30 0/0.

On enlève l'excès d'ammoniaque et de chlorure d'argent par l'alcool à 95°. On fait alors agir la solution gallique de Hinterberger sur la lamelle que l'on baigne ensuite dans une solution de nitrate d'argent à 0,25 0/0, jusqu'à ce qu'elle commence à devenir trouble et que la masse des bactéries prenne une teinte brune. On lave une dernière fois à l'eau. Les cils se colorent d'une façon durable en gris ou en gris noir.

5. Peppler mordance avec le tannin et l'acide chromique pendant 1 à 5 minutes, et lave ensuite à l'eau. Il recolore avec une couleur d'aniline (solution alcoolique saturée de fuchsine 10, eau 100, acide phénique 2,5) pendant 2 minutes. Il se lave à l'eau.

Cette méthode donne aussi de bons résultats ; mais il est impossible de garantir que l'on réussira à chaque coup avec n'importe quelle méthode.

La méthode de Hinterberger a l'avantage de fournir des colorations durables.

6. Méthode de Gemelli. On emploie deux solutions :

1. Permanganate de potasse   0,25
Eau distillée   —   100,00

2. Solution de chlorure de potassium à 0,75 0/0. On ajoute à 20 cmc. de cette solution 1 cmc. d'une solution à 1 0/0 de rouge neutre.

Les lamelles fixées sont plongées pendant 10 à 20 minutes dans la solution 1, puis lavées à l'eau et mises dans la solution 2 pendant 15 à 30 minutes. On lave à plusieurs reprises, on sèche et l'on monte au baume.

7. La méthode de Luca-Valenti, abandonnée, est pourtant simple. On met d'abord sur la préparation 2 à 3 gouttes d'une solution à 20 0/0 d'acide tannique, puis, après lavage, on fait agir la

solution de Ziehl en chauffant un instant, on lave, on sèche, et l'on monte au baume.

8. Méthode de Zettnow.

I. Mordançant.

a) Sol tanin à 5 o/o........................   100
b) Tartre stibié à 2/3o....................   15

On ajoute b) à a).

Jusqu'à ce que le précipité reste constant (environ 15 pour 100).

II. Solution d'argent.

Nit. d'argent............................   5
Eau distill.............................   3o
Sulf. de soude..........................   6

Le précipité est lavé puis dissous dans 500 d'eau distillée ; on prélève 25 cm. de liquide qui surnage et on les ajoute à 25 d'eau, et autant d'éthylamine et d'ammoniaque qu'il est nécessaire pour faire disparaître le précipité brun.

9. Procédé de Benignetti et Gino.

Préparation fixée à la chaleur.

Violet de gentiane (sol. alcoolique saturée).   3
Alun saturé   5
Sulfate de zinc 1 o/o...................   5
Tanin 10 o/o............................   5
(à chaud)

d) **Coloration des spores.** — De toutes les méthodes de coloration de spores connues (Hauser, Mœller, Klein, Buchner, Fiocca) nous retenons comme le plus pratique celle de Mœller, un peu modifiée, avec le mordançage à l'acide chromique. Elle ne diffère de la méthode ordinaire de coloration du bacille tuberculeux que par un mordançage préalable par l'acide chromique. Elle convient à toutes les spores des bactéries et des levures. Les spores restent rouges, les cellules végétatives deviennent bleues.

1. Action de l'acide chromique à 5 0/0 pendant 1 à 2 minutes ;

2. Lavage à l'eau ;

3. Coloration à la fuchsine phéniquée, à chaud, jusqu'à dégagement de vapeurs pendant 1 minute ;

4. Différenciation avec H_2SO_4 à 10 0/0, jusqu'à ce que la coloration rouge ait presque complètement disparu (1) ;

5. Lavage à l'eau ;

6. Recoloration avec la bleu de méthylène 1/2 à 1 minute. Lavage, montage au Baume.

(1) Au lieu de l'acide sulfurique à 10 o/o, on peut employer aussi l'acide sulfurique à 5 o/o ou à 25 o/o, l'acide chlorhydrique à 5 o/o ou l'acide nitrique à 10 o/o, ou même l'alcool acide, mais il faut, suivant les cas, laisser agir le décolorant plus ou moins longtemps.

La méthode de Hauser, qui donne aussi de bons résultats, ne diffère de celle de Mœller que par l'absence de mordançage à l'acide chromique. On réussit dans la plupart des cas à colorer les spores sans mordant préalable; il faut faire agir la fuchsine phéniquée pendant 10 minutes.

Trincas décolore par l'hypochlorite de chaux, puis traite la préparation par le formol à 20-40 0/0 puis, après lavage par le chrysoïdine à 1 pour 300, à froid.

e) **Coloration du bacille tuberculeux.** (Commune à tous les bâtonnets acido-résistants.)

1. La méthode la plus répandue est celle de Ziehl-Neelsen :

1. Étalement de la préparation sur lame ou lamelle;

2. Chauffage pendant 1 à 2 minutes avec de la fuchsine phéniquée jusqu'à production de vapeurs ;

3. Lavage à l'eau ;

4. Décoloration à l'acide nitrique à 20 0/0 à l'acide sulfurique, à 25 0/0 ou à l'alcool chlorhydrique jusqu'à ce que la coloration rouge ait presque complètement disparu;

5. Lavage à l'eau ;

6. Recoloration au bleu de méthylène (Quelques secondes à 1 minute);

7. Lavage à l'eau, assèchement, montage au baume.

Dans une préparation de crachats, les bacilles sont rouges, le mucus bleu pâle, les streptocoques et autres bactéries apparaissent bleu foncé. La recoloration au bleu doit être d'autant plus courte et plus faible que la préparation est plus épaisse et les bacilles tuberculeux plus rares ; on ne doit pas y recourir s'il s'agit d'une préparation de culture pure.

2. On peut aussi, d'après la méthode de Franckel et de Gabbet, faire la décoloration et la recoloration en même temps. [C'est une mauvaise méthode qui expose à des erreurs (Traducteur.)] On porte les préparations colorées à chaud par la fuchsine phéniquée, après lavage à l'eau, dans la solution suivante :

Acide sulfurique concentré...................... 1
Eau distillée................. 3
Bleu de méthylène.,..................... q. s.

On lave ensuite soigneusement à l'eau, on dessèche et l'on monte au baume. Si commode que soit cette méthode, il est plus avantageux de pratiquer séparément la coloration, la décoloration par l'acide et la recoloration.

De cette façon, on tient mieux dans la main la réussite de la préparation.

3. La méthode de Ehrlich-Koch est également beaucoup employée. La préparation sèche et fixée à la flamme est colorée pendant 1 à 2 minutes avec du violet aniliné, en chauffant ; puis est décolorée pendant 1 à 4 secondes avec un acide (acide nitrique à 30 0/0); on la porte ensuite pendant quelques instants dans

l'alcool à 60°, puis pendant quelques minutes dans une solution aqueuse de brun de Bismarck ; enfin on lave à l'eau. Les bacilles tuberculeux apparaissent en violet sous un fond brun.

4. Coloration de **Gasis**. Coloration à chaud pendant 1 à 2 minutes avec l'éosine (éosine cristallisée, 1 gr. ; alcool abs., 5 ; eau distillée, 95 ; on ajoute un cristal de sublimé) — On différencie avec la solution sodique (soude, 0,5 ; KI, 1 ; alcool à 50,100), jusqu'à l'apparition d'une teinte verte ; lavage à l'alcool absolu ; lavage à l'eau, coloration de contraste avec le bleu de méthylène (bleu, 1, alcool absolu, 10 ; HCl, 1/2 cmc ; eau, 90) lavage à l'eau (1).

5) Coloration d'**Hermann**, modifié par Berka (2). Colorant violet ammoniacal (solution aqueuse à 1 0/0 de carbonate d'ammoniaque, 3 parties ; solution alcoolique concentrée de Kristallviolet 1 partie : préparer extemporanément). On chauffe pour colorer. Décoloration à l'acide nitrique à 10 0/0, puis à l'alcool à 95. Recoloration par le brun de Bismarck (Brun de Bismarck, 2 ; alcool à 95, 60 ; eau, 40), 1 minute, puis lavage à l'eau.

6. Méthode de **Much**. — Ce ne sont que des modifications de l'ancienne méthode de Gram.

I. Violet aniliné, lugol, décoloration à l'alcool absolu, puis à l'essence de girofle.

II. Violet de méthyle BN, phéniqué. Coloration à la flamme ou bien en 24 à 48 h. à l'étuve à 37° ; iodure de potassium, 1 à 5 minutes, acide nitrique à 5 0/0, 1 minute, acide chlorhydrique à 3 0/0, 10 secondes, acide acétique alcool, ââ.

III. Coloration au violet BN. — Décoloration à l'iode naissant (3) (5 gr. KI, 100 cmc de H^2O^2 à 2 0/0), alcool absolu, 2 min.

7. Méthode de **v. Betegh**. — Coloration à la fuschsine phéniquée à chaud, puis laver, puis coloration, 2 à 5 minutes par la solution de Dahlia, 2, alcool à 96,20, eau 150 ; acide phénique, 4 à 5 gouttes). — Lavages lugol, alcool, les « spores » sont noires, le bacille rouge.

Pour la mise en évidence des corpuscules chromophiles du bacille, la méthode la plus rapide et la plus jolie à l'œil est, à notre avis, celle de Fontès, qui se recommande par sa simplicité, par sa rapidité, et par la netteté des images qu'elle fournit. Mais comme cette méthode ne comporte pas de temps de décoloration par un acide minéral dilué, elle ne saurait être actuellement conseillée comme méthode de diagnostic clinique : nous insistons sur ce fait que nous l'employons comme méthode d'étude,

---

(1) Cette méthode colore uniformément les bacilles en rose, ainsi que le fond. Elle est inutilisable pour les crachats.

[Note du traducteur.]

(2) Dans la méthode de Caan, on colore d'abord avec le carmin de Mayer, ensuite au violet.

(3) C'est la modification apportée par Lœffler à la méthode de Gram.

[Note du traducteur.]

sur des bacilles provenant de culture et pour étudier des crachats notoirement bacillifères.

La technique conseillée par Fontès est la suivante :
Coloration par la fuschsine phéniquée : 2 minutes ;
Lavage à l'eau ;
Coloration par le krystall-violet phéniqué : 2 minutes ;
Lugol, trois fois ;
Alcool absolu — acétone : décoloration complète ;
Lavage à l'eau ;
Recoloration rapide au bleu de méthylène aqueux ;
Lavage à l'eau.
[(Addition du Traducteur)].

Anciennes méthodes d'enrichissement (1)

α) Méthode de Hesse (plaque d'agar de Heyden). — Cet auteur a fait remarquer que les crachats tuberculeux constituent un milieu de culture des plus avantageux pour les bacilles tuberculeux surtout quand on porte le crachat en petits flocons à la surface de plaque d'agar glycérinée, alcaline. La culture n'est pas très rapide, il est vrai, comme cela l'est sur agar de Heyden, mais il se produit dans tous les cas une multiplication notable des bacilles, de telle sorte que, au bout de 1 à 2 semaines, on voit des colonies avec un faible grossissement.

β) Méthode de multiplication d'après **Jochmann**.
10 cmc. de crachat sont mêlés avec 20 cmc. de solution de Heyden, et maintenus dans une boîte de Petri à 37° pendant 24 heures ; on ajoute alors 3 cmc. d'acide phénique, on agite et on laisse sédimenter ou en centrifuge.

γ) Méthode de multiplication dans le crachat d'après **Spengler**.
On met du papier filtre au fond d'une boîte de Pétri et on étale dessus le crachat sur une épaisseur de 2 mm. à 2 mm 5. On met également du papier filtre dans le couvercle de la boîte de Pétri et l'on verse sur ce papier 3 à 5 gouttes de formaline. On ferme la boîte et on laisse agir les vapeurs de formaline pendant 1 à 3 heures sur le crachat, à la température de 20 à 25°. Les bactéries secondaires du crachat sont tuées, tandis que les bacilles tuberculeux continuent à vivre. La multiplication est plus rapide si l'on a ajouté auparavant au crachat un peu de pancréatine qui digère la masse muqueuse du crachat.

δ) Méthode de sédimentation d'après **van Ketel** :
On mélange ensemble 10 à 25 cmc. de crachat, 10 cmc. d'eau et 6 gr. d'acide phénique, on agite violemment le tout, puis on

---

(1) Voir pour l'étude complète de l'homogénéisation et l'analyse critique de toutes les méthodes, les travaux suivants : Fernand Bezançon et A. Philibert. — Importance de la notion de densité pour la recherche du bacille de Koch dans les propriétés d'homogénésation des crachats. Bull. Soc. étud. scientif. sur la tuberculose, n° 2, avril 1911.

ajoute encore 100 cmc. d'eau et on laisse déposer le mélange dans un verre conique. Le dépôt est examiné au microscope.

La méthode de Strohscheim (agitation et sédimentation d'un mélange de crachat avec une solution de borax dans l'acide borique), et celle de **Biedert-Mühlhaüser Czaplewski** (même procédé, mais avec la lessive de soude à 0, 2 0/0) sont comparables en principe à la méthode δ) ; elles réalisent également une liquéfaction du crachat visqueux (homogénéisation) et permettent de retrouver plus facilement des bacilles tuberculeux après sédimentation.

NOUVELLES MÉTHODES D'ENRICHISSEMENT

α) Méthode à l'**Antiformine** de **Uhlenhut** (1). L'antiformine est une solution d'hypochlorite de soude et de lessive de soude, qui dissout le mucus, les bactéries, excepté le B.T. et les autres tuberculoïdes. On peut aussi retrouver ceux-ci plus facilement.

D'après **Schulte**, il faut employer la méthode comme suit : à 10 cmc. de crachat, on ajoute 20 cmc. d'antiformine à 50 0/0, on agite, et on attend 10 à 30 minutes. On ajoute ensuite 30 cmc. d'acool à brûler, pour abaisser le poids spécifique de la solution. On peut alors centrifuger et examiner le dépôt (2).

β) Méthode d'**Ellermann Erlandsen** ; 10 cmc. de crachat sont mélangés à 4 cmc. de solution aqueuse de carbonate de soude à 0, 6 0/0, et mis à l'étuve à 37º pendant 24 heures. On centrifuge : le crachat est alors additionné de 4 fois son volume de lessive de soude à 0,25 0/0, chauffé à l'ébullition pendant 10 minutes, puis centrifugé (3).

γ) Méthode à la **Ligroïne** de **Lange** et **Nietsche**. On homogénise avec la lessive de potasse ; on ajoute ensuite 2 cmc. de ligroïne et l'on agite, puis on plonge le tube dans l'eau chaude (60 à 65) pour chasser les carbures d'hydrogène. La ligroïne se collecte en haut, entraînant les bacilles (4).

δ) Méthode de **Nakao Abe**. — On mélange 5 à 10 cmc. de crachat, avec 15 à 30 de solution de sublimé (sublimé, 2 ; sel, 10 ;

---

(1) Cette méthode est en réalité ancienne. Ce sont deux Français, de Lannoïse et Girard, qui ont conseillé l'eau de Javel, qu'on appelle antiformine en Allemagne.
[Note du traducteur.]

(2) Dans un travail sur l'homogénéisation, nous sommes arrivé aux mêmes conclusions, avec M. Fernand Bezançon.
[Note du traducteur.]

(3) C'est une bonne méthode, si l'on a soin de la modifier par l'addition d'alcool pour centrifuger. Nous lui reprochons sa lenteur.
[Note du traducteur.]

(4) C'est l'ancienne méthode de Courtade-Arnaude, qui dans le même but employait l'éther au lieu de ligroïne. Elle ne s'applique que si la densité de l'homogénéisation est élevée, ce qui n'est pas le cas.
[Note du traducteur.]

eau, 100). On agite pendant 10 minutes, on centrifuge, ou mieux l'on filtre sur bougie Berkefeld.

ε) La méthode de **Sachs-Mücke** utilise un mélange de sublimé et d'eau oxygénée.

ζ) Les recherches que nous avons faites avec M. Fernand Bezançon sur l'importance de la question densité dans tous ces procédés nous ont conduits à employer la méthode suivante :

1° Mesurer la quantité de crachat que l'on a à sa disposition dans une éprouvette graduée. Mesurer une quantité d'eau dix fois supérieure. Mettre le crachat et la moitié de l'eau dans une capsule en porcelaine et ajouter autant de gouttes de lessive de soude qu'il y a de centimètres cubes de crachat. Par exemple :

Crachat..........................	10 centimètres cubes.
Eau..............................	100 —
Lessive de soude.................	X gouttes.

2° Porter la capsule sur la flamme d'un bec Bunsen, et chauffer doucement en agitant constamment ; ajouter petit à petit le reste des 100 centimètres cubes d'eau. Chauffer environ dix minutes ;

3° Laisser refroidir l'homogénéisation ;

4° Prendre la densité (1) ;

5° Si la densité dépasse 1,004, ajouter un peu d'alcool à 50 degrés jusqu'à ce que la D soit retombée à 0,999-1,000 ;

6° Prélever deux ou quatre tubes à centrifuger de l'homogénéisation et centrifuger pendant trois quarts d'heure, dans une turbine ou un centrifugeur électrique ;

7° Décanter et étaler le culot sur une lame ou deux (suivant l'abondance), laisser sécher ;

8° Colorer une lame par la méthode de Ziehl-Neelsen (Ziehl, dix minutes ; acide nitrique 1/3, deux minutes ; alcool, cinq minutes) et une seconde lame par la méthode picrique de Spengler.

[Addition du Traducteur.]

f) **Coloration des gonocoques.**

Avec toutes les couleurs d'aniline. Non par le Gram. Peu d'exception. D'après Pappenheim, la décoloration par le Gram n'est pas spécifique, parce que d'autres cocci se décolorent aussi par le Gram ; il conseille les doubles colorations. On ajoute à 20 de glycérine 2,5 d'alcool, 0,15 de vert de méthyle, et 0,25 de pyronine, et 80 d'eau phéniquée à 2 0/0 (Pappenheim et Krystallowitz). Colorés pendant 1 minute les gonocoques sont rouges,

---

(1) Il est nécessaire pour cela de remettre l'homogénéisation dans une éprouvette graduée de 10 centimètres cubes. Il faut avoir un densimètre gradué de 950 à 1100. Lorsque la quantité de crachat que l'on a à sa disposition est trop faible pour permettre de prendre la densité, on peut à tout hasard et par prudence ajouter un peu d'alcool à 50 degrés. [Note du traducteur.]

les noyaux des leucocytes verts, et le protoplasma rose. Les préparations sont très belles et se conservent.

Von Wahl colore avec l'Auramine dans l'eau alcoolisée, la thionine, le vert de l'éthyle. La coloration est belle, mais non spécifique. Galli-Vallerio emploie le bleu au thymol et la safranine.

Galli-Valerio colore par le bleu de thymol et la safranine.

g) **Coloration des corpuscules de Neisser dans la diphtérie.**

D'après Neisser les conditions suivantes sont nécessaires pour réaliser une bonne coloration :

La préparation est colorée pendant 1 à 3 minutes avec du bleu de méthylène acétique, lavée, et recolorée pendant 2 à 3 secondes avec le brun de Bismarck.

1. Les cultures doivent être faites sur du sérum de Loffler coagulé à 100°. Elles ne doivent pas avoir moins de 9 heures, et plus de 20 à 24 heures d'étuve. Elles doivent être maintenues à l'étuve à 34 à 35°, et pas au-dessus de 36°.

L'expérience a appris que l'on peut obtenir également de bons résultats en laissant agir plus longtemps le bleu de méthylène et le brun de Bismarck; de même, il n'est pas indispensable que les cultures aient exactement de 9 à 24 heures, et l'étuve réglée à la température ordinaire de 37° suffit (Lehmann et Neumann).

Les bacilles pseudo-diphtériques et le bacillus Xerosis présentent aussi parfois des grains polaires.

M. Ficker recommande la modification suivante de la coloration de Neisser : On ajoute 2 cmc. d'acide lactique pur à une solution du bleu de méthylène pur de Hœchst à 1 pour 10.000. On met quelques gouttes de cette solution sur un porte-objet, et on applique dessus la lamelle portant la préparation de Bactéries, on aspire le colorant avec un morceau de papier filtré. On a eu soin de ne pas dessécher la préparation auparavant. De cette façon 2 à 3 granulations se colorent en bleu foncé, tandis que les bâtonnets eux-mêmes sont presque incolores.

Méthode de Epstein.

I. Solution aqueuse de pyronine (ou bleu de Lœffler).

II. Lavage, III. Lugol 10 secondes ; les corpuscules sont rouges.

h) **Double coloration au bleu de méthylène-éosine.**

1. Etalement de la préparation.

2. Bleu de méthylène : 1 à 2 minutes.

3. Lavage à l'eau.

4. Eosine à 1 pour 100, 1/2 minute.

5. Lavage, dessèchement et montage au baume de Canada.

Méthode très recommandable pour le diagnostic de la Blennorragie, et pour la coloration du mucus, du pus, des membranes diphtériques, du sang dans la malaria

i) **Coloration pour les hémosporidies Malaria, Halteridium, Proteosoma, etc.**

α) On colore des préparations de sang étalé en couche très

mince, avec la solution de bleu de méthylène de Manson très fortement diluée (1 pour 5 environ).

```
Bleu de méthylène pur Hœchst............  2   ⎧ Solution
Borax ..................................  5   ⎬    de
Eau.....................................  100 ⎩  Manson
```

On immerge les préparations pendant 10 à 20 secondes dans cette solution jusqu'elles apparaissent macroscopiquement bleu-vert par le lavage à l'eau. Les gros parasites sont gris bleu, les petits noir bleu. Le pigment des parasites est facile à distinguer.

Pour des préparations vieilles, par exemple des préparations desséchées depuis longtemps, on a avantage à colorer avec une solution de bleu de méthylène à 1 0/0, additionnée de 0,2 0/0 de soude.

La seule méthode à employer actuellement parmi les dérivées de celle de Romanowsky est la méthode de Giemsa.

β) Méthode de **Giemsa**.

On tient en réserve pour les besoins ordinaires :

Solution I. Solution aqueuse de « Azur II » à 0,8 0/00.

II. Solution aqueuse de « Eosine de Hoechst extra-soluble à l'eau » à 0,05 0/0.

Pour colorer on verse sur la préparation, étalée en couche mince, et préalablement fixée par l'alcool méthylique, un mélange de 10 cmc. d'éosine (sol. II) et 1 cmc. d'azur (sol. I) ; on attend 15 à 30 minutes.

Il est encore préférable de se procurer la solution de Giemsa toute faite chez Grübler. On met 10 gouttes de solution dans 10 cmc. d'eau, et 1 goutte de solution à 1 0/0 de carbonate de soude, on lave à l'eau, on laisse sécher à l'air, après avoir enlevé le plus gros avec du papier filtre, et on examine la préparation dans l'huile de cèdre.

La chromatine des parasites se colore en rouge, le protoplasma se colore en bleu, le pigment des parasites reste noir ou brun noir, les noyaux des leucocytes deviennent violet rouge, le protoplasma des leucocytes bleu, les globules rouges prennent une teinte brun rougeâtre.

La méthode rapide de Giemsa consiste à colorer sur lame par un mélange en parties égales de Giemsa et d'alcool méthylique pendant 1/2 minute. Puis on met de l'eau distillée, et l'on incline la lame pour mélanger l'eau et le colorant en tout de 3 à 10 minutes, on lave définitivement à l'eau distillée.

γ) Les amibes, les flagellates doivent être fixés avec l'acide osmique, le sublimé à l'alcool ou le liquide d'Hermann.

Les lames fixées au sublimé pendant quelques secondes doivent être lavées dans l'alcool iodé à 60° pendant 1/2 heure, et ensuite dans l'alcool à 70° ; les lames fixées au liquide d'Hermann sont lavées 15 minutes à l'eau distillée, puis aux alcools à 60 et 70º. On colore à l'hématoxyline de Weigert, de Heidenhain, ou de Grenacher.

δ) Coloration des Spirochètes.

Ce que nous disons pour le Spir. pallida est applicable aux autres Spirochètes (f. recurrente, fièvre des tiques, etc.).

Beaucoup de méthodes ont été conseillées pour colorer le tréponèma pallida. Nous indiquerons les suivantes :

aa) Solution de Giemsa (voir plus haut. Fixer à l'alcool méthylique).

bb) D'après Oppenheimer et Sachs. Des frottis très minces sont recouverts, sans fixation préalable, de la solution alcoolique de violet phéniqué (100 cmc. d'eau phéniquée à 5 0/0, 10 cmc. sol. alcoolique concentrée de violet de gentiane). On chauffe jusqu'à production de vapeur ; lavage. Les Spirochètes sont en bleu.

cc) D'après Reitmann. Modification de la méthode de coloration des cils de Sclavo. Peu employée. Après fixation par l'alcool les préparations sont traitées pendant 5 minutes par une solution d'acide phosphorique à 2 0/0, lavées ensuite à l'eau et à l'alcool à 70º et ensuite traitées par la solution de fuchsine phéniquée à chaud, puis différenciées à l'alcool, à l'eau, et séchées. Les noyaux sont sombres, le protoplasma clair, les Spirochetes en rouge intense.

dd) Herxheimer et Hübner colorent avec la solution aqueuse de bleu de Nil BR à 1/1000, pendant 12 à 15 heures (spirochetes bleu foncé), ou avec le bleu Capri à 1/1000 (spirochete gris).

Les Spirochètes sont encore colorables par le kristalviolet ou le bleu de méthylène.

ee) Simonelli et Bandi recommandent la coloration de May-Grunwald. On dissout, dans 1 litre d'eau, 1 gr. d'éosine et 1 gr. de bleu de méthylène, les solutions sont mises en contact pendant 5 à 7 jours, pour laisser déposer, le dépôt est filtré, desséché et dissout dans l'alcool méthylique à saturation à froid. On laisse agir pendant 5 à 10 secondes quelques gouttes de cette solution méthylique, sur les frottis que l'on rince ensuite à l'eau.

ff) Pour les coupes, la méthode la plus recommandable est celle de Levaditi. (Ann. Past., XX, 43). Des fragments de 1 à 2 cm. sont fixés dans la formaline à 10 0/0 pendant 24-48 heures. Lavage pendant une nuit dans l'alcool à 90, puis à l'eau distillée jusqu'à ce que le fragment tombe au fond du flacon. On porte alors le fragment dans une solution immédiatement préparée de 90 parties de solution de nitrate d'argent à 1 0/0 et 10 parties de pyridine pendant 2 heures à la température de la chambre, puis de 3 h. 1/2 à 5 heures à 45º. La réduction se fait dans la solution suivante, fraîchement préparée :

Solution d'acide pyrogallique à 4 o/o............	90
Acétone.......................................	10
Pyridine.......................................	20

On y laisse les morceaux toute la nuit.

gg) Volpino et Bertarelli reduisent après l'imprégnation argentique avec le tannin et l'acide gallique.

ɛ) Méthode de **Lœffler** (trypanosomes, spirochètes, etc.). La préparation est fixée à l'alcool-éther. Puis on l'arrose avec 3 gouttes d'une solution à 0,5 0/0 d'arséniate de soude, et 1 goutte de solution de 0,5 0/0 chlorozingate double de vert malachite (Hœchst) ; on chauffe pendant 1 minute jusqu'à dégagement de vapeurs. On lave. On verse alors sur la lame la solution chaude suivante. que l'on vient de faire bouillir extemporanément : 5 cmc. de solution de glycérine à 1/2 0/0, avec 5 à 10 gouttes de Giemsa. On laisse agir 4 à 5 minutes, puis on lave.

j) **Coloration vitale de Nakanishi.**

On peut employer avec avantage la méthode suivante pour colorer les Bactéries vivantes, et pour les distinguer des particules artificielles qui n'ont des bactéries que l'aspect.

On recouvre un porte-objet avec une solution aqueuse saturée de bleu de méthylène (B. B. de Höchst), et on recommence jusqu'à ce que le verre conserve une teinte bleu ciel, ou bien on recouvre le porte-objet avec la solution de bleu de méthylène bouillante, et on le lave ensuite.

On dépose alors sur une lamelle couvre-objet les Bactéries à colorer, et on la dépose, le côté à préparation en bas, encore humide, sur le porte-objet bleuâtre, sec.

Les différentes parties des Bactéries se colorent avec une intensité différente, et on peut déceler ainsi certains détails de structure caractéristiques.

Plato conseille de mélanger 1 goutte de pus avec 1 goutte de solution diluée de rouge neutre (1 0/0 de la solution concentrée, dans l'eau salée, à 0,8 0/0), les cocci intracellulaires se colorent en rouge.

On peut encore employer le brun Bismark 1/300, Dahlia, Hématoxyline, Bleu de Nil.

Prowazek et Fischel conseillent de déposer une ose de neutral roth sur une lame et de laisser sécher. On dépose le liquide à examiner vivant sur cette goutte desséchée.

k) Coloration des graisses.

1. Solution de dimethylamido-azo-benzol dans l'alcool à 95° (pour 10°).

2. Soudan III, solution 1/200 dans l'alcool à 95°.

3. Bleu de naphtol.

l) Les bacilles nitrifiants sont avantageusement fixés au chlorure de platine à 1 0/0 et traités par la fuchsine phéniquée.

B. *Coupes.*

a) **Confection des coupes.**

Tous les organes que l'on veut couper doivent être fixés et durcis, résultat que l'on obtient par l'alcool, la formaline, et le sublimé. Pour les pièces délicates ou pour celles qui, durcies dans l'alcool, se laissent mal couper on fixe par la formaline, on durcit par l'alcool, et l'on inclut dans la celloïdine, ou mieux encore dans la paraffine (1).

La méthode de congélation n'est guère possible à utiliser en bactériologie ; elle ne sert que pour couper des tissus dont on veut connaître rapidement les altérations anatomiques grossières.

Durcissement à l'alcool. Autrefois, on employait le procédé suivant. Les fragments d'organes de la grosseur d'un pois ou d'une lentille étaient déposés dans un verre dans lequel on versait 100 à 200 cmc. d'alcool absolu et on les laissait ainsi 24 à 48 heures.

Il est bon de mettre au fond du verre un peu de ouate, de cette façon l'alcool qui s'est hydraté en sortant des organes tombe au fond, et la pièce, maintenue par la ouate, reste dans l'alcool absolu. Pour éviter la forte rétraction qui se produit parfois par l'alcool absolu, on peut mettre des fragments de 2 mm. d'épaisseur de l'organe frais dans l'alcool à 70° pendant 2 heures, puis dans l'alcool à 80° pendant 2 heures, dans l'alcool à 90° pendant 2 heures et 2 heures dans l'alcool absolu. Les tissus traités de cette façon présentent à la fois une bonne fixation et un durcissement convenable et ne subissent presque jamais de rétraction par l'alcool. Si l'on désire conserver longtemps les pièces, il faut renouveler l'alcool de temps en temps ; de cette façon, on peut conserver des pièces pendant des années, bien que souvent la colorabilité des bactéries s'en ressente et en souffre.

On colle les pièces durcies à l'alcool au moyen d'un peu de glycérine-gélatine (2) sur un bouchon ou sur un petit bloc de bois, on les remet encore pendant quelques heures dans l'alcool absolu et on peut alors les couper.

Il est préférable pourtant d'inclure dans la celloïdine ou dans la paraffine des pièces fixées et durcies dans l'alcool absolu.

Inclusion à la celloïdine. — Cette méthode a l'avantage de permettre la coloration ultérieure sans qu'il soit nécessaire d'enlever la masse d'inclusion. On dissout la celloïdine dans un mélange à parties égales d'alcool et d'éther, et l'on fait une solution claire et une solution épaisse.

Les fragments d'organes fixés dans l'alcool sont mis pendant 24 heures et même pendant plusieurs jours dans la solution claire, et pendant un temps égal dans la solution épaisse. Après pénétration complète, on enlève les pièces de la solution et on les plonge pendant 2 jours dans l'alcool à 60 ou 70°. On peut

---

(1) Si l'on veut fixer les organes auparavant dans la formaline, on les plonge pendant 12 à 24 heures dans une solution à 10 o/o de formaline avant de les durcir dans l'alcool.

(2) Glycérine-gélatine pour coller : gélatine 10, eau 20, glycérine 40.

alors les coller une fois desséchées au moyen de la solution de celloïdine épaisse sur un bouchon ou un petit bloc de bois.

On fait retremper les morceaux ainsi collés pendant 24 heures dans l'alcool à 50 ou à 60°, et ils sont prêts à couper.

Inclusion à la paraffine. La méthode d'inclusion à la paraffine donne des coupes plus minces. Les pièces sont plongées au sortir de l'acool absolu dans le xylol pendant 3 à 6 heures, et ensuite dans un mélange de xylol et de paraffine dans l'étuve à 50°. De là on les met dans la paraffine fondue (à 50°) pendant environ 3 à 6 heures. On met alors les organes bien pénétrés dans une petite boîte de papier fort (les boîtes à couvre-objet conviennent très bien); on les oriente, et on on coule la paraffine fondue dans la boîte. Les coupes sont prêtes à faire lorsque la paraffine est solidifiée.

Confection des coupes des organes préparés. On emploie pour faire les coupes le microtome. Les pièces incluses à la celloïdine sont recueillies une fois coupées dans l'alcool à 50° ou 60°. On colle les coupes à la paraffine avec un peu (très peu) d'albumine glycérinée (1) au moyen d'un pinceau sur le porte-objet et l'on porte la préparation au-dessus de la flamme pour fondre la paraffine que l'on dissout ensuite en plongeant la préparation dans un tube de toluène. Puis on passe successivement dans l'alcool toluène, l'alcool absolu, l'alcool à 90° l'eau et le colorant. La préparation colorée est plongée pendant quelques minutes pour la déshydrater et l'éclaircir dans l'alcool à 90°, l'alcool absolu, le toluène ou le xylol, et enfin, après avoir enlevé l'excès de toluène avec du papier buvard, montée dans le baume. Les coupes de 0,02 mm. d'épaisseur sont suffisamment minces. Dans la plupart des cas les coupes de 0,03 et même de 0,05 suffisent. Les coupes les plus minces que l'on peut obtenir n'ont que 0,005 mm. d'épaisseur.

b) **Coloration des préparations.**

Les coupes qui sont dans l'alcool sont mises dans l'eau si l'on veut enlever l'alcool, ou directement dans le colorant. On se sert pour cela d'une spatule de métal ou d'un bâton de verre étiré en pointe et recourbé à angle droit à son extrémité.

Parmi les nombreuses bonnes méthodes de coloration, nous ne citerons que les plus usitées.

1. **Méthode universelle de Loeffler,** qui convient pour toutes les bactéries.

On met la coupe dans la solution alcaline de bleu de Méthylène de Loeffler, pendant 5 à 30 minutes, et on la porte ensuite pendant quelques secondes dans l'acide acétique à 1 0/0 ; puis : alcool absolu, xylol et baume de Canada. Il faut tâtonner un peu pour déterminer le temps nécessaire à l'action de l'acide acétique et raccourcir le plus possible la déshydratation par l'alcool. Les

---

(1) 10 gr. de blanc d'œuf, 10 gr. de glycérine mêlés et filtrés.

bactéries doivent être bleu noir sombre, le noyau bleu, et le protoplasme bleuâtre.

On peut, au lieu du bleu de Loeffler, employer la fuchsine phéniquée de Pfeiffer, ou le violet de gentiane. Pregl recommande le bleu de méthylène phéniqué.

2. Méthode à la thionine de Nicolle. Elle donne aussi de bons résultats ; elle est d'un emploi très commode.

    Solution de thionine 1 minute.

    Lavage à l'eau.

    Alcool, xylol, baume de Canada.

3. Méthode de coloration des coupes de Weigert avec le Picro-carmin. Colore les bactéries en bleu, le noyau des cellules en rouge, les tissus en rougeâtre ou jaunâtre. Méthode très pratique.

    1. Coloration des coupes dans le picro-carmin : 12 à 24 heures.

    2. Lavage à l'eau 1 à 2 secondes.

    3. Coloration avec la solution aqueuse de violet de gentiane environ 5 minutes.

    4. Différenciation dans l'alcool jusqu'à ce que la coupe apparaisse encore légèrement violette. Si on laisse les coupes trop longtemps dans l'alcool jusqu'à ce qu'elles soient devenues jaune-rouge, le tissu est coloré en jaune.

    5. Alcool absolu, xylol, Baume de Canada.

4. Coloration des coupes par le Gram.

    1. Solution d'Ehrlich 3 à 15 minutes.

    2. Solution iodo-iodurée 2 minutes.

    3. Alcool 1/2 minute.

    4. Alcool renfermant de l'acide chlorhydrique à 3 0/0. 10 secondes.

    5. Alcool pendant quelques minutes, jusqu'à complète décoloration.

    6. Xylol, enfin baume de Canada.

Si l'on veut donner au fond une autre coloration on porte la coupe après décoloration complète par l'alcool dans une solution aqueuse de Brun de Bismark à 10 0/0, dans le picro-carmin, dans la fuchsine diluée, ou dans la safranine, pendant quelques minutes et de nouveau pendant 15 à 20 secondes dans l'alcool absolu, puis dans le xylol et enfin dans le baume de Canada.

5. Coloration de la fibrine par le procédé Weigert-Kühne.

On colore pendant 5 à 15 minutes, avec le violet aniliné ou phéniqué ; on lave avec une solution salée à 6 0/0, on sèche la coupe avec du papier filtré, et on fait agir pendant 1 ou 2 minutes la solution iodo-iodurée. On dessèche avec du papier filtré, et on décolore avec l'huile d'aniline, jusqu'à ce que celle-ci n'entraîne plus de couleur. Puis xylol, baume du Canada.

On peut colorer préalablement avec le carmin lithiné (non pas avec le picro-carmin parce que l'huile d'aniline enlèverait l'acide picrique) pendant 1/2 heure, et laver avec une solution de sel à 50 0/0 avant de porter la coupe dans le violet de gentiane.

Les Bactéries sont bleu rougeâtre, les tissus rouges, et la fibrine bleu foncé.

6. Coloration des capsules dans les coupes.

On pratique de la même façon qu'avec les préparations en frottis, et on examine dans l'èau. Pratiquement on recolore avec la solution de safranine pour rendre les capsules plus visibles.

Cette modification est particulièrement recommandable pour le diagnostic différentiel du charbon.

7. Coloration des bacilles tuberculeux dans les coupes.

La méthode est tout à fait semblable à celles que l'on emploie pour les frottis de crachats. Comme il est impossible de chauffer très longtemps les coupes, on laisse agir au moins 1 heure la fuchsine anilinée, le violet de gentiane aniliné, ou la fuchsine phéniquée ; on décolore ensuite avec l'acide sulfurique à 5 0/0 ou avec l'acide nitrique à 20 0/0 pendant quelques secondes, et on lave avec de l'alcool à 80° jusqu'à ce que la préparation soit complètement décolorée. On décolore alors pendant 1 ou 2 minutes avec du bleu de Lœffler, de la safranine, de la fuchsine ou du brun de Bismarck, suivant qu'on a utilisé la fuchsine ou le violet de gentiane comme premier colorant ; on lave ensuite rapidement avec l'acide acétique à 0,5 0/0 et l'on porte les coupes dans l'alcool absolu, le xylol et le baume de Canada (1).

8. Coloration du bacille lépreux sur les coupes par le procédé de Baumgarten.

Solution alcoolique de fuchsine diluée au 1/4, 6 à 7 minutes ; différenciation avec l'alcool nitrique à 1/10°. Lavage à l'eau, puis alcool-xylol et huile de cèdre.

9. Coloration dans les coupes du bacille typhique.

Pour voir des foyers de bacilles typhiques très riches en individus, dans les organes, on multiplie les bactéries, en laissant le fragment d'organe extirpé d'une façon stérile, pendant 24 heures dans une boîte stérile à l'étuve.

La meilleure coloration est alors celle de la méthode universelle de Lœffler.

10. Coloration de l'Actinomyces dans les coupes.

Méthode de Gram, ou mieux méthode de Boström.

Violet de gentiane aniliné plusieurs heures, puis coloration directe par le picro-carmin pendant 30 minutes. Lavage à l'eau ; différenciation par l'alcool jusqu'à ce que la coupe soit jaune-rougeâtre, puis alcool absolu ; xylol, huile de cèdre.

11. Coloration dans les coupes du charbon et de la septicémie de la souris.

Par le Gram ou par le Weigert avec le picro-carmin.

---

(1) Nous obtenons de belles colorations de B. T. sur coupes par le Pikrin. Méthode de Spengler. [Note du Traducteur.]

12. Coloration dans les coupes du bacille de peste.

Par la méthode universelle de Lœffler ou par la méthode de Kossel modifiée à l'éosine bleu de méthylène.

Solution aqueuse concentrée de bleu de méthylène méd. de Höchst 5 parties. Eau 50 parties.

Solution d'éosine à 1 0/0 à laquelle on ajoute (sans qu'il se forme de précipité et en agitant) 15 gouttes de solution de soude cristallisée à 5 0/0.

Les coupes restent 2 heures dans cette solution, puis elles sont différenciées avec de l'acide acétique à 1 0/0 jusqu'à l'obtention d'une teinte rose, lavées, et passées à l'alcool, au xylol, à l'huile de cèdre. Les bâtonnets sont bleu violet foncé, les tissus roses. On réussit même parfois à faire la coloration polaire (en navette).

II. — CULTURE DES BACTÉRIES

I. — Milieux de culture

A. — MILIEUX DÉPOURVUS D'ALBUMINE

1. **Solution d'Uschinsky.** Voyez texte, p. 27 (C. B. XIV).

2. **Solution de C. Frankel et Voges.** Voyez texte, p. 28 (H. R. 1814). On peut ajouter 10 0/0 de gélatine ou 1 0/0 d'agar, ce qui constitue un excellent milieu non sucré pour la plupart des Bactéries.

Par l'addition de lactose on a un milieu lactosé sans dextrose (Lehmann et Neumann).

3. **Solution normale de Maassen.**

Acide malique 7,0 dans 1000,0 d'eau sont neutralisés par la potasse hydratée pure. On ajoute asparagine 10,0, sulfate de magnésie 0,4, biphosphate de potasse 2,0, carbonate de soude cristallisée 2,5, chlorure de calcium desséché 0,01. On peut augmenter la valeur nutritive du milieu en lui ajoutant de la saccharose, du glucose, de la lactose, de la glycérine, de la mannite, de la dulcite, etc., en proportion de 15 à 40 parties.

4. **Solution de Proskauer et Beck.** V. page 28.

Carbonate d'ammoniaque, 0,35 ; phosphate mono-potassique 0,15, sulfate de magnésie 0,25, glycérine 1,5. Eau 100,0, convient particulièrement pour la culture du bacille tuberculeux.

5. **Plaque à l'acide silicique d'après Beijerinck.**

On met dans un vase de verre 5 cmc. de silicate soluble et 25 cmc. d'eau, et dans un second verre, on mesure 10 cmc. d'acide chlorhydrique normal. Les deux solutions sont mélangées et coulées dans une boîte de Pétri, où le mélange se coagule aussitôt. La gélification est d'autant plus lente que la masse est plus mince. Lorsque des plaques sont gélifiées, on les arrose avec de l'eau ordinaire pour enlever les chlorures, puis on lave avec de l'eau bouillie, et on arrose avec la solution nutritive saline (eau distillée 100,0, phosphate dipotassique K^2HPO^4, 0,01, nitrate de potasse 0,01 gr. ou chlorhydrate d'ammoniaque 0,01 gr.). Lorsque ce liquide a bien diffusé dans le milieu, on chauffe la boîte de Pétri par-dessous, jusqu'à ce que la plaque siliceuse présente une surface sèche, brillante. On flambe celle-ci encore avec la flamme du Bec Bunsen, et on peut alors l'ensemencer.

Sur ce milieu poussent les bactéries de la nitrification, et aussi les Bactéries qui absorbent le carbone de l'air, comme par exemple B. oligocartophilus de Beijerinck.

6. Milieu de Giltay.

Pour mettre en évidence la réduction du salpêtre.

Phosphate de K ou Na	2
Acide citrique	5
Sulfate de magnésie	2
Sulfo-mono-potassique	2
Chlorure de calcium	2
Trace de chlorure de fer	
Glucose	2
Eau	1000

7. Kuntze donne la modification suivante :

Eau	1000	
Sulf. potasse	2	} A
Asparagine	1	
Sulf. magnésie	2	
Acide citrique	5	
Phosph. monopot	2	} B
CaCl	2	
Chlorure de fer	gouttes	

B est alcalinisé à chaud avec la lessive de soude, les 2 solutions sont mélangées à 100° et stérilisées.

8. Milieu de Omélianski pour les bactéries nitrifiantes.

Sulfate d'ammoniaque	2
Sel	2
Phosphate de potasse	1
Sulfate de magnésie	0,5
Sulfate de fer	0,4
Eau	1000

B. — MILIEUX RENFERMANT DE L'ALBUMINE

1. Eau peptonée. On dissout 10,0 gr. de peptone sèche et 5,0 g. de sel dans 1 litre d'eau, et l'on stérilise le tout.

Pour l'analyse de l'eau (méthode de multiplication de choléra) on tient en réserve une solution de peptone salée 10 fois plus concentrée.

Pour la recherche de la réaction de l'indol, on emploie une simple solution de peptone à laquelle on ajoute 0,02 0/0 de nitrite de soude.

2. Lait. Le lait frais, et mieux encore le lait centrifugé, est placé dans des tubes de verre et stérilisé trois jours de suite pendant 1/2 h. à 1 h. à l'autoclave. Un trop long séjour à l'autoclave et de trop hautes températures colorent le lait en brunâtre.

3. Petit lait tournesolé (Pétruschky). On précipite préalablement la caséine du lait, par une faible réaction acide donnée par l'acide chlorhydrique dilué, on fait bouillir le filtrat, on le filtre, et on additionne le liquide neutralisé avec un peu de teinture de tournesol. La préparation du milieu n'est pas très facile.

4. Décoction de foin. 10,0 gr. environ de foin desséché sont mis à bouillir dans un litre d'eau. La solution filtrée est répartie en tubes, et stérilisée pendant 2 heures, les 3 jours suivants tandis qu'on la met à l'étuve pendant la nuit pour détruire les spores les plus résistantes. D'après A. Meyer, il faut neutraliser la décoction de foin avec de la soude avant de la stériliser.

5. Moût de bière (non neutralisé). On le laisse, après stérilisation, déposer pendant longtemps, ou mieux pendant quelques semaines ; on verse ensuite le liquide clair dans des tubes, et l'on stérilise encore une fois.

6. Macération de viande. On met 500 gr. de viande de bœuf ou de cheval (1), finement hachée et dépourvue de graisse dans 1 litre d'eau dans un pot émaillé et l'on fait bouillir pendant 1/2 heure, ou bien on fait macérer, avant l'ébullition, pendant 1/2 heure à 50°, ou bien on laisse macérer pendant 24 heures à la température ordinaire, puis on filtre. Le liquide filtré est complété avec de l'eau pour faire 1 litre. Ce liquide sert pour préparer les milieux nutritifs au bouillon, à l'agar et à la gélatine.

7. Bouillon. La macération de viande est additionnée (pour 1000) de 10 gr. de peptone (2), de 5 gr. de sel, le mélange est porté à l'autoclave jusqu'à dissolution parfaite, puis ensuite soigneusement neutralisé avec la lessive de soude normale (phénol-phtaléine comme indicateur c.) (v. page 30). Ensuite le liquide est filtré, réparti dans les tubes et stérilisé.

Dans certains cas, on emploie comme bouillon le mélange suivant : 10 gr. d'extrait de viande, dissous dans 1000 d'eau, et

---

(1) Pour la culture des Bactéries de la mer et des bactéries phosphorescentes, on emploie, au lieu de viande de bœuf, du poisson de mer frais (à l'intérieur des terres du hareng salé) ou des mollusques. Ces variétés de milieu ne sont pas neutralisés.

(2) Dans certains cas spéciaux, on emploie au lieu de peptone de la nutrose (Milieu de Wassermann pour le Gonocoque), ou la substance nutritive de Heyden (culture du bacille tuberculeux), etc.

additionné de 10 gr. de peptone et de 5 gr. de sel. Neutralisation comme ci-dessus (1).

Pour faire du bouillon glycériné, lactosé, ou glucosé, on ajoute 5 à 7 0/0 de glycérine, 2 0/0 de glucose ou de lactose.

Gordon ajoute 2 cmc. par litre d'une sol. à 2 0/0 de neutralroth. (anaérobie) pour le streptocoque. Il a aussi conseillé de mettre un peu de carbonate de chaux pour le pneumocoque Marx, sous le nom de Ragit, font du bouillon, avec les extraits vendus dans le commerce (Maggi ou autres).

8. Solution nutritive d'Heyden. Bouillon de Heyden.

Substance nutritive de Heyden 5 gr. glycérine 30 gr. eau 100°, solution de soude (28,6 : 100), 5 gr.

9. Eau de pomme de terre pour bacille tuberculeux.

On écrase dans un mortier 500 gr. de pommes de terre épluchées, et on fait macérer dans 500 gr. d'eau pendant une nuit à la glacière.

On décante, on ajoute de l'eau pour faire 1000, on cuit pendant 1 heure au bain-marie, on filtre, on ajoute 4 0/0 de glycérine, et on stérilise encore une fois.

10. Urine. Les personnes saines peuvent donner de l'urine ordinairement stérile, si les premiers centimètres cubes émis sont laissés de côté.

Il est bon en pratique de filtrer l'urine sur filtre de porcelaine (la chaleur précipite facilement les phosphates).

11. Décoction de crottin de cheval pour la culture des moississures. On fait bouillir pendant 1 ou 2 heures environ 500 gr. de crottin dans 1000 d'eau ; on laisse déposer et on filtre.

12. Mucoide (Langstein et Mayer). 5 blancs d'œuf sont battus dans 500 d'eau, on a acidifié légèrement avec acide acétique et l'on cuit. Le filtrat est évaporé à 200 et après alcalinisation, stérilisé à l'autoclave.

13. Milieux gélatinés.

a) Bouillon peptoné gélatiné (gélatine ordinaire des laboratoires).

On ajoute à 100 gr. de macération de viande, 100 de gélatine 10 de peptone, et 5 de sel, on chauffe à l'autoclave jusqu'à ce que tout soit fondu, on neutralise à la soude au 1/100. On répartit la gélatine fondue en tubes et on stérilise pendant 15 minutes trois jours successivement. Il est inutile de clarifier (de coller) le milieu ; voyez préparation de l'agar.

b) La gélatine est indiquée de la façon suivante dans le « Vorschrift des Kais. Ges-Amte ».

Extrait de viande Leibig 1 0/0, peptone de With, 1 0/0, NaCl

---

(1) Par exemple, 10 cmc. de bouillon nécessitent pour la saturation 2,2 cmc. de lessive de soude normale au 1/10 ; 1000 cmc. de bouillon exigent 220 cmc. de lessive de soude normale à 1/10, ou 22 cmc. de lessive de soude normale, nous n'ajoutons ordinairement que 20 à 21 cmc., c'est-à-dire une quantité un peu plus faible, pour que le milieu soit sûrement exempt de lessive de soude libre.

0,5 0/0, gélatine 10 0/0, soude cristallisée 0,15 0/0, jusqu'à neutralisation du tournesol.

Pour la gélatine spéciale à l'analyse de l'eau, voyez à la fin de l'appendice sur le technique le paragraphe « analyse de l'eau ».

c) Macération de viande gélatinée, comme *a*, mais sans peptone ni sel.

d) Moût de bière gélatiné. Se prépare en ajoutant 10 0/0 de gélatine au moût, ne pas neutraliser.

e) Décoction de prunes gélatinée. On fait bouillir 500 gr. de prunes desséchées, puis se décante, et l'on remplace par 500 gr. d'eau que l'on fait bouillir le nouveau. On mêle les deux décoctions, on filtre et l'on ajoute 10 0/0 de gélatine. Ne pas neutraliser.

f) Gélatine aux harengs. Ont fait cuire deux harengs salés (non lavés) avec 1 litre d'eau, et l'on ajoute au filtrat 10 0/0 de gélatine. Ne pas neutraliser.

g) Gélatine nitritée aux moules d'après Baur (G. B. 4, VIII, 537) pour des microbes nitrifiantes. On fait bouillir 500 gr. de moules ou de Fucus vésiculosus dans 1000 d'eau, on filtre, et l'on dissout dans le bouillon 2.0/0 de peptone et 0,25 0/0 de nitrite de calcium. A ce bouillon, on ajoute 10 0/0 de gélatine. Les bactéries dénitrifiantes sont entourée d'une zone de carbonate de chaux précipité, et de bulles de gaz.

h) Eau de pomme de terre gélatinée de Holz pour le bacille typhique.

On lave soigneusement 100 gr. de pommes de terre, on les épluche, on les écrase finement dans un mortier, et on les passe dans un linge de toile. On peut alors soit laisser reposer le suc trouble pendant 24 heures, et filtrer après, ou, comme nous faisons toujours, filtrer avec du charbon animal et faire bouillir si cela est nécessaire, filtrer encore une fois avec le charbon animal. Après chauffage pendant 1 heure à l'autoclave, on ajoute à la solution claire 10 0/0 de gélatine, on remet encore une fois à l'autoclave, on filtre, on répartit en tubes, et on stérilise tous les jours pendant 3 jours. Ne pas neutraliser.

i) Eau de pomme de terre gélatinée iodurée (Elsner).On ajoute à la gélatine préparée 1 0/0 d'iodure de potassium, et cela de façon telle que l'on ajoute cette solution très fortement stérilisée en quantité convenable une fois la gélatine prête à être employée.

Un chauffage trop long abaisse le point de fusion de la gélatine, aussi faut-il chercher à élever celui-ci en raccourcissant le temps de la stérilisation. Bliesener emploie la gélatine à 12 0/0, et il la dissout seulement à 40 ou 50°, il le laisse seulement 10 minutes dans l'autoclave à 90°, après avoir ajouté la peptone et le sel, et il se filtre sans chauffer l'entonnoir. Le lendemain et le surlendemain il la stérilise seulement pendant 10 minutes à 100° à l'autoclave, puis il le fait solidifier tout de suite dans l'eau froide. La gélatine a alors un point de fusion de 27° ; ce dernier peut encore être plus élevé, si on laisse reposer la gélatine pendant encore 4 à 6 semaines. Il atteint alors 30º.

Forster dissout la gélatine dans le bouillon chauffé à 60º. La stérilisation après l'alcalinisation est réalisée en mettant la gélatiné pendant 1/4 d'heure dans l'eau bouillante. Une fois terminée, la gélatine est mise pendant 20 minutes dans l'eau bouillante. La pointe de fusion est de 29 ou 30º.

k) Gélatine à l'extrait de terre. Pour l'isolement des bactéries du sol. Lœhnis emploie un extrait de terre gélatine. Un kilo de terre de la région à examiner est bouillie avec 2 litres d'eau, le liquide est décanté, éclairci avec du talc, et le filtrat est réduit à environ 60º (il contient 0,6 0/0 de détritus organiques et 0,4 0/0 d'organiques. On ajoute alors 0,5 0/0 de phosphate de potasse.

14. Milieux à l'agar.

La préparation des milieux gélosés offre des difficultés dans beaucoup de laboratoires, aussi a-t-on proposé beaucoup de méthodes pour l'améliorer.

Nous recommandons la méthode suivante pour préparer l'agar comme la plus simple, la plus sûre, la plus pratique et la plus commode :

On met 10 ou 20 gr. d'agar (coupée en petit morceaux, ou pulvérisée) dans 1 litre de bouillon. On abandonne le mélange jusqu'à ce que l'agar soit bien gonflée, ce qui arrive en 10 à 15 minutes par l'agar en poudre, et en 2 à 4 heures pour l'agar coupée en morceaux ; on peut aussi laisser l'agar se gonfler la nuit dans un endroit frais. Puis on fait cuire dans un pot émaillé ordinaire pendant 3/4 d'heure à 1 heure, à feu couvert, en agitant continuellement, et en remplaçant l'eau qui s'évapore. On ajoute 5 gr. de sel marin et 10 gr. de peptone (tous deux sont dissous auparavant en chauffant un peu dans un verre), on neutralise, on fait bouillir encore une fois rapidement et l'on filtre à l'autoclave avec un double filtre plissé, ou dans un entonnoir très chaud, et deux filtres plissés préalablement, imbibés d'eau très chaude. Si l'on a un autoclave à sa disposition, on peut faire dissoudre l'agar environ en 30 minutes avec une pression de 0,6 à 0,8 atmosphères.

Il est important de bien laisser dissoudre et de bien laisser gonfler l'agar chaque fois qu'on prépare de la gélose, parce qu'on évite ainsi de laisser brûler l'agar et de la faire devenir brune. La neutralisation se fait comme pour le bouillon.

Par ce moyen extrêmement pratique on peut obtenir de l'agar, absolument claire ou très peu trouble ; toutes les améliorations conseillées n'ont que des inconvénients, qui ne servent qu'à fausser la fabrication ou à tromper l'expérimentateur.

On emploie encore dans beaucoup de laboratoires la méthode de la décantation. On laisse reposer l'agar, une fois terminée, et on décante, ou on filtre la partie supérieure restée claire (Migula), ou bien on laisse la gélose déposer dans un haut cylindre, on laisse refroidir le tout, et on coupe ensuite le fond avec le dépôt (ce qui est irrationnel et cher). Ou bien on fitre la gélose sur du sable (Yokote et Paul). Le filtre au sable de Paul est très dispendieux, et ne peut guère servir qu'à la fabrication en grande quantité de la gélose. Ou, enfin, on fait clarifier l'agar en l'additionnant de blanc d'œuf de poule ou de talc (inutile).

15. Pour préparer **la gélose glucosée** ou **lactosée**, on ajoute en même temps que la peptone et le sel 2 0/0 de lactose ou glycose.

16. **Agar glycérinée.**

L'agar une fois terminée est additionnée de 5 0/0 de glycérine répartie en tubes et stérilisée.

17. **Agar eau glycérinée**, pour la culture du B. tuberculeux, d'après Hesse. eau 100, agar 10, glycériné 30. Il faut pour neutraliser 25 cmc. entre 0,1 et 5 cmc. de soude ou de potasse normale au 1/10. Il faut ajouter l'alcali, avant de couler en plaques.

18. **Agar bouillon de Thalmann** pour le gonocoque.

On ajoute 1 0/0 d'agar à la macération de viande et on neutralise l'acide au 2/3 avec la lessive de soude, en présence de la phénolphtaléine.

Vannod recommande l'agar ordinaire légèrement alcalinisée 1,5 0/0 d'agar).

Bezançon et Griffon emploient plus commodément la gélose au sang (suivant le procédé qu'ils ont décrit).

18. **Agar à l'inuline.**

D'après His le pneumocoque fait fermenter l'inuline, le streptocoque ne l'attaque pas. On ajoute de la teinture de tournesol au milieu inuliné; les pneumocoques donnent des colonies rouges.

a) Peptone de Witte	10
Agar	15
Bouillon sans sucre	1000
Cuire et réduire à	800
b) Inuline	15
Eau	200
Tournesol à 5 o/o	20

On ajoute un cmc. de sérum ou d'ascite au moment de l'emploi.

19. **Agar sucrée, à la craie (1).**

(1) Il est impossible d'avoir de l'agar totalement dépourvue de sucre d'après Beijerinck (C. B. L., 1897), puisque par la cuisson l'agar se charge toujours d'un peu de sucre aux dépens des hydrates de carbone qu'elle renferme.

On peut au contraire avoir du bouillon et de la gélatine complètement dépourvus de sucre, en ensemençant ces milieux avec du colibacille pendant 24 heures à l'étuve, et en stérilisant ensuite. On peut aussi, suivant Spronck (Annal. Pasteur, 1895), abandonner la viande pendant 2 jours à 10 ou 15° avant de l'employer; de cette façon, le glycogène est transformé en acide lactique.

On mêle à l'agar sucrée fondue du carbonate de chaux en poudre, sec et stérilisé, jusqu'à ce que le mélange paraisse trouble et opaque ; on ensemence alors le milieu et on coule en plaques.

20. Pommes de terre.

On lave des pommes de terre avec soin et on les épuche, on les coupe en disques de 1 cmc. d'épaisseur, et on les dispose dans les boîtes de Peter un peu hautes, que l'on stérilise plusieurs fois. On peut aussi découper un cylindre avec un emporte-pièce spécial, et diviser ce cylindre en deux parties par une coupe oblique. On met les fragments dans des tubes à essai, au fond desquels on a disposé un peu d'ouate sèche, et un petit tube de verre (pour collecter l'eau de condensation ; ou stérilisé plusieurs fois à la vapeur (3 jours de suite pendant 1 heure, pour tuer les spores les plus résistantes).

21. Bouillie de pommes de terre.

On fait une bouillie dans le lait ou dans l'eau avec les pommes de terre ; on la met dans des flacons d'Erlenmeyer, et on stérilise.

Les pommes de terre donnant une réaction acide, il faut, pour certaines cultures bactériennes, les faire cuire avec de la soude à 1 0/0.

22. Pomme de terre agar de Weil (H. R. 1901 nº 11).

On abandonne pendant 12 h. à 15º, dans une capsule de verre, 600 gr. de pomme de terre écrasée, on ajoute 200 gr. de bouillon faiblement alcalinisé à 300 gr. de cette bouillie de pomme de terre, on fait fondre encore 3,75 d'agar et on stérilise. Le bacille d'Eberth donne des colonies munies de prolongements sur le milieu comme sur l'urine gélatinée de Piorkowski. Voyez Jochmann (C. B. O., XXXII, 466).

23. Pomme de terre glycérinée de Krompecher et Zimmermann pour la culture pure des bacilles tuberculeux venant directement du corps des animaux.

On découpe des cylindres de pommes de terre avec l'emporte-pièce, on les divise en deux et on les expose dans des tubes à essai assez larges, avec de l'eau glycérinée à 5 0/0.

Les tubes présentent un étranglement environ à 5 cm. au-dessus du fond : on met de l'eau glycérinée à 5 0/0 à peu près jusqu'au niveau de l'étranglement, on bouche à l'ouate et on stérilise pendant 1/2 heure à 120º. Ils sont prêts alors à être ensemencés.

24. Pain.

On met de la mie de pain noir sur une épaisseur de 1 cmc. au fond d'un ballon d'Erlenmeyer, on ajoute de l'eau jusqu'à ce que tout le pain soit immergé, et on stérilise alors à l'autoclave. On peut aussi disposer de minces tranches de pain dans des tubes à essai, et stériliser directement. Ce milieu, à cause de sa réaction acide, est particulièrement approprié aux moisissures.

25. Agar lait, de Eijkmann. On ajoute 10 à 12 0/0 de lait centrifugé à l'agar ordinaire. Les colonies qui liquéfient la gélatine produisent sur l'agar-lait tout autour d'elles une zone claire, transparente, parce que la caséine est peptonisée.

26. Agar à spirilles de Zettnow, modifiée par Meyer. On fait gonfler 11 gr. d'agar dans 500 cmc. d'eau. On mêle cet agar avec 1 litre de macération de viande additionnée de 1 gr. de peptone, et on neutralise avec la soude, jusqu'à avoir une légère réaction alcaline vis-à-vis du tournesol ; on ajoute alors 1 gr. de sulfate et 1 gr. de nitrate de potasse, enfin on ajoute 2 œufs, on agite fortement et l'on chauffe encore une fois, puis on filtre.

27. Gélose asparaginée de Bredemann pour les microbes sporulés.

Asparagine	10
Saccharose	20
Eau	1000
Agar	6

(lavée préalablement 2 heures chaque jour pendant 6 jours).

KH_2PO_4	1
$CaCl_2$	0,1
$MgSO_4$	0,3
$NaCl$	0,1
Fe_2Cl_6	0,01

28. Culture des spirochètes de la bouche (Mühlens et Hartmann). On mélange 2 parties d'agar avec une 1 partie de sérum chauffé préalablement 1/2 heure à 58-60°. On ensemence dans le milieu, encore liquide, le produit dilué dans du bouillon sérum.

29. Agar à la substance nutritive de Heyden, de Hesse, pour les bacilles tuberculeux.

On ajoute 10 0/0 d'agar au bouillon de Heyden. On met 20 cmc. de ce milieu dans une boîte de Petri, et l'on ensemence directement des fragments de crachats tuberculeux.

28. Milieu au cerveau de Ficker. On broie du cerveau frais (d'homme ou d'animal) on le mélange avec une quantité égale d'eau et on porte lentement à l'ébullition ; au bout de 15 minutes de cuisson, on filtre la masse à travers un linge et l'on comprime de telle sorte que le magma qui passe soit tout à fait en bouillie. On stérilise alors pendant 2 heures.

a) Sérum avec cerveau : on mélange de la colature de cerveau avec une égale quantité de sérum, et on ajoute 3 0/0 de glycérine, on répartit en tubes et on fait solidifier.

b) Agar au cerveau. On fait une solution filtrée d'agar à 2,5 0/0 ; on mélange en parties égales cette solution et la colature du cerveau, et l'on ajoute à 3 0/0 de glycérine. On répartit en tubes, on stérilise, les deux solutions se séparent par la stérilisation, aussi il faut agiter les tubes, et les faire solidifier rapidement.

On emploie les milieux au cerveau pour la culture des bacilles tuberculeux.

c) V. Hibler a employé avec succès la masse au cerveau sans addition d'agar ni de glycérine pour les anaérobies.

29. Milieux de Deycke (CB. XXIX,625) pour les bacilles diphtériques.

a) Milieux aux albuminates alcalins.

On broie 20 gr. de viande de cheval dépourvue de graisse et finement divisée avec 250 gr. de lessive de soude à 3 0/0 et mis à l'étuve dans un flacon d'Erlenmeyer. Au bout de 24 à 30 heures, on filtre et on neutralise avec l'acide chlorhydrique en présence du tournesol, puis diluée à 3 litres, et additionnée de 7 gr. 5 de NaCl, de 150 gr. de glycérine et alcalinisé avec la soude. On prépare avec ce milieu l'agar ou la gélatine.

b) Milieux à la trypsine (C.B.,XXIX, 625).

Bien que ce milieu soit électif aussi pour la diphtérie et qu'il soit transparent, il ne me semble pas devoir être préféré au sérum de Lœffler, parce que sa préparation est assez compliquée.

30. Milieux de Rothe (Diphtérie). On mélange 4 parties de sérum de bœuf avec une partie de bouillon neutre, dépourvu de sucre. A 90 parties de ce mélange on ajoute 10 parties de la solution de tournesol de Kahlbaum, additionnée auparavant de 10 0/0 de sucre (dextrose ou lévulose). On stérilise la solution de tournesol par tyndallisation, c'est-à-dire en portant 3 jours de suite pendant 20 minutes dans l'autoclave à 100°. Le mélange est versé dans des capsules et laissé solidifier.

31. Milieux spéciaux pour le bacille du groupe de l'Eberth.

a) **Agar de Drigalski et Conradi.** C'est une amélioration de la gélose lactosée tournesolée de Würtz (1891) par addition à ce milieu de nutrose et de Kristallviolet.

Voici comment on prépare le milieu : on fait macérer 3 livres de viande de bœuf avec deux litres d'eau pendant 24 heures, on fait bouillir cette macération pendant 1 heure, on la filtre, on l'additionne de 20 gr. de peptone « Witte », 20 grammes de nutrose, 10 gr. de sel et on fait de nouveau bouillir pendant 1 heure, on filtre ; on ajoute alors 60 gr. d'agar et on chauffe pendant 3 heures, on alcalinise et on filtre.

D'autre part on fait bouillir pendant 15 minutes 30 gr. de lactose dans 300 gr. de solution de tournesol. On mélange les 2 solutions et le mélange, qui devient rouge est neutralisé avec la soude au 1/10e jusqu'à faible réaction alcaline. A cette solution déjà alcaline on ajoute encore 4 cmc. d'une solution de soude au 1/10 chaude et stérile et 20 cmc. d'une solution stérile à 1 0/0 de Kristallviolet Höchst B.

Le produit à analyser est ensemencé à la surface de cette agar coulée dans les boîtes de Pétri. Les colonies de bacilles d'Eberth poussent en bleu, celles de coli en rouge.

b) **Gélose fuchsinée lactosée** (Milieu d'Endo).

Dans un littre d'eau, on dissout :

Extrait Liebig	20
Peptone de Witte	20
Sel	10
Agar	80

On fait cuire à l'autoclave 1 h. à 120, 2 h. à 110, ou 3 h. à 100. Après neutralisation par la lessive de soude et l'addition de tournesol, on ajoute 10 cmc. de soude à 10 0/0, 10 gr. de lactose et 5 gr. de solution alcoolique de fuchsine (d'après Klinger, il faut laisser en contact 10 gr. fuchsine dans 100 d'alcool à 96 pendant 2 h.), 25 cmc. d'un solution fraîchement préparée de sulfate de soude à 10 0/0. Klinger exige une alcalinité du milieu de 1 0/0 de soude normale au-dessus du point de neutralisation.

c) **Agar au vert malachite — de Schlinder.** — Gélose à 3 0/0, neutralisation avec la solution de soude à 10 0/0. On ajoute 0, 3 cmc. de cette solution par litre de milieu au-dessus du point de neutralisation. On ajoute 1/5 de cmc. d'une solution de vert malachite à 1/300 ou 1/350, par chaque tube d'agar de 20 cmc. On coule en plaques. Il est bon d'essayer quelle est la meilleure proportion entre la solution de 1/300 et 1/350 qui entrave le mieux la culture du coli.

d) **Agar au vert malachite de Klinger.** On prépare de l'agar à 4 0/0 comme dans le milieu d'Endo ; on ajoute 0,05 gr. de vert malachite 120 de Höchst pour 100 d'agar. Après neutralisation, on ajoute 1 cm. de lessive de soude pour 100 d'agar.

e) **Milieu de Lœffler** (Vert malachite safranine-Reinblau.)

L'agar à 3 0/0 est additionné de 5 cmc. de lessive de soude par 100, au-dessus du point de neutralisation. Au lieu de peptone, on met 10 cmc. de solution de nutrose à 10 0/0, et 3 cmc. de bile de bœuf (stérilisée et filtrée), 1 cmc. d'une solution aqueuse de safranine à 2 0/0 « safranine rein » de Grübler), 3 cmc. d'une solution de reïnblau à 1 0/0 (Reinblau concentré de Höchst) et 3 à 4 de vert malachite en solution à 0,2 0/0 (vert malachite chimiquement pur cristallisé de Höchst), le tout par 100 d'agar.

f) **Milieu de Godlewsky** (vert malachite-bile-sulfate de soude lactose). Agar à 3 0/0 avec 2 0/0 de peptone et 3 0/0 de bile de bœuf (stériliser et filtrer). Le milieu doit être légèrement alcalin. On ajoute par 100 d'agar 0,5 cmc. de solution aqueuse à 1 0/0 de vert de malachite cristallisé de Hoechst, puis de nouveau 0,5 cmc. de bile et 0,75 à 1 cmc. de solution à 10 0/0 de sulfate de soude. Cette dernière addition doit être faite stérilement, car elle ne comporte pas de stérilisation ultérieure. Le milieu se conserve 10 à 15 jours.

g) **Milieu au vert malachite**, à la fuchsine acide et à la lactose de **Kindborg.** — Agar à 3 0/0 tournesolée. On ajoute 0,75 0/0 de soude normale au-dessus du point de neutralisation, puis 5 0/0 de lactose (à chaud) et 5 cmc. d'une solution aqueuse saturée de fuchsine acide et 4 cmc. d'une solution à 1/120 de vert malachite 1 a (Grübler) pour 100 d'agar.

h) **Agar au vert brillant à l'acide picrique de Conradi.**

On ajoute à 900 gr. d'eau, 30 gr. d'agar, 20 gr. d'extrait de Liebig, 100 cmc. de solution de peptone de Witte à 10 0/0. On neutralise sous le contrôle de la phénolphtaléine, et on ajoute de l'acide phosphorique autant qu'il est nécessaire pour saturer ; puis pour 100 d'agar — 3 cmc. de soude normale. Puis on ajoute 10 cmc. d'une solution à 1 0/00 de vert brillant et 100 d'une solution aqueuse à 1 0/0 d'acide picrique.

i) **Agar au vert de Chine de Werbitzki.** Agar ordinaire, avec 1 0/0 de peptone, additionnée après neutralisation, de 1,3 0/0 de soude normale, puis de 1,4 à 1,5 cmc. de solution de vert de Chine à 0, 2 0/0, par 100 d'agar.

k) **Milieu de Uhlenhut** par le paratyphus.

Eau distillée..................................	5o
Lessive de potasse............................	1,5
Sol. peptone de Witte à 10 o/o................	20
Sol. nutrose à 10 o/o.........................	10
Sol. lactose à 25 o/o.........................	20

On fait bouillir ce mélange pendant 1/2 heure, et l'on ajoute à la solution chaude 5 cmc. d'une solution de vert malachite à 2 0/0.

l) **Milieux à l'alizarine, de F. Guth.** C'est de l'agar à 3 0/0, avec 1 0/0 de lactose, à laquelle on ajoute 0,6 de soude hydratée et 0,8 d'alizarine (Kahlbaum) que l'on a fait dissoudre à l'ébullition dans 100 cmc. d'eau. Le milieu doit être alcalinisé par 5 à 7 cmc. de soude au 1/10 pour 100 cmc. Puis on ajoute pour 100 d'agar, 1,7 cmc. d'une solution de vert malachite à 0,1 0/0, qui entrave la culture du coli. Le milieu est bleu foncé. Le coli le colore en jaune en l'éclaircissant ; le typhus donne des colonies gris-bleu, de même que le paratyphus et l'entéritidis.

m) **Méthode à la caféine de Hoffmann, de Ficker.**

I. Bouillon original. Macération de viande avec 6 0/0 de peptone de Witte et 0,5 0/0 de sel. Après neutralisation sous le contrôle de la phenolphtaléine, on ajoute 38, 64 0/0 de NaOH pour 100.

II. Solution d'enrichissement. A 100 cmc. de ce bouillon, on ajoute 105 cmc. d'une solution de caféine à 1,2 0/0 et 1,4 cmc. de kristallviolet en solution à 0, 1 0/0.

III. Ensemencement des selles. — Quand les matières sont liquides, on en ajoute 0,8 à 0,9 dans la solution d'enrichissement ; si la selle est solide, on la broie d'abord dans une solution de caféine à 1, 20 0/0 (2 ou 3 volumes) et de cette dilution on prend 0,8 à 0,9 pour ensemencer.

IV. Recherche de l'Eberth. On ensemence, au bout de 13 heures, 0,1 à 0,3 cmc. de cette culture préalable sur 6 à 7 plaques de Drigalski.

n) Modification de **Lubenau.** — A 100 cmc. de la solution d'enrichissement, on ajoute 0, 3 gr. de caféine, et l'on ensemence 1 cmc. de matières. **Au** bout de 13 heures d'étuve on repique une seconde fois sur 100 cmc. de solution d'enrichissement à laquelle on ajoute, 0,6 de caféine. On reporte à l'étuve pendant 13 h. et on ensemence 1/10-1/20 cmc. sur l'agar caféinée tournesolée (1). — Après 13 heures d'étuve, on réensemence de nouveau sur la solution d'enrichissement additionné de 0,9 0/0 de caféine.

o) **Milieu de Gaehtgens.** C'est le milieu d'Endo (fuchsine lactosée, sulfite) auquel on ajoute 0,33 0/0 de caféine, et 1, 5 0/0 de lessive de soude au-dessus du point de neutralisation.

p) **Agar aux sels biliaires sodiques**, pour l'hémoculture. Au lieu de bile, Roosen Runge propose d'ajouter 1 0/0 de glycocholate de soude à l'agar et d'ensemencer sur chaque plaque de 3 à 8 cmc. de sang.

q) **Modification de Druschmann.** — C'est de l'agar à 3 ou 4 0/0, avec 0,5 0/0 de gélatine et 5 0/0 de peptone végétale par action de la papayotine sur l'albumine de légumineuses. On ajoute 1,5 à 2,5 0/0 de taurocholate de soude, 4 0/0 de lactose et 10 0/0 de teinture de tournesol avant de couler en plaques.

32. Agar à l'esculine et aux sels biliaires de Vanderleck.

Eau distillée	1000
Peptone de Witte	20
Taurochol. de soude	5
Aesculine	1
Citrate de fer	1
Agar	15

Pour isoler le coli de l'eau et du lait. Bact. coli et Bact. lactis aerogènes se colorent en noir.

33. Milieu de Oldekop pour le b. d'Eberth (et le paratyphique).

Eau	500
Extrait de viande Liebig	5
Sel	2,5

Agar 0,3 0/0 alcalinisée à la soude. Pour 1000 gr. de milieu on met 3-4 cmc. de solution concentrée de neutral-roth.

Heller conseille de prendre de la gélatine au lieu d'agar. La réaction aurait lieu au bout de 6 heures à l'étuve.

34. Milieu de Dœrr pour les bacilles dysentériques. L'agar additionné de 1 0/0 de mannite, de 0,5 0/0 de sel, de 1 0/0 nutrose, est élective pour les bacilles dysentériques.

35. Sang.

Quand il s'agit d'une petite quantité de sang, on l'obtient chez l'homme par piqûre de la pulpe du doigt ou du lobule de l'oreille. Chez le chien et le cobaye, on fait une petite coupure au bord de l'oreille, chez le lapin on pique la veine marginale de l'oreille, chez les oiseaux, la veine axillaire, chez les poissons, on sectione la nageoire caudale, chez la grenouille on coupe un orteil.

Pour avoir une grande quantité de sang, chez les petits ani-

____

(1) Pour 1 litre on met 60 de peptone, 10 de NaCl, 40 d'agar et 900 gr. de petit lait tournesolé.

maux (cobaye, lapin, poule), on ouvre la carotide, chez le rat, on ponctionne le cœur avec une seringue de Pravaz; chez la chèvre, le cheval, etc., on ouvre la jugulaire.

Chez l'homme on ponctionne la veine du bras, soit avec une seringue, soit avec un appareillage approprié.

Pour empêcher le sang de se coaguler, on rince le bocal avec une solution de citrate de soude à 3-5 0/0, 1 ou bien on met 1/10 du volume de citrate de soude ; on peut encore employer l'extrait de tête de sangsue. On peut aussi paraffiner l'intérieur des bocaux.

36. Sérum sanguin. — On recueille le sang d'une façon stérile aux abattoirs (bœuf, mouton, cheval, porc) dans des vases de verre cylindriques bien stérilisés et on le laisse reposer pendant 24 heures à la glacière. Le sang se coagule lentement, on sépare le sérum exsudé avec une pipette stérile. On le répartit dans des ballons stériles de 100 à 200 gr., l'on y ajoute 1 0/0 de chloroforme, et on le conserve pendant quelques semaines en agitant de temps à autre. Au moment de l'employer, on met le sérum en tubes, et on l'abandonne pendant quelques jours à l'étuve jusqu'à évaporation complète du chloroforme, puis on fait coaguler le sérum à 65°. Si l'on ne veut pas employer la stérilisation par le chloroforme, on peut faire usage immédiatement du sérum réparti en tubes, mais il faut alors vérifier si le sérum est stérile, en le laissant auparavant pendant 24 heures à l'étuve. Même avec une manipulation très soignée, 10 à 15 0/0 des tubes sont habituellement contaminés.

32. Mélange au sérum de Lœffler pour les bacilles diphtériques. On mélange 3 parties de sérum de bœuf ou de mouton avec 1 partie de bouillon de veau, renfermant 1 0/0 de glucose, 1 0/0 de peptone, et 1/2 0/0 de NaCl.

37. Liquide d'ascite, liquide de kyste de l'ovaire.

On additionne le liquide enlevé par ponction de chloroforme (30 à 50 gr. par litre) et on le conserve pendant plusieurs semaines ou plusieurs mois, en l'agitant fréquemment, dans un endroit sombre. Lorsque le liquide est devenu clair comme de l'eau on le répartit avec une pipette dans des tubes à essai. Pour chasser les traces le chloroforme, il suffit de plonger les tubes pendant une demi-heure dans un bain-marie à 30 ou 35°.

On obtient **l'agar ascite glycérinée** en mélangeant le liquide d'ascite en parties égales avec une solution d'agar à 2 0/0 fondue et refroidie à 40°, à laquelle on a ajouté 5 0/0 de glycérine : ce milieu peut remplacer le sérum dans la plupart des cas ; nous y avons vu pousser très bien le gonocoque, le pneumocoque, le B. tuberculeux, le streptocoque, le bacille de Pfeiffer, le B. diphtérique, le B. duplex (diplobacille de Morax).

38. Gélose au sang de Dieudonné, par le choléra.

Le sang de bœuf est défibriné, et mélangé par partie égale avec de la lessive de potasse. Le mélange laqué ne stérilise pas à l'autoclave. On mélange 30 parties avec 70 parties d'agar à 3 0/0, à chaud. On neutralise. — Il est bon de laisser sécher les plaques quelques jours dans l'étuve à 37 ou 5 minutes à 60°. Neufeld et Woithe conseillent la lessive de soude au lieu de la lessive de potasse. Hachla et Holubut conseillent le sang de porc et de cheval. Pilon conseille le carbonate de soude au lieu de lessive de soude.

39. Milieu de Bordet Gengou, par le bacille de la coqueluche.

A 200 cmc. d'eau glycérinée à 4 0/0 on ajoute 100 de pomme de terre ; on stérilise à l'autoclave à 115 et l'on filtre. On mélange 50 cmc. de cette décoction avec 150 de solution de NaCl à 0,6 0/0 et on ajoute 5 gr. d'agar. On ajoute, dans les tubes par moitié de sang défibriné.

38. Agar sérum.

Le sérum liquide est mélangé avec une quantité égale d'agar refroidie à 40 ou 45° ; et ensemencé soit après solidification, en tubes, soit après coulage sur plaques de Petri.

39. Agar au sang, Agar au sang glycériné, Agar-sérum au sang.

On ajoute à de l'agar de l'agar glycérinée, du sérum sanguin, le sang frais d'homme ou de pigeon, soit en strie à la surface, soit en mélange avant la solidification du milieu. Le moyen le plus simple pour avoir du sang est de piquer le doigt, préalablement stérilisé. Ce milieu est très bon pour le gonocoque, les Bacilles de Pfeiffer, le Pneumocoque, le bacille tuberculeux (Bezançon et Griffon).

40. Agar au sérum de porc de Wassermann, pour le gonocoque (Z. H. XXVII).

On mélange 35 cmc. de sérum de porc avec 35 cmc. d'eau et 2 à 3 cmc. de glycérine, et l'on ajoute au mélange 0 gr. 9 — c'est-à-dire 2 0/0 de nutrose. On chauffe le tout dans un flacon d'Erlenmeyer au-dessus d'une flamme, puis on le stérilise. Pour préparer les plaques, on fait fondre quelques tubes d'agar, et l'on y ajoute une partie égale du mélange sérum-nutrose, puis on coule en plaque ; après solidification, le milieu est prêt à être employé.

41. Sérum agar de Tochtermann, par les bacilles diphtériques.

3 Parties de sérum de mouton + 2 parties d'agar glucosée à 0,5 0/0.

42. Œufs.

On peut employer comme milieu de culture les œufs crus. On nettoie soigneusement la coquille à un endroit, on pique et on ensemence, puis on cachète avec soin le petit trou. On peut aussi mêler le contenu de l'œuf avec de l'agar. On peut encore employer le blanc comme le jaune des œufs cuits « durs » comme milieu de culture (1).

---

(1) Bezançon et Griffon mélangent du jaune d'œuf frais à l'agar glycérinée, pour la culture rapide de Bacille de Koch. La culture est lisse et rappelle l'aspect de B. aviaire. Le B. conserve sa virulence.

[Note du traducteur.]

43. Carotte, Betterave, Choux-rave se préparent comme la pomme de terre.

44. Farine

On stérilise la farine répartie dans des flacons d'Erlemmeyer bouchés à l'ouate, pendant 5 minutes dans l'autoclave à 130°. On laisse refroidir l'appareil, et on secoue fortement les grumeaux formés.

45. Solution d'urée (1 0/0).

On l'additionne de sels nutritifs nécessaires, et on les filtre sur porcelaine. Une partie de l'urée se transforme en carbonate d'ammoniaque par un chauffage court et prudent.

Pour que les milieux en tubes ne se dessèchent pas trop facilement, surtout si on doit les laisser longtemps à l'étuve, on les ferme avec des capuchons de caoutchouc. Hesse recommande d'employer la substance que l'on emploie pour plomber les dents (C. B. O. XXVII. 258). On découpe 2 morceaux carrés de 5 cmc. de long, on met l'un d'eux au-dessus du flocon de ouate du tube de verre, et on applique l'autre, dans lequel on a percé un trou au centre, au-dessus du premier. L'évaporation est ainsi très faible et malgré cela l'air peut circuler dans le tube, car cette substance est très élastique. On réussit encore par ce moyen à luter les bords des boîtes de Pétri, et à les préserver de l'évaporation, mais, dans ce cas, d'après notre expérience personnelle, un anneau de caoutchouc disposé autour de la boîte rend le même service.

2. L'utilisation des principaux milieux de culture se fait d'après les règles suivantes.

I. **Milieux liquides** (bouillon, eau peptonée, bouillon sucré, lait, milieu dépourvus d'albumine) servent :

1. Pour obtenir de grandes quantités de culture.

2. Pour obtenir la culture liquide de Bactéries exactement dénombrées (numération sur plaques).

3. Pour trouver la formation de pellicule et de dépôt.

4. Pour étudier les propriétés biologiques, et les produits de réaction (mobilité, phosphorescence, dégagement de chaleur, propriétés chimiques, production de pigment, phénomène de réduction, nitrification ; formation de l'hydrogène sulfuré, des gaz et de l'indol ; propriétés pathogènes).

II. **Milieux solides..**

1. **Milieux se prenant en gelée.** Les milieux transparents qui se gélifient (agar, gélatine) trouvent une très large utilisation, et cela pour les raisons suivantes :

a) Ils sont utilisables à la fois comme milieux liquides et comme milieux solides ; — liquides ils permettent la séparation, solides la fixation des germes isolés, et aussi la croissance de colonies isolées.

b) A cause de leur transparence, ils permettent l'examen macroscopique et microscopique des cultures, ils favorisent le diagnostic différentiel des espèces, et la constatation précoce de la pureté de l'ensemencement Ils servent notamment :

α) En culture sur plaques, pour la séparation et la numération des individus et des espèces.

ϐ) A obtenir des cultures macroscopiques caractéristiques, qui permettent de faire le diagnostic differentiel.

γ) A avoir des cultures durables de Bactéries vivantes.

Les avantages respectifs de l'agar et de la gélatine sont :

c) Gélatine : Avantages : facile à faire, facile à couler en plaque (à 25º) ; la propriété d'être liquéfiée par différents microbes lui donne une grande valeur au point de vue du diagnostic ;

Inconvénients : Elle fond à 25º et par conséquent ne peut être employée ni pendant les chaleurs de l'été, ni à la température de l'étuve. Avec du soin, on peut. il est vrai, avoir des mélanges gélatinés qui fondent à 29º, p. 715).

d) Agar. Avantages : utilisable à la température de l'étuve c'est-à-dire que la culture rapide des. Bactéries (spores bacté-riennes et particulièrement pour les bactéries thermophiles et pathogènes). Favorise la production du pigment. Inconvénients : fabrication un peu moins facile, difficulté du coulage en plaques (l'agar, qui fond à 95º, doit être refroidie à 40º, avant qu'on l'en-semence). Les cultures sont souvent peu caractéristiques.

2. Sérum sanguin, agar glycériné et agar-ascite glycérinées — Pour la culture des espèces pathogènes qui ne poussent pas ou poussent mal sur les autres milieux. Les cultures sur plaque. sont possibles seulement avec l'agar glycérinée et les mélanges d'agar et de sérum.

3. Pomme de terre.

1. Pour l'obtention de cultures caractéristiques macroscopique-ment, très durables et utiles pour le diagnostic différentiel.

2. Pour obtenir la formation de spores et du pigment.

3. Façon de pratiquer les cultures aérobies.

Le fil de platine doit être flambé (rougi à la flamme) dans toute sa longueur pendant un instant avant de s'en servir et après s'en être servi.

a) **Cultures en milieux liquides** (bouillon, lait, eau pepto-née, etc.) : ensemencement avec une ose pleine de culture pure.

b) **Cultures en piqûre sur gélatine ou sur agar.** — Sont faites avec le fil de platine droit sans ose ; on ne fait pour cha-que tube qu'une seule piqûre, mais qui doit aller presque jusqu'au fond. Si l'on veut regarder la culture au microscope, il faut faire la piqûre un peu latéralement.

c) **Cultures en strie sur agar et gélatine, et culture sur pomme de terre.** — Strie douce, superficielle, à la surface du milieu avec l'ose de platine. Pour la pomme terre, il est utile de la labourer un peu.

d) **Tubes de gélatine roulés** d'Esmarch.

Un tube rempli de gélatine liquide étant ensemencé, on le ferme avec un capuchon de caoutchouc, on le couche horizontalement. et on le fait rouler sur lui-même jusqu'à ce qu'il soit solidifié. On peut aussi, d'après Schill, enfoncer dans la gélatine liquide un second tube plus étroit, de telle façon que la gélatine se solidifie entre les deux tubes.

e) **Cultures sur gélatine en plaques.**

On fait fondre 3 tubes de gélatine on met dans le premier, après qu'il s'est refroidi à 30°. une ose pleine de culture liquide, ou une trace de culture solide, on agite ce tube, et on porte une ou deux oses de ce premier tube dans le second : de celui-ci, on prend de même après l'avoir agité, 3 à 5 oses, qu'on porte dans le 3e tube ; puis on verse chacun des tubes, après avoir flambé le col, dans 3 plaques sèches, différentes, stérilisées, en soulevant rapidement le couvercle; puis on incline la plaque dans divers sens pour répartir la gélatine en couche uniforme. En repiquant d'un tube à l'autre, il faut avoir soin de les tenir inclinés, pour éviter qu'il tombe des germes étrangers dans le milieux. Les plaques étant faites, on les met dans l'étuve à 20°, ou bien on les conserve à la température de la chambre, et l'on examine tous les deux ou 3 jours à l'œil nu et au microscope à un faible grossissement (5 D). les colonies qui germent; le plus souvent, deux seulement des plaques sont utilisables, l'une d'elles est ensemencée trop peu ou trop. Pour épargner un tube de gélatine, on peut aussi faire la première dilution dans l'eau stérilisée.

f) **Cultures sur agar en plaques.** — On les fait de la même façon. L'agar ne doit pas être coulée trop froide dans les boîtes, parce qu'elle se solidifierait en couche irrégulière; elle ne doit pas non plus être employée trop chaude, parce que les Bactéries ensemencées périraient. On fait aussi les cultures sur plaques, en faisant d'abord solidifier le milieu dans les boîtes, puis en l'ensemençant en stries à la surface gélifiée, avec l'ose de fil de platine, avec les bandes de papier filtré, avec un pinceau de platine, ou avec une spatule de verre. On n'obtient ainsi que des colonies superficielles caractéristiques, d'après lesquelles on peut déterminer les différentes bactéries. (Voyez App. IX, Tab. A et B.) On conserve les cultures sur plaques d'agar à l'étuve à 37°, en ayant soin de les retourner, pour éviter le dépôt sur la culture de l'eau de condensation.

b) **Culture sur agar sucrée agitée.** On fait fondre le contenu du tube au bain-marie; on laisse refroidir jusqu'à 30°, on ensemence avec une œse de fil de platine de culture pure, on agite avec soin, et on laisse à l'étuve.

4. Cultures pures par le passage à l'animal.

On peut également isoler une espèce déterminée à l'état de pureté, d'un mélange de bactéries associées, en inoculant le mélange (crachat, pus, lait, terre) à des animaux. L'espèce pathogène, pour l'animal choisi se multiplie et l'animal succombe. On peut alors faire des plaques de cultures pures, avec les organes de l'animal (rate, reins, foie, poumons glandes). Cette méthode de multiplication des germes est utilisable pour le charbon, la tuberculose, la pneumonie, la morve, et la septicémie des souris. Les micro-organismes difficiles à cultiver peuvent être maintenus en vie pendant quelques jours dans des sacs de collodion, à l'intérieur de la cavité abdominale d'un lapin.

5. Examen des cultures pures.

Pour les cultures en strie ou en piqûre, on en prend une trace de la colonie bien développée avec le fil de platine, et on la traite comme nous l'avons indiqué. (Préparation, p. 692.)

Pour les cultures sur plaques, on peut employer le même procédé ; on peut aussi employer avec avantage le procédé des préparations en décalque. Pour cela, on dépose une lamelle bien nettoyée à la surface des colonies superficielles, on appuie doucement puis on soulève la lamelle avec une pince, et on la colore après l'avoir fixée.

Pour les cultures en milieu liquide, on en prend une petite ose pleine, qu'on dépose sur un porte-objet ou sur un couvre-objet.

Pour examiner le dépôt des cultures en bouillon, le mieux est de décanter la partie supérieure, puis de diluer le fond avec un peu d'eau stérile, et d'en faire alors une préparation. Le bouillon apporté sur le porte-objet donne en effet très souvent des précipités de matières colorantes.

Pour examiner les cultures sur lait, on enlève d'abord la graisse par le chloroforme ou l'éther, après avoir fait la strie sur le porte-objet.

6. Examen et interprétation des cultures pures.

On fait l'examen des cultures pures macroscopiquement et pour les cultures sur plaques, microscopiquement aussi à un grossissement de 60 diamètres.

Il faut examiner surtout, pour les **cultures en piqûre**, la liquéfaction de la gélatine, le canal de piqûre, et la partie supérieure superficielle.

Pour les cultures en strie, la surface et l'eau de condensation **pour les cultures en bouillon,** le liquide et le dépôt pour les **cultures en plaques :**

a) Le milieu, sa fluorescence, sa coloration (rouge brun, bleu noirâtre) et sa liquéfaction.

b) Les **colonies**, leur forme, leur élévation, les caractères optiques de leur surface, leur consistance, les caractères des bords, leur dessein intérieur.

(On trouvera les désignations et les termes techniques pour les cultures bactériennes et les colonies, pages 150 et suiv.)

Pour le lait la coagulation et la coloration.

Pour l'**agar sucrée**, l'éclatement de l'agar (production de gaz).

Pour le **petit lait tournesolé**, le virage au rouge ou au bleu.

7. Conservation des cultures pures.

Pour conserver dans une collection les tubes de cultures pures (culture en piqûre et en strie, culture sur pomme de terre, culture en bouillon et sur lait), on enfonce un peu le bouchon de ouate, dans le tube de verre et on coule par-dessus un peu de paraffine fondue ou de cire. Pour empêcher que la culture ne se développe davantage, on la tue, en la conservant pendant assez longtemps (1 à 2 semaines), dans une atmosphère de formaline.

La gélatine faiblement liquéfiée redevient solide par ce procédé, la plupart des pigments se conservent bien.

On lute les cultures sur plaques avec une bande de caoutchouc ou de gutta de dentiste, ou mieux encore on dépose un peu de mastic entre les bords des deux plaques, que l'on presse ensuite l'une contre l'autre.

8. Cultures anaérobies.

A l'exemple de Kitasato, on peut cultiver les espèces anaérobies peu sensibles à l'oxygène dans l'agar sucrée, même sans acide pyrogallique, en piqûre. Avec un fil de platine recourbé en anse, on fait une piqûre dans l'agar sucrée qui doit avoir 8 à 10 cmc. de profondeur, puis on fait exécuter au fil un tour autour de son axe avant de le retirer. Même lorsqu'on chasse l'oxygène, il faut additionner l'agar de 1 0/0 de glucose ou d'autres substances réductives, par exemple de 0,3 à 0,5 0/0 de formiate de soude, ou, d'après Kitasato et Weyl, de 0,1 0/0 de sulfo-indigotate de soude. Rivas recommande le sulfhydrate d'ammoniaque. Hammerl le sulfate d'ammoniaque.

On a décrit un très grand nombre de méthodes pour chasser l'oxygène des cultures ; mais très peu d'entre elles, relativement, sont applicables en pratique. Parmi les plus employées citons :

a) **L'expulsion mécanique** pour les **cultures en bouillon**. On fait bouillir le bouillon avant l'ensemencement et on le recouvre après refroidissement et inoculation avec de la paraffine fondue, de l'huile, de la lanoline ou de la vaseline. Weichselbaum, Ghon et Sachs font congeler le bouillon, puis ils coulent de l'agar par-dessus, et le laissent ensuite se dégeler.

Pour les **cultures en plaque**, on peut déposer à la surface une mince lame de mica ou de verre, et comprimer légèrement pour chasser les quelques bulles d'air emprisonnées, puis couler de la gélatine autour de la plaque.

Pour les **cultures en strie** ou les **cultures profondes**, le plus simple est d'employer le procédé de l'agar profonde (tube de Vignal, le Liborius). On fait bouillir l'agar ou la gélatine immédiatement avant de l'ensemencer, et l'on recouvre la culture faite avec une couche d'agar, de gélatine ou de paraffine. On peut employer le même procédé pour les plaques de gélatine, en ensemençant en surface une plaque d'agar coulée et solidifiée, et en coulant par-dessus un second tube d'agar.

Très commode aussi est le procédé d'**expulsion de l'air par l'hydrogène**, il est indiqué de différentes façons pour les plaques et les tubes de culture par C. Frankel, Hüppe, Pétri et Maassen, Botkni, Hesse, Kitasato, Novy, etc. Au moyen d'un appareil de Kipp, on fait arriver de l'hydrogène (qui a traversé auparavant de l'iodure de potassium et un mélange d'acide pyrogallique et de lessive de potasse) dans un récipient (tube, dessiccateur tubulé, cloche tubulée avec sole) où l'on a disposé les milieux ensemencés. Par un second tube, l'air peut s'échapper du récipient. Aussitôt que celui-ci est rempli d'hydrogène (allumage de celui-ci au tuyau d'échappement) on ferme les orifices de sortie et d'entrée du récipient avec des bouchons de caoutchouc luté à la paraffine. Gruber recommande de faire les cultures dans le **vide** (par une simple pompe aspirante).

b) **Absorption de l'oxygène par des moyens chimiques.** La méthode la plus employée est celle de Buchner, qui absorbe l'oxygène par l'acide pyrogallique et la potasse.

a) Pour les **cultures en piqûre** : on met au fond d'un tube de verre cylindrique, qui doit être un peu plus long qu'un tube de culture, une cuillerée à café enfaîtée d'acide pyrogallique, et 20 cmc. de lessive de potasse à 3 0/0, on introduit dans ce tube le tube de culture ensemencé, et l'on ferme le tube extérieur avec un bouchon de caoutchouc mou, ou d'un bouchon de verre, qu'on lute avec du mastic ou de la paraffine.

b) Pour les **cultures en plaque** on emploie, au lieu d'un tube de verre, un large dessiccateur avec un couvercle rodé ; on remplit la partie inférieure avec un mélange de gravier et d'acide pyrogallique, et l'on procède comme ci-dessus (Arens).

Si l'on veut obtenir l'anaérobiose la plus complète possible, on combine la méthode à l'acide pyrogallique soit avec l'aspiration de l'air par la trompe à eau, soit avec le remplacement de l'air par l'hydrogène ; de telle sorte que les dernières traces d'oxygène sont absorbées par le pyrogallol. Depuis bien longtemps nous employons ce dernier procédé ; nous mettons au fond d'un vaste dessiccateur de l'acide pyrogallique en quantité suffisante et les cultures bactériennes ; puis nous faisons passer par un bouchon de caoutchouc à 3 tubulures un courant d'hydrogène pendant

1/2 heure, et seulement ensuite nous introduisons la lessive de potasse par la 3e ouverture du bouchon. Après fermeture des 3 ouvertures nous enfonçons l'appareil lesté avec du plomb, dans l'eau.

Kabrehl recommande (C. B., XXV, 555), pour contrôler l'absence de l'oxygène dans un tube, de gélatine fondue, d'ajouter, immédiatement avant l'ensemencement 0,3 à 1 0/0 de glucose et de colorer le milieu en bleu, par transparence avec une solution alcoolique forte de bleu de méthylène. Si le tube est complètement privé d'oxygène, il se décolore totalement en 24 à 36 heures; s'il y a encore de l'oxygène présent, on voit une coloration bleue dans les couches supérieures. Avec cet indicateur, on se rend compte que l'emploi des bouchons de ouate est insuffisant pour les cultures anaérobies. Nous conseillons beaucoup d'employer ce procédé de contrôle.

c) **Absorption de l'oxygène par les Bactéries.**

On réussit aussi parfois à cultiver les anaérobies sans employer de moyens chimiques, par la seule culture en symbiose avec des Bactéries aérobies (Kedrowski, Koninski).

9. Analyse de l'eau.

Toute analyse bactériologique de l'eau doit être faite autant que possible à l'endroit même où l'on fait la prise, si cela n'est pas possible, on doit faire porter tous ses soins, à maintenir l'eau dans la glace jusqu'à l'endroit où on en fait l'examen.

a) Eau de boisson (eau potable). On reçoit l'eau des conduits dans les verres stériles, après avoir laissé couler l'eau quelques instants (environ 10 minutes). Le robinet doit être flambé pendant 10 minutes environ avec un bec Bunsen.

Dans les sources ouvertes, on recueille l'eau au moyen d'un tube de verre ou d'un flacon stérile, ou dans un tube dans lequel on a préalablement fait le vide, et qu'on fait plonger dans l'eau en le retenant avec un fil. Pour l'eau d'une pompe, il faut chauffer d'abord le robinet avec une lampe à souder, puis pomper l'eau, pendant 10 minutes avant d'en prendre.

On prélève avec une pipette stérile ordinairement 1 cmc., 0,5 cmc. et 0,1 cmc. de l'eau (il faut au moins deux dilutions différentes, on dépose chacune de ces trois provisions dans 3 boites de Pétri différentes et l'on coule dans chacune d'elles un tube de gélatine fondue. On mélange le liquide en inclinant les plaques doucement dans tous les sens et on porte les plaques à l'étuve à 22° pour que les colonies se développent. On compte les germes développés au bout de 2, 3, 4 et 5 jours; d'après Hesse même jusqu'au 9e ou 10e jour, car les colonies peuvent apparaître jusqu'à ce moment (Phelps). On peut aussi faire le mélange dans les tubes de gélatine; mais la première méthode est généralement préférée parce que, quand on coule la gélatine, il en reste toujours une petite quantité dans le tube, ce qui peut apporter une cause d'erreur dans le nombre des colonies.

Si d'avance on prévoit que l'eau est très riche en microbes, on la dilue avant de l'ensemencer avec de l'eau stérile, au 1/10, au 1/100, etc., et l'on opère de la même façon avec la dilution. Le nombre de germes sur chaque plaque est ainsi assez minime pour que l'on puisse le compter, et marquer chaque colonie à l'envers de la plaque avec une petite tache d'encre. Lorsqu'il y a une grand nombre de germes sur la plaque, on partage celle-ci en 8 secteurs, et l'on ne compte que les germes qui se trouvent sur quelques secteurs, ou bien on emploie l'appareil de Wolffhügel.

b) Eau impure : eau ménagère, eau des conduites, eau de pluie fumier, lait, On fait des dilutions à 1 : 100, 1 : 1000, 1 : 10.000 et l'on opère de la même manière.

Hesse et Niedner recommandent comme milieu spécial pour l'eau un milieu simplement composé de 1 partie de substance nutritive de Heyden, 1 partie de gélose, et 98 parties d'eau : il y pousse 10 à 20 fois plus de germes que sur gélatine ordinaire.

Mais Müller a montré par ses expériences sur agar albuminosée que la culture plus riche sur le milieu de Heyden ne présente qu'un avantage apparent. Ce dernier milieu, en effet, d'après Müller, favorise le développement des bactéries saprophytes de l'eau, beaucoup mieux que les impuretés réelles apportées par les matières, l'urine, etc. Aussi pour les analyses de l'eau faites au point de vue de l'hygiène, il recommande avec Walbaum l'agar ordinaire comme le milieu le plus approprié.

Prall conseille le milieu suivant : substance de Heyden, avec 5 0/0 de gélatine, et 0,75 0/0 d'agar, quand il s'agit de chercher tous les germes. Pour rechercher le bacille d'Eberth et le vibrion cholérique, le meilleur milieu est l'eau peptonée gélatinée alcaline (extrait Liebig 1 0/0, peptone de Witte 1 0/0, sel 0,5 0/0, gélatinée 10 0/0, agar 1,5 0/0, soude cristallisée 1,5 gr. en plus du point de centralisation de tournesol.

Thomann conseille la gélatine modifiée de Abba, pour l'analyse de l'eau : les germes pathogènes, et en même temps les autres germes s'y développent bien (extrait de viande Liebig 6 gr., peptone de Witte, 10 gr., sel 5 gr., phosphate dipotassique 2 gr., eau 100 gr. — on ajoute 100 à 120 gr. de gélatine, on neutralise avec la lessive de soude jusqu'à saturation de la teinture de tournesol, et l'on ajoute encore 15 cmc. de solution de soude à 1/10e. (Pour la formule de Abba, par l'énumération des germes sur gélatine, voir Z. H., XXXIII, 372.)

Pour évaluer le nombre des bactéries dans un liquide directement sans culture, on opère de la façon suivante (Klein et Hohewerth) :

On met 0,1 à 1 cmc. du liquide contenant des bactéries dans un verre de montre, et l'on ajoute un peu d'un colorant, de telle façon que les bactéries commencent à se colorer. On prend une ose de fil de platine du liquide que l'on dépose sur une lamelle, on sèche et on monte. On compte alors les bactéries qui se trouvent sur 50 champs microscopiques et l'on rapporte le nombre trouvé à la grandeur de la lamelle. Mais il faut savoir combien il y a de champs microscopiques dans une lamelle.

D'après Hohewerth ce mode de numération est la meilleure méthode.

10. Analyse de l'air.

Pour déterminer qualitativement des germes qui se trouvent dans l'air d'un lieu quelconque, le plus simple est d'y abandonner des boîtes de Pétri d'agar ou de gélatine ouvertes pendant un certain temps. Au bout de 10 à 15 minutes, on met le couvercle, et on obtient au bout de 2 à 5 jours les colonies cherchées, le plus souvent des cocci et des sarcines. Pour la détermination quantitative, on emploie des tubes de Hesse. On prend un tube de 60 cmc. de long sur 3 à 4 cmc. de diamètre, que l'on ferme d'un côté, avec un bouchon de caoutchouc muni d'un tube de verre, de l'autre côté on met un capuchon de caoutchouc perforé d'un trou, recouvert d'un second capuchon non perforé. On stérilise cet appareil. On répartit alors à l'intérieur du tube de la gélatine sur les parois (tube roulé d'Esmarch), on enlève le capuchon de caoutchouc extérieur, et on aspire environ 10 litres d'air au moyen de l'aspirateur. Les germes se fixent sur la gélatine et s'y développent en colonies.

La méthode de Pétri repose sur le principe suivant ;

On prend des petits tubes, ouverts à leurs deux extrémités, remplis de sable stérile (environ 5 gr.) et l'on fait passer de l'air avec une pompe aspirante. Le sable retient les Bactéries. On mêle le sable avec de la gélatine liquide et l'on coule en plaques, de telle façon qu'on peut ensuite compter les germes.

Ficker remplace le sable par du verre pulvérisé, pour faciliter la recherche des colonies sur les plaques.

11. Analyse de la terre.

On recueille l'échantillon de terre soit en creusant un trou, et en prélevant un peu de terre à la profondeur désirée sur les parois avec une cuiller stérile, soit avec un perforateur à terre de Frankel, quand on va chercher des échantillons à une grande profondeur.

Les bactéries du sol sont rarement isolées ; elles sont le plus souvent agglomérées en amas, aussi, n'est-il pas très facile d'en faire une répartition égale. Le mieux est de triturer ensemble une petite quantité de terre (0 gr. 5 à 1 gr.) et du sable ou du verre pilé, puis d'ajouter une partie convenable de gélatine liquide et de couler en plaques. Il est toujours nécessaire à faire une dilution très étendue parce que, dans la terre, il y a une très grande quantité de germes. On peut aussi délayer une petite quantité de terre (on en prend habituellement le contenu d'une petite cuiller de platine de 5 mmg. dans un peu d'eau), la plus grande partie des microbes passe dans l'eau et l'on peut ensemencer celle-ci. Si l'on veut seulement rechercher les Bactéries sporulées, on chauffe la terre à 70° pendant 20 minutes environ et on l'ensemence ensuite.

Récolte et Examen des liquides et des exsudats du corps.

a) Sang. Lenhartz et Jochmann recommandent de recueillir 20 cmc. de sang dans la veine cubitale au moyen de la seringue de Luer. Sur le cadavre, il faut inciser la peau dans la région du cœur avec un couteau stérile, et prélever le sang du cœur au moyen d'une seringue stérile.

Pour de petites quantités de sang, il suffit ordinairement de piquer la pulpe du doigt soigneusement stérilisée auparavant avec une aiguille ou un bistouri stériles : on collecte ainsi quelques gouttes de sang. On peut aussi faire la prise au lobule de l'oreille. Pour les grandes quantités de sang, il faut recourir à une veine de l'avant-bras.

Chez les gros animaux (chèvre, cheval), on saigne la jugulaire pour avoir de grandes quantités de sang. Chez le lapin, on peut avoir du sang dans la veine de l'oreille. Chez l'homme, on peut aussi poser une ventouse scarifiée sur le dos.

L'examen bactériologique se pratique en ensemençant le sang sur les milieux, et en se mélangeant avec ceux-ci (milieux liquides). Il faut toujours employer de grandes quantités. Si l'on veut rechercher des parasites dans le sang, on étale le sang en couche mince sur une lame ou une lamelle au moyen d'une autre lamelle (lame rodée).

b) Les liquides d'ascite et d'hydrocèle sont recueillis avec un trocart stérile, et examinés comme le sang.

c) Urine. Après nettoyage du gland, on fait uriner le malade, et après avoir laissé écouler les 20 ou 30 premiers centim. cubes, on recueille l'urine dans un ballon stérile, et on l'additionne, pour faire l'analyse bactériologique, avec de la gélatine, ou de l'agar liquéfiées ; on peut aussi ensemencer 1 ou 2 cmc. d'urine sur du sérum. Il est aussi très utile d'examiner le dépôt centrifugé (par exemple pour les bacilles tuberculeux). -

d) Fèces. On délaie une petite quantité de matières (1 œse ou 1 cmc.) dans du bouillon ou dans de la solution salée physiologique, on fait de fortes dilutions et l'on ensemence en plaques. Pour les cas particuliers (fièvre typhoïde, choléra, dysenterie, voyez les chapitres spéciaux).

e) Crachats. On recueille le crachat dans un vase propre, ou plutôt stérilisé, et l'on en ensemence un fragment de la grosseur d'une lentille sur les milieux appropriés. Dans les cas particuliers (pneumonie, tuberculose), on inocule le crachat à la souris ou au cobaye, sous la peau ou dans le péritoine.

f) Exsudats de la gorge et des amygdales; mucus nasal et vaginal. On râcle la surface de la muqueuse avec un petit bâton entouré d'ouate ou avec une baguette de verre, et on porte l'exsudat sur le milieu de culture coulé en plaques (sur le sérum de Lœffler pour la diphtérie). Pour le mucus nasal, on peut aussi nettoyer d'abord le nez, et provoquer ensuite un éternuement.

g) Pus. On le recueille au moment de l'incision aseptique de l'abcès, ou bien on ponctionne celui-ci avec une seringue de Luer ou de Pravaz. On étale le pus en couche mince sur le milieu de culture (pour l'actinomycose, on emploie l'agar glycérinée ; pour le streptocoque et le micrococcus pyogène, l'agar ordinaire suffit).

h) Fragments de tissus, de rate, de foie, de rein, de poumon. On les enlève aseptiquement et on fait des frottis sur les milieux pour les espèces pathogènes, on emploie l'agar ou l'agar glycérinée et l'étuve à 37°.

III. — INOCULATION AUX ANIMAUX

A. Inoculation.

1. Inoculation cutanée. — On frictionne la peau du ventre préalablement rasée avec un doigtier de baudruche, ou une baguette de verre, trempés la culture microbienne ou les fragments d'organes ; — on fait quelquefois des scarifications sur la peau. Pour produire la peste chez le cobaye, il suffit de faire la friction sur la peau saine.

2. Inoculation sous-cutanée. — A un endroit quelconque de la peau, on fait une petite entaille avec des ciseaux, après avoir nettoyé avec du sublimé, et l'on introduit la matière à inoculer sous la peau avec un fil de platine fort recourbé en anse.

3. Injection sous-cutanée. — On emploie la seringue de Luer stérilisée. On fait un pli à la peau dans une région quelconque du corps, et l'on enfonce l'aiguille à la base de celui-ci, suivant sa longueur. Si l'on a seulement quelques centimètres cubes à inoculer, on peut utiliser une pipette graduée, reliée à l'aiguille par un petit tube de caoutchouc, le tout étant stérilisé, on aspire le liquide dans la pipette, et on le souffle soit avec la bouche, soit avec une poire de caoutchouc.

On inocule les souris au-dessus de la racine de la queue, en les tenant simplement par la pointe de la queue suspendues dans un verre que l'on recouvre en partie avec une petite planchette. On inocule le lapin et le cobaye sur les côtés du thorax, ou sur la poitrine. Le cobaye est inoculé habituellement pour la diphtérie, au membre thoracique, le lapin, au côté interne de l'oreille, les oiseaux dans la masse musculaire antérieure de la poitrine, les rats, au-dessus de la queue, les chèvres, sur le dos, les chevaux au cou.

4. Injection péritonéale. — On perfore la paroi abdominale avec une aiguille creuse, et on pousse l'injection après avoir enfoncé avec prudence l'aiguille, ou mieux on incise la peau, et ensuite on perfore le paroi avec une canule mousse.

5. Infection par ingestion. — Le produit infectieux (culture pure, organe) est délayé et mélangé avec du pain, puis offert à l'animal. On peut aussi introduire directement le produit infectant dans le pharynx de l'animal. Les oiseaux (poules et pigeons) déglutissent dès qu'on leur ferme le bec.

6. Infection par inhalation. — Buchner (C. B., VI) et Martini (Z. H., XXXVIII) ont inventé des appareils spéciaux pour l'inhalation ; nous avons toujours réussi à infecter par inhalation des produits liquides, en chloroformisant l'animal (rat, cobaye, lapin), jusqu'à ce qu'il fasse une inspiration profonde : nous introduisons alors dans les fosses nasales quelques gouttes de culture en bouillon ou du matériel liquide avec un seringue.

7. Inoculation dans la chambre antérieure de l'œil. On incise la cornée, préalablement insensibilisée par la cocaïne, et on introduit le produit infectant dans la chambre antérieure.

8. Infection par la voie sanguine. On choisit, chez le lapin, la veine marginale de l'oreille, chez les gros animaux, la veine jugulaire.

B. Examen. On met les souris dans des vases stériles avec de l'ouate, de la sciure, des copeaux de bois, ou de la tourbe, et on recouvre le bocal avec une toile métallique. Les rats peuvent être mis également dans de grands bocaux de verre, avec un fort couvercle. Les cobayes sont mis dans de grands vases de verre ou dans des pots de porcelaine avec les copeaux de bois. Les oiseaux et les gros animaux doivent être conservés dans des cages spéciales.

C. Autopsie des cadavres.

L'autopsie doit être faite tout aussitôt après la mort ; tout au moins, faut-il conserver l'animal dans la glace après sa mort. Les animaux inoculés sont étendus sur le dos, et attachés ou piqués sur une planchette par les 4 pattes ; on lave la poitrine et le ventre avec du sublimé, puis l'on incise la peau avec un couteau stérilisé ; on la sépare de la couche musculaire de l'abdomen et de la poitrine, et on la retourne sur la planchette (on regarde s'il y a eu abcès ou un bubon, puis les muscles abdominaux sont sectionnés, les parois écartées, et l'on enlève les organes internes (foie, rate, reins) que l'on dépose dans une boîte de Pétri stérile, si l'on doit faire des préparations ou des cultures ; on peut aussi les mettre dans l'alcool pour les étudier ultérieurement. Puis on incise avec des ciseaux la cavité thoracique, on extirpe le cœur, les poumons, et l'on porte des organes, après avoir fait des cultures et des frottis avec les poumons, dans l'alcool. Les instruments doivent être d'abord essuyés avant chaque opération avec un tampon d'ouate mouillée phéniquée, et ensuite bouillis ; il est encore mieux d'avoir beaucoup d'instruments bouillis en réserve. Les mains doivent rester tout à fait propres.

Quand il s'agit d'interpréter les résultats d'une autopsie, il faut bien songer que très rapidement parfois, déjà même pendant l'agonie, les microorganismes émigrent de l'intestin dans les organes. Si l'on injecte dans la cavité abdominale ou dans la trachée de cadavres des bactéries vivantes, il arrive très souvent qu'on peut les retrouver très rapidement dans les organes.

Après l'autopsie, on brule les cadavres dans un four. Si cela n'est pas possible, on entoure le cadavre dans une enveloppe imprégné de sublimé, et on l'enterre dans une fosse située au moins à 1/2 mètre de profondeur que l'on garnit tout au tour de chaux vive. On peut aussi plonger les petits animaux dans de l'acide sulfurique concentré. Les vases qui ont contenu les rats et les souris, et qui renferment encore de la paille, de la sciure de la ouate, etc., sont remplis pendant 24 heures avec une solution de chlorhydrate de chaux, et lavés ensuite à l'eau chaude.

Réaction de Wassermann.

Les éléments nécessaires pour pratiquer une réaction de Wassermann sont les suivants :

1. Le produit à examiner (sérum, liquide céphalo-rachidien, ascite, etc.).

Le sérum est centrifugé, et inactivé par le chauffage à 56° pendant 1/2 h. On peut le conserver pendant quelques jours à la glacière. Une quantité de 2 à 3 cmc. suffit.

2. Extrait aqueux ou alcoolique du foie de fœtus syphilitique (1) (**Antigène**).

On peut employer aussi comme antigène l'extrait de cœur de cobaye, de foie humain, avec ou sans addition de cholestérine, lécithine, oléate de soude. Ces dernières substances peuvent être aussi employées seules comme antigène. Il est bon de déterminer la valeur d'un antigène que l'on prépare. On peut s'en procurer chez Merk, à Hœchst, etc.

3. **Hématies de mouton.** Le sang défibriné centrifugé, les globules sont lavés à 3 reprises avec de l'eau salée à 5 0/0.

4. **Ambocepteur.** C'est le sérum d'un lapin qui a été préparé

---

(1) Le foie finement broyé est délayé dans 4 parties d'eau physiologique phéniquée (0,5 o/o), et laissé pendant 24 heures dans un appareil à agitation, on laisse ensuite déposer, et on décante le liquide surnageant. On peut ainsi faire un extrait alcoolique à 1/10. Le liquide est filtré. On peut aussi employer l'acétone, l'éther, l'alcool-éther.

par l'injection d'hématies de mouton (1). On inactive ce sérum
en le chauffant à 56°.

5. Complément. Sérum frais de cobaye non chauffé. La conservation de l'action de complément ne dure pas plus de 24 h.
Il faut donc avoir toujours du sérum frais et ne pas l'exposer à
la lumière.

ÉPREUVES PRÉALABLES.

1.) *Détermination de la quantité nécessaire d'ambocepteur.—*
Quelle est la plus petite quantité d'ambocepteur qui est capable
d'hémolyser 0,5 cmc. d'une solution d'hématie de mouton à 5 0/0
en présence de 0,5 cmc. de complément ? On dilue (Ehrlich-
Sachs) l'ambocepteur à 1/1000 et à 1/40.000, et l'on établit 10 tubes.

Tube 1 :	0,5	ambocepteur à	1/1000	+	0,5 NaCl	
— 2 :	0,25	—	1/1000	+	0,75 NaCl	
— 3 :	0,75	—	1/1000	+	0,85 NaCl	+ 0,5 compl.
— 4 :	1,0	—	1/10.000	+		à 1/10
— 5 :	0,65	—	1/10.000	+	0,35	+ 0,5
— 6 :	0,5	—	1/10.000	+	0,5	hématie
— 7 :	0,25	—	1/10.000	+	0,75	à 5 0/0
— 8 :	0,15	—	1/10.000	+	0,85	+ 0,5 NaCl
— 9 :	0,1	—	1/10.000	+	0,9	
— 10 :	—	—	1/10.000	+	1,0	

On fait le mélange dans l'ordre suivant :
1. NaCl (la quantité variable).
2. Ambocepteur.
3. 0,5 NaCl.
4. 0,5 complément à 1/10.
5. 0,5 hématies de moutons à 5 0/0.

On agite ensuite les tubes, que l'on met à l'étuve pendant 2
heures. Le tube dans lequel l'hémolyse complète est produite avec
la plus petite quantité d'ambocepteur est le titre à choisir pour
l'épreuve définitive. Mais on le triple. Par exemple si le titre est
de 1/4500, on prend 1/1500.

2. *Contrôle de l'antigène.* — Il est nécessaire, pour établir si
l'antigène seul n'empêche pas l'hémolyse.

On fait 5 tubes.

Tube 1 :	0,1 NaCl	+ 0,5 antigène	
— 2 :	0,2 —	+ 0,4	+ 0,25 complément
— 3 :	0,3 —	+ 0,3	+ 0,25 hématies
— 4 :	0,3 —	+ 0,2	+ 0,25 ambocepteur
— 5 :	0,5 —	+ pas d'antigène	

(1) On inocule dans le péritoine d'un lapin, 20 à 30 cmc. de globules de
moutons lavés. On répète l'inoculation au bout de 10 jours, et, 10 jours
plus tard, on peut saigner le lapin. L'inoculation intra-veineuse permet
d'obtenir le sérum en 10 jours (faire 3 injections de 2 à 3 cmc.).

On agite et l'on met à l'étuve. Pour 0,5 d'antigène, on trouve presque toujours une absence complète d'hémolyse. — Si le résultat est douteux on se contente de comparer les tubes à ceux de l'épreuve définitive. Pour une même quantité d'antigène, le pouvoir empêchant doit être moins marqué avec l'antigène seul.

3. *Contrôle du sérum à analyser.* — Nécessaire pour savoir si le sérum de malade n'empêche pas à lui seul l'hémolyse. Dans ce cas il est impossible de faire la réaction. On peut faire cette recherche simultanément avec l'épreuve définitive. On fait alors un tube qui contient : sérum du malade chauffé, à 1/10 + 0,25 complément + 0,25 de globules + 0, 25 d'ambocepteur.

Si l'hémolyse ne se produit pas, on ne peut pas conclure.

ÉPREUVE DÉFINITIVE.

Le volume complet de mélange par tube doit être de 1,25 cmc. On fait 5 tubes, le 5e étant le tube témoin du sérum du malade.

1 : 0,25 antigène + — NaCl + 0,25 complément 1/10 + 0,25 sérum du malade 1/10.

2 : 0,15 antigène + 0,1 NaCl + 0,25 complément 1/10 + 0,25 sérum du malade 1/10.

3 : 0,1 antigène + 0,15 NaCl + 0,25 complément 1/10 + 0,25 sérum du malade.

4 : 0,1 antigène + 0,25 NaCl + 0,25 complément 1/10 + 0,25 sérum du malade 1/10.

On met pendant 1 heure 1/2 à l'étuve à 37° après avoir agité, puis on ajoute le couple hémolytique.

Dans chaque tube on met 0,25 d'hématies de moutons lavées, et 0,25 d'ambocepteur inactivé à 5 0/0 (dilué selon les cas ; en général 1/1500). On agite et on remet 2 heures à l'étuve.

Si le résultat est positif, les globules ne sont pas dissous; si l'épreuve est négative, l'hémolyse est au contraire réalisée. Les différentes dilutions indiquent l'intensité de phénomène, complet, faible, etc. Un résultat positif parle en faveur de la syphilis, un résultat négatif n'exclut pas ce diagnostic.

APPENDICE IX

COURT INDICATEUR POUR LA DÉTERMINATION DES BACTÉRIES

(Explication par un exemple).

Supposons un cas de conjonctivite eczémateuse dans lequel on trouve un certain nombre de bactéries dans l'œil malade. On prend un peu de pus sur le bord palpébral ou dans le sac conjonctival, avec l'anse du fil de platine.

I. Examen microscopique : Frottis sur lame ou sur lamelle.

a) **Coloration par la Fuchsine ou par le bleu de méthylène.**

Nous voyons :

1. Des cocci, notamment des diplocoques en amas, en forme de petit pain, situés dans les cellules (peut-être Micr. gonorrheae).

2. Des cocci, isolés ou réunis en grappes irrégulières (vraisemblablement Micr. pyogènes).

3. De courtes chaînettes de 2 ou 3 segments de cocci lancéolés isolés et munis de capsules (vraisemblablement St. lanceolatus).

4. Des bâtonnets, plus ou moins grands, souvent très irrégulièrement conformés, arrondis ou effilés, présentant coloration segmentée, souvent cocciformes (diphtérie, pseudo-diphtérie ou xérose).

5. Batonnets, réguliers, assez épais, mais courts (peut-être groupe coli).

6. Bâtonnets : groupés par deux assez grands, non arrondis à leur extrémité. (Peut-être, quoique sans spores, un bacille, ou bien B. Duplex.)

b) **Coloration par le Gram.** On retrouve sur cette préparation tous les cocci et les bâtonnets précédents. Cette préparation est utile pour diagnostiquer le gonocoque parmi les cocci, et le coli parmi les bâtonnets.

c) **Coloration du bacille tuberculeux** avec le fuchsine phéniquée. La préparation est décolorée complètement avec l'acide sulfurique, puis recolorée en bleu; si l'on ne voit que des microbes colorés en bleu, on doit exclure de notre cas le bacille tuberculeux et les autres acido-résistants.

II. Cultures sur plaques. Pour la recherche des microbes que nous voulons déterminer nous employons toujours l'agar glycérinée, le sérum de Lœffler et l'ascite-agar.

Sur les milieux solides on fait plusieurs stries à la surface avec l'anse du fil du platine, chargé d'une trace de pus ou de mucus, puis on retourne les boîtes de Pétri (pour que l'agar ne se dessèche pas aussi vite) à l'étuve à 37°. (Comparer avec le tableau 3 et 4 de l'atlas.)

Au bout de 48 heures, on voit sur les plaques :

1. Des colonies humides, blanches, jaunes ou orangées, arrondies, un peu saillantes, avec le bord finement granuleux à 60/1 (Tab 3. VIII, IX). Dans les préparations colorées à 1000/1 micrococques (vraisemblablement micrococcus pyogènes albus, citreus et aureus), — qu'il faut étudier d'après la méthode indiquée pages 199, 227 et 237.)

Si l'on ne trouve que un ou deux exemplaires, — surtout s'il s'agit de colonies jaunes, — on peut penser qu'il s'agit d'une infection des plaques par les germes de l'air, et en première ligne par les sarcines. Les bords des colonies de sarcines sont à 60/1, grossièrement granuleuses, ou dentelées, et à 1000/1 on voit des paquets de microcoques. (Tab. 3, XI.)

2. Colonies petites, à peine visibles, non saillantes, de la grandeur 1/2 millimètre. A 60/1 extraordinairement délicates, transparentes, très finement ponctuées, partie périphérique presque lisse. (Tab. 3, II, III, VI a.) (On doit penser au gonocoque, ou au pneumocoque, au streptocoque. Pour ce dernier, on voit parfois à la périphérie des colonies sur agar ascite des chaînettes de cocci en forme de fins filaments enroulés. (Tab. 3, VI b.)

La préparation colorée à 1/1000 montre :

Des cocci que l'on détermine comme il est indiqué page 199.

Des chaînettes de cocci, que l'on détermine comme il est indiqué page 156.

Des bâtonnets, que l'on détermine comme il est indiqué page 246.

Pour consolider le diagnostic fondé sur les signes morphologiques et biologiques, on inocule une souris avec quelques colonies que l'on enlève avec le fil de platine, ou avec une culture en bouillon. S'il s'agit d'une espèce pathogène, comme le pneumocoque, par exemple, on trouve la forme typique de ce microbe dans le sang et dans les organes (avec la capsule.) On fait de nouveau des cultures avec les microorganismes caractéristiques (pneumocoque, streptocoque) trouvé sur les frottis.

3. On trouve seulement au bout de 24 à 48 heures des points très petits, assez durs, blanc ou blanc jaunâtre ; si l'on conserve plus longtemps les plaques, les colonies atteignent environ 1/2 mm. ; mais à très peu d'exceptions près, elles ne deviennent jamais plus grandes. Elles se distinguent des précédents par leur consistance toujours plus résistante ; à 60/1, elles sont transparentes à bord découpé, souvent frangé, (Tab. 65 I à V, et Tab. 3 XIII), et colorées en jaune. A 100/1 bâtonnets extrêmement polymorphes, qui présentent une coloration segmentée, ils sont courts ou longs, épais ou minces, renflés en massue ou effilés en pointe, et même cocciformes : vraisemblablement diphtérie, pseudo-diphtérie ou B. xerosis (Tab. 66). Dans la pseudo-diphtérie, le bord est fréquemment plus granuleux, comme chez les sarcines. On poursuit la détermination comme il est indiqué page 521.

4. Colonies grandes, humides, parfois glaireuses et luxuriantes, un peu saillantes, blanchâtres ou grises ; irisées pas transparence, bord uni à 60/1 (Tab. 3, I b).

Préparation microscopique à 1000/1 : a) bâtonnets petits, épais ou grêles, peut-être aussi des filaments courts, ne se colorent pas par le Gram. Appartient au groupe des bactéries non sporulées. Peut-être ou vraisemblablement Bact. coli (Tab. 3 III) ou une espèce très voisine. On recherchera la mobilité, la production de gaz, de l'indol, la coagulation du lait (p. 348). Repiqué sur plaques de gélatine, le microbe donne des colonies transparentes, à bord uni, découpé (à 60/1) appartenant au groupe du coli (Tab. 24-25).

5. Macroscopiquement : colonies semblables à celles décrites n° 4, mais jamais glaireuses, blanc grisâtre, souvent grises. A 60/1. Bord formé d'un feutrage de filaments. (Tab. 3 XIV, XV, XVI, 4, I, II). Au microscope à 1000/1. Bâtonnets gros non arrondis aux extrémités, d'une longueur égale, prenant le Gram, souvent réunis en chaînettes.(Très vraisemblablement microbes sporulés : Subtilis charbon ou Mesentericus). Voyez page 413 pour l'étude ultérieure.

6. Comme 5 dans les points essentiels. Le bord est extraordinairement délicat et transparent en désagrégation, ni filaments à la périphérie de la colonie.Au microscope.Préparation à 1000/1. Bâtonnets comme n° 5, mais disposés par 2 (probablement B. Duplex).

Nous ferons encore une fois remarquer pour les commençants que le diagnostic sera facilité particulièrement pour la division des bactéries dans les différents groupes par l'examen de la **périphérie des colonies.** (Voy. Atlas 3 et 4.) Nous résumons dans le tableau suivant les caractères habituels pour les espèces les plus importantes. Naturellement il y a des exceptions.

MILIEU (1)	ESPÈCE	BORD DES COLONIES SUPERFICIELLES A 60/1
Agar	**Strep. pyogenes lanceolatus micr. gonorrheæ, bactérium influenzæ.**	Lisse ou très finement granuleux. (Tab. 3, II, III, VI.) (Exception : quelques str. pyogenes sur agar-ascite.) (Tab. 3, VI, 6.)
Agar	**Micrococcus pyogenes** et tous les autres microcoques exubérants.	Finement granuleux. (Tab. 3, VIII.)
Agar	Sarcines.	Grossièrement granuleux, souvent comme frangé. Chez certaines espèces, on voit manifestement des paquets isolés à la périphérie. (Tab. 3, XI.)
Gélatine	**Typhus, coli et espèces voisines.**	Ondulé, lisse. De la périphérie vers le centre, dans les stades jeunes, on voit courir les sillons linéaires. (Tab. 3, IV, et 22, VII. X.)

(1) Nous indiquons le milieu sur lequel les caractères sont les plus nets pour une espèce donnée.

MILIEU (1)	ESPÈCE	BORD DES COLONIES SUPERFICIELLES A 60/1
Gélatine	**Bactéries de l'air et de l'eau liquéfiant la gélatine.**	Muni de prolongements filamenteux fins (chevelu). Tab. 4. V. VI, VII.)
Agar et gélatine	**Bacilles anaérobies et groupe du Subtilis.**	La périphérie de la colonie se résout en filaments et en touffes de filaments plus ou moins contournés. (Tab. 4. II, X.)
Agar gélatinée	**Charbons et espèces voisines.**	Touffes de filaments réguliéres, très belles. (Tab. 3, XVI. 4₂, II ,III.)
Gélatine	**Vibrions, surtout choléra.**	Découpé, lobulé, muriforme à l'intérieur ; plus tard, bord grumeleux, émietté, jusqu'à ce qu'il se désagrège complètement. (Tab. 4. IV, III.)
Gélatine et agar	**Diphtérie et espèces voisines.**	Comme pour les sarcines, mais découpé, désagrégé irrégulièrement. (Tab. 3, XIII.)
Glycérinée agar	**Tuberculose, actinomycose et espèces voisines.**	Uni, très plissé, cartilagineux, avec un reflet très fort. (Tab. 4, VIII, IX, 69, II, III, IX, 71, IV.)

(1) Nous indiquons le milieu sur lequel les caractères sont les plus nets pour une espèce donnée.

TABLE ALPHABÉTIQUE

On trouvera l'indication des pages pour les principales espèces microbiennes aux tableaux de détermination des espèces de genres. Voir table des Matières.

TABLE DES MATIÈRES

PREMIÈRE PARTIE

BACTÉRIOLOGIE GÉNÉRALE

DEUXIÈME PARTIE
BACTÉRIOLOGIE SPÉCIALE

Poitiers. — Imp. G. ROY, rue Victor-Hugo.